针灸临证古今通论

杂病分册

主　编

刘立公　黄琴峰　胡冬裴

编　委

顾　杰　沈雪勇　纪　军　齐丽珍　刘　婕

夏　勇　张馥晴　张海蒙　邴守兰　牛　乾

张　欣

人民卫生出版社

·北京·

图书在版编目（CIP）数据

针灸临证古今通论. 杂病分册 / 刘立公，黄琴峰，胡冬裴主编. —北京：人民卫生出版社，2020.9
ISBN 978-7-117-29512-3

Ⅰ. ①针⋯　Ⅱ. ①刘⋯②黄⋯③胡⋯　Ⅲ. ①针灸疗法　Ⅳ. ①R246

中国版本图书馆 CIP 数据核字（2020）第 129453 号

人卫智网　**www.ipmph.com**　医学教育、学术、考试、健康，
　　　　　　　　　　　　　　　购书智慧智能综合服务平台
人卫官网　**www.pmph.com**　人卫官方资讯发布平台

针灸临证古今通论
杂病分册
Zhenjiu Linzheng Gujin Tonglun
Zabing Fence

主　　编：刘立公　黄琴峰　胡冬裴
出版发行：人民卫生出版社（中继线 010-59780011）
地　　址：北京市朝阳区潘家园南里 19 号
邮　　编：100021
E - mail：pmph @ pmph.com
购书热线：010-59787592　010-59787584　010-65264830
印　　刷：三河市宏达印刷有限公司（胜利）
经　　销：新华书店
开　　本：850×1168　1/32　印张：26.5
字　　数：664 千字
版　　次：2020 年 9 月第 1 版
印　　次：2020 年 9 月第 1 次印刷
标准书号：ISBN 978-7-117-29512-3
定　　价：92.00 元

打击盗版举报电话：010-59787491　E-mail: WQ @ pmph.com
质量问题联系电话：010-59787234　E-mail: zhiliang @ pmph.com

《针灸临证古今通论》编写说明

中华民族的历代医家多重视全面、准确地整理中医文献,《针灸甲乙经》《铜人腧穴针灸图经》《针灸聚英》《针灸大成》等即是针灸前辈们的心血之作。但由于采用手工整理,所收文献的全面性和准确性受到限制,前辈们的理想未能完全实现。当代电子计算机的出现,给解决这一难题带来了希望。本丛书利用已建成的"针灸古籍中腧穴主治的计算机检索系统"和"中国现代针灸信息数据库",分别对古今针灸临床文献进行了检索和统计,得到较为全面的文献资料和较为可靠的统计数据,并以此为依据进行分析对照,希求得到一个较为客观、公正、可靠的结论,从而起到提纲挈领的作用,为提高针灸临床疗效,攻克常见病症和疑难病症,提供文献基础,为推动针灸学术的发展,实现古代医家的理想,尽绵薄之力。

本套丛书共收入针灸临床较为常见的病症 100 余种,涉及内、外、妇、儿、伤、五官等科,分为五册。其中,《头面五官分册》收入的是头面和五官的病症;《心肺肝脾分册》收入的是心、肺、肝、胆、脾、胃病症及胸腹胁肋病症;《肾胞二阴分册》收入的是肾、膀胱、胞宫、二阴的病症;《皮肉筋骨分册》收入的是外科和伤科病症;《杂病分册》收入的是上述病症以外的病症。各分册的每一节收录一种病症的古今针灸文献,按照不同历史时期予以排列,并对其针灸治疗特点进行讨论和比较。

当临床上遇到急难病症时,本书可提供较为全面的文献资料和统计数据,展示出古今针灸临床丰富多彩的治疗方法和特点,供医者参考和选择。患者也可以从本书中找到治疗自己疾病的针灸方法,并择而试之,以减轻病痛,故本书具有相当的实用性。

以下就《针灸临证古今通论》编写中的若干问题作一说明。

一、古代文献的种类

这套丛书收入涉及针灸内容的古代中医文献共 135 种,来源于先秦至清代末年的重要中医著作(个别著作为同时代外国著作)。由于清代末期的许多学术内容被民国前期的著作所收录,故本书还收录了民国前期的部分针灸专著。这 135 种文献是:

《阴阳十一脉灸经》　　　　《杂证方书》

《足臂十一脉灸经》　　　　《外台秘要》

《五十二病方》　　　　　　《孙真人海上方》

《素问》　　　　　　　　　《铜人针灸经》

《灵枢经》　　　　　　　　《太平圣惠方》

《难经》　　　　　　　　　《医心方》

《伤寒论》　　　　　　　　《铜人腧穴针灸图经》

《金匮要略》　　　　　　　《苏沈良方》

《脉经》　　　　　　　　　《针灸神书》(又名《琼瑶

《针灸甲乙经》　　　　　　　　　　神书》)

《肘后备急方》　　　　　　《圣济总录》

《刘涓子鬼遗方》　　　　　《灸膏肓俞穴法》

《龙门石刻药方》　　　　　《西方子明堂灸经》

《诸病源候论》　　　　　　《子午流注针经》

《黄帝内经太素》　　　　　《普济本事方》

《备急千金要方》　　　　　《伤寒论著三种》

《千金翼方》　　　　　　　《扁鹊心书》

《火灸疗法》　　　　　　　《针灸资生经》

《吐番医疗术》　　　　　　《千金宝要》

《灸法图》　　　　　　　　《素问病机气宜保命集》

《新集备急灸经》　　　　　《医说》

《备急灸方》　　　　　《钱氏小儿直诀》

《儒门事亲》　　　　　《女科撮要》

《兰室秘藏》　　　　　《外科发挥》

《内外伤辨惑论》　　　《外科心法》

《脾胃论》　　　　　　《外科枢要》

《卫生宝鉴》　　　　　《外科精要》

《针灸四书》　　　　　《痈疽神秘验方》

《济生拔粹》　　　　　《外科经验方》

《世医得效方》　　　　《正体类要》

《丹溪手镜》　　　　　《疬疡机要》

《丹溪心法》　　　　　《医学入门》

《十四经发挥》　　　　《医学纲目》

《扁鹊神应针灸玉龙经》《奇经八脉考》

《医经小学》　　　　　《秘传眼科龙木论》

《神应经》　　　　　　《经络全书》

《针灸大全》　　　　　《杨敬斋针灸全书》

《奇效良方》　　　　　《针灸大成》

《灵枢经脉翼》　　　　《经络考》

《针灸集书》　　　　　《东医宝鉴》

《针灸捷径》　　　　　《寿世保元》

《续医说》　　　　　　《针方六集》

《针灸节要》　　　　　《经络汇编》

《针灸聚英》　　　　　《经穴指掌图书》

《外科理例》　　　　　《类经图翼》

《针灸问对》　　　　　《循经考穴编》

《神农皇帝真传针灸图》《针灸六赋》

《名医类案》　　　　　《十四经络歌诀图》

《古今医统大全》　　　《凌门传授铜人指穴》

《保婴撮要》　　　　　《身经通考》

《石室秘录》　　　　　《勉学堂针灸集成》
《太乙神针》　　　　　《刺疗捷法》
《医宗金鉴》　　　　　《灸法秘传》
《针灸则》　　　　　　《针灸摘要》
《罗遗编》　　　　　　《绘图痧惊合璧》
《续名医类案》　　　　《针法穴道记》
《重楼玉钥》　　　　　《育麟益寿万应神针》
《串雅全书》　　　　　《小儿烧针法》
《绘图针灸易学》　　　《西法针灸》
《采艾编翼》　　　　　《经学会宗》
《针灸逢源》　　　　　《周氏经络大全》
《针灸内篇》　　　　　《项氏耐安延寿针灸图》
《名家灸选三编》　　　《针灸秘授全书》
《疯门全书》　　　　　《针灸治疗实验集》
《太乙离火感应神针》　《中国简明针灸治疗学》
《神灸经纶》　　　　　　（又名《针灸简易》）
《针灸便用》　　　　　《金针百日通》
《太乙神针集解》　　　《金针秘传》
《疫喉浅论》

上述135种文献出自119种古医籍。这119种古医籍的名称，列于书末附录"主要引用书目"中。

二、古代文献的摘录

古代文献中用针灸治疗上述100余种病症的内容，本书均予收入；与针灸治疗学关系不甚密切的内容，如病机分析、腧穴定位、中药方剂等，一般不予摘录。对于古医籍中犀角、虎骨等现已禁止使用的药品，本次出版也未予改动，希冀读者在临证时使用相应的代用品。

腧穴主治文献中,每一腧穴往往有很多主治,各节内只摘录与该节病症相关的内容。

历代各书中内容相同者,一般只录其首见者,以免重复。词异而义同或文字稍有出入者,则选用目前较为流行者(如《针灸大成》等)。

同一古籍的文字在各种版本之间差异较大,本丛书所据版本即书后附录"主要引用书目"中列出者。

由于本丛书的特点是对已建成的"针灸古籍中腧穴主治的计算机检索系统"和"中国现代针灸信息数据库"的检索结果进行讨论,因此各节(每一个病症为一节)收录的与该节病症相关的文献中,不仅有治疗该节病症为主症的针灸文献,也包括该病症为非主症的针灸文献;而各节的统计数据也是对相关文献(包括非主症)内容的计算结果;并以此为基础对古今针灸特点进行了讨论比较。

本丛书所收入的"针灸方法",是通过经络腧穴治疗疾病的方法,故除了针刺、艾灸外,还收入刺血、熨法、烙法、敷贴、发泡、按摩、刮痧、拔罐等内容。其中,按摩(推拿)文献是与针灸相关文献中的按摩(推拿)内容,而其他文献(如按摩推拿专著、气功专著等)中的按摩(推拿)内容并未收录。由于"针灸古籍中腧穴主治的计算机检索系统"主要收入有关穴位主治的文献记载,故本书对于古代刺灸方法内容的收集尚不够齐全。

在摘录古代文献时,本丛书将繁体字改为简体字,异体字一般改为正体字,而对通假字、古今字一般未作改动。

三、古代文献的出处

各节"历代文献摘录"的古代与近代部分,本丛书尽量列出文献的来源,以方便读者查找。

历代文献的来源,均列于各条文献之前。或将书名及二级标题放在书名号内;或在书名后圆括号内标出二级和三级标题,若遇原文献的二三级标题较长,则摘取其要,仅为检索时提供指引。如《脉经》(卷二·第一)、《针灸甲乙经》(卷七·第一中)。古(近)代文献出处完全一致的条目,归入同一出处下。

敦煌医书所载文献标有"P·T""P""S""India Office"等字样,其后面标有数字,此为国内外图书馆、博物馆收集该文献的编号,均出自丛春雨主编的《敦煌中医药全书》(中医古籍出版社,1994 年)。

历代文献中就同一内容所作的表述,词异而义同或文字稍有出入的情况较为普遍。本丛书为避免重复,选择其中目前较为流行者,属于这种情况的文献来源不一定是最早记载该内容的古代文献,其原始出处列于该文献末的方括号内。如《太平圣惠方》(卷九十九):"承筋……大小便不止。"[原出《铜人针灸经》(卷六)]

在各节关于古今针灸方法与特点比较的论述中,所引用的古代与近代文献一般仅列书名(一级标题);而古代的针灸歌赋或若干名篇(如《盘石金直刺秘传》等)多为人们所熟悉,故直接将其作为文献名。

四、古代文献的校勘

在各节"历代文献摘录"的古代文献部分,本丛书作者对若干文献作了少量校勘,在其后用方括号标出,以与文献中自带的圆括号内文字区别。其中包括以下几种情况。

其一,根据他人的古籍研究著作进行修正,方括号内注明"据某书……"如《铜人腧穴针灸图经》(卷五·足太阴):"地[原作池,据《圣济总录》改]机"。

其二,根据原始文献的其他版本作出校记,方括号内注为"一本作……"或"一本有……"如《针灸甲乙经》(卷七·第一下):"消中,小便不利,善哕[一本有'呕'字],三里主之。"至于"一本"是何版本,亦请查阅本丛书引用的版本及其他相关著作中的有关内容。

其三,本丛书作者径改原始文献的明显别字,在方括号内标示。如《医学纲目》(卷十四·小便不通):"血淋:气海、丹田[原作山,据义改]。"

另外,根据文献上下文内容,本丛书作者对相关文字作的补充说明,也置于方括号内。如《循经考穴编》(足阳明):"[足]三里……噫哕瘫遗。"据上下文,此处当为足三里,故补[足]。

五、现代文献的来源

《针灸临证古今通论》收入的现代文献包括1949年以来74种科技期刊内的针灸文献。这74种期刊是:

《安徽中医学院学报》(现名《安徽中医药大学学报》)

《按摩与导引》(现名《按摩与康复医学》)

《北京中医》(现名《北京中医药》)

《北京中医学院学报》(现名《北京中医药大学学报》)

《长春中医学院学报》(现名《长春中医药大学学报》)

《成都中医学院学报》(现名《成都中医药大学学报》)

《福建中医学院学报》(现名《福建中医药大学学报》)

《福建中医药》

《甘肃中医》

《甘肃中医学院学报》(现名《甘肃中医药大学学报》)

《广西中医学院学报》(现名《广西中医药大学学报》)

《广西中医药》

《广州中医学院学报》(现名《广州中医药大学学报》)

《贵阳中医学院学报》(现名《贵州中医药大学学报》)

《国医论坛》

《河北中医》

《河北中医学院学报》(现名《河北中医药学报》)

《河南中医》

《河南中医学院学报》(现名《中医学报》)

《黑龙江中医药》

《湖北中医学院学报》(现名《湖北中医药大学学报》)

《湖北中医杂志》

《湖南中医学院学报》(现名《湖南中医药大学学报》)

《湖南中医杂志》

《吉林中医药》

《江苏中医》(原《江苏中医杂志》,现名《江苏中医药》)

《江西中医学院学报》(现名《江西中医药大学学报》)

《江西中医药》

《辽宁中医学院学报》(现名《辽宁中医药大学学报》)

《辽宁中医杂志》

《内蒙古中医药》

《南京中医学院学报》(现名《南京中医药大学学报》)

《山东中医学院学报》(现名《山东中医药大学学报》)

《山东中医杂志》

《山西中医》

《陕西中医》

《陕西中医函授》(现名《现代中医药》)

《陕西中医学院学报》(现名《陕西中医药大学学报》)

《上海针灸杂志》

《上海中医学院学报》(现名《上海中医药大学学报》)

《上海中医药杂志》

《四川中医》

《天津中医》(现名《天津中医药》)

《天津中医学院学报》(现名《天津中医药大学学报》)

《新疆中医药》

《新中医》

《杏苑中医文献杂志》(现名《中医文献杂志》)

《云南中医学院学报》(现名《云南中医药大学学报》)
《云南中医杂志》(现名《云南中医中药杂志》)
《浙江中医学院学报》(现名《浙江中医药大学学报》)
《浙江中医杂志》
《针灸学报》(现名《针灸临床杂志》)
《针刺研究》
《中国民间疗法》
《中国心理卫生杂志》
《中国运动医学杂志》
《中国针灸》
《中国中西医结合急救杂志》
《中国中医急症》
《中国中医眼科杂志》
《中级医刊》(现名《中国医刊》)
《中西医结合肝病杂志》
《中西医结合实用临床急救》(现名《中国中西医结合急救杂志》)
《中西医结合心脑血管病杂志》
《中西医结合学报》
《中西医结合杂志》(现名《中国中西医结合杂志》)
《中医外治杂志》
《中医文献杂志》
《中医研究》
《中医药信息》
《中医药学报》
《中医药学刊》(原《中医函授通讯》,现名《中华中医药学刊》)
《中医杂志》
《中原医刊》(现名《中国实用医刊》)
在现代文献部分收录的"针灸方法",除了上述古代已用的方法外，还收录了穴位注射、激光照射、挑割结扎、埋藏、小针刀等通过经络穴位治疗疾病的现代方法。其中，按摩(推拿)文献也是与针灸相关文献中的按摩(推拿)内容。

六、古今文献的数据统计

《针灸临证古今通论》中古代中医文献的统计数据来源于"针灸古籍中腧穴主治的计算机检索系统"，由计算机对135种古代文献中的内容累加得出。关于辨证取穴的文献，有些证型的资料不多，难以进行统计，故没有统计数据，只能根据现有文献内容试作若干分析，以供参考。各节所述的古代文献条目数均出自编写本书时对上述数据库的分类统计结果，而在本书编辑成稿时，作者根据古代文献的原貌等情况，对若干文献条目进行了合并与删节，因此各节病症涉及的确切的古代文献条目数与各节所述条目数有所出入。

本丛书现代文献的统计数据来源于"中国现代针灸信息数据库"，由计算机对74种科技期刊中的针灸内容累加得出，时间跨度为1949年至2006年。对于上述文献中非临床内容(如有关经络腧穴、针法灸法、实验研究、理论推导、文献探讨、综述论述、针刺麻醉等内容)，以及临床文献中经验医案、针灸意外、临床样本5例以下者、无疗效者、临床数据有误差者，一般不作统计。对一稿多用者，只计其中一稿的数据。由于现代文献的数据量浩大，早期文献一时不易找全，数据库的建设也在不断完善中，因此上述统计结果尚是初步的，仅供参考。而本书在引用文献时，有一部分内容由手工检索而得，也有一部分内容来自2006年以后的期刊，因此引用情况与上述统计结果有所出入。

各节的统计数据包括经脉的穴次、部位的穴次、穴位的次数(但不包括现代微针系统穴次)，以及方法的条次(古代)或篇次(现代)。其中的"部位"共计13个，各部位所包含的穴位情况如下：

"头面"含头部、面部、颈项部的穴位；

"胸脘"含胸部与脘腹（即脐以上的腹，又名上腹）部的穴位；

"小腹"含脐以下的腹部（包括脐横纹上）的穴位；

"上背"含命门以上的背部穴位；

"下背"含命门以下的背部（包括命门横线上）的穴位；

"臂阳"含上臂与前臂的阳面穴位；

"臂阴"含上臂与前臂的阴面穴位；

"手背"含腕以下手的阳面（包括腕横纹上）的穴位；

"手掌"含腕以下手的阴面（包括腕横纹上）的穴位；

"腿阳"含大腿与小腿的阳面穴位；

"腿阴"含大腿与小腿的阴面穴位；

"足阳"含踝以下的足阳经（包括踝横纹上）的穴位；

"足阴"含踝以下的足阴经（包括踝横纹上）的穴位。

因为古今文献中各病症所涉及的经脉、部位、穴位很多，若全部列出则使人不易抓住重点，故上述项目仅列"常用穴次"；而古今所采用的针灸方法在归纳后并不很多，所以本书全部列出，名之为"治疗方法"，而不是"常用方法"，所统计的数值，在古代文献中为"条次"，在现代文献中为"篇次"。

七、古今针灸特点的分析与比较

首列4个古今文献对照表（即常用经脉的古今对照表、常用部位的古今对照表、常用穴位的古今对照表、治疗方法的古今对照表）。表中"相同"一词，指名称相同而次数可相同或不同，以次数多少为序；"相似"一词，为部位或经脉相同，而腧穴名称不同，其中括号内的腧穴名，表示该腧穴已在"相同"中出现；"不同"一词，指名称、部位（或经脉）与次数均不同。

继而分【循经取穴比较】【分部取穴比较】【辨证取穴比较】【针灸方法比较】【结语】几个标题，归纳病症的针灸治疗特点，比较古今针灸文献在内容及表述方面等的异同，以期为寻找针灸临床治疗规律提供线索;各节所归纳出的针灸治疗常规方案,供临床医生参考。

在讨论中涉及的腧穴排列次序,一般按腧穴出现次数的多少排列;如果腧穴较多,为使文理清晰,视前后文情况,对腧穴按照经脉(或部位,或辨证)排列,同一经脉(或部位,或辨证)的腧穴之间用顿号间隔;不同经脉(或部位,或辨证)的腧穴之间用逗号间隔。

书稿中,本书作者叙述文字中的粗体字,旨在帮助读者快速浏览作者观点,或总结、把握内容要点和重点。

"针灸古籍中腧穴主治的计算机检索系统"和"中国现代针灸信息数据库"的研究编制,以及本丛书的编撰,先后得到上海市科学技术委员会、上海市教育委员会、上海市卫生局(现上海市卫生健康委员会)、上海中医药大学及其针灸推拿学院、上海市针灸经络研究中心、上海市针灸经络研究所等各级组织的资助;国家中医药管理局科教司的领导范吉平、洪净教授,上海市中医界和上海中医药大学的领导施杞、刘平教授,上海中医药大学针灸推拿学院的领导沈雪勇、房敏教授,中国针灸学会针灸文献专业委员会的老领导魏稼、李鼎教授,上海市针灸经络研究所的领导陈汉平、葛林宝、吴焕淦教授和全所的同仁们,对本课题的研究和本丛书的编写,始终给予了关怀和帮助。在此一并表示衷心的感谢! 饮水思源,对于本项研究的早期指导老师黄羡明、奚永江、张令铮、吴绍德、王卜雄、杨仁德、刘长征等教授,以及顾耀芳、庄重九、王景寅、方保卫、孔陶华等专家,再次表示由衷的敬意。

虽然我们花费了大量的精力和时间,但毕竟才疏学浅,在编撰中挂一漏万之处,恳请广大读者和专家不吝赐教,以免贻误于人。

编者
2020 年 2 月于上海

目 录

第一节 发热

发热是临床上的常见症状,可表现为体温升高,也可表现为体温虽不高,但患者自己有发热感觉。古代针灸文献中凡有热、温、瘅、火、如火、如灼、骨蒸、五蒸、欲冷处卧、欲冷饮、烦潮、烘烘、焮等描述字样的内容,以及注明用五十九刺、取四花穴(该两法均用于清热)的条目,本节均予以收录("寒热"及身体局部发热者,未予收录)。中医学认为,本病由外感或内伤所引起,外感包括风寒、风热等病因,内伤则包括心火、肝火、瘀血、虚弱等因素,故本病与心、肝、脾、肺、肾皆相关,临床按表、里、虚、实进行辨证施治,亦有根据脏腑经络辨证者,还有根据症状、疾病辨析者。西医学中由感染、癌肿、血液病、免疫性疾病、内分泌疾病等引起的发热,以及功能性发热和原因不明的发热,均与本病相关。涉及本病的古代针灸文献共 834 条,合 1 781 穴次;现代针灸文献共 90 篇,合 386 穴次。可见古代本病条目颇多,其在本丛书各病证中列首位,显示其在古代针灸临床上常见;而现代用针灸治疗发热者远较古代为少,此当用抗生素控制了大量感染性发热的缘故。将古今针灸文献的统计结果相对照,可列出表 1-1~ 表 1-4 (表中数字为文献中出现的次数)。

表 1-1 常用经脉的古今对照表

经脉	古代(穴次)	现代(穴次)
相同	膀胱经 268、大肠经 164、胃经 134、督脉 125、任脉 101、肺经 95	大肠经 82、督脉 81、肺经 33、胃经 31、膀胱经 31、任脉 26
不同	心包经 109、胆经 107	

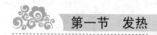

表1-2 常用部位的古今对照表

部位	古代（穴次）	现代（穴次）
相同	上背241、头面209、手背177、腿阳136、胸脘131、足阴128、手掌115、臂阳98	上背72、手背64、头面51、手掌38、臂阳38、腿阳27、足阴20、胸脘19
不同	臂阴116、足阳87、小腹87	

表1-3 常用穴位的古今对照表

穴位		古代（穴次）	现代（穴次）
相同		合谷62、曲池49、足三里47、肺俞29、涌泉25、百会24、大椎23、中脘19、风池17、少商16	合谷39、大椎36、曲池35、少商22、足三里17、风池11、涌泉11、肺俞9、百会8、中脘4
相似	关节	委中30、劳宫22、后溪19、大陵17	尺泽5、四缝7、太冲6
	上背	百劳22、膏肓俞21、四花患门17	风门5、身柱4
	臂阴	间使27	内关6
不同	胸腹	关元20	天突4
	下肢	悬钟23、太溪19	丰隆4、三阴交4
	下背	肾俞19	
	上肢	列缺18、鱼际17、外关16	
	头面		水沟15、印堂4、风府4
	末端		十宣13、中冲5、商阳5
	其他	患部27	耳尖7

表 1-4 治疗方法的古今对照表

方法	古代（条次）	现代（篇次）
相同	灸法 174、针刺 119、刺血 77、点烙 9、敷贴 7、推拿 2	针刺 46、刺血 33、敷贴 31、灸法 5、推拿 2、火针 2
不同	热熨 3	穴位注射 9、耳穴 4、拔罐 3、刮痧 2、电针 1

根据以上各表,可对发热的古今针灸治疗特点作出以下比较分析。

【循经取穴比较】

1. **古今均取膀胱经穴** 膀胱经属太阳,阳气旺盛,又主表,可抵抗外邪引起的表热;该经之背俞穴又能治疗五脏六腑病变产生的里热,因此在本病的古、今文献中,膀胱经分别为 268、31 穴次,分列诸经的第一、第四(并列)位,分占各自总穴次的 15.05%、8.03%,可见**古代比现代更多选取膀胱经穴**。就穴位而言,表 1-3 显示,**古今均取肺俞**,这是相同的;古代还取膏肓俞,现代则取风门,这是相似的;**古代又取委中、肾俞,现代选取不多,这是不同的**,也是古代膀胱经百分比高于现代的原因之一。

2. **古今均取手足阳明经穴** 人体感受邪气,阳明因多气多血而奋起反抗,表现出高亢的热象,因而清热多取手、足阳明经穴。统计结果见表 1-5。

表 1-5 手、足阳明经穴次及其分占古、今总穴次的百分比和其位次对照表

	古代	现代
大肠经	164（9.21%,第二位）	82（21.24%,第一位）
胃经	134（7.52%,第三位）	31（8.03%,并列第四位）

3

表 1-5 显示,**现代比古代更重视大肠经穴**,而胃经穴次的百分比古今相近。就穴位而言,**古今均取合谷、曲池、足三里,这是相同的;现代还取商阳、丰隆,古代选取不多,这是不同的**。就穴次而言,现代多取合谷、曲池,致使现代大肠经百分比高于古代。《灵枢经·经脉》载:足阳明之脉"气盛则身以前皆热";手阳明之脉"气有余则当脉所过者热肿";《灵枢经·刺节真邪》曰:"大热遍身,狂而妄见、妄闻、妄言,视足阳明及大络取之。"上述皆为取阳明经穴之例。

3. **古今均取督脉穴** 督脉督率诸阳,可治阳热之证,因此在本病古、今文献中,督脉分别为 125、81 穴次,分列诸经的第四、第二位,分占各自总穴次的 7.02%、20.98%,可见**现代比古代更重视取督脉穴**。就穴位而言,**古今均取百会、大椎,这是相同的;现代还取水沟、身柱、风府,古代选用不多,这是不同的**,这也是现代督脉百分比高于古代的原因之一。

4. **古今均取任脉穴** 本病与脏腑相关,而任脉循行于胸腹正中,与五脏六腑相联,因此在本病古、今文献中,任脉分别为 101、26 穴次,分列诸经的第七、第五位,分占各自总穴次的 5.67%、6.74%,古今百分比相近。就穴位而言,**古今均取中脘,这是相同的;古代还取下腹部关元,现代则取上胸部天突,这有所不同**。

5. **古今均取肺经穴** 呼吸系统感染导致的发热在临床上十分常见,因此在本病古、今文献中,肺经分别达 95、33 穴次,分列诸经的第八、第三位,分占各自总穴次的 5.33%、8.55%,可见**现代比古代更重视肺经穴**。就穴位而言,**古今均取少商,这是相同的;古代又取列缺、鱼际,现代则取尺泽,这有所不同**。就穴次而言,现代多取少商,导致现代本经百分比高于古代。

6. **古代选取心包经穴** 心属火,心包代心行事,因此古代常取心包经穴以清心火,共计 109 穴次,列诸经的第五位,占古代总穴次的 6.12%,**常用穴为间使、劳宫、大陵**。现代虽然也取内关等穴,但在现代本病文献中,心包经共 12 穴次,列现代诸经的第九位,占现代总穴次的 3.11%,未被列入常用经脉,不如古代。

7. **古代选取胆经穴**　胆经属少阳,从头走足,分布广泛,古代亦取其穴以清少阳之热,共计 107 穴次,列诸经的第六位,占古代总穴次的 6.01%,**常用穴为悬钟、风池**。现代虽然也取风池等穴,但现代取胆经共 14 穴次,列诸经的第八(并列)位,占现代总穴次的 3.63%,未被列入常用经脉,不如古代。

【分部取穴比较】

1. **古今均取上背部穴**　前面已述,足太阳背俞穴可治外感发热,又治脏腑引起的内伤发热;督脉"督率诸阳",行于背部中央;而人体上半身主持呼吸和循环功能,以输出能量为主,因而在本病古、今文献中,上背部分别为 241、72 穴次,同列各部的第一位,分占各自总穴次的 13.53%、18.65%。可见**现代比古代更重视上背部穴**。就穴位而言,表 1-3 显示,**古今均取肺俞、大椎,这是相同的**;古代还取百劳、膏肓俞、四花患门,现代则取风门、身柱,这是相似的。就穴次而言,现代多取大椎穴,这也是导致现代本部百分比高于古代的原因之一。

古代取上背部穴者,如《类经图翼》载:肺俞"主泻五藏之热"。《针灸甲乙经》记:"伤寒热盛,烦呕,大椎主之。"《针方六集》称:"百劳穴在背中行第一椎陷者中","发热,单泻","应穴肺俞"。《神应经》言:"传尸骨蒸肺痿:膏肓、肺俞、四花穴。"《百证赋》道:"岁热时行,陶道宜求肺俞理。"

现代取上背部穴者,如赵利冰治疗上呼吸道感染发热,用三棱针点刺大椎、肺俞,然后拔罐出血 2~5ml;石志鸿等治疗小儿发热,取风池、大椎、风门、膈俞等穴,先施点穴疗法,每穴 5 分钟,以微汗为宜,然后予以针刺,不留针;魏晓日治疗发热,取大椎、陶道、肩井、天鼎、身柱、灵台等穴,用白虎摇头针法,不留针。

2. **古今均取头面部穴**　《难经·四十七难》曰:"人头者,诸阳之会也。"因此,头面部穴有泻阳清热之功,在古、今文献中分

别为 209、51 穴次,分列各部的第二、第三位,分占各自总穴次的
11.73%、13.21%,古今百分比相近。就穴位而言,**古今均取百会、
风池,这是相同的;现代还取水沟、印堂、风府**,这些在古代则未被
纳入常用穴位,不如现代。

古代取头面部穴者,如《灵枢经·热病》所取"五十九刺"是
载述最早的清热专用穴组之一,其中即有"巅上一,囟会一,发际
一,廉泉一,风池二,天柱二"("巅上"当为百会,"发际"当为神
庭)。又如古医籍中凡注明"泻诸阳热气"的穴位,几乎均在头
部,包括百会、哑门、目窗、正营、后顶、攒竹、上星等。

现代取头面部穴者,如郭佳土治疗功能性发热,取印堂、太
阳、百会、风池,用三棱针施半刺法;卢舟舟治疗小儿高热昏迷,取
人中,施针刺提插捻转法;曹文钟等治疗发热,针刺风池、风府等,
用捻转泻法。又如魏稼治疗流行性脑脊髓膜炎高热,针刺奇穴静
脑(目内眦直上 2~3 分,眼眶边缘外),针入 1 寸,只捻转不提插,
该穴亦属头面部。

3. 古今均取手足部穴 《灵枢经·终始》曰:"阳受气于四
末。"就生物体生长发育而言,生物体的顶端分化最为旺盛,显示
出"阳主生发"之象;就人类发生学而言,与躯干相比,人体的四肢
是比较晚出现的,而四肢的末部当为"阳中之阳"(本文所谓四肢
末部,指腕踝以下的手足部位),故清热多取之,古、今分别为 507、
127 穴次,分占各自总穴次的 28.47%、32.90%。统计结果见表 1-6。

表 1-6 手足各部穴次及其分占古、今总穴次的百分比和其位次对照表

	古代	现代
足阳	87(4.88%,并列第十位)	5(1.30%,第十二位)
足阴	128(7.19%,第六位)	20(5.18%,第六位)
手阳	177(9.94%,第三位)	64(16.58%,第二位)
手阴	115(6.46%,第八位)	38(9.84%,并列第四位)

表1-6显示,古代比现代更重视足部穴,而现代比古代更重视手部穴。就穴位而言,古今均常取合谷、涌泉、少商,这是相同的。在手阳面,古代还取后溪,现代则取十宣、商阳;在手阴面,古代还取劳宫、大陵、鱼际,现代则取四缝、中冲;在足阴面,古代还取太溪,现代则取太冲,这些是相似的(古今足阳面穴次均较低,且现代未被纳入常用部位,古今亦无穴位被纳入常用穴位)。

　　上述涌泉、少商、十宣、商阳、中冲均为井穴或指端穴;而合谷、后溪、劳宫、大陵、鱼际、四缝、太溪、太冲则在关节部,可见**清热多取末端部和关节部穴**。除了上述"阳受气于四末"之机制外,笔者又揣测,阳热之邪受人体正气所逐,往往被赶至远端,以保护核心脏腑;或滞留在关节部位的经脉曲折之处;而末端部离心最远,血流动力最小,血管管径又细,致瘀血积滞于此,产生微循环障碍,而于该两部刺灸,则可疏通经络,逐邪外出,改善循环,起到清热作用。

　　古代取手足部穴者,如《古今医统大全》称:合谷"治阳明热郁"。《备急千金要方》言:"热病先腰胫酸,喜渴数饮""先取涌泉及太阳井荥"。《针灸甲乙经》载:少商主"热病象疟",劳宫主"热病发热"。《针灸聚英》语:"身热恶寒:后溪。""少阴发热:灸太溪。"《琼瑶神书》言:"劳宫二穴、大陵二穴:治心胸气疼浑身发热等证。"《子午流注针经》道:"鱼际为荥热汗风。"又如《灵枢经·热病》中的"五十九刺"含"两手外内侧各三,凡十二痏;五指间各一,凡八痏;足亦如此",这些都在腕踝部以下("五十九刺"的其余穴位则在头部)。《难经·六十八难》曰:"荥主身热。"荥穴多在掌指(跖趾)关节部。小儿推拿中的心、肝、脾、肺、肾穴是清热要穴,五穴均在手指末端。

　　现代取手足部穴者,如李戎介绍徐春为治疗"非典"发热经验,针刺合谷、大椎,用兴奋术,点刺少商、隐白出血;丛方方等治疗婴幼儿外感发热,取涌泉,外敷用吴茱萸、栀子、生石膏、醋调成的药糊;李秀芳治疗发热,点刺十宣放血;黄再军则用三棱针点刺少商、商阳、关冲、中冲、少泽,各出血3滴;杨景柱点刺四缝出黏液;卢舟舟点刺少商、太冲放血,针刺合谷、曲池,施提插捻转法。又如申健等针刺下都穴(手背第4、5掌缝尖上5分),顺骨间隙刺入0.5~1寸,左右捻转,得气为度,该穴亦属手部。

4. 古今均取腿阳面穴　本病临床选取足三阳经穴,而该三经行于腿阳面,因此在本病古、今文献中,腿阳面分别为136、27穴次,分列各部的第四、第五位,分占各自总穴次的7.64%、6.99%,古今百分比相近。就穴位而言,**古今均取足三里,这是相同的;古代还取委中、悬钟,现代则取丰隆,这有所不同。**(其中委中则位于关节部。)

古代取腿阳面穴者,如《济生拔粹》载:"治风痫热病","针足阳明经三里二穴"。《马丹阳天星十二穴歌》道:委中可治"热病不能当"。《扁鹊神应针灸玉龙经》载:绝骨治"伤寒大热无汗"。

现代取腿阳面穴者,如孙丽峰等治疗小儿外感发热,用毫针点刺足三里、四缝穴,不留针,不一定出血,每6~8小时1次;闫继勤等治疗上消化道恶性肿瘤持续发热,取足三里,注入地塞米松;卢舟舟治疗小儿高热痰鸣,取丰隆,施针刺提插捻转法。

5. 古今均取胸脘部穴　对心、肺、脾、胃等内脏疾病引起的发热,临床多取胸脘部穴,在古、今文献中,分别为131、19穴次,分列各部的第五、第七位,分占各自总穴次的7.36%、4.92%,可见**古代比现代更多地选取胸脘部穴**,此当古代多取其治疗胸脘部疾病引起的发热之故,而现代多用抗生素,致百分比下降。就穴位而言,**古今均取中脘,这是相同的;现代还取天突,古代取之不多,这是不同的。**

古今取胸脘部穴者,如唐代《千金翼方》记:"头身热,灸胃管百壮,勿针。"("胃管"乃中脘)宋代《扁鹊心书》载:"伤寒瘥后,饮食起居劳动,则复发热","灸中脘五十壮"。又如清代《灸法秘传》称:"热病","当灸上脘"。明代《经络全书》谓:"不能食而热,可灸章门。"上脘、章门亦属胸脘部。现代郭佳土治疗功能性发热,取胸脘部天突、华盖、膻中、鸠尾、上脘、中脘、下脘等穴,用三棱针施半刺法;王秀芳等治疗小儿发热,取天突至腹中一线,用刮痧疗法。

6. 古今均取臂阳面穴 手三阳经亦主阳,行于臂阳面,因此在本病古、今文献中,臂阳面分别为 98、38 穴次,分列各部的第九、第四(并列)位,分占各自总穴次的 5.50%、9.84%,可见**现代比古代更重视取臂阳面穴。就穴位而言,古今均取曲池,这是相同的;古代还取外关,现代取之不多,这是不同的。**就穴次而言,现代多取曲池,致使现代本部百分比高于古代。(曲池亦位于关节部。)

古今取臂阳面穴者,如晋代《针灸甲乙经》言:"伤寒余热不尽,曲池主之。"明代《马丹阳天星十二穴歌》语:曲池主"发热更无休"。《百证赋》道:"发热仗少冲曲池之津。"《八法八穴歌》云:"伤寒自汗表烘烘,独会外关为重。"《杂病穴法(歌)》言:"一切风寒暑湿邪,头疼发热外关起。"现代赵利冰治疗上呼吸道感染发热,针刺曲池,用捻转提插泻法;吕卫东治疗发热,取曲池、合谷,行针刺捻转泻法;方剑乔等治疗内毒素致热家兔模型,针刺曲池,结果显示,其疗效明显优于针刺关元。

7. 古代选取臂阴面穴 古代选取心包经、肺经等穴以清心肺之热,因此在本病古代文献中,臂阴面穴次较高,共计 116 穴次,列各部第七位,占古代总穴次的 6.51%,**常用穴为间使、列缺。**如《肘后歌》道:"热多寒少用间使。"《采艾编翼》称:"间使:此穴截热。"敦煌医书《杂证方书第五种》谓:"治天行时气,热病后变成骨蒸","灸病人手臂内大横纹后四指"(此穴当为间使)。《肘后歌》道:"或患伤寒热未收,牙关风壅药难投,项强反张目直视,金针用意列缺求。"《扁鹊神应针灸玉龙经》载:列缺主"伤寒,发热无汗"。虽然现代也取内关、尺泽等臂阴面穴〔如方红等治疗小儿发热,将生山栀研末,浸泡于 70% 酒精(白酒)中,取汁用面粉调制成药饼,敷于内关、涌泉穴;毕克进治疗小儿高热肺炎,取尺泽,点刺出血],但现代取臂阴面为 16 穴次,列现代各部的第八位,占现代总穴次的 4.15%,未被列入常用部位,不如古代。(上述列缺、尺泽则在关节部。)

8. 古代选取小腹部穴　本病亦可由虚火上炎所致,治疗当取益元养阴之穴,因而古代选取小腹部共计 87 穴次,列古代各部的第十(并列)位,占古代总穴次的 4.88%,**常用穴为关元**。如《吐番医疗术》记:"高烧者","在脐下四指之地灸三次,大便通利即愈"。《扁鹊心书》载:"虚劳咳嗽,潮热","急灸关元三百壮"。而现代取小腹部共 15 穴次,列现代各部的第九位,占现代总穴次的 3.89%,未被列入常用部位,不如古代。

【辨证取穴比较】

对本病古代文献进行检索,获得若干与八纲辨证相关的内容,涉及表实热、疟热、里实热、里虚热诸型,对其进行统计,结果显示,上述各型分别为 170、79、229、260 穴次,可列出表 1-7,并讨论于后。

表 1-7　古代发热诸类型的取穴对照表

	常用经络	常用部位	常用穴位
表实热	胃经 22、大肠经 21、肺经 18、小肠经 16、膀胱经 16、心包经 16、三焦经 16、胆经 16	手阳 42、足阳 25、臂阴 19、头面 18、手阴 16、上背 11	合谷 12、厉兑 8、孔最 7、前谷 6、阳谷 5、劳宫 5、风池 5、陷谷 4、中冲 4、支沟 4、侠溪 4
疟热	心包经 15、督脉 11、肾经 10、膀胱经 9、大肠经 5、胆经 5、胃经 5	上背 16、臂阴 15、足阴 11、手背 9、胸脘 7、足背 6	间使 10、大椎(大杼) 9、然谷 5、中脘、内关 3、百劳 3

续表

常用经络	常用部位	常用穴位
里实热	膀胱经 50、督脉 29、胃经 24、任脉 21、三焦经 14	上背 41、头面 40、胸脘 28、小腹 17、手阴 13、下背 12	百会 9、心俞 7、肺俞 5、关冲 5、尺泽 4、天枢 4、肝俞 4、大肠俞 4、外关 4、支沟 4、章门 4、关元 4、上脘 4、大椎 4
里虚热	膀胱经 70、经外奇穴 58、胃经 23、心包经 19、任脉 19、督脉 18、肾经 13	上背 103、腿阳 27、臂阴 18、小腹 17、下背 17、胸脘 17、足阴 13	足三里 19、四花患门 17、膏肓俞 14、肺俞 12、内关 9、大椎 9、涌泉 8、百劳 8、肾俞 7、心俞 6、关元 5

1. 与表实热相关 对古代文献内容进行分析,结果显示,相对其他症状而言,发热兼无汗者与本类型关系较为密切,故对其进行统计,结果显示,共涉及文献 91 条,合 170 穴次。就分部取穴而言,主要有以下特点。

(1) 多取手足部穴:前面已述,手足为四肢末部,属阳,又是邪气聚集之处,故治疗多取手足部(腕踝以下,含手阳、足阳、手阴、足阴,下同)穴,共计 90 穴次,占表实热总穴次的 52.94%。**常用穴为合谷、厉兑、前谷、阳谷、劳宫、陷谷、中冲、侠溪等**,即多取手足部五输穴。如《济生拔粹》曰:"夫伤寒热病汗不出者","手阳明有商阳、合谷,手太阳有腕骨、阳谷,足少阳有侠溪,足阳明有厉兑,手厥阴有劳宫"。《黄帝明堂经辑校》云:"热病汗不出,陷谷主之。"《针灸甲乙经》言:"热病汗不出,狂互引癫疾,前谷主之。"《子午流注针经》道:中冲治"热病烦闷汗不出"。《针灸聚英》语:"热病汗不出:商阳、合谷、阳谷、侠溪、厉兑、劳宫、腕骨。"

在手足各部中,手阳部共计 42 穴次,列各部之首,十分突出,此当该部为阳中之阳的缘故。其中,合谷为原穴,共 12 穴次,列诸穴之首。如《济生拔粹》载："治伤寒在表发热恶寒,头项痛,腰脊强,无汗,尺寸脉俱浮,宜刺手阳明经合谷二穴,依前法刺之,候遍体汗出即出针,此穴解表发汗大妙。"这是典型的麻黄汤证,取合谷以发汗解表,故有人称合谷为"穴中之麻黄"。

（2）**多取臂阴面穴**:本类型与肺、心关系密切,而肺经、心包经等循行于臂阴面,故臂阴面达19穴次,列各部第三位,占本类型总穴次的11.18%。**常用穴为孔最**等,如《玉龙经·针灸歌》道:"伤寒热病身无汗,细详孔最患无妨。"又《百证赋》道:"热病汗不出,大都更接于经渠。"《医宗金鉴》谓:尺泽主"伤寒热病汗不解"。《针灸甲乙经》记:内关主"面赤皮热,热病汗不出"。上述经渠、尺泽、内关亦属臂阴面。此外,表1-7显示,古人还取臂阳面的**支沟**,如《采艾编翼》载:"支沟:热病不汗。"该穴为三焦经的经穴,可以疏通三焦。

（3）**多取头面部穴**:头面(含颈项)属人体之阳部、上部、末部,亦为阳中之阳,该部之穴亦可治疗表实热者,共计18穴次,列各部第四位,占本类型总穴次的10.59%。**常用穴为风池**,该穴部位的毛孔较大,一旦开阖不慎,易遭风邪侵袭;该部汗腺亦较发达,可以分泌汗液,驱逐外邪,故治疗可取该部穴。如《诸病源候论》曰:"若壮热者,即须熨,使微汗","唯风池特令多,七岁以上可百壮,小儿常须谨护风池"。《素问·刺热》述:"热病始于头首者,刺项太阳而汗出止。"又如《针灸甲乙经》曰:"热病汗不出,上星主之,先取谚谚,后取天牖、风池。""热病汗不出而苦呕,百会主之。"其中,上星、天牖、百会亦属头面(含颈项)部。

（4）**多取上背部穴**:上背部穴可以宣肺发表,故亦被用于治疗本类型,共计11穴次,占本类型总穴次的6.47%。如《针灸甲乙经》叙:"热汗不出,腰背痛,大杼主之。"《铜人腧穴针灸图经》称:膈俞主"热病汗不出"。《针灸内篇》谓:灵台"治热病,温疟无汗"。但上背部各穴的次数均不够高,未被纳入表1-7中的常用穴位。

此外，就循经取穴而言，表 1-7 显示，治疗本类型**多取手足三阳经、肺经、心包经穴**，如上述各部位的常用穴中，合谷、厉兑、前谷、阳谷、风池、陷谷、支沟、侠溪属手足三阳经，孔最属肺经，劳宫、中冲属心包经。另外，《标幽赋》道"阳跻阳维并督带，主肩背腰腿在表之病"，故治疗表实热证亦可考虑选取奇经八脉中四条阳脉的穴位。

2. **与疟热相关** 本类型收录的是古代疟证发热者（排除寒重热轻，以及兼有寒、寒热者），共计 51 条次，合 79 穴次。就分部取穴而言，主要有以下特点。

（1）**选取上背部穴**：本类型取上背部共 16 穴次，占本类型总穴次的 20.25%，高于表实热者中相应的百分比 6.47%，可见较表实热而言，本类型**取躯干部穴次的百分比上升**，即本部穴（属阴）的百分比上升。**常用穴为大椎、大杼、百劳**，如《针灸内篇》称：大椎"治五劳七伤，遍身发热，疟疾"。《备急千金要方》曰："大杼，主痎疟热。"《针灸大成·治症总要》取百劳治疗疟"热多寒少"。古人或将大椎又称做大杼、百劳。

（2）**选取臂阴面穴**：臂阴面共 15 穴次，占本类型总穴次的 18.99%，高于表实热者中相应的百分比 11.18%，可见较表实热而言，本类型**有多取阴面穴的倾向**。**常用穴为间使、内关**。如《玉龙歌》道："脾家之症最可怜，有寒有热两相煎，间使二穴针泻动，热泻寒补病俱痊。"《胜玉歌》语："五疟寒多热更多，间使大杼真妙穴。"《医宗金鉴》言：内关治"劳热疟疾审补泻，金针抽动立时宁"。

（3）**选取手足部穴**：手足部共 26 穴次，占本类型总穴次的 32.91%，低于表实热者中相应的百分比 52.94%，可见**手足部穴次的百分比下降**，即末部穴（属阳）的百分比下降。在手足诸穴中，**然谷穴次较高**，其为肾经荥穴，属木，乃火之母。如《备急千金要方》语："然谷主温疟汗出。"《医宗金鉴》载：然谷主"疝气温疟多渴热"。此外，《针灸甲乙经》言："热疟口干，商阳主之。"《神灸经纶》称:"陷谷:温疟。"《针灸大全》谓:公孙主"疟疾大热不退"。《针灸大成》曰:京骨、大钟相配治"痫疟狂癫心胆热,背弓反手额眉棱"。上述商阳、陷谷、公孙、京骨、大钟均属手足部。其中,商阳、陷谷属阳明,阳明主热。

(4)选取胸脘部穴:本类型又取胸脘部穴,以调腹清热补虚,共计7穴次,占本类型总穴次的8.86%,高于表实热者中相应的百分比2.35%,亦为阳邪入阴之故。**常用穴为中脘等**。如《针灸聚英》曰:中脘主"温疟先腹痛,先泻"。又如《扁鹊心书》载:"一人病疟月余,发热未退","灸命关才五七壮,胁中有气下降,三十壮全愈"。其中"命关"为经外奇穴,亦位于脘部。

《素问·刺疟》言:"温疟汗不出,为五十九刺。"即治疗本型发热可刺59个清热穴位,且它们分布于头部、胸背和四肢。

此外,就循经取穴而言,本类型**多取阳经、心包经、肾经穴**。与表实热者相比较,各经穴次分占各自类型总穴次的百分比如表1-8所示。

表1-8 疟热与表实热的诸经穴次分占各自类型总穴次的百分比对照表

	胃经	大肠经	胆经	心包经	肾经	膀胱经	督脉
疟热	6.33%	6.33%	6.33%	18.99%	12.66%	11.39%	13.93%
表实热	12.94%	12.35%	9.41%	9.41%	1.18%	9.41%	5.29%

表1-8显示,疟热者胃经、大肠经、胆经穴次的相应百分比均低于表实热者,而心包经、肾经穴次的百分比均高于表实热者,膀胱经、督脉穴次的百分比亦高于表实热者,可见疟热之**阳经穴百分比降低,阴经穴的百分比上升**,本部穴(属阴)的百分比上升。总之,与表实热者相比,本类型取阳性穴的比例下降,而阴性穴的**比例上升**,此当本类型属半表半里的缘故。上述各部位的常用穴中,间使、内关属心包经,大椎(或大杼、百劳)属督脉(或膀胱经、奇穴),然谷属肾经,中脘属任脉。

3. **与里实热相关** 本类型收录的是古代与脏腑热、血热、骨热、诸阳气热、癫狂热等相关的条目,共计 98 条,合 229 穴次。就分部取穴而言,主要有以下特点。

(1)**多取躯干部穴**:本类型之热多与脏腑相关,而脏腑与背俞穴及腹募穴相联,因此在本类型文献中,背部与胸腹部穴次较高,即躯干部穴次高,共计 98 穴次,占本类型总穴次的 42.79%。其中,上背、胸脘、小腹、下背分别为 41、28、17、12 穴次,分占本类型总穴次的 17.90%、12.23%、7.42%、5.24%,分别高于表实热者中相应的百分比 6.47%、2.35%、0.00%、1.76%。**常用穴包括背部的心俞、肺俞、肝俞、大肠俞、大椎,胸腹部的章门、上脘、天枢、关元。**

古人取背部穴者,如《素问·水热穴论》曰:"五藏俞傍五,此十者,以泻五藏之热也。"《针灸大全》云:"五脏结热,吐血不已:取五脏腧穴,并血会治之,心俞二穴、肝俞二穴、脾俞二穴、肺俞二穴、肾俞二穴、膈俞二穴。""六腑结热,血妄行不已:取六腑腧,并血会治之,胆俞二穴、胃俞二穴、小肠俞二穴、膀胱俞二穴、三焦俞二穴、大肠俞二穴。"《类经图翼》谓:大椎"能泻胸中之热及诸热气"。又《铜人腧穴针灸图经》载:风门"若频刺,泄诸阳热气","可灸五壮"。风门亦在背部。

古人取胸腹部穴者,如《西法针灸》记:"盲肠炎","右肠骨窝部作痛殊剧,恶寒发热","于下列之部针之:巨阙、上脘、天枢、大横、腹结、气冲、章门、承山、膀胱俞"。"腹膜炎","恶寒发热","可针之部位则如下:上脘、公孙、三里(足)、水分、内庭、章门、关元、期门、肝俞、幽门、天枢、阴都、承山"。《医学纲目》言:"三焦邪热,不嗜饮食:关元(一分,沿皮向后三分,灸)。"又如《脉经》语:"心病","面赤身热","当灸巨阙五十壮,背第五椎百壮"。其中,巨阙亦属胸腹部,而"第五椎"则在背部。

(2)**多取头面部穴**:头面部共计 40 穴次,占本类型总穴次的 17.47%,高于表实热者中相应的百分比 10.59%。**常用穴为百会**,如《针灸集成》称:"欲泻诸阳之气,先刺百会,次引诸阳热气,

使之下行,比之如开砚滴之上孔也。"又如《素问·水热穴论》谓:
"头上五行行五者,以越诸阳之热逆也。"《西方子明堂灸经》记:
正营、目窗、后顶均治"诸阳之热"。《针灸内篇》载:哑门"治阳
气热盛"。上述穴位均在头部,可见头部穴可治"诸阳之热",此
当"人头者,诸阳之会"的缘故,致使头部穴次较高。

(3)**选取手掌部穴**:手三阴经循行至手掌部,故手掌部穴可
清心肺之热,共计 13 穴次,列本类型各部的第五位,占本类型总
穴次的 5.68%,**常用穴为少商、劳宫、中冲**(各 3 穴次,均未被纳入
表 1-7)。如《针灸聚英》道:"五脏诸家热,少商针有功。""一身
如火热","中冲急下针"。《太平圣惠方》治疗"肺黄""血黄"之
热,皆烙"手足心",其中手心当为劳宫。

(4)**选取末端与关节部穴**:由统计结果及文献内容可知,本
类型**多取末端部穴**,前已述及,此当邪热被驱逐到末端部的缘故。
常用穴除上述少商、**中冲外,还取关冲等穴**。如《玉龙歌》道:"三
焦热气壅上焦,口苦舌干岂易调,针刺关冲出毒血,口生津液病俱
消。"《名医类案》曰:"缪刺四肢,以泻诸阳之本,使十二经络相接
而泄火邪。"

本类型又**多取关节部穴**,此当邪浊积滞在经脉转折部位的缘
故。**常用穴为尺泽等**。如《针灸集成》称:"肺痈","身热如火",
"尺泽、太渊、内关、神门,并针刺通气,以泄毒气"。《采艾编翼》
谓:"下痢,发热便闭,乃表里有实热,加三间、尺泽、大肠俞、大溪、
曲泉。"《素问病机气宜保命集》曰:"大烦热,昼夜不息,刺十指间
出血,谓之八关大刺。"上述尺泽、太渊、神门、三间、太溪、曲泉、
"十指间"均位于关节部。

此外,就循经取穴而言,本类型**多取膀胱经、督脉穴**,此当背
部穴清脏腑之热、头部穴泻诸阳之热的缘故;本类型亦**多取胃经、
任脉穴**,此当该两经循行于胸腹,可清脏腑之热的缘故。上述各
部位的常用穴中,心俞、肺俞、肝俞、大肠俞属膀胱经;百会、大椎
属督脉;天枢属胃经;关元、上脘属任脉。此外,古人治疗本类型

还取三焦经穴，以泻三焦相火。如《玉龙赋》道："壅热盛乎三焦，关冲最宜。"《医宗金鉴》云："外关主治藏府热。"《类经图翼》谓：支沟治"凡三焦相火炽盛"，"俱宜泻之"。上述关冲、外关、支沟均属三焦经。

4. **与里虚热相关**　本类型收录的主要是古代发热而虚，以及骨蒸、五蒸等内容，共计131条次，合260穴次。就分部取穴而言，主要有以下特点。

（1）**多取背部与胸腹部穴**：本类型多与脏腑相关，故与里实热者相似，治疗亦多取背部（含上、下背）与胸腹部（含胸脘、小腹）穴，共计154穴次，占本类型总穴次的59.23%，高于里实热者中相应的百分比42.79%，此当躯干部穴有补虚作用的缘故。

在治疗里虚热的各部穴次中，上背部穴次尤高，共103穴次，列全身各部之首，此当古代里虚热多由肺痨所致的缘故。**常用穴为四花患门、膏肓俞、肺俞、大椎、百劳、心俞**，即多取背俞穴。如《东医宝鉴》曰："骨蒸劳热，形气未脱者，灸崔氏四花穴，无有不安。"（四花患门的定位请参阅本丛书《心肺肝脾分册》中"痨瘵"一节的附篇）《续名医类案》记："积病而多欲，遂起热兼旬，无盗汗，六脉饮食不减，此劳症之微而未深者也"，"随灸百劳、膏肓二穴"。《类经图翼》载：肺俞主"骨蒸虚劳，可灸十四壮"。《针方六集》称：大椎"骨蒸发热""诸虚潮热"。《玉龙歌》道："满身发热痛为虚，盗汗淋淋渐损躯，须得百劳椎骨穴，金针一刺疾俱除。"《名家灸选三编》语："治骨蒸劳瘵"，"十一俞、章门、五俞、十四俞、四华穴，上同时下火"。其中"十一俞"当为脾俞，"五俞"当为心俞，"十四俞"当为肾俞，"四华"当为四花。

表1-7显示，本类型取小腹、下背、胸脘部均17穴次，并列为诸部之第四位。其中小腹、下背部穴有滋水降火的作用，而胸脘部穴则有健脾清热的作用。**常用穴为小腹部关元，胸脘部章门（即多取腹募穴），下背部肾俞**等。如《扁鹊心书》记："一妇人伤寒瘥后转成虚劳"，"发热咳嗽，吐血少食，为灸关元二百壮"。

《针灸聚英》载:"灸脐下气海、丹田、关元、中极四穴中取一穴",治疗"赢瘦虚损,传尸骨蒸"。上述《名家灸选三编》灸肾俞"治骨蒸劳瘵"。又如《圣济总录》"治骨蒸":"灸两肋下二穴,名章门"。《医心方》言:"五蒸病者","自下第三肋间下腋下空中七壮灸之"。(但章门等穴未被纳入表1-7之常用穴位。)

(2)**选取腿阳面、足阴部穴**:腿阳面的胃经等穴可以养胃生津清热,足阴部的肾经等穴可以滋肾清热,因此在本类型文献中,腿阳面、足阴部分别为27、13穴次,分列各部第二、第五位。**常用穴为足三里、涌泉等**。如《世医得效方》语:"虚热灸足三里。"《琼瑶神书》称:"治虚损蒸劳瘵","提刮涌泉补要明"。又如《奇经八脉考》谓:"阴病则热,可灸照海、阳陵泉。"其中照海属足阴部,阳陵泉属腿阳面。

(3)**选取臂阴面穴**:本类型多表现为心火上炎,故多取心包经穴,致使臂阴面达18穴次,列各部第三位,**常用穴为内关**。如《杂病穴法(歌)》道:"一切内伤内关穴,痰火积块退烦潮。"《神灸经纶》叙:"内关治劳热良。"又如《杂证方书第五种》述:"治骨蒸、瘦病,灸两手间使穴。"其中,间使亦属臂阴面。

此外,就循经取穴而言,本类型**多取膀胱经、督脉穴,胃经、任脉、肾经穴,心包经穴**。上述各部位的常用穴中,膏肓俞、肺俞、肾俞、心俞属膀胱经,大椎属督脉;足三里属胃经,关元属任脉,涌泉属肾经;内关属心包经;而四花患门、百劳则属经外奇穴。

现代也有根据八纲辨证取穴治疗本病者。如余丽娥治疗长期低热,针刺大椎穴,采用透天凉手法,阴虚发热配足三里、心俞;肝郁发热配太冲、三阴交;瘀血发热配膈俞、肝俞、阿是穴。徐坤三治疗气虚发热,取关元、百会,施麦粒灸或熏灸,取足三里,施针刺捻转补泻和温针灸;治疗无名热,取关元、神门,施针刺平补平泻手法,取太冲、合谷,施捻转泻法。吕桂兰等治疗小儿外感发热,开天门、推坎宫、揉太阳、运耳后高骨、拿风池、清肺经、揉肺俞为主,风寒者加推三关、揉二扇门;风热者加退六腑、推天柱骨;大便秘结加揉脐,推下七节骨。但总的来说,现代根据八纲辨证治疗本病者不多。

　　除上述八纲辨证外,古今发热临床还**根据脏腑辨证,取相应的经脉穴位**。如秦汉时期《素问·刺热》曰:"肝热病者","刺足厥阴、少阳";"心热病者","刺手少阴、太阳";"脾热病者","刺足太阴、阳明";"肺热病者","刺手太阴、阳明,出血如大豆,立已";"肾热病者","刺足少阴、太阳"。现代侯健等介绍孙学全治疗壮热经验,邪热壅肺取大椎、肺俞、曲池、合谷、少商等;大肠积热取天枢、上巨虚、合谷等,加十二井穴点刺出血;肝胆蕴热取期门、日月、阳陵泉、侠溪等;膀胱湿热取膀胱俞、肾俞、曲池、三阴交等;热陷心包取曲池、合谷、劳宫,加十二井、人中、大椎点刺放血,上述穴位多用针刺强刺激,针刺宜深,针刺时间宜长,日针数次。由上可见,在脏腑辨证方面,古今本病临床有相似之处。

　　现代本病临床还有**根据症状的不同,选取不同穴位者**,而在古代文献中则未见类似记载。如现代郑怀岳治疗小儿发热,取风池、大椎、曲池、合谷、十宣、耳尖,点刺出血,壮热配风府;惊厥配百会、印堂;呕泻配中脘、天枢、气海、上巨虚;咽痛配少商、哑门;喘咳痰饮配肺俞、天突、尺泽、丰隆;百日咳配肺俞、四缝、太渊;腮腺炎配角孙、局部阿是穴;神倦体虚配关元、足三里。黄选玮等治疗持续低热,取大椎(针刺拔罐放血)、风池、曲池、足三里、阴陵泉、关元,头昏加百会、人中、太冲、涌泉;腹部不适加中脘、天枢、腹八卦九宫穴;胸闷加膻中、天突;腰背痛加腰背部俞、华佗夹脊、八卦九宫;咳嗽加尺泽、孔最、鱼际、天突;儿童加印堂、四缝,据病情用针刺或加艾灸治疗。

　　现代本病临床又有**根据西医疾病的不同,选取不同穴位者**,而在古代文献中当无这样记载。如现代张笑玲治疗小儿高热,肺炎取人中、印堂、素髎、十宣、合谷、曲池、涌泉;细菌性痢疾或急性泄泻取天枢、上巨虚、下巨虚、足三里、阴陵泉;上呼吸道感染取耳穴肘、肩、颈,扁桃体炎取合谷、少商、曲池、内庭;伤食取四缝、足三里、里内庭,全部用浅刺疾出针刺法,不留针。高国巡治疗急性发热,急性细菌性痢疾取合谷、曲池,予针刺强刺激,留针 30~120 分钟;流感取大椎、合谷,针感分别传至腰部或肩部,不留针。

【针灸方法比较】

1. **古今均用艾灸** "热证是否可灸",历来说法不一。统计结果表明,在本病的古、今文献中,涉及艾灸者分别为 174 条次、5 篇次,分列古、今诸法之第一、第四位,分占各自总条(篇)次的 20.86% 和 5.56%,可见古今治疗发热均有灸者,并不禁灸。笔者以为,对于感染性发热,艾灸可扶助正气,提高免疫力,消灭或抑制细菌病毒,从而达到消炎降温的目的;对于体虚发热,艾灸可激发体内潜在生理功能,补虚培本,取得养阴清热的效果;但是化脓灸等大剂量灸法可消耗人体的一部分阴液,所以对于身体特别虚弱者,灸量不宜过大;而对于自身免疫性疾病的发热,由于艾灸促进免疫功能的增强,可使免疫反应更加激烈,发热加重,故当慎用灸法。总之,对于"热证"当作分析,区别对待,不宜统而论之。上述统计结果又表明,**古代比现代更多地采用艾灸**,此与古代多灸、现代多针的状况相合;而古代没有抗生素,常用灸法治疗感染性发热,这是多灸的又一原因。

(1)**古代艾灸所治病证及其取穴**:艾灸所治发热包括前述表实热、疟热、里实热、里虚热,还有小儿惊风发热、外科发热等。以下分述之。

1)**表实热与疟热**:该二者用灸法的文献记载较少,其中治疗表实热者仅 2 条,即《外台秘要》所称孔最"主热病汗不出,此穴可灸五壮,汗即出",以及《圣济总录》所载鱼际"各灸三壮,主热病恶寒,舌上黄,头痛,汗不出"。可见均取上肢肺经穴。灸法治疗疟热者仅 1 条,即《扁鹊心书》所记"一人病疟月余,发热未退","灸命关,才五七壮,胁中有气下降,三十壮全愈"。其选取命关穴。

2）里虚热与里实热:艾灸治疗里热者较多,其中里虚热共57条,合95穴次;里实热共18条,合37穴次。可见灸法治虚者较多,显示**灸法以补为著**。以下对虚、实两者的取穴作一讨论。统计结果见表1-9。

表1-9　里虚热、里实热的常灸部位及其穴次、所占百分比和位次对照表

		里虚热95穴次	里实热37穴次
躯干	上背	49(51.58%,第一位)	11(29.73%,第一位)
	小腹	9(9.47%,第四位)	9(24.32%,第二位)
	胸脘	10(10.53%,第三位)	6(16.22%,第四位)
	下背	5(5.26%,第五位)	3(8.11%,第五位)
其他		腿阳10(10.53%,第二位)	头面8(21.62%,第三位)

　　表1-9显示,**里虚热、里实热两者均多取躯干部(含上背、下背、胸脘、小腹)穴,这是相同的。然而古人治疗里虚热者尤其多取上背部穴**,其穴次百分比大大超过里实热者,此当古代里虚热者多由肺痨所致的缘故;**治疗里虚热又多取腿阳面穴**,此当取足三里等胃经穴补虚的缘故。治疗里虚热的**常用穴为四花患门、膏肓俞、大椎、足三里**。如《针灸大成》称:"崔氏四花穴法:治男妇五劳七伤,气虚血弱,骨蒸潮热。"《医学入门》谓:"患门:主少年阴阳俱虚","潮热盗汗","初病即依法灸之,无有不效"。《琼瑶神书》道:"治虚损蒸劳瘵","膏肓艾灸百劳迎"。《灸法秘传》言:"骨蒸劳热,药石乏效者,先灸大椎,并灸胆俞。"《太平圣惠方》谓:"五劳羸瘦,七伤虚乏,大小人热,皆调三里。《外台》明堂云:凡人年三十岁以上,若不灸三里,令气上眼暗,所以三里下气也。"此外,古人还常取背部奇穴,此当古代缺乏抗生素,肺痨对人们威胁较大的缘故,致使灸者千方百计想方设法,故而产生了许多奇穴,其多位于背部,但取穴描述较为复杂,兹不赘述,请参阅本文后所附《外台秘要》《针灸资生经》《神应经》《名家灸选三

编》等著作名下的相关条目。

古人治疗里实热者,除了上背部穴外,**还多取躯干其他部位**(小腹、胸脘、下背)**穴**,此当发病原因除肺痨外,还有其他脏腑和部位病变的缘故;**里实热者又多取头面部穴**,此当"人头者,诸阳之会"之故,这些是里虚热者所不及的。**常用穴为百会、关元、天枢、章门等。**如《素问病机气宜保命集》曰:"骨热不可治,前板齿干燥,当灸百会、大椎。"《西法针灸》记:"急性肾脏炎","恶寒战栗,发热头痛,肾脏部疼痛","宜灸下列之部:期门、风池、天枢、肾俞、石门、关元、章门、脾俞、肝俞、膀胱俞、痞根"。前面"辨证取穴比较"之"与里实热相关"段落中,《医学纲目》灸关元治疗"三焦邪热",亦为例。

3)**小儿惊风发热:**与其他里实热者相比,小儿惊风发热有其儿科的特殊性,故另予讨论。古代相关文献共计 27 条,合 100 穴次。常用的取穴部位及其穴次为头面 21、脐部 20、心部 14、乳部 9、手掌 7、手背 7、足背 6、足阴 5、肘部 4、膝部 2,可见多灸头面、胸腹、手足,以及肘膝部之穴。本类发热可由外感风寒、受恐惊吓、脾胃失调等原因所致,以下分述之。

外感风寒:如《痧惊合璧》称:"鼻塞惊症:今有小儿鼻孔闭塞,出气如喘,(发热),此因感冒风寒,当顶门一火,鼻孔左右二火,心窝上下二火。""风寒惊症:今有小儿发热……将两手足虎口及掌心、脚心、脐上下离一指处,各一火。""蛇窝惊症:小儿发热眼眶青,原因乳食受风惊,两手大指高节处,一灸能令儿病轻。"可见古人取头面、手足部穴,以醒神开窍,祛风解表;取心、脐部位穴,以强身补虚。

遭受惊吓:如《痧惊合璧》述:"哑风惊症:今有小儿忽然昏去,不哭不语,遍身发热……原因饮食之时惊吓得病……将男左女右顶后一火离三指,人中一火,手足背上大指交骨处俱一火,治迟者不可救。""摇摆惊症:今有小儿遍身发热,不思乳食,睡梦中手足惊指,又贪睡不语,此因跌扑受吓所致,将两手足掌边大指高骨处火一炷,心下离一指一火,脐上下左右俱离一指,各一火。"足摆惊症:今有小儿遍身发热,睡卧中忽然惊哭,叫喊不已,以致手足齐战,此因被吓得病,不论男女,将两手足大指高骨处、两肘、两膝俱用各一火,乳上、脐下俱离一指,各灸一火。"可见古人取头面、手足部穴以醒神开窍;取肘膝部穴以制止手足抽动;取脐、心、乳部之穴以强身补虚。

脾胃失调:如《痧惊合璧》叙:"霍肠惊症:今有小儿肚腹饱胀,疼痛不止,发热啼哭……乳旁一火,心下一火,脐上下左右俱离一指四火。""吐血惊症:今有小儿口中吐血,发热身瘦,此因饮食感受风寒,延久成痨,印堂一火,乳旁上居中一火,心上下左右一火(攒脐治)。"可见古人取脐、乳、心部穴,以强身补虚,调理脾胃。

4)**外科发热:**古代灸治外科疾患发热的文献共计24条。其中灸取病变局部者达20条之多,即**多灸取病变局部穴天应穴。**在该部位,除了一般灸法外,古人多采用隔物灸,其中隔蒜灸者达9条之多,此当大蒜具杀菌灭毒作用的缘故。如《薛氏医案》记:"一小儿患痘疔,遍身煅如丹毒,内紫色者三枚,用活命饮、隔蒜灸,其势渐退。"除大蒜外,**古人还用附子、木香、香附、豆豉,以及泥饼作灸材。**如《外科理例》载:"流注","一人臂患,出腐骨三块尚不敛,发热作渴","外以附子饼,仅年而差";"表邪未尽,股内患肿发热","灸香附饼";"一妇久郁,右乳内结三核,年余不消,朝寒暮热,饮食不甘,此乳岩也","更以木香饼灸之"。《续名医类案》称:"凡痈溃发热恶寒,皆属气血虚甚","以豆豉饼灸之,渐愈"。《医心方》谓:"疗热毒肿方:取桑树东南根下土,和水作泥饼安肿上,以艾灸之,取热应即止。"

除了病变局部外,古人治疗外科发热也**灸取远道关节部穴。**如《备急千金要方》言:"热病后发豌豆疮,灸两手腕研子骨尖上三壮,男左女右。"《外科理例》载:"一妇久溃发热,月经过期且少","更灸前穴(肘尖、肩尖)而痊"。此外,古代也有灸前臂阴面的奇穴者。如《千金翼方》语:"附骨肿,痈疽节肿,风游毒热肿,此等诸疾,但初觉有异,即急灸之,立愈;遇之肿成,不须灸,从手掌后第一横文后两筋间当度头,灸五壮立愈,患左灸右,患右灸左。"

（2）**古代艾灸方法**:古人治疗发热,除用常规灸法外,还采用隔物灸、"太乙神针"灸、灯火灸等方法,主张在午时施灸,根据病情之不同,施予大小不同的灸量。

1）**隔物灸**:除上述"外科发热"采用隔大蒜、附子、木香、香附、豆豉、泥饼灸以外,古人还施**隔盐灸**。如《针灸集成》曰:"阴症伤寒弥留,不能退热:乃中气不足之致,脐中百壮,不愈加灸五十壮,或填盐炼脐。"盐有较大热容量,铺在脐上又可使热量均匀传递到皮肤各处。

2）**"太乙神针"灸**:"太乙神针"灸即在艾条中加入若干中药,并在穴位上铺数层布或纸,将该艾条点燃后按在布或纸上。本法用于发热者,如《太乙神针》载:上脘、曲池、身柱、大椎、胆俞、肺俞、肾俞分别治疗"热病腹鸣""伤寒余热不尽""瘰疬发热""遍身发热""骨蒸劳热""传尸骨蒸""身热";《太乙离火感应神针》称:肩髃主"风热瘾疹"。

3）**灯火灸**:灯火灸是对穴位作瞬时的直接点灸,其作用与其他直接灸法相似,但操作迅速,痛苦较小,不留瘢痕,故适用于小儿发热。如《小儿烧针法》治疗"潮热惊","用灯火烧两手鱼际穴各一点,两虎口各一点,烧脐四点,即好"。

4）**午时施灸**:《圣济总录》云:"传尸伏连殗殜骨蒸","宜灸大椎上一穴,又灸大椎两旁近下少许,对椎节间,各相去一寸五分,二穴",又灸"章门"二穴,"又当心脊骨上两旁各相去一寸,二穴。以上七穴,日别灸,皆取正午时"。灸法属阳,而正午是一天中阳气最旺的时候,此时施灸则为二阳相合,古人认为可以提高疗效,对此尚待临床和实验的证实。

5）**灸量大小**:古代发热文献中施灸的量或大或小,以下试作讨论。

A. **灸量大者**:包括多壮灸、大艾炷灸、多穴同时灸、横三间寸灸、化脓灸等法,主要用于久病者、重病者,或有所虚弱者。

多壮灸者,如《扁鹊心书》述:"妇人产后热不退,恐渐成痨瘵,急灸脐下三百壮。""一人病咳嗽,盗汗发热,困倦减食,四肢逆冷,六脉弦紧,乃肾气虚也,先灸关元五百壮。"显示艾灸多则可达数百壮。

大艾炷灸、多穴同时灸者,如《外台秘要》叙,张文仲治疗"患骨蒸传尸",取背部八个奇穴,"八处一时下火,艾炷如枣核,坚实作之"。古人一般以麦粒灸为多,但本案"艾炷如枣核",炷较大,而取8个穴位同时施灸,刺激量亦较大。

横三间寸灸者,如《千金翼方》言:"诸烦热,时气温病,灸大椎百壮,针入三分泻之,横三间寸灸之。""横三间寸"灸,乃于一穴上并排灸3个艾炷,刺激量较大。

化脓灸者,如《外台秘要》语:"灸骨蒸法","可至百壮,乃停,候疮欲差"。"候疮"乃等候灸疮发脓,即为化脓灸。在化脓过程中,机体的免疫力得到明显提高,故可杀菌灭毒清热。化脓时间可达数十天,刺激量亦大。

B. **灸量小者**:前已述及,对于虚热严重者,灸量不宜过大。《医学入门》云:"华佗云:风虚冷热,惟有虚者不宜灸;但方书又云,虚损痨瘵,只宜早灸膏肓四花,乃虚损未成之际。如瘦弱兼火,虽灸亦只宜灸内关、三里,以散其痰火,早年欲作阴火,不宜灸,论而未果。"可见该文认为艾灸当施于虚损未产生前,**若虚证已成,只可灸取远道穴,灸量当亦不宜多**。而"论而未果"则显示未达成共识。

对于表热者,或小儿发热,一般灸量较小,仅数壮,此当表邪尚未入里,或小儿肌肤娇嫩之故。如《针灸集成》言:"热病烦心,汗不出:中冲、劳宫、少冲、关冲、大陵、阳溪、曲泽、孔最,三壮至五壮,即汗。"《针灸治疗实验集》记:"十一岁","患脊髓脑膜炎,脊强反折,炎热如火","灸百会五壮,灸夹脊各七壮"。此外,《备急千金要方》语:"虚热闭塞,灸第二十一椎,两边相去各一寸五分,随年壮。""五脏热及身体热,脉弦急者,灸第十四椎与脐相当五十壮,老少增损之。"其中"随年壮"与"老少增损之"均是根据年龄大小确定艾灸壮数多少,这是比较符临床实际的。

头不多灸:对于头部穴,古人认为不宜多灸,因"人头者,诸阳之会",多灸则阳热过亢,于病情不利,故《针灸大成》载有"头不多灸策"一节。《铜人腧穴针灸图经》称:上星主"宣泄诸阳热气,无令上冲头目,可灸七壮,不宜多灸,若频灸,即拔气上,令人目不明"。

灸三里下火:灸灼过度可导致火气上炎,对此古人通过灸足三里以引火下行。如《针灸聚英》谓:膏肓俞"主无所不疗,羸瘦虚损,传尸骨蒸","令取穴灸之,又当灸脐下气海、丹田、关元、中极四穴中取一穴,又灸足三里以引火气实下"。

(3)现代采用的灸法:现代本病临床也有采用艾灸者。如李戎介绍徐春为治疗"非典"发热经验,灸天突、丰隆、膻中、肺俞等穴;吕卫东治疗发热,艾灸大椎、涌泉各 3~5 壮;李明智治疗顽固性产后低热,用艾炷灸脾俞、足三里、中脘各 7 壮;刘冠军治疗数周低热,取中脘、气海、大椎、阳池,施麦粒灸各 5 壮,取足三里、脾俞各 7 壮,连灸 7 天。这些是对古代灸法的继承。

此外,**现代还有采用艾条灸、药线灸者**,这些在古代文献中则未见记载。如现代田从豁等治疗长期发热,取中脘、足三里、曲池、风池、风府,针后各穴用艾条温和灸;袁志太治疗发热,取百会,用艾条施温和灸;陆川等治疗风热感冒,取攒竹、头维、风池等穴,用壮医药线点灸;邓秋妹治疗小儿外感发热,取太阳、印堂、大杼、合谷,用壮医药线点灸。但总的来说,现代用灸法者不多,因此对于古代灸法值得研究探讨。

(4)古代用点烙、现代用火针:古代治疗本病有用点烙者,而现代则有用火针代灸者,两者相似,这也是古今相合的。如宋代《太平圣惠方》"三十六黄"中肺黄、脑黄、癖黄、体黄、劳黄、髓黄、血黄、惊黄、疟黄均有发热症状，用点烙法治疗。而现代周楣声治疗出血热，取大椎、三阴交、上中下三脘、巨阙或至阳、百会、阳陵泉、膈俞、血愁、列缺、照海、天应，用火针代灸；陈克勤治疗小儿高热抽搐，用火针点刺人中、四神聪、合谷。

2. 古今均用针刺　针刺可激发体内潜在的生理功能，对机体产生良性调节作用；现代研究又证实，针刺能够调整视前区-下丘脑前部神经元的产热效应，减少中枢内发热介质的含量，并能产生免疫抗炎作用，消除炎症发热。因此在本病的古、今文献中，涉及针刺者分别为109条次、46篇次，分列古、今诸法之第二、第一位，分占各自总条（篇）次的13.07%和51.11%。可见**现代比古代更重视针刺法**，此当现代针具进步和神经学说影响的结果。

（1）**针刺取穴**：统计结果显示，本病古代针刺的常用穴是合谷、足三里、曲池、中脘、少商、悬钟。前三穴属阳明经，可清阳明之热；中脘为胃之募穴，可治脾胃肝胆之热；少商为肺经井穴，可泻肺热；悬钟属少阳，为髓会，可去少阳热或髓热。如《针灸治疗实验集》载："霍乱时疫，吐泻腹痛，身热，为针少商、合谷、曲池、中脘"等穴。《世医得效方》记："喉病"，"实热针足三里"。《琼瑶神书》言："曲池二穴：治四肢瘫痪、半身不遂、伤寒热病，泻之。"《金针秘传》语："肝木不和"，"发生膈症，三年来不能进粒米"，"夜来必有潮热"，针刺"中脘、中极等穴"。《外科理例》称："咽喉"，"肿痛发热便秘者，表里俱实也，宜解表攻里，如症紧急，便刺患处，或刺少商穴"。《肘后歌》道："热则绝骨泻无忧。"

就刺穴部位而言，**头面部穴次最高**，共36穴次，占针刺总穴次的14.29%，高于灸法中头面部相应百分比9.48%。**常用穴为风府、百会**，如敦煌医书《不知名氏辨脉法之二》谓："寸脉浮，中风，发热头痛，宜桂枝汤、葛根汤、摩风膏，覆令微似汗出，针风府、天柱。"《针灸治疗实验集》称："因受风寒外感，故作头疼眩晕，烧冷身痛不食之症"，"以针向患者头顶中央百会穴处刺入约二三分深，又向项部风府穴处刺入约二三分深"。前面"与里实热相

关"中,《针灸集成》"先刺百会,次引诸阳热气,使之下行,比之
如开砚滴之上孔",亦为例。

现代针刺亦多取曲池、合谷、足三里,以及头面部风池,这与
古代相同;**现代还多取大椎**,而古代不如。如现代曹文钟等治疗
发热,针刺大椎、风池、风府、合谷、列缺、曲池等,用捻转泻法;韩艾
等亦取风池、合谷、曲池,施针刺提插捻转泻法;陈克勤治疗小儿
发热,取曲池、合谷、足三里,用针刺轻手法。而古代所取中脘、少
商、悬钟,在本病现代针刺临床中取用不多,这与古代也有所差异。

综上所述,古今针刺取四肢、头面部穴为多,而取躯干部穴为
少。笔者揣测,头面、四肢部阳气旺盛,而针刺以泻法见长,刺之
则可泻阳清热;而躯干部穴具补益之功,而灸法以补为著,取之则
可补虚清热;而针刺躯干有风险,这是针刺多取四肢头面穴的又
一原因。

(2)**针刺方法**:关于本病的古今针刺方法,兹作以下探讨。

1)**古今均用浅刺法**:秦汉时期《素问·调经论》曰:"病在
脉,调之血;病在血,调之络;病在气,调之卫;病在肉,调之分肉。"
本病病在气血,当刺及脉、络、卫部,即部位较浅;若病在肉者(痿
痹类疾病),则要刺及分肉(肉节),部位较深。《灵枢经·邪气脏
腑病形》曰:"必中气穴,无中肉节。"亦表明对于气血类的疾病针
刺不必太深。明代《循经考穴编》称:少商治"伤风哑声,宜刺一
分,治皮卧针向上三分,以宣泄脏热"。唐代《千金翼方》谓:"烦
热头痛,针虎口入三分。""骨热烦,胸满气闷,针三里,入五分。"
民国初期《针灸简易》载:大杼主"遍身发热并痠疼,疟疾咳嗽五
分刺"。可见本病针刺一般仅几分。

现用浅刺者,如郭佳土治疗功能性发热,取头颈部风池与肩
峰连线,胸腹部任脉、锁骨头下一线、锁骨中点与12肋中点连线,
背部督脉旁开3寸、5寸分别向下一线,上肢部肘窝与内关连线,
下肢部足三里与解溪连线,上述各线上每隔2寸(任脉每隔1寸,
上肢每隔4寸)为针刺点,用半刺法,刺入2mm即出针,出血少

量。这与古代的浅刺是相合的。

2）古今均用针刺补泻：在本病的古代针刺文献中，论述补泻者颇多。其中涉及泻法共计38条，合54穴次；而补法仅13条，合21穴次，可见古代针刺所治本病以泻法为多，即以实证为多。关于古代补泻的具体方法，可从以下几个方面进行讨论。

A. 泻阳补阴：古代清热施予泻法的穴位多属阳经，即**多泻阳穴**，常用穴为曲池、足三里、陷谷、悬钟。如《磐石金直刺秘传》云："伤寒一二日，发热如火：曲池（泻）、委中。"《针灸大成》言："伤寒大热不退：曲池、绝骨、三里、大椎、涌泉、合谷（俱宜泻）。"《针灸逢源》称："中风无汗，身热不恶寒，中风有汗，身热不恶风，针陷谷，去阳明之贼，针厉兑，泻阳明经之实热。"《针方六集》谓：悬钟"治伤寒发热不退，针曲池穴，泄此穴良"。

古代施予补法的穴位多属阴经，即**多补阴穴**，涉及者有然谷、太溪、行间、太冲、鱼际等。这些穴位均位于手足之阴部。如《针灸集成》言："热病烦心，足寒多汗：先针然谷、太溪、行间，皆补。"《针灸甲乙经》语："热病振栗鼓颔"，"身热汗不出"，"皆虚也，刺鱼际补之"。又如《脉经》称："发热骨烦"，"针关元补之"。关元属任脉，亦为阴经。

B. 五输补泻：《针方六集》载，关冲"治三焦邪热，单泻"，"应穴支沟"。其中关冲为井穴，阳盛，支沟为经穴，属火，两者相配可清少阳邪热。又如《针灸甲乙经》谓："唾血，时寒时热，泻鱼际，补尺泽。"该案取肺经之荥穴鱼际（属火）、合穴尺泽（属水），故为滋水泻火。可见古人根据五输穴的五行属性予以补泻。

C. 泻郄泻俞：《标幽赋》道："泻阴郄止盗汗，治小儿骨蒸。"阴郄为心经之郄穴，郄穴为经脉气血曲折汇聚的空隙，亦为阳热停留之所，故取以泻热。《标幽赋》又道："体热劳嗽而泻魄户。"魄户在背部，与肺俞相邻，可见清热也可取背俞及其相邻穴，用泻法。

D. 捻转补泻：《世医得效方》叙："潮热者，有作寒者，于合谷穴用针,左转发寒,右转发热。"可见古代治疗本病有施捻转补泻者。但一般认为,左转为补,右转为泻,而此处却认为左转为泻("发寒")、右转为补("发热"),对此尚需探讨。

　　E. **配合呼吸**:《千金翼方》述,肩髃治"热风","针入八分,留三呼,泻五吸","又针曲池,入七分,得气即泻,然后补之","又针列缺,入三分,留三呼,泻五吸"。可见该案将补泻与呼吸相结合,古人认为呼吸可推动气血运行,配合补泻则可提高疗效。

　　F. **配合四时**:《脉经》载,"心病","面赤身热,其脉实大而数,此为可治,春当刺中冲,夏刺劳宫,季夏刺太陵,皆补之;秋刺间使,冬刺曲泽,皆泻之"。可见古代还将补泻与季节相结合,该案在春夏季夏取井、荥、输穴,用补法;在秋冬则取经、合穴,用泻法,其机制尚待讨论。

　　G. **补泻结合**:古人还根据病情,将补法与泻法结合运用。如《灵枢经·热病》载:"热病三日而气口静、人迎躁者,取之诸阳,五十九刺,以泻其热而出其汗,实其阴以补其不足者。"《灵枢经·刺节真邪》云:"阴气不足则内热,阳气有余则外热,两热相搏,热于怀炭,外畏绵帛近,不可近身,又不可近席。腠理闭塞,则汗不出,舌焦唇槁腊干嗌燥","取之于其天府、大杼三痏,又刺中膂以去其热,补足手太阴以去其汗"。《医学纲目》言:"遍身发热如火,狂言妄语,气虚者,补手三里,气实者,泻足三里。""伤寒大热不退:曲池(泻)、绝骨(补)。"

　　对于寒热错杂者,古人用泻法清热,用补法祛寒,并根据寒热出现的先后施予先后补泻之法。如《针灸捷径》语:"一切脾寒发疟,先热宜先泻,先寒宜先补,单热泻,单寒补:大椎、脾俞、中管、列缺、合谷、后溪、间使。"《针方六集》称间使治"先寒后热,先补后泻",治"先热后寒,先泻后补"。

　　现代针刺亦有采用补泻手法者,如对于每日下午 2 时呈现高热 40℃,至晚则汗出热退者,黄羡明在发热前取大椎、陶道、曲池、合谷、足三里、风池等穴,用迎头痛击截热泻法;阮经文治疗低热,针刺大椎穴,用透天凉手法,摇大针孔出针后,加拔火罐出血;杨景柱治疗小儿发热,取曲池、合谷,无汗者用烧山火手法,汗出后用透天凉手法。总的来说,现代本病临床运用补泻的报道较古代为少,其原因尚待分析。

3)**古代采用久刺法**:与其他疗法相同,针刺亦须有一定的刺激量,故需一定的时间。如《针灸治疗实验集》记:"伤寒……头疼发热,无汗脉浮数,治一次,针中脘、曲池、合谷、外关、大都、经渠、风府、风池、头维、攒竹,治之历二小时,出汗,至翌日愈。"本案针刺持续2小时,可见刺激时间之长。而现代针刺时间往往较短,则可影响疗效。

4)**古代刺穴的先后**:《针灸集书》治疗"手足痛麻热多惊",先刺申脉,后刺后溪。《针灸甲乙经》言:"热病先头重","先取三里,后取太白、章门主之"。现代冯润身也认为,改变刺激穴位的先后顺序,可取得不同的效应,因此对于取穴的先后次序尚需探讨。

5)**现代增加的方法**:现代本病临床还采用白虎摇头针法与锋勾针疗法。这些在古代文献中未见记载。如现代魏晓日治疗发热,取多穴,包括印堂、上星、百会、耳尖、风府、风池、大椎、陶道、肩井、天鼎、身柱、灵台、会阳、天突、膻中、脐中四边、曲池、外关、合谷、后溪、极泉、曲泽、气冲、足三里、阳陵泉、绝骨、申脉、委中、然谷、行间、内庭,用白虎摇头针法,依次针刺不留针;程桂凤则取大椎、曲池,用锋勾针向前后各勾刺5下。

现代还要求针刺致患者汗出,如田从豁等治疗长期发热,取中脘、足三里、曲池、风池、风府,用针刺捻转手法,使微出汗;张迎华治疗高热,取风池、大椎等穴,用针刺提插捻转泻法,以出汗为宜;吕金仓等治疗发热,取曲池穴,施针刺用力捻转使滞针,致患者汗出。而在古代文献中则未见此类记载。

6)**现代对针刺进行实验研究**:这在古代是没有的,是现代科技发展的产物。如孟凡会等治疗白细胞致热原性发热的家兔模型,针刺命门穴,取得明显疗效,脑脊液中环腺苷酸(cAMP)下降,环鸟苷酸(cGMP)上升,为针刺作用的机制研究提供了数据。又如方剑乔等治疗内毒素致热家兔,取"曲池",用针刺捻转泻法,认为应在机体功能处于最旺盛的时候进行针刺,为本病的针刺时机提供了思路。

此外,宋元时代《琼瑶神书》一书对于本病采用了不少针刺手法,如"搓提""升阴""升阳""圆盘""双盘""搓热""重摄""伸提""气下""停呼""刮战""补刮""提刮"等法,如何具体操作,尚需进一步探讨,具体可参阅本文后所附该书的相关内容。

3. 古今均用刺血 对于邪盛发热者,当逐邪外出,古今均用刺血法,在本病的古、今文献中,分别为77条次、33篇次,分列古、今诸法之第三、第二位,分占各自总条(篇)次的9.23%和36.67%,可见**现代比古代更重视采用刺血疗法**,显示现代认识到刺血有良好疗效,故得以广泛运用。

(1)刺血的取穴:古今刺血均用末端部、关节部穴,古代还取病变局部穴,或循经选穴,现代则重视取大椎与耳穴。

1)**古今均刺末端部穴**:前已述及,人体末端属阳中之阳,又是邪气聚集之处,还是"微循环障碍"之部,因此古人刺血常取末端部穴,共计38穴次,占刺血总穴次的30.89%。其包括四肢末端、头顶部及口部之穴。

古人取**四肢末端穴**者,如《铜人腧穴针灸图经》称:少商"以三棱针刺之,微出血,泄诸藏热凑","不宜灸"。《针灸治疗实验集》载:"忽然壮热面赤,咽痛唇干,心中流热,舌胎黄而干燥,两脉洪大,此系温郁而成,余遂刺少商、中冲、关冲、少冲、委中,俱出血,又微觉烦渴,刺人中出血,即日奏效,三日全愈。"前面"与里实热相关"中,《玉龙歌》治疗"三焦热气壅上焦","针刺关冲出毒血",亦为例。

头为"诸阳之会",顶部为人体上端,故刺血也常选用头顶部穴。如《循经考穴编》谓:上星"棱针出血,能宣泄诸阳热气"。

《针灸集成》言:"若热极不能下气者,以绸系颈,则头额太阳及当阳血络自现,即以三棱针贯刺其血络,弃血如粪,神效。"其中,太阳、当阳邻近头顶部。

人类是由鱼类进化来的,口部为人类原始的上端,因此刺血也**取口部穴**。如《续名医类案》载:"瘴疾吐下……用针多刺头额及上唇,令多出血;又以楮叶擦其舌,令出血;然后用药解楮叶之毒,内热即除,瘴毒自消矣。""针入舌缝中间一分,出紫血,治身肿难言,心经邪热,微出血便效。"《名医类案》记:"薛己治四明屠寿卿","鼻上发一疮,面肿黯痛","恶寒内热","刺口内赤脉,各出毒血"。

现代刺末端部穴者,如李历城治疗小儿发热,取少商、关冲、四缝,点刺放血;喻喜春治疗小儿发热,点刺十宣,各挤出血8~15滴;贺普仁治疗小儿高热,取手足十宣、攒竹,速刺放血;谭秀英等治疗高热,取少商、商阳、十宣、十二井、四缝,点刺放血。这些是对古代取末端部穴的继承。

2)古今均刺关节部穴:前已述及,邪气往往滞留于关节部,因此古人刺血亦取关节部穴,共计38穴次,占刺血总穴次的30.89%。其中包括膝、肘、掌指、跖趾、指节间等部。

古人刺膝部穴者,如《铜人腧穴针灸图经》语:"委中者血郄也,热病汗不出","取其经血立愈"。《痧惊合璧》曰:"弱症兼痧","烦躁发热","左腿弯有青筋数条,故昏迷痰喘,先刺其痧筋,出其毒血"。"经期发热,鼻血如珠,昏迷沉重","脉伏兼痧而经逆者也,宏先善放痧,刺腿弯两针,出紫黑毒血"。

刺肘部穴者,如《针灸逢源》云:"瘟疫六七日不解,以致热入血室,发黄身如烟熏,目如金色,口燥而热结,砭刺曲池出恶血,或用锋针刺肘中曲泽之大络,使邪毒随恶血而出,极效。"《针灸集成》言:"热病极热,头痛引饮三日:以柔索缠肩下臂上,左右尺泽穴上下青络血,贯刺多出血,弃如粪汁,神效,出血与汗出同,故也。"

刺掌指(跖趾)关节部穴者,如《琼瑶神书》道:"妇人五心发热月水淋漓","先刺劳宫提出血"。《素问病机气宜保命集》曰："热无度不可止,刺陷骨穴出血。"《东医宝鉴》言："伤寒大热不止,取曲池泻,绝骨补,陷谷(出血),八关大刺(十指间出血)。"

刺指节间关节部穴者,如《针灸治疗实验集》称："年一周又五月","面黄肌瘦,不思饮食,腹胀溲赤,便溏消化不良,搔鼻搔手,啼哭无常,潮热无定","据婶氏言猴子疳积之情状","两手四指中节纹内,呈有红色络纹瘀点一二粒","用缝针刺其瘀点约一分深,流出黄色稠粘之浓液,性甚坚韧,以指引之,可成丝状,伸长寸余,以棉试净,至出清血为度"。

古代也有综合选用末端、关节部穴者。如《针灸大成》云："破伤风,因他事搐发,浑身发热颠强:大敦二穴、合谷二穴、行间二穴、十宣十穴、太阳紫脉(宜锋针出血)。"《针灸治疗实验集》载："感受风温发热","用三棱针一刺少商、人中、大椎、曲池,其搐立止"。其中,大敦、十宣、少商在指端部,合谷、行间、曲池、大椎在关节部,人中在口部,太阳近头顶部。

现代刺关节部穴者,如喻喜春治疗小儿发热,点刺大椎、委中,并施拔罐放血,点刺四缝,挤出黏液,或点刺手指两侧络脉(共8穴),各出血5~10滴;陈克勤治疗小儿发热抽搐,用火针点刺四缝,挤出黏液,并涂抹细盐;郑怀岳治疗小儿发热,取大椎、曲池、合谷等穴,用粗针点刺,摇大针孔放血。这些与古代取关节部穴是一致的。

3) 古代刺病变局部穴:病变局部往往是邪气集中的部位,古人刺血亦取该部穴,共计40穴次,占刺血总穴次的32.52%。如《儒门事亲》谓:"身热数日不已,舌根肿起,和舌尖亦肿,肿至满口","戴人曰:血实者宜决之。以铍针磨令锋极尖,轻砭之,日砭八九次,血出约一二盏,如此者三次,渐而血少,痛减肿消"。《针灸易学》述:"猴腰翻,其形蹶跌壅心,发热呕吐,胳捞肢内有紫泡。治法,用针刺破紫泡,即愈。"《续名医类案》叙:"咽喉肿痛,痰涎不利,手足发热","患处出紫血稍宽"。

对于**外科病证的发热**,古人亦常在病变局部用刺血法,此当该热多由热毒壅堵所致的缘故。如《医说》治疗小儿丹毒:"其热如火,轻轻着手,则痛不可忍,急为砭出血为上策。"《薛氏医案》语:"肿痛发热,作渴汗出,余曰:此阴血受伤也,先砭去恶秽,以通壅塞。"《续名医类案》记:"一人杖后,发热烦躁","忽牙关紧急,患处作痛,始针去脓血,即安也"。而在现代本病文献中,刺病变局部出血的报道不多,这是古今不同的。

4)**古今均循经刺穴**:古人也根据经脉循行路线,选取相应经脉之穴以刺血。如《素问·刺热》曰:"肺热病者,先淅然厥,起毫毛,恶风寒,舌上黄,身热,热争则喘咳","刺手太阴、阳明,出血如大豆,立已"。现代焦文汉等治小儿发热,取督脉经大椎至灵台6穴,点刺出血,当也可谓是循经取穴。

5)**现代重视刺大椎与耳穴(耳尖、耳背静脉)出血**:这在古代文献中较为少见,当为现代临床的发展。如现代王秀坤等治疗小儿外感发热,取大椎,点刺放血3~5滴;袁志太治疗发热,取大椎,用三棱针点刺拔罐放血10~20ml;韩艾等治疗高热,取大椎,施刺络拔罐出血5~10ml;王伏峰治疗小儿高热,取耳尖,点刺放血15~20滴;孙晋平治疗小儿发热,针刺耳背静脉,挤压出血5~7滴;裴良才治疗麻疹和扁桃体炎发热,取耳尖和耳背静脉,用点刺放血。

(2)**刺血的方法**:古人治疗本病的**出血量往往较大**,此乃排毒务尽之意。如《名医类案》记:"颈患热毒,溃而脓出,感风发热,翌日头面黯肿,如斗大","急砭两额出黑血二盏许,次砭面额亦如之"。《续名医类案》称:"忽左胯肿痛,憎寒作热","脓成久矣,乃令外科针之,出青黑脓五六碗"(其刺出的是脓,而脓由瘀血所化,故也归入刺血中)。上述"二盏""五六碗"均显示出血量之大。又如《针灸集成》谓:"虾蟆瘟","瘟热大炽,咽肿闭塞,口噤不语、不食,颔下也肿","急以三棱针,贯刺头额上当阳血络及太阳血络,多出恶血,继以绸系其肩下臑上,即针刺左右尺泽大小血络及委中血络,并弃血如粪"。"弃血如粪"亦显示出血量之大。为了追求大的出血量,古人常用扎缚、嗽吮、引流等方法。此外,古人还采用刺血与艾灸、中药相结合的方法,且刺血又讲究一定的时机。

1)扎缚法:前面"刺血的取穴"段落中已述,《针灸集成》治疗"热极不能下气者,以绸系颈,则头额太阳及当阳血络自现,即以三棱针贯刺其血络,弃血如粪,神效";"热病极热,头痛引饮三日:以柔索缠肩下臂上,左右尺泽穴上下青络血,贯刺多出血,弃如粪汁,神效"。其中"以绸系颈","以柔索缠肩下臂上"乃扎缚,使头部和肘部静脉显露,可使出血量增大。

2)嗽吮法:古代有先吮后砭者,使邪毒集中,再予刺血。如《薛氏医案》述:"丹瘤之症,因热毒于腠理,搏于气血,发于皮肤","令人用力于各患处遍吮毒血,各聚于一处,急砭出之"。古代也有先砭后吮者,使邪毒被吮尽。如《采艾编翼》曰:"凡手指及诸处疮将发,觉痒不可忍,身热恶寒,或麻木,此极毒之疮","急用针刺破痒处,挤出恶血数次,忽口含凉水嗽之,必吮至痒痛皆止,即好"。

3)引流法:如《针灸集成》云:"肺痈:胸胁引痛,呼吸喘促,身热如火","已脓矣,即以边刃大针,刺破痛边,乳旁腋下向前肋间,使之出脓,后即插纸燃,插与拔,逐日行之,使不塞孔"。

4)刺血与艾灸、中药相结合:对于脓未成者,古人多先予艾灸或内服中药,使脓成熟,然后再予针刺排脓。如《外科理例》称:"流注","一人臂患,年余尚硬,饮食少思,朝寒暮热","附子饼灸,两月余脓成,针之"。《续名医类案》记:"凡痈溃发热恶寒,皆属气血虚甚","遂以十全大补加香附、陈皮,三十余剂始针之,出白脓二碗"。

对于邪毒未尽者,古人则在针刺出血排脓后,再予灸法或敷药。如《薛氏医案》载:"一小儿有疔二枚,诸痘焮赤作痒而不贯,先君以针挑破,隔蒜灸至五十余炷而贯,又十余壮而痛止。"《续名医类案》称:"一小儿患此症(天疱疮),焮痛发热,脉浮数,挑去毒水,以黄柏、滑石末敷之。"

5)刺血时机:《重楼玉钥》谓,"粟房风","初起发热,满面红肿,先如粟米黄疮,日久合成大泡","凡初起不可针破,俟合成大泡,以针口向下挑出脓血,自效"。《类经图翼》言:冲阳治疗"胃疟先寒后热","于方热时刺之,出血立寒"。可见古人认为须至"合成大泡"或"方热"时刺血,方能取效。

现代本病的刺血方法,由前面所述可见,常用点刺法,此与古代相同;**现代又用刺络拔罐法**,如上述取大椎施刺络拔罐,而在古代本病文献中则未见类似记载,此可谓是现代的发展。总的来说,现代刺血采用的新方法不多,对于上述古代刺血诸法尚可探讨借鉴。

(3)**古代刺血治疗亦治虚证**:关于古人刺血所涉病证,包括外邪、心火、肝火、瘀血等引起的各种发热,上已述及,兹不赘述。但古人**治疗发热中的虚证,亦用刺血疗法**。如《薛氏医案》载:"一儒者脚心或痒痛,或麻痒,或肿胀,二年后身体作痒,渐变疙瘩,发热耳鸣,日晡益盛,此属肾虚也,乃砭刺臂腕腿及手足指缝,去其瘀血。"此当虚实夹杂,以刺血而泻其实。而现代用刺血治疗虚证的报道较为少见。

(4)**现代刺血的实验研究**:这是现代科学技术在本领域的应用,在古代当是没有的。如郑良希等治疗实验性发热家兔,取"少商""商阳",用三棱针点刺出血1~2滴,结果显示,家兔体温降低,红细胞活性增强,免疫功能增强;刘雨星等通过大鼠实验研究表明,针刺"昆仑"出血,刺血治疗前后的血象变化呈双向调节作用,可通过提高热激蛋白70(HSP70)的含量,增高细胞存活率,减轻炎症损伤,增强热耐受力,认为针刺通过调节体温调节中枢起到降低体温的作用;洪恩四等治疗实验性发热家兔,针刺耳背静脉放血,结果显示,其退热效果及红细胞C3b受体花环率的上升,均优于针刺大椎组,更优于空白对照组,溶菌酶含量及白细胞总数亦得以提高。这些研究结果为刺血的疗效提供了佐证,为刺血疗法的作用机制提供了思路和证据。

4. 古今均用敷贴 古今治疗本病也用药物敷贴,由穴位皮肤吸收其有效成分,以发挥治疗作用,在古、今文献中,分别为7条次、31篇次,分列古、今诸法之第五、第三位,分占各自总条(篇)次的 0.84% 和 34.44%,可见**现代比古代更重视敷贴法**,此当现代临床证实敷贴对于发热(尤其是小儿)有良好疗效,且使用简便,又没有痛苦,故得以推广。

古今敷贴所选穴位包括涌泉、神阙、囟门等头部穴,大椎等背部穴,以及四肢部穴;所敷药物包括清热、温阳,以及寒热结合者。如曹文钟等治疗各种感染所致发热,将吴茱萸末用醋调制成膏,敷贴于双侧涌泉,将中药银翘散加减方用水煎滚,将蒸汽熏鼻,将药渣用毛巾包裹,热敷肺俞、风门;文益华治疗小儿里热证,将紫雪丹填于脐部;周光辉治疗小儿高热,取生石膏加雄鸡血 10 滴(鸡血有祛风通络之功),共捣成泥状,敷于脐部;王中平治疗小儿感染或非感染性发热,选用刚"开叫"的公鸡 1 只,捉其头足,将公鸡的肛门(不要洗涤或消毒)紧贴患儿已常规消毒的脐部,至热退方可拿开(此为民间经验,姑且录以备考)。就具体疾病而言,敷贴所治发热涉及外感、惊厥、口疮、虚热等,以下分述之。

(1)**外感发热**:包括伤风、感冒,以及西医上呼吸道感染、下呼吸道感染、扁桃体炎、气管炎、支气管炎、肺炎等引起的发热,在发热临床最为常见。

1)**取囟门**:敷贴葱白等以解表清热。如明代《薛氏医案》载:"小儿伤风发热","用葱头三茎,细切擂烂,以纸寸余,摊葱在上,两掌合葱,待温,贴于囟门,其邪即解,乃去其葱,却用缎绢寸余,涂以面糊,仍贴囟门,永无伤风之患"。现代吴震西治疗小儿感冒发热,将葱头、生姜、淡豆豉捣烂蒸热,贴于囟门。

2)**取涌泉**:敷以清热药,如现代黄向红治疗小儿感冒,取涌泉,敷贴栀子桃仁泥;刘汉涛等则敷以强力银翘片末,外贴麝香追风膏;王腾千治疗扁桃体炎,在涌泉敷以生大黄末、食醋调成的药糊;张宏琴等治疗小儿呼吸系感染,取涌泉、内关,贴压蝉蜕散泥饼(蝉蜕、山栀、地骨皮、钩藤、鸡蛋黄调成)。

敷以温阳或寒热结合之药,如韩选明等治疗小儿呼吸道感染,取涌泉、大椎,贴以"吴茱萸穴位贴";苏世平等取涌泉,敷以大黄、山栀、僵蚕、牛膝、细辛、米醋调成的药糊;李继功等则敷以吴茱萸、生山栀、鸡蛋清调成的药糊;马少武治疗小儿外感,敷以吴茱萸、牛膝、大黄、生山栀、黄连、陈醋调成的药糊。

3)**取脐中**:敷以清热或寒热结合之药,如现代何平等治疗小儿外感,取神阙、涌泉,外敷栀黄退热散用醋调成的药糊;吴震西则将药棉浸沾用黄连、虎杖浸泡的75%乙醇溶液,敷于脐;文益华将紫雪丹填于脐部,用胶布封贴;夏新红等将小儿退热贴软膏(含柴胡、栀子、细辛、金银花、胡黄连等)敷脐;石昌熙则敷以青蒿、车前草、紫苏、野荆芥煮后的药渣。

4)**取背俞与阳明穴**:敷以清热药,如现代万廷宽治疗小儿感冒,取肺俞穴,外敷石膏、青蒿、蒲公英、黄芩、蜂蜜共拌成的药糊;王明义等治疗小儿呼吸系感染,取大椎、曲池、合谷穴,外敷生石膏、山栀、蒲公英、鲜猪胆汁调成的药糊。

(2)**高热惊厥**:此为高热引起的抽搐,又名高热惊风。

1)**取神阙**:敷以清热药,如现代曾立崑敷以退热散(青蒿、石膏、滑石、茶叶、燕子泥、冰片、甘油或蛋白调成药糊);或敷以丝瓜叶、苦瓜叶、鲜荷叶、燕子泥、石膏粉共捣成的泥。

2)**取头部与四肢部穴**:敷以清热药,如现代李子南取前额及涌泉穴,外敷燕窝泥、生石膏、葛根、雄黄、冰片、田螺、葱白、鸭蛋清捣成的泥状饼;陈宋娟则将丝瓜皮、石膏、鲜地龙共捣烂,敷于渊腋、髀关穴,紫雪散敷劳宫穴,苏合香丸敷脐。

(3)**口疮发热**:古代**取神阙**,敷以温阳药。如明代《古今医统大全》记:"贴脐散,治元气虚而浮阳上攻,口舌生疮不已,吴茱萸、干姜、木鳖子,上为细末,每用五分,冷水调,以纸屑贴脐。"现代则取**涌泉**,敷以寒热结合药物,如李继功等敷以吴茱萸、生山栀、鸡蛋清调成药糊;苏世平等则敷以大黄、山栀、僵蚕、牛膝、细辛、醋调成的药糊。

(4)虚热:古代取**涌泉**,敷以温阳药。如《古今医统大全》在涌泉穴处敷贴附子,以引火下行:"热从脚下起入腹者,虚之极也","以附子末津调,贴涌泉穴"。《薛氏医案》亦曰:"其热昼见夜伏,夜见昼止,或去来无定时,或起作无定处,或从脚起者,此无根虚火也","以附子末唾津调,搽涌泉穴"。

(5)其他发热

1)热病误用凉药者:清代《续名医类案》有载,"沈某病感症,身热自汗","杂进寒凉解毒等剂,势垂危","但以附子作饼,热贴脐上"。

2)小儿食积发热:现代王光安等取神阙,敷以中药(丁香、肉桂、肉豆蔻、藿香、八角);文益华亦取神阙,填以紫雪丹。

3)产后感染高热:现代江崇我等取涌泉、神阙,外敷中药(以桂枝为君,配竹叶、白薇、山栀、黄连、大黄、赤芍、黄芩、丹参等,共为粗末,装入布袋,加酒蒸热后外敷)。

4)小儿消化道感染发热:现代苏世平等取两侧涌泉穴,敷以大黄、山栀、僵蚕、牛膝、细辛、米醋调成的药糊。

5)腮腺炎和暑热:现代王明义等取大椎、曲池、合谷穴,敷以生石膏、山栀、蒲公英、鲜猪胆汁调成的药糊。

此外,根据"热者寒之"的原则,古人对于本病亦采用冷敷法。如《医心方》语:"五蒸病者","冷水浸手,以熨胁间及腋上";"痈疽","用冷薄帖者治其热已成,以消热,使不成脓也"。《西法针灸》治疗"腹膜炎","恶寒发热","须先令病者仰卧静息,少腹施冰罨法";治疗"脑膜炎","恶寒战栗,体温暴升","头部施冰罨法"。后者当受西医之影响。

5. 古今均用推拿 对于发热,古今亦在病变局部进行推拿(按摩),以期增强机体免疫与调节功能,从而达到消炎清热的目的。如民国初年《西法针灸》治疗"扁桃腺炎","甚者发热","扁桃腺部,施针术按摩术";治疗"盲肠炎","右肠骨窝部作痛殊剧,恶寒发热","以均匀之手势,徐徐按摩腹部"。又如晋代《脉经》曰:"中风发热头痛,宜服桂枝汤葛根汤,针风池、风府,向火灸身,摩治风膏,覆令汗出。"此处"灸身"疑为"炙身"(用火烤身)之误,而"摩治风膏"当为膏摩之法,以发汗解表清热。

现代用推拿者,如王光安等治疗小儿食积发热,用捏脊、摩腹顺时针转动;李历城治疗小儿发热,予推拿,掐小天心,推上三关,退下六腑;徐宏玺等治疗小儿发热,推肝肺经、清天河水、掐五指节、退六腑,伴咳嗽者加运八卦、揉上马,伴鼻塞者加揉阳池,呕吐者加清胃,喘息者加逆运八卦等;前面"古今均取上背部穴"中,石志鸿等先施点穴疗法,再予以针刺,亦为例。这些是对古代推拿学术的继承和发扬。

6. 古代采用熨法　熨法和灸法同属热疗范畴,均可温阳补气,增强机体的免疫和自身调节功能。其中,灸法的治疗接触面较小,而熨法的治疗接触面较大。古人也用熨法治疗本病,而现代本病临床用熨法的报道较少。

对于热邪内传导致的便秘,明代《古今医统大全》在腹部采用熨法:"伤寒热邪传里,服药后用盐炒麸皮一升,将绢包于病人腹上,款款熨之,使药气得热则行,大便易通矣。"

对于发热而误服寒凉者,《名医类案》亦在脐部采用熨法:"脾虚中满,痰嗽发热","误服芩连青皮等药","急用盐、艾、附子炒热,熨脐腹","以附子作饼,热贴脐间"。

对于外科疾病,古人则在病变局部采用熨法。如《外科理例》记:"腰疽","发热脉大","以香附饼熨之"。《名医类案》载:"一妇人右乳内结三核,年余不消,朝寒暮热,饮食不甘,此乳岩","以木香饼熨之,年余而消"。

7. 现代发展的方法　现代本病临床还采用穴位注射、耳穴、拔罐、刮痧、电针等疗法。这些在古代文献中未见记载,当属现代针灸工作者的发展。

（1）**穴位注射**:如张国武治疗发热,取曲池,注入柴胡注射液;林永香等治疗长期低热,取肺热、曲池、血海、足三里,注入胎盘组织液;崔周燮治疗顽固性高热,取双侧曲池,注入安痛定加地塞米松;闫继勒等治疗癌症发热,取足三里,注入重组人白细胞介素-2。

（2）**耳穴**:如刘桂香治疗小儿发热,取耳穴耳尖、热穴、皮质下、肺等,用王不留行贴压2~3分钟,至头部出汗;何伟治疗误补困邪引起的发热,取耳穴皮质下、内分泌,埋入锨针。前面刺血段落中刺耳尖、耳背静脉出血,亦属耳穴范畴。

（3）**拔罐**:如刘佳双等治疗急性发热,针刺大椎,用大幅度捻转,用力提拔,加拔火罐;张可宾治疗弛张热,取背部脊柱及其两侧,各行走罐10~15次。

（4）**刮痧**:如白雪媛等治疗发热,取背部督脉大椎至至阳,膀胱经大杼至肺俞,用刮痧疗法;冯晓纯等治疗外感发热患儿,取背部夹脊穴、膀胱经第一侧线、大椎、前臂三关、六腑、天河水,用刮痧疗法;徐士象治疗发热患儿,取肩井穴,用刮痧疗法。

（5）**电针**:如邓玲、肖蕾等治疗感冒高热,采用电针刺激大椎,接韩氏穴位神经刺激仪;董全声等治疗内毒素发热的家兔强模型,取双侧涌泉,用强电针刺激,结果提示,针刺散热是通过躯体细纤维（Ⅲ、Ⅳ类）传入系统所引起。

【**结语**】

根据上述对古今文献的统计与分析结果,兹提出治疗发热的参考处方如下(无下划线者为古今均用穴,下划曲线者为古代所用穴,下划直线者为现代所用穴):①上背部穴肺俞、大椎、百劳、膏肓俞、四花患门、风门、身柱等;②头面部穴百会、风池、水沟、耳尖、印堂、风府等;③手部五输穴合谷、少商、劳宫、后溪、鱼际、大陵、中冲、商阳,以及十宣、四缝等;④足部五输穴涌泉、太溪、太冲等;⑤腿阳面穴足三里、<u>委中</u>、<u>悬钟</u>、<u>丰隆</u>等;⑥胸脘部穴中脘、<u>天</u><u>突</u>等;⑦臂阳面穴曲池、<u>外关</u>等;⑧臂阴面穴间使、<u>列缺</u>、内关、<u>尺</u><u>泽</u>等;⑨小腹部穴关元等。此外,还可考虑选取肾俞、<u>三阴交</u>等。临床可根据病情,在上述处方中选用若干相关穴位,尤其应当重视末端部与关节部穴。

对于表实热者,可取手足部五输穴合谷等,臂阴面孔最,头面部风池,以及上背部相应穴等;对于疟热者,可取上背部大椎等,臂阴面间使、内关等,手足部然谷等,脘腹部中脘等;对于里实热者,可取背部的背俞穴、大椎,胸腹部的募穴,头面部百会,上肢末端与关节部穴等;对于里虚热者,可取背部背俞穴,以及四花患门、膏肓俞、大椎,胸腹部募穴,腿阳面足三里,足阴部涌泉,臂阴面内关等。此外,还可根据脏腑辨证,取相应的经脉穴位;根据症状、西医疾病的不同,选取不同穴位。

临床可用灸法,包括隔物灸、"太乙神针"灸、灯火灸、艾条灸、药线灸,以及点烙、火针等;对于表热或小儿发热,灸量宜小;对于久病重病,或有所虚弱者,灸量宜大;但对于虚热严重者,灸量不宜过大;而对于自身免疫性疾病之发热,则慎用灸法;头部穴不宜多灸。治疗发热亦可采用针刺法,包括浅刺法、补泻法、久刺法、白虎摇头针法、锋勾针法,要求针致患者汗出。对于实热证可用刺血法,可用扎缚法、噏唫法、引流法、拔罐法。治疗本病还可使用敷贴法,在涌泉、神阙、囟门、大椎等处,敷以清热、温阳,以及寒热结合之药物。又可采用推拿、熨法,以及穴位注射、耳穴、拔罐、刮痧、电针等疗法。

历代文献摘录

[秦、汉代及其以前文献摘录]

《足臂十一脉灸经》:"足阳明脉……热汗出。""足少阴脉……

□瘅，上气。"

《阴阳十一脉灸经》："足厥阴之脉……其所产病，热中。"

《素问·通评虚实论》："掖痈大热，刺足少阳五；刺而热不止，刺手心主三，刺手太阴经络者、大骨之会各三。"

《素问·热论》："二日阳明受之……故身热，目疼而鼻干，不得卧也。""二日，则阳明与太阴俱病，则腹满身热，不欲食，谵言。"

《素问·刺热》："肝热病者，小便先黄，腹痛多卧，身热，热争则狂言及惊……刺足厥阴、少阳，其逆则头痛员员，脉引冲头也。""心热病者，先不乐，数日乃热，热争则卒心痛，烦闷善呕，头痛面赤，无汗……刺手少阴、太阳。""脾热病者……身热，热争则腰痛，不可用俯仰，腹满泄，两颔痛……刺足太阴、阳明。""肺热病者，先渐然厥，起毫毛，恶风寒，舌上黄，身热，热争则喘咳……刺手太阴、阳明，出血如大豆，立已。""肾热病者……身热，热争则项痛而强，胻寒且酸，足下热……刺足少阴、太阳。""热病先胸胁痛，手足躁，刺足少阳，补足太阴，病甚者为五十九刺。""热病始手臂痛者，刺手阳明、太阴，而汗出止。""热病始于头首者，刺项太阳而汗出止。""热病始于足胫者，刺足阳明而汗出止。""热病先身重，骨痛，耳聋，好瞑，刺足少阴，病甚为五十九刺。""热病先眩冒而热，胸胁满，刺足少阴、少阳。""荣在骶也，项上三椎，陷者中也。"

《素问·刺疟》："足太阳之疟……寒从背起，先寒后热，熇熇暍暍然，热止汗出，难已，刺郄中出血。""足少阳之疟……寒不甚，热不甚，恶见人，见人心惕惕然，热多，汗出甚，刺足少阳。""足阳明之疟，令人先寒，洒淅洒淅，寒甚久乃热，热去汗出，喜见日月光火气，乃快然，刺足阳明跗上[《针灸甲乙经》补'及调冲阳']。""足少阴之疟，令人呕吐甚，多寒热，热多寒少，欲闭户牖而处，其病难已[《针灸甲乙经》补'取太溪']。""肺疟者，令人心寒，寒甚热，热间善惊，如有所见者，刺手太阴、阳明。""心疟者，令人烦心甚，欲得清水，反寒多，不甚热，刺手少阴[《针灸甲乙经》补'是谓神门'〕。""脾疟者,令人寒,腹中痛,热则肠中鸣,鸣已汗出,刺足太阴。""疟发身方热,刺跗上动脉,开其空,出其血,立寒。"

《素问·厥论》:"阳明厥逆,喘咳身热,善惊,衄呕血。""手心主、少阴厥逆,心痛引喉,身热,死不可治。"

《素问·水热穴论》:"头上五行行五者,以越诸阳之热逆也。""云门、髃骨、委中、髓空,此八者,以泻四支之热也。""五藏俞傍五,此十者,以泻五藏之热也。"

《素问·四时刺逆从论》:"厥阴……不足,病生热痹。""阳明有余,病脉痹,身时热。"

《灵枢经·热病》:"热病挟脐急痛,胸胁满,取之涌泉与阴陵泉,以第四针,针嗌里。"

《灵枢经·经脉》:"胃足阳明之脉……气盛则身以前皆热。"

《灵枢经·寒热病》:"暴瘅内逆,肝肺相搏,血溢口鼻,取天府。""热厥取足太阴、少阳,皆留之。"

《灵枢经·热病》:"热病三日,而气口静、人迎躁者,取之诸阳,五十九刺,以泻其热而出其汗,实其阴以补其不足者。""热病七日八日,脉口动喘而眩者,急刺之,汗且自出,浅刺手大指间。""热病先肤痛窒鼻充面,取之皮,以第一针,五十九。""热病先身涩,烦而热,烦悗,唇嗌干,取之脉,以第一针,五十九。""热病嗌干多饮,善惊,卧不能安,取之肤肉,以第六针,五十九。""热病面青脑痛,手足躁,取之筋间,以第四针,于四逆。""热病数惊,瘛疭而狂,取之脉,以第四针,急泻有余者。""热病身重骨痛,耳聋而好瞑,取之骨,以第四针,五十九刺。""热病头痛,颞颥目瘛脉痛,善衄,厥热病也,取之以第三针,视有余不足。""热病体重,肠中热,取之以第四针,于其腧及下诸指间,索气于胃络,得气也。""热病而汗且出,及脉顺可汗者,取之鱼际、太渊、大都、太白,泻之则热去,补之则汗出。""所谓五十九刺者,两手外内侧各三,凡十二痏,五指间各一,凡八痏,足亦如是,头入发一寸傍三,各三,凡六痏,更入发三寸边五,凡十痏,耳前后口下者各一,项中一,凡六痏,巅上一,囟会一,发际一,廉泉一,风池二,天柱二。"

《灵枢经·刺节真邪》:"刺节言彻衣……阴气不足则内热,阳气有余则外热,两热相搏,热于怀炭,外畏绵帛近,不可近身,又不可近席。腠理闭塞,则汗不出,舌焦唇槁腊干嗌燥。饮食不让美恶……取之于其天府,大杼三痏,又刺中膂以去其热,补足手太阴以去其汗。""大热遍身,狂而妄见、妄闻、妄言,视足阳明及大络取之。"

《难经·六十八难》:"荣主身热。"

《伤寒论·辨太阳病脉证并治中》:"伤寒发热,啬啬恶寒、大渴欲饮水……此肝乘肺也,名曰横,刺期门。"

《伤寒论·辨太阳病脉证并治下》:"妇人中风,发热恶寒,经水适来,得之七八日,热除而脉迟、身凉、胸胁下满,如结胸状,谵语者,此为热入血室也,当刺期门,随其实而取之。"

《伤寒论·辨少阴病脉证并治》:"少阴病,吐、利,手足不逆冷,反发热者,不死。脉不至者,灸少阴七壮[《神灸经纶》载:'常器之云:当灸少阴太溪二穴']。"

[晋代文献摘录]

《脉经》(卷二·第二):"左手寸口人迎以前脉阴实者,手厥阴经也,病苦闭,大便不利,腹满四肢重,身热苦胃胀,刺三里。"

《脉经》(卷二·第三):"寸口脉浮,中风发热头痛,宜服桂枝汤葛根汤,针风池、风府,向火灸身摩治风膏,覆令汗出。""寸口脉细,发热呕[一本作吸]吐,宜服黄芩龙胆汤,吐不止,宜服橘皮桔梗汤,灸中府。""尺脉弱,阳气少,发热骨烦,宜服前胡汤、干地黄汤、茯苓汤,针关元补之。"

《脉经》(卷六·第三):"心病,其色赤,心痛气短,手掌烦热,或啼笑骂詈,悲思愁虑,面赤身热,其脉实大而数,此为可治,春当刺中冲,夏刺劳宫,季夏刺太陵,皆补之;秋刺间使,冬刺曲泽,皆泻之；又当灸巨阙五十壮，背第五椎百壮。"

《针灸甲乙经》(卷七·第一中)："头痛身热……曲差主之。"
"热病汗不出，上星主之，先取谚谆，后取天牖、风池。""热病汗不
出，而苦呕，百会主之[此症原属承光主治，据承光条目原文及
《黄帝明堂经辑校》改]。""头痛身热，引两颔急，脑空主之。""醉
酒风热发，两角眩痛……率谷主之。""热病汗不出，天柱及风池、
商阳、关冲、掖门主之。""伤寒热盛，烦呕，大椎主之。""身热头
痛，进退往来，神道主之。""头痛如破，身热如火，汗不出，瘛疭，
寒热，汗[一本有'不'字]出恶寒，里急，腰腹相引痛，命门主
之。""热汗不出，腰背痛，大杼主之。""热病汗不出，上髎及孔最
主之。""热病头痛身重，悬颅主之。""热病，头痛，[《黄帝明堂经
辑校》补'身热，甚者偏头痛'七字]引目外眦而急，烦满汗不出，
引颔齿，面赤皮痛，悬颅主之[原为悬厘主治，据《黄帝明堂经辑
校》改]。""热病偏头痛，引目外眦，悬厘主之。""身热痛，胸胁痛
不可反侧，颅息主之。""热病，胸中澹澹，腹满暴痛……巨阙主
之。""头眩病[一本作痛]身热，汗不出，上脘主之。""热病象疟，
振栗鼓颔……少商主之。""寒厥及热，烦心……鱼际主之。""热
病振栗鼓颔……身热汗不出……肩背寒热，脱色，目泣出，皆虚
也。刺鱼际补之。""病温身热，五日已上汗不出，刺太渊，留针一
时取之。""热病先手臂痛，身热瘛疭……列缺主之。"

《针灸甲乙经》(卷七·第一下)："热病烦心，心闷而汗不出，
掌中热，心痛，身热如火，浸淫烦满，舌本痛，中冲主之。""热病
发热，烦满而欲呕哕，三日以往不得汗……掌中热[一本有'饮
呕'二字]，劳宫主之。""热病烦心而汗不止……身热如火，头痛
如破，短气胸痛，太陵主之。""热病烦心，善呕，胸中澹澹善动而
热，间使主之。""面赤皮热，热病汗不出，中风热……内关主之。"
"心澹澹然善惊，身热，烦心……曲泽主之。""身热，喉痹如
哽……二间主之。""鼻鼽衄，热病汗不出……合谷主之[此条目
主治原属阳溪，据山东本及《黄帝明堂经辑校》改]。""热病烦

心……阳溪主之['热病烦心'四字原无,据山东本及《黄帝明堂经辑校》补]。""热病肠澼……阳溪主之。""伤寒余热不尽,曲池主之。""烦满,身热恶寒……后溪主之。""热病汗不出……阳谷主之。""气喘,热病……逆息热气,足胫中寒,不得卧,气满胸中热……隐白主之。""热病汗不出,且厥……大都主之,并取太[一本作隐]白。""热病先头重……身热,热争则腰痛不可以俯仰……热中足清,腹胀食不化……先取三里,后取太白、章门主之。""热病满闷不得卧,太白主之。""身热,脊胁相引,忽忽善忘,涌泉主之。""热病[一本有'痛'字]烦心,足寒清多汗,先取然谷,后取太[一本作大]溪,大指间动脉,皆先补之。""热病汗不出,默默嗜卧,溺黄,少腹热……太溪主之。""热病刺陷谷,足先寒,寒上至膝乃出针。""热病汗不出,口中热痛,冲阳主之。""热病汗不出,善噫,腹胀满,胃热谵语,解溪主之。""手足清,烦热汗不出……窍阴皆主之。""热病汗不出……侠溪主之。""热甚恶人,心惕惕然,取光明[一本作飞扬]及绝骨,跗上临泣,立已;淫泺胫酸,热病汗不出,皆主之。""身热痛……束骨主之。""下部寒,热病汗不出……飞扬主之。""热病侠脊痛,委中主之。"

《针灸甲乙经》(卷七、第二):"身热狂走,谵语见鬼,瘛疭,身柱主之。""热病汗不出……厉兑主之。""热病汗不出……内庭主之。"

《针灸甲乙经》(卷七·第四):"胸中郁郁,身热……烦满里急,身不安席,大杼[一本作椎]主之。""热痉,脾俞及肾俞主之。""热痉互引,汗不出反折,尻臀内痛,似瘅疟状,膀胱俞主之。""痉,互引身热,然谷、谵语主之。""热病汗不出……腰痛不可以顾,顾而有似拔者,善悲,上下取之出血,见血立已。"

《针灸甲乙经》(卷七·第五):"疟,振寒,热甚狂言,天枢主之。""疟,寒厥及热厥……刺少商出血立已。""热疟口干,商阳主之。""疟……热多寒少……太溪主之。""疟,热少气[一本有'间'字]……复留主之。""疟……先寒后热,渴,渴[一本有"不"字]止,汗乃出,委中主之。"

《针灸甲乙经》(卷八·第一下):"唾血,时寒时热,泻鱼际,补尺泽。""乍寒乍热,缺盆中相引痛……太渊主之。""寒热,唇口干,[一本有'身热'二字],……三间主之。""寒热,渴饮辄汗出,不饮则皮干热,曲池主之。""呕厥寒,时有微热……太冲主之。""若脉陷,寒热身痛,唇[一本有'渴不'二字]干,不得汗出,毛发焦,脱肉少气,内有热……巨虚下廉主之。"

《针灸甲乙经》(卷八·第四):"身尽热,关元主之。"

《针灸甲乙经》(卷九·第二):"寒厥急[一本有'热'字]烦心……太渊主之。"

《针灸甲乙经》(卷九·第七):"淫泺,身热……冲门主之。"

《针灸甲乙经》(卷九·第九):"热,腹中䐜满,身热,厥痛,行间主之。""筋急身热……内控八髎,委中主之。"

《针灸甲乙经》(卷九·第十一):"实则身热头[一本作疼]痛,汗不出……时有热气……曲泉主之[此条目主症原属涌泉,据《黄帝明堂经辑校》改属曲泉]。""劳瘅,小便赤难,前谷主之。"

《针灸甲乙经》(卷十·第二下):"风热善怒……劳宫主之。""头身风[一本有'热'字]……间使主之。""身热痹,缺盆中痛,临泣主之。""振寒,时有热,四肢不举,付[一本作跗]阳主之。"

《针灸甲乙经》(卷十一·第二):"身热狂走,欲自杀……肺俞主之。""身热,惊狂……曲池主之。""热病汗不出……支沟主之。""热病汗不出……前谷主之。"

《针灸甲乙经》(卷十一·第六):"消渴身热,面目[一本有'赤'字]黄,意舍主之。""身黄,时有微热,不嗜食……中封主之。"

《针灸甲乙经》(卷十二·第十):"淫泺身热,腹中绞痛……腹满不得反复,正偃卧,屈一膝,伸一膝,并气冲,针上入三寸,气至泻之。""乳痈有热,三里主之。"

《肘后备急方》(卷二·第十四):"辛阴易病……尚有热毒,与之交接者即得病……男初觉,便灸阴三七壮。若已尽,甚至百壮即愈。"

［隋、唐代文献摘录］

《诸病源候论》（卷三十二·疽候）："首疽发背，发热八十日，大热汗头引身尽加嗽，身热同同如沸者，皮泽颇肿处浅刺之，不刺，入腹中二十日死。"

《诸病源候论》（卷四十五·养小儿候）："若壮热者，即须熨，使微汗，微汗不瘥，便灸两风池及背第三椎、第五椎、第七椎、第九椎，两边各二壮，与风池凡为十壮……唯风池特令多，七岁以上可百壮，小儿常须谨护风池。"

《备急千金要方》（卷十·第一）："热病后发豌豆疮，灸两手腕研子骨尖上三壮，男左女右。"

《备急千金要方》（卷十六·第八）："五脏热及身体热，脉弦急者，灸第十四椎与脐相当五十壮，老少增损之。"

《备急千金要方》（卷十九·第五）："虚热闭塞，灸第二十一椎，两边相去各一寸五分，随年壮。"

《备急千金要方》（卷三十·第一）："肝俞主热病差后，食五辛，多患眼暗如雀目。""鱼际主舌上黄，身热。"

《备急千金要方》（卷三十·第二）："关元……劳热石淋。""绝骨主病热欲呕。"

《备急千金要方》（卷三十·第四）："脾俞、膀胱俞，主热痉引骨痛。""列缺主热痛，惊而有所见。""劳宫、太陵，主风热善怒。"

《备急千金要方》（卷三十·第五）："鱼际、阳谷，主热病，振栗鼓颌。""经渠、阳池、合谷、支沟、前谷、内庭、后溪、腕骨、阳谷、厉兑、冲阳、解溪，主热病，汗不出。""列缺、曲池，主热病烦心，心闷，先手臂身热，瘰疬。""中冲、劳宫、大陵、间使、关冲、少冲、阳溪、天髎，主热病，烦心，心闷而汗不出，掌中热，心痛，身热如火。""通里主热病先不乐数日。""液门、中渚、通理，主热病先不乐，头痛，面热无汗。""悬厘、鸠尾，主热病，偏头痛。""神道、关元，主身热头痛，进退往来。""肾俞主头重，身热赤，振栗。""支正、少海，主热病先腰胫酸，喜渴数饮食，身热项痛而强，振寒寒热。""热病先腰胫酸，喜渴数饮……先取涌泉及太阳井荥。""委中、委阳，主筋急身热。""冲阳主疟，先寒洗渐甚久而热，热去汗出。""商丘、神庭、上星、百会、完骨、风池、神道、掖门、前谷、光明、至阴、大杼，主痎疟热。""阴都、少海、商阳、三间、中渚，主身热疟病。""大陵、腕骨、阳谷、少泽，主乍寒乍热疟。"

《千金翼方》（卷二十四·第六）："夫甘湿之为病也，或热或寒，如病虎状……先以绳拘项向心厌头，令当齐骨下尖处，即插著转绳向背，背上当脊骨插头，横量病人口两吻头，作定于捉绳头，脊骨上点两处，灸，必须细意点处，齐平即灸……若灸疮发脓者易差。"

《千金翼方》（卷二十六·第七）："肩髃，主偏风半身不随，热风……针入八分，留三呼，泻五吸，在膊骨头陷中，平手取之，偏风不随时可灸至二百壮，过多则臂强……又针曲池，入七分，得气即泻，然后补之，亦宜灸日十壮至一百壮止……又针列缺，入三分，留三呼，泻五吸，亦可灸之，日七壮至一百，总至三百壮。""阳池上一夫两筋间陷中，主刺风热风。""商丘在内踝前陷中……热风，阴痹，针入三分，留三呼，泻出五吸，疾出之，忌灸。"

《千金翼方》（卷二十七·第一）："诸烦热，时气温病，灸大椎百壮，针入三分泻之，横三间寸灸之。""头身热，灸胃管百壮，勿针。""烦热头痛，针虎口入三分。""骨热烦，胸满气闷，针三里，入五分。""身体烦热针中府，又灸绝骨五十壮。"

《千金翼方》（卷二十八·第五）："凡卒患腰肿，附骨肿，痈疽节肿，风游毒热肿，此等诸疾，但初觉有异，即急灸之，立愈；遇之肿成，不须灸，从手掌后第一横文后两筋间当度头，灸五壮立愈，患左灸右，患右灸左。"

《千金翼方》（卷二十八·第八）："治热瞩，灸两乳头七壮。"

敦煌医书《火灸疗法》P·T127："由热转寒，食欲不振……于胸骨下凹陷处向腹部直下量四指，此处谓之'胃脚'，火灸十一壮即可治愈。""热症入血……妇女产后受风,发烧致使神志昏愦……于肚脐上侧量一指,火灸十三壮即可治愈。""一切热病,风邪侵入三焦……于肚脐直接向下量三指,至腹腔横膜的缝隙处,火灸九壮即可治愈。""旧热病,妇女经血不止,变成白带,于脊椎末节,火灸五壮,即可治愈。""热病引起骨节酸痛,黄水痼疾……于足小趾与中趾之间,火灸五壮,即可治愈。""脑炎[一本此处译作'头刺痛'],昏厥后仰等症状,称为瘟热症,得病后第三天,于头顶囟门火灸七壮。""瘟热症……于枕骨结突起处,火灸九壮,治疗昏愦。""瘟热症……如果流鼻血,则用波斯纸或五色彩缎的大块布头,点燃以烟熏烤,余下灰烬撒入鼻孔,如鼻血仍未止住,再于鼻眼之间,成以细艾灸七壮,这时鼻血可能更多,则于头顶(百会穴)再灸。""瘟热症……如果仍然昏迷不醒,于胸窝正后方脊背的'海乌细木'和'布玛'两处,直接火灸十五壮。"

敦煌医书《火灸疗法》P·T1044:"妇女小便不畅而尿频和患热瘟,从肚脐往上量三个一寸,于三处各灸九次即可。"

敦煌医书《吐番医疗术》P·T1057:"高烧者……可在两肺脉处割刺放血治疗,病人如胆小不敢割者,在脐下四指之地灸三次,大便通利即愈。"

敦煌医书《不知名氏辨脉法之二》:"寸脉浮,中风,发热头痛,宜桂枝汤、葛根汤、摩风膏,覆令微似汗出,针风府、天柱,灸大杼。"

敦煌医书《杂证方书第五种》:"头院一穴,主治天行黄热……灸二七壮。""治骨蒸、瘦病,灸两手间使穴。""治天行时气,热病后变成骨蒸……灸病人手臂内大横纹后四指……"

敦煌医书《杂疗病药方》:"疗发热吸吸,骨中烦而吐……针中府,在直两乳上,缺盆骨下二肋间亦得。"

《外台秘要》(卷十三·灸骨蒸法图):"灸骨蒸及邪,但梦与鬼神交通,无不差之法:使患人平身正立,取一细绳,令于脚下紧踏,男左女右,其绳前头,使与大拇指端齐,后头令当脚根后,即引向上至曲䐐中大横文,便截绳使断,又使患人解发分两边,使见分头路,仍平身正坐,乃取向所截绳一头,与鼻端齐,引向上路头通过,逐脊骨引绳向下,尽绳头即点著,又别取小绳一头,与唇端齐,合口处,一头向上至鼻底便截断,将此短小绳于前所点处中折,横分两边,两头各点记,使与中央初点处正横相当,此小绳两头是灸处,当脊初点者非灸处,只借为度,其点拭却[《针灸大全》《医学入门》名之为'患门']。""灸骨蒸法:使患人平身正坐,稍缩膊,取一绳绕其项,向前双垂,共鸠尾齐即截断……翻绳向后,取中屈处,恰当喉骨,其绳两头还双垂,当脊骨向下尽绳头点著,又别取一小绳,令患人合口,横度两吻便割断,还于脊上所点处,横分点如前,其小绳两头是灸处,长绳头非灸处,拭却,以前总通灸四处,日别各灸七壮以上,二七以下,其四处并须满二十壮,未觉效,可至百壮,乃停,候疮欲差。又取度两吻小绳子,当前双垂绳头所点处,逐脊骨上下中分,点两头,如横点法,谓之四花,此后点两头,亦各灸百壮。""张文仲说荆州人王元礼,尝家患骨蒸传尸……欲灸复病儿,面向下著地,取搬肋头,以病儿大拇指自捻著,展中指直向脊骨,指头脊膂中肉少肋上点记,从点记处向上至耳下尖头,即中央,屈绳从初点处向上,还当脊膂点绳所到记之,又更再屈绳从元点记处向上,还进前点记,又以杖量,取患儿中指头两节折断,还从元点记向下当脊膂点记,一边点四处,两边俱点总八处,各须去脊骨远近一种,并须上下相当,下从搬肋,上至耳根,取直,其八处一时下火,艾炷如枣核,坚实作之。""神素师灸骨蒸咳法:当头耳孔横量,相离三寸许,相当灸有穴,日灸三壮,至第八日灸二七壮了。第三椎上,第二椎下,男取左手,女取右手,头指依两指头东西灸,日上七壮,至第八日,各灸五十壮,复五日,日灸各十五壮;胫取系鞋横大文,量至膝髀下中分,当胫骨外,日灸一七壮,满第八日,日灸满三十五日了;当臂上皆男左女右,取头指从腕文当指当头灸,日七壮,至第八日满百壮。"

《外台秘要》(卷三十九·第一):"孔最……主热病汗不出,此穴可灸五壮,汗即出。"

《外台秘要》(卷三十九·第七)："神门……疟……寒则欲处热,热中……喘逆身热。"

《外台秘要》(卷三十九·第十)："鸠尾……血瘀热病,胸中痛。""巨阙……烦热善呕,膈中不通利。"

《外台秘要》(卷三十九·第十一)："痔门……此以泻诸阳气热。"

《外台秘要》(卷三十九·第十二)："中渚……热病汗不出。"

[宋、金、元代文献摘录] (含同时代外国文献)

《太平圣惠方》(卷五十五·三十六黄点烙方)："肺黄者……遍身生赤粟子,壮热……烙肺俞二穴、大肠俞二穴、天窗穴、手阳明二穴、下廉二穴、丹田二穴、承山二穴,及手足心、背心、两乳头上二寸。""脑黄者,由热邪在于骨髓,而脑为髓海,故热气从骨髓流入于脑,则令身体发黄,头疼眉疼,烙百会穴、风府穴。""癖黄者……因热气相搏,则郁蒸不散,服下满痛,而身体发黄,烙胃俞二穴、上管穴、胃管穴。""体黄者……好盖衣被,又欲冷处睡卧,烙百会、背心,及心下,一寸至二寸、三寸、四寸、五寸。""劳黄者……身热疼闷,渐觉羸瘦,寒热不定,若喘息气粗者难治,烙心俞二穴、玉枕穴、章门二穴、百会、劳宫二穴、曲骨穴。""髓黄者……身不壮热,爱冷处卧,烙下廉二穴、百会穴、肺俞二穴、接脊穴、绝骨二穴。""血黄者……若身热如火,头面肿者难治,烙心俞二穴、百会穴、足阳明二穴、下廉二穴,及手足心。""惊黄者……身体壮热,烙风池二穴,后烙天窗穴、心俞二穴。""疟黄者,面色萎黄,增寒壮热……烙肺俞二穴、百会穴、风府穴、天窗穴、太阳二穴、玉枕穴,及耳尖上五分。"

《太平圣惠方》(卷九十九)："鱼际……虚热。"[原出《铜人针灸经》卷二]"巨阙……疗心中烦闷,热风。"[原出《铜人针灸经》卷三]"上管……风痫热病[一本作痛],宜可泻之后补。"[原出《铜人针灸经》卷三]"颅息……身热头痛。"[原出《铜人针灸经》卷四]"肺俞……传尸骨蒸,肺嗽。"[原出《铜人针灸经》卷四]"小肠俞……烦热疠痛。"[原出《铜人针灸经》卷四]"巨虚下廉……偏风热风。"[原出《铜人针灸经》卷六]"下昆仑……一名内昆仑,在外踝下一寸,大筋后内陷者宛宛中,是穴,主刺风,胻[原作胙]风,热风。"[原出《铜人针灸经》卷六,并据改]"承筋……风劳热。"[原出《铜人针灸经》卷六]

《太平圣惠方》(卷一百):"天池……瘰疬,热病汗不出。""脾俞……四肢烦热。""三里……大小人热,皆调三里。""阳刚……消渴身热,面目黄。""三焦俞……身热。""小儿热毒风盛,眼睛痛,灸手中指本节头三壮,名拳尖也,炷如小麦大。"

《铜人腧穴针灸图经》(卷三·偃伏头):"上星……以细三棱针刺之,即宣泄诸阳热气,无令上冲头目,可灸七壮,不宜多灸,若频灸,即拔气上,令人目不明。"

《铜人腧穴针灸图经》(卷三·侧头部):"悬厘……热病汗不出。"

《铜人腧穴针灸图经》(卷四·背腧部):"风门……若频刺,泄诸阳热气,背永不发痈疽。可灸五壮。""膈腧……热病汗不出。"

《铜人腧穴针灸图经》(卷四·腹部):"水道……膀胱有寒,三焦结热。"

《铜人腧穴针灸图经》(卷五·手太阴):"少商……以三棱针刺之,微出血,泄诸藏热凑……不宜灸。"

《铜人腧穴针灸图经》(卷五·足太阴):"大都……烦热闷乱,吐逆。"

《铜人腧穴针灸图经》(卷五·足少阴):"涌泉……淳于意云,汉北齐王阿母患足下热,喘满,谓曰热厥也,当刺之足心立愈。"

《铜人腧穴针灸图经》(卷五·足太阳):"委中者血郄也,热病汗不出,足热厥逆满,膝不得屈伸,取其经血立愈。"

《琼瑶神书》(卷二·九十六):"妇人赤白带下黄瘦潮热九十六法:妇人赤白下愈多,子宫虚冷奈渠何,中极圆盘取下气,精宫

双盘搓热过，三里三阴升阳法，连取升阳取调和，次日又行三阴
交，连取升阴取调和。"

《琼瑶神书》(卷二·一百)："妇人五心发热月水淋漓一百
法：五心潮热渐相侵，申酉阴阴热自法，先刺劳宫提出血，涌泉升
阳气至心，若人四穴针出大，来日中极圆盘针，圆盘一次停呼数，
重摄伸提血气沉。"

《琼瑶神书》(卷二·一百三)："男子五心潮热一百三法：男
子五心发热来，百劳五壮战提催，内关二穴宜气下，三里气下升阴
回，再用停呼三十度，后取百劳刮战开，三里调匀急下取，诸穴伸
提一例推。"

《琼瑶神书》(卷二·一百九十五)："满身发热是虚证，淋淋
盗汗变成劳，百劳妙穴搓提上，先升阴后升阳高。"

《琼瑶神书》(卷二·二百六十二)："治虚损蒸劳瘵二百六十
二法：肺俞先提补刮行，膏肓艾灸百劳迎，膻中喘泻三里下，提刮
涌泉补要明。"

《琼瑶神书》(卷二·二百六十八)："治妇人五心烦热头目昏
花二百六十八法：心俞先针提刮通，劳宫泻取七提中，忙将三里加
气下，用涌泉凭出血功。"

《琼瑶神书》(卷三·四十一)："鱼际二穴：治五心烦热、咳嗽
等证。""经渠二穴：治五心烦热、诸虚不足、腕疼等证。"

《琼瑶神书》(卷三·四十二)："曲池二穴：治四肢瘫痪、半身
不遂、伤寒热病，泻之。"

《琼瑶神书》(卷三·四十三)："劳宫二穴、大陵二穴：治心胸
气疼、浑身发热等证。"

《琼瑶神书》(卷三·四十五)："少冲二穴：治热病、心腹胀
痛、寒热往来、伤寒未解。"

《琼瑶神书》(卷三·四十六)："前谷二穴：治热病、汗不出。"
"腕骨二穴：治浑身发热、五痫等证。少海二穴：同上。"

《琼瑶神书》(卷三·四十九)："大都二穴：治手足厥冷、五心

烦热、不思饮食,灸七壮。"

《琼瑶神书》(卷三·六十三):"合谷……热病汗不出。""委中……热病不能凉。"

《琼瑶神书》(卷三·六十四):"内关……妇人无血热相攻。""外关内穴起三焦,手足发热痛眉梢。""外关……伤寒病瘥后发潮。"

《琼瑶神书》(卷三·六十五):"发热舌强难言语,照海开关便安宁。"

《圣济总录》(卷一百九十二·治五脏中风法):"热风灸两乳头,各一七壮,兼灸足外踝后一寸,各三壮,末损,灸顶中旋毛,一七壮。"

《圣济总录》(卷一百九十二·治黄疸):"鱼际二穴……各灸三壮,主热病恶寒。"

《圣济总录》(卷一百九十三·治骨蒸):"传尸、伏连、殗殜、骨蒸……灸大椎上一穴,又灸大椎两旁近下少许,对椎节间,各相去一寸五分,二穴,又灸两肋下二穴,名章门,又当心脊骨上,两旁各相去一寸,二穴,以上七穴,日别灸,皆取正午时。"〔原出《医心方》卷十三·第十三〕"又骨蒸疱癖,灸两肩井二穴,若人面热带赤色者,灸之即差……上廉二穴……三里下三寸是,下廉二穴,在上廉下三寸是,当心脊骨上,平立以物柱地,当心点记,回量脊上,点即是穴,以上七穴,灸之如前法。"〔原出《医心方》卷十三·第十四〕"又骨蒸疱癖,令患者于板上,平身正立,以杖拄板向上度,当脐点杖记之,又回杖量脊中点之,又令患人合口,别以物横口两吻,当中折之,以折处点灸,又两乳一夫肋间,二穴,总六穴,灸之并如前法……又法取男左女右手中指,以物从指本,量至指端,仍将此度于脚跌上系鞋处横纹,当胫面上量一度,是穴。""鬼气、传尸、骨蒸等诸穴,胃腧二穴……肾腧二穴……又章门二穴……又太冲二穴……膏肓二穴……又肝腧二穴……又神堂穴……以上七名,总十四穴,若不能遍灸,当取紧者灸之。

《西方子明堂灸经》(卷一·头第三行):"目窗……诸阳之热。""正营……诸阳之热。"

《西方子明堂灸经》(卷二·手少阴):"通里……热病烦心。"

《西方子明堂灸经》(卷三·伏人头):"后顶……诸阳之热逆。""脑空……羸疾体热。"

《西方子明堂灸经》(卷三·脊中):"灵台……热病……温疟汗不出。""谵语……五心热。"

《西方子明堂灸经》(卷六·足太阳):"浮都……太阳膀胱经热。"

《子午流注针经》(卷下·足少阳):"窍阴为井胆中行,胁痛烦热又头疼。""阳溪……热病心惊针下瘥。"

《子午流注针经》(卷下·足厥阴):"大敦……中热尸厥如死状。""太白……身热腹胀血便脓。""经渠……热病喘疼心吐逆,禁灸神针有大功。"

《子午流注针经》(卷下·手太阳):"腕骨……热病相连汗出频。"

《子午流注针经》(卷下·手少阴):"少冲……热病烦满上气多。""大都……热病相连是逆行。""曲泉……身热喘中风劳病。"

《子午流注针经》(卷下·足太阴):"鱼际为荥热汗风。"

《子午流注针经》(卷下·手阳明):"商阳……喘逆热病并牙痛。""合谷……痹瘘漏下热生风。""阳谷……热病过时汗不出。"

《子午流注针经》(卷下·手少阳):"液门……惊悸痫热共头痛……三棱针刺即时灵。""中渚……热病头疼耳不闻……针入三分时下明。""支沟……热病[原作痛,据《针灸四书》改]臂肘肿且疼。"

《子午流注针经》(卷下·手厥阴):"中冲……掌中烦热及头疼,热病烦闷汗不出。""间使……热时咽痛并惊悸,神针邪忤也须安。"

《子午流注针经》(卷下·足少阴):"涌泉……身热喘时同日

刺。""神门……身热呕血多痼病,下针得刺有神功。"

《扁鹊心书》(卷上·黄帝灸法):"妇人产后热不退,恐渐成痨瘵,急灸脐下三百壮。"

《扁鹊心书》(卷上·扁鹊灸法):"三里……须灸中脘,脐下,待灸疮发过,方灸此穴,以出热气自愈。"

《扁鹊心书》(卷上·窦材灸法):"虚劳咳嗽,潮热……急灸关元三百壮,内服保元丹,可保性命。""暑月发燥热,乃冷物伤脾胃肾气所致,灸命关二百壮,或心膈胀闷作疼,灸左命关五十壮,若作中暑服凉药,即死矣。"

《扁鹊心书》(卷中·劳复):"伤寒瘥后,饮食起居劳动,则复发热,其候头痛,身热烦躁,或腹疼,脉浮而紧,此劳复也……灸中脘五十壮。"

《扁鹊心书》(卷中·肺伤寒):"一人患肺伤寒,头痛,发热,恶寒……昏睡谵语,四肢微厥,乃肾气虚也,灸关元百壮。"

《扁鹊心书》(卷中·虚劳):"一人病咳嗽,盗汗发热……乃肾气虚也,先灸关元五百壮。""一幼女病咳嗽,发热咯血减食,先灸脐下百壮。""一妇人伤寒瘥后转成虚劳……发热咳嗽,吐血少食,为灸关元二百壮。"

《扁鹊心书》(卷中·伤脾发潮热):"伤脾发潮热……俗医用下药,致病危笃,六脉沉细,灸中脘五十壮,关元一百壮可保。"

《扁鹊心书》(卷中·脾疟):"一人病疟月余,发热未退……灸命关才五七壮,胁中有气下降,三十壮全愈。"

《扁鹊心书》(卷下·咳嗽):"久咳而额上汗出,或四肢有时微冷,间发热,困倦者,乃劳咳也,急灸关元三百壮,服金液丹、保命丹、姜附汤。"

《针灸资生经》(卷三·骨蒸):"灸十二种骨蒸,崔知悌序云……凡取四花穴,以稻杆心量口缝如何阔,断其长多少,以如此长裁纸四方,当中剪小孔,别用长稻杆踏脚下,前取脚大指为止,后取脚曲跧横文中为止,断了却环在结喉下垂向背后,看杆止处,即以前小孔纸当中安,分为四花,盖灸纸四角也,又一医传一法,先横量口吻取长短,以所量草就背上三椎骨下直量至草尽处,两头用笔点了,再量中指长短为准,却将量中指草横直量两头,用笔圈四角,其圈者是穴,(不圈不是穴),可灸七七壮止。"

《针灸资生经》(卷三·劳瘵):"灸劳法,其状手足心热,多盗汗,精神困顿,骨节疼寒,初发咳嗽,渐吐脓血,肌瘦面黄,减食少力,令身正直,用草子,男左女右,自脚中指尖量过脚心下,向上至曲踿大纹处截断,却将此草自鼻尖量,从头正中至脊,以草尽处用墨点记,别用草一条,令病人自然合口,量阔狭截断,却将此草于墨点上平摺,两头尽处量穴,灸时随年多灸一壮,(如年三十,灸三十一)累效,(《集效》)[《针灸大全》《医学入门》名之为'患门穴']。"

《素问病机气宜保命集》(卷中·第十):"中风有汗身热,不恶风,葛根续命主之……宜针陷谷,刺厉兑,针陷谷者,去阳明之贼,刺厉兑者,泻阳明经之实也。"

《素问病机气宜保命集》(卷中·第二十):"有热厥心痛者,身热足寒,痛甚则烦躁而吐,额自汗出,知为热也,其脉洪大,当灸太溪及昆仑。"

《素问病机气宜保命集》(卷下·第三十二):"热无度不可止,刺陷骨穴出血。""骨热不可治,前板齿干燥,当灸百会、大椎。""大烦热,昼夜不息,刺十指间出血,谓之八关大刺。"

《医说》(卷十·小儿丹毒):"小儿丹者……其热如火,轻轻着手,则痛不可忍,急为砭出血为上策。"

《儒门事亲》(卷六·二十五):"年六十余岁,身热数日不已,舌根肿起,和舌尖亦肿,肿至满口,比元舌大二倍,一外科以燔针刺其舌两旁下廉泉穴,病势转凶,将至颠峨。戴人曰:血实者宜决之。以铍针磨令锋极尖,轻砭之,日砭八九次,血出约一二盏,如此者三次,渐而血少,痛减肿消。"

《脾胃论》(卷中·胃气下溜):"若成痿者,以导湿热;若善多涕,从权治以辛热……其穴在太溪。"

《卫生宝鉴》(卷五·虚中有热治验):"病发热,肌肉消瘦……先灸中脘……又灸气海……又灸三里。"

《针灸四书》(针经指南·标幽赋):"寒热痛痹,开四关而已之。""泻阴郄止盗汗,治小儿骨蒸。""体热劳嗽而泻魄户。"

《针经指南》(流注八穴):"(足)临泣……手足发热(胃心主)。""外关……伤寒表热(膀胱)。""外关……手足发热(三焦)。"

《济生拔粹》(卷二·刺热病汗不出):"夫伤寒热病汗不出者……手阳明有商阳、合谷,手太阳有腕骨、阳谷,足少阳有侠溪,足阳明有厉兑,手厥阴有劳宫。"

《济生拔粹》(卷三·治病直刺诀):"治热劳上气喘满,腰背强痛,刺足太阳经肺俞二穴……次针手太阴经尺泽二穴。""治风痫热病……刺任脉上脘一穴,次针足阳明经三里二穴。""治伤寒在表,发热恶寒,头项痛,腰脊强,无汗,尺寸脉俱浮,宜刺手阳明经合谷二穴,依前法刺之,候遍体汗出即出针,此穴解表发汗大妙。""治伤寒四肢热不已,泻手太阴经云门二穴……次针手阳明经肩髃二穴……次太阳经委中二穴,次督脉腰俞一穴。"

《世医得效方》(卷十七·喉病):"又有一证潮热者,有作寒者,於合谷穴用针,左转发寒,右转发热。""喉病……又气急者,实热针足三里,虚热灸足三里。"

《扁鹊神应针灸玉龙经》(六十六穴治证):"列缺……伤寒,发热无汗。""合谷……伤寒发热无汗。""神门……疟,恶寒发热。""阴郄……盗汗,小儿骨蒸。""前谷……伤风,发热无汗。""内关……伤寒发热。""外关……发热恶风。""太冲……发热发寒。""绝骨……伤寒大热无汗,心疼腹胀,中焦寒热。""大都……热病遗热不解,足心发热。""太白……热病无汗,脾胃虚弱。""厉兑……热病无汗,如疟。""照海……伤寒发热。"

《扁鹊神应针灸玉龙经》(磐石金直刺秘传):"伤寒一二日,发热如火:曲池(泻)、委中。"

《扁鹊神应针灸玉龙经》(针灸歌):"腹连殗殜骨蒸患,四花一灸可无忧。""伤寒热病身无汗,细详孔最患无妨。"

《扁鹊神应针灸玉龙经》(针灸歌·又歌):"小儿骨蒸偏历尊。"

[外国文献]

《医心方》(卷十三·第十四):"五蒸病者……三曰皮蒸……急与芒消一两,日不过三,服之讫,冷水浸手,以熨胁间及腋上,自下第三胁间下腋下空中七壮灸之。""主骨蒸痃癖气等灸方……夹脐两旁各相去一寸二分,两乳下一夫肋间,灸如前法。"

《医心方》(卷十五·第二):"痈疽……其用冷薄帖者治其热已成,以消热,使不成脓也。"

《医心方》(卷十六·第六):"《救急单验方》疗热毒肿方:取桑树东南根下土,和水作泥饼安肿上,以艾灸之,取热应即止,男女并同。"

[明代文献摘录](含同时代外国文献)

《神应经》(灸四花法):"先令患人平身正立,取一细绳,用蜡蜡之,勿令展缩,以绳头于男左女右脚大拇指端比齐,顺脚底下缠定,引绳至脚跟,直上脚肚,至曲䐐中大横纹截断……将先比绳子一头于鼻端上按定,引绳向上,循头缝至脑后,贴肉垂下,当脊骨正中绳头尽处,以墨点记之……却令患人合口,以短蜡绳一头自口左角按定,钩起绳子向上至鼻根,斜下至口右角作厶此样,就齐口角截断,将此绳展令直,摺[一本作折]取中,以墨点记之,将于先脊骨墨点处,以绳子上中心墨点正压脊骨墨点上,两头取,手勿令高下,于绳子两头以墨圈记之,此是二穴也。"

《神应经》(伤寒部):"身热头疼:攒竹、大陵、神门、合谷、鱼际、中渚、液门、少泽、委中、太白。""身热:陷谷、吕细(足寒至膝乃出针)、三里、复溜、侠溪、公孙、太白、委中、涌泉。""余热不尽:曲池、三里、合谷。""大热:曲池、三里、复溜。"

《神应经》(痰喘咳嗽部):"传尸骨蒸肺痿:膏肓、肺俞、四花穴。"

《神应经》(疟疾部):"疟……热多寒少:间使、三里。"

《神应经》(肿胀部):"红瘅:百会、曲池、合谷、三里、委中。"

《神应经》(头面部):"头重身热:肾俞。"

《神应经》(疮毒部):"热风瘾疹:肩髃、曲池、曲泽、环跳、合谷、涌泉。"

《针灸大全》(卷一·马丹阳天星十二穴歌):"曲池……发热更无休。"[原出《琼瑶神书》(卷三·治病手法歌)]"合谷……疟疾热又寒。"[原出《琼瑶神书》(卷三·治病手法歌)]"合谷……体热身汗出。"[原出《扁鹊神应针灸玉龙经》(天星十一穴歌诀)]"委中……热病不能当。"[原出《扁鹊神应针灸玉龙经》(天星十一穴歌诀)]

《针灸大全》(卷四·八法主治病症):"公孙……肝疟,令人气色苍苍,恶寒发热:中封二穴、肝俞二穴、绝骨二穴。""公孙……肾疟,令人洒热,腰脊强痛:大钟二穴、肾俞二穴、申脉二穴。""公孙……疟疾大热不退:间使二穴、百劳一穴、绝骨二穴。""公孙……疟疾先寒后热:后溪二穴、曲池二穴、劳宫二穴。""公孙……疟疾先热后寒:曲池二穴、百劳一穴、绝骨二穴。""公孙……女痨疸,身目俱黄,发热恶寒,小便不利:关元一穴、肾俞二穴、然谷二穴、至阳一穴。""后溪……破伤风,因他事搐发,浑身发[原有'血'字,据《针灸大成》删]热颠强:大敦二穴、合谷二穴、行间二穴、十宣十穴、太阳紫脉[《针灸大成》补注:'宜锋针出血']。""外关……五脏结热,吐血不已:取五脏腧穴,并血会治之,心俞二穴、肝俞二穴、脾俞二穴、肺俞二穴、肾俞二穴、膈俞二穴。""外关……六腑结热,血妄行不已:取六腑腧,并血会治之,胆俞二穴、胃俞二穴、小肠俞二穴、膀胱俞二穴、三焦俞二穴、大肠俞二穴[《针灸大成》补'膈俞'二字]。""列缺……伤风面赤,发热头痛:通里二穴、曲池二穴、绝骨二穴、合谷二穴。""列缺……伤风,四肢烦热头痛:经渠二穴、曲池二穴、合谷二穴、委中二穴。""列缺……三焦极热,舌上生疮:关冲二穴、外关二穴、人中一穴、迎香二穴、金津一穴、玉液一穴、地仓二穴。""列缺……冒暑大热,霍乱吐泻:委中二穴、百劳一[原作二,据义改]穴、中脘一[原作二,据义改]穴、曲池二穴、十宣十穴、三里二穴、合谷二穴。""列缺……中暑自热,小便不利:阴谷二穴、百劳一[原作二,据义改]穴、中脘一穴、委中二穴、气海一[原作二,据义改]穴、阴陵泉二穴。""列缺……黑痧,腹痛头疼,发热恶寒,腰背强痛,不能睡卧:百劳一穴、天府二穴、委中二穴、十宣十穴。""照海……女人血气劳倦,五心烦热,肢体皆痛,头目昏沉:百会一穴、膏肓二穴、曲池二穴、合谷二穴、绝骨二穴、肾俞二穴。""照海……寒湿脚气,发热大痛:太冲二穴、委中二穴、三阴交二穴。""照海……肾虚,脚气红肿,大热不退:气冲二穴、血海二穴、太溪二穴、公孙二穴、委中二穴、三阴交二穴。""照海……四肢、面目浮肿,大热不退:人中一穴、合谷二穴、三里二穴、临泣二穴、曲池二穴、三阴交二穴。"

《针灸集书》(卷上·虚损):"中髎、肩井、大椎、肺俞、肾俞、膏肓、三里、谚语、气海、下焦俞等穴……寒热喘满,虚烦口干,传尸骨蒸。"

《针灸集书》(卷上·马丹阳天星十一穴):"曲池穴……伤寒过经余热不止。""委中穴……热病,风痹,身无汗,脊膂痛肿,于此穴中出血,甚妙,刺者入五分。""通里穴:治头目眩痛,面赤,热病。"

《针灸集书》(卷上·八法穴治病歌):"手足瘰麻热多惊[先申脉,后后溪]。"

《针灸捷径》(卷之下):"伤寒,发热强:百会、百劳、间使、合谷、后溪、涌泉。""一切脾寒发疟,先热宜先泻,先寒宜先补,单热泻,单寒补:大椎、脾俞、中管、列缺、合谷、后溪、间使。"

《针灸聚英》(卷一上·手太阴):"云门……伤寒,四肢热不已。"

《针灸聚英》(卷一上·手阳明):"三间……伤寒气热。""合谷……伤寒大渴，脉浮在表，发热恶寒，头痛脊强，无汗。""[手]五里……身黄，时有微热。""肩髃……伤寒热不已。"

《针灸聚英》(卷一上·足阳明)："三里……伤寒热不已。"

《针灸聚英》(卷一上·手少阴)："少冲……乍寒乍热。"

《针灸聚英》(卷一上·足太阳)："风门……发背痈疽，身热。""肺俞……劳热。""膈俞……骨蒸。""肝俞……热病后目暗泪出。""胆俞……骨蒸劳热。""委中……伤寒四肢热。""委阳……伤寒热甚。""膏肓俞……如病人已困，不能正坐，当令侧卧，挽上臂，令取穴灸之，又当灸脐下气海、丹田、关元、中极四穴中取一穴，又灸足三里以引火气，实下，主无所不疗，羸瘦虚损，传尸骨蒸。"

《针灸聚英》(卷一下·督脉)："腰俞……伤寒四肢热不已。""命门……骨蒸。""大椎……骨热，前板齿燥。"

《针灸聚英》(卷一下·任脉)："中脘……天行伤寒热不已，温疟先腹痛，先泻。"

《针灸聚英》(卷二·伤寒)："身热恶寒：后溪。""身热汗出，足厥冷：取大都。""身热头痛，食不下：取三焦俞。""身热而喘：取三间。""身热头痛，汗不出：取曲泉。""身热进退头痛：取神道、关元、悬颅。""少阴发热：灸太溪。""少阴吐[此三字原作'小便自'，据《伤寒论》改]利，手足不冷，反发热，脉不至，灸少阴太溪穴。"

《针灸聚英》(卷二·杂病)："热病汗不出：商阳、合谷、阳谷、侠溪、厉兑、劳宫、腕骨。""热无度不止：陷谷，血以泄热。"

《针灸聚英》(卷四上·玉龙赋)："壅热盛乎三焦，关冲最宜。"

《针灸聚英》(卷四上·拦江赋)："申脉能除寒与热，头风偏正及心惊。"

《针灸聚英》(卷四上·肘后歌)："疟疾三日得一发……热多寒少用间使。""或患伤寒热未收，牙关风壅药难投，项强反张目直视，金针用意列缺求。""伤寒……热则绝骨泻无忧。"

《针灸聚英》(卷四上·百证赋)："热病汗不出，大都更接于经渠。""发热仗少冲曲池之津。""岁热时行,陶道复求肺俞理。""湿寒湿热下髎定。""厥寒厥热涌泉清。""肩髃阳溪,消瘾风之热极。"

《针灸聚英》(卷四下·八法八穴歌):"[手足]痛麻发热拘挛……[足]临泣。""手足热麻盗汗……外关。""伤寒自汗表烘烘,独会外关为重。"

《针灸聚英》(卷四下·六十六穴歌):"热病汗不出……刺其前谷瘥。""热病厥烦心……阳溪可下针。""乍寒并乍热,宜向少冲针。""热病连牙痛,伤寒汗过期……合谷穴中推。""五脏诸家热,少商针有功。""汗后多余热,宜针手曲池。""热病时无汗……中渚刺安康。""一身如火热……中冲急下针。""逆气身潮热,烦心唇口干;问君何以治,曲泽下针安。"

《外科理例》(卷一·五十一):"若丹瘤及痈疽,四畔赤嫩,疼痛如灼,宜砭石砭之,去血以泄其毒,重者减,轻者消。"

《外科理例》(卷二·八十一):"肿疡……嫩痛或不痛及麻木者,邪气盛也,隔蒜灸之。"

《外科理例》(卷三·一百):"风热上壅,头面赤肿,嫩痛,饮冷……急砭患处,出黑血盏许。"

《外科理例》(卷三·一百一):"一妇久溃发热,月经过期且少……更灸前穴[肘尖、肩尖]而瘥。"

《外科理例》(卷三·一百二):"流注……一人臂患,年余尚硬,饮食少思,朝寒暮热……附子饼灸,两月余脓成,针之。""流注……一人臂患,出腐骨三块尚不敛,发热作渴,脉浮大而涩……外以附子饼,仅年而差。""流注……一老伤寒,表邪未尽,股内患肿发热……灸香附饼。"

《外科理例》(卷三·一百四):"囊痈……一人嫩肿痛甚,小便涩,发热脉数……脓已成,针之,肿痛悉退。"

《外科理例》(卷四·一百七):"一妇久郁,右乳内结三核,年余不消,朝寒暮热,饮食不甘,此乳岩也……更以木香饼灸[《名医类案》(卷十·乳痈)为'熨'〕之。""一妇因怒,左乳内肿痛,发热……热止脓成,焮痛,针之……脓大泄。"

《外科理例》(卷四·一百九):"一妇六十,左耳下天容穴间一疗……发热谵语,时时昏沉……就用铍针刺,疮心不痛,周遭再刺十余下,紫黑血出,方知疼痛。"

《外科理例》(卷四·一百十一):"鬓疽……一老肿痛发热,脓清作渴,脉软而涩,此气血俱虚也……或用灸法。"

《外科理例》(卷四·一百十四):"一人脑疽已十余日,面目肿闭,头焮如斗,脉洪数,烦燥饮冷……此脓已成,于颈额肩颊各刺一孔,脓并涌出。"

《外科理例》(卷五·一百十五):"臂疽……一人臂患漏,口干发热,喜脓不清稀,脉来迟缓,灸以豆豉饼。"

《外科理例》(卷五·一百十六):"背疽……一妇素弱,未成脓,大痛发热,予欲隔蒜灸以拔其毒,令自消,不从而殁。""一宜人年逾六十,发背三日,肉色不变,头如粟许,肩背重,寒热饮冷,脉洪数……又隔蒜灸五十余壮,毒始发,背始轻。"

《外科理例》(卷五·一百十八):"腰疽……一妇年逾二十,腰间突肿寸许,肉色不变,微痛不溃,发热脉大……更以香附饼熨之。"

《外科理例》(卷五·一百十九):"脱疽……一人足指患此,焮痛色赤发热,隔蒜灸之。"

《外科理例》(卷六·一百二十三):"咽喉……肿痛发热便秘者,表里俱实也,宜解表攻里,如症紧急,便刺患处,或刺少商穴。"

《外科理例》(卷七·一百三十二):"一人患丹毒,焮痛便秘,脉数而实……令砭患处去恶血。"

《外科理例》(卷七·一百四十三):"一人患疮疥多在两足,午后痛甚,腿腕筋紫而胀,脉洪大,此血热也,于紫处砭去毒血。"

《神农皇帝真传针灸图》(图十五):"大椎:治劳伤虚损,发热……窦太师《针经》名百劳,治诸虚寒热,可灸七壮。"

《名医类案》(卷二·内伤)："一妇年四十余,七月间患脾虚中满,痰嗽发热……薛曰寒淫于内,治以辛热,然药莫能进矣,急用盐、艾、附子炒热,熨脐腹,以散寒回阳,又以口气接其口气,以附子作饼,热贴脐间,一时许神气少苏。"

《名医类案》(卷五·麻木)："一人年七旬,病体热麻,股膝无力……李诊脉,左手洪大而有力,是邪热客于经络之中也……又缪刺四肢,以泻诸阳之本,使十二经络相接,而泄火邪,不旬日而愈。"

《名医类案》(卷六·首风)："菑川王病,召臣意诊脉,曰:蹶上(蹶逆,气上也),为重头痛,身热,使人烦懑,臣意即以寒水拊其头,刺足阳明脉,左右各三所,病旋已,病得之沐发未干而卧,诊如前,所以蹶,头热至肩(《史记》)。"

《名医类案》(卷八·血症)："一壮年患嗽而咯血,发热肌瘦……但使吐多于泻耳,兼灸肺俞……灸五次而愈。"

《名医类案》(卷九·疮疡)："薛己治四明屠寿卿……鼻上发一疮,面肿黯痛……恶寒内热,此毒炽血瘀,药力不能骤敌,乃数砭患处,出紫血,服犀角解毒之剂,翌日,肿痛尤甚,又砭患处与唇上,并刺口内赤脉,各出毒血,再服前药至数剂而愈。"

《名医类案》(卷十·脑项疽)："年逾五十,患脑疽内溃,热渴,头面肿胀如斗,胸背色燃如涂丹,烦热,便秘……针周顶出脓,及用清凉饮。"

《名医类案》(卷直·臀痛)："一男子漫肿而色不变,脉滑数而无力,脓将成矣……乃用攻伐之剂,顿加发热恶寒自汗,用十全大补汤数剂,肿起色赤,针之,仍以大补而愈。"

《名医类案》(卷十二·胎毒)："颈患热毒,溃而脓出,感风发热,翌日头面黯肿,如斗大,两耳厚寸许,此风热上攻,血得热而然,急砭两额出黑血二盏许,次砭面额亦如之,随用清热化毒汤,肿黯十退七八,翌日,又砭各处,血不甚黑,乃止。"

《古今医统大全》(卷七·诸证针灸经穴)："伤寒……身热汗不出:曲池、合谷、厉兑、解溪。"

《古今医统大全》(卷十四·陶氏伤寒十四法):"伤寒热邪传里,服药后用盐炒麸皮一升,将绢包于病人腹上,款款熨之,使药气得热则行,大便易通矣。"

《古今医统大全》(卷二十·相火动为诸证):"热从脚下起入腹者,虚之极也……以附子末津调,贴涌泉穴,引火下行。"

《古今医统大全》(卷四十六·灸法):"崔氏四花六穴灸法,专治男妇五劳七伤,气血虚弱,骨蒸潮热。"

《古今医统大全》(卷六十一·针灸法):"合谷……治阳明热郁,翳障赤肿,大抵目疾多宜灸此穴,永不再发也。"

《古今医统大全》(卷六十三·口疮通治诸剂):"贴脐散,治元气虚而浮阳上攻,口舌生疮不已,吴茱萸、干姜、木鳖子,上为细末,每用五分,冷水调,以纸届贴脐。"

《薛氏医案》(保婴撮要·卷十一·胎毒发丹):"一小儿患此,砭之而愈,但面赤作呕饮冷……用仙方活命饮。"

《薛氏医案·保婴撮要·卷十一·热毒疮疡》"肿硬色赤,热毒凝聚也,用活命饮,佐以隔蒜灸。"

《薛氏医案》(保婴撮要·卷十二·时毒):"一小儿肿赤焮痛……脓成针之,肿痛顿减。"

《薛氏医案》(保婴撮要·卷十二·头面疮):"一小儿十三岁,右颊患肿,作痛饮冷……先用托里散二剂,针之。"

《薛氏医案》(保婴撮要·卷十四·便痈):"一小儿痈势已成,用消毒之药,其肿散漫,自汗发热,恶寒少食,此气血虚甚也,用大补汤四剂,针之脓出,肿消。"

《薛氏医案》(保婴撮要·卷十八·痘疔):"一小儿有疔二枚,诸痘焮赤作痒而不贯,先君以针挑破,隔蒜灸至五十余炷而贯,又十余壮而痛止。""一小儿患痘疔,遍身焮如丹毒,内紫色者三枚,用活命饮、隔蒜灸,其势渐退。"

《薛氏医案》(保婴撮要·卷二十·痘疮痛):"一小儿痘疮焮痛……用隔蒜灸,服活命饮,痛止贯脓。"

《薛氏医案》(钱氏小儿直诀·卷一·丹瘤):"丹瘤之症,因热毒于腠理,搏于气血,发于皮肤……若延及胸背胁腹者为重,须用活命饮,令人用力于各患处遍吮毒血,各聚于一处,急砭出之。"

《薛氏医案》(钱氏小儿直诀·卷一·伤风兼变症治):"小儿伤风发热,鼻塞,或痰壅发搐,多因乳母鼻吹囟门,但服惺惺膏,或用葱头三茎,细切擂烂,以纸寸余,摊葱在上,两掌合葱,待温,贴于囟门,其邪即解,乃去其葱,却用缎绢寸余,涂以面糊,仍贴囟门,永无伤风之患。"

《薛氏医案》(外科发挥·卷三·鬓疽):"一男子因怒后发际肿痛,发热……脓成针之,更以托里消毒药而愈。"

《薛氏医案》(外科发挥·卷三·时毒):"肿甚焮痛者,砭去恶血。"

《薛氏医案》(外科心法·卷四·漏疮):"一男子臀患漏,口干发热,喜脓不清稀,脉来迟缓,以豆豉饼灸。"

《薛氏医案》(外科枢要·卷二·二十):"多骨疽……腿患流注,年余出腐骨少许,午前畏寒,午后发热……外用豆豉饼,诸症渐愈。"

《薛氏医案》(外科枢要·卷三·十三):"脱疽……一男子肿痛色赤,发热作渴,大小便秘结……先用隔蒜灸。"

《薛氏医案》(正体类要·上卷·扑伤之症治验):"瘀血作痛:有一患者,肿痛发热,作渴汗出,余曰:此阴血受伤也,先砭去恶秽,以通壅塞。"

《薛氏医案》(正体类要·上卷·坠跌金伤治验):"瘀血肿痛……窗友黄汝道环跳穴处闪伤,瘀血肿痛,发热作渴,遂砭去瘀血。"

《薛氏医案》(口齿类要·五):"咽喉肿痛,痰涎不利,手足发热,喜冷饮食……刺少商穴……患处出紫血,稍宽。"

《薛氏医案》(疬疡机要·上卷·兼症治法):"其热昼见夜伏,夜见昼止,或去来无定时,或起作无定处,或从脚起者,此无根虚火也……以附子末唾津调,搽涌泉穴。"

《薛氏医案》(疬病机要·上卷·本症治验):"一男子面赤发紫泡,下体痒痛,午后发热,大便燥黑……刺腿指缝出毒血。""一儒者脚心或痒痛,或麻痒,或肿胀,二年后身体作痒,渐变疙瘩,发热耳鸣,日晡益盛,此属肾虚也,乃砭刺臂腕腿〔据上下文义,当改为'臂腿腕'〕及手足指缝,去其瘀血。"

《医学入门》(卷一·杂病穴法):"一切风寒暑湿邪,头疼发热外关起。""足太阳疟,先寒后热,汗出不已,刺金门。""足阳明疟,寒甚久乃热,汗出,喜见火光,刺冲阳。""一切内伤内关穴,痰火积块退烦潮(兼针三里尤妙)。"

《医学入门》(卷一·治病要穴):"大杼:主遍身发热。""曲池……疟疾,先寒后热。""内关……劳热,疟疾。""患门:主少年阴阳俱虚,面黄体瘦,饮食无味,咳嗽遗精,潮热盗汗……初病即依法灸之,无有不效。""华佗云:风虚冷热,惟有虚者不宜灸;但方书又云,虚损痨瘵,只宜早灸膏肓四花,乃虚损未成之际。如瘦弱兼火,虽灸亦只宜灸内关、三里,以散其痰火,早年欲作阴火,不宜灸,论而未果。"

《医学纲目》(卷五·痨瘵骨蒸热):"(《撮要》)治骨蒸劳热:膏肓、三里。""痨瘵骨蒸……(《撮要》)又法:鸠尾(灸二七壮,补之)。"

《医学纲目》(卷十·中深半身不收):"如身热无汗,不恶寒者……宜针陷谷,刺厉兑……阳明中风也。"

《医学纲目》(卷十七·盗汗):"虚损盗汗劳热……百劳、肺俞。"

《医学纲目》(卷二十一·痓):"假令头项痛,腰脊强,发热,恶寒,足太阳膀胱受病,当治阳井至阴是也。"

《医学纲目》(卷二十一·不能食):"(东)三焦停水,气攻不食,身黄微热,胃中有寒故也:维道、中封、胃俞、肾俞。""(《撮》)三焦邪热,不嗜饮食:关元(一分,沿皮向后三分,灸)。"

《医学纲目》(卷三十·太阳病发热续法):"(《密》)遍身发热如火,狂言妄语气虚者,补手三里,气实者,泻足三里。""(《集》)

伤寒大热不退：曲池（泻）、绝骨（补）。"

《奇经八脉考》（二跷为病）："阴跷……阴病则热，可灸照海、阳陵泉。"

《经络全书》（齿）："《针经》曰：上齿痛，喜寒而恶热，取足阳明之原冲阳穴。"

《经络全书》（季胁）："不能食而热，可灸章门。"

《杨敬斋针灸全书》（下卷）："伤寒发热：大椎、合谷、中冲。""伤寒恶寒发热：外关、合谷、内庭、申脉。""伤寒大热不退：曲池、合谷、少泽、委中、绝骨、复溜。""伤寒热退再发：百劳、风门、曲池、合谷、委中、绝骨。""伤寒热病：间使、三间、关冲、少冲、合谷、曲池、委中、太溪。""杂病大寒大热：风池、百劳、肺俞、膈俞、三焦俞、复溜、大杼、风门、关冲、少冲、水道、[足]临泣。"[以上六条均原出《针灸捷径》（卷之下）]

《针灸大成》（卷三·玉龙歌）："脾家之症最可怜，有寒有热两相煎，间使二穴针泻动，热泻寒补病俱痊。""三焦热气壅上焦，口苦舌干岂易调，针刺关冲出毒血，口生津液病俱消。""满身发热痛为虚，盗汗淋淋渐损躯，须得百劳椎骨穴，金针一刺疾俱除。"[以上三条均原出《扁鹊神应针灸玉龙经》（玉龙歌）]

《针灸大成》（卷三·胜玉歌）："五疟寒多热更多，间使大杼真妙穴。"

《针灸大成》（卷五·十二经治症主客原络）："弃衣骤步身中热……冲阳、公孙。""目不明兮发热狂……太溪、飞扬。"

《针灸大成》（卷五·八脉图并治症穴）："列缺……伤寒发热：曲差、内关、列缺、经渠、合谷。""照海……五心烦热：内关、涌泉、十宣、大陵、合谷、四花。"

《针灸大成》（卷六·手太阴）："尺泽……劳热。"

《针灸大成》（卷九·治症总要）："第七十三．疟，先寒后热：绝骨、百会、膏肓、合谷。""第七十四．疟，先热后寒：曲池（先补后泻）、绝骨（先泻后补）、膏肓、百劳。""第七十五．疟……热多寒少：

后溪、间使、百劳、曲池。""第九十九．五心烦热，头目昏沉：合谷、百劳、中泉、心俞、劳宫、涌泉……复刺后穴：少商、曲池、肩井、心俞。""第一百十三．伤寒大热不退：曲池、绝骨、三里、大椎、涌泉、合谷（俱宜泻）。""第一百十四．伤寒热退后余热：风门、合谷、行间、绝骨。"［本条原出《医学纲目》（卷三十·太阳病）］

《针灸大成》（卷九·崔氏取四花穴法）："崔氏四花穴法：治男妇五劳七伤，气虚血弱，骨蒸潮热。"

《针灸大成》（卷九·医案）："患痰火炽盛，手臂难伸……针肩髃……复灸肺俞穴。""患痢兼吐血不止，身热咳嗽……脐中一块，高起如拳大……急针气海，更灸至五十壮而苏，其块即散，痛即止。""崩不止，身热骨痛，烦躁病笃……灸膏肓、三里而愈。"

《针方六集》（纷署集·第五）："［头］窍阴……骨蒸劳热。"

《针方六集》（纷署集·第七）："大椎……骨蒸发热。""大椎……诸虚潮热。"

《针方六集》（纷署集·第八）："大杼……骨痿骨蒸。"

《针方六集》（纷署集·第九）："魂门……体热劳嗽。"

《针方六集》（纷署集·第十六）："屋翳……阳明湿热水肿。"

《针方六集》（纷署集·第二十三）："鱼际……肤热。"

《针方六集》（纷署集·第三十一）："复溜……骨蒸寒热。"

《针方六集》（纷署集·第三十三）："侠溪……脚气烦热。""悬钟……治伤寒发热不退，针曲池穴，泄此穴良。"

《针方六集》（兼罗集·第三十五）："间使……［治疟疾］先寒后热，先补后泻；先热后寒，先泻后补；热多单泻。"

《针方六集》（兼罗集·第三十八）："关冲……治三焦邪热，单泻……应穴支沟。"

《针方六集》（兼罗集·第五十一）："百劳穴在背中行第一椎陷者中……发热，单泻……应穴肺俞。"

《经络汇编》（手少阴心经）："手少阴经心，其见证也……身热，腹痛而悲。"

《经络汇编》(足厥阴肝经):"足厥阴经肝,其见证也……四肢满闷挺长,热。"

《类经图翼》(卷六·手阳明):"三间……治身热气喘,口干目急。""冲阳……胃疟先寒后热,喜见日月光,得火乃快然者,于方热时刺之,出血立寒。"

《类经图翼》(卷六·手太阳):"腕骨……浑身热盛,先补后泻。"

《类经图翼》(卷七·足太阳):"肺俞……主泻五藏之热。""肺俞……骨蒸虚劳,可灸十四壮。"[本条原出《神农皇帝针灸图》十二图]"心俞……主泻五藏之热。""膈俞……此血会也,诸血病者,皆宜灸之……血热妄行。""肝俞……主泻五藏之热。""脾俞……烦热嗜卧。""脾俞……泻五藏之热。""肾俞……泻五藏之热。""魄户……治虚劳发热,可灸十四壮。"[本条原出《神农皇帝针灸图》十三图]"膏肓俞……痰火发狂健忘。"

《类经图翼》(卷七·手厥阴):"间使……治热病频哕。"

《类经图翼》(卷七·手少阳):"关冲……久热不去。""支沟……凡三焦相火炽盛,及大便不通,胁肋疼痛者,俱宜泻之。"

《类经图翼》(卷八·任脉):"上脘……治风痫热病。"

《类经图翼》(卷八·督脉):"中枢……此穴能退热进饮食,可灸三壮,常用常效。""陶道……此穴善退骨蒸之热。""大椎……能泻胸中之热及诸热气。""大椎……治热不至肩。"

《类经图翼》(卷十·奇俞类集):"崔氏四花六穴:凡男妇五劳七伤,气血虚损,骨蒸潮热……亦宜灸足三里泻火方妙。愚按前法,灸脊旁四穴,上二穴近五椎,心俞也;下二穴近九椎,肝俞也。"[原出《古今医统大全》(卷七·崔氏四花六穴并辨)]

《类经图翼》(卷十一·伤寒):"头疼身热:二间、合谷、神道、风池、期门、间使、足三里。""余热:曲池、间使、后溪。"

《类经图翼》(卷十一·虚痨):"骨蒸寒热夜热:百劳、膏肓、肺俞、魄户、脾俞、肾俞、四花穴、间使、足三里。"

《类经图翼》(卷十一·疟疾):"疟疾:后溪,先寒后热。"

《类经图翼》（卷十一·外科）："热毒：大陵。"

《循经考穴编》（手太阴）："少商……宜刺一分，治皮卧针向上三分，以宣泄脏热，或棱针出血亦妙。"

《循经考穴编》（手阳明）："下廉……发热无时，名曰髓干。盖大肠主津液，若液干，则肘臂痛而发热，此穴主之。"

《循经考穴编》（足阳明）："冲阳……热病寒疟。"

《循经考穴编》（手少阴）："阴郄……骨蒸盗汗。"

《循经考穴编》（足太阳）："攒竹……宜棱针刺之，宣泄诸阳之热，若三度刺，目当大明。""三焦俞……此穴能生津液，若三焦热壅……宜单泻之。""大肠俞……主脏腑邪热。""谵语……虚烦劳热。"

《循经考穴编》（足少阴）："腧府……亦治骨蒸，及妇人血热妄行。"

《循经考穴编》（手厥阴）："郄门……五心烦热。"

《循经考穴编》（手少阳）："会宗……主三焦邪热上壅。"

《循经考穴编》（督脉）："灵台……骨蒸劳瘵。""上星……棱针出血，能宣泄诸阳热气。"

《循经考穴编》（任脉）："上脘……如风痫热病，宜先泻后补，立愈。"

[外国文献]

《东医宝鉴》（杂病篇三·寒）："伤寒大热不止，取曲池泻，绝骨补，陷谷（出血），八关大刺（十指间出血）（易老）。"

《东医宝鉴》（杂病篇三·火）："骨蒸劳热，形气未脱者，灸崔氏四花穴，无有不安（《正传》）。""身热如火，足冷如冰，灸阳辅（易老）。"

《东医宝鉴》（杂病篇四·内伤）："三焦邪热，不嗜食，取关元。"

[清代文献摘录]（含同时代外国文献）

《凌门传授铜人指穴》（秋夫疗鬼十三针）："舌缝中间出紫

血,身重、舌肿难言、心经邪热,出为妙。"

《太乙神针》(正面穴道证治):"热病腹鸣……针上脘穴。""伤寒余热不尽,举体痛痒如虫啮,皮脱……针曲池穴。"

《太乙神针》(背面穴道证治):"大椎……五劳七伤[此四字一本作"劳疾"二字],遍身发热。""身柱……瘰疬发热[《育麟益寿万应神针》补:环跳穴、膏肓穴]。""肺俞……传尸骨蒸。""肾俞……身热,耳聋[《育麟益寿万应神针》补:环跳穴、阳陵穴、三阴交穴、涌泉穴]。""骨蒸劳热……并诸血症,针胆俞穴。"

《医宗金鉴》(卷七十九·十二经表里原络总歌):"心经原络应刺病……热烦好笑善忘惊。""肾经原络应刺病……唾血渴热两足寒。"

《医宗金鉴》(卷八十五·头部主病):"百会……痰火癫痫。""大杼主刺身发热。"

《医宗金鉴》(卷八十五·手部主病):"尺泽……伤寒热病汗不解。""通里主治温热病。""曲泽……身热烦渴肘擘疼。""内关……劳热疟疾审补泻,金针抽动立时宁。""阳溪主治诸热证,瘾疹痂疥亦当针。""曲池……兼治一切疟疾病,先寒后热自然平。""外关主治藏府热。""支沟……能泻三焦相火盛。"

《医宗金鉴》(卷八十五·足部主病):"大都主治温热病。""然谷……疝气温疟多渴热。""侠溪……伤寒热病汗难出。""[足]窍阴……咳不得息热躁烦。"

《续名医类案》(卷三·温病):"身热自汗,或乍寒,倦卧懒言,手足心热,日轻夜重……杂进寒凉解毒等剂,势垂危……但以附子作饼,热贴脐上时许,便觉稍安矣。"

《续名医类案》(卷六·瘴):"治瘴法,宜温中固下,升降阴阳,及灸中脘、气海、三里,或灸大指及第五指,皆能止热。""瘴疾吐下,皆不可治,治之法,惟灸中脘、气海、三里三处,并灸大指,再用针多刺头额及上唇,令多出血;又以楮叶擦其舌,令出血;然后用药解楮叶之毒,内热即除,瘴毒自消矣。"

《续名医类案》(卷十·痞):"年廿六,生痞块已十年,在脐上,月事先期,夜则五心发热,火嘈膨闷,忽一日痞做声,上行至心下,则闷痛欲绝,为针上脘,痞下而痛定,然脐旁动气不息,复针天枢穴,动气少止。"

《续名医类案》(卷十一·虚损):"一人年三十余,积病而多欲,遂起热兼旬……随灸百劳、膏肓二穴。"

《续名医类案》(卷十七·耳):"素有火症,两耳肿痛,系少阳风热,劝延针灸科,刺听会、合谷、临泣寻愈。"

《续名医类案》(卷十八·咽喉):"太守叶咽喉肿痛,痰涎不利,手足发热……刺少商穴,喉少宽,痰从鼻出如胶,患处出紫血稍宽,五七日咳出秽脓而愈。"

《续名医类案》(卷二十二·邪祟):"鬼身,异名舌缝是也,针入舌缝中间一分,出紫血,治身肿难言,心经邪热,微出血便效。"

《续名医类案》(卷二十七·腰痛):"一儿年十四,痘后腰脊痛不能俯仰,午后潮热,此骨髓枯,少水不胜火,肾气热也,灸昆仑穴、申脉穴各三壮。"

《续名医类案》(卷三十二·发背):"一男子背患毒,焮痛,饮冷发热,多汗便秘,谵语……脓成开之。"

《续名医类案》(卷三十三·痃癖):"年七十有三……忽左胯肿痛,憎寒作热……验痛处红肿如匏,按之烙手,此便毒也……今其色青中隐黑,脓成久矣,乃令外科针之,出青黑脓五六碗。"

《续名医类案》(卷三十四·疣):"大行时疫,人多湿热病,若伤寒,头疼发热不恶寒……前后胸背渐长数十瘤,如核桃大,其皮甚薄,以针挑破,每瘤出虱数千,遍抓四处,人人寒禁,莫敢近视,瘤破虱出调服,后人仿此俱愈。"

《续名医类案》(卷三十四·流注):"凡痈溃发热恶寒,皆属气血虚甚……遂以十全大补加香附、陈皮,三十余剂始针之,出白脓二碗,仍用前药倍参,及以豆豉饼灸之,渐愈。"

《续名医类案》(卷三十五·疠风):"一男子赤痛热渴,脓水淋漓,心烦掌热……却行砭刺,外邪渐退。"

《续名医类案》(卷三十六·天泡疮):"一小儿患此症,焮痛发热,脉浮数,挑去毒水,以黄柏、滑石末敷之。"

《续名医类案》(卷三十六·杖伤):"一人杖后,发热烦躁……忽牙关紧急,患处作痛,始针去脓血,即安也。""有一人杖后,臀腿胀痛,发热烦躁,刺去死血,胀痛少宽。""一人杖后,寒热口干……此脓内焮,类破伤风也,遂砭去之,即安。""一人杖后……此症若脓瘀内焮者,宜针之。"

《重楼玉钥》(卷上·喉风三十六症):"双搭颊风……初起面颊两边红肿,发热恶寒……宜用破皮针出血,不可针挑深。""粟房风……初起发热,满面红肿,先如粟米黄疮,日久合成大泡……凡初起不可针破,俟合成大泡,以针口向下挑出脓血,自效。"

《周氏经络大全》(经络分说·十二):"足三里……伤寒转热不瘥,针两穴。"

《针灸易学》(卷上·五脏俞穴):"凡病治于外寒,终归外热,治在背之各脏俞穴,即暑湿燥火,亦取背上各俞穴。"

《针灸易学》(卷下):"猴腰翻,其形蹩跌壅心,发热呕吐,胳捞肢内有紫泡。治法,用针刺破紫泡,即愈。"

《采艾编翼》(卷一·肺经综要):"孔最:热病汗不出。"

《采艾编翼》(卷一·膀胱经综要):"委中:热病,不屈伸,取血俞。"

《采艾编翼》(卷一·心包经综要):"本经[心包经]配三焦,多治热。"

《采艾编翼》(卷一·三焦经综要):"支沟:热病不汗。"

《采艾编翼》(卷一·经脉主治要穴诀):"合谷曲池热病并。""久疟谵语热病除。"

《采艾编翼》(卷二·中风):"退火补虚:足三里。"

《采艾编翼》(卷二·痉痓):"热,肝俞、脾俞、膀胱俞,三穴择用。"

《采艾编翼》（卷二·厥病）："诸阳之热：后顶。"

《采艾编翼》（卷二·伤寒）："少阳，尺寸俱弦，热留烦闷，闷宜和解，绝骨、阳陵泉、京门。""热病汗不出，加孔最、风池。""身热恶寒，加后溪。""大热谵语，加大陵、大柱。"

《采艾编翼》（卷二·中寒）："余热不尽，曲池。"

《采艾编翼》（卷二·热症）："热症，即伤寒冒［原作胃，据义改］热：曲差、脑空、玄厘、大杼、命门、肾俞、后顶、太白、阳溪、少冲、通里、三间、上脘、廉泉、曲泉、上星、玄颅、孔最、前谷、腕骨、风池、大都、后溪、窍阴、章门、神门、大陵、涌泉。""身热头痛：曲差。""诸阳之热：后顶。""心烦渴：太白。""热喘［原作踹，据义改］：三间。""热而痛：曲泉。""汗不出：上星。""温病不汗：风池。""身热汗出足冷：大都。""恶寒：后溪。""手足烦热：窍阴。"

《采艾编翼》（卷二·疟症）："间使：此穴截热。"

《采艾编翼》（卷二·痢疾）："下痢，发热不退，乃肠胃有邪风，加三间、尺泽、解溪、上廉。""下痢，发热便闭，乃表里有实热，加三间、尺泽、大肠俞、大溪、曲泉。"

《采艾编翼》（卷二·泄泻）："足三里：退热补虚。"

《采艾编翼》（卷二·头部）："［头痛］阳明，自汗，发热恶寒，脉浮缓：大迎、丰隆、解溪。"

《采艾编翼》（卷二·外科·痈疽）："凡手指及诸处，疮将发，觉痒不可忍，身热恶寒，或麻木，此极毒之疮，一时医药不便，急用针刺破痒处，挤出恶血数次，忽口含凉水噀之，必吮至痒痛皆止，即好。"

《针灸逢源》（卷五·中风门）："中风无汗，身热不恶寒，中风有汗，身热不恶风，针陷谷，去阳明之贼，针厉兑，泻阳明经之实热。"

《针灸逢源》（卷五·伤寒热病门）："头痛身热：风池、风府、上星、攒竹、悬颅、商阳、鱼际、神道、期门、足三里、陷谷、太溪（一名吕细）。""热无度，汗不出：陷谷（泄阳明之热）。""余热不尽：曲池、间使、合谷、后溪。"

《针灸逢源》(卷五·瘟疫):"瘟疫六七日不解,以致热入血室,发黄身如烟熏,目如金色,口燥而热结砭刺曲池出恶血,或用锋针刺肘中曲泽之大络,使邪毒随恶血而出,极效。"

《针灸逢源》(卷五·疟疾):"久疟,热多寒少:间使、太溪、丘墟。"

《针灸逢源》(卷五·虚劳门):"骨蒸寒热……肺俞、膏肓俞、足三里。四花穴,令病人平身正立,用草一条约长三四尺,一头与足中指端(一作大指)比齐,顺脚心至后跟贴肉直上,比至曲䐐大纹截断……又取短草一条双折,按定鼻柱根,左右分开,至两口角截断,如人字样,展直取中,横加于背脊墨点上,两边草尽处为第一次,应灸二穴,即五椎心俞……又取前所量足之草中折,正按结喉上,其草两头垂脊间,至尽处以墨点记,次以前所量短草,亦如前法横加于墨点上,两旁草尽处为第二次应灸二穴,即七椎膈俞……初灸七壮或二七壮,三七壮,再灸膏肓二穴。"

《针灸逢源》(卷五·目病):"怕热羞明……行间。"

《针灸逢源》(卷五·耳病):"新聋多热,取少阳、阳明。"

《针灸逢源》(卷五·痈疽门):"荣主身热,疮赤色。"

《针灸逢源》(卷五·八穴主客证治歌):"伤寒盗汗热难捐……外关。"

《针灸内篇》(手太阴肺经络):"鱼际……治虚热。"

《针灸内篇》(手太阳小肠络):"前谷……热病无汗。"

《针灸内篇》(手阳明大肠络):"阳溪……热病。""温溜……身热,头疼。"

《针灸内篇》(足太阳膀胱络):"曲差……身热。""谵语……五心烦热。""委阳……头疼身热,飞尸。"

《针灸内篇》(足少阳胆经络):"悬厘……热病。""目窗……治诸阳之热。"

《针灸内篇》(足阳明胃经络):"水道……治三焦热。"

《针灸内篇》(督脉经络):"哑门……治阳气热盛。""大椎……治五劳七伤,遍身发热,疟疾。""灵台……治热病,温疟无汗。""命门……治头疼如破,身热如火。"

《针灸内篇》(任脉经络):"关元……身热,头疼。"

《太乙离火感应神针》:"肩髃……风热瘾疹。"

《神灸经纶》(卷三·证治本义):"躁热皆冲脉逆也。"

《神灸经纶》(卷三·伤寒宜灸):"伤寒发热,烦燥口干,灸曲泽、阴窍。""遍身发热:百劳。"

《神灸经纶》(卷三·身部证治):"诸虚劳热:气海、关元、膏肓、足三里、内关。""内关治劳热良。"

《神灸经纶》(卷四·外科证治):"心疽,当心两乳之中,先热后寒,赤肿引背痛:阴谷。""侵脑,在目锐眦穴中,发下一寸,其症寒战发热,双目痛:支正。"

《太乙神针集解》(足太阳膀胱经穴):"肝俞……骨蒸劳热。""肾俞……身热。"

《针灸集成》(卷二·头面部):"欲泻诸阳之气,先刺百会,次引诸阳热气,使之下行,比之如开砚滴之上孔也。""若热极不能下气者,以绸系颈,则头额太阳及当阳血络自现,即以三棱针贯刺其血络,弃血如粪,神效。"

《针灸集成》(卷二·心胸):"心悲恐烦热:神门、大陵、鱼际、通里、太渊、公孙、肺俞、隐白、三阴交、阴陵泉。"

《针灸集成》(卷二·脚膝):"鹤膝风……身热痛,中脘、委中、风池并针,神效。""肌肤温,而病人自言,寒冷不可忍者:是气不通也,即针十宣、八邪穴,立效,一身同然。"

《针灸集成》(卷二·食不化):"饮食困惫,四肢怠惰,烦热嗜卧:脾俞、然谷、肾俞、解溪。"

《针灸集成》(卷二·疮肿):"肺痈:胸胁引痛,呼吸喘促,身热如火,咳嗽唾痰,不能饮食,昼歇夜剧,即灸骑竹马穴七壮,尺泽、太渊、内关、神门,并针刺通气,以泄毒气;若不愈,更灸骑竹马穴七壮……已脓矣,即以边刃大针,刺破痛边,乳旁腋下向前肋间,使之出脓,后即插纸燃,插与拔,逐日行之,使不塞孔。""热风瘾疹:曲池、曲泽、合谷、列缺、肺俞、鱼际、神门、内关。"

《针灸集成》(卷二·汗部):"身热如火汗不出:命门、中脘、胆俞、孔最三壮,肺俞、太溪、合谷、支沟。"

《针灸集成》(卷二·伤寒及瘟疫):"伤寒犯色:发热,饮食咽塞而还出鼻孔。然谷针,使之饮食即吞,神效。""阴症伤寒弥留,不能退热:乃中气不足之致,脐中百壮,不愈加灸五十壮,或填盐炼脐。"

《针灸集成》(卷二·伤寒及瘟疫):"余热未尽:曲池、合谷、太冲、下三里、内庭。""热病烦心,足寒多汗:先针然谷、太溪、行间,皆补。""热病烦心,汗不出:中冲、劳宫、少冲、关冲、大陵、阳溪、曲泽、孔最,三壮至五壮,即汗。""热病极热,头痛引饮三日:以柔索缠肩下臂上,左右尺泽穴上下青络血,贯刺多出血,弃如粪汁,神效,出血与汗出同,故也。""虾蟆瘟……瘟热大炽,咽肿闭塞,口噤不语、不食,颔下也肿……急以三棱针,贯刺头额上当阳血络及太阳血络,多出恶血,继以绸系其肩下臑上,即针刺左右尺泽大小血络及委中血络,并弃血如粪,则不日而饮水,神效。大头瘟……治法如上。"

《针灸集成》(卷二·呕吐):"呕吐,乍寒乍热,心烦:中脘、商丘、大椎、中冲、胆俞、绝骨。"

《刺疗捷法》(治疗歌):"迎香疗刺商阳穴,合谷曲池尾骶决,地合百劳与天庭,阳明热毒即除灭。""耳门疗属三焦火,肩井合谷刺甚妥,腕后外关与关冲,中冲穴内刺亦可。"

《灸法秘传》(劳伤):"骨蒸劳热,药石乏效者,先灸大椎,并灸胆俞。""久嗽劳热者,灸肺俞。"

《灸法秘传》(伤寒):"伤寒……余热解不尽者,当灸曲池可也。"

《灸法秘传》(热病):"热病……当灸上脘。若烦闷者,须灸行间。"

《灸法秘传》(疹病):"风疹、热疹宜乎合谷、环跳。"

《痧惊合璧》:"弱症兼痧:劳弱之症……烦躁发热,且治其痧,方可治本病……左腿弯有青筋数条,故昏迷痰喘,先刺其痧筋,出其毒血,倍用宝花散,微冷饮之。""卷螺痧:刺印堂一针,刺两嘴角一针,刺承浆一针(即下唇髭须处),刺舌尖一针,并舌下两旁紫筋,刺膻中穴一针,刺大指缝叉口一针。此症舌卷面红,满口痰涎壅盛,气急肚痛身热。""经期发热,鼻血如珠,昏迷沉重,肚腹作胀,延余诊之,脉伏兼痧而经逆者也,宏先善放痧,刺腿弯两针,出紫黑毒血,不愈,余用桃仁、红花、独活、细辛、山查、香附、青皮、童便饮之,经行调理而愈。""喘膈惊症:小儿喘气似风症,潮热如同火上蒸,饮食受寒风呛乳,脐下三火气和平。""苏厥惊症:今有小儿发热发寒,而且啼哭,一时死去,渐渐醒来,或两手竖起,惊撺不定,或乍时听喊,此因物受吓故也,将两乳上离一指用二火,脚复下离一指用三火,两脚心各用一火(手足脚心分左右)。""吐泻惊症:乳食不纳兼恶心,腹胀热还如火熏,乳上心下脐上下,灸治洗浴效如神。""蛇舌惊症:小儿将舌缩又伸,发热烦躁不转睛,莫论男女人中灸,洗浴出汗即安宁。""哑风惊症:今有小儿忽然昏去,不哭不语,遍身发热,手足不动,十分沉重,原因饮食之时惊吓得病……将男左女右顶后一火离三指,人中一火,手足背上大指交骨处俱一火,治迟者不可救。""猛行惊症:夜眠咬牙睡中醒,发热身撺哭又惊,两耳垂下离指半,印堂一炷即安宁。""痴眠惊症:今有小儿发热眼涩,贪眠不醒,及醒又睡……将男左女右耳垂下离一指,用火一炷即安然。""老鸦惊症:今有小儿时当咳嗽啾唧,啼哭不眠,肚腹胞胀,日夜发热不安……将男左女右乳上离一指,用火一炷,如不能转而作眼反变惊悸,心与脐下各离一指,俱用一火。""兔儿惊症:今有小儿乳食不纳,发寒发热,恶心呕吐,肚腹膨胀,指弹如水响一般……将男左女右乳上、心下、脐上下各一火,手足心及肘俱一火。""尪羸惊症:今有小儿饮食如常加倍，身瘦面黄，皮寒内热，[骨蒸]……攒心、攒脐俱离一指，各四火。""扳春惊症：今有小儿遍身发热，气急咳嗽，头仰在后，唇紫目定，不论男女，两手伸开，对中一火，心上下两火，攒脐四火，俱离一指，背后当心上下各一火。""摇摆惊症：今有小儿遍身发热，不思乳食，[腹时疼]，睡梦中手足惊指，又贪睡不语，此因跌扑受吓所致，将两手足掌边大指高骨处火一炷，心下离一指一火，脐上下左右俱离一指，各一火。""足摆惊症：今有小儿遍身发热，睡卧中忽然惊哭，叫喊不已，以致手足齐战，此因被吓得病，不论男女，将两手足大指高骨处、两肘、两膝俱用各一火，乳上、脐下俱离一指，各灸一火。""风寒惊症：今有小儿发热，一时肚腹胀痛，嗷唧不已……将两手足虎口及掌心、脚心、脐上下离一指处，各一火。""猴厥惊症：今有小儿忽然双目不动，口中不语，十分沉重，[冷热相兼]……将两手足大指高骨处、两手肘、两脚膝俱各灸一火，心下、脐下俱离一指，各一火。""鼻塞惊症：今有小儿鼻孔闭塞，出气如喘，[发热]，此因感冒风寒，当顶门一火，鼻孔左右二火，心窝上下二火。""烂风惊症：今有小儿遍身火起浮烂，治用可将黄柏煎水，待温洗刷即消散，忌久油火。""牛舌惊症：今有小儿遍身发热，舌头伸出口外两边，不时进出，死如牛舌一般，[哭肚疼]，此因被打受吓之故，当顶门一火，两腮二火。""尖梦惊症：今有小儿肚痛，啼哭唧唧，发热，睡着手足惊撑……两乳旁、两脚[膝]胯、两手[足]虎口、心下、脐下离一指，各一火。""霍肠惊症：今有小儿肚腹饱胀，疼痛不止，发热啼哭……乳旁一火，心下一火，脐上下左右俱离一指四火。""抽肠惊症：今有小儿遍身发热，叫喊腹痛，肚子郝上郝下，气甚喘急……男左女右，乳旁一火，当心一火，[两肋]，脐上下俱离一指，二火。""肿头惊症：今有小儿发热，头肿身不肿，唇紫腹痛，此因被热太过，当顶一火，耳垂、脐下各一火，对心一火[前心一火后三重]。""吐血惊症：今有小儿口中吐血，发热身瘦[乳食少思痛腹中]，此因饮食感受风寒，延久成痨，印堂一火，乳旁上居中一火,心上下左右一火[攒脐治]。""蛇窝惊症:小儿发热眼眶青,原因乳食受风惊,两手大指高节处,一灸能令儿病轻。"

《小儿烧针法》(乌鸦惊):"此症因哺乳被唬,或吃食物致伤脾胃,大叫一声一厥,眼闭,一搐一跳,闻响即惊,此乃心经有热,烧囟门四点,两口角二点,两肘及手掌心各一点,解溪穴各烧一点,鼻梁上印堂烧一点。"

《小儿烧针法》(肚胀夜啼惊):"此症肚胀如鼓,青筋现露,哭声大叫,一哭一厥,手足热跳,用生姜、潮粉渣、桃皮、飞盐推之,用灯火烧眉心一点,两太阳穴各一点,囟门四点,平心三点,烧脐四点,即愈。"

《小儿烧针法》(潮热惊):"此因失饥伤饱,饮食不纳,脾胃虚弱,身体发热,手足向后乱舞,用灯火烧两手鱼际穴各一点,两虎口各一点,烧脐四点,即好。"

《小儿烧针法》(鹰爪惊):"此症因喂乳受惊,夜眠受唬,致手爪入衣,头仰上,大哭大叫,捏拳,身上发寒,此乃肺经热也,用灯火烧眉心,两太阳穴各一点,两手掌心各一点,涌泉穴各一点,烧脐四点,大敦后灸一点,即好。"

[外国文献]

《针灸则》(七十穴·手足部):"少商……手臂身热。"

《名家灸选三编》(缓治病·虚劳骨蒸):"治骨蒸劳疗法(一医家传):先以蜡绳度男左女右,足大拇指端比齐,令其顺脚心至后跟踏定,却引绳向后,从足跟、足肚,贴肉直上,比至膝湾曲腘中大横纹截断;次令病者平身正坐,解发分顶,中露头缝,取所比蜡绳,一头齐鼻端按定,引绳向上,循头缝、项背,贴肉垂下,至绳头尽处,以墨点记是穴;次别以一绳比量男左女右,从五指本节至指端,先以绳头从大指比,次第至小指,每指以墨记绳讫,当绳头于脊中,初点墨上垂下,即当蜡绳每指墨记之处,假以墨点脊中(非是穴);次以同身寸亦当脊中最下假点,垂下尽处点记(是穴);次当每五指假点各开五分,第一指,男灸左旁,第二指,灸右旁,以下三穴准之,女则反之,都七穴点记毕,当以所比之蜡绳,投弃川流,又灸之,则当有虫下,亦须投去川流云。又法,名新四穴(一医家传):先当七椎、九椎节下间点记,次当二穴中间左右二穴点记,要两旁开与上下二穴方正。又法(竹田家古传):十一俞、章门、五俞、十四俞、四华穴,右同时下火。"

［民国前期文献摘录］

《西法针灸》(第三章·第一节):"扁桃腺炎……扁桃腺肿胀发痛,咽下困难,口角流涎,甚者发热……单纯者用含漱剂,颈部卷湿温绷带,扁桃腺部,施针术按摩术。""盲肠炎……右肠骨窝部作痛殊剧,恶寒发热……以均匀之手势,徐徐按摩腹部,并于下列之部针之:巨阙、上脘、天枢、大横、腹结、气冲、章门、承山、膀胱俞。""腹膜炎……恶寒发热,烦渴呕吐,腹部剧痛,紧张膨满……须先令病者仰卧静息,少腹施冰罨法,此病之痛者,即微触亦疼痛不堪,故难施按摩术,针术苟非纯熟者,亦不得妄刺,其可针之部位则如下:上脘、公孙、三里(足)、水分、内庭、章门、关元、期门、肝俞、幽门、天枢、阴都、承山。"

《西法针灸》(第三章·第六节):"急性肾脏炎……恶寒战栗,发热头痛,肾脏部疼痛……宜灸下列之部:期门、风池、天枢、肾俞、石门、关元、章门、脾俞、肝俞、膀胱俞、痞根。"

《西法针灸》(第三章·第七节):"脑膜炎……恶寒战栗,体温暴升,头痛眩晕,谵语昏睡,呕吐痉挛,牙关紧急……头部施冰罨法,后于下列之部针之:哑门、风府、风门、心俞、印堂、百会、人中(人事不省之时,乃针此穴)、中冲、大敦、隐白,灸法亦佳,但须在下列之部:心俞、章门、天枢、神阙、气海。"

《针灸秘授全书》(头风眼花):"若头痛如破,身热骨蒸:灸命门。"

《针灸秘授全书》(头风头痛脑痛):"若头痛如破,身热如火:命门。"

《针灸秘授全书》(伤寒发热头痛):"伤寒,发热头痛:侠溪、神道、后溪、通里、命门、灸合谷、刺至阴。"

《针灸秘授全书》(身热骨痛一):"身热骨痛:中冲、大陵、后溪、大杼、大椎。"

《针灸秘授全书》(身热骨痛二):"身热骨痛:命门、膏肓、三里、大陵、刺中冲。"

《针灸秘授全书》(热极妄语):"热极妄语:灸身柱、风池,又神庭(禁灸),刺头维。"

《针灸秘授全书》(寒热(即疟疾)):"先寒后热:绝骨、膏肓、百会、合谷、后溪、公孙、侠溪。""热多寒少:内关、后溪、间使、百劳、曲池、然谷。"

《针灸秘授全书》(骨蒸痨热):"骨蒸痨热:重膈俞、次之膏肓(此穴灸后,宜灸足三里,引火于下,以固其本)、又次胆俞、刺中冲、大椎。"

《针灸秘授全书》(痰火):"痰火:肩髃、肺俞、劳宫(肩肺二穴,清痰降火)。"

《针灸秘授全书》(鹅掌疯):"灸劳宫,此穴惟痰火、口疮、手疮,俱有灵验。"

《针灸简易》(放痧分经诀):"遍体热燥不衣被,手少阳痧三焦分(放手无名指)。"

《针灸简易》(审穴歌):"大杼治发热遍身。""支沟能治相火脏。"

《针灸简易》(穴道诊治歌·后身部):"大杼……遍身发热并痰痪。"

《针灸简易》(穴道诊治歌·手部):"阳溪……头痛热病鬼惊狂。"

《针灸简易》(穴道诊治歌·足部):"窍阴……胁痛咳逆热燥烦。"

《针灸治疗实验集》(2·一):"一小孩,年四岁,今夏五月间,被寒壅塞经络，偶患急惊风症，两目上窜，手足摇战，舌舞、浑身烧热，纹色紫赤，透达气关，病势危急，即针百会、人中、承浆、手三里、少商、中脘、气海，立刻奏效。"

《针灸治疗实验集》(7)："年一周又五月……面黄肌瘦，不思饮食，腹胀溲赤，便溏消化不良，搔鼻搔手，啼哭无常，潮热无定……据婶氏言猴子疳积之情状，与上述无差异，特征乃在两手四指中节纹内，呈有红色络纹瘀点一二粒，审之舍侸指上果然。用缝针刺其瘀点约一分深，流出黄色稠粘之浓液，性甚坚韧，以指引之，可成丝状，伸长寸余，以棉试净，至出清血为度。"

《针灸治疗实验集》(13)："十一岁，于二月八日，患脊髓脑膜炎，脊强反折，炎热如火，呕吐头痛……刺大陵、人中、关冲而退热，刺天柱而鼻涕出，刺百会而头项亦能俯仰，当场见效，越日而火复上炎，再灸百会五壮，灸夹脊各七壮，即完全治愈。"

《针灸治疗实验集》(19)："年三十四岁，患白喉，身热，背寒……即将合谷、颊车二穴各针七分，立时热减能咽水。"

《针灸治疗实验集》(23·1)："年方四岁……因感受风温发热，四天不退，邀峰诊治，至其家欲察指纹，而该儿惊搐，遂起手足抽掣，角弓反张，目回视，急投以紫雪丹，勉强灌入，神智稍苏，抽搐仍然，再用三棱针一刺少商、人中、大椎、曲池，其搐立止。"

《针灸治疗实验集》(24)："伤寒……三十左右，男性，住汤家桥，症状头疼发热，无汗脉浮数，治一次针中脘、曲池、合谷、外关、大都、经渠、风府、风池、头维、攒竹，治之历二小时，出汗，至翌日愈。"

《针灸治疗实验集》(26)："九十岁，于夜间受病，先不省人事，约二小时苏，见神见鬼之乱撤，口眼㖞斜，目珠红色，烧热甚重，予到前诊治之，二脉微微，施之针术，合谷、少商、曲泽、百会、风府及十三鬼穴，皆针灸之，于鸡鸣时就平安矣。"

《针灸治疗实验集》(31·二)："年十六岁……咳嗽潮热，痰中夹血，风寒袭于肺络，致肺血夹痰而出，第一次针肺俞灸五壮，针百劳灸三壮,第二次针百劳,灸足三里,第三次针肺俞、中脘,第四次针列缺、风门,痊愈。"

《针灸治疗实验集》(32):"年三十八岁……因受风寒外感,故作头疼眩晕,烧冷身痛不食之症……视其头则筋脉跳动,诊其脉则两寸浮数,以针向患者头顶中央百会穴处刺入约二三分深,又向项部风府穴处刺入约二三分深,又向两手虎口合谷处刺入约五六分深,以上针穴,均行针大约一小时之久,然后次第将针退出。"

《针灸治疗实验集》(40):"年十五岁,忽然壮热面赤,咽痛唇干,心中流热,舌胎黄而干燥,两脉洪大,此系温郁而成,余遂刺少商、中冲、关冲、少冲、委中,俱出血,又微觉烦渴,刺人中出血,即日奏效,三日全愈。"

《针灸治疗实验集》(41):"乳痛……忽来恶寒热,热度至三十八度三十九度,全身违和,食欲不振,次日拂晓,寒退热低,左乳房内生硬结大如碗圆一块,肿胀潮红,痛不堪言,小孩吸乳,痛叫欲哭。遂于乳根、三里各针泻一次,越数时,痛虽未平,红肿已消,胀亦稍舒,当晚复灸,乳根、步廊、肝俞各三壮,一觉醒来,诸症全消,惟硬结尚有如小桃核大,过二三日,无形消失,体健宛如常人。"

《针灸治疗实验集》(47):"年念五岁,右乳根结块坚硬,红肿胀痛,形寒发热,大有作脓之势……余为之针足三里、乳根、太冲三次,一次而肿退块消。"

《针灸治疗实验集》(49):"年二十六岁……患霍乱时疫,吐泻腹痛,身热,为针少商、合谷、曲池、中脘、委中、阴陵、承山、阳辅、太白、中封、大都、昆仑等穴而愈。"

《金针秘传》(针验摘录·膈食):"膈症,三年来不能进粒米,仅以流汁度其生命,咽中如有物窒塞,腹虽觉饥而不能下咽,夜来必有潮热,经亦不调而多带,细思非舒肝和脾,不能开其生机,徒治胃病,如以石投水,乃先刺期门,再针膈俞、白环俞、中脘、中极等穴,食欲大增,并能经调带止,今年已育麟儿。"

《金针秘传》(针验摘录·干血):"曹女年十七,忽停经九月,人渐瘦,脉沉实,舌白口渴心烧,中脘痛,少腹左胁下痛而拒按,夜来潮热盗汗,便结溲少而热,微咳无痰,皮肤枯燥,肌如甲错,无一不是干血痨之症状……乃一方用去瘀之法,刺其肝脾各经之穴,其腹痛拒按之状渐解,一方又以培养新血之法,从期门等穴启其生机,心烧潮热等症亦退,前后月余,其经复至,诸病霍然。"

《黄帝明堂经辑校》:"热病汗不出,陷谷主之。"

[现代文献题录]

(限本节引用者,按首位作者首字的汉语拼音排序)

白雪媛,卢凤彩.刮痧针刺治疗发热.中国针灸,2003,23(8):467.

毕克进.针刺治疗小儿高热88例.中国中医急症,2001,10(4):231.

曹文钟,徐慧聊,刘玉萍,等.三部法治疗发热393例.中国针灸,1997,17(1):49.

陈克勤.火针点刺常有奇效//胡熙明.针灸临证指南.北京:人民卫生出版社,1991:439.

陈宋娟.应用敷贴法治婴幼儿疾病的体会.广州中医学院学报,1987,4(3):46.

程桂凤.锋勾针治疗发热的初步观察.甘肃中医,1995,8(3):31.

丛方方,朱姬莲,石秀丽.中药外敷涌泉穴治疗小儿外感发热60例.国医论坛,2013,28(2):32.

崔周燮,王慧琚.安痛定加地塞米松穴位注射治疗顽固性高热.中西医结合杂志,1986,6(12):722.

邓玲,赵建国.针刺大椎治疗感冒高热临床观察.中国针灸,2006,26(8):554-556.

邓秋妹.壮医药线点灸治疗感冒480例临床观察.中国民族医药杂志,1998,4(1):19.

董全声,董新民,先茂全.强弱电针对内毒素致热兔散热过程影响对比观察.上海针灸杂志,1999,18(5):34.

方红,楼建华.生山栀外敷治疗小儿发热60例.中医杂志,1991,32(12):32.

方剑乔,高镇五,林咸明.不同腧穴针刺对内毒素致热家兔模型的影响.中医药学报,1996,24(6):39.

方剑乔,林咸明,徐晓.不同时机针刺对内毒素致热家兔肛温的影响.上海针灸杂志,1997,16(5):30.

冯润身.针灸论治时-空结构初探.内蒙古中医药,1987,6(1):15.

冯晓纯,冯晓娜,张强,等.刮痧治疗小儿外感发热.吉林中医药,2014,21(5):486-488.

高国巡.针刺治疗急性发热521例临床观察.中国针灸,1989,9(1):4.

郭佳土.半刺疗法治疗功能性发热.中国针灸,1998,18(10):631.

韩艾,吕英,徐占光,等.针刺配合中药治疗高热40例报告.中国中医急症,1993,2(6):282.

韩选明,杨茹,郭建春,等.吴茱萸穴位贴敷配合治疗小儿感染性发热的临床研究.陕西中医,2014,35(3):295-296.

何平,唐彦,程毅,等.栀黄退热散外敷佐治小儿外感发热的临床观察.辽宁中医杂志,2006,33(9):1153-1154.

何伟.误补固邪医案.针灸临床杂志,1996,12(5-6):90.

贺普仁.贺普仁临证经验//陈佑邦,邓良月.当代中国针灸临证精要.天津:天津科学技术出版社,1987:320.

洪恩四,伍学洲,苏东明.刺络放血对实验性发热家兔的体温及红细胞免疫功能的影响.中国针灸,1993,13(1):30.

洪恩四.刺络放血对实验性发热家兔溶菌酶含量及白细胞总数的影响.中国针灸,1995,15(1):34.

侯健,孙红兵,王家祥.孙学全针刺治疗壮热经验.针灸临床杂志,1996,12(5-6):14.

黄美明.黄美明临证经验//陈佑邦,邓良月.当代中国针灸临证精要.天津:天津科学技术出版社,1987:386.

黄向红.栀子桃仁泥贴敷涌泉穴治疗小儿发热40例临床疗效观察.四川中医,2013,31(8):159-161.

黄选玮,麻福昌,梅国胜.针灸结合辨证用药治疗持续低热57例.贵阳中医学院学报,2001,23(4):45.

黄再军.三棱针刺血治高热.四川中医,1991,9(7):47.

江崇我,祝军.以桂枝为君外敷涌泉、神阙治愈产后感染高热18例.新中医,1996,28(3):34.

焦文汉,梅子英,张存志.针刺督脉经穴治小儿发热45例.河北中医,1985,7(6):41.

李继功,姜其善.涌泉穴敷药治疗小儿发热.山东中医杂志,1995,14(4):178.

李历城.针刺推拿 配用效佳//胡熙明.针灸临证指南.北京:人民卫生出版社,1991:440.

李明智.针灸治疗顽固性低热.上海针灸杂志,1994,13(6):282.

李戎,邰传芳.20世纪50年代针灸治疗"非典"案.中国针灸,2003,23(8):467.

李秀芳.十宣放血治小儿高热惊厥护理体会.江西中医药,1999,30(6):38.

李子南.外敷法在儿科急症中的应用.湖南中医杂志,1991,7(3):15.

林永香,孟宪凯,邵泽伟.穴位注射治疗长期低热38例.上海针灸杂志,1996,15(1):11.

刘冠军.刘冠军临证经验//陈佑邦,邓良月.当代中国针灸临证精要.天津:天津科学技术出版社,1987:124.

刘桂香．耳穴压豆对小儿退热作用的观察．山东中医杂志，1988,7（1）:24．

刘汉涛,易友珍．外敷涌泉穴治疗感冒35例．中医外治杂志，2000,9（1）:53．

刘佳双,黄永泉．针刺大椎穴加火罐治疗急性发热50例．黑龙江中医药,1999,28（2）:51．

刘雨星,梁繁荣,付戈,等．刺血疗法对AA大鼠的镇痛泻热效应研究．四川中医,2004,22（11）:18．

卢舟舟．针刺、放血治疗小儿高热50例．新中医,1998,30（12）:21．

陆川,邵丽川．壮医药线点灸治疗风热型感冒520例．中国民间疗法,2007,15（2）:14-15．

吕桂兰,孙海燕．推拿治疗小儿感冒发热30例观察．中医函授通讯,1998,17（3）:34．

吕金仓,白亚平,宋敏花．曲池穴滞针手法治疗发热．中国针灸,2003,23（8）:466．

吕卫东．针刺退热44例临床浅析．针灸临床杂志,1996,12（9）:19．

马少武．外用退热散治疗小儿发热．四川中医,1991,9（10）:4．

孟凡会,胡景新,刘自强,等．针刺家兔命门穴对白细胞致热原性发热效应的影响．中国中西医结合杂志,1994,14（1）:39．

裴良才．耳穴放血退热的临床体会．针灸临床杂志,1995,11（9）:46．

阮经文．针刺大椎穴治疗低热33例．上海针灸杂志,1997,16（4）:22．

申健,王志良．针刺下都穴治疗发热254例疗效观察．新疆中医药,1989,7（4）:32．

石昌熙．药浴治疗小儿外感发热30例．中国民间疗法,1999,7（10）:2．

石志鸿,张勤.点穴与针刺治疗小儿发热63例临床观察.针灸临床杂志,1998,14(8):22.

苏世平,杨浩琴.外敷退热散治疗高热76例.陕西中医,1988,9(11):503.

孙晋平.针刺耳背静脉出血退热的临床观察.中级医刊,1990,25(11):57.

孙丽峰,孙申田,王薇.毫针点刺足三里、四缝穴治疗小儿外感发热21例.针灸临床杂志,2010,26(11):2.

谭秀英,谢思冰.放血疗法治疗高热的疗效观察.贵阳中医学院学报,1997,19(3):51.

田从豁,刘保延.针灸治愈长期发热1例报告.中西医结合杂志,1990,10(9):525.

万廷宽.石膏青蒿散肺腧穴敷之退热.新疆中医药,1987,5(4):封三.

王伏峰.耳尖点刺放血在儿科疾病中的应用.浙江中医杂志,1999,34(2):75.

王光安,张王伟."一式三法"推拿治疗小儿食积发热45例.中国针灸,2014,34(9):877-878.

王明义,姚九香.自拟退热膏取穴外敷治疗高热45例.新中医,1995,27(8):28.

王腾千,阎乐法.单味大黄外敷治疗小儿急性扁桃体炎.中医药研究,1991,7(1):37.

王秀芳,李志云.中药刮痧治疗小儿上呼吸道感染发热的疗效观察.河北医药,2012,34(2):289.

王秀坤,田力.大椎刺血佐治疗小儿外感发热30例临床疗效分析.辽宁中医药大学学报,2007,9(5):146-147.

王中平.雄鸡敷脐法治疗小儿高热.湖南中医杂志,1989,5(2):22.

魏稼.针刺治疗流行性脑脊髓膜炎的针刺治疗体会.中医杂

志,1982,23(1):56-57.

魏晓日.多穴不留针对发热患者即时退热效果观察.上海针灸杂志,1999,18(6):20.

文益华.紫雪丹敷脐治疗小儿高热200例.河北中医,1991,13(4):12.

吴震西.感冒发热有哪些外治方法.中医杂志,1991,32(11):56.

夏新红,王琦,刘昌玉,等.小儿退热贴治疗外感发热的临床研究.中国中西医结合杂志,2001,21(2):99.

肖蕾,蒋戈利,赵建国,等.针刺大椎对感冒高热退热效果进行临床观察.中国针灸,2007,27(3):169-172.

徐宏玺,程淑冉.推拿治疗小儿发热120例.山东中医杂志,1997,16(1):25.

徐坤三.关元穴除热医案二则.中国针灸,1998,18(3):170.

徐士象.肩井穴刮痧治疗小儿外感发热30例临床疗效及时效性观察.江苏中医药,2012,44(10):60.

闫继勤,周长运,李公民.重组人白细胞介素-2穴位注射对癌症发热的疗效观察.中国针灸,1999,19(7):415.

闫继勤,杨大木,赵汝成,等.足三里穴位注射治疗上消化道恶性肿瘤持续发热.中国针灸,1997,17(11):687.

杨景柱.用烧山火透天凉手法对小儿降温疗效观察.中国针灸,1988,8(4):49.

余丽娥.针刺大椎穴治疗长期低热30例.新中医,2001,33(7):42.

喻喜春.刺络放血 可速收功//胡熙明.针灸临证指南.北京:人民卫生出版社,1991:440.

袁志太.灸百会、点刺大椎穴治疗发热.中国针灸,2003,23(8):466.

曾立崑.退热散外敷治疗小儿高热137例的体会.湖南中医

杂志,1989,5(6):13.

曾立崑.外敷为主治疗小儿内科急症举隅.浙江中医杂志,1990,25(7):320.

张国武.针刺配穴位注射治疗发热.中国针灸,2003,23(8):467.

张宏琴,张进安,张小珍.蝉蜕饼外敷治疗小儿发热90例.浙江中医杂志,1994(11):525.

张可宾.走罐退高热28例疗效观察.中级医刊,1998,33(4):51.

张笑玲.针刺治疗小儿高烧37例临床观察.中国针灸,1987,7(5):50.

张迎华.电针治疗高热54例.上海针灸杂志,1998,17(3):19.

赵利冰.针灸治疗上呼吸道感染发热42例.四川中医,2002,20(11):79.

郑怀岳.针刺放血治疗小儿高热100例临床小结.新中医,1986,18(10):32.

郑良希,杨介宾,骆永珍.井穴刺血对发热家兔体温和红细胞免疫功能的影响.中国针灸,1998,18(2):91.

周光辉.鸡血石膏敷脐治疗小儿高热.湖南中医杂志,1988,4(3):53.

周楣声,边春和,程克敏,等.灸法治疗流行性出血热79例临床观察.中国针灸,1987,7(4):15-16.

第二节 疟证

疟证是以寒热往来为主要表现的病证,古代针灸文献中凡有"疟"字样的内容,本节均予收入。中医学认为,本证多由疟邪侵犯人体所致,但其发病与寒湿饮食伤脾、体质虚弱等因素也有关系,临床可分为寒、热、湿、风、虚等型。西医学中的疟疾,以及回归热、黑热病、病毒性感染等疾病与本证相关。涉及疟证的古代针灸文献共 430 条,合 795 穴次;涉及疟疾的现代针灸文献共 37 篇,合 256 穴次。将古今文献的统计结果相对照,可列出表 2-1~表 2-4(表中数字为文献中出现的次数)。

表 2-1　常用经脉的古今对照表

经脉	古代(穴次)	现代(穴次)
相同	膀胱经 120、督脉 86、大肠经 70、胃经 68、心包经 61、小肠经 61、胆经 53	督脉 69、心包经 38、胃经 25、大肠经 23、膀胱经 19、胆经 17、小肠经 14
不同	脾经 52	

表 2-2　常用部位的古今对照表

部位	古代(穴次)	现代(穴次)
相同	上背 135、手背 119、臂阴 77、头面颈 50、腿阳 43	上背 69、臂阴 39、手背 32、头面颈 23、腿阳 34
不同	足背 98、足阴 83、胸脘 46	

表 2-3　常用穴位的古今对照表

穴位		古代（穴次）	现代（穴次）
相同	上肢	间使 38、后溪 34、合谷 26、曲池 17、列缺 14、内关 11	间使 19、合谷 15、内关 15、后溪 13、曲池 6、列缺 5
	下肢	足三里 11	足三里 17
	上背	大椎 31、脾俞 15	大椎 32、脾俞 5
	脘腹	中脘 16	中脘 4
相似	肾经	太溪 10	复溜 5
	胆经	悬钟 11	阳陵泉 4
	上背	谚譆 17、百劳 11	陶道 18
不同	脾胃	公孙 31、内庭 15、厉兑 11、陷谷 10	
	脘腹	章门 11	
	头面	百会 12	风池 6、太阳 5

表 2-4　治疗方法的古今对照表

方法	古代（条次）	现代（篇次）
相同	艾灸 75、针刺 30、刺血 20、敷涂 5	针刺 33、艾灸 8、敷贴 2、刺血 2
不同	点烙 2、火针 1、束指 1	穴位注射 1、推拿 1、电针 1、拔罐 1、耳穴 1

　　根据以上各表,可对疟证的古今针灸治疗特点作以下比较分析。

【循经取穴对照】

　　表 2-1 显示,古今治疗本病均取阳经穴(除手少阳外)以及心包经穴,这是大体相同的,此当疟邪多行于阳经,而心包经穴可

截断疟邪逆传之路,又可清体内之热之故。《灵枢经·经脉》中,足太阳、足阳明、足少阳经的"所生病"分别有"痔疟""狂疟温淫""汗出振寒疟"之证,即为古代取阳经穴之例。对古、今相关经脉穴次及其所占各自总穴次的百分比进行比较,列出表2-5,可见古今取穴尚有若干差异。

表2-5　常用经脉的穴次及其分占古、今总穴次的百分比和其位次对照表

	古代	现代
足太阳经	120(15.09%,第一位)	19(7.42%,第五位)
足太阴经	52(6.54%,第七位)	4(1.56%,第十一位)
督脉	86(10.82%,第二位)	69(26.95%,第一位)
心厥阴经	61(7.67%,并列第五位)	38(14.84%,第二位)
手阳明经	70(8.81%,第三位)	23(8.98%,第四位)
足阳明经	68(8.55%,第四位)	25(9.77%,第三位)
手太阳经	61(7.67%,并列第五位)	14(5.47%,第七位)
足少阳经	53(6.67%,第六位)	17(6.64%,第六位)

表2-5中的百分比显示,**古代比现代更重视足太阳经和足太阴经穴,而现代比古代更重视督脉与心包经穴,这些是古今不同的**。而其他多数经脉穴次的百分比,古今相近。虽然疟证有位于半表半里之说,但少阳经穴次并不突出。

就穴位而言,表2-3显示,**古今均取督脉大椎,太阳经后溪、脾俞,阳明经合谷、曲池、足三里,这些是相同的**。古代取少阳经悬钟,现代则取阳陵泉;古代取督脉百会,现代则取陶道,这些是相似的。**古代又取太阳经譩譆,阳明经内庭、厉兑、陷谷,足太阴脾经公孙,而现代则取少阳经风池,这些是古今不同的**。就穴次而言,古代背俞穴的次数较多,致使古代膀胱经穴次较高;而现代较集中地选取大椎、陶道、间使、内关(可能与现代信息传递迅速广泛相关),致使现代督脉与心包经穴次较高。

【分部取穴比较】

1. 古今均取上背部穴　疟邪入侵,先犯太阳,而寒湿饮食伤脾亦与发病相关,因此治疗当疏解太阳,健脾化湿,故多取上背部相应穴,在古、今文献中分别达135、69穴次,同列各部的第一位,分占各自总穴次的16.98%、26.95%,可见**现代比古代更重视上背部穴**。就穴位而言,表2-3显示,**古今均取大椎、脾俞,这是相同的**;古代还取谚谚、百劳、大杼,现代则取陶道,这是相似的。就穴次而言,现代集中选取大椎、陶道,导致现代上背部穴次的百分比较高。

古代取上背部穴者,如《外台秘要》载:"疗瘴疟服药后灸法,灸大椎三四十壮,无不断。"《扁鹊神应针灸玉龙经》"针灸歌"道:"疟灸脾俞寒热退。"《太平圣惠方》载:谚谚主"温疟寒疟"。《磐石金直刺秘诀》言:"五种疟疾:间使(寒补热泻),未愈者百劳。"《医宗金鉴》曰:大杼"兼刺疟疾咳嗽痰"。然而,古代所谓百劳、大杼,有时实指大椎穴。如《玉龙歌》道:"须得百劳椎骨穴。"《针灸大全》中"八法主治病症"载:"百劳一穴(即大椎穴)。"《经穴汇解》认为大杼即大椎。此外,《类经图翼》曰:"疟疾:三椎,骨节上灸亦可愈。"《医学入门》载:胃俞主"疟疾,善饥不能食";膈俞主"痰疟,痃癖"。上述"三椎"(身柱)、胃俞、膈俞亦在上背部。

现代取上背部穴者,如焦国瑞介绍中国医学科学院江苏分院寄生虫病研究所治疗疟疾,针刺大椎、陶道等;李国桥介绍20世纪国家治疟攻关课题,针刺大椎、陶道、肝俞、膈俞等;肖少卿等治疗间日疟,针刺大椎、陶道、至阳、脾俞等;柳少青等治疗恶性疟疾病久者,针刺脾俞等;广州中医学院(现广州中医药大学)以针刺治疟,结果显示大椎疗效最好,其花冠状细胞百分数最佳。

2. 古今均取手背部穴　手三阳经起于手背部,该部的井、荥、输穴经气旺盛,取之则可抵抗阳疟之邪,因此在古、今文献中,手背部分别为119、32穴次,分列各部的第二、第四位,分占各自总穴次的14.97%、12.50%,百分比相近。就穴位而言,**古今均取后溪、合谷,这是相同的**。

古代取手背部穴者,如《玉龙赋》道:"时疫痎疟寻后溪。"《针灸集书》载:合谷"治疟疾"。此外,《备急千金要方》语:"凡灸疟者","从手臂发者,灸三间";"列缺、后溪、少泽、前谷,主疟寒热"。《针灸聚英》"六十六穴歌"道:"痎疟及中满,商阳刺便通。"《针灸甲乙经》载:液门主"疟,头(项)痛";中渚主"疟发有四时,面上赤"。上述三间、少泽、前谷、商阳、液门、中渚亦位于手背部。

现代取手背部穴者,如焦国瑞介绍蔡戴治疗疟疾,在发作前1~2小时针刺合谷、后溪等;焦国瑞介绍中国医学科学院江苏分院寄生虫病研究所治疟,针刺合谷等;杨介宾则针刺后溪等;王立早认为,针刺后溪等穴可发挥清疟之根本作用;孙强治疗疟疾汗多针合谷,热重针后溪。此外,方选书治疗本病,针刺"疟门穴"(手背第3、4指间赤白肉际),深1寸,施提插捻转,或用电针,而"疟门"亦在手背部。

3. 古今均取臂阴面穴 叶天士言:"温邪上受,首先犯肺,逆传心包。"可见疟邪侵犯人体后,可迅速传变,经过肺卫,犯及心包,累及营分,使病情加重,因此治疗多取肺经、心包经穴以截疟,致使臂阴面穴次亦较高,在古、今文献中,分别为77、39穴次,分列各部的第五、第二位,分占各自总穴次的9.69%、15.23%,可见**现代比古代更重视臂阴面穴**。就穴位而言,**古今均常取间使、列缺、内关,这是相同的**。就穴次而言,现代集中选取间使、内关,致使现代臂阴面穴次的百分比增高。

古代取臂阴面穴者,如《流注指要赋》曰:"疟生寒热兮,仗间使以扶持。"《肘后歌》道:"疟疾三日得一发","热多寒少用间使"。《针灸甲乙经》曰:"疟,寒热盛,列缺主之。"《针灸聚英》"八法八穴歌"云:"疟疾内关独当。"此外,《针灸内篇》载:经渠主"咳,疟"。《备急千金要方》言:"五脏一切诸疟,灸尺泽七壮。"上述经渠、尺泽亦位于臂阴面。

现代取臂阴面穴者,如李国桥介绍20世纪国家治疟攻关课题,针刺内关、间使等;焦国瑞介绍欧阳勋治疗恶性疟疾,针刺内关、间使、列缺等,施中等刺激,然后施灸,以皮肤显红晕为度;吴瑛治疗间日疟、恶性疟,于发作前2小时针刺内关、间使等,留针30分钟,每5分钟施强刺激1次。

4. 古今均取头面部穴 疟邪行于阳,而《难经·四十七难》曰:"人头者,诸阳之会也。"因而治疗本证亦取头面部穴,在古、今文献中,分别为50、23穴次,分列各部的第六、第五位,分占各自总穴次的6.29%、8.98%,可见**现代百分比略高于古代**。就穴位而言,**古代取百会,现代则取风池、太阳**,这有所不同。就穴次而言,现代更多选取风池、太阳等穴,致使现代头面部穴次的百分比增高。

古今取头面部穴者,如晋代《针灸甲乙经》曰:"痎疟,神庭及百会主之。""痎疟,上星主之。"(神庭、上星亦位于头面部)现代李晋青治疗非洲恶性疟疾后遗症,针刺百会、风池、太阳等,施捻转提插手法使得气,根据虚实用补泻手法;陈燕鸣等治疗非洲恶性疟疾疼痛,针刺风池等,施平补平泻;刘绍裕治疗恶性疟头痛,针刺太阳等。

5. 古今均取腿阳面穴 足阳明可清泄阳明以除热,足少阳可和解少阳以截疟,足太阳可疏解太阳以达邪,而足三阳经行于腿阳面,因此在古、今文献中腿阳面分别为43、34穴次,分列各部的第八、第三位,分占各自总穴次的5.41%、13.28%,可见**现代比古代更重视腿阳面穴**。就穴位而言,**古今均常取足三里**,这是相同的;古代还取悬钟,现代则取阳陵泉,这是相似的。就穴次而言,现代更多选取足三里等穴,导致现代腿阳面穴次百分比的增加。

古代取腿阳面穴者,如《神应经·疟疾部》载:"热多寒少:间使、三里。"《针灸逢源·症治要穴歌》道:"更加三里悬钟穴,疟发脾寒即便康。"《素问·刺疟》曰："刺疟者"，"以镵针针绝骨出血，立已"。

现代取腿阳面穴者，如李国桥介绍20世纪国家治疟攻关课题，针刺足三里等；钱宝廷治疗疟疾之下肢关节痛，针刺阳陵泉等；刘绍裕治疗恶性疟疾胸闷胁痛，针刺内关、阳陵泉，久病体弱针刺足三里、三阴交；广州中医学院治疗疟疾的结果显示，针刺足三里加大椎的疗效胜于单纯针刺大椎，两穴合用可提高淋巴细胞转阴率。

6. 古代选取足部穴 足三阳经起于足阳部，该部经气旺盛，取之亦可抵抗阳疟之邪；而足三阴在足部之穴可健脾化湿，又可抵抗犯及阴分之疟邪，因此在古代文献中，足阳、足阴分别为98、83穴次，分列各部的第三、第四位，分占古代总穴次的12.33%、**10.44%，常用穴为足阳部的内庭、厉兑、陷谷，阴部的公孙、太溪**。如《备急千金要方》语："厉兑、内庭，主疟不嗜食。"《太平圣惠方》曰："陷谷：疼疟发寒热也。"《针经指南》载：公孙主"疟疾心痛（心包络）"。《针灸聚英》"八法八穴歌"道：公孙主"肠风疟疾心疼"。《医学入门》云："肾疟太溪。"此外，《素问·刺疟》云："刺疟者"，"刺至阴"。《针灸甲乙经》载：丘墟主"疟，振寒"。《备急千金要方》言："冲阳主疟，先寒洗淅甚久而热，热去汗出。""侠溪主疟，足痛。"《医宗金鉴》道："痞疸寒疟商邱主。"上述至阴、丘墟、冲阳、侠溪、商丘亦位于足部。而现代取足阳、足阴分别为3、6穴次，分列现代各部的第十、第九（并列）位，分占现代总穴次的1.17%、2.34%，未被列入常用部位，不如古代。

7. 古代选取胸脘部穴 胸脘部穴可以健脾化湿，和胃补虚，软坚散积，致使古代胸脘部达46穴次，列各部的第七位，占现代总穴次的5.79%，**常用穴为中脘、章门**。其中，中脘为胃之募穴，有健脾和胃之功；章门为脾之募穴，位于脾脏之部，又可治疟久而形成的"疟母"（相当于西医学中的脾肿大）。如《扁鹊心书》言："胃疟"，"甚者灸中脘穴三十壮愈"。《圣济总录》载：章门主"山岚瘴疟"。《古今医统大全》曰:"治久疟疟母痞块者","可灸章门二穴"。而现代取胸脘部为7穴次,列现代各部的第八(并列)位,占现代总穴次的2.73%,未被列入常用部位,不如古代。

此外,表2-3显示,**古今又均取曲池穴**,此当该穴为清热要穴,可泄阳明疟热之故。如清代《医宗金鉴》载:曲池"兼治一切疟疾病"。现代柳少青等治疗普通型恶性疟疾,针刺曲池等穴;肖少卿等治疗间日疟之高热,针刺曲池。(但古今臂阳面穴次均不够高,均未被纳入常用部位之列)

【辨证取穴比较】

在本证的古代针灸文献中,有若干内容与八纲、六淫辨证相关,对此可作以下探讨。

1. **寒疟** 含与寒相关者(兼热、寒热及寒轻热重者除外),涉及古代文献共53条,穴位51个,合计84穴次。治疗**多取脾、胃经穴**,其穴次分列各经之第一、二位,此当脾胃为后天之本之故,可化生气血,扶正温阳,以抑制疟邪,祛除阴寒。如《经络汇编》言:"足太阴经脾,其见证也","寒疟"。《针灸大成》载:足太阴经原穴太白,配足阳明经络穴丰隆,可治"疟生振栗兼体羸"。在脾胃经诸穴中,古人**常取公孙、商丘、内庭**。如《铜人腧穴针灸图经》载:公孙主"寒疟"。《针灸大全》载:公孙主治"脾疟,令人怕寒";"胆疟,令人恶寒怕惊";"肺疟,令人心寒怕惊"。《备急千金要方》曰:"商丘主寒疟。"《长桑君天星秘诀歌》道:"寒疟面肿及肠鸣,先取合谷后内庭。"其中,公孙、商丘分别为7、4穴次,分列本类型诸穴之第一、第二位。

古人治疗本类型**亦取肾经以及与其相表里的膀胱经穴**,此当肾属水主寒之故。如《素问·刺疟》曰:"肾疟者,令人洒洒然","手足寒,刺足太阳、少阴"。在该两经中,**太溪、至阴常被选用**,前者为肾经原穴,后者为膀胱经的井穴。如《针灸甲乙经》云:"足少阴疟,令人呕吐甚,多寒少热,欲闭户牖而处,其病难已,取太溪。"《铜人腧穴针灸图经》载:至阴主"转筋寒疟"。此外,《肘后歌》道:疟疾"寒多热少取复溜"。《针灸甲乙经》曰:"疟,多寒少热,大钟主之。"《铜人腧穴针灸图经》载:飞阳主治"寒疟"。《子午流注针经》言:"京骨:寒疟腰疼针下安。"上述大钟、飞扬、京骨亦分属肾经与膀胱经。

古人**还取小肠经少泽、后溪**,它们分别是该经的井穴和输穴,取之可祛太阳卫表之寒。如《针灸聚英》"六十六穴歌"道:"寒疟汗不出,少泽莫迟疑。"《采艾编翼》"疟症"一节载:"后溪:此穴截冷。"

古人又取**大肠经之三间**。如《神应经》载:"寒疟:三间。"《针灸聚英》"六十六穴歌"道:三间主"寒疟及唇焦"。三间为输穴,属木,可生火祛寒。

古人亦根据脏腑和经络的辨证,选取其他相应经穴。如《素问·刺疟》载:"心疟","寒多,不甚热,刺手少阴";"疟方欲寒,刺手阳明太阴、足阳明太阴"。

为了对本类型的取穴与里寒者的取穴进行比较,笔者又统计了古代文献中治疗里寒的内容,兹将两者比较结果列出表2-6。

表2-6 里寒和寒疟的对照表

	最常用穴位	最常用经脉	最常用部位
里寒	关元、太溪、神阙等	任脉、肾经等	胸腹、足阴等
寒疟	公孙、商丘等	脾经、胃经等	足阴、足阳等

表2-6显示,与里寒相比,寒疟的取穴有从阴出阳的倾向。

2.**热疟** 又称温疟,含与热相关者(兼寒、寒热及热轻寒重者除外),涉及古代文献共51条,穴位47个,合计79次。治疗多**取心包经间使、内关**,其中心包经属火,间使为经穴,属金,为水之母,可滋水清热;内关为络穴,可联络上、中、下三焦,清三焦之相火。如《胜玉歌》道:"五疟寒多热更多,间使大杼真妙穴。"《采艾编翼》"疟症"一节曰："间使：此穴截热。"《医宗金鉴》言：内关治"劳热疟疾审补泻,金针抽动立时宁"。

古人治疗本类型**又取督脉大椎**(或称大杼、百劳),其中督脉穴可泻三阳之疟热,而大椎为督脉与六阳经之会。如《太乙神针》载：大椎主"遍身发热,诸般疟疾"。《医学入门》载：大杼"主遍身发热,及疸、疟"。《针灸大全》曰："疟疾大热不退：间使二穴、百劳一穴、绝骨二穴。"

古人**亦取肾经然谷**,其为荥穴,属木,乃火之母；又《难经·六十八难》曰"荥主身热",故清热多取之。如《医宗金鉴》载：然谷主"疝气温疟多渴热"。

古人还**取腹部中脘**等穴,以调腹清热补虚。如《针灸聚英》曰："中脘：温疟先腹痛,先泻。"又如《扁鹊心书》载："一人病疟月余,发热未退","灸命关才五七壮,胁中有气下降,三十壮全愈"。其中"命关"为经外奇穴,亦位于腹部。

清热又取**阳明经穴**,阳明多气多血,一旦受邪则表现为热盛。如《扁鹊神应针灸玉龙经》言："厉兑：热病无汗,如疟。"《针灸甲乙经》语："热疟口干,商阳主之。"

《素问·刺疟》言："温疟汗不出,为五十九刺。"即治疗本型可刺59个清热穴位,它们分布于头部、胸背和四肢。

对上述热疟与寒疟的取穴进行比较,可列出表2-7。

表2-7 寒疟与热疟的取穴对照表

	最常用穴位	最常用经脉	最常用部位
寒疟	公孙、商丘等	脾经、胃经等	足阴、足阳等
热疟	间使、大椎等	心包经、督脉等	上背、臂阴等

表2-7显示,寒疟重视脾经和胃经穴,热疟重视心包经与督脉穴；寒疟多取下半身穴,热疟多取上半身穴。

3. 痰疟 含与痰湿相关者,涉及古代文献共22条,穴位16

个,合计27穴次。治疗**多取与脾胃相关的穴位**膈俞、脾俞、中脘,这是脾运化痰湿的缘故。如《太平圣惠方》载:膈俞主"痰疟,痃癖气块"。《铜人腧穴针灸图经》记:脾俞主"痰疟寒热"。《医宗金鉴》言:中脘"兼治脾痛疟痰晕"。此外,《针灸大全》载:公孙主治"疟疾头痛眩晕,吐痰不已"。《医宗金鉴》曰:陷谷主"无汗振寒痰疟病"。《铜人腧穴针灸图经》载:关门主"痰疟振寒"。上述公孙属脾经,陷谷属胃经,关门位于脘腹部。

古人治疗本型**又取与肺相关的穴位**,以宣肺痰湿。如《灸法秘传》载:"疟疾","痰盛之体,灸其尺泽"。《医宗金鉴》语:大杼"兼刺疟疾咳嗽痰"。《神应经》言:"痰疟寒热:后溪、合谷。"其中尺泽属肺经;大杼在上背部;后溪与督脉相通,与大椎相应;合谷为手阳明之原穴,而手阳明与手太阴相表里。

4. 风疟 含与风相关者,涉及古代文献共4条。所选穴位**以上半身穴与背部阳经穴为主**,此当风为阳邪,轻扬在上之故。如《针灸甲乙经》曰:"风疟,汗不出,偏历主之。"《备急千金要方》言:"谚语、支正、小海,主风疟。"《素问·刺疟》语:"风疟,疟发则汗出恶风,刺三阳经背俞之血者。"

5. 虚疟 含与虚相关者,涉及古代文献共8条,所选穴位**多在上背部和脐腹部**,以补益相关脏腑之虚损。如《太平圣惠方》载:大椎主"五劳七伤,温疟痎疟";膈俞主"虚胀支满,痰疟"。《针灸内篇》载:"谚语:治久疟虚损。"《扁鹊心书》谓:"疟疾","若延绵不绝,乃成脾疟,气虚也,久则元气脱尽而死,灸中脘及左命关各百壮"。《金针百日通》称:"疟暴虚也","今余即以温火二针,针其脐上、脐下、腹左、腹右,及左右肋下之痞结,可不药而愈矣"。

除上述根据八纲、六淫辨证外,**古人又根据经络进行辨证施治**。如《素问·刺疟》载:治疗足太阳之疟,"刺郄中出血";足少阳之疟,"刺足少阳";足阳明之疟,"刺足阳明跗上";足太阴之疟,"即取之";足少阴之疟,"其病难已";足厥阴之疟,"刺足厥阴"。《医学入门》之"杂病穴法"对此进行了阐述,落实到具体穴位:足太阳疟刺金门;足少阳疟刺侠溪;足阳明疟刺冲阳;足太阴疟刺公孙;足少阴疟刺大钟;足厥阴疟刺太冲。"

古人还根据脏腑进行辨证施治。如《素问·刺疟》言:治疗肺疟"刺手太阴、阳明";心疟"刺手少阴";肝疟"刺足厥阴见血";脾疟"刺足太阴";肾疟"刺足太阳、少阴";胃疟"刺足阳明、太阴横脉出血"。《医学入门》之"杂病穴法"亦落实到了具体穴位:"心疟刺神门,肝疟中封,脾疟商丘,肺疟列缺,肾疟大钟,胃疟厉兑。"《针灸大全》中的"八法主治病症"治疗诸脏腑之疟,取公孙,配合相应的穴位组方:心疟配神门、心俞、百劳(即大椎);脾疟配商丘、脾俞、三里;肝疟配中封、肝俞、绝骨;肺疟配列缺、肺俞、合谷;肾疟配大钟、肾俞、申脉;胃疟配厉兑、胃俞、大都;胆疟配临泣、胆俞、期门。

现代针灸临床根据八纲、六淫、经络、脏腑辨证治疗本病的报道不多,**常根据西医分类之不同选取相应穴位**。如现代金长禄治疗恶性疟疾,取大椎、后溪、间使,脑型加人中、疟门、内关,用泻法;胃肠型加上巨虚、天枢、足三里,用平补平泻,重用艾灸;肾型加三阴交、水泉、夜尿点,用小幅度快速捻转法;超高热型加印堂,用透天凉,中冲、涌泉点刺出血;厥冷型加足三里、关元,用烧山火,神阙用艾灸。林桂君等治疗非洲儿童疟疾,取大椎、间使、三阴交、足三里、太溪、合谷,用针刺,感冒型配风池、曲池;非典型型配百会、四神聪、阿是穴;胃肠型配中脘、天枢;脑型配水沟、内关;高热不退配十宣放血;气血双亏型针刺后加艾卷雀啄灸,至皮肤发红。汪亮治疗非洲疟疾,针刺大椎加灸,重者加刺络拔罐,间使透支沟,感冒型配风池、曲池、合谷;非典型型配阿是穴及局部穴;胃肠型配中脘、天枢、合谷、足三里;脑型配人中、内关、三阴交;高热配十宣放血。

此外,古今均有根据临床症状之不同选取不同穴位者。如先秦时期《素问·刺疟》根据首先发病部位之不同,取相应穴:"刺疟者,必先问其病之所先发者,先刺之。先头痛及重者,先刺头上及两额两眉间出血;先项背痛者,先刺之;先腰脊痛者,先刺郄中出血;先手臂痛者,先刺手少阴、阳明十指间;先足胫酸痛者,先刺足阳明十指间出血。"该篇又根据渴与不渴的差别,以及发病间期的不同,取不同经穴:"疟不渴,间日而作,刺足太阳;渴而间日作,刺足少阳。"《灵枢经·杂病》则云:"疟,不渴,间日而作,取足阳明;渴而日作,取手阳明。"现代亦根据症状之不同,配相应穴位,如钱宝廷以针灸治疗疟疾致痛,大椎、间使透外关,头痛配风池、太阳、列缺,上肢关节痛配曲池、天宗,下肢配阳陵泉、血海,胸胁痛配日月、肝俞、胆俞,背痛配陶道、厥阴俞、后溪、委中。

【针灸方法特点】

1. 古今均在发作前预先施治 本证的发作时间有一定规律性,因此古人多在发作前予以施治,以抑制疟邪的活动,截断本证的发作进程。早在秦汉时期《素问·刺疟》中已载:"凡治疟,先发如食顷乃可以治,过之则失时也。""先其发时如食顷而刺之,一刺则衰,二刺则知,三刺则已。"《备急千金要方》曰:"凡灸疟者","于未发前预灸大椎尖头,渐灸过时止";"疟,灸上星及大椎,至发时令满百壮";"觉小异,即灸百会七壮,若后更发,又七壮,极难愈者不过三灸"。上述"先其发时如食顷""于未发前""至发时令满百壮""觉小异"均说明要在发作之前施治;"渐灸过时止"则表明治疗要持续超过发作的时间;"食顷"乃一餐饭的时间。

西医学证实,疟疾的发作与红细胞内疟原虫的增殖周期密切相关,发作前的1~2小时为裂殖子活跃之时,此时裂殖子抵抗能力较差,若能在此时施治,激发机体免疫功能,则可抑制或杀死裂殖子;若等到发作时再治,其疗效就不如先时治,这科学地解释了古代预先施治的机制。

现代治疟也多在发作前1~2小时术术,其中包括针刺、艾灸、刺血、敷贴、穴位注射等。如郑怀岳治疗疟疾,于发作前2小时,用粗针速刺大椎、间使、后溪;卢超亦于发作前 2 小时,取大椎、陶道、曲池、足三里、间使,行温针灸,使穴周皮肤发红,全身微微出汗为佳;刘长修在发作前 1.5 小时,点刺身柱放血;钟岳琦在发作前 2 小时,针刺大椎穴,然后用白胡椒膏敷贴;翟范治疗间日疟,在疟疾发作前 1~2 小时,取双侧合谷,各注入柴胡注射液 0.5ml。

2. 古今均用艾灸 艾叶性温,用火烧灼具温阳补气之功,可以增强免疫力,发挥抵御疟邪的作用,因此在本病的古、今文献中,涉及艾灸者分别为 75 条次、8 篇次,分列古、今诸法之第一、第二位,分占各自总条(篇)次的 17.44% 和 21.62%,可见**现代比古代更重视艾灸疗法**,此当现代认识到灸法对本病疗效的缘故;而现代针灸治疗本病的报道不多,也是导致艾灸百分比上升的原因之一。

(1)艾灸的取穴:唐代《备急千金要方》云:"凡灸疟者,必先问其病之所先发者,先灸之,从头项发者,于未发前预灸大椎尖头,渐灸过时止;从腰脊发者,灸肾俞百壮;从手臂发者,灸三间。"可见古人认为艾灸当取首先发病部位之穴,此为本症艾灸取穴的特点之一。对本证的古代文献进行统计,结果表明,就经脉而言,古人多灸相关的督脉穴;就部位而言,多灸背俞穴及脘腹部穴。现代亦有相关报道。

1)灸取相关督脉穴:疟邪多行于阳,而督脉为阳脉之海,因此古代灸取督脉共 42 穴次,列各经脉之首。如《古今医统大全》言:"小儿疟疾,灸大椎、百会,各随年壮。"《针灸逢源》曰:"命门,灸三壮,治疟母神效。"《针灸集成》语:"痎疟:神道","灸七壮"。《名家灸选三编》治疗疟疾:灸"自九椎至十六椎"。《备急千金要方》称:"疟","以足踏地,以线围足一匝,中折,从大椎向百会,灸线头三七壮,炷如小豆"。《千金翼方》谓:"疟,医并不能救者方,以绳量病人脚,围,绕足跟及五指一匝讫,截断绳,取所量得绳置项上,著反向背上,当绳头处,中脊骨上灸三十壮。"

在督脉诸穴中,**大椎最为常用**,古代共计 17 穴次,列艾灸诸穴之首,盖其为手足六阳经与督交会之处的缘故。如《灸法秘传》记:"诸般疟疾,法当先灸大椎。"《采艾编翼》载:大椎为治疟之"总领,补火,因经取穴"。近代《针灸治疗实验集》叙:"范厚甫,浦城人,年四十六岁,患间日疟近四载,身体弱甚,余为之灸大椎七壮,随愈。"因为督脉属阳经,大椎属阳穴,艾灸属阳法,因此治疗本证多取阳经、阳穴,多用阳法。

现代艾灸也有取大椎等督脉穴者,如翟范治疗间日疟,用艾条灸大椎,至局部皮肤微有汗为止;焦国瑞介绍欧阳勋治疗恶性疟疾,针刺大椎、陶道等穴,施中等刺激,然后施灸,以皮肤显红晕为度。这些均是对古代灸督脉穴的继承。

2)灸取上背部穴:《素问·疟论》言,疟证可"由邪气内薄于五脏,横连募原"所致,因此艾灸除取上述督脉背部穴外,也取与五脏相关的背俞穴,致使古代上背部达48穴次,列艾灸各部穴次之首。如《医学入门》曰:"凡五脏疟,灸五脏俞。"《医宗金鉴》云:"五藏疟灸藏俞平。"在背俞穴中,**古人最常灸的是脾俞**,共8穴次,此当本证多有寒湿饮食伤脾的缘故。如《类经图翼》言:"久疟不愈,黄瘦无力者,灸脾俞七壮即止,盖疟由寒湿饮食伤脾而然,故此穴甚效。"古人也灸其他背部穴,如《医宗金鉴》道:胃俞治"疟疾善饥不能食,艾火多加自可瘥";膈俞"兼夹痰疟疢癖攻"。《周氏经络》言:肺俞主"疟疾、龟背,俱宜灸此"。《千金翼方》谓:"多汗疟病,灸谵谵五十壮。"而现代本病临床灸背俞穴的报道不多。

3)灸取脘腹部穴:治疗本证需健脾和胃,因而古人又灸脘腹部穴,共计17穴次,列艾灸诸部穴次之第二位,其中以**中脘、章门、命关的艾灸次数为高**。如《卫生宝鉴》称:"疟痢并作,月余不愈,饮食全减,形容羸瘦","中脘也,先灸五七壮"。《名家灸选三编》治疗疟疾:"章门彻腹皆灸。"《扁鹊心书》谓:"久患脾疟,灸命关五百壮。"古人又灸脘腹部其他穴,如《肘后备急方》载:"灸疟法:大开口,度上下唇,以绳度心头,灸此度下头百壮。"《备急千金要方》言："一切疟，无问远近，正仰卧，以线量两乳间，中屈，从乳向下灸度头，随年壮，男左女右。"现代焦国瑞介绍欧阳勋治疗恶性疟疾，取章门等穴，施针刺中等刺激，然后施灸，以皮肤显红晕为度，这与古代灸取脘腹部穴是相合的。

　　上述上背部与脘腹部均归属躯干部，古代灸躯干部共计79穴次，占艾灸总穴次的58.36%；而古代灸四肢部穴共43穴次，仅占艾灸总穴次的32.1%，可见古代灸治本证以躯干部穴为多，四肢部穴为少。在四肢部诸穴中，**内庭、后溪受到古人重视**，前者为足阳明之荥穴，后者为督脉交会穴。如《灸法秘传》言："疟疾：日久不已，灸其内庭。"《玉龙歌》道："时行疟疾最难禁，穴法由来未审明，若把后溪穴寻得，多加艾火即时轻。"《针灸治疗实验集》记："族侄黄则宪，年五十二，患时疟，均在下午三点钟起，至夜间四五点钟退，已有五个多月"，"余为之灸大椎七壮，"未效，次日"再灸后溪穴三壮，立愈"。四肢部被施灸的其他穴位还有少泽、尺泽、承山、手五里等。虽然现代也有灸足三里、后溪等穴者，但总的来说现代艾灸也以躯干部穴为多，此与古代相合。

　　（2）**艾灸方法**：除了常规灸法外，古代治疗本证还**采用隔桃叶灸**。桃叶苦平，有杀虫除疟的作用，故用作灸材。如《医心方》称："疟"，"桃叶二七枚，安心上，艾灸叶上十四壮"。**古人又采用"太乙神针"灸**，在穴位上铺数层布或纸，然后将点燃的含药艾条按在布或纸上，该法对人体肌肤的损伤小，又可发挥药物与艾灸的双重作用。如《太乙神针》和《太乙离火感应神针》载，用"太乙神针"法刺激大椎、尺泽、内庭、脾俞、身柱、中脘、足三里，分别治疗"诸般疟疾""痰疟""久疟不食""痰疟寒热""劳疟""疟痢""时行疟痢"。**古代还采用化脓灸**。该法可较大地提高人体免疫功能，被用于疟证的预防。如《备急千金要方》谓："凡人吴蜀地游宦，体上常须三两处灸之，勿令疮暂差，则瘴疠温疟毒气不能著人也，故吴蜀多行灸法。"此处"勿令疮暂差"即化脓灸。而**现代治疗本病多采用常规灸法**，如钟岳琦治疗疟疾，灸大椎穴，用直接灸,或隔姜灸,或艾卷灸。

（3）**阳时施灸**:古人认为施灸当在一天中最阳之时进行,此当正午时刻。如《圣济总录》云:"恶寒或如疟状,宜灸大椎上一穴;又灸大椎两旁近下少许,对椎节间,各相去一寸五分,二穴;又灸两肋下二穴,名章门;又当心脊骨上,两旁各相去一寸,二穴。以上七穴,日别灸,皆取正午时。"由此可见,古人认为不但要取阳经、阳穴,施阳法,而且要在阳时施治。而现代在阳时灸的报道较少。

（4）**艾灸剂量**:关于艾灸的刺激量,《备急千金要方》认为,不必太大:"疟:灸艾炷如黍米粒,俗人不解,取穴务大炷也。"意即只要施灸的时机合适,刺激量不必太大,用小艾炷即可,因为彼时裂殖子抵抗力差,杀鸡不必用牛刀矣。现代的艾灸剂量一般亦不大。而古代采用的化脓灸持续时间长,累积的刺激量则较大。

3. **古今均用针刺** 针刺通过对神经-内分泌的调节,亦可激发机体免疫功能,抑制疟邪的发作,因此古今亦用针刺治疗本证,在古、今文献中分别为30条次、33篇次,分列古、今诸法之第二、第一位,分占各自总条（篇）次的6.98%和89.19%,可见**现代比古代更多地采用针刺法**,此当现代针具进步与神经免疫学说影响的结果。如王国民等针刺治疗疟疾,结果证实,患者的T淋巴细胞迅速增加,免疫功能得到提高;广州中医学院认为,针刺能使白细胞及中性粒细胞计数升高,淋巴细胞转化率提高,调动了患者特异性体液免疫功能。

（1）**古代针刺多取四肢末部与关节部穴**:统计结果表明,**针刺以四肢部穴为多**,共计28穴次,占针刺穴次的66.7%。如《治病十一证歌》道:"疟疾将针刺曲池,经渠合谷共相宜,五分针刺于二穴,疟病缠身方得离,未愈更加三间刺,五分深刺莫忧疑,又兼气痛增寒热,间使行针莫用迟。"《琼瑶神书》治疟疾:"间使后溪兼取用,热提冷搓在其针"。上述所刺穴位均在四肢部。将古代针刺与艾灸的取穴部位比较,可列出表2-8。

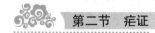

表2-8　古代治疟针刺与艾灸取穴部位对照表

	四肢部穴	躯干部穴
针刺	28穴次,占针刺穴次的66.67%	8穴次,占针刺穴次的19.05%
艾灸	43穴次,占艾灸穴次的32.09%	79穴次,占艾灸穴次的58.36%

由表2-8中的百分比可见,古人针刺多取四肢部穴,而艾灸多取躯干部穴。因针刺通过神经-内分泌的调节发挥作用,人体四肢部的神经较躯干部为敏感,故针刺以四肢部穴为多;而艾灸可调节内脏,温阳截疟,故多取背俞穴、腹部穴,致使躯干部穴次为高。

在四肢部穴中,古人针刺尤其重视末部(腕踝以下)穴与关节部穴,因为四肢末部的神经尤为敏感;而疟邪又常滞留于人体末部与关节部,故末部共达16穴次,关节(含末部之关节)部共达22穴次。如《子午流注针经》载:陷谷主"腹痛肠鸣痃疟缠","三分针入得获痊"。《医宗金鉴》道:"经渠主刺疟寒热",鱼际"兼治疟疾方欲寒"。《周氏经络》曰:内庭治"久疟不愈","针此穴"。头顶部穴与四肢末端部穴相对应,故针刺亦取头顶部穴。如《铜人》载:上星主"痎疟振寒","以细三棱针刺之,即宣泄诸阳热气"。此外,《针灸集成》称:"诸疟:先针间使,仍针鬼邪十三等穴。"其中,十三鬼穴则包括头顶部、四肢末部和大关节部的若干穴位。

现代彭荣琛统计了20世纪50~70年代针灸治疗疟疾的报道,结果显示,现代针刺也选用合谷、后溪等四肢末部与关节部穴。如柳少青等治疗普通型恶性疟疾,针刺后溪、液门、曲池等穴;杨介宾治疗疟疾,针刺后溪等。但彭氏统计又表明,现代最常针刺的穴位则是躯干部大椎、陶道、至阳,上肢本部的内关、间使,与古代多刺四肢末部与关节部穴有异。

（2）**古今均施补泻手法**:本证为寒热往来,对于寒当用补法,对于热当用泻法,因此古今临床均用补泻方法。如元代《玉龙歌》道："脾家之症最可怜,有寒有热两相煎,间使二穴针泻动,热泻寒补病俱痊。"明代《针灸捷径》云:"一切脾寒发疟,先热宜先泻,先寒宜先补,单热泻,单寒补:大椎、脾俞、中管、列缺、合谷、后溪、间使。"《针灸大成》语:"疟,先热后寒:曲池(先补后泻)、绝骨(先泻后补)、膏肓、百劳。"

现代施补泻者,如郑怀岳治疗疟疾,用粗针速刺法,在初期,针大椎用捻转补法,间使、后溪用平补平泻;在热盛期,针大椎用提插捻转泻法,摇大针孔,任其出血,间使、后溪用捻转泻法,并加曲池、十宣出血;在休止期,针大椎、间使、后溪三穴均用捻转补法。李晋青治疗非洲恶性疟疾后遗症,针刺足三里、三阴交等穴,施捻转提插手法使得气,根据虚实用补泻手法。刘绍裕治疗恶性疟疾,针刺大椎、陶道,施泻法。肖少卿等治疗间日疟,针大椎、间使、陶道、后溪,配足三里、至阳、脾俞、合谷,高热加曲池,头痛加合谷,食欲不振加足三里、脾俞,用烧山火、透天凉强刺激手法,治疗后细胞免疫功能增强,IgG、IgA、IgM下降,N细胞下降,T细胞增高,调整了T细胞亚群的百分率。

(3) 古今均用强刺激: 古今针刺治疗本证均用强刺激,这是古今一致的。因针刺提高机体免疫力的作用不如艾灸,所以需要增加刺激量,此与艾灸使用小艾炷成对照。如前面"热疟"中,清代《医宗金鉴》取内关,"劳热疟疾审补泻,金针抽动立时宁","金针抽动"即大幅度提插,刺激较强。现代邱茂良治疗疟疾,针刺大椎、间使、后溪、中渚等穴,用强刺激;王振琴亦针刺大椎,配间使、后溪,行提插手法,要求有强得气感;蔺云桂则用圆利针或中号缝衣针刺大椎,圆利针、中号缝衣针均较粗,刺激亦较强;现代彭荣琛对20世纪50~70年代针灸治疗疟疾的文献进行统计,结果显示,针刺多用强刺激。

在诸手法中,**透刺为一针透两穴,**刺激也较强,古今亦用以治疗本证。如宋代《琼瑶神书》道:"间使手掌后,三寸两筋间,针透支沟穴,疟疾得痊安。"清代《针灸内篇》载:取列缺,"针一分,沿皮透太渊"，治"疟疾，寒热不止，汗出"；又取"风池，左针透右风府，右针透左风府"治"疟"。现代金长禄治疗恶性疟疾(胃肠型)，针间使沿皮透经内关到大陵，又分别针足三里和下巨虚，沿皮透刺上巨虚，用电针疏密波刺激；钱宝廷治疗疟疾致痛，针刺间使透外关。

（4）**古代讲究刺穴次序**：古人在针刺时，讲究穴位的先后次序。如《针灸集书》道：先刺临泣后刺外关治疗"耳鸣久疟痰涎嗽"；先刺列缺后刺照海治疗"温疟筋挛及失音"；先刺后溪后刺申脉治疗"脾胃疟疾并喉痹"。又如《针灸甲乙经》言："痎疟，上星主之，先取谚谭，后取天牖、风池、大杼。"现代冯润身提出了"针灸时-空结构"，认为改变所刺激穴位的先后顺序，将会取得不同的效应，因此对于所选穴位的针刺顺序，尚可作进一步讨论。

（5）**古今均用针灸结合**：针刺与艾灸均可治疗本证，因此古今也将两者结合起来加以运用，以求取得良好疗效。如明代《肘后歌》道："疟疾寒热真可畏，须知虚实可用意；间使宜透支沟中，大椎七壮合圣治；连日频频发不休，金门刺深七分是。"《针灸聚英》曰："疟于大椎第一节处，先针后灸，三七壮。"清代《针灸集成》云："疟母：痰水及瘀血成块，腹胁胀而痛，每上下弦日，章门针后，即灸三七壮。"

现代采用针灸结合者，如汪亮治疗非洲疟疾，针刺大椎加灸；朱琼昌治疗间日疟，先刺大椎、后溪，然后用艾条雀啄法温灸大椎，至潮红为度；王文英治疗疟疾患儿的气血双亏型贫血，取三阴交、足三里、太溪、合谷，用针刺加雀啄灸，结果外周血中血红蛋白、红细胞、网织红细胞及肝脾肿大均得以好转。

4. 古今均用刺血　疟邪常隐匿在人体血液中，而刺血可使疟邪随血而出，因而古今均用之。如《素问·刺疟》言："刺疟者"，"骺酸痛甚，按之不可，名曰胕髓病，以镵针针绝骨出血，立已"。古人又主张于本病"方热时"刺血。如《类经图翼》载：冲阳治"胃疟先寒后热，喜见日月光，得火乃快然者，于方热时刺之,出血立寒"。此与前述"预告施治"有相似之处。对本病的古、今文献进行统计,结果表明,涉及刺血者分别为20条次、2篇次,分列古、今诸法之第三、第三(并列)位,分占各自总条(篇)次的 4.65% 和 5.41%,古今百分比相近。就刺血的部位而言,古今均取末端部、关节部、背部之穴,古代还取病变部位的血络。

（1）**古今均刺末端部穴**:末端是邪毒积聚之处,因此古今于此处刺血。如前面"首先发病部位辨证"的段落中,秦汉《素问·刺疟》"先刺头上及两额两眉间出血","先刺足阳明十指间出血"。该篇又言:"诸疟而脉不见,刺十指间出血,血去必已。"晋代《针灸甲乙经》语:"疟,寒厥及热厥,烦心善哕,心满而汗出,刺少商出血立已。"金代《儒门事亲》载:"会陈下有病疟二年不愈者","正当发时,余刺其十指出血,血止而寒热立止"。现代邱茂良治疗疟疾,点刺关冲出血;郑怀岳治疗疟疾热盛期,针十宣出血。上述"头上及两额两眉间"为头之上端,"十指间"、少商、"十指"、关冲、十宣则为肢体之末端。

此外,《医心方》曰:"夫疟必从四末始,先其发时一食顷,用细左索绳坚束其手足十指,过时乃解。"即古人认为,在发作前"一食顷"用束指法,可将疟邪的道路堵塞,阻止其行进,防止其发作。如果在指端再用刺血疗法,效果当更佳。如《东医宝鉴》记:"痎疟","必从四末始也,阳已伤,阴从之,故先其时坚束其处,审候见之在孙络盛坚而血者,皆取之","谓用三棱针视孙络出血也"。这样的方法在现代临床报道中不多见,似可探讨。

（2）**古今均刺关节部穴**:邪毒又常聚集在关节部,因此古今又刺关节部穴出血,如前面"经络辨证"段落中秦汉《素问·刺疟》治足太阳之疟,"刺郄中出血"。又如明代《类经图翼》谓:"疗痎疟寒热,须兼刺厉兑、三里、解溪、商丘出血。"现代焦国瑞介绍李耀治疗疟疾,取腘窝小静脉,点刺出血 0.3~0.5ml;龚秀杭治疗小儿疟疾,点刺四缝穴出黄色液体或血液;郑怀岳治疗疟疾热盛期,针曲池出血。上述郄中(即委中)、腘窝小静脉在膝关节部,解溪、商丘在踝关节部,四缝在指间关节部,曲池则在肘关节部。

（3）**古今均刺背部穴**:疟邪亦经常出没于背部血络,因此古今亦在背部用刺血疗法。如上述"风疟"段落中,秦汉《素问·刺疟》"刺三阳经背俞之血者"。该篇又言:"疟脉满大急,刺背俞,用中针傍伍胠俞各一,适肥瘦,出其血也。"明代《类经图翼》在"大杼"条目中载:"几刺疟疾脉满大者,刺此并谵谵穴出血,随小肥瘦刺之,不已刺委中、风门立已。"现代张弘等治疗非洲胃肠型疟疾,取大椎,施刺络拔罐;许伟治疗疟疾高热,取大椎穴,用刺络拔罐,出血 1~5ml,然后留罐 10~15 分钟;刘长修治疗疟疾,用三棱针点刺身柱穴,用双手小鱼际分别按于风府穴和尾骶部,同时向针孔推按 10 次,挤出 3~5 滴血;焦国瑞介绍王崇文治疗疟疾,取背部皮肤红点,用大号缝衣针施挑刺法,挑出白色丝状物,以出血为度。

（4）**古代刺相关血脉**:古人还常在相关血脉处施行刺血法。如《世医得效方》记:"痎疟","於十指近甲梢针出血,及看两舌下有紫肿红筋,亦须针去血,效"。其中"两舌下有紫肿红筋"当为舌下静脉。《素问·刺疟》谓:"疟发身方热,刺跗上动脉,开其空,出其血,立寒。""诸疟而脉不见","先视身之赤如小豆者,尽取之"。其中"跗上动脉"乃足背动脉;"身之赤如小豆者"当是孙络阻滞之处。又如《备急千金要方》称:"疟,刺足少阴,血出愈。"前面"脏腑辨证"段落中《素问·刺疟》治疗肝疟,"刺足厥阴见血";治疗胃疟,"刺足阳明、太阴横脉出血"。上述"足少阴""足厥阴""足阳明",现代黄龙祥认为是"经脉穴",即位于腕踝附近与经脉名相同的穴位,往往是在脉动之处,于此刺血亦当刺相关血脉。上述现代焦国瑞介绍李耀点刺腘窝小静脉出血,则为现代刺血脉之例,但总的来说,现代刺血脉者不多。

《素问·刺疟》谓:"疟者","刺舌下两脉出血;不已,刺郄中盛经出血,又刺项已下侠脊者,必已"。其中"舌下两脉"为舌下静脉,是任脉之上端,也是人类祖先鱼类躯体的上端;"郄中"为膝关节部穴,此处有腘静脉;"项已下侠脊者"则为背部穴。故该条文体现了综合选取上述末端部、关节部、背部穴与相关血脉的特点。

（5）**现代取耳穴刺血**:现代又取耳穴施予刺血疗法,如张弘等治疗赞比亚地区疟疾,点刺耳尖,出血 8~10 滴。而在本病古代文献中则未见类似记载。

5. 古今均用敷涂疗法　敷贴疗法通过穴位皮肤吸收药物以发挥治疗作用,古今亦用以治疗本证。如宋代《针灸资生经·疟》载:"乡居人用旱莲草椎碎,置在手掌上一夫（四指间也）当两筋中,以古文钱压之,系之以故帛,未久即起小泡,谓之天灸,尚能愈疟,况于灸乎。"清代《串雅外篇》载:"截疟丹:斑蝥、巴豆肉、朱砂、麝香、雄黄、蟾酥、黑枣,捣丸如绿豆大,贴眉心穴,一周时揭下。""贴脐截疟:胡椒、雄精,等分研末,将饭研烂为丸,桐子大,朱砂为衣,将一丸放脐中,外膏药贴之,即止。""婴儿疟疾:代赭石五枚,煅红醋淬,朱砂五分,砒霜一豆大,同以纸包七重,打湿煨干,入麝少许,为末,香油调一字,涂鼻上及眉心、四肢,神应。"现代钟岳琦治疗疟疾,针刺大椎穴,然后用白胡椒膏敷贴;王远华等取内关、大椎、陶道、劳宫,敷贴旱莲草、樟脑、麝香制成的药膏;田中峰则取神阙穴,外敷生甘草、生甘遂粉末;陈飞取内关,外敷马齿苋红糖药泥 24 小时。上述记载中,旱莲草、斑蝥、巴豆、雄黄、胡椒、砒霜、甘遂等均为刺激性药物,敷涂在皮肤上,可产生化学性、烧伤性的刺激作用,甚至可使皮肤起泡,从而激发机体免疫功能,达到防疟治疟的目的,此与艾灸中的化脓灸有相似之处,《针灸资生经》称之为"天灸"。民间又认为,泡中液体的排出,可使疟邪随之而出,故可治疗本证。而现代所用马齿苋则有肾上腺素样作用。

6. 古代采用火针　火针乃针刺与烧灼相结合的方法,古人亦用以治疗本证。如上述"虚型"中《金针百日通》"以温火二针,针其脐上、脐下、腹左、腹右,及左右肋下之癥结"。又《太平圣惠方》用点烙治疗"疟黄者":"烙肺俞二穴、百会穴、风府穴、天窗穴、太阳二穴、玉枕穴,及耳尖上五分。"点烙与火针相类似。而现代用火针或点烙治疗本证者较少。

7. 现代采用的其他方法 现代本病临床还采用穴位注射、电针、拔罐、耳穴等方法。这些在古代本证文献中未见记载,当属现代针灸工作者的发展。

(1)**穴位注射**:如袁家昶治疗间日疟,取大椎、间使,各注入常山注射液 0.5ml;上述"古今均在发作前预先施治"中,翟范取合谷,注入柴胡注射液。

(2)**电针**:如俞竹青治疗疟源性头痛,针刺大椎施泻法,太阳、风池、百会等用平补平泻法,并接电针;张弘等治疗非洲胃肠型疟疾,取中脘、天枢、气海、足三里、内关,用 100Hz 电针刺激 20 分钟。

(3)**拔罐**:如许伟治疗疟疾高热,在背部督脉正中线上拔罐5~6 个。

(4)**耳穴**:如陈巩苏治疗间日疟,取双耳皮质下、内分泌、肾上腺,用针刺,并认为耳针激发与增强了免疫功能;向家伦等发现,间日疟患者的耳穴疟区、脾穴有阳性改变(变色、变形、丘疹、脱屑等)。

【结语】

根据上述对古今文献的统计与分析结果,兹提出治疗疟证的参考处方如下(无下划线者为古今均用穴,下划曲线者为古代所用穴,下划直线者为现代所用穴):①上背部穴大椎、脾俞、譩譆、百劳、陶道等;②手背部穴后溪、合谷等;③臂阴面穴间使、列缺、内关等;④头面部穴百会、风池、太阳等;⑤腿阳面穴足三里、悬钟、阳陵泉等;⑥足部穴公孙、内庭、厉兑、陷谷、太溪、复溜等;⑦脘腹部穴中脘、章门等。此外,还可考虑选用清热要穴曲池。临床可根据病情,在上述处方中选用若干相关穴位。

对于寒疟可取脾、胃、肾、膀胱、小肠等经脉之相关穴;热疟可取心包、督、肾等经脉,以及腹部之相关穴;痰疟可取与脾、胃、肺相关之穴;风疟可取上半身与背部之相关穴;虚疟可取上背部和脐腹部之相关穴。此外,又可根据经络、脏腑、现代西医分类,以及临床症状之不同,选取不同穴位。

治疗当在发作前预先施术。可用艾灸疗法,包括隔桃叶灸、"太乙神针"灸、化脓灸等;也可采用针刺法,包括补泻手法,施予强刺激;还可在末端、关节、背部相关穴处,以及相关血脉和耳穴处施予刺血;又可采用敷涂、火针,以及穴位注射、电针、拔罐、耳穴等方法。

历代文献摘录

[晋代及其以前文献摘录]

《阴阳十一脉灸经》:"足钜阳之脉……其所产病……枕强,疟。""足少阳之脉……其所产病……疟,汗出,节尽痛。"

《素问·刺疟》:"足太阳之疟,令人腰痛头重,寒从背起,先寒后热,熇熇暍暍然,热止汗出,难已,刺郄中出血。""足少阳之疟,令人身体解㑊,寒不甚,热不甚,恶见人,见人心惕惕然,热多,汗出甚,刺足少阳。""足阳明之疟,令人先寒,洒淅洒淅,寒甚久乃热,热去汗出,喜见日月光火气,乃快然,刺足阳明跗上[《针灸甲乙经》补'及调冲阳']。""足太阴之疟,令人不乐,好大息,不嗜食,多寒热汗出,病至则善呕,呕已乃衰,即取之[《针灸甲乙经》补'足太阴']。""足少阴之疟,令人呕吐甚,多寒热,热多寒少,欲闭户牖而处,其病难已[《针灸甲乙经》补'取太溪']。""足厥阴之疟,令人腰痛,少腹满,小便不利,如癃状,非癃也,数便,意恐惧,气不足,腹中悒悒,刺足厥阴。""肺疟者,令人心寒,寒甚热,热间善惊,如有所见者,刺手太阴、阳明。""心疟者,令人烦心甚,欲得清水,反寒多,不甚热,刺手少阴[《针灸甲乙经》补'是谓神门'〕。""肝疟者,令人色苍苍然,太息,其状若死者,刺足厥阴见血。""脾疟者,令人寒,腹中痛,热则肠中鸣,鸣已汗出,刺足太阴。""肾疟者,令人洒洒然,腰脊痛宛转,大便难,目眴眴然,手足寒,刺足太阳、少阴。""胃疟者,令人且病也,善饥而不能食,食而支满腹大,刺足阳明、太阴横脉出血。""疟发身方热,刺跗上动脉,开其空,出其血,立寒。""疟方欲寒,刺手阳明太阴、足阳明太阴。""疟脉满大急,刺背俞,用中针傍伍胠俞各一,适肥瘦,出其血也。""疟脉小实急,灸胫少阴,刺指井。""凡治疟,先发如食顷,乃可以治,过之则失时也。""诸疟而脉不见,刺十指间出血,血去必已;先视身之赤如小豆者,尽取之。""疟者……刺舌下两脉出血;不已,刺郄中盛经出血,又刺项已下侠脊者,必已,舌下两脉者,廉泉也。""刺疟者……先头痛及重者,先刺头上及两额两眉间出血;先项背痛者,先刺之;先腰脊痛者,先刺郄中出血;先手臂痛者,先刺手少阴、阳明十指间;先足胫酸痛者,先刺足阳明十指间出血。风疟,疟发则汗出恶风,刺三阳经背俞之血者。胻酸痛甚,按之不可,名曰胕髓病,以镵针针绝骨出血,立已。身体小痛,刺至阴。诸阴之井,无出血,间日一刺。疟不渴,间日而作,刺足太阳;渴而间日作,刺足少阳;温疟汗不出,为五十九刺。"

《灵枢经·经脉》:"胆足少阳之脉……汗出振寒,疟。""胃足阳明之脉……是主血所生病者,狂疟温淫汗出。""膀胱足太阳之脉……是主筋所生病者,痔疟狂癫疾。"

《灵枢经·杂病》:"疟,不渴,间日而作,取足阳明;渴而日作,取手阳明。"

《针灸甲乙经》(卷七·第一中):"热病象疟,振栗鼓颔,腹胀脾〔一本作睥〕睨,喉中鸣,少商主之。"

《针灸甲乙经》(卷七·第四):"热痉互引,汗不出反折,尻臀内痛,似瘅疟状,膀胱俞主之。"

《针灸甲乙经》(卷七·第五):"瘖疟,神庭及百会主之。""瘖疟,上星主之,先取譩譆,后取天牖、风池、大杼。""瘖疟,取完骨及风池、大杼、心俞、上髎、譩譆、阴都、太渊、三间、合谷、阳池、少泽、前谷、后溪、腕骨、阳谷、侠溪、至阴、通谷、京骨皆主之。""疟，振寒，热甚狂言，天枢主之。""疟，寒热盛，列缺主之。""疟，寒厥及热厥，烦心善哕，心满而汗出，刺少商出血立已。""热疟口干，商阳主之。""疟，寒甚，阳溪主之。""风疟，汗不出，[一本有'寒热'二字]，偏历主之。""疟，面赤肿，温溜主之。""痎疟，心下胀满痛，上气，灸手五里，左取右，右取左。""疟，头[一本作项]痛，目涩暴变[一本作'因忽暴逆']，掖门主之。""疟发有四时，面上赤，[一本有'目'字]晾晾无所见，中渚主之。""疟食时发，心痛，悲伤不乐，天井主之。""风疟，支正主之。""疟，背膂振寒……小[一本作少]海主之。""疟，不知所苦，大都主之。""疟，多寒少热，大钟主之。""疟，咳逆心闷不得卧，呕甚，热多寒少，欲闭户牖而处，寒厥足热，太溪主之。""疟，热少气[一本有"间"字]……复留主之。""疟，日西发，临泣主之。""疟，振寒，腋下肿，丘墟主之。""疟，从胻起，束骨主之。""疟，多汗……昆仑主之。""疟，实则腰背痛，虚则鼽衄，飞扬主之。""疟，头重，寒[一本有'从'字]背起，先寒后热，渴，渴[一本有'不'字]止，汗乃出，委中主之。""疟，不渴，间日作，飞扬[一本作昆仑]主之。""疟，不嗜食，厉兑主之。""疟，瘈疭，惊……解溪主之。"

《针灸甲乙经》(卷八·第一下)："汗不出，如疟状……心俞主之。"

《针灸甲乙经》(卷十一·第二)："[一本有'疟'字]，好太息，不嗜食，多寒热，汗出，病至则善呕，呕已乃衰。即取公孙及井俞。"

《肘后备急方》(卷三·第十六)："[一本有'灸疟法'三字，]大开口，度上下唇，以绳度心头，灸此度下头百壮；又灸脊中央五十壮；过发时，灸二十壮。"

[唐代文献摘录]

《备急千金要方》(卷五上·第五)："小儿温疟，灸两乳下一指三壮。"

《备急千金要方》（卷十·第六）："凡灸疟者，必先问其病之所先发者，先灸之，从头项发者，于未发前预灸大椎尖头，渐灸过时止；从腰脊发者，灸肾俞百壮；从手臂发者，灸三间。""疟，灸上星及大椎，至发时令满百壮，灸艾炷如黍米粒，俗人不解，取穴务大炷也。觉小异，即灸百会七壮，若后更发，又七壮，极难愈者不过三灸。以足踏地，以线围足一匝，中折，从大椎向百会，灸线头三七壮，炷如小豆。又灸风池二穴三壮。""一切疟，无问远近，正仰卧，以线量两乳间，中屈，从乳向下灸度头，随年壮，男左女右。""五脏一切诸疟，灸尺泽七壮。""疟刺足少阴，血出愈。"

《备急千金要方》（卷三十·第五）："列缺、后溪、少泽、前谷，主疟寒热。""阳谷主疟，胁痛不得息。""商丘主寒疟，腹中痛。""冲阳主疟，先寒洗渐甚久而热，热去汗出。""侠溪主疟，足痛。""然谷主温疟汗出。""天府主疟病。""商丘、神庭、上星、百会、完骨、风池、神道、掖门、前谷、光明、至阴、大杼，主痎疟热。""阴都、少海、商阳、三间、中渚，主身热疟病。""阳溪主疟甚，苦寒，咳呕沫。""大陵、腕骨、阳谷、少泽，主乍寒乍热疟。""合谷、阳池、侠溪、京骨，主疟寒热。""谵谵、支正、小海，主风疟。""三里、陷谷、侠溪、飞扬，主痎疟，少气。""少泽、复溜、昆仑，主疟寒，汗不出。""厉兑、内庭，主疟不嗜食，恶寒。""冲阳、束骨，主疟从脚胻起。"

《千金翼方》（卷十八·第二）："疟，医并不能救者方，以绳量病人脚，围绕足跟及五指一匝讫，截断绳，取所量得绳置项上，著反向背上，当绳头处，中脊骨上灸三十壮 [《罗遗编》名之为背兰穴]。"

《千金翼方》（卷二十八·第七）："多汗疟病，灸谵谵五十壮。"

敦煌医书《脚气疟疾方书》P·3201："疗疟久不差，灸之立愈方：□令患者结跏趺，平身正坐，取一细绳子，从项后绕垂绳头向前，等两乳头□，欲乃回此绳头，还双垂向后，逐脊骨向下，使正当脊骨,即将墨点绳头□记,候患人疟未发前,一两口饭顷,男当点处逼脊骨左畔,灸七壮;女逼右畔,灸七壮,如不醒者,后欲发时,还如前灸,不过再三,当必永差。"

《外台秘要》(卷五·山瘴疟方):"又疗瘴疟服药后灸法,灸大椎三四十壮,无不断。"

《外台秘要》(卷三十九·第五):"商丘……疟寒,肠中痛已汗出。"

《外台秘要》(卷三十九·第七):"神门……疟……寒则欲处热,热中。"

《外台秘要》(卷三十九·第十):"照海……久疟及诸淋。"

《外台秘要》(卷三十九·第十二):"中渚……疟,项痛。"

[宋、金、元代文献摘录](含同时代外国文献)

《太平圣惠方》(卷五十五·三十六黄点烙方):"花黄者,面色似红花,头目疼重,寒热如疟,恒多脚冷,早起即轻,午后发重,进退不定,状同神祟,烙百会穴、手阳明二穴、关元穴、足阳明二穴。""疟黄者,面色萎黄,增寒壮热,头痛不止,口干多渴,四肢羸瘦,不能饮食,或好或恶,进退不定,烙肺俞二穴、百会穴、风府穴、天窗穴、太阳二穴、玉枕穴,及耳尖上五分。"

《太平圣惠方》(卷九十九):"中管……温疟痎疟,天行伤寒。"[原出《铜人针灸经》(卷三)]"大椎……五劳七伤,温疟痎疟。"[原出《铜人针灸经》(卷四)]"腰俞……温疟痎疟。"[原出《铜人针灸经》(卷四)]"鬲俞……痰饮……虚胀支满,痰疟。"[原出《铜人针灸经》(卷四)]"白环俞……温疟,腰中冷,不得[原作识]眠睡,劳损风虚[原作疟]。"[原出《铜人针灸经》(卷四),并据改]"谚谺……温疟寒疟。"[原出《铜人针灸经》(卷五)]"巨虚上廉……刺风瘲风脚冷寒疟。"[原出《铜人针灸经》(卷六)]

《太平圣惠方》(卷一百):"天池……瘴疟,热病汗不出。""大椎……瘤疟久不愈也。""陶道……痎疟。""谚语……疟久不愈者。""命门……痎疟。""少府……瘤疟,久不愈者。""陷谷……瘤疟发寒热也。""小儿疟久不愈者,灸足大指次指外间陷者中,各一壮,炷如小麦大,内庭穴也。"

《铜人腧穴针灸图经》(卷三·偃伏头):"上星……痰疟振寒……以细三棱针刺之,即宣泄诸阳热气。"

《铜人腧穴针灸图经》(卷四·背腧部):"脾腧……痰疟寒热。"

《铜人腧穴针灸图经》(卷四·腹部):"关门……痰疟振寒。""天枢……寒疟。"

《铜人腧穴针灸图经》(卷五·手阳明):"商阳……寒热痎疟,口干。"

《铜人腧穴针灸图经》(卷五·手少阳):"中渚……久疟,咽肿。"

《铜人腧穴针灸图经》(卷五·足厥阴):"中封……痎疟。"

《铜人腧穴针灸图经》(卷五·足太阴):"公孙……寒疟。"

《铜人腧穴针灸图经》(卷五·足阳明):"厉兑……寒热疟。"

《铜人腧穴针灸图经》(卷五·足太阳):"至阴……转筋寒疟。""飞阳……寒疟。"

《琼瑶神书》(卷二·一百八十六):"时疫疟疾最难禁,穴法升阳要升阴,后溪奇穴如寻得,多加灸火疾退轻。"

《琼瑶神书》(卷二·二百四十三):"治疟疾二百四十三法:脾寒病证两相侵,此法升阳又升阴,间使后溪兼取用,热提冷搓在其针。"

《琼瑶神书》(卷三·四十三):"间使二穴:治寒热疟疾,热多泻之,寒多补之。"

《琼瑶神书》(卷三·四十六):"后溪二穴:治痛疸癫狂、疟疾。"

《琼瑶神书》(卷三·五十二):"京骨二穴:治久疟不痊。"

《琼瑶神书》(卷三·六十三):"列缺……寒疟呕增加。"

《琼瑶神书》(卷三·六十四):"公孙……肠风下血漏疟疾。"

《琼瑶神书》(卷三·六十五):"久疟牙疼小肠痛,大便秘结列缺功。"

《琼瑶神书》(卷四·流注六十穴道):"间使手掌后,三寸两筋间,针透支沟穴,疟疾得痊安。"

《圣济总录》(卷一百九十三·治骨蒸):"恶寒或如疟状,宜灸大椎上一穴;又灸大椎两旁近下少许,对椎节间,各相去一寸五分,二穴;又灸两肋下二穴,名章门;又当心脊骨上,两旁各相去一寸,二穴。以上七穴,日别灸,皆取正午时。"[本条原出《医心方》卷十三·第十三]"章门疗贲豚气胀,治五劳七伤,及山岚瘴疟。"

《西方子明堂灸经》(卷二·手太阴):"列缺……痎疟。"

《西方子明堂灸经》(卷三·足阳明):"厉兑……寒疟。"

《西方子明堂灸经》(卷三·脊中):"灵台……温疟汗不出。"

《子午流注针经》(卷下·足少阳):"陷谷……腹痛肠鸣痎疟缠……三分针入得获痊。""丘墟……胸胁满痛疟安缠。"

《子午流注针经》(卷下·足阳明):"厉兑……汗病不出如疟状。""冲阳……寒热往来如疟状,建时取效有同神。"

《子午流注针经》(卷下·足太阴):"中封……振寒痎疟色苍苍。"

《子午流注针经》(卷下·手阳明):"临泣……气噎如疟当时安。"

《子午流注针经》(卷下·足太阳):"后溪……寒热气疟目生筋。""京骨……寒疟腰疼针下安。"

《扁鹊心书》(卷上·黄帝灸法):"久患脾疟,灸命关五百壮。"

《扁鹊心书》(卷上·窦材灸法):"疟疾……若延绵不绝,乃成脾疟,气虚也,久则元气脱尽而死,灸中脘及左命关各百壮。"

《扁鹊心书》(卷中·脾疟):"一人病疟月余,发热未退……灸命关才五七壮,胁中有气下降,三十壮全愈。"

《扁鹊心书》(卷中·胃疟):"胃疟……扁鹊正法,服四神丹,甚者灸中脘穴三十壮愈。"

《针灸资生经》(卷三·疟):"乡居人用旱莲草椎碎,置在手掌上一夫(四指间也)当两筋中,以古文钱压之,系之以故帛,未久即起小泡,谓之天灸,尚能愈疟,况于灸乎,故详著之。"有人患久疟,诸药不效,或教之以灸脾俞,即愈,更一人亦久患疟,闻之,亦灸此穴而愈,盖疟多因饮食得之,故灸脾俞作效。"

《儒门事亲》(卷一·五):"会陈下有病疟二年不愈者……正当发时,余刺其十指出血,血止而寒热立止。"

《卫生宝鉴》(卷十六·阴阳皆虚灸之所宜):"疟痢并作,月余不愈,饮食全减,形容羸瘦……中脘也,先灸五七壮……次灸气海百壮……复灸足三里……后灸阳辅二七壮。"

《卫生宝鉴》(卷二十·流注指要赋):"疟生寒热兮,仗间使以扶持。"

《针经指南》(流注八穴):"公孙……疟疾心痛(心包络)。""内关……疟疾寒热(新添有验)(胆)。""列缺……温疟不瘥(胆)。""照海……痎气(胃)。"

《世医得效方》(卷二·痎疟):"痎疟……灸法,大椎……或灸第三骨节亦可,大陵穴……谵语二穴……其穴抱肘取之……凡灸疟,必先问其病所发之处,先寻穴,灸之亦可。针法,於十指近甲梢针出血,及看两舌下有紫肿红筋,亦须针去血,效。"

《扁鹊神应针灸玉龙经》(六十六穴治证):"神门……疟,恶寒发热痛。""中封……疟寒热。""厉兑……热病无汗,如疟。""飞扬……疟寒热。"

《扁鹊神应针灸玉龙经》(磐石金直刺秘传):"五种疟疾:间使(寒补热泻),未愈者百劳。"

《扁鹊神应针灸玉龙经》(针灸歌):"疟灸脾俞寒热退。"

《扁鹊神应针灸玉龙经》(针灸歌·又歌):"疟间使。"

[外国文献]

《医心方》(卷十四·第十三):"夫疟必从四末始,先其发时一食顷,用细左索绳坚束其手足十指,过时乃解。""疟……又方:桃叶二七枚,安心上,艾灸叶上十四壮。"

[明代文献摘录](含同时代外国文献)

《神应经》(疟疾部):"疟疾:百会、经渠、前谷。""温疟:中脘、大椎。""痎疟:腰俞。""疟疾发寒热:合谷、液门、商阳。""痎疟寒热:后溪、合谷。""疟疾振寒:上星、丘墟、陷谷。""疟……头痛:腕骨。""寒疟:三间。""疟……心烦:神门。""久[一本作寒]疟不食:公孙、内庭、厉兑。""久疟:中渚、商阳、丘墟。""疟……热多寒少:间使、三里。""脾寒发疟:大椎、间使、乳根。"

《针灸大全》(卷一·长桑君天星秘诀歌):"寒疟面肿及肠鸣,先取合谷后内庭。"

《针灸大全》(卷一·马丹阳天星十二穴歌):"内庭……虚[《针灸大成》为'疟']疾不思食,针后便醒醒。""合谷……头疼并面肿,疟疾热又寒。"[上二条原出《琼瑶神书》(卷三·治病手法歌)]

《针灸大全》(卷一·治病十一证歌):"疟疾[一本作肘痛]将针刺曲池,经渠合谷共相宜,五分针刺于二穴,疟病缠身方得离,未愈更加三间刺,五分深刺莫忧疑,又兼气痛增寒热,间使行针莫用迟。"

《针灸大全》(卷四·八法主治病症):"公孙……心疟,令人心内怔忡:神门二穴、心俞二穴、百劳一穴。""公孙……脾疟,令人怕寒,腹中痛:商丘二穴、脾俞二穴、三里二穴。""公孙……肝疟,令人气色苍苍,恶寒发热:中封二穴、肝俞二穴、绝骨二穴。""公孙……肺疟,令人心寒怕惊:列缺二穴、肺俞二穴、合谷二穴。""公孙……肾疟,令人洒热,腰脊强痛:大钟二穴、肾俞二穴、申脉二穴。""公孙……疟疾大热不退:间使二穴、百劳一穴、绝骨二穴。""公孙……疟疾先寒后热:后溪二穴、曲池二穴、劳宫二穴。""公孙……疟疾先热后寒:曲池二穴、百劳一穴、绝骨二穴。""公孙……疟疾心胸疼痛:内关二穴、上脘一穴、大陵二穴。""公孙……疟疾头痛眩晕,吐痰不已:合谷二穴、中脘一穴、列缺二穴。""公孙……疟疾骨节酸痛：魄户二穴、百劳一穴、然谷二穴。""公孙……疟疾口渴不已：关冲二穴、人中一穴、间使二穴。""公孙……胃疟令人善饥，而不能食：厉兑二穴、胃俞二穴、大都二穴。""公孙……胆疟，令人恶寒怕惊，睡卧不安：临泣二穴、胆俞二穴、期门二穴。"

《针灸集书》（卷上·疟疾）："谚语、腰俞、中管、膈俞、命门、三间、液门、合谷、陷谷、天池，以上并治疟，发寒热，久不愈，或一日发，或间日发。"

《针灸集书》（卷上·马丹阳天星十一穴）："内庭穴……诸寒热疟疾，不食。""合谷穴：治疟疾，头痛。"

《针灸集书》（卷上·八法穴治病歌）："耳鸣久疟痰涎嗽，先刺临泣后外关。""温疟筋挛及失音［先列缺，后照海］。""脾胃疟疾并喉痹……［先后溪，后申脉］。"

《针灸捷径》（卷之下）："一切脾寒发疟，先热宜先泻，先寒宜先补，单热泻，单寒补：大椎、脾俞、中管、列缺、合谷、后溪、间使。"

《针灸聚英》（卷一上·手太阴）："天府……疟寒热。"

《针灸聚英》（卷一下·足厥阴）："行间……肝积肥气，发痎疟。"

《针灸聚英》（卷一下·任脉）："中脘……天行伤寒热不已，温疟先腹痛，先泻。"

《针灸聚英》（卷二·杂病）："疟……针合谷、曲池、公孙……于大椎第一节处，先针后灸，三七壮。"

《针灸聚英》（卷三·阿是穴）："《千金》云：凡宦游吴蜀，体上常须三两处灸之，勿令疮暂差，则瘴疠温疟毒气不能著人，故吴蜀多行灸法。"［原出《备急千金要方》卷二十九·第六］

《针灸聚英》（卷四上·玉龙赋）："间使剿疟疾。""时疫瘴疟寻后溪。"

《针灸聚英》（卷四上·肘后歌）："疟疾寒热真可畏，须知虚实可用意；间使宜透支沟中，大椎七壮合圣治；连日频频发不休，金门刺深七分是。"疟疾三日得一发，先寒后热无他语，寒多热少取复溜，热多寒少用间使。"

《针灸聚英》（卷四上·百证赋）："寒疟兮，商阳太溪验。"

《针灸聚英》（卷四上·天元太乙歌）："环跳能除腿股风，冷风膝痹疟疾同，最好风池寻的穴，间使双刺有神功。"

《针灸聚英》（卷四下·八法八穴歌）："肠风疟疾心疼……公孙。""疟疾内关独当。""痔疟便肿泄利……列缺。"

《针灸聚英》（卷四下·六十六穴歌）："痰疟及强癫……刺其前谷瘥。""寒疟汗不出，少泽莫迟疑。""寒疟及唇焦，三间针入后，沉疴立便消。""痰疟及中满，商阳刺便通。"

《古今医统大全》（卷七·诸证针灸经穴）："疟疾：合谷、曲池、公孙（并刺）、大陵、内关（并宜灸）、大椎第一节（灸）、第三节、小指尖（男左女右灸）。"

《古今医统大全》（卷三十七·截疟诸剂）："治久疟疟母痞块者……可灸章门二穴。"

《古今医统大全》（卷三十七·灸法）："疟证……［灸］大椎、三椎、间使。"

《古今医统大全》（卷八十九·疟疾门）："小儿疟疾，灸大椎、百会，各随年壮。"

《医学入门》（卷一·杂病穴法）："曲池、合谷……二穴又治肩背肘膊疼痛及疟疾。""疟疾素问分各经，危氏刺指舌红紫。""足太阳疟，先寒后热，汗出不已，刺金门。""足少阳疟，寒热心惕，汗多，刺侠溪。""足阳明疟，寒甚久乃热，汗出，喜见火光，刺冲阳。""足太阴疟，寒热善呕，呕已乃衰，刺公孙。""足少阴疟，呕吐甚，欲闭户牖，刺大钟。""足厥阴疟，少腹满，小便不利，刺太冲。""心疟刺神门。""肝疟中封。""脾疟商丘。""肺疟列缺。""肾疟太溪［一本作大钟］。""胃疟厉兑。"

《医学入门》（卷一·治病要穴）："中脘……疟疾，痰晕，痞满。""大杼：主遍身发热，及疸，疟。""膈俞：主胸胁心痛，痰疟。"

"脾俞：主内伤脾胃，吐泄，疟。""胃俞……疟疾，善饥不能食。""凡五脏疟，灸五脏俞。""谵语：主诸疟，久疟。""曲池……疟疾，先寒后热。""后溪：主疟疾，癫痫。""间使……脾疼，疟疾，口渴。""大陵：主呕血，疟。""内关……劳热，疟疾。""然谷……温疟。"

《医学纲目》(卷三十九·疟)："(明)小儿疟久不愈，灸内庭(各一壮)、大椎、百会(各随年壮)。"

《杨敬斋针灸全书》(下卷)："发疟寒热：大椎、脾俞、中管、合谷、后溪、间使。"[原出《针灸捷径》(卷之下)]

《针灸大成》(卷三·玉龙歌)："脾家之症最可怜，有寒有热两相煎，间使二穴针泻动，热泻寒补病俱痊。""时行疟疾最难禁，穴法由来未审明，若把后溪穴寻得，多加艾火即时轻。"[上二条均原出《扁鹊神应针灸玉龙经·玉龙歌》]

《针灸大成》(卷三·胜玉歌)："五疟寒多热更多，间使大杼真妙穴。""经年或变劳怯者，痞满脐旁章门决。"

《针灸大成》(卷五·十二经井穴)："足阳明井……疟狂。""足太阳井……痔疟……不已，刺金门五分，灸三壮，不已，刺申脉三分。""足少阳井……疟生寒热。"

《针灸大成》(卷五·十二经治症主客原络)："疟生振栗兼体羸……太白、丰隆。""鼻衄唇喎疟又伤……冲阳、公孙。""痢疟狂癫心胆热……京骨、大钟。""疟生寒热连骨髓……丘墟、蠡沟。"

《针灸大成》(卷九·治症总要)："第七十二．脾寒发疟：后溪、间使、大椎、身柱、三里、绝骨、合谷、膏肓。""第七十三．疟，先寒后热：绝骨、百会、膏肓、合谷。""第七十四．疟，先热后寒：曲池(先补后泻)、绝骨(先泻后补)、膏肓、百劳。""第七十五．疟……热多寒少：后溪、间使、百劳、曲池。""第七十六．疟……寒多热少：后溪、百劳、曲池。"

《寿世保元》(卷十·灸法)："灸疟秘法，无问新久，令病人仰卧，以线量两乳中间，折其半，从乳至下头尽处是穴，男左女右灸之。"

《针方六集》(纷署集·第十三):"肩井……马刀寒疟。"

《针方六集》(纷署集·第二十四):"内关……五痫久疟。""间使……久疟不愈。"

《针方六集》(兼罗集·第四十二):"后溪……五痫疟疾。"

《经络汇编》(足太阴脾经):"足太阴经脾……寒疟。"

《类经图翼》(卷六·足阳明):"解溪……疗痎疟寒热,须兼刺厉兑、三里、解溪、商丘出血。""冲阳……胃疟先寒后热,喜见日月光,得火乃快然者,于方热时刺之,出血立寒。""内庭……一传主疗久疟不愈。"

《类经图翼》(卷七·足太阳):"大杼……几刺疟疾脉满大者,刺此并谵谵穴出血,随人肥瘦刺之,不已刺委中、风门立已。""承山……今时多用此穴,治伤寒立效,亦有初发疟疾者,灸之立已。"

《类经图翼》(卷七·足少阴):"太溪……一云肾疟呕吐多寒,闭户而处,其病难已,太溪、大钟主之。"

《类经图翼》(卷八·足厥阴):"太冲……肝疟令人腰痛。"

《类经图翼》(卷十一·疟疾):"疟疾:大椎、三椎、谵谵、章门、间使、后溪、环跳、承山、飞阳、昆仑、太溪、公孙、至阴、合谷。""疟疾:大椎三壮立愈。一日百壮。""疟疾:三椎,骨节上灸亦可愈。""疟疾:后溪,先寒后热。""至阴:寒疟无汗。""久疟不愈,黄瘦无力者,灸脾俞七壮即止,盖疟由寒湿饮食伤脾而然,故此穴甚效。"

《循经考穴编》(手太阴):"列缺……痛疟惊悸。"

《循经考穴编》(足阳明):"冲阳……热病寒疟。"

《循经考穴编》(足太阴):"公孙……主痛疟诸疸。"

《循经考穴编》(手太阳):"后溪……脾寒久疟。"

《循经考穴编》(手厥阴):"郄门……久疟不瘳。"

《经脉通考》(卷一·十三):"如疟疾,灸大陵、内关、大椎第一节、第三节、小指尖,男左女右。"

[外国文献]

《东医宝鉴》(杂病篇七·痎疟):"痎疟……必从四末始也,阳已伤,阴从之,故先其时坚束其处,审候见之在孙络盛坚而血者,皆取之……谓用三棱针视孙络出血也(《正传》)。""凡疟取间使为炒。"

[清代文献摘录](含同时代外国文献)

《太乙神针》(正面穴道证治):"内庭……久疟不食,恶闻人声[《育麟益寿万应神针》补:三阴交穴、陶道穴]。""痰疟,针尺泽穴。"

《太乙神针》(背面穴道证治):"大椎……遍身发热,诸般疟疾[此四字一本作'诸疟'二字]。""脾俞……痰疟寒热[此四字一本作'疾疟'二字][《育麟益寿万应神针》补:三阴交二穴]。"

《医宗金鉴》(卷八十五·头部主病):"[头]临泣……日晡发疟胁下疼。"

《医宗金鉴》(卷八十五·胸腹部主病):"中脘……兼治脾痛疟痰晕。"

《医宗金鉴》(卷八十五·背部主病):"大杼主刺身发热,兼刺疟疾咳嗽痰。""膈俞……兼灸痰疟痃癖攻。""脾俞主灸伤脾胃,吐泻疟痢疸瘕癥。""胃俞……疟疾善饥不能食,艾火多加自可痊。""噫嘻主治久疟病。""五藏疟灸藏俞平。"

《医宗金鉴》(卷八十五·手部主病):"经渠主刺疟寒热。""鱼际……兼治疟疾方欲寒。""少府主治久痎[原作"咳",据《太平圣惠方》改]疟。""间使……九种心疼疟渴生。""内关……劳热疟疾审补泻,金针抽动立时宁。""曲池……兼治一切疟疾病,先寒后热自然平。""大陵一穴何专主?呕血疟疾有奇功。""后溪能治诸疟疾。""阳池……口干烦闷疟热寒。"

《医宗金鉴》(卷八十五·足部主病):"痞疸寒疟商邱主。""然谷……疝气温疟多渴热。""陷谷……无汗振寒痰疟病。"

《串雅全书》(内篇·卷一):"旱莲草捶碎,男左女右,置手寸口上,以钱压之,用带扎定,良久起一小泡,谓之天灸,其疟亦止。"

《串雅全书》(外篇·卷二·贴法门):"婴儿疟疾:代赭石五枚,煅红醋淬,朱砂五分,砒霜一豆大,同以纸包七重,打湿煨干,入麝少许,为末,香油调一字,涂鼻上及眉心、四肢,神应。""截疟丹:斑蝥、巴豆肉、朱砂、麝香、雄黄、蟾酥、黑枣,捣丸如绿豆大,贴眉心穴,一周时揭下,投长流水中。""贴脐截疟:胡椒、雄精,等分研末,将饭研烂为丸,桐子大,朱砂为衣,将一丸放脐中,外膏药贴之,即止。"

《周氏经络大全》(经络分说·十二):"内庭……久疟不愈,恶闻人声……针此穴。"

《周氏经络大全》(经络分说·二十八):"肺俞……疟疾、龟背,俱宜灸此。"

《采艾编翼》(卷一·膀胱经综要):"谵语:久疟。"

《采艾编翼》(卷一·经脉主治要穴诀):"小肠少泽起太阳,截疟恶寒三穴商。""久疟谵语热病除。""肩井能扶产后疟。"

《采艾编翼》(卷二·疟症):"疟症……后溪、间使、大椎(总领,补火,因经取穴)、太冲、绝骨、阳陵泉。""后溪:此穴截冷。""间使:此穴截热。""若脚先冷:太冲。""病深日久:加曲池、风门、中脘、足三里。"

《针灸逢源》(卷三·症治要穴歌):"时行邪疟最难禁,有汗谵语与侠溪。""疟疾间使大椎良,后溪合谷与膏肓,更加三里悬钟穴,疟发脾寒即便康。"

《针灸逢源》(卷五·疟疾):"痰疟寒热:合谷、曲池、后溪。""久疟,热多寒少:间使、太溪、丘墟。""久疟不食:公孙、内庭、商邱。""凡治疟,先针,而后灸大椎三七壮,一日三壮愈。"[本条原出《东医宝鉴》(杂病篇·卷七·针灸法)]

《针灸逢源》(卷五·幼科杂病):"痰疟寒热……十一椎下各开一寸五分,灸七壮。"[本条原出《针灸聚英》(卷二·玉机微义)]"癖气久不消……脐后脊中(即命门,灸三壮,治疟母神效)。"

《针灸内篇》(手太阴肺经络):"天府……风邪气逆,中恶,疟瘤。""列缺……针一分,沿皮透太渊……疟疾,寒热不止,汗出。""经渠……疟。"

《针灸内篇》(手太阳小肠络):"少泽:治疟疾,头痛。""后溪……治久疟。""小海……疟疾,羊痫。"

《针灸内篇》(手厥阴心包络):"间使……治久疟,心疼。"

《针灸内篇》(手阳明大肠络):"三间……寒疟,唇焦口渴。""[手]五里……痎疟,上气。"

《针灸内篇》(足太阴脾经络):"公孙……寒疟。"

《针灸内篇》(足太阳膀胱络):"上髎……治疟疾。""譩譆……治久疟虚损。""飞扬……疟疾。"

《针灸内篇》(足少阴肾经络):"太溪……咳,疟。""照海……治伤寒闭结,四肢急,久疟。"

《针灸内篇》(足少阳胆经络):"风池,左针透右风府,右针透左风府,主……疟。""丘墟……治目翳,久疟。"

《针灸内篇》(督脉经络):"大椎……治五劳七伤,遍身发热,疟疾。""神道……疟,喘。""灵台……治热病,温疟无汗。""腰俞……疟症。"

《太乙离火感应神针》:"中脘……气痞疟痫痰晕。""身柱……寒热往来劳疟。""脾俞……气噎痰凝,及积痞老疟,往来寒热。""足三里……治一切时行疟痢。""内庭……久疟不食,寒热如潮。"

《神灸经纶》(卷三·身部证治):"寒疟:大溪、至阴、间使。""久疟:后溪、间使、百劳、中脘、脾俞、胃俞、少府、内关、足三里、曲池、陷谷、然谷、大陵。""陷谷:温疟。"

《针灸集成》(卷二·疟疾):"作于子、午、卯、酉者,少阴疟也,神道七壮,绝骨三壮。""作于辰、戌、丑、未者,太阴疟也,后溪、胆俞。""诸疟：先针间使，仍针鬼邪十三等穴，而虽勿用火锃，只用针刺，累施神效。""疟母：痰水及瘀血成块，腹胁胀而痛，每上下弦日，章门针后，即灸三七壮。"

《针灸集成》(卷二·小儿)："痃疟：神道……灸七壮。""久疟：鬼眼三壮，内庭七壮。

《灸法秘传》(疟疾)："诸般疟疾，法当先灸大椎。痰盛之体，灸其尺泽。日久不已，灸其内庭。"

《育麟益寿万应神针》(六十二种穴法)："凡咳嗽哮喘，三阴疟疾，熨百会穴、经渠穴、前谷、大椎穴、合谷穴、间使、三里穴。"

[外国文献]

《针灸则》(七十穴·胸胁部)："章门……痞气食积，疟疾。"

《针灸则》(七十穴·手足部)："公孙……诸疟，恶寒。"

《针灸则》(疟)："针：大椎、章门、京门、胃俞；灸：章门(屡试屡效)。"

《名家灸选三编》(急需病·疟疾)："又法(一本堂)：自九椎至十六椎，及章门彻腹皆灸。""又法(北尾春圃)：九椎、十一椎、十四椎、章门、譩譆、大椎两旁开各三寸，两旁各灸五十壮。"

[民国前期文献摘录]

《针灸秘授全书》(疟疾)："疟疾：合谷、液门、商阳、后溪、内关、然谷。"

《针灸秘授全书》[寒热(即疟疾)]："先寒后热：绝骨、膏肓、百会、合谷、后溪、公孙、侠溪。""热多寒少：内关、后溪、间使、百劳、曲池、然谷。""若口渴不已：人中、关冲、丘墟(此穴久疟加之)、外踝尖。""寒多热少：后溪、百劳、曲池、大椎骨、膻中、公孙、侠溪。""外踝尖：除寒热最佳。"

《针灸简易》(前身针灸要穴图)："筋会：在足后跟陷中……寒热时疫，疟疾，霍乱转筋，针五分，灸五状，重者刺穿。"

《针灸简易》(后身针灸要穴图)："合骨……面肿疟疾。

《针灸简易》(审穴歌):"筋会诸痨并疟疾。""脾俞善医吐疟痢。""膀胱俞治久疟痢。"

《针灸简易》(穴道诊治歌·头部):"临泣……疟疾卒暴皆禁灸,三分针入足少阳。"

《针灸简易》(穴道诊治歌·前身部):"中脘……疟疾痞满及翻胃,痰晕灸五针六分。"

《针灸简易》(穴道诊治歌·后身部):"大杼一椎二寸开,遍身发热并痰痠,疟疾咳嗽五分刺,足太阳穴勿灸哉。""膈俞七椎两寸开,胁痛胸疼时疟来。""脾俞……疟痢禁针灸五状。""胃俞……针灸各三为主治,黄疸疟疾并头眩。""膀胱俞……久疟五脏共用针。"

《针灸简易》(穴道诊治歌·手部):"曲池……疟疾针五灸七状。""合骨……疟疾目痛鼻血症,针灸各三手阳明。"

《针灸简易》(穴道诊治歌·足部):"内庭足次甲外间,四肢厥逆疟疾兼。""陷谷……疟疾水病针半寸。""然谷……温疟疝气热足心,针三少阳勿见血。"

《针灸治疗实验集》(14):"年四十六岁,患间日疟近四载,身体弱甚,余为之灸大椎七壮,随愈。""年五十二,患时疟,均在下午三点钟起,至夜间四五点钟退,已有五个多月……余为之灸大椎七壮……再灸后溪穴三壮立愈。"

《金针百日通》(百病论治·疟疥癣癫):"疟暴虚也……今余即以温火二针,针其脐上、脐下、腹左、腹右,及左右肋下之痞结,可不药而愈矣。"

[现代文献题录]

(限本节引用者,按首位作者首字的汉语拼音排序)

陈飞. 马齿苋外敷内关穴治疗疟疾. 新中医,1982,14(8):23.

陈巩荪. 耳针治疗间日疟51例临床观察 // 会议学术处. 全国针灸针麻学术讨论会论文摘要(一). 北京:中国针灸学会,

1979:31.

陈燕鸣,李研.针刺治疗非洲恶性疟疾致疼痛110例.中国针灸,2001,21(8):507-508.

方选书.针刺"疟门穴"治疟疾.四川中医,1985,3(10):46.

冯润身.针灸论治时-空结构初探.内蒙古中医药,1987,6(1):15.

龚秀杭.点刺四缝穴配合药物治疗小儿疟疾.针灸临床杂志,1998,14(11):41.

广州中医学院523针刺研究组.针刺大椎足三里治疗疟疾与淋巴细胞转形的关系.广东医药资料,1977(12):32.

广州中医学院523小组.针刺治疗疟疾与细胞免疫关系的探讨.广东医药资料,1976(11,12):28.

焦国瑞.针灸临床经验辑要.北京:人民卫生出版社,1981:49-51.

金长禄.电针透刺治疗恶性疟疾(胃肠型)76例临床观察.中级医刊,1993,28(7):56.

李国桥.疟疾治疗的中西医结合研究.新中医,1987,19(7):48.

李晋青.针刺治疗非洲恶性疟疾后遗症180例.中国针灸,1998,18(4):204.

林桂君,Fatú Camará.针灸配合西药治疗非洲儿童疟疾的随机对照观察.中国针灸,2007,27(11):859-861.

蔺云桂.独取大椎　使气下传//胡熙明.针灸临证指南.北京:人民卫生出版社,1991:89.

刘长修.针刺身柱穴根治疟疾的初步观察.中国针灸,1985,5(4):8.

刘绍裕,田建国.针刺对恶性疟疾230例病原疗效观察.中国针灸,1989,9(2):15.

柳少青,刘维宇.针药结合治疗普通型恶性疟疾与单一药物疗效比较.天津中医学院学报,2000,19(2):25.

卢超.针灸治疗疟疾120例.中国民间疗法,1999,7(9):7.

彭荣琛.疟疾的针灸治疗综述.江西中医药,1982,13(2):51-56.

钱宝延.针灸治疗疟疾致痛56例.中国针灸,2003,23(12):724.

邱茂良.虚者扶正祛邪　实者和解截疟//胡熙明.针灸临证指南.北京:人民卫生出版社,1991:90.

孙强.用针灸疗法治疗疟疾57例的初步报告.江苏中医,1959(10):24.

田中峰.二甘散敷脐治疗疟疾864例.实用中医内科杂志,1989(2):41.

汪亮.针灸治疗非洲疟疾89例.四川中医,2006,24(4):104-105.

王国民,罗宇慧.针刺治疗疟疾前后淋巴细胞亚类动态观察.南京中医学院学报,1983(1):55.

王立早.针灸是疟疾的有效疗法.中医杂志,1955,1(11):43.

王文英.针灸治疗疟疾患儿贫血的动态观察.中国针灸,1999,19(1):8-10.

王远华,姚春艳,孙照勤.穴位敷药治疗疟疾45例.陕西中医,1995,16(1):32.

王振琴.针刺治疗疟疾45例临床疗效观察.中国针灸,1986,6(5):18.

吴瑛.针刺治疗疟疾126例.湖南中医学院学报,1987,7(3):38.

向家伦,唐贤伟,张尚武.耳穴望诊间日疟的效果观察.中国针灸,1981,1(3):46.

肖少卿,方正,胡丽梅.针刺治疗间日疟的临床和实验研究.中国针灸,1983,3(4):1.

许伟.大椎穴刺络拔罐治疗疟疾高热31例.中国针灸,2002,22(1):41.

杨介宾.三穴为主　发前刺之//胡熙明.针灸临证指南.北京:人民卫生出版社,1991:88.

俞竹青.针刺配合青蒿琥酯治疗疟源性头痛82例临床观察.浙江中医药大学学报,2009,33(3):414.

袁家昶.常山注射液穴位注射治疗间日疟.四川中医,1986,4(9):51.

翟范.灸大椎加合谷穴注治疗间日疟.福建中医药,1983,14(5):21.

张弘,任琳.针刺治疗非洲胃肠型疟疾46例.中国针灸,2003,23(8):483.

郑怀岳.三期分治　粗针速刺//胡熙明.针灸临证指南.北京:人民卫生出版社,1991:90.

钟岳琦.钟岳琦临证经验//陈佑邦,邓良月.当代中国针灸临证精要.天津:天津科学技术出版社,1987:304.

朱琼昌.针灸治疗间日疟7例.上海针灸杂志,1989,8(1):47.

第三节　暑证

暑证是盛夏季节人体感受暑邪所产生的病证,其中"中暑"乃急重病证,可导致实闭、虚脱,甚至危及人的生命安全。古代文献中凡有暑、中暑、热喝、暑证发痧、注夏、夏月热倒人等描述字样的内容,本节均予以收录。中医学认为,本证是素体虚弱之人外感暑湿秽浊之邪所致;其病机是邪热郁蒸,伤津耗气,湿遏热伏,气机不畅,瘀血阻滞,阴阳逆乱,蒙塞清窍,内闭外脱;临床以虚实分型,一般以虚实夹杂为多见。西医学认为,中暑是由长时间受到烈日暴晒或高温烘烤所致,表现为体温调节功能的紊乱、微循环的障碍和水电解质平衡的失调,甚至会出现周围循环衰竭、休克、昏迷等危象。涉及本证的古代针灸文献共43条,合149穴次;现代针灸文献共12篇,合97穴次。将古今文献的统计结果相对照,可列出表3-1~ 表3-4(表中数字为文献中出现的次数)。

表 3-1　常用经脉的古今对照表

经脉	古代(穴次)	现代(穴次)
相同	任脉 35、膀胱经 20、督脉 18、胃经 12、大肠经 10	任脉 17、膀胱经 16、督脉 14、大肠经 9、胃经 7
不同	心包经 7	肺经 8、脾经 6、胆经 6

表 3-2　常用部位的古今对照表

部位	古代（穴次）	现代（穴次）
相同	胸脘 24、小腹 22、头面 20、上背 17、手背 10、腿阴 10、腿阳 9、手掌 8	上背 18、头面 13、腿阳 11、小腹 10、胸脘 9、手掌 7、手背 6、腿阴 6
不同		臂阴 6、臂阳 5

表 3-3　常用穴位的古今对照表

穴位		古代（穴次）	现代（穴次）
相同		中脘 11、神阙 9、合谷 6、足三里 5、水沟 5、曲池 4、委中 4、三阴交 3	中脘 5、足三里 5、曲池 5、委中 4、合谷 4、三阴交 4、水沟 3、神阙 3
相似	末端	中冲 4、百会 4、内庭 4、长强 3、十宣 3	少商 3
	小腹	气海 8	关元 3
	项背	百劳 3	大椎 6、风池 4
	关节	阴谷 3	太渊 3

表 3-4　治疗方法的古今对照表

方法	古代（条次）	现代（篇次）
相同	艾灸 13、刺血 5、针刺 4	针刺 7、刺血 2、灸法 1
不同	热敷 7、熨法 2	刮痧 4、拔罐 3、推拿 3、挑痧 1、梅花针 1

　　根据以上各表,可对暑证的古今针灸治疗特点作以下比较分析。

【循经取穴比较】

1. 古今均取任脉穴　暑多夹湿,困扰脾胃;暑伤津气,阴阳

虚脱,而任脉行经脘腹,又为生气之源,阴脉之海,故治疗本证多取任脉穴,在古、今文献中,分别为35、17穴次,同列诸经的第一位,分占各自总穴次的23.49%、17.53%,可见**古代比现代更多取任脉穴**。就穴位而言,表3-3显示,**古今均取中脘、神阙,这是相同的**;古代还取气海,现代则取关元,这是相似的。

2. 古今均取膀胱经穴 膀胱经乃足太阳,主表,易受暑邪侵犯,又主持人体的防卫功能;暑湿侵犯,亦常常导致五脏六腑功能失调,而足太阳背俞穴可调整脏腑功能,因此治疗本证常取膀胱经穴,在古、今文献中,分别为20、16穴次,同列诸经的第二位,分占各自总穴次的13.42%、16.49%,显示**现代比古代更重视膀胱经穴**,此当现代受神经学说影响,多取背俞穴的缘故。就穴位而言,古今均取委中,这是相同的。

3. 古今均取督脉穴 本证为阳证,而督脉是"阳脉之海","总督诸阳";中暑往往出现神志昏糊,而督脉循行入络于脑,故治疗多取督脉穴,在古、今文献中,分别为18、14穴次,同列诸经的第三位,分占各自总穴次的12.08%、14.43%,现代百分比略高于古代。就穴位而言,**古今均取水沟,这是相同的**;古代还取百会、长强,现代则取大椎,这有所不同。

4. 古今均取阳明经穴 阳明经多气多血,一旦受邪则表现为阳热亢盛;阳明又与脾胃相关,取之可健脾化湿,益气补虚,故治疗本证亦选用之。统计结果见表3-5。

表3-5 手、足阳明经穴次及其分占古、今总穴次的百分比和其位次对照表

	古代	现代
足阳明胃经	12(8.05%,第四位)	7(7.22%,第六位)
手阳明大肠经	10(6.71%,第五位)	9(9.28%,第四位)

表3-5显示,**现代比古代更重视大肠经穴**,而胃经穴次的百分比古今相近。就穴位而言,**古今均取大肠经合谷、曲池,胃经足**

三里,这是相同的;古代还取胃经内庭,而现代取之不多,这是不同的。

5. **古代选取心包经穴**　中暑可出现神志昏糊,而心主神明,因此古代也选用心包经穴,共计 7 穴次,列诸经的第六位,占古代总穴次的 4.70%,**常用穴为中冲**。而现代取心包经仅 2 次,列现代诸经的第十位,占现代总穴次的 2.06%,未被列入常用经脉,不如古代。

6. **现代选取肺、脾、胆经穴**　暑邪犯表,而肺主皮毛;暑邪夹湿,而脾主运化;中暑神昏,而胆经折行于头部,因此现代也选用肺、脾、胆经穴,分别为 8、6、6 穴次,分列各经的第五、第七(并列)、第七(并列)位,分占现代总穴次的 8.25%、6.19%、6.19%,**常用穴为少商、太渊、三阴交、风池**。虽然古代也取三阴交,但古代取肺、脾、胆经分别为 5、6、0 穴次,分列古代诸经的第八、第七、第十四位,分占古代总穴次的 3.36%、4.03%、0.00%,均未被列入常用经脉,不如现代。

【分部取穴比较】

1. **古今均取胸腹部穴**　前面已述,治疗本证多取任脉穴,而任脉循行于胸腹部,因此在古、今文献中,胸腹部分别为 46、19 穴次,分占各自总穴次的 30.88%、19.59%,可见**古代比现代更多地选取胸腹部**,显示古代更重视健运化湿、补虚固脱。就穴位而言,表 3-3 显示,**古今均取中脘、神阙,这是相同的**;古代还取气海,现代则取关元,这是相似的。

例如明代《医学入门》云:中脘"主伤暑及内伤脾胃";气海主"风寒暑湿"。宋代《扁鹊心书》曰:"急灸神阙百壮",可治"暑月伤食泄泻"。现代郑怀岳治疗暑热证虚者,取中脘等穴,针刺后加药条灸;孙亚本治疗中暑,用食指、中指二节骨提捏天枢、中脘等穴,至皮肤红晕;陈全新治疗暑厥,取关元等穴,用艾炷灸,取神阙,用隔盐灸。

2. 古今均取头面部穴　暑为阳邪,而头为诸阳之会;中暑致神志昏糊,而脑为元神之府,故本证临床多取头面部穴,在古、今文献中分别为 20、13 穴次,分列各部的第三、第二位,分占各自总穴次的 13.42%、13.40%,古今百分比相近。就穴位而言,**古今均取水沟,这是相同的**;古代还取百会,现代则取风池,这是相似的。如清代《针灸逢源》云:"中暑人中百会搜。"现代朱广运等治疗暑厥,针刺人中,行小幅度提插,大幅度捻转,施泻法;石学敏治疗中暑,针刺人中等穴;陈书文等则针刺风池,并留针。

3. 古今均取上背部穴　前面已述,治疗本证选取膀胱经和督脉在背部的相关穴位;而人体躯干上半身藏有心、肺,具产热散热功能,因此在本证古、今文献中,上背部分别为 17、18 穴次,分列各部的第四、第一位,分占各自总穴次的 11.41%、18.56%,可见**现代比古代更多地选取上背部穴**,此当现代受神经学说影响的缘故。就穴位而言,**古代多取百劳,现代则取大椎**,这是相似的。

古代取上背部穴者,如《针灸大全》言:列缺配百劳等穴,治疗"冒暑大热,霍乱吐泻","中暑自热,小便不利"。又如《针灸逢源》曰:"注夏羸瘦:大椎、肺俞、膈俞、胃俞、中脘。"《针灸易学》语:"暑湿燥火,亦取背上各俞穴。"这些穴位多在上背部。此外,《类经图翼》称:长强"治少年注夏羸瘦,灸此最效"。长强属下背部。

现代取上背部穴者,如黄俏敏治疗中暑,取背部督脉、膀胱经,用走罐法,对伴有发热者,取大椎,用三棱针点刺出血拔罐;周运治疗运动员中暑,取大椎、肺俞、脾俞、胃俞,拔罐 5~10 分钟。

4. 古今均取手部穴　前面已述,治疗本证选取大肠、心包、肺等经脉之穴,这些经脉行经手部,因此在本证古、今文献中,手部分别为 18、13 穴次,分占各自总穴次的 12.08%、13.41%,古今百分比相近。就穴位而言,**古今均取合谷,这是相同的**;古代还取中冲、十宣,现代则取少商,这是相似的;**现代又取太渊,古代取之不多,这是不同的**。

古代取手部穴者,如《针灸逢源》云:中暑"阳明合谷内庭求"。(内庭在足部,与合谷上下对应)《循经考穴编》称:中冲主"中暑、中气等证,不省人事"。《针灸治疗实验集》记:"暑邪霍乱大症,乃先针十指尖。"又《类经图翼》曰:"虚损注夏羸瘦:一法,取手掌中大指根稍前肉鱼间近内侧大纹半指许,外与手阳明合谷相对处,按之极酸者是穴,此同长强,各灸七壮甚妙。"该穴为奇穴,亦在手部。

现代取手部穴者,如周运治疗运动员中暑,取合谷等穴,用针刺泻法;辛克平等治疗中暑高热,取十宣、少商、商阳等穴,点刺出血;陈国定治疗暑痉症和暑厥症,用三棱针点刺中冲放血;田海燕治疗中暑,取太渊、神门等穴,用抓痧法。

由上又可知,对于本证**古今均重视取末端部穴**,上述中冲、十宣、少商、商阳乃上肢末端之例。又前述百会在头顶,为人之上端;人中在口部,而口为人类的祖先鱼类之前端;长强为人体躯干之下端。对于末端穴治疗本证的机制,似可作如下推测:中暑常有昏厥之证,而人体末端部的神经末梢最为敏感,刺激则会产生强烈的痛觉,兴奋脑细胞;暑邪入侵,阻塞气机,阴阳之气逆闭,而末端正是阴阳经脉交界之处,其中头面、手足是十二经脉循行交接之处,而尾骶和口唇部则是任督二脉交接之处,刺灸之可交通阴阳;末端又是秽浊之邪积聚之处,导致瘀血阻滞,即西医所谓"微循环障碍",使细胞组织缺氧,而刺灸末梢则可驱邪外出,改善微循环;末端穴为阳中之阳,有清热作用。又如杨介宾治疗中暑,取"五心"(顶心、双手心、双足心)穴,配以太阳、十宣等,用三棱针点刺放血,这些穴位亦多在末端或邻近末端。

5. 古今均取腿部穴　前面已述,治疗本证选取膀胱、胃、脾、胆等经脉之穴,而这些经脉行经腿部,因此在本证古、今文献中,腿部分别为19、17穴次,分占各自总穴次的12.75%、17.53%,可见**现代比古代更重视腿部穴**。就穴位而言,**古今均取足三里、委中、三阴交,这是相同的;古代又取阴谷,现代取之不多,这是不同**

的。就穴次而言,现代取足三里、委中、三阴交的穴次较为集中,导致现代腿部百分比较高。

　　例如明代《针灸大全》取列缺,配委中、足三里等穴,治疗"冒暑大热,霍乱吐泻"。清代《神灸经纶》谓:足三里、阴谷、三阴交等穴相配治疗"中暑神昏"。现代周运治疗运动员中暑,取足三里等穴,用针刺泻法;陈书文等治疗中暑,针刺足三里等穴;杨介宾则取委中等,用三棱针点刺放血;刘德选治疗小儿夏季热,取阴陵泉、三阴交、足三里等穴,用针刺泻法强刺激,不留针。

　　6. 现代选取臂部穴　治疗本证选取大肠、心包、肺等经脉之穴,而这些经脉行经臂部,因此现代选取臂部穴共计 11 穴次,占现代总穴次的11.34%(其中臂阴、臂阳分占现代总穴次的6.19%、5.15%,分列现代各部第七、第八位)。常用穴为**曲池**等。如周运治疗运动员中暑,取曲池等穴,用针刺泻法;陈书文等治疗中暑,亦针刺曲池等穴。又如杨介宾治疗中暑,取曲泽等,用三棱针点刺放血,曲泽亦在臂部。虽然古代也选取曲池,如《针灸治疗实验集》记"针曲池、尺泽、委中、昆仑"等穴治疗"暑邪霍乱大症",但古代取臂部共 11 穴次,占古代总穴次的 7.39%(其中臂阴、臂阳分别为 4.03%、3.36%、均未被列入常用部位),不如现代。

　　上述曲池,前述太渊、委中、阴谷,以及上文提及的神门、曲泽、尺泽、昆仑等穴均在关节部,**可见治疗本证又取关节部穴**。因关节致经脉转折,使邪浊积滞,而于此针灸则可清热逐邪、活血祛瘀。

【辨证取穴比较】

　　由上可知,**对于辨证为实者,古人多取末部和关节部穴**。如《针灸逢源》云:"大陵穴治发痧凶,列缺委中天府松,百会百劳十宣妙,何悉痧病结心胸。"**对于辨证为虚者,古人多取腹部穴和相应背俞穴**。如《类经图翼》载:"虚损注夏羸瘦:大椎、肺俞、膈俞、胃俞、三焦俞、肾俞、中脘、天枢、气海、足三里、三阴交、长强、崔氏四花穴。"而在临床上,本证以虚实夹杂者为多见,故多综合选用末端、关节、胸腹和背部穴。如《杨敬斋针灸全书》言:"中暑不省人事:百会、风门、脾俞、中管、阴谷、阴泉、三阴交、人中、承浆、中冲、少冲、合谷、气海、三里、内庭。"《采艾编翼》语:"中暑:中脘、章门、气海、大杼、命门、上星、曲差、大陵、尺泽、太白、复溜、曲泉。"

现代辨证取穴者,如陈全新治疗伤暑者,针泻大椎、曲池,平补平泻内关;暑闭者,用三棱针点刺十宣、曲泽、委中出血,针刺人中、百会、关元、内关,用捻转泻法,用梅花针叩刺项后背腰夹脊穴渗血;暑厥者,针补人中、内关、足三里、涌泉,须持续运针,用艾炷灸百会、关元,用隔盐灸神阙。以上针灸不计其数,以神清脉起、汗收肢暖为度。此与古代辨证取穴有相似之处。

此外,**现代又根据西医对中暑的分型,分别取相应穴位**。如李明文治疗中暑发痧之轻型,刺风池、大椎、内关、足三里等;循环衰竭,刺人中、内关、涌泉等,点刺百会、十宣出血;高热昏迷,刺风池、大椎、曲池、三阴交等;热痉挛,刺大椎、曲池、阳陵泉等;日射病,刺风池、太阳、内关等。上述诸型,除轻型用中强刺激外,其余各症均施强刺激。

现代还根据临床症状,配取相应穴位。如李明治疗暑热,针足三里、中脘、肺俞、肾俞、大椎、风池、曲池、合谷,壮热配风府、陶道、少商(出血);口渴配太溪;烦躁不眠配太渊;便溏配天枢、气海(针加灸)、神阙(灸);神痿肢冷配关元、脾俞(针加灸)。

【针灸方法比较】

1. 古今均用灸法 艾灸的热性刺激可温阳益气、补虚固脱、活血化瘀,而剧烈的烧灼痛又有醒脑开窍之效,因此本证临床多用灸法,在古、今文献中分别为 13 条次、1 篇次,分列古、今诸法之第一、第五(并列)位,分占各自总条(篇)次的 30.23% 和 8.33%,可见**古代比现代更多地采用灸法**,此与古代多灸,现代多针的状况相合。

（1）**古代艾灸的主治**：古人认为，灸法可治疗暑湿困脾伤肺、中暑神昏、阴阳亡脱诸证。其中**暑湿困脾伤肺者**，如《扁鹊心书》载："暑月腹痛，灸脐下三十壮。""暑月发燥热，乃冷物伤脾胃肾气所致，灸命关二百壮，或心膈胀闷作疼，灸左命关五十壮，若作中暑服凉药，即死矣。""一人暑月饮食冷物，伤肺气，致咳嗽，胸膈不利……灸中府穴五百壮，方有极臭下气难闻，自后永不再发。"

中暑神昏者，如《千金翼方》云："治热喝，灸两乳头七壮。"《神灸经纶》曰："中暑神昏"，"宜灸百会、中脘、三里、脾俞、合谷、人中、阴谷、三阴交"。

阴阳亡脱者，如《针灸治疗实验集》记："初觉腹痛呕吐，继之大泻"，"人事不知，呼之不应，目陷螺瘪，脉伏，吐清水，泻出如米泔状，断为暑邪霍乱大症"，"以盐放脐心，放艾灸之，凡六十余壮，皮肤起泡，患者乃呼过热，随去腹痛已止，至四时呕泻全止"。

（2）**古代艾灸的方法**：除了常规灸法外，古人还采用隔盐灸、"太乙神针"灸、灯火灸与"炼脐法"。其中**隔盐灸**即上述《针灸治疗实验集》治疗"暑邪霍乱大症"，"以盐放脐心，放艾灸之"。**"太乙神针"灸**是在穴位上铺数层布或纸，将点燃的含药艾条按在布或纸上，如《太乙离火感应神针》用该法灸神庭，治疗"中寒中暑"。**灯火灸**是对穴位做瞬时的直接点灸，其作用与其他直接灸法相似，但操作迅速，没有痛苦，不留瘢痕。如《针灸逢源》谓："暑郁中焦"，"胸背四肢发红点者，以菜油灯火遍粹之"。**"炼脐法"**出自《医学入门》，该法将麝香、丁香、青盐、夜明砂、乳香、木香、小茴、没药、蛇骨、龙骨、朱砂、雄黄、白附子、人参、附子、胡椒、五灵脂、槐皮、艾叶等制成的"彭祖固阳固蒂长生延寿丹""入脐眼内"，用"艾火灸之，无时损易，壮其热气，或自上而下，自下而上，一身热透，患人必倦沉如醉，灸至五六十壮，遍身大汗，上至泥丸宫，下至涌泉穴"，可将"骨髓风寒暑湿，五劳七伤，尽皆拔除，苟不汗，则病未愈，再于三五日后又灸，灸至汗出为度"。

（3）**现代采用的灸法**：现代郑怀岳治疗暑热证虚者，取足三里、中脘、膈俞、肾俞、大椎、风池、曲池、合谷等穴,针刺后加药条灸,每穴 2~3 分钟;陈兴华治疗热痉挛型中暑,取足三里、合谷,用热敏灸。总的来说,现代用灸法者不多,因此对古代的灸法记载可作探讨;而现代的热敏灸在古代未见记载,当是现代的创新。

2. 古今均用针刺　针刺通过经络,或神经、血管、淋巴等组织,可激发体内潜在的生理功能,调整阴阳,扶正祛邪;针刺的强烈感觉亦可醒脑开窍,因此在本证的古、今文献中,涉及针刺者分别为 4 条次、7 篇次,分列古、今诸法之第四、第一位,分占各自总条(篇)次的 9.30% 和 58.33%,可见**现代比古代更多地采用针刺法**,此当现代针具进步与神经学说影响的结果。

古人针刺多取脘腹、头面、末端、关节部之穴,与前述本证总体取穴特点大致相合。如《针灸则》治疗"中暑","针:中脘、鸠尾"。又曰:"中暑腹痛已欲绝,则刺鸠尾之一穴而作吐,则瘥。"《痧惊合璧》述:"闷心痧:刺两大眼角胬肉一针,挖开牙齿刺舌头尖一针,刺心窝一针,刺两足弯紫筋各一针。此症痧毒攻心,发晕闷倒,一时中暑中风,人多不知觉,即时而死。""遍身肿胀痧:刺唇中尖,刺下嘴唇角,放下嘴离角三分各一针,放膻中穴一针,放左右腋下各一针,刺脐上三分,刺脐下三分,此症因暑热时疫……散其毒于肌肤血肉之患,为肿为胀。"

现代针刺也选取脘腹、头面、末端、关节部之穴,此与古代相合;此外,现代还针刺背部穴,古代不如之。**现代针刺临床还采用补泻手法**,而古代本证文献中用补泻者较少。如现代司徒铃治疗中暑,针刺内关用泻法;郑怀岳治疗暑热证,取足三里、中脘、膈俞、肾俞、大椎、风池、曲池、合谷等穴,用针刺,视虚实行补泻,不留针;陈兴华治疗热痉挛型中暑,取足三里、三阴交,用针刺补法(捻转时拇指用力缓慢向前结合下按,反方向捻转时结合上提),取阳陵泉、阴陵泉、外关、合谷、曲池、巨阙,用针刺泻法(捻转时示指用力缓慢向前结合上提,反方向捻转时结合下按)。

现代还采用强刺激以醒脑开窍。如陈国定治疗暑痉症和暑厥症,针刺风府、曲池、阳陵泉,施强刺激提插 30 次;杨介宾治疗中暑,取人中、合谷,施以重刺留针;宋正廉则取百会、头维、大椎、曲池、阴陵泉,配内关、人中、十宣,用针刺泻法,施持续捻针或通电 20 分钟,其中持续捻针或通电均为加强刺激的手段。

3. 古今均用刺血法　刺血可将瘀血逐出体外,即现代所谓"改善微循环",因此在本病的古、今文献中,涉及刺血者分别为 5 条次、2 篇次,分列古、今诸法之第三、第四位,分占各自总条(篇)次的 11.63% 和 16.66%,显示现代似比古代更多地采用刺血疗法,此当现代本证文献不多的缘故。

古人刺血多取头面部、末端部、关节部穴。如《儒门事亲》载:"余尝治大暑之病,诸药无效,余从其头,数刺其痏,出血立已。"《循经考穴编》称:中冲主"中暑、中气等证,不省人事","出血为妙"。《痧惊合璧》言:"遍身肿胀痧","此症因暑热时疫","散其毒于肌肤血肉之患,为肿为胀","刺腿弯青痧筋五针,出紫黑毒血,又刺指头毒血二十针"。

又如《续名医类案》谓:"暑热咽喉痛肿甚,痰涎上壅,语声不出,甚危,用针刺毒血。"前面"艾灸的主治"段落中,《针灸治疗实验集》治疗"暑邪霍乱大症"一案,除用灸法外,还"先针十指尖(针时全不觉痛),继针曲池、尺泽、委中、昆仑、内关、中脘,初无血,后有少许黑色血液,即觉微痛"。上述两案乃与暑相关之咽痛和霍乱痧证,所取穴位为咽喉局部和中脘,当属病变局部,亦用刺血法。

现代用刺血者,亦取头面、末端、关节部穴,与古代相合;现代又取背部穴和体表阳性点,古代记载不多。如杨介宾治疗中暑,取十二井穴、太阳、攒竹、合谷、委中、曲泽等穴,用三棱针点刺放血,每穴出血 0.5~1ml;宋正廉则取十宣,点刺出血;司徒铃取中冲,针刺出血;辛克平等治疗中暑高热,取委中、十宣、少商、商阳,点刺出血,取大椎,施刺络拔罐;周波等治疗中暑,取大椎、膈俞、心俞、肝俞、胆俞,施刺络拔罐,每罐出血 5~15ml;钟彦华治疗暑湿瘀闭,取肘窝、胸窝中的"瘀筋"(怒张的静脉、小黑瘀点、小紫脉),用针刺破,使血流出,甚至喷出,出血10~30ml。这些当是对古代刺血疗法的继承;而其中刺络拔罐在本证古代文献中较为少见,当是现代的发展。

4. 古代采用的其他热疗法 古人治疗本证采取物理热疗法,以扩张四周毛细血管,改善微循环,达到治疗中暑休克的目的。除了上述灸法外,古人还用**热敷、热淋、热熨之法**。如《医心方》记:"治中热暍方:取路上热尘土,以壅其心上,小冷复易之,气通乃止","以草带围脐上,令人溺脐中"。《医说》载:"夏月热倒人,昏迷闷乱","当以布巾衣物等蘸热汤,覆脐下及气海间,续续以汤淋布巾上,令撒脐腹,但暖则渐醒也"。《千金宝要》称:"热暍著,热死者","屋上南畔瓦,热熨心,冷易之"。《古今医统大全》述:"中暍","昏愦不省人事,葱饼熨脐"。这些热疗法在现代本证临床上较为少见,值得重视。

对于中暑患者,古人认为**切不可骤然采用寒冷刺激**,以避免导致热邪内闭的"寒包火"重症,甚至死亡;西医学认为,寒冷刺激可促使毛细血管收缩,加重微循环障碍。《医心方》载:"不可使卒得冷,得冷便仍死矣。"《医说》曰:将中暑患者"急扶在阴凉,切不可与冷饮"。皆为此意,值得当代临床注意。

5. 现代采用其他方法 现代治疗本证还采用刮痧、推拿、拔罐、挑痧、梅花针等方法。这些在本证古代文献中较为少见,当属现代针灸工作者的发展。

(1) **刮痧**:刮痧可造成局部皮肤毛细血管的破裂,排出瘀积在其中的微血栓和代谢产物,从而改善微循环,故本证临床常用之。如沈万生治疗中暑高热,取背俞,用刮痧疗法;徐晓美治疗中暑,取风府、哑门、足太阳膀胱经、大椎、合谷、内关等穴位,施以顺序刮痧法。又如田海燕治疗中暑,取后颈项部三线、肩背部、背部督脉与膀胱经、前胸部沿肋间、两侧腋窝、肘窝、腘窝,里证加腹部穴,用抓痧法(用右手拇、食二指张如钳,一夹一放,直到出现红色瘢痕为止),抓痧与刮痧相类似。但龚向京等认为,刮痧、推拿等只适用于轻中暑,对于重症中暑的效果不佳,对于有出血或弥散性血管内凝血(DIC)倾向者尤当禁用,否则可加重病情,对于这一提醒值得注意。

(2)拔罐:拔罐走罐亦可造成局部皮肤毛细血管的破裂,改善微循环,故本证临床亦常用之。如陈书文等治疗中暑,针大椎不留针,加拔罐,取背部膀胱经,用走罐疗法;汪身强治疗暑湿,取背部督脉、膀胱经,用走罐拔罐疗法。

(3)推拿:推拿可疏通经络,调和气血,改善患者的病理状态,故亦用于本证。如黄俏敏治疗中暑,取督脉穴,用捏脊疗法;陈书文等则弹拨极泉、委中,并在手足阳明经上行循经揉捏按摩手法;李明文取膀胱经、督脉、任脉穴,用掐、拿、推等法。

(4)挑痧:挑痧为民间疗法,有一定疗效,可资参考。如曲祖贻采用"挑猴痧"的方法治疗中暑,取患者前后胸肋间,用中指尖点敲激起小包,用针挑刺,共挑近百针。又如李美春等治疗痧症(暑证),取膏肓、天宗附近红色隐点,配委中、中脘、关元,将穴位部位肌肉捏起,用针点刺,提捏出血,此与挑痧相似。

(5)梅花针:如焦国瑞介绍徐明烜治疗日射病,取脊柱两侧,用梅花针叩击,重点叩 $T_{5\sim8}$。

【结语】

根据上述对古今文献的统计与分析结果,兹提出治疗暑证的参考处方如下(无下划线者为古今均用穴,下划曲线者为古代所用穴,下划直线者为现代所用穴):①胸腹部穴中脘、神阙、气海、关元等;②头面部穴水沟、百会、风池等;③上背部穴百劳、大椎等;④手部穴合谷、中冲、十宣、少商、太渊等;⑤腿部穴足三里、委中、三阴交、阴谷等;⑥臂部穴曲池等。此外,还可考虑内庭、长强等穴。尤其要重视其中末端部和关节部穴。临床可根据病情,在上述处方中选用若干相关穴位。

对于实证,多取末端部穴和关节部穴;对于虚证,多取腹部穴和相应背俞穴。

临床可用灸法,包括隔盐灸、"太乙神针"灸、灯火灸、"炼脐法"、热敏灸等;亦可用针刺法,包括补泻手法和强刺激;亦可用刺血法,在头面、末端、关节以及背部,用点刺或刺络拔罐法;还可采用其他热疗法,包括热敷、热淋、热熨等,切不可骤然采用寒冷刺激;此外,又可采用刮痧、拔罐、推拿、挑痧、梅花针等方法。

历代文献摘录

[元代及其以前文献摘录](含同时代外国文献)

《千金翼方》(卷二十八·第八):"治热暍,灸两乳头七壮。"

《扁鹊心书》(卷上·黄帝灸法):"暑月腹痛,灸脐下三十壮。"

《扁鹊心书》(卷上·窦材灸法):"暑月发燥热,乃冷物伤脾胃肾气所致,灸命关二百壮,或心膈胀闷作疼,灸左命关五十壮,若作中暑服凉药,即死矣。"

《扁鹊心书》(卷中·暑月伤食泄泻):"暑月伤食泄泻……急灸神阙百壮。"

《扁鹊心书》(卷下·膏肓病):"一人暑月饮食冷物,伤肺气,致咳嗽,胸膈不利……灸中府穴五百壮,方有极臭下气难闻,自后永不再发。"

《千金宝要》(卷一·第三):"热暍著,热死者,取道上热尘,以壅心上,若少冷即易,气通即止。""热暍著,热死者……仰卧暍人,热土壅脐上,令人尿之,脐中温,即愈。""热暍著,热死者……但以热土及熬灰土壅脐上,佳。""热暍著,热死者……屋上南畔瓦,热熨心,冷易之。"

《医说》(卷十·夏月热倒人法):"暑月热倒人,昏迷闷乱,急扶在阴凉,切不可与冷饮,当以布巾衣物等蘸热汤,覆脐下,及气海间,续续以汤淋布巾上,令彻脐腹,但暖则渐醒也,如仓卒无汤处,掬道上热土于脐端,以多为佳,冷则频换也,后与解暑毒药,若才热倒,便与冷饮,或冷水淋之类,即死,旧有一法,或道途无汤去处,即掬热土于脐上,仍拨开作窝子,令众人旋溺于中,以代热汤,亦可取效。"

《儒门事亲》(卷三·二十六):"余尝治大暑之病,诸药无效,余从其头数刺其痏,出血立愈。"

[外国文献]

《医心方》(卷十四·第八):"《葛氏方》凡中热暍死,不可使卒得冷,得冷便仍死矣,治之方:以泥作正,绕暍人脐,使三四人更溺其中。""《小品方》治中热暍方:取路上热尘土,以壅其心上,小冷复易之,气通乃止;又方:偃卧暍人,以草带围脐上,令人溺脐中即。""《千金方》治热暍方……但以热土及熬灰土壅其心上,佳。"

[明代文献摘录]

《针灸大全》(卷四·八法主治病症):"列缺……冒暑大热,霍乱吐泻:委中二穴、百劳一[原作二,据义改]穴、中脘一[原作二,据义改]穴、曲池二穴、十宣十穴、三里二穴、合谷二穴。""列缺……中暑自热,小便不利:阴谷二穴、百劳一[原作二,据义改]穴、中脘一穴、委中二穴、气海一[原作二,据义改]穴、阴陵泉二穴。"

《针灸聚英》(卷一上·足太阳):"东垣云,中暑,治在小肠俞。"

《古今医统大全》(卷十四·中暍):"昏愦不省人事,葱饼熨脐。"

《医学入门》(卷一·杂病穴法):"一切风寒暑湿邪,头疼发热外关起。"

《医学入门》(卷一·治病要穴):"中脘:主伤暑。""气海……风寒暑湿,水肿。"

《医学入门》(卷一·炼脐法):"彭祖固阳固蒂长生延寿丹[由麝香、丁香、青盐、夜明砂、乳香、木香、小茴、没药、蛇骨、龙骨、朱砂、雄黄、白附子、人参、附子、胡椒、五灵脂、槐皮、艾叶等制成]……入脐眼内……艾火灸之，无时损易，壮其热气，或自上而下，自下而上，一身热透，患人必倦沉如醉，灸至五六十壮，遍身大汗，上至泥丸宫，下至涌泉穴，如此则骨髓风寒暑湿，五劳七伤，尽皆拔除，苟不汗，则病未愈，再于三五日后又灸，灸至汗出为度……凡一年四季各薰一次，元气坚固，百病不生。"

《杨敬斋针灸全书》（下卷）："中暑不省人事：百会、风门、脾俞、中管、阴谷、阴泉、三阴交、人中、承浆、中冲、少冲、合谷、气海、[足]三里、内庭。"[原出《针灸捷径》（卷之下）]

《针灸大成》（卷九·治症总要）："第三．中暑不省人事：人中、合谷、内庭、百会、中极、气海……复刺后穴：中冲、行间、曲池、少泽。"

《类经图翼》（卷八·督脉）："长强……一经验治少年注夏赢瘦，灸此最效。"

《类经图翼》（卷十一·虚痨）："虚痨，虚损注夏赢瘦：大椎、肺俞、膈俞、胃俞、三焦俞、肾俞、中脘、天枢、气海、足三里、三阴交、长强、崔氏四花六穴。一法，取手掌中大指根稍前肉鱼间，近内侧大纹半指许，外与手阳明合谷相对处，按之极酸者是穴，此同长强，各灸七壮甚妙。"

《循经考穴编》（手厥阴）："中冲……主中风、中暑、中气等证，不省人事……出血为妙。"

[清代及民国前期文献摘录]（含同时代外国文献）

《续名医类案》（卷十八·咽喉）："一妇人肥甚，暑热咽喉痛肿甚，痰涎上壅，语声不出，甚危，用针刺毒血。"

《针灸易学》（卷上·五脏俞穴）："暑湿燥火，亦取背上各俞穴。"

《采艾编翼》（卷二·中暑）："中暑：中脘、章门、气海、大杼、命门、上星、曲差、大陵、尺泽、太白、复溜、曲泉。"

《针灸逢源》（卷三·症治要穴歌）："中暑人中百会搜，阳明合谷内庭求。""大陵穴治发痧凶,列缺委中天府松,百会百劳十宣妙,何悉痧病结心胸。"

《针灸逢源》(卷五·暑病):"中暑……人中、中脘、气海、曲池、合谷、中冲、三里、内庭。""暑郁中焦,腹痛上下攻绞,不得吐泻,用生熟水调白矾三钱,少顷,探吐去其暑毒,如胸背四肢发红点者,以菜油灯火遍焠之。"

《针灸逢源》(卷五·虚劳门):"注夏羸瘦……大椎、肺俞、膈俞、胃俞、中脘。"

《太乙离火感应神针》:"神庭……中寒中暑。"

《神灸经纶》(卷三·厥逆灸治):"中暑神昏……宜灸百会、中脘、三里、脾俞、合谷、人中、阴谷、三阴交。"

《痧惊合璧》:"闷心痧:刺两大眼角胬肉一针,挖开牙齿刺舌头尖一针,刺心窝一针,刺两足弯紫筋各一针。此症痧毒攻心,发晕闷倒,一时中暑中风,人多不知觉,即时而死。""遍身肿胀痧:刺唇中尖,刺下嘴唇角,放下嘴离角三分各一针,放膻中穴一针,放左右腋下各一针,刺脐上三分,刺脐下三分。此症因暑热时疫,恶毒之气攻于里,则为痰喘,为血瘀,昏迷沉重,不省人事,若元气壮实,内不受邪,不入于里,即散其毒于肌肤血肉之患,为肿为胀,若误饮热汤酒,便成大害,此痧之暗者,宜从脉异处辨之。一按刺腿弯青痧筋五针,出紫黑毒血,又刺指头毒血二十针。"

《针灸治疗实验集》(16·1):"十二岁,七月二十日往诊,黎明起病,初觉腹痛呕吐,继之大泻,至下午二时吾诊时,已人事不知,呼之不应,目陷[原作陆,据义改]螺瘪,脉伏,吐清水,泻出如米泔状,断为暑邪霍乱大症,乃先针十指尖(针时全不觉痛),继针曲池、尺泽、委中、昆仑、内关、中脘,初无血,后有少许黑色血液,即觉微痛,少停,以盐放脐心,放艾灸之,凡六十余壮,皮肤起泡,患者乃呼过热,随去腹痛已止,至四时呕泻全止。"

[外国文献]

《针灸则》(中暑):"针:中脘、鸠尾。"

《针灸则》(附录):"中暑腹痛已欲绝,则刺鸠尾之一穴而作吐,则瘳。"

[现代文献题录]

(限本节引用者,按首位作者首字的汉语拼音排序)

陈国定.针刺急救暑痉症和暑厥症.湖北中医杂志,2004,26(2):49.

陈全新.针灸兼施 标本同治//胡熙明.针灸临证指南.北京:人民卫生出版社,1991:80.

陈书文,林日可.四步针罐法治疗中暑65例.上海针灸杂志,2005,24(1):9.

陈兴华.针灸救治热痉挛型中暑患者22例.中国针灸,2011,31(6):557-558.

龚向京,王慧萍.中西医结合治疗重症中暑7例.江西中医药,2004,35(10):43.

黄俏敏.走罐配合捏脊治疗中暑82例.中国针灸,2004,24(5):321.

焦国瑞.针灸临床经验辑要.北京:人民卫生出版社,1981:150.

李美春,葛槐发.青囊太极针疗法治疗痧症183例的临床观察.四川中医,1994,12(1):53.

李明.针灸治疗暑热12例.针灸临床杂志,2005,21(4):10.

李明文.发痧的针刺推拿急救.中国中医急症,1997,6(3):138.

刘德选.针刺治疗小儿夏季热8例.江西中医药,1989,20(5):46.

曲祖贻.曲祖贻临证经验//陈佑邦,邓良月.当代中国针灸临证精要.天津:天津科学技术出版社,1987:114.

沈万生.刮痧疗法治疗中暑高热的临床观察.中医杂志,

1992,33（7）：21.

　　石学敏．石学敏临证经验∥陈佑邦，邓良月．当代中国针灸临证精要．天津：天津科学技术出版社，1987：44.

　　司徒铃．中冲刺血　开窍醒神∥胡熙明．针灸临证指南．北京：人民卫生出版社，1991：81.

　　宋正廉．针刺泻法为主　辅以点刺出血∥胡熙明．针灸临证指南．北京：人民卫生出版社，1991：79.

　　孙亚本．推拿疗法治疗中暑60例．陕西中医，1998，19（8）：363.

　　田海燕．抓痧治疗中暑50例．中国针灸，1999，19（7）：446.

　　汪身强．背部拔罐疗法治疗暑湿160例．中国针灸，2002，22（5）：298.

　　辛克平，徐瑞祥．中医疗法治疗中暑高热60例疗效观察．广西中医药，2007，30（2）：18.

　　徐晓美．穴位刮痧治疗中暑39例的疗效观察及护理．解放军护理杂志，2010，27（8）：609-610.

　　杨介宾．十二井穴　刺络放血∥胡熙明．针灸临证指南．北京：人民卫生出版社，1991：81.

　　杨介宾．杨介宾临证经验∥陈佑邦，邓良月．当代中国针灸临证精要．天津：天津科学技术出版社，1987：159.

　　郑怀岳．针灸治疗暑热证12例．中医杂志，1984，25（5）：61.

　　钟彦华．针刺"痧筋"放血治疗痧闭经络．江西中医药，1985，16（3）：35.

　　周波，王伊莞，童炜炜，等．刺络拔罐治疗中暑疗效观察．上海针灸杂志，2010，29（8）：530.

　　周运．针刺合并拔罐疗法治疗运动员中暑45例．内蒙古中医药，2010，29（22）：27.

　　朱广运，邱宏．针刺人中穴为主治疗急症784例总结．山东中医杂志，2004，23（4）：216.

第四节 痧证

痧证是古代的一个病名,文献记载表明,**其是邪毒内闭导致气血瘀滞的急性病证,且往往影响整体的生理功能**。如痧证的奠基之作《痧胀玉衡》曰:"痧者,天地间厉气也,入于气分,则毒中于气而作肿作胀;入于血分,则毒中于血而为蓄为瘀。""痧在肠胃、经络与肝、肾、脾三阴,当药即药。"由上可见,古人又认为,**邪毒可侵犯人体不同部位,浅则入气分,中则入血分,深则入脏腑**,导致人体气血瘀滞,从而产生不同症状。如暑邪入侵体表,则表现为中暑痧证;痧邪侵犯咽喉,则表现为疫喉痧;秽浊侵犯肠胃,则表现为绞肠痧;痧毒侵犯月经,则出现倒经痧,等等。这些均为急性邪毒内闭导致整体功能失调。此外,**痧证还可与体内诸多杂病相兼**,形成各种兼夹变证,出现更多临床表现。如《痧胀玉衡》又曰:"至如人有杂病,兼犯痧症,是为杂病变端。"该书还言:"夫怪病之谓痧,而痧之为怪,更有甚于痰也。"意即本证为气血的瘀滞,故其临床症状往往比痰湿所致病证更为"怪异"。根据以上所述,笔者以为**痧证似与现代西医临床上的急性微循环障碍相关**;现代张天侨亦认为古代痧证与西医学中的"休克"、微循环障碍、厥脱相关,与本节观点有相合之处。

痧证病机为气血瘀滞的另一个证据是,**患者体表往往出现"痧瘢""痧筋"**。其中,身体表面和手足指尖可呈紫色,胸前、背后、四肢可出现红点毒筋,腿弯、肘弯可出现青筋,或者在皮肤表面用刮擦法,可现紫瘢,等等。如《证治准绳》云:"近世因寒热发作,见其指甲青黑,遂名曰沙。"《侣山堂类辨》言:"所谓砂者,身上有斑点如砂,或用麻刮之,则累累如朱砂,故名曰砂。"《痧胀玉衡》载："凡遇危症,病家不识痧筋,犹用刮痧可辨;医家或认脉不清,尚有痧筋可详。""腿弯上下有细筋深青色,或紫色,或深红色者,即是痧筋。"就现代西医角度而言,"痧瘢""痧筋"当是皮下微循环障碍的表现。

关于**痧证的诊断要点**,古人认为首先是**脉搏与症状不符**。如《痧胀玉衡》云:"痧本无定脉,凡脉与所患之症不相应者,即为痧之脉。"其次为**常规治疗无效**。如该书又曰:"痧亦无定症,或感风、感食、感劳、感痰,而以本症治之不效者,皆为痧之症也。"第三即上述**患者皮肤上往往出现"痧瘢""痧筋"**。现代郑宋明等介绍畲医辨痧方法,包括脉症不合,胸肋、前臂可有划痕,臂弯、腿弯处可有痧筋,皮肤表面可有痧点,撮天突可见痧痕,这些当是对古代痧证诊断要点的继承。

本节利用计算机对针灸临床文献中与痧证有关的内容进行检索(除书后附录中的"主要引用书目"外,增加人民卫生出版社 1995 年出版的清代郭志邃《痧胀玉衡》一书),取得古代相关文献共 360 条,涉及穴位 129 个,合 842 穴次;现代相关文献共 15 条,涉及穴位 44 个,合 118 穴次。可见现代报道较少,古今数据的比较亦无统计学意义,故本节主要从古代文献角度对针灸治疗的取穴和方法特点进行探讨,与现代文献的比较结论仅供参考。

【取穴特点比较】

古人治疗本证**多取皮肤上的"痧瘢""痧筋"**,该处当是痧毒集中部位,故首选之。如《痧胀玉衡》载:"凡痧有青筋、紫筋,或现于数处,或现于一处,必须用针刺之,先去其毒血,然后据痧用药。"其次,古人**还取若干特定的穴位**。如该书又载放痧十穴:"在头顶心百会穴,在印堂,在两太阳穴,在喉中两旁,在舌下两旁,在双乳,在两手十指头,在两臂弯,在两足十指头,在两腿弯。"由上可见,这些特定穴位**多在人体的末端部**(包括人之上端的"顶心百会""印堂""太阳穴",四肢末端的"手十指头""足十指头",人体原始上端口部的"舌下两旁"),**大关节部**(如"腿弯""臂弯"),以及**病变局部**(如"喉中两旁"等)。其中,末端部离心最远,血管管径又最细,故瘀血往往积滞于此;大关节部则是经脉、血脉转折之处,易使痧毒滞留;而取病变部位穴,则属局部取穴。

文献统计结果显示,古代治疗本证的常用穴位及其次数为:局部血络216、膝腘部奇穴93、十宣37、手指奇穴32、臂部奇穴24、膻中19、中脘17、头顶部奇穴13、委中12、百会12、兑端12、肘部奇穴11、背部奇穴11、金津玉液10、太阳奇穴10、乳部奇穴10、腿部奇穴10、胸脘部奇穴9。上述"局部血络"多为"痧瘢""痧筋",穴次最高,且远高于其他诸穴;其他穴位则多在人体末端部和大关节部,以及病变局部等,这一统计结果与上述《痧胀玉衡》的取穴原则相合。

现代文献中的常用穴位及其穴次为:背部奇穴15、十宣9、印堂8、胸部奇穴8、人中7、太阳7、大椎6、局部血络6、颈部奇穴5、委中4、足三里3、肩井3。将上述古今最常用的穴位次数及其所占各自总穴次的百分比作对照,可列出表4-1。

表4-1　古今最常用的穴位次数及其所占各自总穴次的百分比对照表

	古代最常用穴位			现代最常用穴位		
	局部血络	膝腘奇穴	背部奇穴	胸脘奇穴	十宣	印堂
古代	216 (25.65%)	93 (11.05%)	11 (1.31%)	9 (1.07%)	37 (4.39%)	9 (1.07%)
现代	6 (5.08%)	2 (1.69%)	15 (12.71%)	8 (6.78%)	9 (7.63%)	8 (6.78%)

表4-1显示,古代局部血络与膝腘奇穴的百分比较高,现代不如之;而现代背部、胸部奇穴,以及十宣、印堂的百分比较高,古

代不如之。换言之，**古代重视取局部血络与关节部穴**，此当古代多用刺血疗法的缘故；**现代重视背部和胸部穴**，此当现代多用刮痧疗法的缘故；**现代又多取肢体末端部穴**，此当现代多用针刺疗法醒脑开窍的缘故。

【辨证施治比较】

本证以实证为主，因此古人认为**治疗当以泻法为先，慎用补法**。如《痧胀玉衡》语："痧发不论虚实，驱毒在所当先"，即使"虚者犯之，亦当以有余治之"；"参、芪大补之味"，"必痧症已痊之日，全无些须痧毒，然后可服，以绝其根，否则稍有痧气未除，此等之药，断不可服，恐其中有甘辛温热大补之味，反益助其邪毒尔"。

古人认为本证的辨证涉及表里和阴阳。如《痧胀玉衡》称："痧在肌肤者，刮之而愈；痧在血肉者，放之而愈。此二者皆其痧者浅焉者也，虽重亦轻。若夫痧之深而重者，胀塞肠胃，壅塞经络，直攻少阴心君，非悬命于斯须，即将危于旦夕"，"非药不能救醒，非药莫能回生，则刮放之外，又必用药以济之，然后三法兼备，救生而全生"。可见**痧在肌肤，当用刮法；痧在血肉，当用刺血法；痧入脏腑，甚至产生变证，当配合中药**。此外，《身经通考》谓："阳沙，以针刺其手指，近爪甲处分半许，出血即愈，乃先自两肩捋其恶血，令聚指头。""阴沙，以灯草油点火烧其身。"可见**对于阳痧，当用刺血法；对于阴痧，则用艾灸法**。

而在现代本证临床上，关于辨证施治的报道较少。

【针灸方法比较】

统计结果显示，古代治疗本证的方法及其条目数为：刺血279、刮痧63、针刺48、艾灸14、敷贴3、拔罐1、撮掐1、扎缚1；现代治疗本证的方法及其条目数为：刺血11、针刺8、刮痧5、推拿4、灸法1、拔罐1。具体讨论如下。

（1）**刺血法**：本法主要适用于痧入血分，瘀堵络脉者，故治疗当急开血脉,驱逐痧毒;从现代西医角度来说,刺血可排出微血栓,改善微循环,因此古、今均多用刺血法,其涉及的条次(篇次)同列古、今诸法之首。如古代《痧胀玉衡》述:"腿弯上下有细筋深青色,或紫色,或深红色者,即是痧筋,刺之方有紫黑毒血。"《串雅外篇》叙:"救误死:凡人无病,或坐卧,或酒后,陡然即死者,名旺痧,将本人口内,用铁器撬开,以银簪刺下小有筋,血出即活。"《疫喉浅论》言:"刺痧疫,多取此(曲泽穴)出血,以泻心包之邪也。"均为例。除了常规针刺出血外,古人还用**挑针法**。如《针法穴道记》治疗"羊毛痧":"手足腿臂犹疼,再针屈泽、委中四大穴,针完离穴一二分,在里口挑一针,见血即止。"刺血工具除了常规针以外,古人还用**碎磁碗尖**。如《串雅外篇》叙:"急痧将死:将口撑开,看其舌处有黑筋三股,男左女右,刺出紫血一点,即愈","须用竹箸嵌碎磁碗尖为妙,中间一筋,切不可刺"。为了使所刺血管明显,古人还**用扎缚法**。如《针法穴道记》治疗"瘟疫痧症",取两臂曲泽穴,曰:"初学下针,可自臂上往下捋至屈泽穴前约五六寸,用带扎紧,则血管清楚。"

　　《痧胀玉衡》又曰:"医家识痧必须令其放尽。"可见本证的**刺血量宜大**。该书还记载了相关医案:"车文显次子恶寒发热十二日,昏迷沉重,不省人事","痧筋复现于左腿弯二条,刺出紫黑毒血如注"。其中"血如注"即显示出血量大。为了增加出血量,古人往往**先捋擦刺血部位**,使瘀血集中,再予刺血。如《寿世保元》云:"小儿发痧","甚者宜以针刺十指背,近其爪处一分许,可先将儿两手自臂捋下,血聚指头方刺"。古人还在穴位处**先施拍打法**,使毛细血管破裂,痧毒被排至皮下,再予刺血。如《疫喉浅论》曰:"疫痧闷伏,隐而不见,皮肤紫黑,极危极恶之证也","用三指拍曲池穴、下部委中穴、阳交穴,拍出紫块,刺出黑血"。

　　现代用刺血者,如钟彦华治疗暑湿痧闭,取"痧筋"(怒张的静脉、小黑痧点、小紫脉,多在胸窝处),针刺放血 10~30ml;罗四维治"乌痧证"(亚硝酸盐中毒),点刺十宣、委中出血;谢中志治疗疫喉痧,取大椎,用三棱针点刺出血。文献统计显示,本病的古、今刺血者分别为 279 条次、11 篇次,分占各自总条(篇)次的 77.5% 和 73.33%,百分比相近。

（2）**刮痧法**:刮痧主要适用于痧入肌肤者,其用器具在相应经络穴位的皮肤上刮动,使皮下微血管破裂,排出邪浊瘀血,从而改善微循环。古人刮痧所用工具是**碗口、铜钱、麻线等,介质为香油、姜汁等,并可兑开水,在腹部则用食盐以手擦之,操作时当由轻而重,顺刮不反**。如《针灸简易》记:"如痧在皮肤里,未及发出,故用刮法,亦治干霍乱转筋等症,用碗口,铜钱亦可,蘸香油,或调姜汁少许,或兑滚水,刮背脊、颈骨上下,及胸前、胁肋、两背、肩臂,顺刮不反,由轻而重;如头额、腿上,可用麻线蘸香油刮之,以刮至血现皮肤为度。如刮痧不出,再审经络,始可针灸。"《痧胀玉衡》载:"大小腹软肉内痧,用食盐以手擦之。"

现代用刮痧者,如塔衣尔江治疗痧证,取背部正中线及两旁膀胱经穴,施刮痧疗法;厉月春等介绍畲医治疗痧证的刮痧法,取胸部与背部肋间向外侧斜刮,背部督脉向下直刮,再刮眉心、太阳、项两侧、肘窝、腘窝,另将中药苏叶、橘叶、鲜葱、生姜、乱头发,滴植物油,蒸 15 分钟(或用泡好的茶叶),搓揉腹部或背部,这些与古代刮痧疗法是相吻合的,而其中用中药搓揉则是现代医者的发展。文献统计显示,本病的古、今刮痧者分别为 63 条次、5 篇次,分占各自总条(篇)次的 17.5% 和 33.33%,可见**现代似比古代更多地采用刮痧疗法**,此当刮痧的操作方便及临床有效的缘故。

此外,古今**还有人采用拔罐与撮痧法**。拔罐是在皮肤上人为造成一个负压,而撮痧则用手指撮掐皮肉,此二者的治疗机制与上述刮痧疗法相似,亦可使皮下毛细血管破裂,排出痧毒。如清代《痧胀玉衡》治疗"羊毛瘟痧":"此症胸前生羊毛数茎,北人又有用铜钱置病所,以艾火烧钱上,外将瓦罐或竹罐盒之,即时拔出汗水而愈,北人名为打火罐,并能治痧痛是也;抑又闻北方人,用手推背上二筋撮起,掐紧一时许,亦能治痧痛。"现代徐向东等介绍畲医治疗痧证的发痧疗法,在颈、胸、背部,以及眉间、太阳、大椎、肩井、印堂等穴处施撮痧法,在胸大肌、胸小肌、肩胛下肌的肌腱处施抓筋法,同时也用拔罐法,此与古代的拔罐、撮痧相吻合。

（3）**针刺法**:针刺通过经络,或神经、血管等组织,可激发体内潜在的生理功能,对机体产生良性调节作用,因此亦被古今医者用于本证的治疗。如清代《针灸逢源》治疗"痧症":"百劳、列缺、十宣、委中(以上刺痧通用)、天府(黑痧兼刺之)、太陵、大敦(白痧兼刺之)、窍阴(黑白痧兼刺之)、中脘、丹田(治小腹绞痛)。"本证多实证,故多施泻法。如《针灸治疗实验集》记:"重痧症,卧床不起,饮食不进","神智昏迷,命属危险,亟以诸井穴均泻出血,再将肺俞、心俞、脾俞、肝俞,各泻一针,又中脘、委中、承山、阳辅、内庭,亦各泻一针,不久吐止痛除,挛消神清,气血流通,全身温和"。

现代用针刺者,如李明文治疗发痧(中暑),取风池、大椎、内关、足三里等穴,用针刺强刺激,循环衰竭则加取人中、涌泉等穴;刘姣等治疗痧证,用三棱针急刺病者人中、十指尖醒脑;赵仁国治疗"盘肠痧",取神阙穴,令患者咳嗽一声,随即将三棱针刺入5分,即出针;谢中志治疗疫喉痧,取委中、承山用针刺平补平泻法。文献统计显示,本病的古、今针刺者分别为48条次、8篇次,分占各自总条(篇)次的13.33%和53.33%,可见**现代似比古代更多地采用针刺疗法**,此当现代针具进步及神经学说影响的缘故。

（4）**艾灸法**:艾灸为热性刺激,可以扩张血管,故而被用于痧之阴证,临床**多用灯火灸**。如明代《古今医统大全》治疗"搅肠痧证":"发即腹痛难忍,但阴痧腹痛而手足冷,看其身上红点,以灯草蘸油点火烧之。"明代《寿世保元》称:"小儿发痧","抑或视其身背有红点,以灯草蘸香油,点灯燎之"。前人还采用"**任督灸痧法**",从督脉长强开始,向上每隔5分予以点灸,经过头顶,然后向下一直点灸到小腹部气海穴。如民国初期《针灸简易》治疗

"风痧，闷痧，倒痧，朱痧"，"如放痧不出，病势仍如前状，此极危症也"，"用灯灸，向病人尾闾灸起，直上玉枕，约五分长一灸，旋过山根，下气海为止"。但在清代《痧胀玉衡》中却未见有用灸法的记载，可能与其治疗思路有关："夫痧者，热毒也，热毒用药宜凉不宜温，宜消不宜补。"

现代用艾灸治疗者，如徐向东等介绍畲医治疗痧证的发痧疗法，取额前、耳后、胸前、腹部、腰背、上臂和大腿内侧与弯曲处的痧点施焠痧（灯心点灸），也有用艾灸（隔盐、隔姜或艾条灸）者，这些当是现代临床对古代灸法的继承和发扬。

（5）配合中药：中医认为本证的治疗常须配合中药内服，尤其是当痧毒侵犯入里，到达脏腑等部位，甚至产生变证时，若仅用刺血、刮痧等针灸疗法，则治疗力度显然不足。如《痧胀玉衡》言："至脏腑经络有痧，若昏迷不醒等症，非放刮所得治，兼用药疗之无足怪也。""若刮痧放痧不愈，必欲活血解毒。"其中，对于"痧毒瘀滞，热极血凝"，"当先散瘀血而后放刮"；"恼怒气逆，怒气伤肝"，"当先用破气之药以顺之，而再放刮"；"毒之阻于肠胃，而痧筋不能大显"，"宜通其肠胃而痧筋自现，然后俟其痧筋之现，刺而放之"。又如《痧惊合璧》治疗"倒经痧"："刺腿弯两针，出紫黑毒血，不愈，余用桃仁、红花、独活、细辛、山查、香附、青皮、童便饮之，经行调理而愈。"

对于痧证兼夹外科疮疡者，古人还用**中药敷贴**，通过皮肤吸收药物的有效成分，以发挥治疗作用。如《痧胀玉衡》治疗"痧变肿毒"："宜先放痧"，"（毒）穿破之后，皆用神仙太乙膏贴之；若肿毒无脓，止有毒水流出，或脓少血多，用飞龙夺命丹，研碎些须，填太乙膏中；拔去毒水血脓后，单用太乙膏贴切之；毒口难收，用红肉散掺之；肉黑者，用代刀散"。

现代治疗痧证也常采用中药内服。如徐向东等介绍畲医治疗痧证，选用成方雷击散、雷公救疫丹、卧龙丹等；郑宋明等治疗痧证（慢性乙型肝炎），用畲药验方（含黄栀根、紫金牛、六月雪、蒲公英、畏芝、垂盆草、大青叶、一包针等);陶云海等介绍畲医治疗暑痧,用中药白虎汤,或清暑益气汤,或生脉散,或羚羊钩藤汤加减。可见,配合中药治疗也是古今一脉相承的。

（6）**其他疗法**:古代治疗本证还在肢体上用扎缚法,使"恶血不得上行"。如《痧惊合璧》记:"缩脚痛痧","两足麻木,寒冷筋抽,急用布将膝下扎住,恶血不得上行,热盐汤洗之,用宝花散"。

现代则还采用推拿疗法。如李明文治疗发痧(中暑),取膀胱经、督脉、任脉,用掐、拿、挟、推等推拿手法;陶云海等介绍畲医治疗暑痧,取颈、胸、背部,以及眉间、太阳、大椎、肩井等穴,施捏法;刘姣等治疗痧证,拉提患者腋下筋腱,拉拔病者各指,按摩人中、印堂、太阳穴,推揉印堂至太阳穴。

【结语】

痧证是邪毒内闭导致气血瘀滞的急性病证,往往影响整体生理功能,似与现代西医临床上的急性微循环障碍相关。临床诊断要点是:脉搏与症状不符,常规治疗无效,患者皮肤上往往出现"痧瘢""痧筋"。

针灸治疗多取皮肤上的"痧瘢""痧筋",以及人体的末端部、大关节部和病变局部的穴位。临床以泻法为先,慎用补法。痧在肌肤,当用刮痧法(含拔罐、撮痧等);痧在血肉,当用刺血法;痧入脏腑,甚至产生变证,当配合中药;对于阴痧则用灸法。此外,还可采用针刺、扎缚、推拿等方法。

附:古代各科痧证杂病的治疗案例

前面已述,痧毒可侵犯不同部位,又可与各种杂病相兼,故在临床上往往出现各种表现。统计结果显示,与痧相关的各类常见病证及其穴次为:脾胃病 127、腹病 112、热病 101、痉厥病 77、心

神病73、肺病68、头病66。由此可见,其中以脾胃腹病为最多(如
霍乱痧、绞肠痧等),其次为惊厥神志病(如惊风痧、痫证痧等),再
次为热病(如外感热病痧等),其他还有肺系病(如咳嗽痰喘之痧
等)与头部病(如头痛眩晕痧等)。《痧胀玉衡》言:"痧症不与杂
症俱发则已,若与杂症俱发,医者但能治其痧症,不能治其杂症,
假如杂症有害,不几误人于死者,不在痧症而在杂症乎?"因此,
对于痧证不但要驱痧,还要治疗相关疾病。以下对内、外、妇、儿、
五官各科痧证的治疗,分别举例介绍,以供临床参考。

1. 内科痧证　涉及全身疾病(含外感热病)、分部疾病、脏腑
疾病、经络疾病等。

(1) **全身疾病痧**:其中最常见的是外邪入侵导致的**外感热病
痧**,包括伤寒痧、暑痧、热痧、寒痧、疟疾痧、瘟痧等。如《痧胀玉
衡》治疗**"伤寒兼痧"**:"余次女,四月间,头痛发热","余曰:此伤
寒兼犯痧症,当看痧筋刺之","在左腿弯下刺青筋一针,流紫黑
毒血","服必胜汤三头服,稍觉身松,未愈,次日指上痧筋复现,
刺血九针,服药未愈,俟至夜右腿弯复现青筋二条,刺出毒血,服
圆红散,乃少安","刺两足十指青筋,去其毒血,用必胜汤稍冷
服二剂"。治疗**"暑(闷)痧"**:"汪君美内室,六月间,发晕昏迷",
"此暑热秽气触犯心经之痧也","稍醒扶起,刺出毒血三针"。治
疗**"热痧"**:"沈怀先,夏月,日晚发热,五日不退","先令刮背上
痧,又于十指臂弯,刺出紫黑毒血三十余针"。治疗**"寒痧"**:"行
旅感暑热之气,往往有一饮山涧之水而即毙者,是名寒痧,若幸
遇放痧之人,乃得以识其痧而救其命。"治疗**"疟疾兼痧"**:"沈恒
生内室,六月间疟疾,日晡寒热已八日,忽壮热不已,昏沉不醒",
"刺左臂青筋一针,紫黑毒血流出如花,不愈,服荆芥汤","复刺
指头紫黑血三针"。治疗**"瘟痧"**:"洪公震九月恶寒发热,吐痰咳
嗽,胸中烦闷,口渴","痧筋复现,刺臂弯一针,十指二十二针,去
毒血"。

此外,全身疾病痧还包括筋骨疼痛痧、遍身肿胀痧、年老老弱

痧、自汗盗汗痧、久泻肉瘦痧等。如《痧胀玉衡》治疗"**筋骨疼痛痧**":"郝文仔筋骨疼痛,步履艰难,吐痰气急,左脉微芤,右脉弦紧,放腿弯痧紫黑血三针。"治疗"**遍身肿胀痧**":"翰黄闻兄一婢,久生疮患,腹大如鼓,手足俱肿","脉症不合,必慢痧为患也,视其腿弯,果有痧筋青色,刺五针,紫黑毒血流之如注,未愈,又刺指头毒血二十针"。治疗"**老弱见痧**":"任子建母七旬有余,素犯痰火老弱之症,忽痰涎壅盛,喘急不休,喉声如锯","阅其左腿弯下有青筋两条,刺之紫黑血流如注"。治疗"**自汗盗汗惊惶痧**":"石敬村女口渴盗汗,腹胀如臌","放指头痧二十余针"。治疗"**久泻肉瘦痧**":"莫电云久泻不已,骨瘦如柴,唇红口渴,粥食不进,胸中饱闷,脉反微伏,放腿弯痧四针,毒血紫黑流出如花。"治疗"**麻疹夹痧胀蛔结**":"刘姓婢犯麻疹,发热咳嗽腹痛,脉洪大无伦,亦夹痧胀者也,放腿弯痧五针,紫黑毒血成流,又放指头痧二十余针,用桃仁红花汤","下蛔二条而痊"。

（2）**分部疾病痧**:涉及头、胁、腹、腰、臂、足等部位。如《痧胀玉衡》治疗"**头痛痧**":"急刺破巅顶及诸青筋,出毒血。"治疗"**眩晕痧**":"陈肃远尝苦发晕,醒则日夜头眩","放腿弯上下放十余针,紫黑血流如注,指上亦放二十余针"。治疗"**胁痛痧**":"朱子佩夫人,身热吐痰胁痛,饮圆汤,益喘呕不已","刺其腿弯痧筋二针"。治疗"**小腹痛痧**":"范季廉小腹大痛,每每右卧,右足不能屈伸,阳明大肠经痧也,刺腿弯青筋四针,毒血成流。"治疗"**腰痛痧**":"黄敬宇内室腰中大痛,强硬如板,误饮热酒,发热烦躁,昏沉痰涌","刺腿弯痧筋,仅有紫黑血点不流,用降香桃花散微冷服,痧筋腿弯复现刺二针,血流如注"。治疗"**手臂痛痧**":"高松筠左臂疼痛,医治不应,阅臂上痧筋,刺四针出毒血,不药而愈。"治疗"**脚气痧**":"老年人苦足底燥裂,以为气血衰微所致,不用药治之,阅有痧筋,放四针,毒气散行,腿足遂肿,次日放痧四十余针,其肿渐平,三日又放痧四十余针,足底渐滋润。"

（3）**脏腑疾病痧**:涉及脾胃、心神、心脏、肺脏、肝脏等。

1）**脾胃之痧**：包括盘肠痧、霍乱痧、痧痢、呃逆痧、吐蛔泻蛔痧等。如《痧惊合璧》治疗"**盘肠痧**（即名小腹痛痧）"："刺小腹横各开一寸放一针，刺两臀尖各一针。此症痧毒入于大小肠，则小腹大痛不立，绞绞不已，左足不能屈伸，大肠小肠经之痧也，痧筋不现，用木通汤微冷四剂，方见左腿弯痧筋，用针刺出紫黑毒血二针，用红花汤冷下，痧退后调理而愈。"《痧胀玉衡》治疗"**霍乱痧**"："童敬桥内室，吐泻腹痛，自刮痧。""沈篆玉九月间，干霍乱，腹中盘肠大痛，放痧三十余针，又王君先为之刮痧。"《痧胀玉衡》治疗"**痧痢**"："余弟骧武下赤白痢，日数十余次，腹中大痛，大便窘迫"，"放痧二十针，又刮痧"。治疗"**呃逆痧**"："王彦甫内室，产后月余，发热呃逆，腹胀沉重"，"放臂痧三针，血流如注，又放指上痧三十余针"。《痧胀玉衡》治疗"**吐蛔泻蛔痧**"："蒋公尚次女发热心痛，口多痰涎，吐蛔二条"，"刮痧，刺腿弯一针，微有紫黑血点，服连翘薄荷饮三剂，痧退"。

2）**心神之痧**：涉及痫症、惊惶、惊风、噤口等病。如《痧胀玉衡》治疗"**痫症兼痧**"："朱建溪婢犯羊痫疯三年矣，余诊之，六脉紧伏不匀，阅痧筋放之。"治疗"**自汗盗汗惊惶痧**"："祝公庵次子，发热头疼，自汗如油，痰喘如锯，时觉昏沉"，"放乳边痧三针，腿弯上下痧六针"。治疗"**惊风痰热痧**"："岳端升幼子发热面赤，痰喘不已，两目上视，困重沉沉"，"令其家人刮痧"。治疗"**噤口痧**"："吴子瑞一女，十一月间，忽然痧胀，心中烦闷，昏沉不语"，"刺腿弯紫筋三针，血流如注，又刺顶心、臂指二十余针"。

3）**心脏之痧**：如《痧胀玉衡》治疗"**心痛痧**"："治宜刺腿弯，服活血之剂为主"，"郑延旦次子心中暴痛，口吐痰涎，迷闷不能出声，延余，两寸沉而伏，关尺洪而紧，刺痧筋二十针"。

4）**肺脏之痧**：如《痧胀玉衡》治疗"**痰喘气急痧**"："费道元内室，痰喘气急，胀闷不已"，"刺乳下，出紫黑毒血二针如注"。

5）**肝脏之痧**：涉及臌胀、黄疸、黄气病等。如《痧胀玉衡》治疗"**臌胀兼痧**"："江云甫肚腹胀急如臌，脐突筋青，心口将平"，

"视指上有青筋,兼痧无疑,刺二十余针,又刺臂弯腿弯青筋五针,俱去其毒血"。治疗"**黄疸痧**":"夏月溪目睛、爪甲、小便皆黄,四肢上下遍体黄肿","阅痧筋,放之渐松"。治疗"**黄气病兼痧**":"董临桥腹胀如鼓,两足微肿,饮食不进,面色干黄","刺指臂三十余针,胸腹遂爽"。

(4)**经络疾病痧**:古人还对本证进行经络辨证,分别予以治疗。如《痧胀玉衡》曰:"治痧当分经络。"《针灸简易》载有"放痧分经诀":"咳嗽声哑气逆呛,痧发肺经手太阴(放手大指)。""半身肿胀连右手,痧发大肠手阳明(放手食指)。""目肿唇干腹中痛,胃经痧发足阳明(放足四指)。""腹胀板痛兼泄泻,痧发脾经足太阴(放足大指)。""狂言昏沉不省事,痧发心经手少阴(放手小指内侧)。""半身木痛连足左,手太阳痧小肠经(放手小指)。""背腰颠项均胀痛,足太阳痧膀胱经(放足小指外侧)。""小腹胀硬身不遂,痧发肾经足少阴(放足小指下)。""或醒或寐或独语,心包络痧手厥阴(放手中指)。""胁肋肿胀痛耳连,痧发胆经足少阳(放足四指)。""遍体热燥不衣被,手少阳痧三焦分(放手无名指)。""心胸气痛作肿胀,足厥阴痧起肝经(放足四指)。"

2. **外科痧证** 涉及疮疡肿毒的各种痧证。如《痧胀玉衡》治疗"**肿毒夹痧辨**":"一人生悬痈,兼患双横痃,引一善放痧者,于尻尾骨上放六针,腿弯放七针而愈。"治疗"**疮症兼痧**":"潘子亮女十八岁,患疮已半载,忽一日酒后脓疮大盛","刺出指头毒血,又刺血头顶心一针"。治疗"**痧变肿毒**":即上述"中药敷贴"段落中《痧胀玉衡》所载"宜先放痧,用散痧解毒之药",并敷贴相应药物。

3. **妇科痧证** 涉及胎孕、生产、月经之痧。如《痧胀玉衡》治疗"**产后痧痛**":"蒋南轩内室产后八日,恶露去血过多,忽恶寒发热,胸中胀闷垂危","入视痧筋紫红色者二条,放毒血,余复诊之,不复洪大,又刺指臂出紫黑毒血三十余针";"单公廉内室,产后六日,遍体疼痛,寒热如疟,昏闷异常","刺指上紫黑毒血七针,臂上毒血一针,舌底下紫黑毒血一针"。治疗"**妇人隐疾痧**":"妇人患血崩,其家人曰,痧也,引他妇阅之,果有痧筋,放之。"《痧惊合璧》治疗"**倒经痧**":"刺腿弯青筋两针。行经之际,适遇痧发,经阻逆行,或吐血,或鼻红,肚腹肿胀,卧床不能转侧者是也,肚胀不痛,亦为暗痧。"

4. 儿科痧证　涉及小儿水痘、麻疹、夜啼等症之痧。其中,涉及水痘者,如《痧胀玉衡》急救"**逆豆**"痧:"金权可女四岁,十一月间,痘五朝,放标至足,面痘犹细如芥子,隐隐不发,其腰下痘反有水珠色,真逆痘也,阅左腿弯有痧筋,放一针,手指上痧,放十五针,俱紫黑毒血,面痘立时红活起发。"治疗"**痘后痧胀**":"胡丹宸子七岁,八月出痘脱痂光洁,饮食如常,行步如旧,迨二十五朝,忽然叫喊不已,发晕欲死","视其痧筋,历历可指,刺出紫黑毒血"。

涉及麻疹者,如《痧胀玉衡》治疗"**麻疹兼痧胀**":"潘质黄子犯麻疹,脉微,放腿弯痧二针,血流紫色,又放指上痧三十余针。"治疗"**痧胀类麻疹**":"章涟漪三子,发热昏沉,腰胁间微有形影与麻疹相似","放头顶痧,兼放左右太阳及乳上痧三针";"张省原子,胸腹饱闷,昏沉不醒,痧筋不现,但微有麻疹形","用灯芯蘸菜油点火焠之,即醒"。治疗"**麻疹夹痧胀蛔结**":"刘香仲孙女,二月间伤风发热咳嗽,麻疹隐现不发,喉哑失音,脐腹疼痛,昏迷闷沉沉","以火照手背指上痧筋,放二十余针,用沉香丸清茶稍冷饮之","连放指头痧二次,如前药","下死蛔四条,大便通而愈"。

涉及"**小儿夜啼痧**"者,如《痧胀玉衡》载:"朱广函女二岁,时至夜半,忽啼哭叫跳不住,意其胸腹作痛,将刷子蘸香油刮之,痧起,不药而愈。"

5. 五官科痧证　涉及眼目、耳朵、口舌、咽喉等器官之痧。如《痧胀玉衡》治疗"**眼目痧**":"宜先刺巅顶百会穴,以泄毒气,当放者放,刮者刮,用清火活血顺气之剂。"治疗"**耳痛痧**":"郑惟和左耳出脓,肿痛连左太阳及肩胁俱痛,右脉沉微,左关细涩,看痧筋,刺左腿弯十余针,其痛遂减。"治疗"**口舌兼痧**":"翁增硕舌下起重舌,苦难尽述","取痧筋验之,放腿弯痧十余针,皆紫黑毒血"。

又如《疫喉浅论》治疗**疫喉痧证**:"疫痧闷伏,隐而不见,皮肤紫黑,极危极恶之证也,速用油钱刮两肩井穴、两臂臑穴、胸前紫宫穴、膻中穴、中庭穴、中脘穴、背后两膏肓穴、两肾俞穴、两白环穴,均刮出红晕斑起为度,再用三指拍曲池穴、下部委中穴、阳交穴,拍出紫块,刺出黑血,并刺两间使穴、两大陵穴,务要出血,无血不治,凡所刺之穴,每刺一针,刺宜横而浅,不宜深而直,是为切要。"《针灸简易》治疗"**蚂蟥蛾喉两种痧**":"此症肚痛胜刀刮,舌下黑筋两条现,横刺断脉即便佳。"

历代文献摘录

[明代文献摘录]

《针灸大全》(卷四·八法主治病症):"列缺……黑痧,腹痛头疼,发热恶寒,腰背强痛,不能睡卧:百劳一穴、天府二穴、委中二穴、十宣十穴。""列缺……白痧,腹痛吐泻,四肢厥冷,十指甲黑,不得睡卧:大陵二穴、百劳一穴、大敦二穴、十宣十穴。""列缺……黑白痧,头痛发汗,口渴,大肠泄泻,恶寒,四肢厥冷,不得睡卧,名曰绞肠痧,或肠鸣腹响:委中二穴、膻中一穴、百会一穴、丹田一穴、大敦二穴、窍阴二穴、十宣十穴。"

《古今医统大全》(卷九十三·搅肠痧证):"发即腹痛难忍,但阴痧腹痛而手足冷,看其身上红点,以灯草蘸油点火烧之。""阳痧则腹痛而手足暖,以针刺其指,皆近爪甲处一分半皮肉动处,血出即安,仍先自两臂持下其恶血,令聚指头出血为妙。"

《针灸大成》(卷九·治症总要):"第一百四十七.发痧等症:

分水、百劳、大陵、委中。"

《寿世保元》(卷八·发痧):"小儿发痧……宜用热水蘸搭臂膊,将苎麻频频刮之,候红色出为度,甚者宜以针刺十指背,近其爪处一分许,可先将儿两手自臂捋下,血聚指头方刺,抑或视其身背有红点,以灯草蘸香油,点灯燎之。"

《针方六集》(神照集·第二十八):"十宣……三棱针出血,禁灸,治伤寒不识尊卑,发沙等证。"

[清代前期文献摘录](含同时代外国文献)

《身经通考》(卷四·痧症门):"阳沙,以针刺其手指,近爪甲处分半许,出血即愈,乃先自两肩捋(原作将,据《古今医统大全》改)其恶血,令聚指头。""阴沙,以灯草油点火烧其身。"

《痧胀玉衡》(序):"其时疫病大作,患者胸腹稍满,生白毛如羊,日死人数千,竟不知所名,有海昌明经李君见之,曰:'此痧也。'挑之以针,血出,病随手愈……症变而为嗽,嗽甚轻,不半日随毙,时李君已出都,有知者言:'此亦痧也。'用前法挑之,亦随愈焉……先是乡人有粪秽感痧,利用钱物蘸油而刮,及此多用挑。"

《痧胀玉衡》(卷之上·痧症发蒙论):"痧在肌肤,当刮即刮。痧在血肉,当放即放。痧在肠胃、经络与肝、肾、脾三阴,当药即药。"

《痧胀玉衡》(卷之上·玉衡要语·痧分表里辨):"痧之初发,必从外发,感于肌表,人不自知,则入于半表半里,故胸中作闷,或作呕吐,而腹痛生焉,此可以刮痧而愈,不愈,用荆芥汤、藿香汤之类选取而用之。""痧感受于半表半里,人不自知,则入于里,故欲吐不吐,欲泻不泻,痧毒冲心,则心胸大痛,痧毒攻腹,则盘肠吊痛,此可以放痧而愈,不愈,用陈皮紫朴汤、棱术汤之类而选用之。"

《痧胀玉衡》(卷之上·玉衡要语·大小便宜通):"痧症危急,大便不通,急宜放痧而攻之;小便不通宜放痧而分利之。"

《痧胀玉衡》(卷之上·玉衡要语·咽喉治法):"痧症危急,若犯咽喉,则痰喘如锯,先放其痧。"

《痧胀玉衡》(卷之上·玉衡要语·治痧三法):"肌肤痧,用油盐刮之,则痧毒不内攻。血肉痧,看青紫筋刺之,则痧毒有所泄。"

《痧胀玉衡》(卷之上·玉衡要语·放痧有十):"在头顶心百会穴,在印堂,在两太阳穴,在喉中两旁,在舌下两旁,在双乳,在两手十指头,在两臂弯,在两足十指头,在两腿弯。""凡痧有青筋紫筋,或现于数处,或现于一处,必须用针刺之,先去其毒血,然后据痧用药。"

《痧胀玉衡》(卷之上·玉衡要语·放痧须放尽):"医家识痧,必须令其放尽。"

《痧胀玉衡》(卷之上·玉衡要语·痧有放刮不尽辨):"盖痧者,热毒也,或误饮热汤……此当急饮冷水以解之,然后可再放而血流,再刮而痧出。""或又有痧毒方发,而为食物积滞所阻,食积与痧毒凝结于中,即放之不尽,刮之不出者,食物积滞为之害也,此当先消食积,而再放刮。""或又有痧毒瘀滞,热极血凝,而瘀血不流,阻于胸腹,故放之刮之有不尽者,此当先散瘀血而后放刮。""或又有痧毒方发,而兼遇恼怒气逆,怒气伤肝,则愈作胀,故痧气益盛,而放刮俱难尽,此又当先用破气之药以顺之,而再放刮。"

《痧胀玉衡》(卷之上·玉衡要语·痧筋不同辨):"其微现者,乃其毒之阻于肠胃,而痧筋不能大显,故虽刺而无血,即微有血而点滴不流,治疗之法,但宜通其肠胃而痧筋自现,然后俟其痧筋之现,刺而放之。"

《痧胀玉衡》(卷之上·玉衡要语·寒痧辨):"行旅感暑热之气,往往有一饮山涧之水而即毙者,是名寒痧,若幸遇放痧之人,乃得以识其痧而救其命。"

《痧胀玉衡》(卷之上·玉衡要语·痧症治要宜明):"痧入于气分而毒壅者,宜刮。痧入于血分而毒壅者,宜放。"

《痧胀玉衡》(卷之上·玉衡要语·刺腿弯痧筋法):"腿弯上

下有细筋深青色,或紫色,或深红色者,即是痧筋,刺之方有紫黑毒血,其腿上大筋不可刺,刺亦无毒血,反令人心烦,腿两边硬筋上筋不可刺,刺之恐令人筋吊。”“头顶上一针,惟取挑破,略见微血以泄痧毒之气而已,不可直刺。”“其指尖刺之太近指甲,虽无大害,当知令人头眩,若一应刺法不过针锋微微入肉,不必深入。”

《痧胀玉衡》(卷之上·玉衡要语·刮痧法):“背脊、颈骨上下,及胸前、胁肋、两背、肩臂痧,用铜钱蘸香油刮之,或用刮舌刨子脚蘸香油刮之。”“头额、腿上痧,用绵纱线或麻线蘸香油刮之。”“大小腹软肉内痧,用食盐以手擦之。”

《痧胀玉衡》(卷之上·玉衡脉法·痧脉要诀):“用成屠兄夫人忽然昏迷沉重,痰涎壅盛,已三日矣……余曰:脉症不合,此痧胀也。刮痧稍醒,用沉香郁金散、荆芥汤。”“沈云溪年老一子,七岁,发热五日,状类伤寒,昏迷沉重,服伤寒药,病势亦盛,将在临危……视其腿弯有紫筋三条,刺之,血流如注。”

《痧胀玉衡》(卷之上·玉衡脉法·痧脉似气血有余辨):“余尝治一劳弱吐红之症,其脉洪实有力……爰视其腿弯有青筋色,先放其痧,六脉遂和,症候亦平。”

《痧胀玉衡》(卷之上·玉衡脉法·辨暗痧):“余三婶母寡居,四月间忽然昏迷沉重,不省人事,颜色俱变,渐渐黑色……余曰此暗痧也,审其腿弯有青筋三条,刺之,紫黑血流如注,不醒,刮痧亦不醒,用沉香郁金散加砂仁,并荆芥汤稍冷服之。”“余友朱其章一老仆,六月发热沉重,昏迷不醒,黑苔芒刺,舌短狂骂,不避亲疏……余曰:此痧之极重者也……从腿弯有青筋处刺之,但微有紫黑血点而已,痧血不流,将入死地,余用宝花散、蒺藜散稍冷汤饮之。”“麓庵朱兄一婢十二岁,六日不食,头面微肿……余曰,脉微面肿,殆其痧乎? 刺腿弯上一针,紫黑血流不愈,用宝花散稍冷汤饮之,一服而痊。”

《痧胀玉衡》(卷之上·玉衡脉法·伤寒兼痧):“余甥坦卜文木长子十二岁,头痛身热无汗……乃知其伤寒兼痧者也,刺腿弯青筋三条,紫黑毒血涌出甚多,不愈,用防风胜金汤稍冷服二剂。""车姓者,五月,伤寒十四日,忽尔发昏沉重,卧不能转……先放痧不愈,用宝花散、圆红散,及防风胜金汤,俱微冷服。""余次女,四月间,头痛发热……余曰:此伤寒兼犯痧症,当看痧筋刺之……在左腿弯下刺青筋一针,流紫黑毒血……服必胜汤三头服,稍觉身松,未愈,次日指上痧筋复现,刺血九针,服药未愈,俟至夜右腿弯复现青筋二条,刺出毒血,服圆红散,乃少安……刺两足十指青筋,去其毒血,用必胜汤稍冷服二剂。"

《痧胀玉衡》(卷之上·玉衡脉法·痧症类伤寒):"林管家长子,六月,发热五日,昏迷不醒,余诊之,病似伤寒,而脉沉微无力,实非伤寒症也,阅腿弯下痧筋,放紫黑毒血三针,指头九针。""车文显次子恶寒发热十二日,昏迷沉重,不省人事……余用宝花散,晚蚕砂汤冷饮之,渐醒,痧筋复现于左腿弯二条,刺出紫黑毒血如注。""方居安内室,正月头痛,恶寒发热,心胸烦闷,口渴咽干,头汗如雨,痰喘面黑,十指头俱黑色,已五日矣……此真痧也,刺顶心一针,左臂弯一针,右腿弯一针,毒血已去……此又因秽气所触而复痧也,令其刮痧,少安。""甄复先,恶寒发热,呕哕心烦,服他药,昏迷不醒……扶起放痧数十针。"

《痧胀玉衡》(卷之上·玉衡脉法·痧类疟疾):"沈日岩,七月间,日晡寒热,昏沉胀闷,大便不通,舌焦苔厚……视其乳下有青筋,刺紫血毒血二针,令其刮痧不愈,用散痧消毒活血之剂。"

《痧胀玉衡》(卷之上·玉衡脉法·疟疾兼痧):"钱拱宸内室患疟,发热不凉,痰嗽烦闷,口渴不食……令放其痧,用散痧顺气活血解毒药,不愈,次日又放痧。""余三子,五月间,患疟凶暴,左脉沉微,右手脉伏,验有腿弯、手臂青筋,刺出紫黑毒血……次日复食伤,又患兼痧,凶暴益盛,更放痧,凶暴始减。""沈恒生内室,六月间疟疾,日晡寒热已八日,忽壮热不已,昏沉不醒……刺左臂青筋一针,紫黑毒血流出如花,不愈,服荆芥汤……复刺指头紫黑血三针。"

《痧胀玉衡》(卷之中·遍身肿胀痧):"翰黄闻兄一婢,久生疮患,腹大如鼓,手足俱肿……脉症不合,必慢痧为患也,视其腿弯,果有痧筋青色,刺五针,紫黑毒血流之如注,未愈,又刺指头毒血二十针。""翰黄闻兄长女,手足俱肿,将逮于腹……放痧三十余针,紫黑毒血已出,用宝花散稍冷服之。""贾峰青,遍身肿胀,服药不应……视其指上、腿弯青筋交现,刺出毒血甚多。"

《痧胀玉衡》(卷之中·闷痧):"汪君美内室,六月间,发晕昏迷……此暑热秽气触犯心经之痧也……稍醒扶起,刺出毒血三针。"

《痧胀玉衡》(卷之中·落弓痧):"盛洪烈子,九月间发热口渴,昏闷不醒,两目上翻……扶起放痧十二针,去紫黑毒血。""陈公玉,八月间,时常身热,口中微渴,煎滚茶饮之,倏然沉重,昏迷不醒……扶起放痧,二日后痧气清。"

《痧胀玉衡》(卷之中·噤口痧):"吴子瑞一女,十一月间,忽然痧胀,心中烦闷,昏沉不语……刺腿弯紫筋三针,血流如注,又刺顶心、臂指二十余针。"

《痧胀玉衡》(卷之中·仆鹅痧):"施三先痰气壅盛,吹吊痰药,益凶暴痛极……阅臂指筋刺十一针,腿弯有青筋,刺三针,出紫黑毒血甚多。"

《痧胀玉衡》(卷之中·伤风咳嗽痧):"徐茂公伤风咳嗽,日晡微寒发热……其弟为之放痧刮痧,稍可。"

《痧胀玉衡》(卷之中·痘前痧胀):"夏子亮幼子,五月发热,痰喘气急,四肢战动,两目无神,不省人事,口热如炉,面有隐隐红紫细点,延余看痘,阅其腿弯有紫筋两条……用针刺出毒血。""胡丹宸子七岁,八月出痘脱痂光洁,饮食如常,行步如旧,迨二十五朝,忽然叫喊不已,发晕欲死……视其痧筋,历历可指,刺出紫黑毒血。""张可久女十五岁,痘后三十二朝,忽然发晕沉重,不能转侧……视其指头黑色,青筋历历,刺出毒血。"

《痧胀玉衡》(卷之中·胎前产后痧):"看有痧筋,急宜刺破。""肌肤痧拥,尤重油盐。""赵方亨内室,怀娠六月,寒热交作,烦闷不安……刺腿弯青筋六针,出毒血,少愈。"

《痧胀玉衡》(卷之中·胎前痧痛论):"若刮痧放痧不愈,必欲活血解毒。"

《痧胀玉衡》(卷之中·产后痧痛论):"顾月溪内室,产后三日,腹中绞痛,胀大如臌,恶露不通……阅十指筋,刺出紫黑毒血二十一针,然后扶起,放腿弯痧六针,绞痛稍定。""蒋南轩内室产后八日,恶露去血过多,忽恶寒发热,胸中胀闷垂危……入视痧筋紫红色者二条,放毒血,余复诊之,不复洪大,又刺指臂出紫黑毒血三十余针。""单公廉内室,产后六日,遍体疼痛,寒热如疟,昏闷异常……刺指上紫黑毒血七针,臂上毒血一针,舌底下紫黑毒血一针。"

《痧胀玉衡》(卷之中·倒经痧):"沈弘先内人,经期发热,鼻血如注,昏迷沉重,肚腹作胀……刺腿弯二针,刺紫黑毒血。"

《痧胀玉衡》(卷之中·痧热):"沈怀先,夏月,日晚发热,五日不退……先令刮背上痧,又于十指臂弯,刺出紫黑毒血三十余针。""邵洪玉内室,日晡发热,头汗如雨……刺出十指紫黑毒血二十针。""褚元龙,夏月潮热往来已六日矣,服他药,热极不凉,发狂谵语……视其乳下青筋两条,刺出紫黑毒血。"

《痧胀玉衡》(卷之中·痧烦痧睡):"王培元适会于其弟宋臣书室,云及心烦之盛已非一日……阅腿弯痧筋刺而放之,不药而痊。""余弟骧武,每心烦嗜睡,自识其痧,便欲刮放,不药而痊。"

《痧胀玉衡》(卷之中·老弱见痧):"任子建母七旬有余,素犯痰火老弱之症,忽痰涎壅盛,喘急不休,喉声如锯……阅其左腿弯下有青筋两条,刺之紫黑血流如注。""盛君和母五十岁,痰火多年,忽面赤头汗,遍身俱肿,喘急烦闷倍常……细视其十指,有细红丝筋,历历可验……先治其痧,刺指头二十余针,去其毒血。"

《痧胀玉衡》(卷之中·疮症兼痧):"潘子亮女十八岁,患疮已半载,忽一日酒后脓疮大盛……刺出指头毒血,又刺血头顶心一针。"

《痧胀玉衡》(卷之中·弱症兼痧):"妇人吐血干嗽,昼凉夜热已久,忽午后发热异常,胀闷沉重……昏迷痰喘,不省人事……先刺其痧筋,出其毒血。"

《痧胀玉衡》(卷之中·痧变劳瘵):"王君瑞内室,咳嗽吐痰发热,左背疼痛,已年久矣……但用刮痧痛减。"

《痧胀玉衡》(卷之中·臌胀兼痧):"江云甫肚腹胀急如臌,脐突筋青,心口将平……视指上有青筋,兼痧无疑,刺二十余针,又刺臂弯腿弯青筋五针,俱去其毒血。"

《痧胀玉衡》(卷之中·痧变臌胀):"严天玉次子,气急作胀,胸腹饱闷,脐下有青筋突起,心口将平,此慢痧成臌也,刺腿弯青筋六针,出紫黑毒血甚多,又刺指头出毒血二十四针,脐上青筋即淡色,腹内觉松。"

《痧胀玉衡》(卷之中·半身不遂痧):"章道庵屡患吐血,发热不凉,左半身疼痛不已,行步艰难……检其痧筋刺之。""盛成年朝凉夜热,气急半年,服药不应,反加右半身疼痛,不能俯仰,咳嗽吐痰,饮食减少,成劳弱不足之症……其痧筋刺血二十余针。"

《痧胀玉衡》(卷之中·内伤兼痧):"曹洪宇子之外戚,争夺家产,涉讼公庭,有老妇造其家,互相争殴,发热沉重,咳嗽吐痰,胸中胀闷……刺痧筋二十余针,付宝花散微温服之。"

《痧胀玉衡》(卷之中·紫疤痧):"余邻许秀芝女,嫁为养媳妇,手足下半身俱肿,大腹亦胀,发出两腿足紫血疤,如圆眼大,密难数计……见有痧筋,发现于腿弯,方知痧者,尤树之根疤者,尤树之叶也,遂为放痧三针,又刺指头痧二十一针,尽去其毒血。"

《痧胀玉衡》(卷之中·痰喘气急痧):"祖南轩四月,发热头痛,胀闷昏迷,痰喘气急……阅痧筋放之,不愈,余用沉香郁金散,圆红散。""费道元内室,痰喘气急,胀闷不已……刺乳下,出紫黑毒血二针如注。""钱公肃子,二月晚间,痰喘气急,发热身重,腹中绞痛……刮痧放痧不愈,用藿香汤稍冷服之。"

《痧胀玉衡》(卷之中·痧疯):"一人犯大麻疯症,眉发俱脱,面目颓败,手足蜷挛,遇一老者,为之放痧三次,曰此痧疯也。"

《痧胀玉衡》(卷之中·痧重):"邵光先十二月,腹中微痛,呕秽酸水,以为胸中受寒,服姜汤一碗,遍身大痛,腹胀身重,不能转侧……放痧,用当归枳壳汤稍冷饮之。""莫乘云次子,头痛发热,胸中胀闷,服热汤一碗,遍身疼痛,不能转侧,卧床不起……刺指头,出毒血九针,少愈,用消痧活血解毒药,三剂而痊。"

《痧胀玉衡》(卷之中·眼目痧):"宜先刺巅顶百会穴,以泄毒气,当放者放,刮者刮,用清火活血顺气之剂……江道诚患心中烦热,头眩,忽两目红肿大痛,饮热茶热酒眼珠突出,左目尤甚,至晚即昏沉发晕……放痧不愈……"

《痧胀玉衡》(卷之中·瘟痧):"洪公震九月恶寒发热,吐痰咳嗽,胸中烦闷,口渴……痧筋复现刺臂弯一针,十指二十二针,去毒血。""公震内室同时恶寒发热,头面肿胀,心胸烦闷,似大头瘟……放痧不愈,先饮微冷矾汤……"

《痧胀玉衡》(卷之中·头眩偏痛痧):"钟仲宣数数头眩,日渐益甚,或时右偏头痛,脉症不合,刮痧,不药而愈。""潘尚峰苦头眩,或左偏头痛……脉微与症不合,放痧不愈,用清热下气之剂而痊。"

《痧胀玉衡》(卷之中·流火流痰痧):"张宏原内室日间左足小腿红肿大痛,暮即腹痛而足痛止……扶看腿弯有青筋三条,刺之,紫黑毒血流出甚多,反加痰喘,此放痧有未尽故也……次日左足腿弯下又现痧筋一条,刺去毒血并刺巅顶一针。""奚敬峰晚间,右大腿红肿痛方已,喉旁发肿而痛……细看两臂痧筋,刺出毒血如注。"

《痧胀玉衡》(卷之中·咳嗽呕秽痧):"俞仲嘉长女,五月发热咳嗽,呕吐痰涎,胸中胀闷,面目浮肿……刮痧讫,用防风散痧汤……""王惟诚咳嗽,发呛不绝声,面目俱肿,呕痰不已,更吐鲜血……刺指头,出毒血三针,令多为刮痧。"

《痧胀玉衡》(卷之下·霍乱痧)："痛而不吐泻者名干霍乱，毒入血分，宜放痧。""痛而吐泻者，毒入气分，宜刮，不愈，视有痧筋则放。""沈篆玉九月间，干霍乱，腹中盘肠大痛，放痧三十余针，又王君先为之刮痧。""彭君明晚间腹中大痛，吐泻数十次，痛益甚……乃毒入血分，血瘀作痛也，放痧。""童敬桥内室，吐泻腹痛，自刮痧。"

《痧胀玉衡》(卷之下·绞痛痧)："廉齐朱先生夫人，夏月痧痛危急，刮痧放痧不愈……更放痧三十二针，兼刮痧……""贾公清作泻腹痛如绳绞，放痧不愈，用乌药顺气汤加大黄，下积而痊。""故友麓庵朱兄夫人，公范母也，口吐痰涎，腹中绞痛……刺左中指一针，出毒血，兼令刮痧。""何君雅子正月盘肠绞痛，延余，脉伏，令刮痧。"

《痧胀玉衡》(卷之下·胁痛痧)："朱子佩夫人，身热吐痰胁痛，饮圆汤，益喘呕不已……刺其腿弯痧筋二针。""王养初，子佩母舅也，吐痰胁痛，误吃圆肉，放痧数次。"

《痧胀玉衡》(卷之下·痧痢)："曾奉先七月间发热，下痢血水，日百余次，肛门急迫，腹痛异常，呕秽不食……刮痧放痧讫，痛乃减半。""余弟骧武下赤白痢，日数十余次，腹中大痛，大便窘迫……放痧二十针，又刮痧。""奚仲嘉内室，腹中绞痛，喘急气逆，余诊，六脉无根，此痧胀也，放痧。""吴瑞云发热胀闷沉重，放痧后痢下紫血……令刮痧讫，用当归枳壳汤，入童便冷饮之。"

《痧胀玉衡》(卷之下·蛔结痧)："朱子佩女痧发痛极，头汗如雨……用细辛大黄丸微冷服，又用荆芥银花汤稍冷服，又三日，痧筋乃现，放之。"

《痧胀玉衡》(卷之下·头痛痧)："急刺破巅顶及诸青筋，出毒血。""张显如头痛发晕沉重，六脉俱伏，刺巅顶一针，条痧筋俱刺，少苏。""汪路正内室外头面红肿，发热头痛，心胸迷闷，诊脉，芤而疾，刺左腿弯三针，血流如注。"

《痧胀玉衡》(卷之下·心痛痧)："治宜刺腿弯，服活血之剂为主……郑延旦次子心中暴痛,口吐痰涎,迷闷不能出声,延余,两寸沉而伏,关尺洪而紧,刺痧筋二十针。"

《痧胀玉衡》(卷之下·腰痛痧):"黄敬宇内室腰中大痛,强硬如板,误饮热酒,发热烦躁,昏沉痰涌……刺腿弯痧筋,仅有紫黑血点不流,用降香桃花散微冷服,痧筋腿弯复现刺二针,血流如注。"

《痧胀玉衡》(卷之下·小腹痛痧):"盛成钧子小腹大痛……太阳小肠经痧也,痧筋不现,用木通汤,微冷服四剂,方见左腿弯痧筋,刺出紫黑毒血二针,用红花汤冷下。""范季廉小腹大痛,每每右卧,右足不能屈伸,阳明大肠经痧也,刺腿弯青筋四针,毒血成流。"

《痧胀玉衡》(卷之下·痧块):"王介甫内室,腹痛,放痧二次,忽左胁有块,屡痛不止……用苏木散并三香散合桃仁红花汤。""陈奉山腹中绞痛,放痧三次,变右胁下块,大痛不能起……此食积为患,用阿魏丸并棱术汤加牛膝。""夏少溪内室腹痛,放痧稍愈,左胁下变成块痛,口吐痰涎,卧床不起……用沉香阿魏丸……"

《痧胀玉衡》(卷之下·痧变吐血鼻衄便红):"周瑞亭子六岁,痧痛大便红,延余,令放血。""何君叔女痧痛,溺血甚多,延余,令放血。"

《痧胀玉衡》(卷之下·吐蛔泻蛔痧):"蒋公尚次女发热心痛,口多痰涎,吐蛔二条……刮痧,刺腿弯一针,微有紫黑血点,服连翘薄荷饮三剂,痧退。""沈存原痧胀,吐不止,延余,脉洪而紧,刮痧……""汤仲文腹胀大痛……此蛔结也,痧实始之,放痧后,用散痧去毒之剂。"

《痧胀玉衡》(卷之下·痧变肿毒):"宜先放痧,用散痧解毒之药……(毒)穿破之后,皆用神仙太乙膏贴之,若肿毒无脓,止有毒水流出,或脓少血多,用飞龙夺命丹,研碎些须,填太乙膏中;拔去毒水血脓后,单用太乙膏贴切之;毒口难收,用红肉散掺之;肉黑者,用代刀散。""姜云衢遍身疼痛,背发一落千丈毒,黑烂痛苦……放痧讫……外敷以代刀散,黑变红色,贴太乙膏而痊。""苏成中长子,暑月吐泻,腹中绞痛,刮痧痛止。"

《痧胀玉衡》(后卷·放痧辨):"凡气分有痧宜用刮,血分有痧宜用放。""至脏腑经络有痧,若昏迷不醒等症,非放刮所得治,兼用药疗之无足怪也。"

《痧胀玉衡》(后卷·痧胀治犹麻疹论):"治痧,在肌表者,用刮。在血肉者,用放。"

《痧胀玉衡》(后卷·痘麻秽触相同):"陈姓婢十四岁,四月,壮热烦闷,腹痛身重,斑痧遍体,脉微而细,触秽之症也,阅腿弯痧筋,放七针,手指放十余针,俱紫黑毒血。"

《痧胀玉衡》(后卷·凝壅聚结辨):"万君安内室,两胁如痞,按之则痛,心胃间高起,服药难疗……放痧三次,付以五灵脂、降香为主。""陈弘业寒热呕吐,苦难俯仰,腹中胀痛,夜不能寐,六脉弦细而紧数,刮放略松。"

《痧胀玉衡》(后卷·治痧救人脉论):"陈见雅内室怀娠发热,赤痢腹痛不止,服他药不效,余诊之,脉四动一止,代脉也,阅有痧筋,放二十余针。""张舜瞻侧室腹疼,嗽痰呕吐,延余,脉如弹石,知其患痧痛极,脉亦变也,令其婢放痧三十余针。""傅纯宇发热昏沉,脉如解索,先用阴阳水,捣芋艿汁饮之,放指臂痧三十余针。""邹云公头面红肿,目闭喉痛,六脉无根,知其痧气阻塞脉络也,刺腿足痧四十余针,流紫黑血甚多,又刺手臂痧二十余针。""金子近次子祖翼,九月间适因劳动,饮食不时忽壮热头痛……眼如火赤,唇若涂朱,鼻如烟煤,舌苔黑燥,枯干而短,声音不清,足冷至腹,阴囊卵缩,肉脱神昏,医者皆辞不治,已备后事,至七日始乃放痧,因病势危笃,只放二针,唇眼舌声诸死症顿愈,阴囊两卵渐舒,脉竟平复……爰复放痧,用八正散二剂服之,痧气始转。""金子近长子权可,八月间,发癍通身如麻疹状……因放腿弯痧一针,而皮肉白,又放腿弯痧数针,而皮肉皆白。"

《痧胀玉衡》(后卷·伤寒风痧脉辨):"骆叔源伤风发热,咳嗽痰喘已半月矣,左脉沉伏,右脉涩而微数,此慢痧为患也,左腿弯放二针,紫黑血流至足,又刮痧。""高充谟伤风鼻塞,肩背拘急,头顶疼痛……甚至肩背沉重,时觉昏迷……先服圆红散,稍醒,刺腿弯六针。""凌公远内室,伤风喉哑,胸腹饱闷,两关俱芤……其家人刮之,紫痧甚多,饱闷即解。"

《痧胀玉衡》(后卷·眩晕痧脉辨):"陈肃远尝苦发晕,醒则日夜头眩……放腿弯上下放十余针,紫黑血流如注,指上亦放二十余针。""姜渭滨内室,正月间骤然发晕,一日三次,举家惶恐,余见其脉沉而微紧,令其婢为指上放痧三十余针。""梅君玉子,三月间吐蛔发晕,昏沉不醒,六脉俱伏,左右虎口脉青色,放指头痧一十八针。""霍庭贤内室,四月间壮热面赤,口渴唇焦,有以阳明胃经症药治之,遂发晕,终日不醒……令其老妇放指上痧二十余针,血色墨黑,犹不醒,后令放乳边痧二针,乃苏。""盛思虞六月间饮酒,头汗发晕……阅痧筋,放十余针,皆紫黑毒血。"

《痧胀玉衡》(后卷·痧胀舌胎论):"翁在兹发热口渴,舌有黑胎,卧难转动,气急痰喘,六脉洪实,放痧三十余针。""曹华宇长子,十一月间犯伤寒兼痧,舌卷耳聋,舌上黑胎芒刺,大渴昏沉发热,身重不能转侧,胸中迷闷,泻痢清水……放指上痧三十余针。""张旋庵内室伤食饱闷,按之则痛,日晡发热,舌心焦黄芒刺……放腿弯痧三针,流紫黑毒血。""龚云涛发热呕秽,舌有黑胎芒刺,起二大泡,蜷卧声重,迷闷几死……放腿上痧三十余针。"

《痧胀玉衡》(后卷·麻疹兼痧胀):"金权可二月间犯时行麻疹,心胸烦闷,延余治之,脉症不合,放痧后用宝花散,并活血顺气消食之剂……复刮痧……""潘质黄子犯麻疹,脉微,放腿弯痧二针,血流紫色,又放指上痧三十余针。""余弟骧武子八岁,正月间犯麻疹,胸腹胀闷,烦躁热渴,咳嗽气急,面赤身热,脉不洪大反见细数,放腿弯痧二针。""王日斯女,壮热咳嗽,麻疹初现,气急面赤,脉症不合,放指上痧二十余针。"

《痧胀玉衡》(后卷·痧胀兼麻疹):"陆迪安内人发热咳嗽,胸腹疼痛,叫喊非常,脉症不合,令其仆妇放其腿弯痧……""沈端肱女咳嗽发热,胀闷不已,六脉弦紧,或时歇指,放指头痧二十余针。""陈弘甫伤风发热,咳嗽烦闷,脉左沉右洪,放乳上痧二针……刮两臂肩背痧。""高子良弟四岁,正月间伤风咳嗽烦闷,有以试疹治之,不发,反吐血,发晕昏沉,延余,脉症不合,放舌下痧二针……又刮痧。"

　　《痧胀玉衡》(后卷·痧胀类麻疹):"闻德音内人腹中疼痛,右脉微而弦,左脉细而涩,令其婢放腿弯痧三针,血流紫黑色。""施均季孙女,发热咳嗽,腹胀昏沉,微有麻症形影,大便泻黄水……放指头痧二十余针,用圆散调黑糖,微冷汤饮之。""章涟漪三子,发热昏沉,腰胁间微有形影与麻疹相似……放头顶痧,兼放左右太阳及乳上痧三针。""薛思高发热迷闷,气不得舒,胸腹头面有麻疹形……放痧十余针,又刮痧……""张省原子,胸腹饱闷,昏沉不醒,痧筋不现,但微有麻疹形……用灯芯蘸菜油点火焠之,即醒。"

　　《痧胀玉衡》(后卷·麻疹后复痧胀):"王日斯幼女,正月间麻疹后,泻痢赤白,治之稍安,骤然腹痛,脉短而微……放指上痧二十余针。""陶元升麻疹后,忽壮热面赤,痰喘不已,两额太阳抽痛异常,启腿弯痧筋放六针,毒血墨黑。""殳钧甫子,二月间麻疹后遍身疼痛,不能转侧,有似麻疹余毒,治之反加沉重……放腿弯痧四针,及臂指痧二十余针,咸流紫黑血。"

　　《痧胀玉衡》(后卷·麻疹夹痧胀蛔结):"刘香仲孙女,二月间伤风发热咳嗽,麻疹隐现不发,喉哑失音,脐腹疼痛,昏迷闷沉沉……以火照手背指上痧筋,放二十余针,用沉香丸清茶稍冷饮之……连放指头痧二次,如前药……下死蛔四条,大便通而愈。""刘姓婢犯麻疹,发热咳嗽腹痛,脉洪大无伦,亦夹痧胀者也,放腿弯痧五针,紫黑毒血成流,又放指头痧二十余针,用桃仁红花汤……下蛔二条而痊。""过洪甫发热咳嗽吐泻,麻疹现而复隐，口渴唇焦，鼻红泻血，舌有黄胎，绕脐硬痛，叫喊非常……放指头臂上痧三十余针，用独活红花汤加石膏、黄芩、芒硝，微冷饮二剂，泻下宿粪，死蛔六条，麻疹乃发。""方原行次子，伤寒发热，咳嗽烦闷，腹中大痛，麻疹现而复隐，喉哑失音，六脉弦紧，放乳上指臂痧二十余针，未愈，用射干兜苓汤……下宿粪，死蛔三条，麻疹始透，复放腿弯痧，腹痛余症俱瘳。"

《痧胀玉衡》（后卷·伤寒黄瘟兼痧）："孔叔元，伤寒传胃腑，口渴壮热，头汗发黄，舌胎芒刺，腹胀迷闷，舌短声重，气急发喘……先放头顶痧一针，次放指头痧二十余针，及乳上痧二针，迷闷即松。""孙彦衢内室外壮热发黄，头汗如雨，大渴唇焦，左脉弦紧，右脉沉微，放手臂腿弯上下痧四十余针，流出紫黑毒血。""梁钟素伤寒六日，壮热发瘟，大渴昏沉，余见脉洪大无伦，两太阳青筋，刺痧三针，放腿弯痧五针，出毒血。""汤茂珍次女，八月伤寒，日晡壮热，口渴发瘟，头痛如破，声重耳聋，吐蛔二条，迷闷几死，两寸脉微无力，两关弦细，两尺左滑右紧，放腿弯痧三针。"

《痧胀玉衡》（后卷·痧类阴症）："章晋卿发热沉重，口渴，两颧红赤，唇燥舌苔，两手震动……看腿弯痧筋放四针，流紫黑毒血。""杨馥音发热呕吐泻泄，手足蜷挛，怕闻响声，头汗如雨……扶看腿弯痧筋二条，放之，流紫黑毒血如注。""何心祝身不发热，咳嗽吐泻，蜷卧沉重，手足俱冷，昏迷不醒，喉中痰声不绝……放腿弯痧六针。"

《痧胀玉衡》（后卷·呃逆痧）："徐望舒伤寒变疟，呃逆三日夜，两寸脉微，余脉紧滑……阅腿弯上下痧筋，放四针，紫黑血流。""王彦甫内室，产后月余，发热呃逆，腹胀沉重……放臂痧三针，血流如注，又放指上痧三十余针。""孙靖公，六月，心烦呃逆，两关寸俱细涩而数，且喜冷饮……刮痧放痧。"

《痧胀玉衡》（后卷·盘肠痧）："张方曦内人，十一月间，胸腹中气不舒畅，惟是盘旋绞绞于胸腹肠胃中，叫喊几死，将及半日……放指头痧二十余针。""汪履公弟，三月，饭后骤然叫喊，腹中绞绞,述闷无极,六脉俱伏,放腿弯痧六针,紫黑毒血出如涌泉。""盛玉铉,炎月旁晚,胸腹述闷,苦不可言,自谓死期在即……放指头痧三十余针。"

《痧胀玉衡》(后卷·自汗盗汗惊惶痧):"陈肃达内人,本质素虚……心胸烦闷,汗流不绝,闻声惊恐……三子叔杨为母放痧毕,余用宝花散、沉香阿魏丸微冷茶饮之,渐安。"潘中黄,心胸烦闷,睡即盗汗不已,先将腿弯痧筋放之……复为放指上痧三十余针。"祝公庵次子,发热头疼,自汗如油,痰喘如锯,时觉昏沉……放乳边痧三针,腿弯上下痧六针。"石敬村女口渴盗汗,腹胀如臌……放指头痧二十余针。"

《痧胀玉衡》(后卷·痧类三阴交疟):"陆淑韩祖年近七旬,八月患疟,间二日一发,寒热甚重,心胸烦闷,将及半月……刺腿弯痧三针,流血紫黑。"怀惟贞患三疟半年,忽烦闷沉重,坐卧不安,六脉俱伏,余曰,此三疟兼痧者也,刺腿弯痧二针,流紫黑毒血。"

《痧胀玉衡》(后卷·咽喉诸症兼痧):"余长孙犯喉痹,脉虚而微数,阅腿弯痧筋,放三针,流紫黑毒血,吹冰硼散。"陆思湖犯喉癣危急……阅有痧筋,刺十余针,紫黑毒血流如涌泉,吹冰硼散。"缪瑞吾子犯喉痹疼痛,脉两寸俱伏……放指头痧三十余针。"潘象黄邻人犯咽喉肿大,看有痧筋,云此宜刺放,然后医治则愈。"

《痧胀玉衡》(后卷·口舌兼痧):"翁增硕舌下起重舌,苦难尽述……取痧筋验之,放腿弯痧十余针,皆紫黑毒血。"聂敏躬口疳作烂,吹药益甚,放痧,不愈……付清凉至宝饮……"

《痧胀玉衡》(后卷·类疯痧):"范嗣瞻咳嗽气急,两颧唇口鲜红……面颜上忽变出圆片红色高起……放腿弯下三针,紫黑色毒血成流,又放指头痧二十余针,用沉香郁金散,清茶冷饮之。"

《痧胀玉衡》(后卷·黄气病兼痧):"骧武弟妇犯黄气病,面色姜黄,腹胀如臌,腿足俱肿,六脉微涩,令仆妇为之放痧三十余针,俱紫黑色毒血痧。"蒯香年犯黄气病,热渴唇裂,面黄腹胀,

190

手足俱肿,食即作泻,及按其脉,徐疾不常,缘视腿弯上下痧筋,刺十余针,毒血成流。”“董临桥腹胀如鼓,两足微肿,饮食不进,面色干黄……刺指臂三十余针,胸腹遂爽。”

《痧胀玉衡》(后卷·翻胃噎膈痧):“包世球年六旬余,患翻胃症,食即心痛,呕吐不止……阅痧筋,放手臂腿上痧二十余针。”“蔡爱山胸中饱闷,欲食不食,食即胃脘不宁,苦楚万状……放腿弯痧二十余针,略松。”

《痧胀玉衡》(后卷·筋骨疼痛痧):“董季连筋骨疼痛,卧床二年,诸药不应……阅痧筋放之,血流紫黑。”“郝文仔筋骨疼痛,步履艰难,吐痰气急,左脉微茫,右脉弦紧,放腿弯痧紫黑血三针。”

《痧胀玉衡》(后卷·鬼箭痧):“曹叔恒,遍身走注疼痛,不能展动,或曰,此鬼箭也,以油发、艾叶揸之,以灯芯蘸菜油点火焠之,不应……放痧三针,流紫黑血。”“钟洪武内室腰背疼痛,卧床不起,有以为鬼箭之病,从痛处挑筋十余针,不愈……令其婢刮而且放,刺腿弯痧二十余针,流紫黑毒血。”

《痧胀玉衡》(后卷·久泻肉瘦痧):“姚公亶潘婢久泻不已,不思米食,日渐尪瘦,大肉渐脱,脉反有力,放痧二十余针,紫黑毒血成流。”“莫电云久泻不已,骨瘦如柴,唇红口渴,粥食不进,胸中饱闷,脉反微伏,放腿弯痧四针,毒血紫黑流出如花。”“巢茂公次子久泻肉削,咳嗽不已,夜卧盗汗,目白微红……放腿弯上下痧三针,复刮痧毕。”

《痧胀玉衡》(后卷·妇人隐疾痧):“妇人患血淋三月矣,头面腿足俱肿,六脉洪实紧盛……放腿弯痧二十余针,多用清凉解毒之剂,治之而痊。”“妇人患血崩,其家人曰,痧也,引他妇阅之,果有痧筋,放之。”

《痧胀玉衡》(后卷·脚气痧):“老年人苦足底燥裂,以为气血衰微所致,不用药治之,阅有痧筋,放四针,毒气散行,腿足遂肿,次日放痧四十余针,其肿渐平,三日又放痧四十余针,足底渐滋润。”

《痧胀玉衡》(后卷·耳痛痧)："郑惟和左耳出脓,肿痛连左太阳及肩胁俱痛,右脉沉微,左关细涩,看痧筋,刺左腿弯十余针,其痛遂减。""翁左溪右耳肿痛,日夜不宁,脉微而紧,放腿弯痧十二针,血流紫黑。"

《痧胀玉衡》(后卷·手臂痛痧)："余右臂筋中作痛,阅有痧筋,刺三针出毒血,臂痛遂愈。""高松筠左臂疼痛,医治不应,阅臂上痧筋,刺四针出毒血,不药而愈。"

《痧胀玉衡》(后卷·肿毒夹痧辨)："王姓者腰肾间白肿如盘,卧不转侧,痛苦万分,将及二月……夹痧之毒也,先放其痧,后理其毒,迨半月出微脓而愈。""一人大腿红肿如瓜,先放痧,而治之愈。""一人左肾囊红肿独大,先放痧,而治之愈。""一人小腹痛极生毒,平肿白色,先放痧,而治之愈。""一人右臂生黑疔,先放痧,而治之愈。""一人生右肾疽,大如小盘,墨黑,其孔数十,不知痛痒,发热不食,阅左腿有痧筋,放之,即身凉进食,四日而痊。""一人生悬痈,兼患双横痃,引一善放痧者,于尻尾骨上放六针,腿弯放七针而愈。""一人生鹅掌疯,放痧而愈。""一人大麻疯,手足拳曲,其形真可怜也,阅有痧筋,故记之。"

《痧胀玉衡》(后卷·刺蝥瘟痧)："林悦溪犯时疫瘟疾,壮热口渴,胸腹迷闷,以手抚摩之,即如刺蝥伤痛,遍体皆然,放腿弯痧二十余针,毒血成流。"

《痧胀玉衡》(后卷·痧变发颐)："汪云文壮热目赤,口渴烦闷,谵语神昏,左脉沉微,右脉歇指,痧也……放痧讫,外用赤豆水捣敷围,内吹冰硼散。"

《痧胀玉衡》(后卷·急救逆痘要法)："愚尝先放其痧,随宜用药,则毒血一行,壅阻俱散。""金权可女四岁,十一月间,痘五朝,放标至足,面痘犹细如芥子,隐隐不发,其腰下痘反有水珠色,真逆痘也,阅左腿弯有痧筋,放一针,手指上痧,放十五针,俱紫黑毒血,面痘立时红活起发。""金权可子三岁,十二月间痘六朝,左腰痘密有蟢窠形,色如水珠,其面脸痘,紫赤满顶不发……余为放指上痧二十余针,痘即分颗红活。""汪扶瑶子八岁,六月间痘五朝,面上肉肿痘不肿,他医谢事,延余,阅腿弯有痧筋,放四针,紫黑毒血成流。""褚隽甫女十二岁,八月间痘四朝,遍身紫癍,他医莫治,延余,阅指臂上痧筋,放二十余针。""詹福先子六岁,九月间痘四朝,大渴舌心有黄黑胎,腰腹大痛,面部痘色焦紫,过顶不发,延余,阅有痧筋,放腿弯指头痧二十余针。"

《痧胀玉衡》(后卷·痫症兼痧):"朱建溪婢犯羊痫疯三年矣,余诊之,六脉紧伏不匀,阅痧筋放之。""盛昭先次子患猪痫六年,脉伏紧而数,阅痧筋放之,脉遂平。"

《痧胀玉衡》(后卷·麻木酸痒痧):"翁尚景遍身麻木,腿膝酸痒异常,脉微而细,放腿足痧四十余针,指头痧六针。"

《痧胀玉衡》(后卷·头虚足肿痧):"先宜放刮,后用清凉引下之剂治之,应无不愈……阅痧筋或在腿,或在足面,或在足两旁,必多刺数次,出毒血为要,如不愈,当内服药饵乎。""殳茂甫骤患头面红肿,心胸烦闷,口渴唇焦,六脉俱伏,放巅顶痧及手指、腿弯痧二十余针。""方士彦患头面渐肿,眉发尽落,已二年余,脉洪数而紧盛,放指臂痧指及两太阳痧二十余针,腿弯痧四针。""秦馥生内室素患脚肿及腿,渐升于腹,夜苦心中饱闷,饮食不宁,日间行动,手足复肿,十余年矣,诊脉细数,令其家人为之数放足面及两旁痧。""张书瞻病后足肿无力,少进饮食,两尺脉伏,阅足面痧及足旁痧、腿弯痧放之。"

《痧胀玉衡》(后卷·黄疸痧):"务宜先施刮放,后取黄疸方,选择而用。""夏月溪目睛、爪甲、小便皆黄,四肢上下遍体黄肿……阅痧筋,放之渐松。""妇人黄疸,放痧后用草头方,捣汁,酒冲服,二次而痊。"

《痧胀玉衡》(后卷·小儿夜啼痧):"朱广函女二岁,时至夜半,忽啼哭叫跳不住,意其胸腹作痛,将刷子蘸香油刮之,痧起,不药而愈。""汪洪甫子二岁,夜深啼哭,迨至清晨不歇,延余四子端英往视,其左腿弯有痧筋,放一针,流紫黑毒血。"

《痧胀玉衡》(后卷·惊风痰热痧):"岳端升幼子发热面赤,痰喘不已,两目上视,困重沉沉……令其家人刮痧。""高子瞻女一岁,痰嗽身热,手足抽搐,昏迷不醒……阅腿弯痧放一针,紫黑毒血流出。"

《痧胀玉衡》(后卷·羊毛瘟痧):"此症胸前生羊毛数茎,北人又有用铜钱置病所,以艾火烧钱上,外将瓦罐或竹罐盒之,即时拔出汗水而愈,北人名为打火罐,并能治痧痛是也,抑又闻北方人,用手推背上二筋撮起,掐紧一时许,亦能治痧痛。"

《串雅全书》(外篇·卷一):"救误死:凡人无病,或坐卧,或酒后,陡然即死者,名旺痧,将本人口内,用铁器撬开,以银簪刺下小有筋,血出即活,不可刺正中。""急痧将死:将口撑开,看其舌处有黑筋三股,男左女右,刺出紫血一点,即愈,刺血忌用针,须用竹箸嵌碎磁碗尖为妙,中间一筋,切不可刺。"

[外国文献]

《针灸则》(附录):"沙胀之一症,委中二穴可出血。"

[清代后期文献摘录]

《针灸逢源》(卷三·症治要穴歌):"太陵穴治发痧凶,列缺委中天府松,百会百劳十宣妙,何愁痧病结心胸。"

《针灸逢源》(卷五·痧症):"痧症……百劳、列缺、十宣、委中,以上刺痧通用。""天府:黑痧兼刺之。""太陵、大敦:白痧兼刺之。""窍阴:黑白痧兼刺之。""中脘、丹田:治小腹绞痛(痧症)。""又痧有青筋紫筋,或现于数处,或现于一处,必用针刺放去其毒血……再刮而痧出。"

《针灸内篇》(手厥阴心包络):"曲泽……放痧胀。"

《疫喉浅论》(上卷·论疫喉痹至危证宜先用刺刮吐三法):"疫痧闷伏,隐而不见,皮肤紫黑,极危极恶之证也,速用油钱刮两肩井穴、两臂臑穴、胸前紫宫穴、膻中穴、中庭穴、中脘穴、背后两膏肓穴、两肾俞穴、两白环穴,均刮出红晕斑起为度,再用三指拍曲池穴、下部委中穴、阳交穴,拍出紫块,刺出黑血,并刺两间使穴、两大陵穴,务要出血,无血不治,凡所刺之穴,每刺一针,刺宜横而浅,不宜深而直,是为切要。"

《痧喉浅论》(上卷·痧喉痧总论):"刺痧痰,多取此[屈泽穴]出血,以泻心包之邪也,痧喉亦宜刺此穴。"

《痧惊合璧》:"头疯痧(即名头眩偏头痧):刺两鬓一针,刺两太阳各一针,刺天庭一针。此症痧气慢者,上升三阳头面,常觉头眩内热,或半边头痛,心烦不安,宜放针。"

《痧惊合璧》:"大头痧:刺脑后枕骨顶一针,刺此穴[腕背]一针,刺两边对顶,刺耳尖各一针,刺天庭一针,刺左右肘尖一针,刺中腕一针。"

《痧惊合璧》:"缩脚痛痧:刺两腿弯窝痧筋各一针,刺两耳垂各一针,刺两肩比骨窝各一针。此症无胀者,手足指尖有紫色,如脚上足底有红痕,自下而上,即以油头绳扎住,皆用银针放其恶血;又有两足麻木,寒冷筋抽,急用布将膝下扎住,恶血不得上行,热盐汤洗之,用宝花散。"

《痧惊合璧》:"杰痧:刺两肘尖一针,刺左右胁梢一针,刺眉心印堂,刺唇中尖,刺膻中穴一针,放中腕一针。"

《痧惊合璧》:"弱症兼痧:劳弱之症……触犯时气传染,或秽污之气相犯,必兼痧症,或多痰喘,或咽喉如哽,或心腹胀闷,烦躁发热,且治其痧,方可治本病……左腿弯有青筋数条,故昏迷痰喘,先刺其痧筋,出其毒血,倍用宝花散,微冷饮之。"

《痧惊合璧》:"挺尸痧:刺顶心前五分,刺两足心涌泉穴,刺两手掌心。"

《痧惊合璧》:"角弓反张痧(即名落弓痧):刺天庭一针,刺眉心印堂,刺唇中尖一针,刺中腕一针,刺百会穴,放后天井骨,刺两手肘,刺两腿弯青痧。此症条忽昏迷不醒,或痰喘不已,眼目上吊,形如小儿落弓之症[用宝花散、救苦丹、细辛大黄丸、防风散痧汤]。"

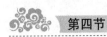

《痧惊合璧》:"跌打痧:放百会穴,刺鼻尖一针,刺两腕左右各一针,刺两手肘尖各一针,刺两腿叉骨,活。此症见物即毁,其人如狂。"

《痧惊合璧》:"鳖头痧:刺中脘一针,刺胸前膻中穴一针,刺天井骨下第二椎下骨陷中,刺后两大筋左右各一针,刺唇中一针。"

《痧惊合璧》:"卷肠痧:刺喉结下窝近骨涯,刺两肩窝一针,刺两腋下一针,刺小腹中脐上一寸,刺脐上皮角。此症肚痛,面色青,眼白多珠少,腰眼胀痛,腹销紧,胸突,大小便不利。"

《痧惊合璧》:"吊肠痧:刺后准下发际一针,刺两腿叉穴(一名环跳穴),刺两手骨节窝(名曲池)各一针。"

《痧惊合璧》:"缠腰痧:刺太阴,刺太阳,刺中脘一针,刺胁梢三针。此症面青,两颧红,肚痛至腰,两边锁紧。"

《痧惊合璧》:"食隔痧:刺唇中尖一针,刺舌下两旁紫筋,刺心窝下大指一节一针,刺中脘一针,刺脐上大指一节一针。"

《痧惊合璧》:"钩头痧:刺百会穴,刺后面天井骨一针,刺两手肘尖各一针,刺中脘穴一针。"

《痧惊合璧》:"塞心痧:放唇中尖,刺膻中穴一针,刺当中心,刺第三根胁梢一针,离脐上五分刺一针。此症面黄色,气从上塞,似痞似块,攻痛难忍。"

《痧惊合璧》:"卷螺痧:刺印堂一针,刺两嘴角一针,刺承浆一针(即下唇髭须处),刺舌尖一针,并舌下两旁紫筋,刺膻中穴一针,刺大指缝叉口一针。此症舌卷面红,满口痰涎壅盛,气急肚痛身热。"

《痧惊合璧》:"按肠痧:刺喉结下窝下骨上一针,刺膝眼中,刺此[内踝下]。此症目瞑,手按小腹痛甚,两颧红色,心头烦闷,小便不利,阴囊皮厚收敛者不治。"

《痧惊合璧》:"扑鹅痧:刺两手指甲缝,每指一针,刺两手臂腕左右紫筋一针,两腿弯青筋各刺三针。此症痰涎塞盛,气急发喘,喉声如锯,痛若喉鹅……而无皮之肿胀……痛无一定,且痧有痧筋，喉鹅无痧筋，此可辨也。治用沉香郁金散、救苦丹、茶清饮之外，吹冰硼散，又以荆芥银花汤微冷之剂而痊愈。"

《痧惊合璧》："翻肚痧：刺百会穴一针；刺地门，口出粪蛔虫刺此，鼻出粪，此［鼻下］；刺天柱骨第二节骨上一针；刺脐上四分；刺脐门一针。此症鼻仰口张，胸腹高突，小腹收敛，其手岐者名翻肚痧也，大粪从口鼻出者，皆不治也。"

《痧惊合璧》："穿心羊毛痧：刺前胸中脘［原作脱，据义改］穴，刺［天井骨上］，刺第二节，刺第七椎［两侧］，刺第十六节二侧，第十七节骨［原有'十'字，据义删］二侧，刺［手上臂外侧三穴］，刺［手前臂外侧二穴］。此症皮黄燥，荣毛竖如毛管，有紫粟者不治。"

《痧惊合璧》："牛皮痧：刺顶心百会穴一针，刺膻中穴（即心窝）一针，刺尾尻骨俗名为乌龟尾巴。此症面白唇青，遍身皮硬，心头胀满，手足皆直。"

《痧惊合璧》："哑瘟痧：刺百会穴，刺顶心，刺眉心，刺印堂，刺两眉梢，刺鼻尖准头穴（须稍偏），刺两耳坠，刺唇上离口角二分，刺下口角离三分，刺地门中，刺两肩比骨眼中，刺膻中穴，刺膻中穴下三分，刺第二椎骨眼中，又刺后天井骨中，再刺舌两旁并舌尖舌下紫筋，如娟妇，可服羚羊角散，加减犀角地黄汤。此症脸两颧红，眼突唇厚红，吐舌胀大吃齿，其喉肿大，痰涎壅盛，手足搐掐，头痛如斧劈，痛甚目晕，时时痰壅发厥，妄言谵语，大便不通，此症之谓也。"

《痧惊合璧》："直肠痧（即痧痢）：刺唇中一针，刺膻中穴，刺左右腋下各一针，刺脐上大指一节是穴，刺脐下大指一节。"

《痧惊合璧》："结胸痧：天庭齐发居中刺一针，刺唇中尖，刺膻中穴一针，刺左右腋下各一针，刺脐上大指一节一针，背后饭锹骨一缝上下居中，左右两针，骨下脊横各开两针。此症食与气相搏，故血不行所致，而成痞满于心胸胀痛，痧有心胸高起，如馒首者不治。"

《痧惊合璧》:"头痛痧:刺百会穴,放两太阳各一针,放左右胁穴内各一针,又放两足大指缝上皮一针(名曰内庭)。此症痧毒中于脏腑之气,闭塞不通,上攻三阳颠顶,故痛入脑髓,发晕沉重,不省人事,名真头痛,朝发夕死,夕发旦死,即刺破颠顶出毒血,以泄其气,药性破其毒气,清脏腑,为主痧毒中于脏腑之血,壅瘀不流,上冲三阳,头面肌肉[原作内,据义改]肿胀,目闭耳塞,心胸烦闷,即刺破颠顶及诸青筋毒血……治清气化痰丸。"

　　《痧惊合璧》:"闷心痧:刺两大眼角胬肉一针,挖开牙齿刺舌头尖一针,刺心窝一针,刺两足弯紫筋各一针。此症痧毒攻心,发晕闷倒,一时中暑中风,人多不知觉,即时而死。"

　　《痧惊合璧》:"坠肠痧:刺心窝下膻中穴,刺中脘一针,刺唇中尖,离下三分一针,即黄广阔,各开一寸,二边各一针。此症面青眉皱,小腹痛坠。"

　　《痧惊合璧》:"遍身肿胀痧:刺唇中尖,刺下嘴唇角,放下嘴离角三分各一针,放膻中穴一针,放左右腋下各一针,刺脐上三分,刺脐下三分。此症因暑热时疫,恶毒之气攻于里,则为痰喘,为血痧,昏迷沉重,不省人事,若元气壮实,内不受邪,不入于里,即散其毒于肌肤血肉之患,为肿为胀,若误饮热汤酒,便成大害,此痧之暗者,宜从脉异处辨之。一按刺腿弯青痧筋五针,出紫黑毒血,又刺指头毒血二十针,先服宝花散,并附桃仁红花汤而愈。"

　　《痧惊合璧》:"霍乱痧:刺天井骨,第三节骨下四节以上,腰眼以下对节直骨各开一针,即八字骨活动处,刺中脘一针。此症痛而不吐泻,若名干霍乱,毒入血分宜放痧……痛而吐泻,毒食气分,宜刮痧,不愈,视有痧筋则放……用藿香冷饮,余用宝花散加大黄丸,清茶稍冷饮之而痊。"

　　《痧惊合璧》:"胎前痧:刺两太阳,刺两手腕[肘部],刺膻中穴,刺腿弯腘穴……看有痧筋,急宜刺破,肌肤痧拥,尤重油盐刮之。"

　　《痧惊合璧》:"产后痧:刺舌下两旁紫筋,刺脐上三分一针,刺脐下三分,刺两腿弯痧筋六针。"

《痧惊合璧》:"倒经痧:刺腿弯青筋两针。行经之际,适遇痧发,经阻逆行,或吐血,或鼻红,肚腹肿胀,卧床不能转侧者是也,肚胀不痛,亦为暗痧。"

《痧惊合璧》:"倒经痧……治验,一沈宏先内人经期发热,鼻血如珠,昏迷沉重,肚腹作胀,延余诊之,脉伏兼痧而经逆者也,宏先善放痧,刺腿弯两针,出紫黑毒血,不愈,余用桃仁、红花、独活、细辛、山查、香附、青皮、童便饮之,经行调理而愈。"

《痧惊合璧》:"天吊痧:刺左右口角两针,结后下骨上一针,刺中脘[原作腕,据图改]一针,刺后枕天中骨上,刺两侧胁梢各一针。此症头仰面青,牙关紧急,肚痛者是也。"

《痧惊合璧》:"臌胀痧:刺两手肘尖骨眼中,刺中脘,刺中脘左右,即横各开一寸,刺两足膝眼居。此症腹胀肚痛,气急痰壅,皮肤肌燥,小便缩。"

《痧惊合璧》:"欧肠痧:刺印堂,刺唇中尖,刺膻中穴一针,刺中脘[原作腕,据图改]一针,刺脐上一寸一针,刺脐下一寸一针。此症面青,气逆上冲,大便不通,口生黄水,下用蜜尖导法,泻出紫黑血便。"

《痧惊合璧》:"乌金痧:刺百会穴一针,刺脑门,刺天庭际,刺鼻尖,刺唇中尖,刺天井骨下窝一针,放左右肩比骨窝各一针,刺手腕尖一针,刺膻中穴一针,放两手指甲缝八针,小指不刺,放两脚指甲缝八针,小指不刺。此症肚痛心乱,忽时遍身紫黑,不省人事,头面黑气,眼睛上视[原作规,据义改],面不转声,速宜放之,黑至者不治。"

《痧惊合璧》:"盘肠痧(即名小腹痛痧),刺小腹横各开一寸放一针,刺两臀[原作豚,据义改]尖各一针。此症痧毒入于大小肠,则小腹大痛不立,绞绞不已,左足不能屈伸,大肠小肠经之痧也,痧筋不现,用木通汤微冷四剂,方见左腿弯痧筋,用针刺出紫黑毒血二针,用红花汤冷下,痧退后调理而愈。一按小腹大痛,每每右卧,右足不能屈伸,手阳明大肠经也,刺腿弯青筋四针,毒血成流,不愈,用枳实大黄汤冷下。"

《痧惊合璧》:"拍脚痧:刺膻中穴一针,刺两肩比,放两手臂腕［肘部］,刺两手外肘尖,刺大母指甲内左右各一针,放大指尖左右各一针,刺两膝眼,刺两腿弯窝青筋。此症面色有黄痧,牙关紧闭,手直脚拍,不知人事,肚痛而肠缩。"

《痧惊合璧》:"木痧:刺天庭,放两耳坠,放地阁,刺膻中穴,放左右胁梢各一针,刺脐上一寸一针,刺脐下一寸一针。此症头大面肿,肚胀阴囊缩木痛,心烦延久,手足细,形如臌胀。"

《痧惊合璧》:"蓬头痧:刺天庭,刺两耳上,刺左右眉梢尖各一针,刺地阁一针,刺两肩比骨陷中一针,刺膻中穴一针。"

《痧惊合璧》:"腋痛痧:刺鼻尖一针,放两耳坠,放地阁一针,刺中脘［原作腕,据图改］一针,刺脐上量大指一节,刺大指火叉口穴。"

《痧惊合璧》:"压舌痧:放鼻尖一针,放唇中尖一针,放舌尖一针,刺地阁一针,刺膻中穴,刺脐下一寸是穴,刺两手臂窝青筋。"

《痧惊合璧》:"中恶癫痧:刺两手腕各一针,放手指甲里,放脚弯窝青筋左右各一针。"

《痧惊合璧》:"痘疹惊症:小儿才出痘痧疹,肚腹膨胀烦渴频,坐卧行走身抖动,心下一指灸和平。"

《针法穴道记》(时症):"瘟疫痧症,霍乱转筋,头疼目眩,全身板滞,周转不灵:印堂穴［见血即止］、两太阳穴［见血即止］、天突穴［见血即止］、天柱穴(穴在争食窝下脊骨上,用毫针针分余,见血止)、两臂屈泽穴(……须出血少许,男先左臂,女先右臂,此穴在血管里口,要避血管,千万莫针内口,恐针麻骨,即刻肿起,切记切记,初学下针,可自臂上往下捋至屈泽穴前约五六寸,用带扎紧,则血管清楚,以便下针好躲避)、两腿委中(……出血少许,须避血管,切记,男先左,女先右)、前心(此穴在柱心骨前下面,用病人中指中节量一寸,针三分,拿点血为要,或针二分亦可……)、后心（约与前心相对,捻起针二分）、金针穴、玉液穴（……出血为要）、丹田（……丹田四面各一寸,针二分,见血即止）。""唐氏宗海曰,刺痧疫,多取此［两臂屈泽穴］出血,以泻心包之邪也。"

《针法穴道记》（羊毛痧）:"羊毛痧,验症法,必气短脉促,须先看前后心,如系此症,前后心必先起红痧,次起白痧、黑痧,此痧瘢在皮里肉外,用手摩之,不涩而滑,方是。前心,按痧瘢,用钢针掘尽羊毛为度;后心,约与前心相对,挑如前法……手足腿臂犹疼,再针屈泽、委中四大穴,针完离穴一二分,在里口挑一针,见血即止……如头疼,亦针太阳、印堂等穴……腹痛不休,或刺痛,或绞痛,再针丹田四穴（取法:在丹田四面……各量一寸）,见血即止……肋痛,肋骨下边尽处挑一针,以次上肋缝,再挑一针,再上肋缝,再挑一针,共挑三针。""牙骨硬,亦须针列缺穴。"

《针法穴道记》（附录痧症要法）:"舌下两旁:惟急喉风、乳蛾痧可用,急吐恶血,不可咽下。""放痧……两乳,乳头垂下尽处是穴,此处不宜多用,不如看有青筋在乳上下者刺之。"

《小儿烧针法》（鸟缩惊）:"此因食生冷太过,或临风哺乳,全身发痧,四肢黑,肚上见青筋,肠胀,口唇黑,内有寒气吐泻,用灯火烧背脊大椎下青筋缝上七点,立效。"

［民国前期文献摘录］

《针灸秘授全书》（百痧症）:"百痧症:水分、大陵、委中、百劳、人中、印堂、神阙、气海。""若四肢肿胀,腹痛,大小便难,或风痰头痛:丰隆,此穴治痰病亦最效。""永泉（手背腕中间）:治腹痛、心痛二病最佳。"

《针灸简易》（放痧分经诀）:"胁肋肿胀痛耳连,痧发胆经足少阳（放足四指）。""心胸气痛作肿胀,足厥阴痧起肝经（放足四指）。""咳嗽声哑气逆呛,痧发肺经手太阴（放手大指）。""半身肿胀连右手,痧发大肠手阳明（放手食指）。""目肿唇干腹中痛,胃经痧发足阳明（放足四指）。""腹胀板痛兼泄泻,痧发脾经足太阴(放足大指)。""狂言昏沉不省事,痧发心经手少阴(放手小指内侧)。""半身木痛连足左,手太阳痧小肠经(放手小指)。""背腰颠项均胀痛,足太阳痧膀胱经(放足小指外侧)。""小腹胀硬身不遂,痧发肾经足少阴(放足小指下)。""遍体热燥不衣被,手少阳痧三焦分(放手无名指)。""或醒或寐或独语,心包络痧手厥阴(放手中指)。"

《针灸简易》(刮痧法):"如痧在皮肤里,未及发出,故用刮法,亦治干霍乱转筋等症,用碗口,铜钱亦可,蘸香油,或调姜汁少许,或兑滚水,刮背脊、颈骨上下,及胸前、胁肋、两背、肩臂,顺刮不反,由轻而重,如头额腿上,可用麻线蘸香油刮之,以刮至血现皮肤为度,如刮痧不出,再审经络,始可针灸。"

《针灸简易》(头面针灸要穴图):"山根:在两目慧中,治昏痧、闷痧及小儿角弓反张、诸风,用灯灸一状,禁针。"

《针灸简易》(脑后针灸要穴图):"玉枕:在项后发上三寸,与山根相对,专治七十二痧、头痛、项疼,灸三状,禁针。"

《针灸简易》(前身针灸要穴图):"筋会:在足后跟陷中,治七十二痧……针五分,灸五状,重者刺穿。"

《针灸简易》(任督灯灸图):"任督灸痧法:此灸专治风痧,闷痧,倒痧,朱痧,及一切时疫,霍乱凶症,虽不省人事,依法灸之,立见奇功,诚救急之神治也!先观病人心背四肢,如有红点毒筋,急宜用针挑破;令一人以大指重掐人中穴;再将病人两手推下数十次,使毒血赶聚手指,急用阴针刺十手指甲内二分许,男先刺左,女先刺右,均由大指起刺;次刺筋会穴,即两足后跟,痧重者,此处尤宜刺穿,轻者,见血自苏,再令两人咬住筋会穴,二三分钟久,不可放松;再推两足数十下,用针刺足十指甲内二分许,男左女右,刺之毒血散尽,痧状若失。如放痧不出,病势仍如前状,此极危症也,速将病人扶坐,或覆卧亦可,如病人气绝,用两竹管安于两耳内,令两人大气吹之;一面用灯灸,向病人尾闾灸起,直上玉枕,约五分长一灸,旋过山根,下气海为止;次灌下阴阳水;再用通关散吹鼻中,得嚏自愈。"

《针灸简易》(审穴歌):"风痧灯灸山根透。""玉枕诸痧灸禁针。""筋会诸痧并疟疾。"

《针灸简易》(穴道诊治歌·头部):"山根居目两中间,主治闷痧身反张,灯火一灸群风退,此处忌针属督关。""玉枕项后发际间,七十二痧头项强,灸三禁刺当注意,此为督脉经属阳。"

《针灸简易》(穴道诊治歌·足部):"筋会少阳足后跟,七十二痧腰背疼,寒热时疫并霍乱,跟痛膝肿五灸针。"

《针灸简易》(穴道诊治歌·杂症部):"蚂蟥蛾喉两种痧,此症肚痛胜刀刮,舌下黑筋两条现,横刺断脉即便佳。"

《针灸治疗实验集》(18·4):"东洋三坞里黄世荣,男子,现年十二岁……重痧症,卧床不起,饮食不进,寒热交加而四肢厥冷,呕吐并作而目无神,耳轮冷,口唇紫,鼻端冷,颜面青,指螺瘪,指甲黑,舌苔厚,舌色枯,全身皮肤带灰色显露,静脉现青形,腹中绞痛,腨肉转筋,脉沉细而迟伏,气短促而不匀,神智昏迷,命属危险,亟以诸井穴均泻出血,再将肺俞、心俞、脾俞、肝俞,各泻一针,又中脘、委中、承山、阳辅、内庭,亦各泻一针,不久吐止痛除,挛消神清,气血流通,全身温和。"

[现代文献题录]

(限本节引用者,按首位作者首字的汉语拼音排序)

李明文. 发痧的针刺推拿急救. 中国中医急症,1997,6(3):138.

厉月春,应秀华. 畲医痧症的外治疗法. 浙江中医杂志,2007,42(4):222.

刘姣,李晓军,贾金进. 综合治疗痧症200例. 实用中西医结合临床,2006,6(2):22-23.

罗四维. 点刺十宣、委中出血治"乌痧证"两例. 江西中医药,1985,16(4):48.

塔衣尔江.刮痧疗法治疗痧症42例体会.中医外治杂志,1995,4(6):16.

陶云海,徐向东,雷后兴.暑痧的畲医诊断及疗法规范.中华中医药学刊,2009,27(11):2351.

谢中志.针刺治疗疫喉痧.上海针灸杂志,1987,6(4):42.

徐向东,郑宋明,鄢连和,等.畲医痧症的发痧疗法.中华中医药学刊,2009,27(3):574.

张天侨.痧症探讨.江苏中医,1993(11):27.

赵仁国.针刺神阙穴治疗"盘肠痧".上海中医药杂志,1959,5(6):38.

郑宋明,雷后兴.畲医痧症辨痧刍议.浙江中医杂志,2008,43(8):484.

郑宋明,雷后兴,邹光翼,等.畲药验方治疗痧症(慢性乙型肝炎)远期疗效评价分析.中华中医药学刊,2014,32(12):2842-2844.

钟彦华.针刺"痧筋"放血治疗痧闭经络.江西中医药,1985,16(3):35.

第五节 汗证

汗证是指汗液外泄过多的病证。古代针灸文献中凡有汗出、汗注、汗流、汗泄、汗越、汗多、汗不减、汗不止、汗不收、白汗、魄汗、自汗、虚汗、冷汗、战汗、黄汗等描述字样的内容,本节均予收入。中医学认为,本病多由阴阳气血脏腑经络功能失调,使毛孔开阖不利所致,如卫气不固、太阳失司、肺失宣肃、心液不藏、肝胆湿热、肝肾亏损、阳热亢盛、正气耗伤、正邪交争等皆可导致本病;临床表现为实证和虚证,与热、寒、风等因素亦相关。本病在古代又被分为自汗、盗汗、战汗、黄汗、脱汗等。其中,自汗为汗自出,或发热汗出,或醒时汗出,在文献中难以作出区分,故合在本节中一并讨论;而盗汗为睡中汗出,较为明确,故另立专篇予以论述,附于本节之后;其他诸汗则在本节"辨证取穴比较"段落中探讨。西医学中的自主神经(植物神经)紊乱、休克、风湿热、甲状腺功能亢进症、一时性低血压、某些传染病等均可出现汗液过多的症状,故与本病相关。涉及本病的古代针灸文献共250条,合458穴次;现代针灸文献共55篇,合223穴次。将古今文献的统计结果相对照,可列出表5-1~ 表5-4(表中数字为文献中出现的次数)。

表 5-1　常用经脉的古今对照表

经脉	古代(穴次)	现代(穴次)
相同	任脉66、膀胱经64、肾经50、肺经37、胃经37、大肠经36、脾经25、督脉23	任脉43、膀胱经36、肾经34、大肠经20、督脉17、胃经16、脾经16、肺经11
不同	胆经26、肝经26	

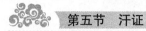

表5-2　常用部位的古今对照表

部位	古代(穴次)	现代(穴次)
相同	小腹 60、足阴 49、头面 39、腿阴 37、手背 36、胸脘 33、上背 30、腿阳 27	小腹 37、腿阴 33、上背 30、手背 21、足阴 16、腿阳 14、胸脘 13、头面 11
不同	足阳 41	下背 16、臂阴 15

表5-3　常用穴位的古今对照表

穴位		古代(穴次)	现代(穴次)
相同		合谷 26、复溜 25、关元 15、神阙 11、列缺 9、气海 9、三阴交 7、太溪 7、中脘 6、百会 6、足三里 5、尺泽 4、涌泉 4	合谷 19、复溜 18、三阴交 14、足三里 12、神阙 12、关元 11、气海 10、太溪 7、中脘 5、百会 5、尺泽 4、列缺 3、涌泉 3
相似	背部	百劳 5、心俞 4、膈俞 4、会阳 4、谚谑 4	肺俞 10、脾俞 8、肾俞 7、大椎 6、命门 4、志室 3
	掌	少商 6、鱼际 5	神门 3、劳宫 3
不同	足部	大敦 10、太冲 7、申脉 6、昆仑 5、然谷 5、冲阳 4、内庭 4、太白 4、侠溪 4	
	腹	上脘 7、石门 6、中府 4、大横 4	
	头	攒竹 4、风府 4	
	腿	委中 7、丰隆 5	
	臂	曲池 8	阴郄 4、内关 3

表5-4　治疗方法的古今对照表

方法	古代(条次)	现代(篇次)
相同	灸法 42、针刺 38、刺血 17、敷贴 6	针刺 31、艾灸 13、敷贴 12、刺血 1
不同	熨法 10、点烙 2	耳穴 7、拔罐 3、推拿 2、电针 1、器械 1、埋针 1、穴位注射 1

根据以上各表,可对汗证的古今针灸治疗特点作以下比较分析。

【常用穴位比较】

　　表5-3显示,古今本病临床均多取合谷、复溜、关元、神阙,穴次较为集中,成为常用穴位或处方,故先对其作一介绍。

　　1. 古今均取合谷、复溜　古、今文献中合谷、复溜的穴次均列全身诸穴的第一、第二位,这是古今一致的,十分突出。其中合谷为大肠经原穴,可泻阳明之热;复溜为肾经经穴,可补肝肾之不足,故多取之。如《玉龙歌》道:"汗多宜将合谷收。"《采艾编翼》云:"汗出不止,加复溜。"现代黄建章治疗面汗淋漓,针刺合谷;张伯平治疗大汗欲脱,针补复溜,治疗表虚自汗,灸复溜;谢中灵治疗头面汗出,针刺合谷、复溜等穴;许海岚等治疗多汗症,针刺合谷、后溪、复溜。

　　对于合谷,古、今均多用泻法,分别为8、5穴次,同列泻法诸穴之首;**对于复溜,古、今均多用补法**,分别为11、7穴次,同列补法诸穴之首;古、今又将**泻合谷、补复溜相结合**,成为经典配伍,文献记载分别为8、6处,亦为突出。早在宋金元时期《琼瑶神书》已有记载:"伤寒自汗不能收,合谷全凭泻内投,复溜穴处专用补,内庭提刮泻中求。"以后历代直至现代多有传承。如明代《神应经》谓:"多汗:先泻合谷,次补复溜。"《针方六集》记:复溜治"伤寒多汗(补此穴,泻合谷,汗立止)"。《循经考穴编》载:"伤寒","汗多,补复溜、泻合谷即止"。现代王侃治疗汗证,针泻合谷,后补复溜;霍则军治疗女性围绝经期汗证,针补复溜,泻合谷;张登部治疗手足多汗症,针刺双侧合谷用泻法,复溜、阴郄用补法。

　　2. 古今均取关元、神阙　表5-3显示,古今又多取关元、神阙,其穴次在古代分列全身诸穴的第三、第四位,在现代分列全身诸穴的第五、第四(并列)位,亦为瞩目。两穴均属任脉,均在小腹部,其中关元为小肠之募穴,与足三阴经相交会;神阙为"元神之庭阙"(《经穴释义汇解》),其内有"脐下肾间动气",是"人之生命也,十二经之根本也"(《难经·六十六难》),故治疗本病之虚者,古今多取该两穴。如宋代《伤寒百证歌》道:"虚汗不止咽不利","速灸关元不可迟"。清代《身经通考》言:"自汗盗汗,五倍子末,唾调,填脐中,束定一宿止。"现代滕树群治疗自汗,灸关元3壮;张伯平治疗大汗欲脱,灸气海、关元;付静治疗产后汗证,以龙骨散(龙骨、五味子,研末调醋)外敷神阙;李立新治疗小儿汗证,每晚用醋调五倍子粉敷脐。

【循经取穴比较】

1. 古今均取任脉与脾经、胃经、肾经穴 阳气不足,阴液亏损均可导致本病的发生,而任脉为生气之原、聚气之会、阴脉之海、妊养之本;肾为人体先天之本;脾、胃为人体后天之本,因此治疗本病古今均多取上述四经穴位。统计结果见表5-5。

表5-5 任脉与肾经、脾经、胃经穴次及其分占古、今总穴次的百分比和其位次对照表

	古代	现代
任脉	66(14.41%,第一位)	43(19.28%,第一位)
肾经	50(10.92%,第三位)	34(15.25%,第三位)
脾经	25(5.46%,第七位)	16(7.17%,并列第六位)
胃经	37(8.08%,并列第四位)	16(7.17%,并列第六位)

表5-5中的百分比显示,**现代比古代更重视任脉和肾经穴**,此当现代文献总量和总穴次数较少的缘故,致使该两经穴次之百分比相对升高,而胃经、脾经的百分比,古、今分别相近。就穴位而言,**古今均取任脉关元、神阙、气海、中脘,肾经复溜、太溪、涌**

泉,脾经三阴交,胃经足三里,这些是相同的;古代还取任脉上脘、石门,肾经然谷,脾经太白、大横,胃经丰隆、冲阳、内庭,现代取之不多,这是不同的。《灵枢经·寒热病》曰:"汗注不休,齿未槁,取其少阴于阴股之络。"《素问·刺疟》言:"脾疟者","肠中鸣,鸣已汗出,刺足太阴。"《灵枢经·经脉》云:胃经"是主血所生病者,狂疟温淫汗出"。此乃古代取肾、脾、胃经穴之例。

2. 古今均取膀胱经与督脉穴　膀胱经为足太阳,而太阳主表,主持皮肤汗液的排泄和收敛;膀胱经与督脉通过背俞穴又与体内五脏六腑相联,可调节脏腑之平衡以止汗。统计结果见表5-6。

表5-6　膀胱经、督脉穴次及其分占古、今总穴次的百分比和其位次对照表

	古代	现代
膀胱经	64(13.97%,第二位)	36(16.41%,第二位)
督脉	23(5.02%,第八位)	17(7.62%,第五位)

表5-6中的百分比显示,现代似比古代更重视膀胱经和督脉穴,此当现代受神经学说影响的缘故。就穴位而言,**古今均取百会,这是相同的**;古代还取百劳、心俞、膈俞、会阳、谚语,现代则取肺俞、脾俞、肾俞、大椎、命门、志室,这是相似的;**古代又取膀胱经委中、申脉、昆仑、攒竹,督脉风府,而现代取之不多,这是不同的**。《素问·诊要经终论》所载"太阳之脉其终也,……绝汗乃出",显示足太阳膀胱经与本病的关系。又《素问·通评虚实论》云:"魄汗不尽,胞气不足,治在经俞。"此处"胞气"乃膀胱经气,"经俞"乃膀胱经俞穴。

3. 古今均取肺经与大肠经穴　肺主宣发,合皮毛,司汗孔之开合;而大肠与肺相表里,大肠经又可清阳明之热,治疗热蕴汗

出,因此古今均取该两经穴。统计结果见表5-7。

表5-7 肺经、大肠经穴次及其分占古、今总穴次的百分比和
其位次对照表

	古代	现代
肺经	37(8.08%,并列第四位)	11(4.93%,第七位)
大肠经	36(7.86%,第五位)	20(8.97%,第四位)

表5-7显示,**古代比现代更重视肺经穴**,即古代更重视肺在汗液分泌过程中的作用;而大肠经穴次的百分比古今相近。就穴位而言,**古今均取肺经列缺、尺泽,大肠经合谷,这是相同的;古代还取肺经少商、鱼际、中府,大肠经曲池,现代取之不多,这是不同的**。《灵枢经·经脉》载:"肺手太阴之脉""气盛有余,则肩背痛风,汗出";《针灸大成·十二经治症主客原络》取肺经原穴太渊,配大肠经络穴偏历治疗"咽肿喉干身汗越",则为古代取肺经、大肠经穴之例。

4. 古代选取肝经、胆经穴 肝胆郁热或肝阴不足,亦可导致汗出不止,因此古代治疗本病也选用肝、胆经穴,同为26穴次,并列为诸经的第六位,均占古代总穴次的5.68%。**常用穴为肝经大敦、太冲,胆经侠溪**。马王堆《阴阳十一脉灸经》曰:"足少阳之脉……其所产病……疟,汗出";《灵枢经·经脉》云:"胆足少阳之脉……是主骨所生病者……汗出振寒";《针灸大成·十二经治症主客原络》取胆经原穴丘墟,配肝经络穴蠡沟,治疗"缺盆腋肿汗如雨",乃为古人取肝胆经穴之例。而现代取肝、胆经分别为3、4穴次,分列现代诸经的第十、第九位,分占古代总穴次的1.35%、1.79%,均未被列入常用经脉,不如古代。

【分部取穴比较】

1. 古今均取胸腹部穴 本病多由阴阳气血脏腑亏损,或其

功能失调所致,而胸腹部穴可以补其不足,调其功能,因此本病临床多取胸腹(含小腹与胸脘)部穴。统计结果见表5-8。

表5-8　胸腹部穴次及其分占古、今总穴次的百分比和其位次对照表

	古代	现代
小腹	60(13.10%,第一位)	37(16.59%,第一位)
胸脘	33(7.21%,第七位)	13(5.83%,第八位)

表5-8显示,**现代比古代更重视小腹部穴**,而胸脘部穴次的百分比似较接近。就穴位而言,**古今均取小腹部关元、神阙、气海,胸脘部中脘**,这是相同的;**古代还取小腹部石门、大横,胸脘部上脘、中府**,现代取之不多,这是不同的。

在胸腹部,除上述"常用穴位比较"中古今取关元、神阙的内容外,古代还有其他相关记载。如《针灸治疗实验集》载:"夜间偶患腹痛,痛甚至汗流如雨","乃按任脉上中下脘、气海等穴,针过一次,又由合谷、少商以散之,半句钟间,病除而愈"。《名医类案》记:"霍乱证,吐泻转筋,足冷,多汗","灸丹田八九壮"(丹田为石门)。《类经图翼》语:"多汗少力:大横"。《西方子明堂灸经》称:中府主"肩背痛,风汗出"。另如《千金翼方》谓:"灸汗法","灸阴都各一百壮,针入八分补之,穴在侠胃管相去三寸"。该穴在中脘旁,亦属胸脘部,但与肾经阴都似有异。

现代亦有其他的相关报道,如郭万刚治疗脊柱错位引起的多汗症,取腹针穴中脘、下脘、气海、关元、商曲、阴都、气穴、外陵、滑肉门,用平补平泻针刺手法;陈瑞华等治疗阴部出汗,针刺关元、气海、会阴等穴。

　　2. 古今均取下肢阴面穴　足三阴经循行至胸腹部,亦可调整脏腑气血阴阳,补其不足,损其有余。而该三经循行于下肢阴面,因此本病文献中下肢阴面(含足阴、腿阴)穴次较高。统计结果见表5-9。

表5-9　下肢阴面穴次及其分占古、今总穴次的百分比和其位次对照表

	古代	现代
足阴	49（10.70%，第二位）	16（7.17%，并列第五位）
腿阴	37（8.08%，第五位）	33（14.80%，第二位）

表 5-9 显示，**古代比现代更重视足阴部穴**，而**现代比古代更重视腿阴面穴**，即古代更重视取远端部穴，而现代取穴有向近心部发展的倾向，显示古代更重视经络学说。就穴位而言，**古今均取足阴部太溪、涌泉，腿阴面三阴交、复溜，这是相同的；古代还取足阴部大敦、太冲、然谷、太白，现代取之不多，这是不同的。**

在下肢阴面，除上述"常用穴位比较"中古今取复溜的内容外，古代还有其他相关记载。如《针灸集成》叙："热病烦心，足寒多汗：先针然谷、太溪、行间，皆补。"《神应经》述：然谷、大敦、涌泉主"自汗"。《灵枢经·热病》曰："汗出太甚，取内踝上横脉以止之。"（后人注为三阴交）又曰：大都、太白治疗"热病而汗且出"。《千金翼方》言："产后出汗不止，针太冲急补之。"

现代也有其他相关报道，如吴军君治疗阴虚火旺汗证，针刺太溪、涌泉；张学丽治疗定时汗出早醒，针刺太冲、三阴交、太溪等；陈瑞华等治疗阴部出汗，针刺阴陵泉、太溪、三阴交、照海、公孙等穴。

3. 古今均取头面、手背部穴　《难经·四十七难》曰："人头者，诸阳之会也。"而手背在人体的上部、上肢的阳面，属肢体的末部，亦为阳气旺盛之部。因此治疗阳气不足或阳热亢盛之汗出，古今选取头面与手背部穴。统计结果见表 5-10。

表 5-10　头面、手背部穴次及其分占古、今总穴次的百分比和其位次对照表

	古代	现代
头面	39（8.52%，第四位）	11（4.93%，第九位）
手背	36（7.86%，第六位）	21（9.42%，第四位）

表5-10显示,**古代比现代更重视取头面部穴**,而古今手背部的百分比较为接近。就穴位而言,**古今均取头部百会,手背部合谷,这是相同的**;而古代还取攒竹、风府,现代取之不多,这是不同的。

古今取头面穴者,如唐代《备急千金要方》语:"百会主汗出而呕痉。"五处、攒竹、正营等"主汗出寒热"。明代《医学纲目》称:"如有汗恶风者","宜针风府","太阳中风也"。现代王爱国等治疗五更汗,取百会等穴,用盘旋灸法。又如现代许国等治疗头面单侧出汗证,针刺翳风、风池穴,行针5分钟;王乐善等治疗颜面一侧汗出,针刺新穴"达治"(为王氏命名,位于翳明、风池两穴连线上,近风池1/3处);徐贤伟等治疗围绝经期潮热多汗症,刺头皮针额区三针。上述翳风、风池、"达治",以及头皮针额区亦在头面部。

在手背部,除上述"常用穴位比较"中古今取合谷的内容外,又如宋代《琼瑶神书》所载后溪治"产后汗多难可治,神针下处即时安",后溪亦在手背部。现代也有针后溪者,如前面"常用穴位比较"中许海岚治多汗症,即为例。

4. 古今均取上背部穴 上背部阳气旺盛,足太阳经又循行于此,而太阳主表,因此本病临床选取上背部穴,在古、今文献中,均为30穴次,分列各部的第六、第四位,分占各自总穴次的**6.55%、13.45%**,可见**现代比古代更重视取上背部穴**,此当现代受神经学说影响之故。就穴位而言,**古代取百劳、心俞、膈俞、谚嘻,现代则取肺俞、脾俞、大椎**,这是相似的。

古代取上背部穴者,如《杨敬斋针灸全书》载:百劳治"伤寒恶风自汗"。《奇效良方》记:"闷乱冒绝汗出,风中於心也","急灸心腧百壮"。《针灸聚英》叙:膈俞主"自汗盗汗"。《素问·骨空论》述:"大风汗出,灸谚嘻。"

现代取上背部穴者,如张伯平治疗表虚自汗,针刺肺俞等穴;霍则军治疗女性围绝经期汗证,针刺肺俞、脾俞、肾俞等穴,用补法;谢中灵治疗头面汗出,针刺大椎、合谷、复溜。又如王伟志等治疗自发性多汗,取华佗夹脊穴,自上而下依次左右交替针刺,用捻转平补平泻手法,华佗夹脊亦在背部。

5. 古今均取腿阳面穴 前面已述,治疗本病选取足三阳经穴,而该三经循行经腿阳面,因此在古、今文献中,腿阳面分别为27、14穴次,分列各部的第九、第七位,分占各自总穴次的5.90%、6.28%,古今百分比相近。就穴位而言,**古今均取足三里,这是相同的;古代还取委中、丰隆,现代取之不多,这是不同的。**

例如清代《针灸集成》取足三里,配复溜、神门,治"骨寒热汗注"。晋代《针灸甲乙经》言:"疟","渴止,汗乃出,委中主之"。清代《采艾编翼》语:"丰隆:止汗,与肾经复溜合用。"现代张伯平治疗表虚自汗,针刺足三里等穴,用热补手法;魏立中治疗阳虚多汗,针刺足三里等穴。

6. 古今均取臂阴面穴 肺主卫气,司汗孔;汗为心液,因此治疗本病又取肺经、心经、心包经穴,该三经循行于手臂阴面,因此在古、今文献中,臂阴面分别为21、15穴次,分列各部的第十、第六位,分占各自总穴次的4.59%、6.73%,古今百分比较为接近。就穴位而言,**古今均取列缺、尺泽,这是相同的;现代还取阴郄、内关,古代取之不多,这是不同的。**

例如晋代《针灸甲乙经》称:列缺主"实则肩背热痛,汗出"。清代《灸法秘传》治疗"汗症","灸其尺泽,可以奏勋,设未效者,膈俞灸之,必然全愈"。现代李天伟治疗漏汗,取列缺等用电针,取阴郄等用针刺;张学丽治疗定时汗出早醒,针刺尺泽、太渊等;尹育隆治疗原发性多汗症之营卫不和针内关平补平泻,心血不足针内关用补法。

此外,表5-2显示,在古、今文献中,手掌部均未被纳入常用部位;但表5-3显示,古代还选取手掌部肺经少商、鱼际;现代则选用**心经神门,心包经劳宫**。如明代《神应经》谓:列缺、少商等治疗"自汗"。唐代《备急千金要方》记:"鱼际主头痛不堪汗出。"现代张伯平治疗表虚自汗,针刺神门等穴,用热补手法。尹育隆治疗原发性多汗症之里热炽盛针劳宫重刺激,邪热伤阴针劳宫平补平泻。结合上述臂阴面的取穴,可知古代重肺经,现代重心经、心包经,古今有所不同。

7. 古代选取足阳部穴 前面已述,治疗本病选用足三阳经穴,而足三阳循行至足阳面,因此古代文献中足阳部共计41穴次,列各部的第三位,占古代总穴次的8.95%,**常用穴为申脉、昆仑、冲阳、内庭、侠溪**。如《八法八穴歌》道:"遍身肿满汗头淋,申脉先针有应。"《针灸甲乙经》记:昆仑主"疟,多汗"。《备急千金要方》载:"冲阳主疟,先寒洗渐甚久而热,热去汗出。"《杨敬斋针灸全书》取内庭,配合谷、复溜,治疗"伤寒汗不止"。《针灸逢源》道:"时行邪疟最难禁,有汗谵语与侠溪。"而在现代文献中,足阳面为2穴次,列现代各部的第十二位,占现代总穴次的0.90%,未被列入常用部位。此又显示古代重视远道取穴,现代不如之。

8. 现代选取下背部穴 命门位于下背部,足太阳经亦循行于下背部,因此现代文献中下背部共16穴次,列各部的第五(并列)位,占现代总穴次的7.17%,**常用穴为肾俞、命门、志室**。如霍则军治疗女性围绝经期汗证,取肾俞等,用针刺补法;陈瑞华等治疗阴部出汗,取命门、志室等穴,用针刺。又如魏立中治多汗症,应用"汗尿同源"论,取次髎、中极,用针刺,其中次髎亦在下背部。而古代虽然也有取下背部穴者,如《铜人腧穴针灸图经》称:会阳治"阳气虚乏,阴汗湿"。但古代取下背部共10穴次,列古代各部的第十三位,占古代总穴次的2.18%,未被列入常用部位,不如现代。

此外,表5-3显示,**古代还取臂阳面穴曲池**,其当治阳明热盛之汗出。如《备急千金要方》谓:列缺、曲池主治"热病烦心","汗出如珠"。但在古、今文献中,臂阳面分别为14、2穴次,均列各部之第十二位,分占各自总穴次的3.06%、0.90%,皆未被列入常用部位。

【辨证取穴比较】

在本病古代文献中有若干内容与热、寒、虚、实、风相关,又有脱汗、战汗、黄法之记载,对于上述各类汗证的取穴,兹作以下讨论。

1. 与热相关 关于虚热之汗出,将在附篇"盗汗"中讨论,因此本节讨论的多与实热相关。统计结果显示,涉及的古代文献共计 73 条,为便于分析讨论,又排除其中夹有寒者,共余 37 条,合 76 穴次。其中**手足部穴**(含手背、手掌、足阳、足阴之穴),共计 26 穴次,占总穴次的 34.21%,十分突出。《灵枢经·终始》指出"阳受气于四末",故末部属阳;又阳热之邪受正气所逐,往往被赶至肢体末部,即手足部,因此清热多取之。如《名医类案》载:"病体热麻,股膝无力,饮食有汗","是邪热客于经络之中也","又缪刺四肢,以泻诸阳之本,使十二经络相接,而泄火邪,不旬日而愈"(其中"诸阳之本"当为肢体末端穴)。又如《马丹阳天星十二穴歌》道:合谷主"体热身汗出"。《针灸聚英·六十六穴歌》云:"热病连牙痛,伤寒汗过期","合谷穴中推"。《子午流注针经》载:"腕骨为原手踝中,热病相连汗出频。""鱼际为荥热汗风。"《备急千金要方》曰:"然谷主温疟汗出。"《针灸甲乙经》云:"多寒热,汗出","即取公孙及井俞"。上述合谷、腕骨属手背,鱼际属手掌,然谷、"公孙及井俞"属足阴。

头面位于人体上端,亦属末部;头又为"诸阳之会",因此古人治疗实热**亦取头面部穴**,共计 13 穴次,亦为瞩目。如《针灸甲乙经》言:攒竹主"汗出寒热,面赤";头维主"寒热头痛如破","流汗难言"。《千金翼方》语:"多汗寒热,灸玉枕五十壮,针入三分。"

阳热之邪又常停滞积聚在关节隐曲之处,因而治疗实热**又取关节部穴**。如《针灸甲乙经》称:"寒热,渴饮辄汗出,不饮则皮干热,曲池主之。"《采艾编翼》谓:"少海:寒热汗出。"

《备急千金要方》记:"目窗、中渚、完骨、命门、丰隆、太白、外丘、通谷、京骨、临泣、小海、承筋、阳陵泉,主头痛,寒热,汗出,不恶寒。"其中目窗、完骨属头面,通谷、京骨、临泣属足阳,太白属足阴,中渚属手背,小海、阳陵泉属关节。

实热者又可分为表热、里热、半表半里热、表里夹杂热、热毒等类型,治疗取穴各有偏重,以下分而述之。

(1)与表热相关:治疗多取膀胱经与肺经穴,当该两经主表之故。如《针灸聚英》载:"汗出寒热:取五处、攒竹、上脘。"《针灸甲乙经》叙:"热病先手臂痛","汗出如转珠","列缺主之"。"寒热胸背急","汗出,刺经渠"。上述五处、攒竹属膀胱经,列缺、经渠属肺经。

肺在胸中,因此治疗表热亦取胸脘、上背部穴。如《灵枢经·五邪》曰:"邪在肺,则病皮肤痛,寒热,上气喘,汗出,咳动肩背。取之膺中外腧,背三椎之傍,以手疾按之,快然,乃刺之,取之缺盆中以越之。"《备急千金要方》述:"上管、缺盆、中府,主汗出寒热。"上述"膺中外腧"、缺盆、上管、缺盆、中府均在胸脘部,"背三椎之傍"在上背部。

此外,古人又取外关穴,盖其为三焦经络穴,"阳气之关"(《医经理解》);交会于阳维,可治"在表之病"(《标幽赋》)。如《八法八穴歌》道:"伤寒自汗表烘烘,独会外关为重。"

(2)与里热相关:古人多根据涉及的脏腑,取相应经脉穴位。其中胃经较为突出,达9穴次,此当阳明多气多血之故。如《灵枢经·经脉》云:胃经"是主血所生病者,狂疟温淫汗出"。《素问病机气宜保命集》言:"中风有汗身热,不恶风","针陷谷者,去阳明之贼;刺厉兑者,泻阳明经之实也"。

古人亦根据病情选取肝、脾、肾、心等经脉。如《伤寒论》语:"阳明病,下血谵语者,此为热传血室。但头汗出者,刺期门,随其实而泻之,濈然汗出则愈。"《素问·刺疟》称:"足太阴之疟","多寒热汗出","即取之"(《针灸甲乙经》补"足太阴")。《灵枢经·寒热病》谓:"骨寒热者,病无所安,汗注不休,齿未槁,取其少阴于阴股之络。"《针灸甲乙经》记:"骨寒热无所安,汗出不休,复溜主之"；大陵主"热病烦心而汗不止"。

就分部取穴而言,对于腹内热疾导致的汗证,古人还**取腹部穴**,如《针灸内篇》载:大横"治腹热疼痛,四肢不可动,多汗"。

（3）**与半表半里相关**:古人选取足少阳经穴,此当少阳主半表半里之故。如《医学入门》叙:"足少阳疟,寒热心惕,汗多,刺侠溪。"

（4）**与表里夹杂相关**:古人兼取上述表热与里热的相关穴位。如《灵枢经·热病》曰:"热病而汗且出,及脉顺可汗者,取之鱼际、太渊、大都、太白,泻之则热去,补之则汗出。"上述鱼际、太渊属肺,主表热;大都、太白属脾,主里热。本案通过发汗以止汗。

（5）**与热毒相关**:对于由热毒疮疡所引起的汗证,古人多在**疮疡局部予以针刺放血排脓**,以逐出热毒,釜底抽薪,则汗出自愈。如《诸病源候论》云:"首疽发背,发热八十日,大热汗头引身尽嗽,身热同同如沸者,皮泽颇肿处浅刺之。"《薛氏医案》记:"肿痛发热,作渴汗出。余曰:此阴血受伤也,先砭去恶秽,以通壅塞。"《续名医类案》载:"一男子背患毒,焮痛,饮冷发热,多汗便秘,谵语","脓成开之"。

2. 与寒相关 在本病古代文献中,与寒相关者共计68条,排除其中夹有热者,共余37条。对此从表里虚实角度进行分析,可分为以下诸类型。

（1）**与表寒相关**:古人选取背部、项部穴,以解表散寒。如《素问·刺疟》曰:"风疟,疟发则汗出恶风,刺三阳经背俞之血者。"（恶风类恶寒,归表寒,下同）《奇效良方》言:"多汗恶风","闷乱冒绝汗出,风中於心也","急灸心腧百壮"。《素问·骨空论》云:"风从外入,令人振寒,汗出","治在风府,调其阴阳"。《针灸甲乙经》语:"脑中寒,重衣不热,汗出,头中恶风,刺脑户主之。"古人**亦取四肢相关穴**。如《杨敬斋针灸全书》称:"伤寒恶风自汗:百劳、合谷、复溜。"《八法八穴歌》道:申脉主"恶风自汗头疼"。上述合谷属手阳明,与肺经相表里;复溜属足少阴,可敛

218

阴;申脉属足太阳,主表。

（2）与里虚寒相关:古人多取小腹部穴,该部藏有"脐下肾间动气",取其穴则可温阳祛寒,益气补虚。如《针灸逢源》谓:"有伤寒新瘥与妇人交,忽患少腹急痛,外肾搐缩而黑,喘急冷汗自出,名曰脱元","宜急以葱白紧缚放脐上,以艾火灸之,使热气入腹"。《续名医类案》记:"一产妇,患虚极生风,或用诸补剂,四肢逆冷,自汗泄泻","灸关元百余壮"。

（3）与里实寒相关:古人亦多取小腹部穴,取其温阳祛寒之功。如《针灸资生经》载:"若经候过多,其色瘀黑,甚者崩下,吸吸少气,脐腹冷极,则汗出如雨,尺脉微小,由冲任虚衰,为风冷客乘胞中,气不能固,可灸关元百壮。"《奇效良方》述:"治霍乱转筋,肉冷汗出","用炒盐熨脐中"。上述"风冷""霍乱"皆为实邪侵入体内。此外,古人亦根据病情选取胸脘部与下肢阴面穴,以补脾益气祛寒。如《扁鹊心书》叙:"一人每日四五遍出汗,灸关元穴亦不止,乃房事后饮冷伤脾气,复灸左命关百壮而愈。"《名医类案》记:"外有所感,初得疾即便身凉,自利,手足厥,额上冷汗不止","灸关元及三阴交"。上述命关在胸脘部,三阴交在腿阴面;而"饮冷""外有所感"则显示实邪入内。

3. **与虚相关** 本病古代文献中与虚相关者共计34条,涉及穴位27个,合54穴次。其中小腹部穴最为常用,共19穴次,占总穴次35.19%,列各部之首,此当该部藏有先天之本（"脐下肾间动气"）之故。常用穴为关元、气海、神阙等。如《伤寒百证歌》道:"阴毒阳虚汗不止","速灸关元应不谬"。《古今医统大全》言:"虚汗呕逆","灸气海、关元二三百壮,或用葱熨脐下"。《奇效良方》语:"一切虚冷厥逆","自汗脉沉细,唇青,面黑,诸虚冷证,皆宜用之,肥葱、麦麸、沧盐","同炒极热","熨脐上"。

其次,古人亦取胸脘部穴,此当脘部藏有脾胃之故,此为人体后天之本。如《脉经》称:"寸口脉弱,阳气虚,自汗出而短气","针胃管补之"。上述"与里实寒相关"中,《扁鹊心书》治疗"房事后饮冷伤脾气",此当夹有虚证,治疗则"灸左命关百壮而愈"。

古人亦**取腿阴面复溜穴**以养阴。如《琼瑶神书》谓:"复溜二穴:治虚汗,补之即愈。"《磐石金直刺秘传》记:"伤寒虚汗不止,大凡虚弱盗汗同:合谷、复溜(补)。"

此外,古人亦有**取上背部穴者**,以补肺卫上焦之气。如《玉龙赋》道:"百劳止虚汗。"

4. **与风相关**　在本病的古代针灸文献中,与风相关者共计 30 条,合 57 穴次。其中阳经 36 穴次,阴经 19 穴次,阳／阴 =1.89,可见**古人多取阳经穴**,此当风为阳邪,多犯阳部之故。如《针灸甲乙经》载:"大风,头多汗","泄风从头至足,昆仑主之"。又如上述"与表寒相关"中《素问·刺疟》治疗"风疟","刺三阳经背俞之血者";上述"与里热相关"中,《素问病机气宜保命集》治疗"中风有汗身热",针陷谷、厉兑。上述穴位均属阳经。

就上下而言,上半身 31 穴次,下半身 24 穴次,上／下 =1.29,可见**古人祛风多取上部穴**,此当风邪轻扬在上,多犯人体上部之故。如《针灸甲乙经》叙:"泄风,汗出至腰,阳谷主之。""大风汗出,膈俞主之,又谵语主之。"《素问病机气宜保命集》述:"中风有汗恶风","宜针风府"。上述穴位均在人体上半身。

此外,《素问病机气宜保命集》又述:"中风有汗无热","宜针太溪,此证少阴经中风也"。上述"与里实寒相关"中,《针灸资生经》治疗"风冷客乘胞中,气不能固,可灸关元百壮"。可见古人**还根据风邪侵犯的经脉或部位,取相应的穴位**。

现代亦有采用辨证取穴者,如吴军君治疗汗证,针刺肾俞、关元用补法,后溪、合谷用透刺法,肺卫不固加肺俞、风门、气海,营卫不和加气海、列缺、大椎,阴虚火旺加太溪、涌泉,邪热郁蒸加太冲、然谷,湿邪蕴结加脾俞、胃俞,气血虚弱加脾俞、足三里、三阴交。尹育隆治疗原发性多汗症,针刺主穴合谷、大椎,其中营卫不和用轻刺补法,加复溜、内关施平补平泻;里热炽盛用提插捻转重刺激,加复溜、劳宫施重刺激;邪热伤阴用轻刺激补法,加劳宫施平补平泻;心血不足用轻刺激补法,加内关施补法。由上可见,**现代辨证比古代更细致,且加入了脏腑辨证**,这是古今不同的。

除上述八纲、六淫辨证外,古代还有黄汗、脱汗、战汗等记载,以下试作探讨。

1. **黄汗** 黄汗多由肝胆湿热,熏蒸胆汁外渍所致,古人治疗**多取与脾、肾、肝相关的穴位**,通过健脾和胃、疏肝利胆,以祛黄止汗。如《针灸大全》称:公孙主"黄疸,四肢俱肿,汗出染衣"。《针灸逢源》言:"黄汗灸脾俞太白。"《肘后歌》道:"自汗发黄复溜凭。"《太平圣惠方》载:"食黄者,闻食气吐逆,心腹胀满,身体疼痛,喘息气粗,食饮不下,或时虚汗,肠中结燥,亦似心黄,梦见神鬼,烙章门二穴、关元穴、脾俞二穴、上管穴、中管穴。"上述公孙、太白、脾俞、上脘、中脘与脾胃相关,复溜、关元与肾相关,章门属肝经。而现代临床上关于针灸治疗黄汗的报道较少。

2. **脱汗** 脱汗为急病重症,是上述"与虚相关"中的一个特殊类型,由正气耗伤,阳不敛阴,气随汗脱,阴阳俱亡所致,十分危险,而古人治疗**亦以小腹部穴为主**,通过补"脐下肾间动气"以益阴摄阳,固脱救逆。如《寿世保元》称:"脱阳症","冷汗自出,须臾不救,先以葱白炒令热,熨脐下","用炒盐熨脐下气海,勿令气冷"。《续名医类案》记:"一男子年十八,痘后四十日外,忽腰痛极,两手撒撒,目开无光,汗出遗尿","此恣欲房劳,而阴阳离决也,以艾灸气海六十二壮"。《针灸聚英》言:"滞下昏仆,目上视,溲注汗泄,脉大,此阴虚阳暴绝,得之病后酒色,丹溪为灸气海渐苏。"上述"与里虚寒相关"中,《针灸逢源》治疗"冷汗自出,名曰脱元","宜急以葱白紧缚放脐上,以艾火灸之",亦为例。此外,古人**亦取肢体末端穴**,以醒脑开窍而止汗。如《针灸聚英·六十六穴歌》道:"亡阳汗似淋","须向大敦针"。现代亦有治疗脱汗者,如张伯平治疗大汗欲脱,艾灸气海、关元,针刺人中、百会,泻合谷,补复溜,这是对古人经验的继承和发扬。

3. **战汗** 战汗为急性热病中出现的战栗汗出,此为邪正相争的表现,古今针灸文献中相关内容较少,但金元时期《磐石金直刺秘传》中有所记载,可供临床参考:"伤寒,寒战汗不已:曲池(补)、关元(灸,针补)。""伤寒一二日,头目、腰背,百节疼痛不可转侧,气喘,睡卧不安,虚汗不止,上体热,下体寒战:曲池(泻)、复溜(补)、委中(刺不愈)、合谷(泻)。"

【针灸方法比较】

1. **古今均用艾灸**　艾灸为热性刺激,既可温阳补气,祛寒消阴,又可增强自身调节功能,平衡阴阳,抵御实邪,即既可补虚又可祛实,因此在本病的古、今文献中,涉及艾灸者分别为42条次、13篇次,分列古、今诸法之第一、第二位,分占各自总条(篇)次的16.80%和23.64%,且百分比显示现代似比古代更重视艾灸疗法,此当现代文献总量较少,致使艾灸百分比相对升高的缘故。

(1)**艾灸的取穴**:统计结果显示,古今艾灸分别为83、43穴次,常用部位及穴位如表5-11所示。

表5-11　小腹、上背部穴次及其分占古、今总穴次的百分比和其位次,
以及常用穴对照表

	古代	现代
小腹	24(28.92%,第一位)	12(27.91%,第一位)
上背	15(18.07%,第二位)	6(13.95%,第二位)
常用穴	关元12、气海4、尺泽3、曲池3、心俞3、石门3	关元7、足三里3、三阴交3、气海3、百会3

表5-11显示,古今艾灸治疗本病均**多取小腹、上背部穴**,其中常用穴为关元,以及气海等。具体可参见下文艾灸主治与艾灸方法段落中的相关内容。

(2)**艾灸的主治**:古人用艾灸治疗外感、内伤、虚证、脱证、疮疡等病证之汗出,与上述"辨证取穴"中涉及病证之多数相合,但

用灸法治疗与热相关者偏少,而治疗与阴、寒、虚相关者偏多。

1) 外感:古人治疗外感汗出多**灸上背部穴**,此当该部穴可宣肺祛风的缘故。如《诸病源候论》谓:"肺中风","冒闷汗出","急灸肺俞百壮";"心中风","汗出","急灸心俞百壮"。《千金翼方》记:"多汗疟病,灸谚请五十壮。"《针灸资生经》载:"每遇热,膏肓穴所在多出冷汗,数年矣,因灸而愈。"治疗外感汗出还**循经灸取相应经脉之穴**。如《针灸治疗实验集》叙:"肝阳上扰头颈,头汗手足摇动","似外邪入中阳明经所致","先于曲池、合谷、中脘、人中、委中、涌泉等穴,针且灸之,复于百会、肺俞、肝俞灸之"。而现代有关针灸治疗外感汗出的报道较少,此当现代多用抗生素之故。

2) 内伤:古人治疗内伤汗出亦**灸取上背部穴**,此当该部穴可宁心止汗的缘故。《针灸资生经》述:"多汗亦有用心得者,宜灸心俞。"《古今医统大全》言:"心液汗","灸大椎百壮即止"。《医宗金鉴》道:"百劳穴灸汗津津。"古人治疗内伤亦**循经灸取相应经脉之穴,其中以足阴部的穴为多**,此当该部穴可调三阴的缘故。如《素问病机气宜保命集》语:"有热厥心痛者,身热足寒,痛甚则烦躁而吐,额自汗出,知为热也,其脉洪大,当灸太溪及昆仑。"《针灸聚英》记:"丹溪治一妇人久积怒与酒,病痫","头至胸大汗,痫与痛间作","乘痛时灸大敦、行间、中脘","又灸太冲、然谷、巨阙,及大指甲肉","又灸鬼哭穴"。《伤寒论》曰:"少阴病","呕而汗出","当温其上,灸之"。(《脉经》注:"灸厥阴可五十壮";《神灸经纶》注:"常器之云灸太冲,郭雍云灸太溪")古人还根据病情**灸取脘腹部穴,其中尤以小腹部穴为多**。如《千金翼方》云:"多汗,四肢不举,少力,灸横文五十壮,在侠脐相去七寸,又灸长平五十壮,在侠脐相去五寸,不针。"《备急千金要方》言:"多汗洞痢,灸大横随年壮。"又如上述"与里实寒相关"中,《针灸资生经》"灸关元百壮",《扁鹊心书》"复灸左命关百壮而愈",《名医类案》"灸关元及三阴交",亦为例。现代也有用灸法治疗内伤汗出者,如徐贤伟等治疗围绝经期潮热多汗症,取中脘、下脘,用灸盒灸。但总的来说,现代灸治内伤汗出的报道不多。

3)虚证:古人治疗虚证汗出**多灸小腹部穴**,此当该部藏有"脐下肾间动气"的缘故。如《扁鹊心书》语:"久咳而额上汗出","乃劳咳也,急灸关元三百壮"。又如上述"与虚相关"中,《伤寒百证歌》"速灸关元应不谬",《扁鹊心书》"灸脐下百壮",《古今医统大全》"灸气海、关元二三百壮",以及上述"与里虚寒相关"中《续名医类案》"灸关元百余壮",亦为例。此外,治疗虚证汗出亦有**灸取四肢部相关经脉之穴者**。如《针灸集成》称:"虚汗:合谷泻,复溜、下三里并补,阴都、曲泉并三壮,照海、鱼际。"

脱证为虚证中的危重病证,古人急用艾灸以回阳救逆、温通固脱,**取穴亦多在小腹部**。如《神灸经纶》谓:"冷汗不止,四体如冰,厥逆昏沉,不省人事,脉伏绝者:气海、丹田、关元,用大艾炷灸二七壮,得手足温暖,脉至,知人事,无汗要有汗出,即生。"又如上述"脱汗"段落中《针灸聚英》"灸气海渐苏",《续名医类案》"以艾灸气海六十二壮",亦为例。

现代临床也有用灸法治疗虚证汗出者,如陆婉军等治疗阳虚自汗,取大椎、关元、足三里,用艾条熏灸 25 分钟;张伯平治疗大汗欲脱,艾灸气海、关元,治疗表虚自汗,灸三阴交、复溜。这些可谓是对古代灸疗的继承和发扬。

4)疮疡:疮疡多由邪毒(含热毒)所致,现代认为多属细菌感染,而艾灸可以提高免疫能力以杀菌,又可益气以敛疮,因此古人治疗疮疡汗出多施灸,所取穴位多在**疮疡局部**。如《薛氏医案》记:"发背,内服防风通圣散,外敷凉药,汗出不止","气息奄奄,此阳气已脱,脉息如无,急隔蒜灸时许,背顿轻","翌日复灸一次,痛处死血得解,令砭去"。《外科理例》载:"久患瘰疬不消,自汗恶寒","疮口不敛,灸以豆豉饼"。而现代用艾灸治疗疮疡汗出的报道较少。

(3)艾灸的方法:除了常规灸法外,古人还采用隔物灸、化脓灸与"太乙神针"灸,现代则用艾条灸、药线灸、灯火灸、温针灸等。

1)**古代的隔物灸**:古人治疗本病所用隔物灸材,包括通阳宣发的葱白,辛温解毒的大蒜,解毒敛疮的豆豉。如上述"与里虚寒相关"中,《针灸逢源》治疗"冷汗自出,名曰脱元","宜急以葱白紧缚放脐上,以艾火灸之"。上述"疮疡"段落中,《薛氏医案》治"发背","急隔蒜灸时许";《外科理例》治"疮口不敛,灸以豆豉饼"。

2)**古代的化脓灸**:古人治疗本病亦用化脓灸,盖其刺激量较大,可以扶正祛风。如《卫生宝鉴》治疗"风中腑":"右肩臂膊痛无主持,不能举动,多汗出","右肩臂上肩井穴内,先针后灸二七壮,及至疮发","再灸肩井,次于尺泽穴,各灸二十八壮"。其中"及至疮发"乃灸疮化脓。

3)**古代的"太乙神针"灸**:古人还用"太乙神针"灸治疗本病,即在穴位上铺数层布或纸,然后将点燃的含药艾条按在布或纸上。如《太乙神针》载:"汗出中风","针尺泽穴";"自汗盗汗,四肢怠惰,针膈俞穴",均为例。

4)**现代的艾条灸**:如韩长根等治疗小儿自汗,取双侧神阙、涌泉,用艾条悬灸各10分钟;王爱国等治疗五更汗,取百会、关元、气海,用盘旋灸法;郭万刚治疗脊柱错位引起的多汗症,取神阙,用灸架灸。又前面灸治内伤的段落中,徐贤伟等用灸盒灸,亦为例。

5)**现代的其他灸法**:如王小平等治疗小儿汗证,取肝俞、肾俞、神门、筋缩、足三里、三阴交、百会、孔最、内关、太溪、中冲、劳宫,用药线点灸;陈志祥治疗肺卫不固型自汗,取阴郄穴,用灯草蘸石蜡油,施焠灸法;陈志刚治疗冬季右腋大汗(自汗),取大椎、命门、关元、足三里、三阴交,行温针灸。

2. 古今均用针刺　通过经络或神经,针刺可对机体产生良性的调节作用,使阴阳获得平衡,因此临床治疗本病亦常用针刺,在古、今文献中分别为38条次、31篇次,分列古、今诸法之第二、第一位,分占各自总条(篇)次的 15.20% 和 56.36%,**可见现代比古代更重视针刺疗法**,此当现代受神经学说影响及针具进步的缘故。

（1）**古今针刺的取穴**:统计结果显示,古今针刺的常用部位穴次如表 5-12 所示。

表 5-12　针刺常用部位的古今对照表

经脉	古代(穴次)	现代(穴次)
相同	腿阴 17、手背 15、足阴 11	腿阴 23、手背 20、足阴 13
不同		上背 17

表 5-12 显示,**古今针刺均多取腿阴、手背、足阴部穴**,这是古今一致的,而与上述艾灸多取小腹与上背部穴相比,则有明显差异,可见**艾灸多取躯干部穴,针刺多取四肢部穴**,针与灸有所不同。

就循经取穴而言,统计结果显示,**古今针刺均取肾经、大肠经、肺经、胃经穴**,这是相同的,其中肾经穴可调肾,阳明经穴可清阳明之热,肺经穴可宣肺解表。**古代还取肝经穴**,以泻肝盛之有余,补肝肾之不足;**现代则取膀胱经、任脉、督脉、脾经穴**,以疏通太阳,温补气血,调理脏腑,健脾固摄,古今有所不同。

古代施针刺者,如《琼瑶神书》道:复溜治"汗多升阳搓战收","若是搓战汗不止,合谷按动脉还浮"。《玉龙赋》说:"伤寒有汗,取合谷当随。"《医学入门》述:"如汗不止,针阴市。"《针灸则》治疗"自汗":"针:列缺、少商、大敦、涌泉。"《针灸内篇》称:列缺"针一分,沿皮透太渊",治"寒热不止,汗出"。《伤寒论》曰:"伤寒发热","自汗出、小便利、其病欲解,此肝乘肺也,名曰横,刺期门"。又如前述"与风相关"中《素问病机气宜保命集》言:"宜针太溪,此证少阴经中风也";前述"与里热相关"中,《素问病机气宜保命集》载:"针陷谷者,去阳明之贼;针厉兑者,泻阳明经之实也";前述"古今均取下肢阴面穴"中,《千金翼方》"针太冲急补之",亦为例。在上述穴位中,复溜、太溪属肾经;合谷、阴市、陷谷、厉兑属**手足阳明经**;列缺、少商属**肺经**;期门、太冲属**肝经**。

　　现代施针刺者,如徐贤伟等治疗围绝经期潮热多汗症,针刺合谷、尺泽、复溜、足三里、三阴交、中脘、下脘、气海、关元;宫卫东治疗腋汗、阴汗症,针刺肝俞、脾俞、关元、神门、中脘、丰隆;魏立中治阳虚多汗针刺大椎、足三里、曲池,水湿内停针刺肺俞、膀胱俞、水分;张伯平治疗大汗欲脱,针刺人中、百会,泻合谷,补复溜。在上述穴位中,复溜属肾经,肝俞、脾俞、肺俞、膀胱俞属膀胱经,合谷、曲池属大肠经,中脘、下脘、气海、关元、水分属任脉,大椎、人中、百会属督脉,三阴交属脾经,尺泽属肺经,足三里、丰隆属胃经。

　　此外,文献内容显示,古人**还针刺头部穴以疏表止汗**。如《济生拔粹》语:"伤寒经与表合,针与药,自汗遂漏不止,刺风池、风府。"《针灸甲乙经》谓:"脑中寒,重衣不热,汗出,头中恶风,刺脑户主之。"古代针刺又**注意选用阿是穴**,如上述"与表热相关"中,《灵枢经·五邪》取"背三椎之傍,以手疾按之,快然,乃刺之",即为例。因临床病情多变,故取穴也当随之而变,在常规穴位附近选取阿是穴,则是比较符合临床实际的。其实不但在针刺时,即使在艾灸、刺血、敷贴、熨疗等各种疗法时均当考虑选取阿是穴。

　　(2)**古今补泻的应用**:在本病的古今文献中,补法多施予足三阴经穴;泻法多施予手足阳明经穴。

　　1)**补三阴**:古人治疗本病常补肝、脾、肾足三阴经,此当本病或由阴液亏虚所致的缘故。古人尤其多补其中的复溜穴,前面"常用穴位比较"已论及,不再赘述。此外,《灵枢经·寒热病》云:"骨痹,举节不用而痛,汗注烦心。取三阴之经,补之。"《脉经》言:"寸口脉濡,阳气弱,自汗出,是虚损病","针太冲补之"。《针灸甲乙经》语:"热病烦心,足寒清多汗,先取然谷,后取太溪,大指间动脉,皆先补之。"均为例。又上述"与虚相关"中《脉经》"针胃管补之","胃管"乃中脘,属任脉,而任脉与三阴经相交会,故针中脘亦可补三阴之不足。

现代亦重视补三阴,如王爱国等治疗五更汗,针刺肾俞、脾俞、肺俞、命门、志室、中脘、足三里、三阴交、太溪、合谷、复溜,用中等强度补法;刘宏治疗头汗频出,取太溪等穴,用针刺补法。上述肾俞、脾俞、肺俞、命门、志室虽属阳经,但与肺、脾、肾相联,足三里属胃经,与脾经相表里,因此上述取穴与古代补三阴是相吻合的。

2)泻阳明:本病可由阳明热盛所致,因此古、今本病文献中用泻法分别为16、12穴次,其中阳明经分别为13、5穴次,分占泻法总穴次的81.25%、41.67%,现代百分比较古代为低,此当现代还泻其他经脉之故。在阳明诸穴中,古今尤以泻合谷为多,前面"常用穴位比较"中亦论及,不再赘述。此外,上述"与里热相关"中,《素问病机气宜保命集》"针陷谷者,去阳明之贼;针厉兑者,泻阳明经之实也",亦古代泻阳明之例。而现代高卫治疗颈枕部出汗异常,针刺双侧外关,双侧同时行捻转泻法半分钟,使酸胀感沿三焦经上传至颈椎病变部,针双侧风池,行泻法,则为泻手少阳经之例。

3)关于补泻的讨论:关于补泻,古今尚有不同的记载或报道,以下试论之。

关于合谷、复溜的补泻:古代也有一些文献记载与上述补泻取穴相反。首先,有人取合谷,而用补法。如《拦江赋》云:"倘若汗多流不绝,合谷补收效如神。"《医学入门·杂病穴法》治疗"汗不止","补合谷"。《针灸秘授全书》曰:"汗多补合谷。"其次,有人取复溜,而施泻法。如《东医宝鉴》谓:"伤寒汗多不止,取内庭、合谷、复溜(俱泻)。"其三,古代还有人将补合谷与泻复溜相配。如《针灸逢源》述:"汗出寒热:风池、五处、攒竹、上脘、少商、合谷(补)、复溜(泻)。"现代也有补合谷、泻复溜者,如张继庆治疗原发性多汗症,自汗者针刺合谷施补法,复溜施泻法。总之,对于合谷、复溜的补泻,见仁见智,各有不同。

此外,现代还有人据病情之虚实,对鱼际、复溜二穴施补或泻。如林玉云治疗汗出淋漓之实证,针刺合谷、鱼际、复溜穴,用泻法;虚证,刺鱼际、复溜,则用补法,即为例。可见其认为不必拘泥于某穴用补,某穴用泻,只要根据病情之虚实施予补泻即可。又如张世卿治疗汗证,针刺合谷、复溜,亦据虚实施补泻。

关于泻阳明:与上述泻阳明等阳经穴不同,古今也有补阳经穴者。如明代《天元太乙歌》道:"虚盗二汗须宜补,委中妙穴可传扬。"上述"战汗"段落中元代《磐石金直刺秘传》载:"曲池(补)、关元(灸,针补)"。现代滕树群治疗自汗,针足三里、阳陵泉,用烧山火手法,热感传至少腹。上述委中、曲池、足三里、阳陵泉均属阳经穴,而采用补法。

补泻手法的操作:古代补泻有提插、捻转、呼吸、迎随等方法,而现代有人认为刺激量轻为补,刺激量重为泻。如张继庆治疗本病所施泻法为大幅度低频率捻转,补法为小幅度高频率捻转;上述"辨证取穴比较"中尹育隆施补法用轻刺激,施泻法用重刺激。这些与古代补泻有所不同,可供参考。

(3)**古今其他针刺方法**:除上述补泻以外,古今针刺文献中还有以下内容值得提出。

首先,**古代还用交叉刺穴法**,即左病取右侧穴,右病取左侧穴,且称之为"缪刺""巨刺",此当人体的左右相对称,经络又互相交错之故。如《素问·缪刺论》曰:"邪客于足少阳之络,令人胁痛不得息,咳而汗出,刺足小指次指爪甲上,与肉交者","左刺右,右刺左"。上述"与热相关"中《名医类案》"缪刺四肢,以泻诸阳之本",以及上述"古今均用刺血"中《千金翼方》"刺大敦,左取右,右取左",均为例。

其次,**现代还采用子午捣臼法、子午流注纳子法,并重视针感的传导**。如张瑛治疗外伤性截瘫所致多汗症,取尺泽、合谷、列缺、三阴交等穴,用子午捣臼法(先紧按慢提数次,再紧提慢按数次),同时结合左右捻转,以调气;张学丽治疗定时汗出早醒,取尺泽、太渊、太冲、三阴交、气海、太溪等,并据子午流注纳子法于每次11点取合谷,用针刺补法;前面"现代选取下背部穴"中魏立中治疗多汗症,针刺次髎、中极,并强调针感要到达前阴,又针三阴交,使针感至股内侧;上述"泻阳明"段落中,高卫针刺外关,使酸胀感沿三焦经上传至颈椎病变部,均为例。

3. 古今均用刺血　在本病的古、今文献中,涉及刺血者分别为17条次、1篇次,分占古、今诸法之第三、第七位,分占各自总条(篇)次的6.8%和1.82%,可见**古代比现代更多采用刺血疗法**。古代刺血常用于肺病、心疾、疟证、疮疡中实邪内滞而出汗者。如《素问·藏气法时论》曰:"肺病者,喘咳逆气,肩背痛,汗出","取其经,太阴、足太阳之外,厥阴内血者"。《素问·刺热》云:"肺热病者","汗出而寒","刺手太阴、阳明,出血如大豆,立已"。《千金翼方》言:"卒心疝暴痛汗出,刺大敦,左取右,右取左,男左女右,刺之出血立已"。《针灸集成》语:"卒心胸痛汗出:间使、神门、列缺、大敦刺出血"。《素问·刺疟》称:"足太阳之疟,令人腰痛头重","热止汗出,难已,刺郄中出血"。《针灸甲乙经》谓:"疟","心满而汗出,刺少商出血立已"。又如上述"与表寒相关"中《素问·刺疟》"刺三阳经背俞之血者",上述"与热毒相关"中《薛氏医案》"先砭去恶秽,以通壅塞"和《续名医类案》"脓成开之",亦为例。

综上所述,**古人刺血多取末端部、关节部、背部穴,以及相关经脉和病变局部之穴**。上述大敦、少商位于肢体末部,神门、列缺、郄中位于关节部,"三阳经背俞"在背部,其他穴位则为循经取穴,或局部取穴。

此外,《素问·刺腰痛》曰:"会阴之脉,令人腰痛,痛上漯漯然汗出,汗干令人欲饮,饮已欲走,刺直阳之脉上三痏,在跷上郄下五寸横居,视其盛者出血。"《脾胃论》载:"如汗大泄者,津脱也,急止之","三里、气街,以三棱针出血;若汗不减不止者,于三里穴下三寸上廉穴出血"。《针灸易学》记:"蜈蚣翻,头出冷汗,拥心吐黄水,脊骨两旁有紫筋。治法,用针刺破紫筋,以雄黄点之,即愈。"上述3例当亦有实邪内滞,故亦用刺血疗法,亦可供临床参考。

现代也有用刺血疗法者,如徐荣海治疗多汗症,取肺俞刺络拔罐,此法当有血出。但总的来说,现代用刺血者不多,可能是现代本病中实证不多的缘故。

4. 古今均用敷贴　本病临床也采用药物敷贴,由穴位皮肤吸收其有效成分,以发挥治疗作用,在古、今文献中分别为6条次、12篇次,分列古、今诸法之第五、第三位,分占各自总条(篇)次的2.40%和21.82%,可见**现代比古代更多地采用敷贴疗法**,此当该法简便有效,在现代得到推广之故。

古今敷贴均多取脐中穴。该穴之皮肤无皮下组织,其深部为小肠,药物易渗透到腹内。如明代《古今医统大全》治疗自汗:"何首为末,唾稠敷脐中,即止汗";"五倍子为末,唾津调填脐中,以帛缚定即止"。清代《续名医类案》述:"沈某病感症,身热自汗","势垂危,脉之洪大而数,按之不鼓","手足厥冷","但以附子作饼,热贴脐上时许,便觉稍安矣"。现代徐桂华等治疗气阴两虚汗证,用醋调五倍子研末,外敷神阙;陈亚杰等治疗小儿汗证,用治汗散(五倍子、黄芪、煅龙牡研末,用醋调)敷脐;彭慕斌等治疗汗证,将牡倍散(煅牡蛎、五倍子、郁金,研末,用月桂氮草酮溶液湿润,压成药饼)敷于神阙穴;张盛之治疗妇女围绝经期潮热汗出,用中药(五倍子、五味子、何首乌、酸枣仁等研末,用75%乙醇溶液调糊)敷脐。

古今敷贴还取乳中穴。如明代《古今医统大全》叙:"郁金为末,临卧以唾调乳上,能止自汗。"现代章进等治疗汗证,取乳中穴,外敷止汗贴(含五倍子、郁金),可见古今是相合的。

此外,**现代敷贴还取涌泉、肺俞等穴**。如方克融治小儿汗证,取肚脐和左右涌泉穴,外敷中药(五倍子、公丁香、肉桂、细辛、吴茱萸等份,研末用食醋调成药饼,用麝香止痛膏敷贴);袁晴治疗汗证,取肺俞穴,敷贴桂倍散(五倍子及桂枝研末,用醋调和)。

上述所敷药物中五倍子、煅龙牡、五味子,酸枣仁可敛肺止汗;何首乌、附子、肉桂、吴茱萸、丁香可温补肾阳;桂枝、细辛可调卫解表,黄芪可益气固表,郁金可理气清心。

5. 古代常用熨法 熨法是将熨材加热,置于相关穴位上,亦属热疗范畴,但比一般艾灸的作用面大,古人亦用以治疗本病中**阴邪内盛、阳虚寒凝者**。所用熨材有**艾、葱、盐、麦麸等**,其中艾可温阳,葱可通阳,而盐和麦麸的热容量较大;**所敷穴位多在脐部和脐下**。如《卫生宝鉴》称:"腹痛不止,冷汗自出,四肢厥冷","遂以熟艾约半斤,白纸一张,铺于腹上,纸上摊艾令匀,又以憨葱数枝,批作两半,铺于熟艾上数重,再用白纸一张覆之,以慢火熨斗熨之,冷则易之,若觉腹中热,腹皮暖不禁,以绵三襜多缝带系之,待冷时方解"。《针灸资生经》谓:"灸阴毒伤寒法","呕逆冷汗,向暗不语,以生葱约十余茎去根粗皮颠倒,纸卷,径阔二寸,勿令紧,欲通气,以快刀切,每一饼子高半寸,安在脐心,用熨斗火熨,葱软易之,不过十余次,患人即苏"。《古今医统大全》记:"小腹急痛肾缩,面黑气喘,冷汗自出","用炒盐先熨脐下气海穴处,勿令气冷为佳"。上述"与虚相关"中,《奇效良方》用"肥葱、麦麸、沧盐","同炒极热","熨脐上",亦为例。而现代本病临床用熨法的报道较少。

6. 现代发展的方法 现代还采用耳穴、拔罐、推拿、电针、器械、埋针、穴位注射等方法。这些在古代未见记载,当是现代针灸工作者的发展。

(1)**耳穴**:现代治疗本病常用王不留行贴压耳穴,一般每日按压数次,每次每穴按压数十下。如付桂苓治疗多汗症,取耳穴心、肺、脾、皮质下、肾上腺、内分泌、枕、出汗区,用王不留行贴压;何玲等治疗围绝经期烘热汗出,取单侧耳穴神门、交感、心、肾、内分泌、卵巢、丘脑、缘中等穴,用王不留行贴压,左右侧交替。现代还有将埋籽与针刺相结合者,如武荣芳等治疗多汗症,针刺耳穴交感、皮质下、心、肺,配合王不留行贴压枕、神门。现代又有采用埋针疗法者,如刘锡安治疗劳累后自汗,取双侧耳穴心、肺、脾、交感、神门、皮质下、过敏区,埋入揿针。上述耳穴疗法属微针系统,而现代还有采用其他微针系统者,如上述"古今均取头面、手背部穴"中,徐贤伟刺头皮针额区三针;"古今均取胸腹部穴"中郭万刚刺腹针穴,均为例。

（2）**拔罐**:如倪斐琳等治疗脑梗死急性期多汗症,取神阙、气海、三阴交,予拔罐15分钟;霍则军治疗女性围绝经期汗证,予背部膀胱经走罐3分钟。

（3）**推拿**:如郭万刚治疗脊柱错位引起的多汗症,除施针灸外,还用推拿手法进行脊柱正位;高卫治疗颈枕部出汗异常,用手法消除颈肌紧张,再行针刺。

（4）**电针及器械**:如李天伟治疗漏汗,取合谷、阴郄、风门、肺俞、肾俞、脾俞、三阴交,用针刺,取列缺、照海,用电针低频连续波,并用TDP(特定电磁波治疗仪)照射。

（5）**埋针**:如徐荣海治疗多汗症,取尺泽、复溜,埋入麦粒型皮内针,针向与经络循行路线垂直;李荣农治疗手足汗出,取单侧耳穴心、肾、肺、神门、交感、皮质下、降压沟,埋入揿针,左右交替,每天按揉3~4次,每次10~20分钟。

（6）**穴位注射**:如宋文革等治疗汗证,取双侧足三里、三阴交,注入黄芪注射液,每穴2ml。

由于《太平圣惠方》"三十六黄点烙方"中"心黄""食黄"均有汗出之症,因而古代文献中点烙为2条次。

【结语】

根据上述对古今文献的统计与分析结果,兹提出治疗汗证的参考处方如下(无下划线者为古今均用穴,下划曲线者为古代所用穴,下划直线者为现代所用穴):①经典处方泻合谷,补复溜;②小腹部穴关元、神阙,以及气海、石门、大横等,胸脘部穴中脘、上脘、中府等；③腿阴面穴三阴交等，足阴部穴太溪、涌泉、大敦、太冲、然谷、太白等；④头面部穴百会、攒竹、风府等；⑤上背部穴百劳、心俞、膈俞、谚谚、肺俞、脾俞、肾俞、大椎等，下背部穴会阳、命门、志室等；⑥腿阳面穴足三里、委中、丰隆等，足阳部穴申脉、昆仑、冲阳、内庭、侠溪等；⑦臂阴面穴列缺、尺泽、阴郄、内关等，掌阴面穴少商、鱼际、神门、劳宫等。此外，还可考虑选取曲池。临床可根据病情，在上述处方中选用若干相关穴位。

治疗与热相关者，多取手足部、头面部、关节部穴，其中与表热相关者，还可取膀胱经、肺经，以及胸脘、上背部穴；与里热相关者，还可根据病情选取胃经和相关阴经穴，以及腹部相关穴；与半表半里相关者，还可取足少阳经穴；与热毒相关者，还可取疮疡局部穴。治疗与表寒相关者，取背部、项部，以及四肢相关穴；与里寒相关者，取小腹部穴，并根据病情选取胸脘部与下肢阴面穴。治疗与虚相关者，取小腹部、胸脘部、上背部穴，以及腿阴面复溜穴。治疗与风相关者，多取阳经穴与上部穴，还可根据风邪侵犯的经脉或部位，取相应穴位。治疗黄汗，取与脾、肾、肝相关的穴位；治疗脱汗，取小腹部，以及肢体末端穴。

临床可用灸法，包括隔物灸、化脓灸、"太乙神针"灸、艾条灸、药线灸、灯火灸、温针灸等；亦可用针刺，可补三阴，泻阳明，或据病情之虚实施补或泻，还可采用交叉刺穴、子午捣臼法、子午流注法，并重视针感的传导；对于实邪内滞者，可用刺血；此外，还可采用敷贴、熨法，以及耳穴、拔罐、推拿、电针、器械、埋针、穴位注射等疗法。

历代文献摘录

［秦、汉代及其以前文献摘录］

《足臂十一脉灸经》："足阳明脉……其病……热汗出，脛搔。"

《阴阳十一脉灸经》:"足少阳之脉……其所产病……疟,汗出,节尽痛。"

《素问·诊要经终论》:"太阳之脉其终也……绝汗乃出,出则死矣。"

《素问·经脉别论》:"一阴至,厥阴之治也,真虚痛心,厥气留薄,发为白汗,调食和药,治在下俞。"

《素问·藏气法时论》:"肺病者,喘咳逆气,肩背痛,汗出……取其经,太阴、足太阳之外,厥阴内血者。"

《素问·通评虚实论》:"暴痈筋缭,随分而痛,魄汗不尽,胞气不足,治在经俞。"

《素问·刺热》:"肺热病者……头痛不堪,汗出而寒……刺手太阴、阳明,出血如大豆,立已。"

《素问·刺疟》:"足太阳之疟……然,热止汗出,难已,刺郄中出血。""足少阳之疟……热多,汗出甚,刺足少阳。""足阳明之疟,令人先寒,洒淅洒淅,寒甚久乃热,热去汗出……刺足阳明跗上[《甲乙经》补'及调冲阳']。""足太阴之疟,令人不乐,好大息,不嗜食,多寒热汗出……即取之[《甲乙经》补'足太阴']。""脾疟者……热则肠中鸣,鸣已汗出,刺足太阴。""风疟,疟发则汗出恶风,刺三阳经背俞之血者。"

《素问·刺腰痛》:"会阴之脉令人腰痛,痛上漯漯然汗出,汗干令人欲饮,饮已欲走,刺直阳之脉上三痏,在跻上郄下五寸横居,视其盛者出血。"

《素问·骨空论》:"风从外入,令人振寒,汗出,头痛,身重,恶寒,治在风府,调其阴阳。""大风汗出,灸譩譆。"

《素问·缪刺论》:"邪客于足少阳之络,令人胁痛不得息,咳而汗出,刺足小指次指爪甲上,与肉交者……左刺右,右刺左。"

《灵枢经·经脉》:"肺手太阴之脉……气盛有余,则肩背痛风,汗出。""胃足阳明之脉……是主血所生病者,狂疟温淫汗出。""三焦手少阳之脉……是主气所生病者,汗出。""胆足少阳之脉……是主骨所生病者……汗出振寒，疟。"

《灵枢经·五邪》："邪在肺……汗出，咳动肩背，取之膺中外腧，背三椎之傍，以手疾按之，快然，乃刺之，取之缺盆中以越之。"

《灵枢经·寒热病》："骨寒热者，病无所安，汗注不休，齿未槁，取其少阴于阴股之络，齿已槁，死不治，骨厥亦然。""骨痹，举节不用而痛，汗注烦心，取三阴之经，补之。"

《灵枢经·热病》："腹胀口干，寒汗出，索脉于心。""热病而汗且出，及脉顺可汗者，取之鱼际、太渊、大都、太白，泻之则热去，补之则汗出。""汗出太甚，取内踝上横脉以止之。"

《伤寒论·辨太阳病脉证并治中》："伤寒发热，啬啬恶寒，大渴欲饮水，其腹必满，自汗出，小便利，其病欲解，此肝乘肺也，名曰横，刺期门。"

《伤寒论·辨阳明病脉证并治》："阳明病，下血谵语者，此为热传血室。但头汗出者，刺期门，随其实而泻之，濈然汗出则愈。"

《伤寒论·辨少阴病脉证并治》："少阴病，下利，脉微涩，呕而汗出，必数更衣，反少者，当温其上，灸之〔《脉经》：'灸厥阴可五十壮'；《神灸经纶》：'常器之云灸太冲，郭雍云灸太溪'〕。"

［晋、隋、唐代文献摘录］

《脉经》（卷二·第三）："寸口脉弱，阳气虚〔一本有'弱'字〕，自汗出而短气……针胃管补之。""寸口脉濡，阳气弱，自汗出，是虚损病……针太冲补之。"

《针灸甲乙经》（卷七·第一中）："寒热，汗〔一本有'不'字〕出恶寒……命门主之。"

《针灸甲乙经》（卷七·第一中）："汗出寒热，面赤，颊中痛……攒竹主之。""热病先手臂痛……汗出如转珠……列缺主之。"

《针灸甲乙经》（卷七·第一下）："热病烦心而汗不止……太陵主之。""泄风汗出至腰，项急不可以左右顾及俯仰……阳谷主之。""热病〔一本有'痛'字〕烦心，足寒清多汗，先取然谷，后取太［一本作大］溪，大指间动脉，皆先补之。""寒逆泣出，耳鸣聋，多汗，目痒……侠溪主之。""厥四逆，喘，气满，风，身汗出而清……临泣主之。"

《针灸甲乙经》（卷七·第五）："心满而汗出，刺少商出血立已。""疟，多汗……昆仑主之。""疟……先寒后热，渴，渴［一本有'不'字］止，汗乃出，委中主之。"

《针灸甲乙经》（卷八·第一上）："寒热头痛如破……流汗难言，头维主之。"

《针灸甲乙经》（卷八·第一下）："肩背风汗出……中府主之。""寒热胸背急……汗出，刺经渠［此条目主症原属列缺，据《黄帝明堂经辑校》改属经渠］。""实则肩背热痛，汗出……列缺主之。""寒热，渴饮辄汗出，不饮则皮干热，曲池主之。""骨寒热无所安，汗出不休，复溜主之。"

《针灸甲乙经》（卷九·第二）："心腹中卒痛而汗出，石门主之。""卒心痛，汗出，大敦主之，出血立已。"

《针灸甲乙经》（卷九·第七）："大肠……虚则鼻衄癫疾，腰痛濈濈然汗出，令人欲食欲走，承筋主之。取脚下三折，横视盛者出血。"

《针灸甲乙经》（卷十·第二下）："脑中寒，重衣不热，汗出，头中恶风，刺脑户主之。""大风汗出，膈俞主之，又谵语主之。""风汗出，身肿……天府主之。""逆气，汗出，口噤不可开，支沟主之。""泄风，汗出至腰，阳谷主之。""大风，头多汗……泄风从头至足，昆仑主之。""历节汗出而步［一本有'失'字］履……飞扬主之。""多寒热，汗出……即取公孙及井俞。"

《针灸甲乙经》（卷十二·第四）："目瞑身汗出，承浆主之。"

《诸病源候论》（卷一·中风候）："心中风……汗出，若唇赤汗流者可治，急灸心俞百壮。""肺中风……冒闷汗出……急灸肺俞百壮。"

《诸病源候论》（卷三十二·疽候）："首疽发背，发热八十日，大热汗头引身尽加嗽，身热同同如沸者，皮泽颇肿处浅刺之，不刺，入腹中二十日死。"

《备急千金要方》（卷十七·第一）："列缺……气盛有余，肩背痛，风汗出。"

《备急千金要方》（卷二十·第五）："多汗洞痢，灸大横随年壮。"

《备急千金要方》（卷三十·第一）："目窗、中渚、完骨、命门、丰隆、太白、外丘、通谷、京骨、临泣、小海、承筋、阳陵泉，主头痛，寒热，汗出，不恶寒。""飞扬、涌泉、颔厌、后顶，主颈项疼，历节汗出。"

《备急千金要方》（卷三十·第二）："巨阙、上管、石门、阴跷，主腹中满暴痛，汗出。"

《备急千金要方》（卷三十·第五）："列缺、曲池，主热病烦心，心闷，先手臂身热，瘈疭，唇口聚，鼻张目上［一本有'下'字］，汗出如珠。""五处、攒竹、正营、上管、缺盆、中府，主汗出寒热。""百会主汗出而呕痉。""鱼际主头痛不堪［一本作甚］汗出。""四逆喘气，偏风，身汗出而清，皆取侠溪。""冲阳主疟，先寒洗渐甚久而热，热去汗出。""然谷主温疟汗出。"

《千金翼方》（卷二十六·第二）："产后出汗不止，针太冲急补之。"

《千金翼方》（卷二十七·第三）："卒心疝暴痛汗出，刺大敦，左取右，右取左，男左女右，刺之出血立已。"

《千金翼方》（卷二十八·第七）："多汗寒热，灸玉枕五十壮，针入三分。""多汗疟病，灸谵语五十壮。""灸汗法……又灸阴都各一百壮，针入八分补之，穴在侠胃管相去三寸。""多汗，四肢不举，少力，灸横文五十壮，在侠脐相去七寸，又灸长平五十壮，在侠脐相去五寸，不针。"

《外台秘要》（卷三十九·第二）："兑端……身汗出，衄血不止。"

《外台秘要》（卷三十九·第五）："商丘……疟寒，肠中痛已汗出。"

《外台秘要》(卷三十九·第八):"天窗……肩痛引项,汗出。"

[宋、金代文献摘录]

《太平圣惠方》(卷五十五·三十六黄点烙方):"心黄者……微微汗出……烙心俞二穴、小肠俞二穴、天窗穴、百会穴、承浆穴、上管穴、关元穴、下廉二穴。""食黄者……或时虚汗……烙章门二穴、关元穴、脾俞二穴、上管穴、中管穴。"

《铜人腧穴针灸图经》(卷四·背腧部):"会阳……阳气虚乏,阴汗湿。"

《琼瑶神书》(卷二·二百一):"汗多升阳搓战收[复溜],若是搓战汗不止,合谷按动脉还浮。"

《琼瑶神书》(卷二·二百七十三):"伤寒自汗不能收,合谷全凭泻内投,复溜穴处专用补,内庭提刮泻中求。"

《琼瑶神书》(卷三·五十一):"复溜二穴:治虚汗,补之即愈。"

《琼瑶神书》(卷三·六十四):"后溪……产后汗多难可治,神针下处即时安。""申脉……身体重时兼自汗。"

《西方子明堂灸经》(卷一·胸):"中府……肩背痛,风汗出。"

《子午流注针经》(卷下·足厥阴):"大敦为井注肝家,心痛腹胀阴汗多。"

《子午流注针经》(卷下·手太阳):"腕骨为原手踝中,热病相连汗出频。"

《子午流注针经》(卷下·足太阴):"鱼际为荥热汗风。"

《伤寒百证歌》(第十四证):"阴病渐深腹转痛……虚汗不止咽不利……速灸关元不可迟。"

《伤寒百证歌》(第三十六证):"阴毒阳虚汗不止……速灸关元应不谬。"

《扁鹊心书》(卷中·虚劳):"一人额上时时汗出,乃肾气虚也,不治则成痨瘵,先灸脐下百壮,服金液丹而愈。""一人每日四五遍出汗,灸关元穴亦不止,乃房事后饮冷伤脾气,复灸左命关百壮而愈。"

《扁鹊心书》(卷下·咳嗽):"久咳而额上汗出,或四肢有时微冷,间发热,困倦者,乃劳咳也,急灸关元三百壮。"

《针灸资生经》(卷五·背痛):"中[一本作干]每遇热,膏肓穴所在多出冷汗,数年矣,因灸而愈。"

《针灸资生经》(卷七·伤寒):"指迷方,灸阴毒伤寒法……呕逆冷汗,向暗不语,以生葱约十余茎去根粗皮颠倒,纸卷,径阔二寸,勿令紧,欲通气,以快刀切,每一饼子高半寸,安在脐心,用熨斗火熨,葱软易之,不过十余次,患人即苏,后服正气药。"

《针灸资生经》(卷七·自汗):"多汗亦有用心得者,宜灸心俞,服镇心丹皆效。"

《针灸资生经》(卷七·血崩):"若经候过多,其色瘀黑,甚者崩下,吸吸少气,脐腹冷极,则汗出如雨,尺脉微小,由冲任虚衰,为风冷客乘胞中,气不能固,可灸关元百壮,宜鹿茸丸(指)。"

《素问病机气宜保命集》(卷中·第十):"中风有汗恶风……宜针风府。""中风有汗身热,不恶风……宜针陷谷,刺厉兑,针陷谷者,去阳明之贼,刺厉兑者,泻阳明经之实也。""中风有汗无热……宜针太溪,此证少阴经中风也。"

《素问病机气宜保命集》(卷中·第二十):"有热厥心痛者,身热足寒,痛甚则烦躁而吐,额自汗出,知为热也,其脉洪大,当灸太溪及昆仑。"

《脾胃论》(卷中·人参黄芪汤):"如汗大泄者,津脱也,急止之……三里、气街,以三棱针出血;若汗不减不止者,于三里穴下三寸上廉穴出血。"

《脾胃论》(卷下·胃虚脏腑经络):"病痫者涎沫出于口,冷汗出于身……当从督、冲、二跷四穴中奇邪之法治之。"

《卫生宝鉴》(卷六·阴证治验):"自利肠鸣腹痛,四肢逆冷,冷汗自出,口鼻气亦冷,六脉如蛛丝,时发昏愦,众太医议之,以葱熨脐下。"

《卫生宝鉴》(卷八·风中腑):"右肩臂膊痛无主持,不能举动,多汗出……于四月十二日右肩臂上肩井穴内,先针后灸二七壮,及至疮发……至五月初八日,再灸肩井,次于尺泽穴,各灸二十八壮,引气下行。"

《卫生宝鉴》(卷十六·葱熨法治验):"腹痛不止,冷汗自出,四肢厥冷……遂以熟艾约半斤,白纸一张,铺于腹上,纸上摊艾令匀,又以憨葱数枝,批作两半,铺于熟艾上数重,再用白纸一张覆之,以慢火熨斗熨之,冷则易之,若觉腹中热,腹皮暖不禁,以绵三襜多缝带系之,待冷时方解……良愈,故录此熨法以救将来之痛也。"

《针经指南》(流注八穴):"外关……伤寒自汗(胃肺)。""后溪……产后汗出恶风(肺)。""申脉……头面自汗(胃)。""申脉……伤风自汗(胃)。""申脉……产后自汗(肾)。"

《济生拔粹》(卷二·辨伤寒药):"伤寒经与表合,针与药,自汗遂漏不止,刺风池、风府,却与桂枝汤。"

《扁鹊神应针灸玉龙经》(六十六穴治证):"大敦……阴汗[原作肝,据《四库全书》本改]。""[足]临泣……伤寒解利[此处原有'后'字,据《四库全书》本改],多汗。"

《扁鹊神应针灸玉龙经》(磐石金直刺秘传):"伤寒虚汗不止,大凡虚弱盗汗同:合谷、复溜(补)。"[上条原无,据《四库全书》本补]"伤寒一二日……虚汗不止,上体热,下体寒战:曲池(泻)、复溜(补)、委中(刺不愈)、合谷(泻)。""伤寒,寒[原无此字,据《四库全书》本改]战汗不已:曲池(补)、关元(灸,针补)。"

［明代文献摘录］(含同时代外国文献)

《神应经》(汗部):"多汗:先泻合谷,次补复溜。""自汗:曲池、列缺、少商、昆仑、冲阳、然谷、大敦、涌泉。"

《神应经》(阴疝小便部):"阴茎痛,阴汗湿:太溪、鱼际、中极、三阴交。"

《针灸大全》(卷一·马丹阳天星十二穴歌):"合谷……体热身汗出。"[原出《玉龙经》(天星十一穴歌诀)]

《针灸大全》(卷四·八法主治病症):"公孙……黄疸,四肢俱肿,汗出染衣:至阳一穴、百劳一穴、腕骨二穴、中脘一穴、三里二穴。""列缺……黑白癜,头痛发汗……名曰绞肠痧,或肠鸣腹响:委中二穴、膻中一穴、百会一穴、丹田一穴、大敦二穴、窍阴二穴、十宣十穴。"

《奇效良方》(卷一):"治心经受病,多汗恶风……闷乱冒绝汗出,风中於心也,唇色正赤,尚犹可治,急灸心腧百壮。"

《奇效良方》(卷四):"熨法:治三阴中寒,一切虚冷厥逆,呕哕,阴盛阳虚之证……自汗脉沉细,唇青,面黑,诸虚冷证,皆宜用之,肥葱、麦麸、沧盐……同炒极热……熨脐上。"

《奇效良方》(卷二十):"治霍乱转筋,肉冷汗出……用炒盐熨脐中。"

《针灸集书》(卷上·诸疝):"石关、气冲、脐中、气海,并治气癥,癀疝,阴急,小腹疝气,游行五脏,疝绕脐,冲胸不得息,或偏坠,痛则汗出。"

《针灸捷径》(卷之下):"阴汗湿痒,肾脏风疮:中极、海底、肾俞、血海、委中、曲泉、三阴交。"

《针灸聚英》(卷一上·足太阳):"膈俞……自汗盗汗。"

《针灸聚英》(卷一下·足少阴):"交信……阴汗。"

《针灸聚英》(卷一下·手少阳):"天井……喉痹汗出。"

《针灸聚英》(卷一下·任脉):"会阴……阴汗,阴头痛。""浦江郑义宗患滞下昏仆,目上视,溲注汗泄,脉大,此阴虚阳暴绝,得之病后酒色,丹溪为灸气海渐苏。""阴交……疝痛,阴汗湿痒。"

《针灸聚英》(卷二·伤寒):"身热汗出,足厥冷:取大都。""汗出寒热:取五处、攒竹、上脘。"

《针灸聚英》(卷二·玉机微义):"藏结不可攻者,及[原无此前五字,据刘纯《医学全集》补]阴汗不止……石门[原作关,改据同上]、关元,宜灸百壮。""丹溪治一妇人久积怒与酒,病痫,目上视,扬手踯足……头至胸大汗,痫与痛间作……乘痫时灸大敦、行间、中脘……又灸太冲、然谷、巨阙,及大指甲肉……又灸鬼哭穴。"

《针灸聚英》(卷四上·玉龙赋):"伤寒有汗,取合谷当随。""百劳止虚汗。"

《针灸聚英》(卷四上·拦江赋):"倘若汗多流不绝,合谷补收效如神。"

《针灸聚英》(卷四上·肘后歌):"自汗发黄复溜凭。"

《针灸聚英》(卷四上·天元太乙歌):"虚盗二汗须宜补,委中妙穴可传扬。"

《针灸聚英》(卷四下·八法八穴歌):"伤寒自汗表烘烘,独会外关为重。""恶风自汗头疼……申脉。""遍身肿满汗头淋,申脉先针有应。"

《针灸聚英》(卷四下·六十六穴歌):"卒亡阳汗似淋……须向大敦针。""热病连牙痛,伤寒汗过期……合谷穴中推。"

《外科理例》(卷三·一百一):"一妇久患瘰疬不消,自汗恶寒……疮口不敛,灸以豆豉饼。"

《名医类案》(卷一·伤寒):"因极饮冷酒、食肉,外有所感,初得疾即便身凉,自利,手足厥,额上冷汗不止……灸关元及三阴交。"

《名医类案》(卷四·霍乱):"七月间得霍乱证,吐泻转筋,足冷,多汗……灸丹田八九壮。"

《名医类案》(卷五·麻木):"一人年七旬,病体热麻,股膝无力,饮食有汗,妄喜笑……是邪热客于经络之中也……又缪刺四肢,以泻诸阳之本,使十二经络相接,而泄火邪,不旬日而愈。"

《名医类案》(卷十·臀痈):"一男子漫肿而色不变,脉滑数而无力,脓将成矣,薛欲托里而用针,彼畏针而欲内消,乃用攻伐之剂,顿加发热恶寒自汗,用十全大补汤数剂,肿起色赤,针之,仍

243

以大补而愈。"

《古今医统大全》(卷十三·阴毒):"阴毒之证……虚汗呕逆,唇青面黑……灸气海、关元二三百壮,或用葱熨脐下。"

《古今医统大全》(卷五十一·自汗门):"心液汗……灸大椎百壮即止。""自汗……何首为末,唾调敷脐中,即止汗。""郁金为末,临卧以唾调乳上,能止自汗。""自汗……五倍子为末,唾津调填脐中,以帛缚定即止。"

《古今医统大全》(卷九十三·七危证脱易):"小腹急痛肾缩,面黑气喘,冷汗自出……用炒盐先熨脐下气海穴处,勿令气冷为佳。"

《薛氏医案》(保婴撮要·卷十三·臂痈):"一小儿臂患痈,肿硬不消,食少自汗……佐以葱熨法而脓成。"

《薛氏医案》(保婴撮要·卷十四·便痈):"一小儿疮势已成,用消毒之药,其肿散漫,自汗发热,恶寒少食,此气血虚甚也,用大补汤四剂,针之脓出,肿消。"

《薛氏医案》(保婴撮要·卷十六·跌仆外伤):"一小儿十五岁,伤腿内溃,针出秽脓……后因劳动,手撒眼闭,汗出如雨,急炒热艾,频熨脐腹及气海穴。"

《薛氏医案》(外科心法·卷三·服姜桂附子补益药):"石武选谦伯患发背,内服防风通圣散,外敷凉药,汗出不止,饮食不进……此阳气已脱,脉息如无,急隔蒜灸时许,背顿轻……望日复灸一次,痛处死血得解,令砭去。"

《薛氏医案》(外科精要·卷中·第二十四):"一童子腋下患痈,久不敛,脓清脉大,怠倦懒食,自汗口干,用内补黄芪汤及豆豉饼,两月而愈。"

《薛氏医案》(正体类要·上卷·扑伤之症治验):"瘀血作痛:有一患者,肿痛发热,作渴汗出。余曰:此阴血受伤也,先砭去恶秽,以通壅塞。"

《医学入门》(卷一·杂病穴法):"汗吐下法非有他,合谷内关阴交杵。”“如汗不止，针阴市，补合谷。”“足太阳疟，先寒后热，汗出不已，刺金门。”“足少阳疟，寒热心惕，汗多，刺侠溪。”“足阳明疟，寒甚乃热，汗出，喜见火光，刺冲阳。”

《医学纲目》（卷十·中深半身不收）：“如有汗恶风者……宜针风府……太阳中风也。”“如有汗无热……针太溪，此一证少阴中风也。”

《医学纲目》（卷十四·癞疝）：“木［一本作水］肾，红肿阴汗偏坠：阑门（毛际玉茎旁开二寸，针入二寸半）、三阴交。”

《奇经八脉考》（卷三·证治本义）：“阳维脉主病……汗出而寒。”

《奇经八脉考》（二维为病）：“'应时自发汗出，恶风，身洗洗然也'，取阳白、金门、仆参。”

《奇经八脉考》（卷三·证治本义）：“阴维脉主病……肌肉皮痹，汗出恶风，身洗洗然也。”

《杨敬斋针灸全书》（下卷）：“伤寒恶风自汗：百劳、合谷、复溜。”“伤寒汗不止：合谷、复溜、内庭。”“伤寒发痉，其证身体强直，有汗者柔痉，无汗者刚痉：百会、人中、风门、曲池、合谷、复溜。”［上三条均原出《针灸捷径》（卷之下）］

《针灸大成》（卷三·玉龙歌）：“伤寒……汗多宜将合谷收。”［原出《扁鹊神应针灸玉龙经》（玉龙歌）］

《针灸大成》（卷五·十二经井穴）：“足少阳井……缺盆腋肿，汗多。”

《针灸大成》（卷五·十二经治症主客原络）：“咽肿喉干身汗越……太渊、偏历。”“耳后肘疼并出汗……阳池、内关。”“缺盆腋肿汗如雨……丘墟、蠡沟。”

《针灸大成·卷六·手太阴》：“尺泽……肩臂痛，汗出中风。”

《针灸大成》（卷九·治症总要）：“第八十八．阴汗偏坠：兰门、三阴交……宜针后穴：海底、归来、关元、三阴交。”“第一百十八．伤寒汗多：内庭、合谷（泻）、复溜（补）、百劳。”［本条原出《医

245

学纲目》(卷三十一·阳明病)]

《寿世保元》(卷四·痼冷)："脱阳症……冷汗自出,须臾不救,先以葱白炒令热,熨脐下……用炒盐熨脐下气海,勿令气冷。"

《寿世保元》(卷四·汗症)："治盗汗自汗,五倍子为末,津液调,搽脐中,绸勒住,一宿即止。一方用何首乌末,津液调,搽脐中,亦效。"

《针方六集》(纷署集·第三十一)："复溜……伤寒多汗(补此穴,泻合谷,汗立止)。"

《类经图翼》(卷八·足厥阴)："中封……能止汗出。"

《类经图翼》(卷十一·虚痨)："多汗少力:大横。"

《循经考穴编》(手阳明)："伤寒……汗多,补复溜泻合谷即止。"

[外国文献]

《东医宝鉴》(杂病篇三·寒)："伤寒汗多不止,取内庭、合谷、复溜(俱泻)。"

[清代、民国前期文献摘录](含同时代外国文献)

《身经通考编》(卷四·汗门)："自汗盗汗,五倍子末,唾调,填脐中,束定一宿止。"

《太乙神针》(正面穴道证治)："汗出中风,小儿慢惊,痎疟,针尺泽穴。"

《太乙神针》(背面穴道证治)："自汗盗汗,四肢怠惰,针膈俞穴。"

《医宗金鉴》(卷七十九·十二经表里原络总歌)："三焦原络应刺病……自汗肩臑内外疼。"

《医宗金鉴》(卷八十五·背部主病)："百劳穴灸汗津津。"

《续名医类案》(卷三·麻木)："患麻木,左手足不能举,恶风,或时自汗……因倍风药,减参、芍辈,二剂汗如雨……昏沉厥逆,甚危……为灸风池、百会、肩井、曲池、间使、三里六穴各数壮,以防中脏之危。"

《续名医类案》(卷三·温病):"沈某病感症,身热自汗……杂进寒凉解毒等剂,势垂危……但以附子作饼,热贴脐上时许,便觉稍安矣。"

《续名医类案》(卷二十五·类风):"薛立斋治一产妇,患虚极生风,或用诸补剂,四肢逆冷,自汗泄泻……后灸关元百余壮。"

《续名医类案》(卷二十七·腰痛):"痘后四十日外,忽腰痛极,两手撒撒,目开无光,汗出遗尿……此恣欲房劳,而阴阳离决也,以艾灸气海六十二壮,四肢活动。"

《续名医类案》(卷三十二·发背):"一男子背患毒,焮痛,饮冷发热,多汗便秘,谵语……脓成开之。"

《周氏经络大全》(经络分说·二十八):"会阳……治阳虚、阴汗。"

《针灸易学》(卷下):"蜈蚣翻,头出冷汗,拥心吐黄水,脊骨两旁有紫筋。治法,用针刺破紫筋,以雄黄点之,即愈。"

《采艾编翼》(卷一·胃经综要):"丰隆:止汗,与肾经复溜合用。"

《采艾编翼》(卷一·脾经综要):"大横:多汗,多寒。"

《采艾编翼》(卷一·心经综要):"少海:寒热汗出。"

《采艾编翼》(卷一·肾经综要):"复溜:补则止汗。"

《采艾编翼》(卷一·经脉主治要穴诀):"丰隆止汗及浮肿。""复溜汗可干。"

《采艾编翼》(卷二·伤寒):"阳明,尺寸俱长,汗多烦渴,胃实宜下,不容、解溪。""汗出不止,加复溜。""丰隆、复溜用补火,即止汗。"

《采艾编翼》(卷二·热症):"身热汗出足冷:大都。"

《采艾编翼》(卷二·头部):"[头痛]阳明,自汗,发热恶寒,脉浮缓:大迎、丰隆、解溪。"

《针灸逢源》(卷三·症治要穴歌):"时行邪症最难禁,有汗谵谵与侠溪。"

《针灸逢源》(卷五·中风门):"中风无汗,身热不恶寒,中风有汗,身热不恶风,针陷谷,去阳明之贼,针厉兑,泻阳明经之实热。"

《针灸逢源》(卷五·伤寒热病门):"汗出寒热:风池、五处、攒竹、上脘、少商、合谷(补)、复溜(泻)。"

《针灸逢源》(卷六·厥症辨):"有伤寒新瘥与妇人交,忽患少腹急痛,外肾搐缩而黑,喘急冷汗自出,名曰脱元……宜急以葱白紧缚放脐上,以艾火灸之,使热气入腹。"

《针灸逢源》(卷六·肿胀):"黄汗灸脾俞太白。"

《针灸内篇》(手太阴肺经络):"列缺……针一分,沿皮透太渊……疟疾,寒热不止,汗出。"

《针灸内篇》(足太阴脾经络):"大横……四肢不可动,多汗。"

《针灸内篇》(足太阳膀胱络):"中膂内俞……肾[此字原无,据《太平圣惠方》补]虚消[此字原无,据《太平圣惠方》补]渴,汗出。""会阳……阳虚,阴汗湿痒。"

《神灸经纶》(卷三·伤寒宜灸):"呕而汗出,里急下利,惟幽门主治。"

《神灸经纶》(卷三·厥逆灸治):"冷汗不止,四体如冰,厥逆昏沉,不省人事,脉伏绝者:气海、丹田、关元,用大艾炷灸二七壮,得手足温暖,脉至,知人事,无汗要有汗出,即生。"

《神灸经纶》(卷三·身部证治):"自汗:膏肓、大椎、复溜。"

《太乙神针集解》(足太阳膀胱经穴):"会阳……阴汗湿痒。"

《针灸集成》(卷二·心胸):"卒心胸痛汗出:间使、神门、列缺、大敦刺出血。"

《针灸集成》(卷二·汗部):"骨寒热汗注:复溜、下三里、神门。""汗出鼻衄:承浆、合谷、昆仑、上星、神门、太冲。""虚汗:合谷泻,复溜、下三里并补,阴都、曲泉并三壮,照海、鱼际。"

《针灸集成》(卷二·伤寒及瘟疫):"热病烦心,足寒多汗:先针然谷、太溪、行间,皆补。"

《灸法秘传》(汗症):"汗症……灸其尺泽,可以奏勋,设未效者,膈俞灸之,必然全愈。"

《针灸秘授全书》(汗出如雨):"汗出如雨:合谷、复溜。""汗多补合谷。"

《针灸治疗实验集》(35):"费幼男九岁,住中行乡,肝阳上扰头颈,头汗手足摇动,伸屈似反张之状……似外邪入中阳明经所致……先于曲池、合谷、中脘、人中、委中、涌泉等穴,针且灸之,复于百会、肺俞、肝俞灸之。"

《针灸治疗实验集》(48):"家慈年五十岁,夜间偶患腹痛,痛甚至汗流如雨,药不及服,家父命余针之,余乃按任脉上中下脘、气海等穴,针过一次,又由合谷、少商以散之,半句钟间,病除而愈。"

[外国文献]

《针灸则》(自汗):"针:列缺、少商、大敦、涌泉。"

[现代文献题录]

(限本节引用者,按首位作者首字的汉语拼音排序)

陈瑞华,任占明.针刺治疗阴汗6例.中国针灸,1999,19(8):493.

陈亚杰,陈维梅,马淑云.治汗散治疗小儿汗症212例.长春中医学院学报,1996,12(4):46.

陈志刚.冬季右腋大汗案.中国针灸,2004,24(7):517.

陈志祥.灯草灸治疗肺卫不固型自汗疗效观察.上海针灸杂志,2012,31(6):428.

方克融.中药穴位外敷治小儿汗症52例.按摩与导引,2001,17(1):60.

付桂苓.耳穴压豆治疗多汗症验案二则.甘肃中医,1989,2(2):34.

付静．加味养荣汤合龙骨散敷脐治疗产后汗证76例．中医外治杂志，2008，17（4）：5．

高卫．针刺治愈颈枕部出汗异常1例．上海针灸杂志，1992，11（2）：47．

宫卫东．针灸治疗腋汗、阴汗症．江苏中医，1991，12（12）：31．

郭万刚．腹针配合推拿手法治疗脊柱错位引起的多汗症．中国针灸，2005，25（11）：810．

韩长根，闫支花．灸治小儿自汗、盗汗24例．上海针灸杂志，2007，26（10）：8．

何玲，刘智斌．耳穴贴压治疗更年期烘热汗出32例．陕西中医，2002，23（11）：1022．

黄建章．针刺合谷治疗面汗淋漓一例．浙江中医杂志，1964，8（6）：25．

霍则军．针药结合治疗女性更年期汗证临床观察．中国针灸，2004，24（5）：319-321．

李立新．脐疗贴治疗小儿汗证350例疗效观察．吉林中医药，2007，27（10）：30．

李荣农．耳针治愈手足汗．上海针灸杂志，1989，8（1）：48．

李天伟．针药配合治疗漏汗案．河南中医，2007，27（1）：41．

林玉云．鱼际、复溜穴治汗效果好．新中医，1980，12（6）：39．

刘宏．头汗频出案．中国针灸，2000，20（5）：300．

刘锡安．耳穴埋针治验．针灸学报，1992，8（3）：12．

陆婉军，何丽金．艾灸治疗阳虚自汗的护理体会．广西中医药，2000，23（5）：45．

倪斐琳，章正祥，沈勤，等．穴位拔罐治疗脑梗死急性期多汗症31例观察．浙江中医杂志，2013，48（9）：633-634．

彭慕斌，彭应涛．神阙穴贴敷牡倍散治疗汗证136例．中医外治杂志，2009，18（6）：25．

宋文革，刘萌，高翔．黄芪穴位注射治疗汗证35例．上海针灸杂志,2003,22(10):28.

滕树群.烧山火治疗盗汗自汗一则.云南中医杂志,1986,7(3):38.

王爱国,王振华.针刺治愈五更汗一例.黑龙江中医药,1996,25(4):46.

王侃.针刺治疗汗证的体会.中医杂志,1985,26(3):48.

王乐善,刘海起.针刺治疗颜面一侧汗出证四例.辽宁中医杂志,1977,4(1):44.

王伟志,赵亮."盘龙刺"治疗自发性多汗症.四川中医,2006,24(3):104.

王小平,李凤珍.药线点灸治疗小儿汗证49例.中国民间疗法,2004,12(8):30.

魏立中.应用"汗尿同源"论治多汗症.新中医,1989,21(4):34.

吴军君.针刺补肾固表法治疗汗证.上海针灸杂志,2005,24(9):28.

武荣芳,庞宏.耳穴针刺贴压并用治疗多汗症54例.浙江中医杂志,2007,42(10):597.

谢中灵.针刺治疗头面汗出.上海针灸杂志,1989,8(1):48.

徐桂华,陈华.五倍子外敷神阙穴治疗气阴两虚汗证50例.山东中医杂志,2000,19(11):662.

徐荣海.刺络拔罐结合穴位埋针治疗多汗症32例.中国针灸,2007,27(6):444.

徐贤伟,张海峰.针刺加艾灸治疗多汗症1例.上海针灸杂志,2010,29(10):661.

许国,张立欣.针刺翳风风池穴治疗头面单侧出汗证.浙江中医杂志,1992,27(12):548.

许海岚,麦智广.针刺疗法治疗多汗症.中医杂志,1957,3(9):490.

尹育隆. 针刺治疗原发性多汗症 9 例. 中国针灸,1996,16 (7):20.

袁晴. 桂倍散穴位贴敷治疗汗证 100 例. 中国民间疗法, 1998,6(5):41.

张伯平. 针灸治疗汗症举隅. 江苏中医,1994,15(6):28.

张登部. 手足多汗症治验二则. 新中医,1984,16(11):27.

张继庆. 辨证针刺合谷、复溜治疗原发性多汗症 46 例. 中国 针灸,2006,26(11):838.

张盛之. 中药敷脐治疗妇女更年期潮热汗出. 中国针灸, 2001,21(11):669.

张世卿. 针刺合谷、复溜治疗汗症之管见. 河南中医,1994, 14(1):53.

张学丽. 定时汗出早醒案. 中国针灸,2006,26(4):304.

张瑛. 浅刺调气法治疗外伤性截瘫所致多汗症 12 例体会. 针灸临床杂志,1998,14(8):38.

章进,许金宏. 止汗贴治疗汗证 96 例. 中医外治杂志,2000, 9(4):8.

附 1:盗汗

　　盗汗是指睡中汗出,醒后即止。古代针灸临床文献中凡有盗汗、寝汗、眠睡出汗等描述字样的内容,本节均予收入。中医学认为,本病常由虚劳所致,尤以阴虚火旺、心肾不交为多见,而人体在睡眠中诸生理功能多有减弱,致使阴更虚,火更旺,心液被扰而外泄;就疾病而言,肺痨则是古代本病的常见原因;而外感疾病,其他脏腑功能的失调,亦可导致本病的发生。西医学认为,凡是影响人体体温调节中枢,或使交感神经兴奋的原因和疾病,均可导致本病,如结核病、血钙偏低、心内膜炎、恶性肿瘤、内分泌失调、糖尿病、甲状腺功能亢进症,以及情绪障碍、自主神经失调、末梢循环障碍等,均可引起盗汗。涉及本病的古代针灸文献共52条,合81穴次;现代针灸文献共17篇,合45穴次。将古今文献的统计结果相对照,可列出表5-13~表5-16(表中数字为文献中出现的次数)。

表5-13 常用经脉的古今对照表

经脉	古代(穴次)	现代(穴次)
相同	膀胱经18、肾经11、任脉11、心经7	肾经7、膀胱经6、心经5、任脉5
相异	小肠经5、三焦经4	督脉6、小肠经4、胃经3、脾经3

表5-14 常用部位的古今对照表

部位	古代(穴次)	现代(穴次)
相同	上背23、小腹13、臂阴11、腿阴6、手背6	上背10、腿阴8、臂阴7、小腹5、手背5
相异	臂阳6、胸脘5	腿阳3、足阴3

表5-15 常用穴位的古今对照表

穴位		古代(穴次)	现代(穴次)
相同		阴郄7、肺俞6、复溜4、神阙3	复溜5、神阙5、阴郄3、肺俞2
相似	上背	百劳5、四花患门3	心俞2、大椎2
	小腹	中极3、气海3	(神阙)
	臂阴	间使3	内关2、神门2
	手背	后溪5	合谷4
相异		外关4、阴都3	足三里3、三阴交2

方法	古代（条次）	现代（篇次）
相同	艾灸 13、针刺 12、敷贴 3	针刺 6、外敷 6、艾灸 2
相异	刺血 1	推拿 2、穴位注射 2、耳穴 1、埋线 1

根据以上各表,可对盗汗的古今针灸治疗特点作以下比较分析。

【循经取穴比较】

1. **古今均取膀胱经穴**　本病常由虚劳所致,故多取背俞穴以补相关脏腑之不足,致使膀胱经穴次较高,在古、今文献中分别为 18、6 穴次,分列诸经的第一、第二(并列)位,分占各自总穴次的 22.22%、13.33%,可见**古代比现代更重视膀胱经穴**,此当古代本病多由肺痨所致的缘故,故多取与肺相关的背俞穴;而现代肺痨发病率已下降,故取背俞穴的比例也下降。就穴位而言,**古今均取肺俞**,这是相同的;现代还取心俞,这是相似的。

2. **古今均取手足少阴经与任脉穴**　本病常由心肾不交所致,因此古今治疗均选取心经、肾经,以及任脉的相关穴位。统计结果见表 5-17。

表 5-17　肾经、心经、任脉穴次及其分占古、今总穴次的百分比和其位次对照表

	古代	现代
肾经	11(13.58%,并列第二位)	7(15.56%,第一位)
心经	7(8.65%,第三位)	5(11.11%,并列第三位)
任脉	11(13.58%,并列第二位)	5(11.11%,并列第三位)

表 5-17 显示,**现代似比古代更重视心经穴**,而古、今肾经与任脉的穴次百分比分别较为接近。就穴位而言,**古今均取阴郄**、

复溜、神阙,这是相同的,其中阴郄为心经郄穴,复溜为肾经经穴,神阙内有"脐下肾间动气";此外,古代还取中极、气海,现代则取神门,这些是相似的。

3. **古代选取手太阳、手少阳经穴,现代选取手阳明经穴** 本病表现为阳热亢盛,因此古今均取手三阳经以清热。但古代选用手太阳、手少阳经穴,现代则选用手阳明经穴,古今又有所不同。

古代选用手太阳、手少阳经分别达 5、4 穴次,分列诸经的第四、第五位,分占古代总穴次的 6.17%、4.94%,**常用穴为后溪、外关**,其中后溪为小肠经的输穴,外关为三焦经的络穴。而现代取该两经分别为 0、1 穴次,分列诸经的第八(并列)、第七(并列)位,分占现代总穴次的 0.00%、2.22%,未被列入常用经脉,不如古代。

现代选用手阳明经共 4 穴次,列诸经的第四位,占现代总穴次的 8.89%,**常用穴为合谷**,其为大肠经的原穴。而古代取该经计 3 穴次,列诸经的第六(并列)位,占古代总穴次的 3.70%,未被列入常用经脉,不如现代。

4. **现代选取督脉穴** 本病表现为阳热亢盛,而督脉为诸阳之会,因此现代也选用督脉穴,共计 6 穴次,列诸经的第二(并列)位,占现代总穴次的 13.33%,**常用穴为大椎**,其为六阳经的交会穴。而古代取督脉经计 1 穴次,列诸经的第九(并列)位,占古代总穴次的 1.23%,未被列入常用经脉,不如现代。

5. **现代选取胃、脾经穴** 现代还采用健脾和胃的方法以补虚劳,致使在现代文献中胃、脾经均为 3 穴次,并列诸经的第五位,均占现代总穴次的 6.67%,**常用穴为足三里、三阴交**,其中足三里为胃经合穴,三阴交为足三阴经的交会穴。而古代文献中胃、脾经均为 2 穴次,并列为诸经的第七位,均占古代总穴次的 2.47%,未被列入常用经脉,不如现代。

【分部取穴比较】

1. **古今均取上背部穴** 本病常由心肺功能失调所致,故临床多取上背部穴,在古、今文献中,分别达23、10穴次,同列各部的第一位,分占各自总穴次的28.40%、22.22%,可见**古代比现代更多地选取上背部穴**,此当古代本病多见于肺痨,而现代肺痨多得到控制的缘故。就穴位而言,**古今均取肺俞,这是相同的**;古代还取百劳、四花患门(奇穴,具体定位请参见本丛书《心肺肝脾分册》中《"四花"定位考》一篇),现代则取心俞、大椎,这些是相似的。

例如唐代《千金翼方》曰:"盗汗,寒热恶寒,灸肺俞随年壮,针入五分。"元代《玉龙歌》道:"满身发热痛为虚,盗汗淋淋渐损躯,须得百劳椎骨穴,金针一刺疾俱除。"(此处百劳似为大椎之别名)宋代《针灸资生经》指出"灸劳法,其状手足心热,多盗汗",取背部一组奇穴,明代《针灸大全》等名之为"患门穴",而《神应经》等又将其归入"四花"穴中。现代冯清云等治疗盗汗,针刺脾俞、肺俞等穴;张伯平治疗盗汗多年,针刺大椎、心俞,用热补手法加灸。

2. 古今均取小腹部穴 小腹内藏有"脐下肾间动气",此乃"人之生命也,十二经之根本也"(《难经·六十六难》),故取该部穴可以补虚祛劳,因此在本病古、今文献中,小腹部分别为13、5穴次,分列各部的第二、第四(并列)位,分占各自总穴次的16.05%、11.11%,可见**古代比现代更多选取小腹部穴**。就穴位而言,**古今均取神阙穴,这是相同的**;古代还取中极、气海,致使古代小腹部穴次百分比高于现代。

例如明代《古今医统大全》言:"五倍子末,以水调,填满脐中,以帕缚定,一宿即止。"《医学纲目》治"盗汗",取"中极、气海"。《针灸则》治"盗汗","灸:气海、肾俞"。现代浦鲁言治疗肿瘤病盗汗,亦用五倍子末敷脐。

3. 古今均取臂阴面穴 汗为心液,而虚火扰心致其液被溢而成本病,故临床治疗多取心经、心包经穴,因而臂阴面在古、今文献中分别为11、7穴次,同列各部的第三位,分占各自总穴次的13.58%、15.56%,古今百分比相近。就穴位而言,**古今均取阴郄,**

这是相同的,在古代文献中阴郄达 7 穴次,为全身诸穴之首,十分瞩目;而在现代文献中阴郄为 3 穴次,占全身诸穴第二位,不如古代,这是同中之异。古代还取间使,现代则取内关、神门,这是相似的。

例如元代《扁鹊神应针灸玉龙经·针灸歌·又歌》道:"阴郄盗汗却堪闻。"明代《循经考穴编》载:阴郄主"骨蒸盗汗"。《肘后歌》道:"狂言盗汗如见鬼,惺惺间使便下针。"现代滕树群治疗盗汗、自汗,针阴郄,平补平泻;邓素玲治疗盗汗,针刺阴郄、神门、内关等穴,用平补平泻。

4. 古今均取下肢阴面穴 本病临床又选取肝、脾、肾经穴以滋阴降火,而该三经循行经下肢阴面,因此古今下肢阴(含腿阴、足阴)面穴次较高。表 5-14 显示,**古今均取腿阴面穴**,这是相同的;古、今分别为 6、8 穴次,分占各自总穴次的 7.41%、17.78%,**显示现代更重视腿阴面穴**,这是同中之异。此外,**现代还取足阴部穴**(3 穴次,占总穴次的 6.67%),**而古代选取不多**(仅 2 穴次,占总穴次的 2.47%,未被列入表 5-14),这有所不同。

就穴位而言,表 5-15 显示,**古今均取复溜穴**,这是相同的;**现代还取三阴交**,以及太溪、涌泉、太冲(后 3 穴的穴次分散,故表 5-15 中未体现),**古代取之不多**,这是不同的。如元代《扁鹊神应针灸玉龙经》称:复溜主"浑身疼,盗汗"。明代《类经图翼》称:复溜"治盗汗不收及面色痿黄,可灸七壮"。现代邓素玲治疗盗汗,针刺复溜、三阴交、太冲等穴,用平补平泻;蒋传义则针刺三阴交、阴陵泉、太溪、复溜等穴,用补法;王平治疗小儿盗汗,揉按涌泉。

5. 古今均取上肢阳面穴 前面已述,本病选取手三阳经以清热,因此古今上肢阳面(含臂阳、手背)穴次较高。表 5-14 显示,**古今均取手背部穴**,这是相同的;古、今分别为 6、5 穴次,分占各自总穴次的 7.41%、11.11%,**显示现代更重视手背部穴**,此为同中之异。此外,**古代还取臂阳面穴**(6 穴次),**而现代取之为少**(0

穴次),这有所不同。

就穴位而言,表5-15显示,**古代取后溪、外关,现代则取合谷,这是不同的。**如明代《百证赋》道:"阴郄后溪,治盗汗之多出。"民国初期《针灸秘授全书》谓:"盗汗灸后溪。"明代《八法八穴歌》道:外关治"手足热麻盗汗"。宋代《琼瑶神书》云:外关主"耳鸣盗汗并身重,一下神针自便消"。现代邓素玲治疗盗汗,针刺合谷、阳池等穴,用平补平泻;张继庆则针刺合谷,施泻法。

6. **古代选取胸脘部穴**　古代本病文献中**常现阴都之名**,该穴位于胸脘部,致使古代胸脘部穴共5穴次,列各部的第五位,占古代总穴次的6.17%。如《针灸集成》治盗汗取"阴都","灸二壮"。阴都位于中脘旁5分,可健脾和胃,补虚益劳,似可成理。但笔者揣测,"阴都"与"阴郄"形似,两穴在传抄与刻版时是否有讹误的可能? 似亦可怀疑。据查,阴都治疗汗病最早出现于唐代《千金翼方》:"灸汗法","又灸阴都各一百壮"。而阴郄治疗本病最早出现于金元时代《标幽赋》:"泻阴郄止盗汗,治小儿骨蒸。"两说均对? 还是其中有讹? 若"阴郄"为"阴都"之误,则胸脘部将达12穴次之多;若"阴都"为"阴郄"之误,则本病取胸脘部穴次并不高,究竟如何? 似待讨论。而现代取胸脘部为0穴次,不如古代。

7. **现代选取腿阳面穴**　前面已述,现代选取胃经穴,而胃经循行于腿阳面,致使现代腿阳面为3穴次,列各部的第五位,占现代总穴次的6.67%,**常用穴为足三里。**如滕树群治疗盗汗、自汗,针足三里、阳陵泉,用烧山火手法,热感传至少腹;蒋传义治盗汗,针刺足三里等穴,用补法。而古代取腿阳面计2穴次,列古代各部的第六位,占古代总穴次的2.47%,未被列入常用部位,不如现代。

【辨证取穴比较】

本病多由虚劳所致,在八纲辨证中属虚证,古代尤以虚热为多见,涉及文献共15条,穴位12个,合20穴次,其中上背部共 10 穴次,占虚热总穴次的 50%,十分突出,常用穴为百劳、四花患门、肺俞等。如《医学纲目》谓:百劳、肺俞治"虚损盗汗劳热"。《针灸逢源》载:灸"四花穴","再灸膏肓二穴",治疗"骨蒸寒热","盗汗潮热,烦躁咳嗽吐血等证"。《医学入门》称:患门治"潮热盗汗"。此外,古人**还取阴郄与外关**,以清热止汗。如《扁鹊神应针灸玉龙经》记:阴郄治"盗汗,小儿骨蒸"。《针灸逢源》道:外关治"伤寒盗汗热难捐"。

古代本病亦有**与风、寒相关者**,但仅 2 条。《素问·藏气法时论》曰:"肾病者,腹大胫肿,喘咳身重,寝汗出,憎风","取其经,少阴、太阳血者"(其中"憎风"与"恶寒"相类,故与寒相关)。《痧惊合璧》云:"脉闭惊症:今有小儿眠睡,身上出冷汗,觉醒不出,饭食少思,此因中风,冷热不匀,先用银器皿煎汤洗浴,乳上离一指一火,脐左右下俱离一指三火。"(其云"中风",故与风相关)总的来看,本病还是以虚热为多。

现代也有采用辨证取穴者,如冯清云等治疗盗汗,针刺脾俞、肺俞、肾俞、合谷,按虚实施补泻,阴虚加复溜,血虚加心俞、膈俞、血海,阳虚、气虚加关元、气海,气阴两虚加足三里、三阴交、复溜,里热加大椎、曲池、天枢、上巨虚,湿热加阴陵泉、丰隆,瘀热加大椎、曲池、心俞、膈俞、血海,营卫不和加曲池、风池。可见**现代的辨证分型比古代更加丰富**,不仅有虚热型,还有其他虚证与实证类型,此可能是古代本病以肺痨为多见,而现代多由其他疾病引起之故;同时,**现代对各型的取穴也更为明确**,此与古代亦不同。古、今的辨证治疗,何者为上?尚待临床实践加以检验。

【针灸方法比较】

1. **古今均用灸法** 艾灸的热性刺激具温阳补气之功,可激发体内潜在生理功能,因此在本病的古、今文献中,涉及灸法者分别为 13 条次、2 篇次,分占古、今诸法之第一、第二(并列)位,分占各自总条(篇)次的 25.00% 和 11.76%,可见**古代比现代更多**

地采用灸法。此当古代盗汗多由肺痨所致之故,而灸法提高免疫力的效果较为显著,故多用灸法以抗痨。如《医学入门》曰:"患门"治疗"潮热盗汗","初病即依法灸之,无有不效"。而现代肺痨多用抗生素控制,故采用灸法的百分比下降。

古代灸治本病共计 20 穴次,其中躯干部达 17 穴次,四肢部仅 3 穴次,可见治疗本病**多取躯干部穴**。在躯干部,上背、小腹、胸脘分别为 9、5、2 穴次,显示**以上背部穴为多**,此当用以抗痨;**其次为小腹**,用以补肾;**再次为胸脘**,用以清心宣肺健脾。

古代灸上背部穴者,如《循经考穴编》称:膏肓主"盗汗,吐血咳血","咸宜灸之"。《针灸集成》谓:"盗汗:肺俞三壮"。又如上述"辨证取穴比较"中《针灸逢源》治疗"盗汗潮热"灸"四花穴"与"膏肓二穴"。

古代灸胸腹穴者,如《扁鹊心书》载:"一人病咳嗽,盗汗发热,困倦减食,四肢逆冷,六脉弦紧,乃肾气虚也,先灸关元五百壮。"《针灸治疗实验集》记:"患盗汗症","灸肺俞三壮,脐下四寸旁开二寸灸三壮,中极灸三壮"。前面"辨证取穴比较"中,《痧惊合璧》治疗"脉闭惊症"之盗汗,灸"乳上离一指一火,脐左右下俱离一指三火"。均为例。

古人治疗本病的灸量或较大,因痨瘵之疾往往根深蒂固,故当重灸。如《外台秘要》曰:"崔氏疗盗汗,夜睡中即汗,汗不休,必得风方","仍灸大椎五六百炷,日灸二七五七任意"。此处云"五六百炷",显示灸量之大。但其后云"日灸二七五七任意",可见其"五六百炷"是该穴艾灸的累计总量,而每天仅灸十四至三十余壮。此外,**古人还采用随年壮**,即根据年龄,多少岁则灸多少壮,这比较符合患者身体实际状况。如《针灸资生经》治"劳瘵"灸"患门穴",并曰:"灸时随年多灸一壮(如年三十,灸三十一),累效。"该文献灸量比患者年龄多灸一壮,即略微加重灸量。

除了常规灸法外,古代还采用**"太乙神针"**灸,即在艾条中加入行气活血的中药,并在穴位上铺数层布或纸,将艾绒与药物卷成的艾条点燃后按在布或纸上。如《太乙神针》称:"自汗盗汗,四肢怠惰,针膈俞穴。"

而**现代治疗本病也有施灸者**,如张乃清治疗阳虚盗汗,取大椎、心俞,针后加灸;刘邦开治疗盗汗,用艾条熏灸器灸取左阴郄穴,使灸感传达至心前区,而在古代本病文献中,未见灸取阴郄穴者,本案当为其发展。但总的来说,现代用灸法者不多,因此古代灸疗文献可资借鉴。

2. 古今均用针刺　通过经络、神经等组织的传导,针刺亦可激发体内潜在的生理功能,因此在本病的古、今文献中,针刺分别为 12 条次、6 篇次,分列古、今诸法之第二、第一(并列)位,分占各自总条(篇)次的 23.08% 和 35.29%,可见**现代比古代更重视针刺法**。

(1)**针刺的取穴**:古代针刺四肢部、躯干部穴分别为 10、6 穴次,现代分别为 38、17 穴次,可见古今针刺治疗本病**均以四肢部穴为多,躯干部穴为少**,与上述古代艾灸多取躯干部穴的特点形成明显对照。针刺穴次最高者,古代为阴郄,现代则为复溜,有所不同。如《针灸治疗实验集》述:"吾友文君星照邻属,于今秋上旬,患盗汗症","社员即针阴郄"。现代胡从富治疗盗汗,针刺双侧复溜。此外,明代《八法八穴歌》道:"盗汗后溪先砭。"(此处"砭"似当作"刺"解)后溪亦属四肢部。

(2)**针刺的补泻**:古人针刺又采用补泻手法,其中**以泻阴郄,补复溜与背俞为多**,此外还补膀胱经委中穴。其中阴郄为心经郄穴,为经脉气血曲折深聚之处,泻之则可除祛亢盛之心火;而复溜为肾经经穴,属金,为肾水之母穴,可补肾水之不足;背俞与脏腑相联,可补脏腑之虚衰。如前面"古代选取臂阳、胸脘部穴"段落中,《标幽赋》道"泻阴郄止盗汗,治小儿骨蒸。"又如《针灸治疗实验集》叙:"患盗汗,服药罔效,求余施针治疗,余即重泻阴郄二穴,晚即愈云。"《磐石金直刺秘传》曰:"伤寒虚汗不止,大凡虚弱盗汗同:合谷、复溜(补)。"《针灸六集》称:百劳治"盗汗,单补",

"应穴肺俞"。《类经图翼》记:心俞"一传主疗心虚,遗精,盗汗,补之。"明代《天元太乙歌》道:"虚盗二汗须宜补,委中妙穴可传扬。"

现代除泻阴郄外,**还泻合谷、内关**;除补复溜、背俞外,**还补脾经、胃经、肺经、肾经相关穴位**,以及胆经阳陵泉。如张继庆治盗汗,针刺合谷施泻法,复溜施补法;蒋传义则针刺三阴交、阴陵泉、尺泽、孔最、太溪、复溜、足三里用补法,阴郄、内关用泻法;张乃清治疗阳虚盗汗,取大椎、心俞,用针刺强刺激,施热补手法;滕树群治疗盗汗、自汗,针足三里、阳陵泉,用烧山火手法,使热感传至少腹,针阴郄,施平补平泻,均为例。上述古代补委中,现代补阳陵泉,两穴均在膝关节部,有相似之处。

关于补泻的操作,现代有人认为刺激量轻为补,刺激量重为泻,如张继庆治疗本病,施大幅度低频率捻转为泻,小幅度高频率捻转为补。但张乃清治疗阳虚盗汗,用针刺强刺激,施热补,与上述看法不完全吻合。

（3）**古代刺穴有序,还采用盘、提等手法**:古人针刺穴位有先后次序。如《针灸集书·八法穴治病歌》道:先刺照海,后刺列缺治疗"项强盗汗及反胃"。现代冯润身提出了"针灸时-空结构",认为改变所刺激穴位的先后顺序,将会取得不同的效应,因此对于取穴的先后次序问题尚需探讨。

此外,宋代《琼瑶神书》治疗本病采用了盘法、提法、搓法、升阳、升阴、气上等手法:"男子肾虚梦泄并夜出盗汗九十八法:男子梦泄夜不一,精宫两盘法最良,丹田一穴圆盘取,三阴一穴有升阳,若是诸穴伸提起,提起七分肾气强,三里二穴气上法,连提皮起实良方。""满身发热是虚证,淋淋盗汗变成劳,百劳妙穴搓提上,先升阴后升阳高。"上述手法的具体操作可参阅本书中有关章节。

（4）**现代采用透刺法,并强调针刺感应**:如朱思义治疗重度盗汗,用透刺法,针神道,沿皮经灵台,透入至阳,用胶布固定,留针一夜,每夜一次;胡从富治疗盗汗,针刺补双侧复溜,使针感传到足底,泻双侧合谷,使针感传至手指或手臂,若出现麻电感,则应退针改变进针方向。

3. 古今均用敷贴　与汗证一样,治疗本病也用敷贴疗法,在古、今文献中分别为 3 条次、6 篇次,分列古、今诸法之第三、第一(并列)位,分占各自总条(篇)次的 5.77% 和 35.29%,可见**现代比古代更多地采用敷贴疗法**,此当该法在现代得到推广之故。

古今治疗本病**均取神阙,外敷五倍子**以收敛,这是古今相同的,也与"汗证"一节中的敷贴疗法相合。如明代《古今医统大全》治疗"盗汗不止":"五倍子末,以水调,填满脐中,以帕缚定,一宿即止。"《寿世保元》载:"治盗汗自汗,五倍子为末,津液调,搽脐中,绸勒住,一宿即止。"现代徐桂华等治疗气阴两虚盗汗,用醋调五倍子末,夜敷神阙。

此外,**古代外敷还用何首乌以补肾,现代则用五味子、麻黄根、煅龙牡以敛汗,黄芪以补气,山莨菪碱以抑制汗腺分泌**,这些是古今不同的。如《寿世保元》又载:"治盗汗自汗","用何首乌末,津液调,搽脐中,亦效"。现代王平治疗小儿盗汗,用温开水调制五倍子、五味子、麻黄根粉成糊状,捏成药饼贴于脐,每 2 天换1 次;陈永成则将中药(五倍子、煅龙牡研末,用温水调成糊状)敷于神阙;张运峰等治疗盗汗,将五倍子、黄芪、山莨菪碱粉用蒸馏水调成糊状,外敷脐部。

另外,**现代还取肺俞、复溜予以敷贴**,这在古代也是没有的。如郑云治疗肺气阴不足型汗证(含盗汗),取双侧肺俞、复溜,敷以用醋和五倍子粉调制的药糊。

4. 古代采用刺血　前面"辨证取穴比较"中已述,《素问·藏气法时论》曰:"肾病者,腹大胫肿,喘咳身重,寝汗出,憎风","取其经,少阴、太阳血者"。此处之"寝汗出"当是肾脏受邪所致,故取肾经及与其相表里的膀胱经穴,通过刺血以逐邪。而现代本病临床有关刺血的报道较少。

5. 现代发展的方法　现代治疗本病还采用推拿、穴位注射、耳穴、埋线等方法。这些在古代文献中未见记载,当是现代针灸工作者的发展。

（1）**推拿**:如王平以推拿治疗小儿盗汗,补肺经、肾经、脾经,泻心经,推六腑,揉涌泉,阴虚火旺者加清天河水、清肝经,按揉百会、神门;潘金亮治疗针刺或电针后的盗汗,用推拿而汗止。

（2）**穴位注射**:如马建英等治疗肺结核盗汗,取足三里,注入参麦注射液 2ml,每天 1 次,左右侧交替进行;冯清云等治疗盗汗,取脾俞、肺俞、肾俞、合谷,注入当归注射液每穴 1ml,每天 1 次。

（3）**耳穴**:如周安平等治疗阴虚盗汗,取耳穴心、肺、神门、肾、肝、皮质下、交感,用王不留行贴压,每天自行按压 3~5 次,隔日换贴 1 次,左右耳交替。

（4）**埋线**:如冯清云等治疗盗汗,取脾俞、肺俞、肾俞、合谷等穴,埋入羊肠线。

【结语】

根据上述对古今文献的统计与分析结果,兹提出治疗盗汗的参考处方如下(无下划线者为古今均用穴,下划曲线者为古代所用穴,下划直线者为现代所用穴):①上背部穴肺俞、百劳、四花患门、心俞、大椎等;②小腹部穴神阙、中极、气海,胸脘部穴阴都等;③臂阴面穴阴郄、间使、内关、神门等;④腿阴面穴复溜、三阴交等,足阴部相关穴;⑤手背部穴后溪、合谷等。此外,还可选取外关、足三里等。临床可根据病情,在上述处方中选用若干相关穴位。

就辨证而言,本病以虚热为多见,对此可多取上背部穴,以及阴郄与外关。

临床可用灸法(含"太乙神针"灸);也可用针刺,包括补泻、透刺,以及盘、提等手法,刺穴宜循序,当重视针刺感应;也可采用敷贴、刺血,以及推拿、穴位注射、耳穴、埋线等疗法。

历代文献摘录

［明代以前文献摘录］

《素问·藏气法时论》:"肾病者,腹大胫肿,喘咳身重,寝汗出,憎风……取其经,少阴、太阳血者。"

《千金翼方》(卷二十八·第七):"盗汗,寒热恶寒,灸肺俞随年壮,针入五分。"

《外台秘要》(卷十三·盗汗方):"崔氏疗盗汗,夜睡中即汗,汗不休,必得风方……仍灸大椎五六百炷,日灸二七五七任意。"

《琼瑶神书》(卷二·九十八):"男子肾虚梦泄并夜出盗汗九十八法:男子梦泄夜不一,精宫两盘法最良,丹田一穴圆盘取,三阴一穴有升阳,若是诸穴伸提起,提起七分肾气强,三里二穴气上法,连提皮起实良方。"

《琼瑶神书》(卷二·一百九十五):"满身发热是虚证,淋淋盗汗变成劳,百劳妙穴搓提上,先升阴后升阳高。"

《琼瑶神书》(卷三·六十四):"外关……耳鸣盗汗并身重,一下神针自便消。""后溪……伤寒盗汗并膝重。"

《扁鹊心书》(卷中·虚劳):"一人病咳嗽,盗汗发热,困倦减食,四肢逆冷,六脉弦紧,乃肾气虚也,先灸关元五百壮。"

《针灸资生经》(卷三·劳瘵):"灸劳法,其状手足心热,多盗汗,精神困顿……令身正直,用草子,男左女右,自脚中指尖量过脚心下,向上至曲䟔大纹处截断,却将此草自鼻尖量,从头正中至脊,以草尽处用墨点记,别用草一条,令病人自然合口,量阔狭截断,却将此草于墨点上平摺,两头尽处量穴,灸时随年多灸一壮(如年三十,灸三十一),累效(《集效》)[《针灸大全》《医学入门》名之为'患门穴']。"

《针经指南》(标幽赋):"泻阴郄止盗汗,治小儿骨蒸。"

《针经指南》(流注八穴):"外关……盗汗(心主)。""后溪……

盗汗不止(肺心)。"

《扁鹊神应针灸玉龙经》(六十六穴治证):"阴郄……盗汗,小儿骨蒸。""复溜……浑身疼,盗汗。"

《扁鹊神应针灸玉龙经》(磐石金直刺秘传):"伤寒虚汗不止,大凡虚弱盗汗同:合谷、复溜(补)。"[此条原无,据《四库全书》本补]

《扁鹊神应针灸玉龙经》(针灸歌·又歌):"阴郄盗汗却堪闻。"

[明代文献摘录](含同时代外国文献)

《针灸集书》(卷上·八法穴治病歌):"项强盗汗及反胃[先照海,后列缺]。"

《针灸聚英》(卷一上·足太阳):"膈俞……骨蒸……自汗盗汗。"

《针灸聚英》(卷一下·足少阴):"然谷……盗汗出。""交信……四肢淫泺,盗汗出。"

《针灸聚英》(卷四上·肘后歌):"狂言盗汗如见鬼,惺惺间使便下针。"

《针灸聚英》(卷四上·百证赋):"阴郄后溪,治盗汗之多出。"

《针灸聚英》(卷四上·天元太乙歌):"虚盗二汗须宜补,委中妙穴可传扬。"

《针灸聚英》(卷四下·八法八穴歌):"手足热麻盗汗……外关。""盗汗后溪先砭。"

《古今医统大全》(卷九十三·盗汗不止):"五倍子末,以水调,填满脐中,以帕缚定,一宿即止。"

《医学入门》(卷一·治病奇穴):"患门:主少年阴阳俱虚,面黄体瘦,饮食无味,咳嗽遗精,潮热盗汗……初病即依法灸之,无有不效。"

《医学纲目》(卷十七·盗汗):"(世)盗汗……阴都、五里、间使。""(扁)盗汗……中极、气海。""虚损盗汗劳热……百劳、肺俞。"

《针灸大成》(卷三·玉龙歌):"满身发热痛为虚,盗汗淋淋

渐损躯,须得百劳椎骨穴,金针一刺疾俱除。"[原出《扁鹊神应针灸玉龙经·玉龙歌》]

《寿世保元》(卷四·汗症):"治盗汗自汗,五倍子为末,津液调,搽脐中,绸勒住,一宿即止。一方用何首乌末,津液调,搽脐中,亦效。"

《针方六集》(纷署集·第八):"心俞……虚惊,夜梦失精,盗汗。"

《针方六集》(兼罗集·第五十一):"百劳……盗汗,单补……应穴肺俞。"

《类经图翼》(卷七·足太阳):"心俞……一传主疗心虚,遗精,盗汗,补之。"

《类经图翼》(卷七·足少阴):"复溜……神农经云,治盗汗不收及面色痿黄,可灸七壮。"[原出《神农皇帝针灸图》十一图]

《类经图翼》(卷十一·虚痨):"盗汗:肺俞、复溜、谵语。"

《循经考穴编》(手少阴):"阴郄……骨蒸盗汗。"

《循经考穴编》(足太阳):"膏肓……盗汗,吐血咳血……咸宜灸之。"

[外国文献]

《东医宝鉴》(内景篇二·津液):"盗汗,取阴都、五里、间使、中极、气海。""虚损盗汗,取百劳、肝俞。"

[清代及民国前期文献摘录](含同时代外国文献)

《身经通考》(卷四·汗门):"自汗盗汗,五倍子末,唾调,填脐中,束定一宿止。"

《太乙神针》(背面穴道证治):"自汗盗汗,四肢怠惰,针膈俞穴。"

《针灸逢源》(卷五·虚劳门):"骨蒸寒热……四花穴,令病人平身正立,用草一条约长三四尺,一头与足中指端(一作大指)比齐,顺脚心至后跟贴肉直上,比至曲腘大纹截断……又取短草一条双折,按定鼻柱根,左右分开,至两口角截断,如人字样,展直取中,横加于背脊墨点上,两边草尽处为第一次,应灸二穴,即五椎心俞……又取前所量足之草中折,正按结喉上,其草两头垂脊间,至尽处以墨点记,次以前所量短草,亦如前法横加于墨点上,两旁草尽处为第二次应灸二穴,即七椎膈俞……凡男妇五[原多'五',据义删]劳七伤,肌肉削瘦,盗汗潮热,烦躁咳嗽吐血等证,初灸七壮或二七壮,三七壮,再灸膏肓二穴。"

《针灸逢源》(卷五·八穴主客证治歌):"伤寒盗汗热难捐……外关。"

《针灸集成》(卷二·汗部):"盗汗:肺俞三壮,阴都……灸二壮。"

《痧惊合璧》:"脉闭惊症:今有小儿眠睡,身上出冷汗,觉醒不出,饭食少思,此因中风,冷热不匀,先用银器皿煎汤洗浴,乳上离一指一火,脐左右下俱离一指三火。"

《针灸秘授全书》(汗出如雨):"盗汗灸后溪。"

《针灸治疗实验集》(11):"吾友文君星照邻属,于今秋上旬,患盗汗症……社员即针阴郄,灸肺俞三壮,脐下四寸旁开二寸灸三壮,中极灸三壮,并与后列之药助治。"

《针灸治疗实验集》(36·二):"年二十九岁,高邮北关人,因患盗汗,服药罔效,求余施针治疗,余即重泻阴郄二穴,晚即愈云。"

《金针秘传》(针验摘录·干血):"曹女年十七,忽停经九月,人渐瘦,脉沉实,舌白口渴心烧,中脘痛,少腹左胁下痛而拒按,夜来潮热盗汗,便结溲少而热,微咳无痰,皮肤枯燥,肌如甲错,无一不是干血痨之症状……乃一方用去瘀之法,刺其肝脾各经之穴,其腹痛拒按之状渐解,一方又以培养新血之法,从期门等穴启其生机,心烧潮热等症亦退,前后月余,其经复至,诸病霍然。"

[外国文献]

《针灸则》(盗汗):"灸:气海、肾俞。"

[现代文献题录]

(限本节引用者,按首位作者首字的汉语拼音排序)

陈永成．神阙穴外敷婴幼儿盗汗32例．中医函授通讯，2000，19（1）：58.

邓素玲．针刺治疗盗汗．中医研究，1990，3（4）：34.

冯清云，施佳，田晓妮．盗汗的辨证与针灸治疗．针灸临床杂志，2009，25（5）：27.

胡从富．针刺治疗盗汗53例．湖北中医杂志，1994，16（4）：35.

蒋传义．盗汗案．中国针灸，2009，29（3）：258.

刘邦开．灸法治疗盗汗．四川中医，1987，5（6）：48.

马建英，傅月美，吕聪燕．参麦注射液足三里穴位注射治疗肺结核盗汗30例．浙江中医杂志，2013，48（10）：723.

潘金亮．针刺后盗汗五例．针灸临床杂志，1998，14（9）：50.

浦鲁言．五倍子脐疗肿瘤病盗汗212例．辽宁中医杂志，1988，15（4）：33.

王平．中药敷脐配合推拿治疗小儿盗汗168例．甘肃中医学院学报，2008，25（4）：39.

张乃清．顽固盗汗针灸治验．上海针灸杂志，1986，5（4）：43.

张运峰，张俊堂，王秀章．中西医结合敷脐治疗盗汗48例．中医外治杂志，2006，15（6）：14.

郑云．五倍子粉穴位贴敷治疗肺气阴不足型汗症50例临床观察．浙江中医杂志，2013，48（7）：511.

周安平，白碧峰，田宗让．耳压治疗阴虚盗汗30例．陕西中医，1989，10（12）：555.

朱思义．针刺治疗重度盗汗1例．上海针灸杂志，1996，15（4）：47

附2：汗证与盗汗的治疗比较

中医学认为，汗证多由阴阳气血脏腑经络功能失调，使毛孔开阖不利所致，临床表现为实证和虚证，与热、寒、风等因素亦相关;而盗汗常由虚劳所致,尤以阴虚火旺、心肾不交为多见。两者的临床证型不同,故治疗也有所不同。提取上述汗证与盗汗章节的表 5-1~ 表 5-4 和表 5-13~ 表 5-16 中相关内容,进行比较对照,可列出表 5-18、表 5-19。

表 5-18　古代汗证、盗汗治疗对照表

	汗证	盗汗
常用经脉	**任脉 66**、膀胱经 64、肾经 50	**膀胱经 18**、肾经 11、任脉 11
常用部位	**小腹 60**、足阴 49、足阳 41	**上背 23**、小腹 13、臂阴 11
常用穴位	**合谷 26**、**复溜 25**、关元 15、神阙 11	**阴郄 7**、肺俞 6、后溪 5、百劳 5
采用方法	灸法 42、针刺 38、**刺血 17**、**熨法 10**、敷贴 6、点熁 2	艾灸 13、针刺 12、敷贴 3、刺血 1

表 5-19　现代汗证、盗汗治疗对照表

	汗证	盗汗
常用经脉	**任脉 43**、膀胱经 36、肾经 34、大肠经 20	**肾经 7**、膀胱经 6、督脉 6、心经 5、任脉 5
常用部位	**小腹 37**、腿阴 33、上背 30、手背 21	**上背 10**、腿阴 8、臂阴 7、小腹 5、手背 5
常用穴位	**合谷 19**、**复溜 18**、三阴交 14、足三里 12、神阙 12、关元 11	**复溜 5**、**神阙 5**、阴郄 3、足三里 3
采用方法	针刺 31、艾灸 13、敷贴 12、耳穴 7、**拔罐 3**、推拿 2、电针 1、器械 1、埋针 1、穴位注射 1、刺血 1	针刺 6、外敷 6、艾灸 2、推拿 2、穴位注射 2、耳穴 1、埋线 1

　　根据表 5-18、表 5-19 中粗体字的内容以及上述章节中的相关讨论,可对两证治疗的主要异同作出以下比较。

　　1. 取穴的异同　古、今临床*治疗汗证*,均多取小腹部任脉穴以补元,多取合谷以泻热,多取复溜以补肾,这是相同的。**治疗盗汗**,古今均取上背部背俞穴,这是相同的(但古代抗痨,现代清心宣肺);古代多取阴郄以泻心,而现代多取复溜和神阙以补肾,这有所不同。总之,古、今治疗汗证的最常取穴是相同的,与治疗盗汗的最常取穴有所不同;而古、今治疗盗汗的最常取穴也是不同的。

2. **治疗方法的异同**　治疗汗证与盗汗,古今均用艾灸、针刺、敷贴等方法,这是相同的。但有以下不同之处。

(1)**灸法**:治疗汗证所施的灸法比盗汗更丰富,包括隔物灸、化脓灸、艾条灸、药线灸、灯火灸、温针灸等,此当汗证涉及多种虚证及实证的缘故,而盗汗多涉阴虚火旺之型,而其他证型不多。

(2)**灸量**:古代盗汗灸量或较大,此当古代盗汗由肺痨所致的缘故,而肺痨在当时被视为沉疴顽疾,故可灸达"五六百炷";而汗证的灸量一般最多百壮,不如盗汗。

(3)**针刺**:古今治疗汗证所施针刺中,多泻合谷,补复溜;而治疗盗汗,多泻阴郄(以及合谷、内关),多补复溜、背俞(以及脾经、胃经、肺经、肾经相关穴位)。

(4)**敷贴**:汗证、盗汗均用敷贴,但现代有人治盗汗于夜间敷贴,治疗自汗于白昼敷贴,如徐桂华等治疗气阴两虚汗证,用醋调五倍子研末,外敷神阙,即用此法。

(5)**其他方法**:治疗汗证,古代还用刺血与熨法,现代还用拔罐;而盗汗的古今临床采用这些方法不多。因盗汗多虚劳,故少用刺血与拔罐;盗汗多虚热,故少用熨法。

(相关文献参阅前文"汗证"与"盗汗"的"历代文献摘录")

第六节　昏厥

　　昏厥为丧失大脑意识的状态。古代文献中凡有昏厥、昏迷、昏乱、昏愦、昏仆、僵仆、尸厥、卒死、恶死、欲死、已死、怍死、暴亡、暴厥、不知人事、不识人等描述字样的内容,本节均予以收录。本病与中暑、瘛疭、癫痫、瘫痪、心痛等多有交叉,可参阅有关章节。中医学认为,本病病位在心、脑,与肝、脾、肾等脏腑亦相关,临床表现为虚、实两型,实型是由痰、热、风、瘀等导致的闭证,而虚型则是由伤气、失血、亡阴、亡阳引起的脱证。西医学认为,本病由各种原因引起的大脑功能失常所致,临床表现为昏迷(浅、中、深)、昏厥(晕厥)、猝倒等。涉及本病的古代针灸文献共458条,合1 199穴次;现代针灸文献共51篇,合145穴次。将古今文献的统计结果相对照,可列出表6-1~表6-4(表中数字为文献中出现的次数)。

表6-1　常用经脉的古今对照表

经脉	古代(穴次)	现代(穴次)
相同	任脉192、督脉165、胆经78、大肠经70、胃经70、心包经53	督脉37、胃经19、任脉15、心包经14、大肠经13、胆经8
不同	膀胱经115、肝经55	

表6-2　常用部位的古今对照表

部位	古代(穴次)	现代(穴次)
相同	头面285、小腹138、足阴103、手阳64、腿阳54	头面51、小腹12、足阴11、手阳10、腿阳19
不同	胸脘118、足阳76、手阴69、上背68	臂阴13、臂阳8

表 6-3　常用穴位的古今对照表

穴位		古代（穴次）	现代（穴次）
相同		百会 57、水沟 48、神阙 36、合谷 35、中脘 26、关元 24、足三里 22、曲池 17、涌泉 16、三阴交 14、风池 14、印堂 14	水沟 17、百会 16、足三里 9、合谷 7、关元 6、涌泉 5、曲池 4、三阴交 4、风池 3、神阙 2、中脘 2、印堂 2
相似	头面	囟会 16	太阳 3、廉泉 2、哑门 2
	四肢末端	大敦 33、中冲 23、隐白 22、少商 18、厉兑 16	十宣 2、劳宫 2、行间 2
	小腹	气海 29、中极 12	大横 2
	臂阴	间使 12	内关 12
不同	胸背	巨阙 23、肩井 13	
	四肢		丰隆 3、太冲 3、神门 2、阳陵泉 2
	其他	患部 13	

表 6-4　治疗方法的古今对照表

方法	古代（条次）	现代（篇次）
相同	艾灸 194、针刺 78、刺血 39、推拿 13	针刺 31、艾灸 6、推拿 5、刺血 4
不同	熨法 17、热敷 6、吹耳 3、缪刺 1、烙法 1	电针 7、穴位注射 2、耳穴 2、头针 2、皮肤针 1、拔罐 1、腹针 1

　　根据以上各表，可对昏厥的古今针灸治疗特点作以下比较分析。

【循经取穴比较】

1. 古今均取任脉穴　本病常由阴阳气血亡脱所致，而任脉为生气之原、聚气之会、阴脉之海、妊养之本,故治疗常取任脉穴,在古、今文献中,分别为192、15穴次,分列诸经的第一、第三位,分占各自总穴次的16.01%、10.34%,可见**古代比现代更多选取任脉穴**,即古代更重视任脉补虚固脱的作用。就穴位而言,表6-3显示,**古今均取神阙、中脘、关元,这是相同的;古代还取气海、巨阙、中极,现代则取廉泉,这是不同的**。

2. **古今均取督脉、胆经穴**　因为本病由脑功能失常所致,而督脉"上至风府,入属于脑"(《难经·二十八难》);胆经"起于目锐眦,上抵头角,下耳后"(《灵枢经·经脉》),因此本病临床多取该两经穴。统计结果见表6-5。

表6-5　督脉、胆经穴次及其分占古、今总穴次的百分比和其位次对照表

	古代	现代
督脉	165(13.76%,第二位)	37(25.52%,第一位)
胆经	78(6.51%,第四位)	8(5.52%,第六位)

表6-5显示,**现代比古代更重视督脉**,此当现代受神经学说影响的结果;而胆经穴次的百分比古今相近。就穴位而言,**古今均取百会、水沟、风池,这是相同的;古代还取囟会,这是相似的;古代又取肩井,现代则取阳陵泉,这有所不同**。

3. **古今均取手、足阳明经穴**　本病可由伤气、失血所致,而阳明多气多血,故治疗亦取手足阳明经穴。统计结果见表6-6。

表6-6　手、足阳明经穴次及其分占古、今总穴次的百分比和其位次对照表

	古代	现代
大肠经	70(5.84%,并列第五位)	13(8.97%,第五位)
胃经	70(5.84%,并列第五位)	19(13.10%,第二位)

表 6-6 显示，**现代比古代更重视手、足阳明经穴**。就穴位而言，**古今均取合谷、曲池、足三里，这是相同的；古代还取厉兑，现代则取丰隆，这是不同的**。由于现代临床将合谷、曲池、足三里等作为常规取穴或配穴，因此现代手足阳明经穴次的百分比高于古代。

4. 古今均取心包经穴 中医学认为"心主神明"，因此本病临床亦取心包经穴，在古、今文献中，分别为 53、14 穴次，分列诸经的第七、第四位，分占各自总穴次的 4.42%、9.66%，可见**现代比古代更重视心包经穴**。就穴位而言，**古代选取中冲、间使，现代则取内关、劳宫**，这是相似的。由于现代临床亦将内关作为常规取穴或配穴，因此现代心包经穴次的百分比高于古代。

5. 古代选取膀胱经、肝经穴 本病病位在心、脑，与肝、脾、肾等脏腑亦相关，而膀胱经"上额，交巅"，"从巅入络脑"，其背俞穴与诸脏腑相联，因此古代也选用膀胱经穴，共计 115 穴次，列诸经的第三位，占古代总穴次的 9.59%。所取之穴包括昆仑、金门、心俞、肝俞等，但其穴次较分散，不够集中，故表 6-3 中未体现。而现代取膀胱经穴为 3 穴次，列现代诸经的第八位（与肝经并列），占现代总穴次的 2.07%，未被列入常用经脉，不如古代。

肝阳上亢也可导致本病发生，因此古代也选用肝经穴，共计 55 穴次，列诸经的第六位，占古代总穴次的 4.59%，**常用穴为大敦**。现代虽然也取太冲，但现代取肝经共 3 穴次（均属太冲），列现代诸经的第八位（与膀胱经并列），占现代总穴次的 2.07%，未被列入常用经脉，不如古代。

【分部取穴比较】

1. 古今均取末端部穴 人体末端部的神经末梢最为敏感，刺灸之则可产生强烈的刺激，达到醒脑开窍的目的；本病又往往伴有微循环障碍，而末端部离心最远，血管管径最细，易出现微循环障碍，针灸之则可活血苏厥。因此在古、今本病文献中，末端部分别为 435、54 穴次，分占古、今总穴次的 36.28%、37.24%，十分突出，而古今百分比相近。所谓“末端部”包括**头顶部、口部、阴部、四肢末端部**。其中，头顶为人体上端，口部为人类前身鱼类的前端，阴部属人体躯干的下端，而四肢末端主要是指(趾)部。

就穴位而言，表6-3显示，**在头顶部，古今均取百会、印堂，这是相同的**；古代还取囟会，现代则取太阳，这是相似的。如元代《玉龙歌》道：“中风不语最难医，发际顶门穴要知，更向百会明补泻，即时苏醒免灾危。”清代《针灸易学》曰：“穿心翻，心神不宁，头眩溺涌，不知人事。治法：用朽箸子打眉心及盘曲池。”（“眉心”当为印堂）明代《针灸大成》载“中风瘫痪针灸秘诀”：“目上视不识人：囟会(灸)。”现代陈肖云等治疗脑外科意识障碍患者，取百会、四神聪、神庭、本神，用电针连续波；吴学群等治疗重型颅脑损伤昏迷，取太阳、百会、印堂等穴，用电针连续波刺激；胡增石等治疗中毒性脑病昏迷，取印堂、太阳、风池等穴，用针强刺激。

在口部，古今均取水沟，这是相同的；现代还取廉泉，这是相似的。如晋代《肘后备急方》云：“卒死尸厥”，“灸鼻下人中七壮”；“卒中恶死”，“灸其唇下宛宛中，名承浆穴，十壮，大效”。明代《类经图翼》方：“四肢冷风欲绝，身口温，可针人中三分，灸百会三壮即苏。”现代杨晓东急救昏厥，强刺人中配涌泉；李壮志等治疗重症脑外伤昏迷，张连城等治疗中风后意识障碍，均针刺水沟，用强刺激，使流泪为度，并刺廉泉等穴。

在四肢末端部，古今均取涌泉，这是相同的；古代还取大敦、中冲、隐白、少商、厉兑，现代则取十宣、劳宫、行间，这些是相似的。如明代《针灸大成》语：“尸厥，身脉动，不知人事”，“可初刺足太阴脾隐白，二刺足少阴肾涌泉，三刺足阳明胃厉兑，四刺手太阴肺少商，五刺手少阴心少冲，五井穴各二分，左右皆六阴数。不愈，刺神门”。晋代《针灸甲乙经》称：“尸厥，死不知人，脉动如故，隐白及大敦主之。”元代《玉龙歌》道：“中风之症症非轻，中冲二穴可安宁,先补后泻如无应,再刺人中立便轻。"现代余幼鸣治疗癔病性昏厥抽搐,针刺涌泉穴,用提插捻转强刺激;戴建军等治疗拔牙晕厥,取涌泉,用针刺提插捻转手法;郑玉刚抢救电击伤昏迷,点刺十宣出血;朱乃理治疗麻醉意外心跳骤停复苏后昏迷,取合谷透劳宫、行间等穴,用针刺。此外,古代也取四肢末端部奇穴。如《医心方》谓:"尸厥死方:灸两足大指甲后丛毛内七壮。"清代《串雅外篇》记:"小儿目视不转睛,指甲黑,作鸦声,是死形无可治","第二脚趾缝头处,亦必各灸一灸"。

此外,古人又取**阴部穴**。如《针灸聚英》称:会阴主"卒死者,针一寸补之。溺死者,令人倒拖出水,针补"。《针灸资生经》载:"有贵人内子产后暴卒,急呼其母为其办后事,母至,为灸会阴、三阴交各数壮而苏。"而现代取阴部穴的报道较少。

2. 古今均取头面部穴 本病病位在脑,故治疗多取头面部穴,表6-2显示,在古、今文献中,分别为285、51穴次,同列各部的第一位,分占各自总穴次的23.77%、35.17%,可见**现代比古代更重视头面部穴**,此当现代受神经学说影响的结果。就穴位而言,除上述头顶和口部穴外,**古今均取风池,这是相同的**;现代又取哑门,这是相似的。如晋代《针灸甲乙经》述:"癫疾僵仆,狂易,完骨及风池主之。"现代陈忠康治疗醒状昏迷,取风池、风府、翳风等穴,用针刺强刺激;吴学群等治疗重型颅脑损伤昏迷,取风池、翳风、哑门等穴,用电针连续波刺激。又如于汝俊取奇穴"甦醒穴"(耳垂根下缘,下颌骨外后沿处)治疗"神志不清",以指尖用力向内上方按压,而该穴也属头面部。

3. 古今均取手足部穴 《灵枢经·终始》曰:"病在头者,取之足。"而手又与足相对应;现代研究证实,在大脑皮质,手足部的投射区颇大,因此在本病古、今文献中,手足部分别达312、29穴次,分占各自总穴次的26.02%、20.00%,可见**古代比现代更重视手足部穴**,即古代更多取远道穴。根据表6-2可列出表6-7。

表6-7　手、足部穴次及其分占古、今总穴次的百分比和其位次对照表

	古代	现代
足阴	103（8.59%，第四位）	11（7.59%，第五位）
手阳	64（5.34%，第八位）	10（6.90%，第六位）
手阴	69（5.75%，第六位）	5（3.45%，第八位）
足阳	76（6.34%，第五位）	3（2.07%，第十位）

表6-7中的百分比显示，足阴、手阳的百分比古今分别相近，而现代手阴、足阳的百分比较低，未被纳入常用部位，不如古代。就穴位而言，除上述四肢末端部穴外，古今还取合谷，这是相同的；现代又取太冲、神门，古代取之不多，这是不同的。如明代《名医类案》载："一妇人病厥逆，脉伏，一日夜不苏"，"针取手足阳明合谷、厉兑穴，气少回，灸百会乃醒"。现代吉联国治疗癔病性昏厥，取合谷、太冲、神门、行间等穴，用针刺强刺激；温伟波等治疗癔症性昏厥，取合谷、太冲等穴，用针刺强刺激手法；吴学群等治疗重型颅脑损伤昏迷，取神门、劳宫等穴，用电针连续波刺激。

4. 古今均取小腹部穴　阴阳气血之亡脱亦为本病之病因，而小腹部拥有"脐下肾间动气"，是"人之生命也，十二经之根本也"，是男子藏精、女子蓄血之处，取之则可补虚固脱，因此表6-2显示，在古、今文献中，小腹部分别为138、12穴次，分列各部的第二、第四位，分占各自总穴次的11.51%、8.28%，可见**古代比现代更多地选取小腹部穴**。就穴位而言，**古今均取神阙、关元，这是相同的**；古代还取气海、中极，现代则取大横，这些是相似的。如唐代《备急千金要方》叙："霍乱已死有暖气者"，"以盐内脐中灸二七壮"。清代《针灸逢源》曰："暴死者卒然而倒"，"中寒也，急灸关元"。元代《世医得效方》云："卒厥尸厥"，"脐下气海、丹田穴三百壮，觉身体温暖即止"。清代《针灸摘要》称："玉泉穴在脐下四寸"，"治卒中尸厥，恍惚不省人事"（"脐下四寸"当为中极）。

现代肖少卿治疗休克昏迷,取神阙,施隔盐灸,取气海、关元等穴,用针刺补法加灸;沈书宇治疗癔症性晕厥,取大横穴,施针刺持续捻转。

5. 古今均取腿阳面穴 古今治疗本病均取足阳明、足少阳经穴,古代还取足太阳经穴,而足三阳行经腿阳面,因此在古、今文献中,腿阳面分别为54、19穴次,分列各部的第九、第二位,分占各自总穴次的4.50%、13.10%,可见**现代比古代更多取腿阳面穴**,此当现代将足三里等作为常规取穴或配穴的缘故。就穴位而言,**古今均取足三里,这是相同的;现代还取丰隆、阳陵泉,古代取之不多,这是不同的。**如清代《续名医类案》记:"一儿发搐,五日不醒,药石难入,万针其三里、合谷、人中而醒。"民国初期《针灸秘授全书》述:"倘病家晕针坠地,即补足三里以扶三焦,自然清明。"现代何竟等治疗颅脑外伤后昏迷,取足三里、三阴交,用针刺提插补法;施济民治疗热厥昏迷,取足三里等穴,用针刺泻法;秦亮甫等治疗昏迷,通腑泄浊,泄热存阴,均取丰隆;潜阳熄风,利水渗湿,均取阳陵泉。

6. 古代选取胸脘、上背部穴 中医学认为,本病病位在心,与脾、胃、肝等脏腑亦相关,因此古代治疗也选用胸脘、上背部穴,分别为118、68穴次,分列各部的第三、第七位,分占古代总穴次的9.84%、5.67%,**常用穴为中脘、巨阙、肩井**。如《扁鹊心书》言:"尸厥不省人事,又名气厥,灸中脘五十壮。"《标幽赋》道:"抑又闻高皇抱疾未瘥,李氏刺巨阙而复苏。"《备急千金要方》曰:"卒忤死","灸肩井百壮","又灸巨阙百壮"。其中,肩井为手足少阳、足阳明、阳维脉交会穴,古人认为"此穴元来真气聚"(《玉龙歌》),故亦常取之。虽然现代也取中脘等穴,如沈书宇治疗癔症性晕厥,针中脘,但现代取胸脘、上背部分别为4、2穴次,分列现代各部的第九、第十一位,分占现代总穴次的2.76%、1.38%,未被列入常用部位,不如古代。

7. 现代选取臂阴、臂阳面穴 本病临床选用大肠经与心包经,而该两经分别行经臂阳面和臂阴面,因此在现代文献中,臂阴、臂阳面分别达 13、8 穴次,分列各部的第三、第七位,分占现代总穴次的 8.97%、5.52%,**常用穴为曲池、内关**。如宋玉娟等治疗重型脑外伤昏迷,针刺曲池、外关、手三里、足三里、合谷等穴;郑玉刚抢救电击伤昏迷,用电针刺激内关;韦鹏翔等治疗重症脑外伤昏迷,取手厥阴经曲泽、郄门、间使、内关、大陵,用电针刺激。古代虽然也取曲池、间使等穴[如《卫生宝鉴》谓:"半身不遂,语言蹇涩,精神昏愦,口眼㖞斜","灸肩井、曲池"。《备急灸方》言:"治卒忤死法","若经时不活,急灸掌后三寸两筋间,各十四壮"("掌后三寸两筋间"当为间使)],但古代取臂阴、臂阳分别为 29、44 穴次,分列古代各部的第十一、第十位,分占古代总穴次的 2.42%、3.67%,未被列入常用部位,不如现代。

此外,明代《针灸聚英》载有"回阳九针穴"的成方:"哑门劳宫三阴交,涌泉太溪中脘接,环跳三里合谷并,此是回阳九针穴。"现代肖少卿治疗休克昏迷,亦取回阳九针穴,用针灸。其中,哑门属头面部,劳宫、涌泉属末端部,太溪、合谷属手足部,中脘属胸脘部,环跳、足三里属腿阳部,这是多个部位穴位的联合应用。

【辨证取穴比较】

古今治疗本病均有辨证取穴者。其中,古代治疗本病诸类型,除了符合上述总体取穴特点外,还有以下各自取穴倾向。

1. **与寒相关**　涉及本类型的古代文献共计 45 条,合 98 穴次,治疗除取头面、手足等部穴外,**古人多取小腹部、胸脘部穴,以及背俞和四肢原穴**。其中,**小腹部**拥有"脐下肾间动气",取之则可温阳祛寒,因此在本类型中,小腹部达 36 穴次,列各部之首,占本类型总穴次的 31.63%,高于昏厥总体取穴中相应的百分比 11.51%。如《扁鹊心书》语:"伤寒少阴证,六脉缓大,昏睡自语","足指冷过节,急灸关元三百壮可保"。《古今医统大全》谓:"寒中三阴,一时暴卒,昏不知人","用葱熨法,仍灸气海、关元二三十壮"。《针灸资生经》记:"久冷伤惫脏腑,泄利不止,中风不省人事等疾,宜灸神阙。"

胸脘部的膻中为宗气会聚之处;而中脘为胃之募穴,可生成气血,因此取胸脘部穴可益气温阳祛寒。如《育麟益寿万应神针》述,"凡痰迷神糊,厥逆闭症",熨膻中、中脘,以及肺俞、百劳、风门、膏肓等穴。

背俞穴属足太阳,主表,可散外寒,又与内脏相联,可祛内寒;**四肢部原穴**为人体原气停留的部位,取之可益气散寒。因此《古今医统大全》载,肝、心、脾、肺、肾之"虚",均可致"暴厥不知人",并见"四肢冷",治疗则分别刺相应脏腑的原穴和背俞穴:丘墟配肝俞,阳池配心俞,冲阳配脾俞,合谷配肺俞,京骨配足少阴之俞(在背第十五椎下,两旁各开一寸半),以使"复苏"。

2. 与热相关 涉及本类型的古代文献共计 16 条,合 65 穴次,治疗除取胸腹、背部穴外,古人**多取末端部(含头面部)与关节部穴**,分别达 29、14 穴次,分占本类型总穴次的 44.62%、21.54%,分别高于总体取穴中相应的百分比 36.28%、17.51%。因热证往往由邪气亢盛,人体正气奋起反抗所致,而邪气往往聚集于肢体末端与关节部位,于此刺灸则可驱逐邪气,清热苏厥。如《痧惊合璧》言:"哑风惊症:今有小儿忽然昏去,不哭不语,遍身发热,手足不动","将男左女右顶后一火离三指,人中一火,手足背上大指交骨处俱一火,治迟者不可救"。《西法针灸》叙:"脑膜炎","恶寒战栗,体温暴升,头痛眩晕,谵语昏睡","于下列之部针之:哑门、风府、风门、心俞、印堂、百会、人中、中冲、大敦、隐白"。《针灸治疗实验集》述:"不省人事,约二小时苏,见神见鬼之乱撒,口眼㖞斜,目珠红色,烧热甚重","施之针术,合谷、少商、曲泽、百会、风府及十三鬼穴,皆针灸之,于鸡鸣时就平安矣"(其中"十三鬼穴"中亦多为末端与关节部穴)。又如《针灸易学》称:"猴腰翻,其形蹶跌壅心,发热呕吐,胳捞肢内有紫泡。治法,用针刺破紫泡,即愈。"其中,"紫泡"当为邪毒聚集之所,故宜刺破以排出,其位于腋窝,亦属关节部。

3. **与暑相关**   涉及本类型的古代文献共计 11 条,合 33 穴次,治疗除取上述"与热相关"中的头面、肢体末端、关节部穴外,古人**多取脐部穴**,共计 8 条次,占本类型总条次的 72.72%;合 8 穴次,占本类型总穴次的 24.24%,远高于总体取穴中相应的穴次百分比 4.09%,十分突出。因本类型多由体质虚弱,复感暑热所致,进而导致微循环障碍(体表尤甚),故而出现昏厥,治疗则当将患者移至阴凉处,并在脐周用热疗法(热淋、热敷、热熨等),则可补气温阳,改善微循环,发散暑热;若与冷饮,或冷水淋,则暑热内闭,微循环障碍加重,甚至导致死亡。如《医说》载:"暑月热倒人,昏迷闷乱,急扶在阴凉,切不可与冷饮,当以布巾衣物等蘸热汤,覆脐下及气海间,续续以汤淋布巾上,令彻脐腹","如仓卒无汤处,掬道上热土于脐端,以多为佳,冷则频换也,后与解暑毒药,若才热倒,便与冷饮,或冷水淋之类,即死,旧有一法,或道途无汤去处,即掬热土于脐上,仍拨开作窝子,令众人旋溺于中,以代热汤"。《古今医统大全》记:"中暍","昏愦不省人事,葱饼熨脐"。

4. **与风相关**   涉及本类型的古代文献共计 67 条,合 253 穴次,其中阳面与阴面穴次的比值为 2.28,上部与下部穴次的比值为 2.62,两者分别高于昏厥总体取穴中相应的比值 1.27 和 1.66,可见古人治疗本类型**多取阳面穴和上半身穴**,此乃风为阳邪,又轻扬在上的缘故。文献内容显示,本类型多为中风之证,常伴肢体瘫痪,而阳主动,故取肢体阳面穴以求恢复其运动功能。如《备急千金要方》云:"治久风,卒风,缓急诸风,卒发动不自觉知,或心腹胀满,或半身不随","即灸神庭,次灸曲差,次灸上关,次灸下关,次灸颊车,次灸廉泉,次灸囟会,次灸百会,次灸本神,次灸天柱,次灸陶道,次灸风门,次灸心俞,次灸肝俞,次灸肾俞,次灸膀胱俞,次灸曲池,次灸肩髃,次灸支沟,次灸合谷,次灸间使,次灸阳陵泉,次灸阳辅,次灸昆仑"。《针灸资生经》曰:"灸风中藏,气塞涎上不语","此能灸暴卒,百会、风池、大椎、肩井、曲池、间使、足三里,共十二穴"。在上述诸穴中,阳面穴和上半身穴占多数。

在本类型的各部穴位中,**头面部穴次为最高**,共计85穴次,占本类型总穴次的33.60%,高于昏厥总体取穴中相应的百分比23.77%。因中风多为脑血管意外,故多取头部穴;头在人体上端,与上述风性轻扬在上的特点亦相符。如《玉龙赋》道:"原夫卒暴中风,顶门百会。"《铜人腧穴针灸图经》载:头临泣主"卒中风不识人"。《类经图翼》称:哑门主"中风尸厥,暴死不省人事"。

5. **与痰相关** 涉及本类型的古代文献共计24条,合98穴次。其中,胸脘、上背分别为15、7穴次,分占本类型总穴次的15.31%、7.17%,分别高于昏厥总体取穴中相应的百分比9.84%、5.67%,可见治疗本类型**多取胸脘与上背部穴**,此当"脾为生痰之源,肺为贮痰之器"的缘故。如《采艾编翼》言:"中风,卒昏,牙紧,乃风痰,左右不遂,瘫痪,乃气血虚","神庭、百会、涌泉、然谷、中脘、膻中、气海、通谷"。《针灸逢源》语:"惊痫生死:如惊痰筑不省人事","急灸肺俞穴各三壮"。《育麟益寿万应神针》述:"凡痰迷神糊,厥逆闭症,熨合谷、列缺穴、肺俞穴、膻中穴、百劳穴、风门穴、少商穴、劳宫穴、照海穴、中脘穴、膏肓穴。"上述中脘、膻中、通谷在胸脘部,肺俞、百劳、风门、膏肓在上背部,列缺、少商则属肺经。

此外,《针灸资生经》谓:"有人患痫疾,发则僵仆在地,久之方苏。予意其用心所致,为灸百会,又疑是痰厥致僵仆,为灸中管,其疾稍减,未除根也。后阅《脉诀》后,通真子有爱养小儿,谨护风池之说,人来觅灸痫疾,必为之按风池穴,皆应手酸疼,使灸之而愈。"该案取中脘化痰疗效不著,而改取头部穴风池祛风则使病愈。统计结果显示,治疗本类型取头面部共28穴次,占本类型总穴次的28.57%,高于昏厥总体取穴中相应百分比23.77%,即治疗本类型亦多取头面部穴。又如《采艾编翼》述:"神情昏迷,则先神庭,而后四关;若痰壅,则先四关,而后神庭,与大中风似。"上述四关、神庭亦非化痰要穴,而是醒脑之穴。可见本类型虽然与痰相关,古人治疗并不一定选取胸脘、上背等部位的化痰穴,**依然取头面、手足部穴**,以求醒脑开窍之效。

6. 与瘀相关　涉及本类型的古代文献共计 9 条,合 29 穴次,治疗多寻找患者体表出现的**斑点或暴露的青筋,予以挑刺放血**。如《针灸简易》曰:"一切时疫,霍乱凶症,虽不省人事","先观病人心背四肢,如有红点毒筋,急宜用针挑破"。《针灸逢源》云:"妇人产后经行,偶著恚怒,多有之如感臭秽瘴毒,暴死者名曰中恶,视膝腕内有红筋,刺出紫血,或刺十指头出血。"《痧惊合璧》言:"暑热时疫,恶毒之气攻于里,则为痰喘,为血瘀,昏迷沉重,不省人事","刺腿弯青痧筋五针,出紫黑毒血,又刺指头毒血二十针"。上述暴露的青筋往往在关节部,故**关节部穴次较多**,而且古人**还刺指(趾)端出血**,此当关节部与指(趾)端皆有瘀血停滞之故。又《针灸简易》曰:"将病人两手推下数十次,使毒血赶聚手指,急用阴针刺十手指甲内二分许","再推两足数十下,用针刺足十指甲内二分许,男左女右,刺之毒血散尽,痧状若失"。可见,古人还用推拿手法将毒血赶到指(趾)末端,再予针刺放血。

7. 与气相关　涉及本类型的古代文献共计 14 条,合 36 穴次。对于其中胸腹气逆导致的昏厥,古人多取**胸腹部穴**,此属局部取穴。如《针灸甲乙经》称:中极主"奔肫,上抢心,甚则不得息,忽忽少气,尸厥";中脘主"心疝气冲冒,死不知人"。《太平圣惠方》谓:气海主"贲豚腹坚,脱阳欲死,不知人,五脏气逆上攻也"。《针灸聚英》记:巨阙主"五脏气相干,卒心痛,尸厥"。

治疗本类型,古人还取**四肢原穴配背俞穴**,此当原穴为人体原气停留之处,背俞与五脏六腑相联之故。如《素问·刺法论》曰:"厥阴失守","厥,大气,身温,犹可刺之,刺其足少阳之所过,次刺肝之俞"。《古今医统大全》云:"暴厥不知人,四肢虽冷,目中精采不变,气虽闭,舌不缩,未出一时,可治,刺之复苏,阳池、心俞。"

此外,《循经考穴编》称:中冲主"中气等证,不省人事","出血为妙"。《针灸内篇》谓：隐白主"气逆，尸厥"。上述"与风相关"中，《针灸资生经》治疗"风中藏，气塞涎上不语"，灸百会、风池等穴。可见古人治疗本类型亦不一定选取胸腹、背俞、原穴等理气之穴，**依然选取头面和四肢部（尤其是末端部）穴**，以求醒脑开窍之效。

8. **与惊恐相关** 涉及本类型的古代文献共计29条，合76穴次。其中，头面、手足、胸脘部分别为21、33、9穴次，分占本类型总穴次的27.63%、43.42%、11.84%，分别高于总体取穴中相应的百分比23.77%、26.02%、9.84%，可见古人治疗本类型**多取头面、手足（尤以末端穴为多）、胸脘部穴**，此当惊恐与脑神及心神相关的缘故。如《扁鹊心书》载："鬼魇着人昏闷，灸前顶穴五十壮。""一小儿因观神戏受惊，时时悲啼，如醉不食，已九十日，危甚，令灸巨阙五十壮，即知人事。"《肘后备急方》言："卒客忤死"，"灸鼻下人中三十壮"，"横度口，中折之，令上头着心下，灸下头五壮"。《针灸大全》语："心惊中风，不省人事：中冲二穴、百会一穴、大敦二穴。"《医学入门》述："灸卒死：一切急魇暴绝，灸足两大指内，去甲如韭叶。"《小儿烧针法》治疗"乌鸦惊"："此症因哺乳被唬"，"闻响即惊，此乃心经有热，烧囟门四点，两口角二点，两肘及手掌心各一点，解溪穴各烧一点，鼻梁上印堂烧一点"。上述"客忤"为小儿受惊吓所致病证；"魇"为噩梦离奇，突然惊觉，皆与惊恐相关。

9. **与虚相关** 涉及本类型的古代文献共计52条，合101穴次，其中小腹部和背部分别为26、18穴次，分占本类型总穴次的25.74%和17.82%，分别高于昏厥总体取穴中相应的百分比11.51%和6.92%，可见古人治疗本类型**多取小腹部和背部穴**，此当小腹部拥有"脐下肾间动气"，而背俞穴与五脏六腑相联的缘故。

取小腹部穴者，如《扁鹊心书》载："脱气而死，急灸关元五百壮。"《针灸捷径》言："治气海虚，阳脱，其状体合无脉，不省人事：神阙、气海、关元。"《针灸聚英》语："滞下昏仆，目上视，溲注汗泄,脉大,此阴虚阳暴绝,得之病后酒色,丹溪为灸气海渐苏。"
《续名医类案》谓:"忽腰痛极,两手撒撒,目开无光,汗出遗尿,喉
声如锯,六脉浮大,此恣欲房劳,而阴阳离决也,以艾灸气海六十
二壮,四肢活动。"由上可见,对于气脱、阳脱、亡阴、亡阳者均可
取小腹部穴。

取背部穴者,如《类经图翼》称:膈俞"血会也,诸血病者,皆
宜灸之,如吐血、衄血不已,虚损昏晕"。又如上述"与寒相关"
中,《古今医统大全》治疗肝、心、脾、肺、肾之"虚"所致"暴厥不
知人",分别刺丘墟配肝俞,阳池配心俞,冲阳配脾俞,合谷配肺
俞,京骨配足少阴之俞。可见除了背俞穴外,古人**还取其表里经
的原穴,以补其原气之不足**。

现代治疗本病用辨证取穴者,如邓世发治疗昏迷患者,分厥、
脱二型。治疗厥证型,针刺手十二井穴、水沟、承浆,其中气实致
厥者,针刺手十二井穴放血,加针足三里、丰隆,用凉泻法;阳热而
厥,针刺手十二井穴、百会、涌泉放血;夹痰而厥者,加针天突、丰
隆用泻法;伤食而厥,加针足三里、上巨虚、下巨虚;气虚而厥者,
加足三里施温针灸,并灸神阙、关元;阴寒而厥,取百会、涌泉、神
阙、关元、四神聪等穴,用灸法或温针灸。治疗脱证型,其中亡阴
证,针刺涌泉、关元、绝骨用补法;亡阳证,重灸神阙,取关元用温
针灸,针涌泉、足三里用烧山火手法;阴阳俱亡证,针涌泉用凉泻
法,加灸神阙。

又如秦亮甫等治疗昏迷,醒脑开窍取人中、劳宫、廉泉、中脘、
风池、合谷、太冲、风府;回阳救逆取神阙、百会、关元;益气补血取
足三里、三阴交、神阙、关元;益气固脱取关元、神阙、足三里、太
溪;止血固脱取脾俞、膈俞、血海、足三里、三阴交;泻火解毒取合
谷、大椎、丰隆、足三里、曲泽、委中(点刺出血);清营凉血取内关、
三阴交、血海、曲泽、委中(点刺出血);清热开窍取人中、合谷、曲
池、百会、太冲、足三里;通腑泄浊取上巨虚、丰隆、大横、天枢;活
血祛瘀取三阴交、太冲、血海、合谷;潜阳息风取合谷、太冲、复溜、

曲池、阳陵泉;泄热存阴取合谷、曲池、三阴交、上巨虚、丰隆;理气豁痰取中脘、膻中、内关、足三里;利水渗湿取水分、三阴交、阴陵泉、阳陵泉、太溪、商阳、神阙。由上可见,**现代治疗本病的辨证取穴较为明确,而古代的取穴不十分明确**,只是在取穴部位或类别方面似有若干差异,这是古今不同的。

【针灸方法比较】

1. **古今均用艾灸**　艾草辛温味香,用火烧之,则可温煦气血,回阳固脱,治疗由伤气、失血、亡阴、亡阳者;在肢体末端等部位的敏感穴位上施直接灸,刺激较强,则有醒脑开窍之效,因此在本病的古、今文献中,涉及艾灸者分别达 194 条次、6 篇次,分列古、今诸法之第一、第三位,分占各自总条(篇)次的 42.36% 和 11.76%,可见**古代比现代更重视采用灸法**。

(1) **古代艾灸取穴**:古人灸治本病**多取胸腹部穴**,其中小腹、胸脘部分别为 75、54 穴次,分占艾灸总穴次的 17.56%、12.65%,高于总体取穴中相应的百分比 11.51%、9.84%,此当胸腹部有"脐下肾间动气""胃募""气会"之故。如《肘后备急方》载:"卒中恶死","灸脐中,百壮也"。《扁鹊心书》记:"太阳","变为阴证,六脉沉细,发厥而死,急灸关元,乃可复生";"一妇人时时死去,已二日矣,凡医作风治之,不效,灸中脘五十壮,即愈";"昏默不省人事","乃思虑太过,耗伤心血,故也,灸巨阙五十壮"。《针灸逢源》述:"中风卒倒不醒","丹田、气海二穴俱连命门,实为生气之海,经脉之本,灸之皆有大效"。

对于外科疾病导致的昏厥,古人则**灸取病变局部穴**,即表 6-3 中的"患部"。如《薛氏医案》载:"有人因剥死牛瞀闷,令看遍身,俱有紫泡,使急灸泡处,良灸遂苏。"《外科理例》记:"一人风犬所伤,牙关紧急,不省人事,紧针患处出毒血,隔蒜灸良久而醒。"

此外,古代艾灸亦取头面、四肢等部穴,尤其重视灸末端部穴〔含头顶部、口部、阴部、指(趾)部等〕,符合上述本病总体取

287

特点。如《续名医类案》叙："左手足不能举,昏沉厥逆,甚危",
"为灸风池、百会、肩井、曲池、间使、三里六穴各数壮,以防中脏之
危"。《寿世保元》称:"一人被人打死或踢死,急救百会穴,在头
顶中,艾灸三壮立苏。"《肘后备急方》谓:"卒死尸厥","灸鼻下
人中七壮,又灸阴囊下,去下部一寸,百壮";"卒中恶死","灸两
足大拇指爪甲后聚毛中,各灸二七壮"。《备急千金要方》言:"卒
忤死,灸手十指爪下各三壮","又灸人中三壮"。《灸法秘传》语:
"尸厥","急宜灸大敦穴"。

（2）古代艾灸方法: 古人治疗本病采用多种艾灸方法,包括
艾炷灸、麦粒灸、隔物灸、"太乙神针"灸、灯火灸、"骑缝灸"、发泡
灸、茵芋灸、醋熏灸,以及烙法等。其中**采用艾炷灸、麦粒灸**者,如
《痧惊合璧》称:"苏厥惊症:今有小儿发热发寒,而且啼哭,一时
死去","将两乳上离一指用二火,脚复下离一指用三火,两脚心
各用一火（手足脚心分左右）";"鲤鱼惊症:今有小儿忽然昏去,
眼目不动,痴迷不语","将两眉下二火,印堂中间一火,当心一
火,脐下离一指一火"。该书在"三火"后阐述为"艾火三炷",可
见该书采用的是艾炷灸,对于小儿则用麦粒灸。

采用隔物灸则可避免皮肤的烫伤,又可发挥艾灸与药物的双
重作用,所隔物品包括盐、姜、葱、蒜、豆豉等。如《类经图翼》曰:
"干霍乱","以细白干盐填满脐中,以艾灸二七壮,则可立苏"。
《针灸逢源》云:"中风卒倒不醒:神阙,用净盐炒干,纳于脐中令
满,上加厚姜一片,灸百壮至五百壮,姜焦则易之。""卒然四肢
厥冷,不省人事,名曰脱阳,俱宜急以葱白紧缚放脐上,以艾火灸
之。"《薛氏医案》语:"治打扑伤损,或虫兽伤破皮肤,风邪入内,
牙关紧急,腰背反张,或遍体麻木,甚至不知人事,用蒜捣烂,涂伤
处,将艾壮于蒜上灸之,多灸为善。""流注久不愈因劳兼怒,忽仆
地昏愦,殊类破伤风","豆豉饼,半载而痊"。

"太乙神针" 即在穴位上铺数层布或纸,将艾绒与药物卷成
的艾条点燃后按在布或纸上,亦可发挥艾灸与药物的双重作用。

如《太乙神针》取大敦治"尸厥如死",《太乙离火感应神针》取涌泉治"神昏目眩,喉风口噤",均用"太乙神针"灸。前面"与痰相关"中,《育麟益寿万应神针》"熨合谷"等穴,该处之"熨",据其上下文,亦属"太乙神针"灸类。

灯火灸则是用灯火对穴位做瞬时的直接点灸,操作迅速,痛苦少,不留瘢痕。如《针灸简易》记:"任督灸痧法","如病人气绝","用灯灸,向病人尾闾灸起,直上玉枕,约五分长一灸,旋过山根,下气海为止"。对于小儿,古人尤其多用灯火灸,清末王君萃还专门编撰《小儿烧针法》一书,其治疗"急惊风":"两眼翻白,面上青筋,气吼,撮口吐沫即死去,用灯火烧眉心、鼻梁下人中、心前各一点";治疗"撒手惊":"双手挂下一撒,咬牙口歪即死,用灯火烧两手劳宫各一点,心前一点,即好";治疗"肚胀夜啼惊":"肚胀如鼓,青筋现露,哭声大叫,一哭一厥,手足热跳","用灯火烧眉心一点,两太阳穴各一点,囟门四点,平心三点,烧脐四点,即愈"。

古人在指(趾)端还**采用"骑缝灸"**,这是将两指(趾)用绳缚在一起,用艾炷灸指(趾)缝上,双穴同时下火,故刺激较强。如《外台秘要》载:"卒死而口噤不开者方:缚两手大拇指,灸两白肉中二十壮。"《针灸捷径》记:"伤寒不省人事:将中指相合,灸中间为妙,灸五十壮。"

古人又**采用发泡灸**。如《针灸治疗实验集》言:"人事不知,呼之不应","断为暑邪霍乱大症","以盐放脐心,放艾灸之,凡六十余壮,皮肤起泡,患者乃呼过热,随去腹痛已止,至四时呕泻全止"。

古人还**采用茵芋灸、醋熏灸**。如《杂证方书第八种》语:"狂言鬼语,睡中魇死,错吞钱铁等,又方,茵芋一枚长二寸,上粗细随时看,令入得耳孔中上,每日侧卧,依此灸二七壮。"现代研究证实,茵芋有兴奋中枢神经系统的作用,将其塞入耳中施灸,则可对大脑起效。又《续名医类案》载:"骆元宾十年患疝","甚至上攻于心,闷绝良久,以热醋熏灸方醒"。此亦可供临床参考。

此外,古代还有采用烙法者,此乃将烧红的器具灼烙相应的穴位,与直接灸有相似之处。如《杂证方书第四种》载:"着黄欲死不识人,烧锁茎令赤,烙脑门下顷。"

对于本病,古人的灸量颇大,可达百壮之多,甚至数百壮,因本病危重,灸量不大不足以起效。如《针灸则》称:"一切顿死者","灸神阙,则至百壮,何限以二三壮"。《罗遗编》谓:"霍乱已死气舍穴:看腹中尚有暖气,即以炒干盐纳满脐中,以艾灸,不计其数。"《扁鹊心书》载:"少阴","发昏谵语,循衣摸床,吐血脉细,乃真气虚,肾水欲涸也","急灸关元三百壮,可保无虞"。《针灸资生经》记:"近世名医遇人中风不省,急灸脐中皆效","医者为灸五百壮而苏"。古代还有根据患者年龄确定艾灸壮数者,即"**随年壮**"。如《肘后备急方》述:"治卒中急风,闷乱欲死方,灸两足大指下横文中,随年壮。"古代施灸又有**使痛者灸至不痛,不痛灸至痛者**。如《扁鹊心书》叙:"余治一伤寒,亦昏睡妄语,六脉弦大","用烈火灸关元穴,初灸病人觉痛,至七十壮遂昏睡不疼,灸至三鼓,病人开眼思饮食"。《类经图翼》称:冈会治"惊痫戴目,昏不识人,可灸二七壮至七七壮,初灸即不痛,病去即痛,痛即罢灸"。古人治疗本病还有**要求灸至汗出者**。如《神灸经纶》谓:"四体如冰,厥逆昏沉,不省人事,脉伏绝者:气海、丹田、关元,用大艾炷灸二七壮,得手足温暖,脉至,知人事,无汗要有汗出,即生。"

为了减少艾灸的疼痛,古代让患者**服用麻醉汤药**。如《扁鹊心书》记:"元气虚弱,或下元虚惫,忧恐太过,损伤心气,致鬼邪乘虚而入,令人昏迷,与鬼交通,当服睡圣散,灸巨阙穴二百壮,鬼气自灭。"其中,"睡圣散"含曼陀罗花和大麻,具麻醉作用。

在大剂量施灸后,为防火气过大,产生不良影响,古人**采用刺血与淋冷水的方法**。如《太平圣惠方》载:百会治疗"角弓反张,羊鸣多哭,言语不择,发时即死","如灸数至一百五,即停,三五日讫,绕四畔,以三棱针,刺令出血,以井华水淋,淋令气宣通,不得一向火灸,若频灸,恐拔气上,令人眼暗"。

（3）**现代艾灸的取穴与方法**:现代用灸法者,如司徒铃治疗昏厥,取百会、大椎、命门、大敦、中脘,用直接灸;张瑞文治疗阳虚昏厥,取百会,施以蚕豆大艾炷不断灸,直到苏厥,配合灸内关、气海、关元;林凌等治晕厥,取百会、足三里,用艾条熏灸;郭建山治疗排尿性晕厥,取百会、关元,用艾条悬灸 3~5 分钟;李全治治疗虚危症,用艾条熏灸命关穴,配合灸关元、中脘、膻中;刘登娥等治疗脑出血脑外伤术后昏迷,取神阙,用温灸器艾灸;前述肖少卿取神阙,施隔盐灸,亦为例。上述**现代直接灸、艾炷灸、隔盐灸是对古代灸法的继承;而艾条灸、温灸器灸在本病古代文献中未见明确记载**;古代的其他隔物灸,以及"太乙神针"、灯火灸、"骑缝灸"等在现代报道不多。由上又可知,现代的艾灸取穴与古代相似,也取头面、胸腹、四肢,以及上背部穴;但**现代灸取四肢末端穴的报道不多**,此与古代是不同的。

2. **古今均用针刺**　针刺可刺激神经以激活大脑功能,因此在本病的古、今文献中,涉及针刺者分别为 78 条次、31 篇次,分列古、今诸法之第二、第一位,分占各自总条(篇)次的 17.03% 和 60.78%,可见**现代比古代重视针刺**,此当现代针具进步与受神经学说影响之故。

（1）**古今针刺的取穴特点**:古代针刺治疗本病共计 247 穴次,其中末端部共 97 穴次,占针刺总穴次的 39.27%,高于总体取穴中相应百分比 36.28%,可见**古代针刺多取末端部穴**(含头顶、口部、阴部和四肢末端),此当与其他方法相比,针刺更重视刺激感应的缘故。除前面"古今均取末端部穴"所述案例外,又如《卫生宝鉴》称:"中风,半身不遂,精神昏愦","刺十二经之井穴,以接经络,翌日不用绳络,能行步"。《针灸治疗实验集》谓:"倏然而绝,举家哀哭,元阶为之针百会及两手井穴","即庆复生"。《针灸集成》记:"尸厥:谓急死也,人中针。"《痧惊合璧》载:"哑瘬痧:刺百会穴,刺顶心,刺眉心,刺印堂,刺两眉梢,刺鼻尖准头穴（须稍偏），刺两耳坠，刺唇上离口角二分，刺下口角离三分，刺地门中","再刺舌两旁并舌尖舌下紫筋","时时痰壅发厥，妄言谵语，大便不通，此症之谓也"。《周氏经络大全》述：会阴治"卒死、溺死者可针"。

现代针刺治疗本病也常取末端部穴,这与古代是吻合的。如陈峰治疗脑挫伤昏迷，取少商、大敦、人中，用针刺捻转；徐振华等治疗心肺复苏后昏迷，取百会、上星、印堂、人中、合谷、太冲、涌泉，用针刺泻法；陈旭军等治疗脑卒中意识障碍，取十三鬼穴，用针刺中等或强刺激（"十三鬼穴"中多数穴位属末端部）。但现代刺阴部穴者不多，这与古代有所不同。

此外，古代针刺亦选取头部、胸腹、四肢、背部之相关穴，符合上述总体取穴特点。如《针灸便用》曰："中风不省人事，针中冲、百会、印堂、大敦、合谷。"《续名医类案》云："忽暴死，梁革曰：此非死，乃尸厥也，刺心及脐下数处。"《针灸大成》言："患危异之疾，半月不饮食，目闭不开久矣，六脉似有如无，此疾非针不苏"，"即针内关二穴，目即开，而即能食米饮"。《西法针灸》语："花风病"，"痉挛卒倒"，"更针下列之部：中极、关元、气海、中脘、巨阙、哑门、大横、日月、心俞、肝俞、脾俞、肾俞、关元俞、胃仓、幽门、肩井。"上述"花风病"似为现代癫病。

现代针刺也取头部与四肢部穴。如现代胡增石等治疗中毒性脑病昏迷，取人中、印堂、太阳、风池、合谷、曲池，用针强刺激；陈业孟等治疗严重脑炎昏迷，针刺百会、四神聪、脑户、水沟、曲池，以及太冲、合谷等穴，用大幅度捻转泻法；张缙治疗高热神昏，取四关，用针刺；宋玉娟等治疗重型脑外伤昏迷，针刺水沟、神门、三阴交、涌泉等。但现代取胸腹和背部穴者不多，这与古代有所不同。

（2）古今针刺的方法特点

1）古今均用强刺激：古今治疗本病均多用针刺强刺激，以求激发大脑潜在功能，达到醒脑开窍的目的。如明代《类经图翼》叙："厥逆：人中（灸七壮，或针入至齿妙）。"人中十分敏感，而针至齿龈，表明刺激之强。又如清代《痧惊合璧》称："闷心痧"，"此症痧毒攻心，发晕闷倒，一时中暑中风，人多不知觉，即时而死"，"挖开牙齿刺舌头尖一针"。舌尖亦为敏感部位，针刺的感应亦强。现代杨新高治疗昏迷，针内关用提插捻转泻法，针人中用重雀啄使流泪，针三阴交用提插补法，令肢体抽动3次，针极泉、尺泽用提插泻法，针委中（仰卧抬腿位）用提插泻法，使肢体抽动3次；陈肖云等治疗脑外科意识障碍患者，取十二井穴，用针刺强刺激手法，针水沟用雀啄刺使眼球湿润；姜国峰救治昏迷，针刺合谷透劳宫，直刺涌泉，交替施予大幅度提插捻转强刺激。

古今针刺的持续时间较长。 如唐代《备急千金要方》曰："卒死，针间使各百余息。"清代《续名医类案》云："部民被殴，死已逾夕"，"针其百会，亦冀万一"，"针至十四针，忽喉中作响，口鼻微有气，诊其脉，脉忽动，乃喜曰：有救矣，至二十一针，则喉间大出声，手足能屈伸"。上述"百余息""十四针""二十一针"均显示针刺时间较长。而现代罗庆道治疗休克昏厥，取人中、少商、中冲、大陵、合谷、足三里，用针刺平补平泻捻转手法，直到患者苏醒为止，亦可见针刺时间之长。

2）**古今均用补泻手法**：古今亦根据虚实采用针刺补泻手法。其中**用泻法者**，如宋代《太平圣惠方》称：百会主"角弓反张，羊鸣多哭，言语不择，发时即死"，"针入二分得气，即泻"。《铜人腧穴针灸图经》谓：丝竹空主"目戴上不识人，眼睫毛倒"，"宜泻不宜补"。近代《针灸治疗实验集》记："重痧症"，"神智昏迷，命属危险"，"将肺俞、心俞、脾俞、肝俞，各泻一针，又中脘、委中、承山、阳辅、内庭，亦各泻一针，不久吐止痛除，挛消神清，气血流通，全身温和"。现代司徒铃治疗昏厥，取人中，用针刺泻法；吕景山治疗癔病性昏厥，取膻中、内关，用针刺泻法。

用补法者，如晋代《肘后备急方》述："卒死尸厥"，"针百会，当鼻中入发际五寸许，针入三分，补之"。元代《磐石金直刺秘传》曰:"尸厥:中极(补)。"《古今医统大全》言:"人中,治气卒倒,手足微温,胸微热者可治,出针扪穴";"兑骨,为少阴之源","用长针,口内温,方刺入三分,徐徐出针,扪其穴,复苏"。其中"兑骨"为神门,"出针扪穴"当属开阖补法。现代肖少卿治疗休克昏迷,取人中、内关、百会、气海、关元,用针刺补法加灸;杨新高治疗昏迷,针三阴交,用提插补法。

用补泻结合者,如明代《医学纲目》语:"气昏晕,夺命(在曲泽上,针入三分,先补,候气回后泻,不可离手,忌灸,如不苏,取脐中)。"《针方六集》载:顶门(囟会)主"中风不省,先泻后补";中冲主"中风不省,先补后泻"。现代赵凤金治疗晕厥,针刺天突用捻转泻法,针刺气海用捻转补法;周兴玮等预防抽取患者鼻腔填塞物时晕厥,针刺百会、印堂、人中,用提插捻转补法,针刺迎香、内关、合谷,则用泻法。

3）古今均用交叉刺穴法:因人体左右对称,经络交叉相联,因此古今均针刺对侧穴位以求疗效。如元代《济生拔粹》谓"治中风气塞涎上,不语昏危者",针刺百会、风池、大椎、肩井、曲池、间使、三里等七穴,"左治右,右治左"。现代于文幸等治疗晕厥,取百会、水沟、内关、合谷,左右交叉取穴,用大幅度提插捻转。

4）**古代针刺配合呼吸**:古人认为呼吸可推动气血运行,而呼吸次数的多少亦表明留针或手法操作的时间长短,在缺乏钟表的古代,这是常用的计时方法,因此古人针刺及其补泻还配合呼吸。如《类经图翼》言:"暴厥不省人事","肺虚者","肺俞,刺入一寸半,得气则补,留三呼,次进一分,留一呼,徐徐出针;合谷,刺三分,得气则补,留三呼,退一分,留一呼,徐徐出针"。(其他各脏虚之补泻呼吸亦类似)《千金翼方》语:"鼻交頞中一穴",治疗"口噤暗倒不识人","针入六分,得气即泻,留三呼,泻五吸,不补"。《太平圣惠方》称:头临泣治"卒不识人,风眩鼻塞,针入三分,留七呼,得气即泻"。而现代文献中针刺配合呼吸的报道较为少见。

5）**古代采用不同针具**:古人又根据不同的针刺部位,**选用大**

小不同的针具。如《针灸则》载:"一切顿死者,以毫针先刺鸠尾、中脘、上脘、梁门、关元、气海,而后以大针刺百会、三里、膏肓、涌泉而有效。"可见针刺腹部用毫针,针刺背部、四肢部和头部用大针。现代未见有类似报道。

6)**现代采用的其他针刺法**:现代治疗本病还采用**鸡爪刺法、苍龟探穴法、平衡针法、子午流注针刺法等**,这些在古代文献中未见记载。如现代赵佩毅治疗癔病性昏迷,取膻中,用鸡爪刺法;虞成英治疗急症晕厥,取合谷、曲池、涌泉、人中、内关,施针刺苍龟探穴针法;张国雄等治疗意识障碍,取平衡针急救(人中沟于鼻中隔连线的中点)、头痛穴(足背第1、2趾骨结合之前凹陷中),施上下提插针刺法;钟彦华治疗颅脑外伤昏迷,用子午流注纳甲法,于相应时辰分别针刺束骨、劳宫、太冲、内关等穴,用针刺捻转补法。

此外,清代《续名医类案》记:"路遇异样,中有血流出。医曰:此尚活,可治也。开视,则弥月妇人,颜色未改,以针针其心,遂产一男,手有针孔,母子俱无恙,其子至今尚存。"此案治疗孕妇难产尸厥,针刺心腹部穴而获救。又《针灸集成》载:"手臂筋挛酸痛,专废食饮,不省人事者:医者以左手大拇指坚按筋结作痛处,使不得动移,即以针贯刺其筋结处,锋应于伤筋则酸痛不可忍处,是天应穴也,随痛随针,神效","针伤筋则即差,针不伤筋即蹇"。本案治疗筋结酸痛致昏厥者,通过针刺该筋结以取效。上述两案姑且录以备考。

3. **古今均用刺血**　中医学认为,本病常由痰浊、邪热、风阳、瘀血内闭所致;西医学认为,代谢产物堆积导致了微循环障碍,脑部血供受阻,甚至出血,造成大脑意识丧失,而刺血则可恢复正常的血液循环,因此在本病的古、今文献中,涉及刺血者分别为39条次、4篇次,分列古、今诸法之第三、第五位,分占各自总条(篇)次的8.52%和7.84%,古今百分比相近。古今刺血均多取末端部穴,古代还取关节部穴,以及病变局部穴。

(1)**古今均刺末端部穴**:古代刺血取末端部共计42穴次(含

四肢末端、头顶部、口部),占本病刺血总穴次的50%。其中**刺四肢末端者**,如《医学纲目》曰:"中风不语,不省人事","十指尖出血"。《针灸大成》云:"凡初中风跌倒,卒暴昏沉,痰涎壅滞,不省人事,牙关紧闭,药水不下,急以三棱针刺手十指十二井穴,当去恶血"。《针灸治疗实验集》称:"重痧症","神智昏迷,命属危险,亟以诸井穴均泻出血"。**刺头顶部穴者**,如《痧惊合璧》谓:"头痛痧:刺百会穴,放两太阳各一针,放左右胁穴内各一针,又放两足大指缝上皮一针(名曰内庭)。此症痧毒中于脏腑之气,闭塞不通,上攻三阳颠顶,故痛入脑髓,发晕沉重,不省人事,名真头痛,朝发夕死,夕发旦死,即刺破颠顶出毒血,以泄其气。"**刺口部穴者**,如《肘后备急方》载:"卒中恶死","视其上唇里弦弦者,有白如黍米大,以针决去之"。《串雅外篇》记:"急痧将死:将口撑开,看其舌处有黑筋三股,男左女右,刺出紫血一点,即愈,刺血忌用针,须用竹箸嵌碎磁碗尖为妙,中间一筋,切不可刺。"

现代刺血亦常取末端部穴,这与古代是相合的。如张缙治疗高热神昏,取十宣以刺血;张连城等治疗中风后意识障碍,点刺少商、大敦出血;陈克琳治疗儿童青紫病(昏迷),取人中、十宣、地仓、承浆、太阳、十趾尖,用三棱针点刺放血,每穴10滴,每10~15分钟放1次;宋玉娟等治疗重型脑外伤昏迷,点刺十宣出血;张忠仁治疗晕厥证,取劳宫、涌泉,用三棱针速刺放血。由上可见,虽然也刺邻近头顶的太阳穴出血,但**现代真正刺头顶部出血者不多**,这与古代有异。

(2)**古代刺关节部穴**:古代刺血取关节部共21穴次,占本病刺血总穴次的25%。前面已述,关节部往往是邪气聚集之处,于此放血则可逐邪苏厥。如《针灸易学》称:"鹰翻,撒嘴心疼昏迷。用针刺膀弯、腿弯出血,以雄黄点之。"《痧惊合璧》治疗"倒经痧"之"昏迷沉重","刺腿弯两针,出紫黑毒血"。而现代刺关节部出血的相关报道较少。

(3)**古代刺病变局部**:古人刺血亦取病变局部。如《灵枢经·癫狂》曰:"脉癫疾者,暴仆,四肢之脉皆胀而纵。脉满,尽刺之出血。"该文所刺者为血脉胀满之所。前面"与瘀相关"中,《针灸简易》"观病人心背四肢,如有红点毒筋,急宜用针挑破",其之"红点毒筋"即皮肤上的阳性反应点。而《外科理例》治疗"腹痛""咽喉肿痛""因杖,臀膝俱溃""风犬所伤"所致昏厥,均刺病灶局部,排出瘀血、脓血,以求苏厥之效。现代刺病变局部出血的报道亦较少。

（4）**古代的刺血工具**:除普通毫针外,古人还使用三棱针、碎磁碗尖、阴针、锥针、银簪、葱等。如上述刺指末端穴出血中,《针灸大成》"以三棱针刺手十指十二井穴,当去恶血";上述刺口部穴出血中,《串雅外篇》"用竹箸嵌碎磁碗尖";上述"与瘀相关"中,《针灸简易》治疗"不省人事",用阴针刺破放血,该文还配合了推拿手法,先用推拿将毒血赶到指(趾)末端,再予针刺,放出毒血。又如《火灸疗法》云:"治疗昏厥后仰","以突厥地方的锥针,割刺放血也可以"。《串雅外篇》言:"陡然即死者,名旺痧,将本人口内,用铁器撬开,以银簪刺下小有筋,血出即活,不可刺正中。"此外,古人还用葱刺鼻或耳,使目、耳、鼻出血,以求醒脑之效。如《外台秘要》语:"卒死","奄忽而绝,皆是中恶之类疗方,取葱刺鼻,令入数寸,须使目中血出乃佳,一云耳中血出佳","以葱刺耳,耳中鼻中血出者勿怪,无血难疗之"。而现代刺血的工具则以三棱针为多。

此外,前人还记载了**误用刺血而加重病情者**。如民国初期《针灸治疗实验集》治疗"绞肠痧","用三角针全身刺出血后,刻发寒热,四肢厥冷,唇口清白,神气昏乱","用毫针刺天枢穴泻,三阴交泻,足三里泻,中脘先泻后补,病去一大半,再刺腹结穴,腹内浊走动,遂即睡眠一时,神气清爽,疼痛除净"。本案误用刺血而导致昏厥,当引起临床的警惕,后用针刺方得缓解。

4. 古今均用推拿 昏厥往往突然发生,现场不一定有针刺工具,而推拿则不需要针具,可立即施行,通过**捏、掐等手法**,刺

激穴位以醒神苏厥，故常被古今临床所采用。如清末《小儿烧针法》治疗"迷魂惊"："此症昏沉恍惚，人事不知"，"先捏眉心、人中"。现代许式谦治疗和预防癔病性昏厥，取百会、风府，用指压；李泾渭等治疗昏迷，取人中、百会、内关、合谷，用指压；吴艳琴等治疗耳穴压丸引起晕厥，取人中、内关，用指掐压；张彪治疗癔病性昏迷，取翳风穴，以手指用力点按；重庆市中医研究所介绍万云程抢救昏迷患者的经验，取经外奇穴"六警钟"穴：金钟（鼻中隔正中）、龙池（后发际下5分，左右旁开5分）、金鼎（尺泽与曲泽之间下3分）、阳溜（足三里下1.5寸，外开1寸）、上丘（足外踝上前边缘处）、回精（腹股沟内侧端横纹尽处下四横指，大腿内侧两大筋间），用推拿强刺激按掐提拿等手法。为了加强对穴位的刺激，**古人还用牙咬**。如《寿世保元》治疗"中恶魇死者，不得近前呼叫，但唾其面，不醒，即咬脚跟及拇趾"。在本病的古、今文献中，涉及推拿者分别为13条次、5篇次，分列古、今诸法之第五、第四位，分占各自总条（篇）次的2.84%和9.80%，可见**现代百分比高于古代**。

　　古人还**按摩皮部经筋**，通过改善血液循环以治疗本病。如《小儿烧针法》治疗"缩纱惊"："人事昏迷，四肢软弱，如坐地上，先用生姜、食盐、香油、宫粉和匀，遍体推挪"；治疗"慢惊风"，"若厥去，捏住眉心，治法当用菜油、潮粉于太阳穴、心前、浑身推挪"。《西法针灸》治疗"花风病"，"神经痛，运动知觉，两皆麻痹，痉挛卒倒"，"按摩胸、腹、腰部及头颈部"。现代通过按摩全身穴位以治疗本病的报道不多。

　　为了改善微循环，**古人还用拍击法**，击破瘀阻的毛细血管，使瘀血被排出，恢复正常的微循环。如《针灸易学》治疗"蚊子翻"之昏厥，"用烧酒拍心口至红住手"；前述治疗"穿心翻"，"用朽箸子打眉心及盘曲池"。而现代用拍击法的报道亦为少见。

　　5. 古代采用熨法　古人亦采用大面积的热疗法——熨法，以发挥温阳活血苏厥的作用，共计达17条次之多，列诸法之第四位。而现代用熨法治疗本病的报道较少。古人所用熨烫工具和介质包括熨斗、热容量较大的物质(加热后的食盐、净土、瓦、浓醋拌麸等)、温性药物(加热后的葱、吴茱萸、艾、陈酽醋炒韭菜根，还有丁香、荜茇、干姜、牡蛎等)，熨烫的部位包括脐部、胁部、堕落伤损部、心部、阴部等。

熨脐部穴者，如《针灸资生经》言："治气虚阳脱，体冷无脉，气息欲绝，不省人事，及伤寒阴厥，百药不效，葱熨法，葱以索缠如盏许大，切去根及叶，惟存白长二寸许，如大饼锭，先以火炳一面令通热，又勿令灼人，及以热处搭病人脐连脐下，其上以熨斗满贮火熨之，令葱饼中热气熨入肌肉中。"《奇效良方》语："小儿中寒腹痛，手足厥冷，寒颤口噤，晕闷"，"用食盐同茱萸炒，装绢袋内，熨儿脐腹上下"。《薛氏医案》载："手撒眼闭，汗出如雨，急炒热艾，频熨脐腹及气海穴。"《寿世保元》记："气不归元，死在须臾，诸药不救，余以韭菜根捶烂，入陈酽醋炒热，绢包熨脐下"；"脱阳症，多因大吐大泻之后，四肢逆冷，元气不接，不省人事"，"用炒盐熨脐下气海，勿令气冷"。在本病的诸熨法中，用葱熨脐部者较多，共 5 条次，列诸熨法之首。

熨其他部位者，如《神灸经纶》称："扁鹊治虢太子疾，取三阳五会，更熨两胁下，即苏。"《备急千金要方》治疗"卒死无脉"则"炙熨斗熨两胁下"。《千金宝要》谓："凡堕落伤损欲死，取净土五升，蒸之令溜(疑为'温'之误)，分半，以故布数重裹之，以熨病上，勿令大热，恐破肉，冷则易之"；"热暍著，热死者"，"屋上南畔瓦，热熨心，冷易之"。《济生拔粹》载："活人阴证，诸药不效，并汤水不下，身冷脉绝，气息短，不知人，用葱熨法，莫若用浓醋拌麸炒热，注布袋中蒸熨，比上法尤速；一法用丁香、荜拨、干姜、牡蛎烧粉，手心中以唾津调如泥，以手掩其阴，至暖汗出为度。"

6. 古代采用热敷　对于由阴寒内盛，体质虚弱，微循环障碍所出现的昏厥，古人亦用热敷以温阳益气，改善微循环。热敷与上述熨法相似，但较为温和。如前述"与暑相关"中，《医说》治疗"暑月热倒人,昏迷闷乱",用热敷热淋即为例。又如《针灸治疗实验集》治疗"绞肠痧","腹痛如绞,睾丸缩入,四肢厥冷,胃呃呕,欲吐不能,欲泻不得,沉昏不省人事","用白布一方,橘叶刀切碎,食盐炒热,敷于橘叶与布上,按置脐中"。现代采用热敷的报道也不多。

7. 古代采用吹耳法　古代还有用竹管吹耳法者。如《针灸大成》载:"尸厥,身脉动,不知人事","以竹管吹两耳,经指掩管口,勿泄气,必须极吹蹙,才脉络通,每极三度"。古人治疗自溢者也用类似方法。这一方法现代采用者不多,尚需研究,以证其效。

8. 现代发展的方法　现代本病临床还采用电针、穴位注射、皮肤针、拔罐、微针系统等方法。这些在古代文献中未见记载,当是现代针灸工作者的发展。

（1）**电针**:电针乃现代电子技术与针灸相结合的产物,可对神经产生持久的刺激,节省了手工操作的劳力,故常被本病临床所采用,共计7篇次,列现代诸法之第二位。如陈忠康治疗醒状昏迷,取百会,以及项部穴风府、风池、翳风,用电针疏密波刺激;宋玉娟等治疗重型脑外伤昏迷,取内关与劳宫,头针额中线(齐刺法),均用电针刺激;刘朝生等治疗颅脑损伤昏迷,针刺百会、神庭、人中、内关,配顶颞斜线、肩髃、曲池、合谷、髀关、梁丘、足三里、丘墟、三阴交,接电针仪疏密波30分钟;关建敏治疗心肺复苏后深度昏迷,取劳宫、涌泉、百会、风池、关元、足三里,用提插捻转强刺激,接低频脉冲电1小时,每天1次。

（2）**穴位注射**:如朱乃理治疗麻醉意外心跳骤停复苏后昏迷,取风府、心俞、肝俞、足三里,注入当归注射液、维生素 B_1、维生素 B_{12};周金华等治疗癔病性晕厥,取内关、神门,注入复方丹参注射液;何竟等治疗颅脑外伤后昏迷,取哑门、百会,注入乙酰谷酰胺,取肾俞、足三里,注入生脉注射液。

（3）**皮肤针**:如汪金娣治疗外伤性昏迷,用皮肤针叩刺眼眶四周、三叉神经部位、额部、头侧部、胸肋间隙、背部督脉和膀胱经部位、四肢肘膝以下诸经穴。

（4）**拔罐**：如张缙治疗高热神昏，取背俞诸穴，用圆利针点刺，并予走罐。

（5）**微针系统**：包括**头针、耳穴、腹针**等疗法。如张连城等治疗中风后意识障碍，针刺头针顶中线、顶旁线、顶斜1线、顶斜2线，用提插手法，每穴行针30秒，留针30分钟，上下午各针1次，左右交替取穴；何竟等治疗颅脑外伤后昏迷，取头穴运动区，用针刺捻转手法；陈作慎治疗昏厥，针刺耳穴神门，用200次/min的频率持续捻转，直至清醒，亦可用拇食指切压；王秀洁等治疗黏液性水肿昏迷（甲减性昏迷），针刺耳穴心、脑、下屏尖、神门；徐振华等治疗心肺复苏后昏迷，取耳穴脑干、皮质下、神门、心、交感，用王不留行贴压；刘登娥等治疗脑出血脑外伤术后昏迷，刺腹针滑肉门、外陵，配合刺水沟、百会。

【结语】

根据上述对古今文献的统计与分析结果，兹提出治疗昏厥的参考处方如下（无下划线者为古今均用穴，下划曲线者为古代所用穴，下划直线者为现代所用穴）：①肢体末端部穴，包括头顶部百会、印堂、囟会、太阳，口部水沟、廉泉，四肢末端部涌泉、大敦、中冲、隐白、少商、厉兑、十宣、劳宫、行间等，以及阴部之穴；②头面部穴风池、哑门等；③手足部穴合谷、太冲、神门等；④胸腹部穴神阙、中脘、关元、气海、巨阙、中极、大横等；⑤上背部穴肩井等；⑥腿阳面穴足三里、丰隆、阳陵泉等；⑦臂部穴曲池、间使、内关等。此外，还可选取三阴交、患部穴。临床可根据病情，在上述处方中选用若干相关穴位。

治疗与寒相关者，可取小腹部、胸脘部穴，以及背俞和四肢原穴；与热相关者，可取肢体末端部（含头面部）与关节部穴；与暑相关者，可取脐部穴；与风相关者，可取阳面穴和上半身穴，尤其是其中头面部穴；与痰相关者，可取胸脘与上背部穴；与瘀相关者,可刺肢体表面的斑点或暴露的青筋,以及关节部、指(趾)端出血;与气相关者,可取胸腹部穴,四肢原穴配背俞穴;与惊恐相关者,可取头面、手足末端穴、胸脘部穴;与虚相关者,可取小腹部和背部穴,以及表里经的原穴。

　　临床可用艾灸,包括艾炷灸、麦粒灸、隔物灸、"太乙神针"灸、灯火灸、"骑缝灸"、发泡灸、茵芋灸、醋熏灸,以及艾条灸、温灸器灸等,灸量宜大;亦可采用针刺,包括补泻手法、交叉刺穴,以及鸡爪刺、苍龟探穴、平衡针、子午流注针刺等法,当用强刺激和持续刺激,也可配合呼吸;还可采用刺血、推拿、熨法、热敷,以及电针、穴位注射、皮肤针、拔罐、微针系统(含耳穴、头针、腹针)等方法。

历代文献摘录

［晋代及其以前文献摘录］

　　《素问·刺疟》:"肝疟者……其状若死者,刺足厥阴见血。"

　　《素问·厥论》:"巨阳之厥……发为眴仆。""太阳厥逆,僵仆,呕血善衄,治主病者。"

　　《素问·缪刺论》:"邪客于手足少阴太阴足阳明之络……令人身脉皆动,而形无知也,其状若尸,或曰尸厥,刺其足大指内侧爪甲上,去端如韭叶,后刺足心,后刺足中指爪甲上各一痏,后刺手大指内侧,去端如韭叶,后刺手心主,少阴锐骨之端,各一痏,立已;不已,以竹管吹其两耳,鬄其左角之发,方一寸,燔治,饮以美酒一杯。"

　　《素问·刺法论》:"厥阴失守……厥,大气,身温,犹可刺之,刺其足少阳之所过,次刺肝之俞。""人病心虚……令人暴亡,可刺手少阳之所过,复刺心俞。""人脾病……令人暴亡,可刺足阳明之所过,复刺脾之俞。""人肺病……令人暴亡,可刺手阳明之所过,复刺肺俞。""人肾病……致暴亡,可刺足太阳之所过,复刺肾俞。"

《灵枢经·五邪》:"邪在心,则病心痛喜悲,时眩仆,视有余不足而调之其输也。"

《灵枢经·癫狂》:"脉癫疾者,暴仆,四肢之脉皆胀而纵。脉满,尽刺之出血,不满,灸之挟项太阳,灸带脉,于腰相去三寸。"

《金匮要略·杂疗方》:"救卒死而张口反折者方,灸手足两爪后十四壮了,饮以五毒诸膏散。""救卒死而四肢不收失便者方……灸心下一寸,脐上三寸,脐下四寸各一百壮,差。"

《脉经》(卷十):"前部左右弹者,阳跷也……僵仆,羊鸣,癑痹,皮肤身体强,痹,直取阳跷,在外踝上三寸,直绝骨是也。""从少阴斜至太阳,是阳维也,动苦颠,僵仆,羊鸣……直取客主人,两阳维脉,在外踝绝骨下二寸。"

《针灸甲乙经》(卷七·第一中):"热病,胸中澹澹,腹满暴痛,恍惚不知人……巨阙主之。"

《针灸甲乙经》(卷七、第二):"热病汗不出,衄衄,眩,时仆……厉兑主之。"

《针灸甲乙经》(卷七·第四):"寒热,僵仆……大杼[一本作椎]主之。"

《针灸甲乙经》(卷八·第二):"忽忽少气,尸厥……中极主之。"

《针灸甲乙经》(卷九·第二):"心疝气冲冒,死不知人,中脘主之。"

《针灸甲乙经》(卷九·第五):"色苍苍然,太息,如将死状……中封主之。"

《针灸甲乙经》(卷十一·第二):"癫疾呕沫,暂起僵仆……囟会主之。""癫疾僵仆,目妄见,恍惚不乐……络却主之。""癫疾僵仆……完骨及风池主之。""瘛疭泣出,死不知人,肺俞主之。""癫疾,狂瘛疭,眩仆……听宫主之。""狂仆,温溜主之。""癫狂,互引僵仆,申脉主之,先取阴跷,后取京骨,头上五行。""癫疾,僵仆，转筋，仆参主之。"

《针灸甲乙经》（卷十一·第三）："尸厥，死不知人，脉动如故，隐白及大敦主之。""恍惚尸厥，头痛，中极及仆参主之。""尸厥暴死，金门主之。"

《肘后备急方》（卷一·第一）："卒中恶死……视其上唇里弦弦者，有白［一本作青息肉］如黍米大，以针决去之……灸其唇下宛宛中，［一本有'名'字］承浆穴，十壮，大效［一本作良］……以［一本有'细'字］绳围其［一本作死］人肘腕［一本有'中'字］，男左女右，［一本有'毕'字］伸绳从背上大椎度，以下［一本有'行脊上，灸绳头（一云五十壮）'十一字］，又从此灸，横行各半绳。此凡［一本有'法'字］三灸，各［一本有'灸'字］三［一本有'壮'字］即起。……令［一本有'人痛'二字］爪其［一本作病］人人中，取醒；不［一本有'起'字］者，卷其手，灸下文头，随年壮……灸鼻［一本有'下'字］人中三壮。……灸两足大［一本作拇］指爪［一本有'上'字］甲［一本有'后'字］聚毛中，［一本有'各灸二'三字］七壮，［一本有'即愈'二字］，此华佗法（一云三七壮）……灸脐中，百壮也。"

《肘后备急方》（卷一·第二）："卒死尸厥……灸鼻［一本有'下'字］人中七壮，又灸阴囊下，去下部一寸，百壮；若妇人灸两乳中间，又云爪刺人中良久，又针人中至齿，立起。此亦全是魏大夫传中扁鹊法……以绳围其臂腕，男左女右，绳从大椎上度，下行脊上，灸绳头五十壮，活，此是扁鹊秘法……针百会，当鼻中入发际五寸许，针入三分，补之；针足大指甲下肉侧，去甲三分；又针足中指甲上各三分，大指之内去端韭叶［一本有'许'字］；又针手少阴锐骨之端各一分……灸膻中穴二十八壮。"

《肘后备急方》（卷一·第三）："卒客忤死……灸鼻［一本有'下'字］人中三十壮［一本有'愈'字］……以绳横度其人口，以度其脐，去四面各一处，灸各三壮，令四火俱起，差……横度口，中折之，令上头着心下，灸下头五壮［一本有'也'字］……华佗

304

[一本有'治'字]卒中恶，短气欲死[一本有'绝方'二字]，灸足两拇指上甲后聚毛中，各十四壮，即愈；未差，又灸十四壮。"

《肘后备急方》(卷二·第十二)："治霍乱神秘起死灸法，以物横度病人口[一本作人]中，屈之。从心鸠尾飞度以下，灸[一本有'度下头五壮；横度左右复灸五壮。此三处并当'十八字]先灸中央毕，更横度左右也……灸脊上，以物围，令正当心厌，又夹脊左右一寸，各七壮。是腹背各灸三处。""华佗治霍乱已死，上屋唤魂[一本有'者'字]。又以诸治皆至而犹不差者[一本有'方'字]，捧病人覆[一本作腹]卧之，伸臂对以绳，度两[一本有'头'字]肘尖头，依绳下夹背脊大骨空[一本作穴]中，去脊各一寸，灸之百壮，[一本有'无不活者，所谓灸肘椎空囊归'十二字]，不治者，可灸肘椎，已试数百人，皆灸毕即起坐。"

《肘后备急方》(卷三·第十九)："治卒中急风，闷乱欲死方，灸两足大指下横文中，随年壮。""[一本有'治中风'三字]不识人者[一本有'方'字]，灸季胁头，各七壮，此胁小肋屈头也。"

[南北朝、唐代文献摘录]

《龙门石刻药方》(医心方录)："疗卒死方……以葱黄心刺鼻中，入七八寸，男左女右，立验。"

《备急千金要方》(卷五上·第三)："肾痛之为病，面黑，正直视不摇如尸状，灸心下二寸二分三壮，又灸肘中动脉各二壮，又灸足太阳、少阴各二壮。""治小儿暴痫者，身躯正直如死人，及腹中雷鸣，灸太仓及脐中上下两旁各一寸，凡六处，又灸当腹度取背，以绳绕颈下至脐中竭，便转绳向背，顺脊下行，尽绳头，灸两傍各一寸五壮。"

《备急千金要方》(卷八·第二)："治久风，卒风，缓急诸风，卒发动不自觉知……始觉发动，即灸神庭，次灸曲差，次灸上关，次灸下关，次灸颊车，次灸廉泉，次灸囟会，次灸百会，次灸本神，次灸天柱，次灸陶道，次灸风门，次灸心俞，次灸肝俞，次灸肾俞，次灸膀胱俞,次灸曲池,次灸肩髃,次灸支沟,次灸合谷,次灸间使,次灸阳陵泉,次灸阳辅,次灸昆仑。""治卒病恶风,欲死不能语,及肉痹不知人,灸第五椎,名曰藏输,百五十壮,三百壮。"

《备急千金要方》(卷八·第六):"风入藏,使人瘖痖卒死,口眼相引,牙车急,舌不转,喝僻者,与伏龙肝散和鸡冠血及鳖血涂,干复涂,并灸吻边横文赤白际,逐左右,随年壮报之,至三报,三日不差,更报之。"

《备急千金要方》(卷十四·第五):"邪病卧瞑瞑,不自知,风府主之,一名鬼穴。""狂走癫厥如死人,灸足大指三毛中九壮。"

《备急千金要方》(卷二十·第六):"霍乱已死有暖气者,灸承筋……又以盐内脐中灸二七壮。"

《备急千金要方》(卷二十五·第一):"卒死无脉……灸熨斗熨两胁下。""卒死,针间使各百余息,又灸鼻下人中,一名鬼客厅。""卒忤死,灸手十指爪下各三壮……又灸人中三壮,又灸肩井百壮,又灸间使七壮,又灸巨阙百壮。"

《备急千金要方》(卷三十·第四):"阴跷主风暴不知人,偏枯不能行。""风池、听会、复溜,主寒热,癫仆。""百会、玉枕,主卒起僵仆。""通天、络却,主暂起僵仆。"

《千金翼方》(卷二十六·第七):"鼻交頞中一穴,针入六分,得气即泻,留三呼,泻五吸,不补,亦宜灸,然不如针,此主癫风,角弓反张,羊鸣……口噤暗倒不识人。"

敦煌医书《火灸疗法》P·T127:"热症入血……妇女产后受风,发烧致使神志昏愦,腹部肿胀和尿闭,于肚脐上侧量一指,火灸十三壮即可治愈。""头部中风,眩晕疼痛,被瘟疫所传染,以致昏迷,脑髓脉络衰退,头部外伤,于头顶向后至枕骨突起处,火灸九壮,即可治愈。""中风,脸部歪斜浮肿,上牙风症和虫蛀,致使神志昏迷,于腮骨如卵石处,火灸五壮,即可治愈。""染上瘟疫,昏迷不醒……于枕骨突出处,火灸九壮,即可治愈。""脑炎[一本此处译作'头刺痛'],昏厥后仰等症状,称为瘟热症,得病后第三天，于头顶囟门火灸七壮。于枕骨结突起处，火灸九壮，治疗昏愦……如果仍然昏迷不醒，于胸窝正后方脊背的'海鸟细木'和'布玛'两处，直接火灸十五壮。""治疗昏厥后仰，于颈椎骨至'海鸟细木'每一椎节火灸五壮，再于左右短肋与胸窝之间，各火灸五壮，或以突厥地方的锥针，割刺放血也可以。"

敦煌医书《杂证方书第四种》："着黄欲死不识人，烧锁茎令赤，烙脑门下顷。"

敦煌医书《杂证方书第八种》："睡中魇死，错吞钱铁等，又方，茵芋一枚长二寸，上粗细随时看，令入得耳孔中上，每日侧卧，依此灸二七壮，伐仍须使人审看，差即休灸，不然恐伤过。"

《外台秘要》（卷二十八·中恶方）："崔氏疗卒中恶气绝方……灸右肩高骨上，随年壮。""卒死……奋忽而绝，皆是中恶之类疗方，取葱刺鼻，令入数寸，须使目中血出乃佳；一云耳中血出佳，此扁鹊法。"［本条原出《肘后备急方》］

《外台秘要》（二十八·卒死方）："卒死……以葱刺耳，耳中鼻中血出者勿怪，无血难疗之……亦疗自缢死，此扁鹊法。""又卒死而口噤不开者：缚两手大拇指，灸两白肉中二十壮。""《集验》疗卒死无脉，无他形候，阴阳俱竭故也方……又灸熨斗以熨两胁下，针两间使各百余息，灸人中。""凡尸厥如死，脉动如故，此阳脉下坠，阴脉上争，气闭故也，疗方，灸百会百壮，针入三分补之。""尸厥……针足中指头去甲如韭叶，并刺足大指甲下内侧，去甲三分。"

《外台秘要》（卷三十九·第六）："厉兑……尸厥口噤气绝，脉动如故，其形无知，如中恶状。"

［宋、金、元代文献摘录］（含同时代外国文献）

《太平圣惠方》（卷九十九）："百会……角弓反张，羊鸣多哭，言语不择，发时即死，吐沫……针入二分得气，即泻，如［一本作加］灸数至一百五，即停，三五日讫，绕四畔，以三棱针，刺令出血，以井华水淋,淋令气宣通,不得一向火灸,若频灸,恐拔气上,令人眼暗。"[本条原出《铜人针灸经》(卷一)]"神庭……风痫,癫风不识人,羊鸣,角弓反张,披发而上歌下哭,多学人言语,惊悸不得安寝,当灸之,日灸二七壮至百壮,病即止,禁不可针,若针即发其病。""[头]临泣……卒不识人,风眩鼻塞,针入三分,留七呼,得气即泻。""巨阙……霍乱不识人。"[上三条原出《铜人针灸经》(卷三)]"当阳:在当童人直上入发际一寸,是穴理卒不识人。"

《太平圣惠方》(卷一百):"厉兑……尸厥如死,不知人。""魂户……尸厥走疰。""巨阙……霍乱吐利不止,困顿不知人。""禾聊……尸厥。""攒竹……但是尸厥,癫狂病,神邪鬼魅,皆主之。""气海……脱阳欲死,不知人,五脏气逆上攻也。""猪[原作诸,据义改]痫病,如尸厥吐沫,灸巨阙穴三壮。"

《铜人腧穴针灸图经》(卷三·偃伏头):"囟会……戴目上,不识人。""五处……目戴上,不识人。""[头]临泣……卒中风不识人。"

《铜人腧穴针灸图经》(卷三·正面部):"丝竹空……目戴上不识人……宜泻不宜补。"

《铜人腧穴针灸图经》(卷四·肩膊部):"肩井……若刺深,则令人闷倒不识人,即速须三里下气,先补不泻,须臾平复如故,凡针肩井,皆以三里下其气。"

《琼瑶神书》(卷三·四十三):"中冲……昏闷不省,决人生死。"

《琼瑶神书》(卷三·四十九):"公孙……昏迷不省人事,泻之。"

《圣济总录》(卷一百九十四·治中恶):"尸厥者,灸厉兑二穴。"

《西方子明堂灸经》(卷六·足太阳):"昆仑……转筋尸厥,中恶吐逆。"

《子午流注针经》(卷下·足厥阴):"大敦……中热尸厥如死状。"

《子午流注针经》(卷下·足阳明):"厉兑……尸厥口噤腹

肠滑。"

《扁鹊心书》(卷上·要知缓急):"余治一伤寒,亦昏睡妄语,六脉弦大……用烈火灸关元穴,初灸病人觉痛,至七十壮遂昏睡不疼,灸至三鼓,病人开眼思饮食,令服姜附汤,至三日后方得元气来复,大汗而解。"

《扁鹊心书》(卷上·黄帝灸法):"妇人无故风搐发昏,灸中脘五十壮。""鬼魇着人昏闷,灸前顶穴五十壮。"

《扁鹊心书》(卷上·窦材灸法):"伤寒少阴证,六脉缓大,昏睡自语,身重如山,或生黑靥,噫气吐痰,腹胀,足指冷过节,急灸关元三百壮可保。""尸厥不省人事,又名气厥,灸中脘五十壮。""昏默不省人事,饮食欲进不进,或卧或不卧,或行或不行,莫知病之所在,乃思虑太过,耗伤心血,故也,灸巨阙五十壮。"

《扁鹊心书》(卷中·太阳见证):"太阳……变为阴证,六脉沉细,发厥而死,急灸关元,乃可复生。"

《扁鹊心书》(卷中·少阴见证):"少阴……若作阳证,误服凉药,以致发昏谵语,循衣摸床,吐血脉细,乃真气虚,肾水欲涸也……急灸关元三百壮,可保无虞。"

《扁鹊心书》(卷中·阳明见证):"阳明……若果发昏厥,两目枯陷,不能升者,急灸中脘五十壮。"

《扁鹊心书》(卷中·阴毒):"阴毒:或肾虚人,或房事后,或胃发冷气,即腹痛烦躁,甚者囊缩昏闷而死,急灸关元一百壮,内服姜附汤、保元丹,或救一二。"

《扁鹊心书》(卷中·肺伤寒):"肺伤寒……若素虚之人,邪气深入则昏睡谵语,足指冷,脉浮紧,乃死证也,急灸关元三百壮,可生。""一人患肺伤寒……至五日,昏睡谵语,四肢微厥,乃肾气虚也,灸关元百壮,服姜附汤始汗出,愈。"

《扁鹊心书》(卷中·洗头风):"洗头风:凡人沐头后,或犯房事,或当风取凉,致贼风客入太阳经,或风府穴,令人卒仆,口牙皆紧,四支反张,急服姜附汤,甚者灸石门穴三十壮。"

《扁鹊心书》(卷中·厥证):"一妇人产后发昏……令灸中脘穴五十壮,即日而愈。""一妇人时时死去,已二日矣,凡医作风治之,不效,灸中脘五十壮,即愈。"

《扁鹊心书》(卷中·气脱):"脱气而死,急灸关元五百壮,服霹雳汤、姜附汤、金液丹,久久而愈。"

《扁鹊心书》(卷中·邪祟):"元气虚弱,或下元虚惫,忧恐太过,损伤心气,致鬼邪乘虚而入,令人昏迷,与鬼交通,当服睡圣散,灸巨阙穴二百壮,鬼气自灭,服姜附汤而愈。"

《扁鹊心书》(卷中·心痛):"若脾心痛发而欲死,六脉尚有者,急灸左命关五十壮而苏。"

《扁鹊心书》(卷中·神疑病):"一小儿因观神戏受惊,时时悲啼,如醉不食,已九十日,危甚,令灸巨阙五十壮,即知人事。""一人功名不遂,神思不乐,饮食渐少,日夜昏默,已半年矣,诸医不效,此病药不能治,令灸巨阙百壮,关元二百壮,病减半,令服醇酒,一日三度,一月全安,盖醺酣忘其所慕也。"

《扁鹊心书》(卷下·妇人卒厥):"妇人卒厥……灸中脘即愈。"

《针灸资生经》(卷一·腹部):"近世名医遇人中风不省,急灸脐中皆效;徐伻卒[一本为'平'字]中不省,得桃源簿为灸脐中百壮,始苏……郑纠云,有一亲卒中风,医者为灸五百壮而苏,后年余八十。"

《针灸资生经》(卷三·虚损):"中风不省人事等疾,宜灸神阙。"

《针灸资生经》(卷四·癫疾):"有人患痫疾,发则僵仆在地,久之方苏。予意其用心所致,为灸百会,又疑是痰厥致僵仆,为灸中管,其疾稍减,未除根也。后阅《脉诀》后,通真子有爱养小儿,谨护风池之说,人来觅灸痫疾,必为之按风池穴,皆应手酸疼,使灸之而愈。"

《针灸资生经》(卷四·中风):"灸风中藏,气塞涎上不语,极危者,下火立效,其状觉心中愦[一本作溃]乱,神思不怡,或手足麻,此将中藏之候,不问风与气,但依次自上及下,各灸五壮,日别灸，随年壮，凡遇春秋，常灸以泄风气，素有风人，可保无虞，此能灸暴卒，百会、风池、大椎、肩井、曲池、间使、足三里，共十二穴。"

《针灸资生经》(卷五·尸厥)："有贵人内子产后暴卒，急呼其母为其办后事，母至，为灸会阴、三阴交各数壮而苏，母盖名医女也。"

《针灸资生经》(卷七·伤寒)："指迷方，灸阴毒伤寒法……向暗不语，以生葱约十余茎去根粗皮颠倒，纸卷，径阔二寸，勿令紧，欲通气，以快刀切，每一饼子高半寸，安在脐心，用熨斗火熨，葱软易之，不过十余次，患人即苏，后服正气药。"

《针灸资生经》(卷七·伤寒)："治气虚阳脱，体冷无脉，气息欲绝，不省人事，及伤寒阴厥，百药不效，葱熨法，葱以索缠如盏许大，切去根及叶，惟存白长二寸许，如大饼馓，先以火烓一面令通热，又[原作艾，据《苏沈良方》改]勿令灼人，及以热处搭病人脐连脐下，其上以熨斗满贮火熨之，令葱饼中热气熨入肌肉中，须预作三四饼，一饼坏不可熨，又易一饼，良久，病人当渐醒，手足温，有汗则差，更服四逆汤辈，温其内，万万无忧。"[原出《苏沈良方》(卷三·葱熨法)]

《千金宝要》(卷一·第三)："热暍著，热死者，取道上热尘，以壅心上，若少冷即易，气通即止。又方仰卧暍人，热土壅脐上，令人尿之，脐中温，即愈……但以热土及熬灰土壅脐上，佳。""热暍著，热死者……屋上南畔瓦，热熨心，冷易之。"

《千金宝要》(卷二·第七)："凡堕落伤损欲死，取净土五升，蒸之令溜，分半，以故布数重裹之，以熨病上，勿令大热，恐破肉，冷则易之，取痛止则已，凡有损伤，以此法治之神效，已死不能言者亦活，三十年者亦差。"

《医说》(卷二·脚气灸风市)："蔡元长知开封，正据案治事，忽觉如有虫自足心行至腰间，即坠笔晕绝，久之方苏……俞曰，此真脚气也，法当灸风市为灸一壮，蔡晏然复常，明日病如初，再呼俞，曰，欲除病根，非千艾不可，从其言，灸五百壮，自此遂愈。"

《医说》(卷二·尸厥)："扁鹊乃使弟子子阳厉针砥石,以取外三阳五会,有间太子苏,乃使子豹为五分之熨,以八减之剂和煮之,以更熨两胁下,太子起坐。"

《医说》(卷十·夏月热倒人)："暑月热倒人,昏迷闷乱,急扶在阴凉,切不可与冷饮,当以布巾衣物等蘸热汤,覆脐下,及气海间,续续以汤淋布巾上,令彻脐腹,但暖则渐醒也,如仓卒无汤处,掬道上热土于脐端,以多为佳,冷则频换也,后与解暑毒药,若才热倒,便与冷饮,或冷水淋之类,即死,旧有一法,或道途无汤去处,即掬热土于脐上,仍拨开作窝子,令众人旋溺于中,以代热汤,亦可取效。"

《备急灸方》(八)："葛仙翁治霍乱已死,诸般符药不效者……急灸两肘尖各十四炷,炷如绿豆大。"

《备急灸方》(十三)："扁鹊、孙真人治卒忤死法,急以皂角末吹入两鼻,即活,若经时不活,急灸掌后三寸两筋间,各十四炷。"

《卫生宝鉴》(卷二·用药无据)："有曹通甫外郎妻萧氏……春月忽患风疾,半身不遂,语言蹇涩,精神昏愦,口眼㖞斜……予刺十二经井穴,接其经络不通,又灸肩井、曲池。"

《卫生宝鉴》(卷六·阴证治验)："金院董彦诚……遂自利肠鸣腹痛,四肢逆冷,冷汗自出,口鼻气亦冷,六脉如蛛丝,时发昏愦,众太医议之,以葱熨脐下,又以四逆汤。"

《卫生宝鉴》(卷八·风中脏)："真定府临济寺赵僧判……患中风,半身不遂,精神昏愦,面红颊赤,耳聋鼻塞,语言不出……刺十二经之井穴,以接经络,翌日不用绳络,能行步。"

《卫生宝鉴》(卷九·惊痫治验)："魏敬甫之子四岁,一长老摩顶授记,众僧念咒,因而大恐,遂惊搐……一时许方省。后每见衣皂之人,辄发……行步动作,神思如痴……取天柱穴……洁古老人云:昼发取阳跷申脉,夜发取阴跷照海,先各灸二七壮。"

《卫生宝鉴》(卷二十·流注指要赋)："以见越人治尸厥于维会,随手而苏。"

《针经指南》(标幽赋)："抑又闻高皇抱疾未瘥,李氏刺巨阙而复[原作得,据《针灸大全》改]苏。""太子暴死为厥,越人针维会而再[原作复,据《针灸大全》改]醒。"

《针经指南》(流注八穴)："照海……妇人血晕(肺肾)。"

《济生拔粹》(卷三·治病直刺诀)："治中风气塞涎上,不语昏危者,针百会、风池……大椎……肩井……曲池……间使……三里等七穴,左治右,右治左。""治尸厥,刺任脉玉泉一穴,在脐下四寸,针入三分,次针足太阴经隐白二穴……更兼两胁下熨之。"

《济生拔粹》(卷十一·阴证咳逆)："活人阴证,诸药不效,并汤水不下,身冷脉绝,气息短,不知人,用葱熨法,莫若用浓醋拌麸炒热,注布袋中蒸熨,比上法尤速;一法用丁香、荜拨、干姜、牡蛎烧粉,手心中以唾津调如泥,以手掩其阴,至暖汗出为度。"

《世医得效方》(卷二·卒厥尸厥)："卒厥尸厥……灸法,头上百会穴四十九壮,兼脐下气海、丹田穴三百壮,觉身体温暖即止。"

《世医得效方》(卷六·秘涩)："大便不通……敷药治闭结至亟,昏不知人,生大螺一二枚,以盐一匕,和壳生捣碎,置病者脐下一寸三分,用宽帛紧系之,即大通,未效,乌桕木根三寸,研井水服,亦效,就多研烂敷脐下亦可。"

《世医得效方》(卷七·诸痔)："治痔疾大如胡瓜,贯於肠头,热如塘灰火,发则僵仆,以柳枝浓煎汤,洗后,以艾炷灸其上三五壮,若觉一道热气入肠中,大泻鲜红血秽恶,一时至甚痛楚,泻后其疾如失。"

《世医得效方》(卷十·救急)："救魇寐,一切卒死,及诸暴绝证,用药或不效,急於人中穴及两脚大母指内离甲一韭叶许,各灸三五壮,即活,脐中灸百壮,亦效。"

《世医得效方》(卷十四·产后)："治产后小便不通,腹胀如鼓,闷乱不醒,缘未产之前,内积冷气,遂致产时尿胞运功不顺,用盐於产妇脐中填,可与脐平,却用葱白剥去粗皮,十余根作一束,切作一指厚,安盐上,用大艾炷满葱饼子大小,以火灸之,觉热气直入腹内,即时便通,神验不可具述。"

《扁鹊神应针灸玉龙经》(磐石金直刺秘传):"尸厥:中极(补)、关元(灸)。"

[外国文献]

《医心方》(卷十四·第六):"《救急单验方》尸厥死方:灸两足大指甲后丛毛内七壮。华佗云:二七壮。"

《医心方》(卷十四·第八):"《葛氏方》凡中热暍死,不可使卒得冷,得冷便仍死矣,治之方:以泥作正,绕暍人脐,使三四人更溺其中。"

[明代文献摘录](含同时代外国文献)

《神应经》(诸风部):"不识人:水沟、临泣、合谷。"

《神应经》(伤寒部):"不省人事:中渚、三里、大敦。"

《神应经》(心邪癫狂部):"中恶不省:水沟、中脘、气海。""不省人事:三里、大敦。"

《神应经》(痹厥部):"尸厥如死及不知人事:灸厉兑(三壮)。""尸厥:列缺、中冲、金门、大都、内庭、厉兑、隐白、大敦。"

《神应经》(妇人部):"产后血晕不识人:支沟、足三里、三阴交。"[原出《济生拔粹》(卷三·治病直刺诀)]

《针灸大全》(卷四·八法主治病症):"内关……心惊中风,不省人事:中冲二穴、百会一穴、大敦二穴。""申脉……中风不省人事:中冲二穴、百会一穴、大敦二穴、印堂一穴[《针灸大成》补'合谷']。""外关……吐血昏晕,不省人事:肝俞二穴、膈俞二穴、通里二穴、大敦二穴。"

《奇效良方》(卷六十四):"五积散:治小儿中寒腹痛,手足厥冷,寒颤口噤,晕闷,口吐涎沫,不能啼哭……用食盐同茱萸炒,装绢袋内,熨儿脐腹上下。"

《奇效良方》(卷六十八):"治冻死方:右用毡或薰荐裹之,以索系定,放在平稳处,令两人对面,轻轻滚转,往来如赶毡法,四肢温和即活,仍灸脐中三五壮。"

《针灸集书》(卷上·癫疾):"解溪、完骨、天冲、筋缩、申脉、后溪、前谷、通谷、本神、上星、百会、听宫、玉枕、天柱、然谷、风池,以上诸穴并治癫疾,僵仆在地,久而方苏。"

《针灸捷径》(卷之下):"治气海虚,阳脱,其状体合无脉,不省人事:神阙、气海、关元。""尸厥暴死,不省人事:百会、人中、合谷、中冲、哑门、臑会。""治阴茎虚肿,阴囊致死者,急灸穴立效:水分、中极、曲泉、三阴交、大敦、横骨、海底、太溪。""伤寒不省人事:将中指相合,灸中间为妙,灸五十壮。"

《针灸聚英》(卷一上·足太阴):"三阴交……产后恶露不行,去血过多,血崩晕不省人事。"

《针灸聚英》(卷一上·足太阳):"通天……头旋,尸厥。""魂门……尸厥走疰。"

《针灸聚英》(卷一下·足少阴):"涌泉……尸厥。"

《针灸聚英》(卷一下·足厥阴):"王叔和曰……此为尸厥,当刺期门、巨阙。"

《针灸聚英》(卷一下·督脉):"虢太子尸厥,扁鹊取三阳五会,有间太子苏。"

《针灸聚英》(卷一下·任脉):"会阴……卒死者,针一寸补之。溺死者,令人倒驮[一本作拖]出水,针补。""浦江郑义宗患滞下昏仆,目上视,溲注汗泄,脉大,此阴虚阳暴绝,得之病后酒色,丹溪为灸气海渐苏。""巨阙……卒心痛,尸厥。"

《针灸聚英》(卷二·玉机微义):"丹溪治一妇人久积怒与酒,病痫,目上视,扬手踯足,筋牵喉响流涎,定则昏昧,腹胀痛冲心,头至胸大汗,痛与痛间作……乘痛时灸大敦、行间、中脘……又灸太冲、然谷、巨阙,及大指甲肉……又灸鬼哭穴。"

《针灸聚英》(卷四上·玉龙赋):"原夫卒暴中风,顶门百会。"

《针灸聚英》(卷四下·八法八穴歌):"难产昏迷积块……照海。"

《针灸聚英》(卷四下·回阳九针歌):"哑门劳宫三阴交,涌泉太溪中脘接,环跳三里合谷并,此是回阳九针穴。"

《针灸聚英》(卷四下·六十六穴歌):"髀枢痛不苏……当下刺丘墟。""妄言惊悸昏……当以液门论。"

《外科理例》(卷一·五十一):"一妇患腹痛,脓胀闷瞀,卧针,脓出即苏。"

《外科理例》(卷四·一百九):"疔疮……时发昏乱,脉浮数,明灸二十余壮。""疔疮……神思昏溃,遂明灸二十余壮,始不痛,至百壮始痛。"

《外科理例》(卷五·一百十五):"臂疽……时发昏愦,灸左乳下黑尽处二七壮。"

《外科理例》(卷六·一百二十三):"[咽喉肿痛]一患者其气已绝,心头尚温,急针患处,出黑血即苏。"

《外科理例》(卷六·一百二十七):"一人因杖,臀膝俱溃,脓瘀未出,时发昏愦,此脓毒内作也,急开之。""一人误伤,去小指一节,牙关紧急,腰背反张,人事不知……急用蒜捣烂,裹患指,以艾灸之,良久觉痛。"

《外科理例》(卷七·一百四十四):"一人风犬所伤,牙关紧急,不省人事,紧针患处出毒血,隔蒜灸良久而醒。""一人被斗犬伤腿,顷间焮痛至股,翌日牙关紧急……隔蒜灸三十余壮而苏。"

《神农皇帝真传针灸图》(计开病源灸法):"中风不语,口吐白泡,并羊癫母猪风,骤然不省人事者,灸治:中极一穴、百劳一穴、风池二穴、肩井二穴、曲池二穴、合骨二穴、环跳二穴、风市二穴、承山二穴、行间二穴、承浆一穴、颊车二穴、劳宫二穴、中冲二穴、内关二穴、上下三里各二穴、三阴交二穴。"

《名医类案》(卷三·厥):"一妇人病厥逆,脉伏,一日夜不苏,药不能进,陈视之曰,可活也,针取手足阳明(合谷穴、厉兑穴),气少回,灸百会穴,乃醒。"

《名医类案》(卷四·泻):"一人暴气脱而虚,顿渴不知人,口眼俱闭,呼吸甚微,殆欲死,急灸气海,饮人参膏十余斤而愈。"

《名医类案》(卷九·疔疮):"表甥居富,右手小指患疔,色紫,或云小疮,针刺出血,敷以凉药,掌指肿三四倍,黯而不痛,神思昏愦,烦燥不宁……薛用大剂参芪归术之类,及频灸遍手,而肿渐消。"

《名医类案》(卷十·背痛疽疮):"秋官高竹真患之[背痛疽疮],色黯坚硬,重如负石,神思昏愦,遂以蒜杵烂,置疮头,以艾如钱大,灸二十余壮,竟不知,又以蒜随摊黯处,以艾铺蒜上,灸亦不知,乃著肉灸,良久方知,再灸方痛(灸法可师),内用大温补剂而起。"

《古今医统大全》(卷七·诸证针灸经穴):"卒厥尸厥:百会、气海、丹田(并宜灸)、水沟(针)。"

《古今医统大全》(卷十四·中暍):"昏愦不省人事,葱饼熨脐。"

《古今医统大全》(卷十四·陶氏伤寒十四法):"伤寒直中阴经,真寒证,或阴毒证,身如被杖,腹中绞痛,呕逆沉重,不知人事,四体冷如冰石……将葱束缚一握,切去根叶,留白三寸许,捣如饼,先将麝香半分填于脐中,后加葱饼于上,以火熨之,烂则易之,换二三饼,稍醒,灌入生姜汁,煎服回阳救急汤,如不醒,再灸关元穴、气海穴二三十壮。"

《古今医统大全》(卷十五·中寒误作中风治):"寒中三阴,一时暴卒,昏不知人,口噤失音……若以风药治之,即死,急以附子理中汤;若厥逆,唇青囊缩,无脉者,用葱熨法,仍灸气海、关元二三十壮。"

《古今医统大全》(卷四十一·针灸法):"人中,治气卒倒,手足微温,胸微热者可治,出针扪穴。""合谷,治忧死无气,手足冷,心腹温,目中神彩不转,口中无涎,舌囊不缩,用针刺入三分,活。""兑骨,为少阴之源……用长针,口内温,方刺入三分,徐徐出针,扪其穴,复苏。"

《古今医统大全》(卷四十九·癫狂门):"人中……小炷灸之,治癫狂卒倒。"

《古今医统大全》(卷四十九·邪祟门):"肝虚见白尸鬼,而后暴厥不知人……可刺之复苏,丘墟、肝俞。""心虚见黑尸鬼,而后暴厥不知人……刺之复苏,阳池、心俞。""脾虚见青尸鬼,而后暴厥不知人……一时可治,冲阳、脾俞。""肺虚见赤尸鬼,而后暴厥不知人……未出一时可治,合谷、肺俞。""肾虚见黄尸鬼,而后暴厥不知人……可救,京骨、足少阴之俞(在背第十五椎下,两旁各开一寸半)。"

《古今医统大全》(卷四十九·卒中暴死):"治魔魅卒诸暴绝证……急于人中穴灸两壮,大拇指离甲一韭叶许,各灸三五壮,即生。"

《古今医统大全》(卷九十三·八危证鬼魇鬼击):"房中被鬼打,作声叫唤不省……灸两足大拇趾聚毛中三七壮。"

《薛氏医案》(保婴撮要·卷十六·跌仆外伤):"一小儿十五岁,伤腿内溃,针出秽脓……后因劳动,手撒眼闭,汗出如雨,急炒热艾,频熨脐腹及气海穴。"

《薛氏医案》(保婴撮要·卷十六·破伤风):"一小儿十六岁,流注久不愈,因劳兼怒,忽仆地昏愦,殊类破伤风……佐以八珍汤、豆豉饼,半载而痊。"

《薛氏医案》(外科发挥·卷三·疔疮):"凡人暴死,多是疔毒,用灯照看遍身,若有小疮即是,宜急灸之,俟醒。"

《薛氏医案》(外科心法·卷五·疔疮):"有人因剥死牛瞀闷,令看遍身,俱有紫泡,使急灸泡处,良灸遂苏。"

《薛氏医案》(外科经验方·瘰疬):"治一切喉风及痰涎壅塞,水浆不下,不识人事者,宜刺患处,去血即消,或刺少商穴,急者两处并刺。"

《薛氏医案》(外科经验方·破伤风):"治打扑伤损,或虫兽伤破皮肤,风邪入内,牙关紧急,腰背反张,或遍体麻木,甚至不知人事,用蒜捣烂,涂伤处,将艾壮于蒜上灸之,多灸为善。"

《医学入门》(卷一·杂病穴法):"尸厥百会一穴美,更针隐白效昭昭[《针灸大成》补'外用笔管吹耳']。"

《医学入门》(卷一·治病要穴):"神阙……卒死。""灸卒死:一切急魇暴绝,灸足两大指内,去甲如韭叶。"

《医学纲目》(卷十·中深半身不收):"中风不语,不省人事……中冲、大敦、百会。""中风不语,不省人事……十指尖出血。"

《医学纲目》(卷十一·眩):"眩……目暗,僵仆,不分冬夏,常用绵帽包,日夜不离,一去帽即发,百会、悝悝(一分,恐上星)、风池、丰隆。"

《医学纲目》(卷十一·癫痫):"肾痫……如尸厥:金户、少海、至阴、涌泉,各三壮,刺一分。"

《医学纲目》(卷十七·卒中暴厥):"(王)气昏晕,夺命(在曲泽上,针入三分,先补,候气回后泻,不可离手,忌灸,如不苏,取脉[一本作脐]中)、脐中(灸七壮,忌针,此二穴能起死回生)。"

《奇经八脉考》(二维为病):"'苦癫痫僵仆,羊鸣',又'苦僵仆,失音,肌肉痹痒'……取阳白、金门、仆参。"

《奇经八脉考》(卷三·证治本义):"阴维脉主病,王叔和云:苦痫僵仆,失音。"

《杨敬斋针灸全书》(下卷):"中风不省人事:百会、哑门、人中、中冲。""中暑不省人事:百会、风门、脾俞、中管、阴谷、阴泉、三阴交、人中、承浆、中冲、少冲、合谷、气海、[足]三里、内庭。"[上二条均原出《针灸捷径》(卷之下)]

《针灸大成》(卷三·玉龙歌):"中风不语最难医,发际顶门穴要知,更向百会明补泻,即时苏醒免灾危。"[本条原出《扁鹊神应针灸玉龙经·玉龙歌》]"中风之症症非轻,中冲二穴可安宁,先补后泻如无应,再刺人中立便轻。"

《针灸大成》(卷三·胜玉歌):"泻却人中及颊车,治疗中风口吐沫。"

《针灸大成》(卷五·十二经井穴):"足太阴井:人病尸厥暴死,脉犹如常人而动。""尸厥,身脉动,不知人事……可初刺足太阴脾隐白,二刺足少阴肾涌泉,三刺足阳明胃厉兑,四刺手太阴肺少商,五刺手少阴心少冲,五井穴各二分,左右皆六阴数。不愈,刺神门;不愈,以竹管吹两耳,经指掩管口,勿泄气,必须极吹疐,才脉络通,每极三度,甚者灸维会三壮,针前后各二分,泻二度,后再灸。"

《针灸大成》(卷五·八脉图并治症穴):"列缺……血迷血晕:人中。"

《针灸大成》(卷八·初中风急救针法):"凡初中风跌倒,卒暴昏沉,痰涎壅滞,不省人事,牙关紧闭,药水不下,急以三棱针刺手十指十二井穴,当去恶血,又治一切暴死恶候,不省人事,及绞肠痧,乃起死回生妙诀。少商二穴、商阳二穴、中冲二穴、关冲二穴、少冲二穴、少泽二穴。"

《针灸大成》(卷八·中风瘫痪针灸秘诀):"惊痛,目上视不识人:囟会(灸)。"

《针灸大成》(卷九·治症总要):"第三.中暑不省人事:人中、合谷、内庭、百会、中极、气海……复刺后穴:中冲、行间、曲池、少泽。""第四.中风不省人事:人中、中冲、合谷……复刺后穴:哑门、大敦。""第一百一十六.伤寒发痉,不省人事:曲池、合谷、人中、复溜。"

《针灸大成》(卷九·医案):"武选王会泉公亚夫人,患危异之疾,半月不饮食,目闭不开久矣,六脉似有如无,此疾非针不苏……即针内关二穴,目即开,而即能食米饮。""员外熊可山公,患痢兼吐血不止,身热咳嗽,绕脐一块痛至死,脉气将危绝……脐中一块,高起如拳大……急针气海,更灸至五十壮而苏,其块即散,痛即止。"

《寿世保元》(卷三·诸气):"一人饮酒大醉后,气往外,仰头出不尽,有出气,无收气,此乃气不归元,死在须臾,诸药不救,余以韭菜根捶烂，入陈酽醋炒热，绢包熨脐下，此一包冷了，又换另一包，熨至脐下温暖，气渐降而归元矣，妙不可言。"

《寿世保元》(卷四·痼冷):"脱阳症,多因大吐大泻之后,四肢逆冷,元气不接,不省人事……先以葱白炒令热,熨脐下……用炒盐熨脐下气海,勿令气冷。"

《寿世保元》(卷十·五绝):"中恶魇死者,不得近前呼叫,但唾其面,不醒,即咬脚跟及拇趾。"

《寿世保元》(卷十·灸法):"妇人月家得此[魇死],不时举发,手足挛拳,束如鸡爪,疼痛,取左右膝骨两旁,各有一个小窝,共四穴,俗谓之鬼眼,各灸三壮即愈。""中寒阴症神法……无汗要有汗即生,不暖不醒者死,气海穴……丹田……关元……艾灸三七壮。""一人被人打死或踢死,急救百会穴,在头顶中,艾灸三壮立苏。"

《针方六集》(纷署集·第十九):"鸠尾……狂妄昏闷。"

《针方六集》(纷署集·第三十):"太冲……心胀如死。"

《针方六集》(纷署集·第三十四):"金门……尸厥暴死,脉动如故。""仆参……尸厥暴死,脉动如故。"

《针方六集》(兼罗集·第二):"顶门……中风不省,先泻后补。"

《针方六集》(兼罗集·第三十九):"中冲……中风不省,先补后泻。""中冲……心痛不省,单泻。"

《经络汇编》(手少阴心经):"手少阴经心,其见证也……眩仆。"

《类经图翼》(卷六·足太阴):"三阴交……中风卒厥不省人事。"

《类经图翼》(卷七·足太阳):"膈俞……虚损昏晕,血热妄行。"

《类经图翼》(卷八·任脉):"会阴……一传治妇人产后昏迷,不省人事。"

《类经图翼》(卷八·督脉):"痖门……中风尸厥,暴死不省

321

人事。""百会……一日治悲笑欲死,四肢冷风欲绝,身口温,可针人中三分,灸百会三壮即苏。"[本条原出《古今医统大全》(卷四十一·针灸法)]"囟会……惊痫戴目,昏不识人,可灸二七壮至七七壮,初灸即不痛,病去即痛,痛即罢灸。""水沟……癫痫卒倒。"

《类经图翼》(卷十一·厥逆):"厥逆:人中(灸七壮,或针入至齿妙)、膻中(二十一壮)、百会、气海。""百会:暴厥逆冷。""尸厥卒倒气脱:百会、人中、合谷、间使、气海、关元。""卒忤:肩井、巨阙。"

《类经图翼》(卷十一·诸咳喘呕哕气逆):"干霍乱:即俗名搅肠沙也,急用盐汤探吐,并以细白干盐填满脐中,以艾灸二七壮,则可立苏。"

《类经图翼》(卷十一·邪祟):"暴厥不省人事……肺虚者……肺俞,刺入一寸半,得气则补,留三呼,次进一分,留一呼,徐徐出针;合谷,刺三分,得气则补,留三呼,退一分,留一呼,徐徐出针。""暴厥不省人事……心虚者……心俞,以毫针刺之,得气留补即苏;阳池,刺同。""暴厥不省人事……肝虚者……肝俞,以毫针刺三分,得气留补;丘墟,以毫针刺三分,得气则补,留三呼,腹中鸣者可治也。""暴厥不省人事……脾虚者……脾俞,刺三分,留二呼,进二分,气至,徐徐退针,即苏;冲阳,以毫针刺三分,得气则补,留三呼,次进一分,留一呼,徐徐退针,以手摸之。""暴厥不省人事……肾虚者……肾俞,刺三分,得气则补,留三呼,又进二分,留三呼,徐徐出针;一云在十五椎下两旁,疑是奇俞类气海俞也。""水沟:鬼击卒死。"

《类经图翼》(卷十一·小儿病):"鸡痫:张手前仆,提住即醒,申脉。"

《循经考穴编》(手阳明):"合谷……中风不语。"

《循经考穴编》(足少阴):"涌泉……尸厥颠风。"

《循经考穴编》(手厥阴):"中冲……不省人事……出血为妙。"

《循经考穴编》(足少阳):"本神……主中风不省人事。"

《循经考穴编》(足厥阴)："大敦……中风不省人事。""行间……癫厥惊痫。"

《循经考穴编》(督脉)："百会……一切僵仆不省人事,口噤语謇。"

《循经考穴编》(任脉)："会阴……常器之云,病有大小便不通,服药不效,将死者,气结也,针入即苏,但不可久留针。""巨阙……癫狂痫厥。"

《经学会宗》(附录·经外奇穴)："百会……神志不明,下元亏损等,百病无所不疗,灸随年壮。""十宣……各种急症闷闭,皆刺出血。"

[外国文献]

《东医宝鉴》(杂病篇九·救急)："尸厥,当刺期门、巨阙、中极、仆参、隐白、大敦、金门。""中恶客忤卒死,灸脐中百壮。"[本条原出《古今医统大全》(卷四十九·卒中暴死)]

[清代文献摘录](含同时代外国文献)

《太乙神针》(正面穴道证治)："大敦……尸厥如死。"

《医宗金鉴》(卷七十九·十二经表里原络总歌)："心经原络应刺病……眩仆咳吐下泄气。"

《医宗金鉴》(卷八十五·头部主病)："[头]临泣……惊痫反视卒暴厥。""临泣……卒暴痰厥。"

《医宗金鉴》(卷八十五·手部主病)："商阳主刺卒中风,暴仆昏沉痰塞壅,少商中冲关冲少,少泽三棱立回生。"

《医宗金鉴》(卷八十五·足部主病)："厉兑主治尸厥证。"

《医宗金鉴》(卷八十六·灸暴绝)："鬼魇暴绝最伤人,急灸鬼眼可回春,穴在两足大趾内,去甲韭叶鬼难存。"

《罗遗编》(卷上·奇俞类集)："霍乱已死气舍穴:看腹中尚有暖气,即以炒干盐纳满脐中,以艾灸,不计其数。"[原出《寿世保元》(卷十·灸法)]

《续名医类案》(卷二·厥)："忽暴死,梁革曰:此非死,乃尸厥也,刺心及脐下数处,衣以单衣,卧床上,缚其手足,置微火于床下,稍苏。"

《续名医类案》(卷三·麻木)："患麻木,左手足不能举,恶风,或时自汗,服小续命十剂不效……因倍风药,减参、芍辈,二剂汗如雨,反觉一身尽痛,游走不定,并左手足不能举,昏沉厥逆,甚危……为灸风池、百会、肩井、曲池、间使、三里六穴各数壮,以防中脏之危。"

《续名医类案》(卷十三·肿胀)："病蛊胀,诸医束手,气已绝矣……以连环针针心窍上,久之遂醒,不知身之已死也,视之果有上下二孔。"

《续名医类案》(卷二十·疝)："骆元宾十年患疝……甚至上攻于心,闷绝良久,以热醋熏灸方醒。"

《续名医类案》(卷二十一·跌扑)："有部民被殴,死已逾夕,即单骑往验,则遍身重伤,僵挺,无生气矣……不得已因取针,针其百会,亦冀万一,非谓其必活也,时天气甚寒,令村人各解衣轮熨尸身,又热水令极热,探汤揉尸手足,无何得人气,尸顿柔,针至十四针,忽喉中作响,口鼻微有气,诊其脉,脉忽动,乃喜曰:有救矣,至二十一针,则喉间大出声,手足能屈伸,口称遍体痛不可忍,则皆被殴处也,乃呼酒来,以药饮之,伤处糁以药,痛处以针针之。"

《续名医类案》(卷二十二·中毒)："古庙前遇病人气垂绝……道人针其左股立苏。曰:此人毒气内攻,非死也,毒散自生耳。"

《续名医类案》(卷二十二·邪祟)："朱丹溪治一妇人如痫,或作或辍,恍惚不省人事……遂以秦承祖灸鬼法灸治。病者哀告曰:我自去,我自去,我自去。即愈。"

《续名医类案》(卷二十五·产难)："路遇舁榇,中有血流出。医曰:此尚活,可治也。开视,则弥月妇人,颜色未改,以针针其心,遂产一男,手有针孔,母子俱无恙,其子至今尚存。"

《续名医类案》(卷二十七·腰痛):"一男子年十八,痘后四十日外,忽腰痛极,两手撒撒,目开无光,汗出遗尿,喉声如锯,六脉浮大,此恣欲房劳,而阴阳离决也,以艾灸气海六十二壮,四肢活动。"

《续名医类案》(卷二十九·惊风):"陈自明治一小儿,昏愦六日不省,惊风发搐,诸药不效……又与之灸风池、曲池、三里六穴而安。"

《续名医类案》(卷二十九·慢惊):"万密斋治一小儿,二岁,发搐已死……取艾作小炷,灸两手中冲穴,火方及肉而醒,大哭,父母皆喜。""一儿发搐,五日不醒,药石难入,万针其三里、合谷、人中而醒。"

《续名医类案》(卷三十四·疔):"一男子左手背患疔,是日一臂麻木,次日半体皆然,神思昏溃,遂明灸至二十余壮,尚不知痛,又三十余壮始不麻,至百壮始痛。""有人因剥死牛而瞀闷,令看遍身,俱有紫泡,便急灸泡处,良久遂苏,更以败毒药而愈。"

《串雅全书》(外篇·卷一):"救误死:凡人无病,或坐卧,或酒后,陡然即死者,名旺痧,将本人口内,用铁器撬开,以银簪刺下小有筋,血出即活,不可刺正中。""小儿惊死:大叫一声就死者,名老鸦惊,以散麻缠作胁下及手心足心,灯火捻之,用老鸦蒜晒干,车前子等分为末,水调贴手心,仍以灯心焠手足心,及肩膊、眉心、鼻心,即醒也。""急痧将死:将口撑开,看其舌处有黑筋三股,男左女右,刺出紫血一点,即愈,刺血忌用针,须用竹箸嵌碎磁碗尖为妙,中间一筋,切不可刺。"

《串雅全书》(外篇·卷二·灸法门):"小儿目视不转睛,指甲黑,作鸦声,是死形无可治,惟用此法灸,十灸十生,将左右两手弯处,各灸一穴,左右两脚趾,将第二脚趾缝头处,亦必各灸一灸,将痰泻出,即回生,奇妙不可言,医小儿之神灸也。""干霍乱死灸法:心头微热者,以盐填脐内,纳艾灸,不计数,以醒为度。"

《周氏经络大全》(经络分说·四十九):"会阴……唯卒死、

溺死者可针。"

《周氏经络大全》(经络分说·五十一):"百会……百病皆治,虢太子尸厥,唐高宗头痛,皆针此而愈,并主惊悸健忘。"

《针灸易学》(卷下):"猴腰翻,其形蹶跌壅心,发热呕吐,胳捞肢内有紫泡。治法,用针刺破紫泡,即愈。""象翻,病者流鼻,心疼时迷。治法,用针挑两肩肛灸出血,雄黄点之。""鹰翻,撇嘴心疼昏迷。用针刺膀弯、腿弯出血,以雄黄点之。""蚊子翻,口吐粘痰昏迷。治法,用烧酒拍心口,至红住手。""穿心翻,心神不宁,头眩溺涌,不知人事。治法,用朽箸子打眉心及盘曲池。""螳螂翻,头斜不正,心痛昏迷。治法,将膊弯紫筋挑破,用老鹳鼻烧灰点之。"

《采艾编翼》(卷一·胃经综要):"厉兑:尸厥。"

《采艾编翼》(卷一·膀胱经综要):"昆仑……尸厥。"

《采艾编翼》(卷一·肝经综要):"大敦:尸厥、遗溺。"

《采艾编翼》(卷一·经脉主治要穴诀):"尸厥指端寻厉兑。""肝足大敦穴,尸厥遗溺兼。"

《采艾编翼》(卷二·中风):"中风,卒昏,牙紧,乃风痰,左右不遂,瘫痪,乃气血虚……神庭、百会(二穴择用或连用)、涌泉、然谷(二穴连用)、中脘、膻中、气海、通谷。""上部昏迷,则先神庭、百会,中脘而下。""不醒人事:中冲,或加间使;再不醒加大敦,或加三阴交;危急加人中。"

《采艾编翼》(卷二·厥病):"尸厥:人中、百会、膻中、关元、合谷、液门、章门、大敦、厉兑、金门、后顶、膏肓。""奄然死去,不省人,腹中气走如雷鸣,先灸百会、关元二穴。"

《采艾编翼》(卷二·中恶):"犯不正之气,忽然冷厥,面青,神不守,错言,牙紧口噤,昏冒眩晕,凡吊丧,入空室、古冢、庙、石洞、阴井,多有此病,灸神庭,蒸神阙。"

《采艾编翼》(卷二·幼科·急惊):"神情昏迷,则先神庭,而后四关;若痰壅,则先四关,而后神庭,与大中风似。"

《采艾编翼》（卷二·救急）："中死：不可近耳叫唤，但唾其面，咬其脚跟及足大拇指，略移正卧处，徐徐唤之。"

《针灸逢源》（卷四·经外奇穴）："鬼眼四穴……一切急魇暴绝，兼治五痫，正发时灸此四穴，甚效。"

《针灸逢源》（卷五·中风门）："中风卒倒不醒：神阙，用净盐炒干，纳于脐中令满，上加厚姜一片，灸百壮至五百壮，姜焦则易之……丹田、气海二穴俱连命门，实为生气之海，经脉之本，灸之皆有大效。"

《针灸逢源》（卷五·尸厥）："尸厥……人中（针入至齿）、百会、间使、列缺、期门、巨阙、气海、金门、厉兑、大都、隐白、大敦。""一尸厥卒忤，中恶等证，在乳后三寸，男左女右灸之。"

《针灸逢源》（卷五·伤寒热病门）："郁冒：郁为气不舒，冒为神不清，即昏迷也，关冲、少泽、窍阴、至阴。"

《针灸逢源》（卷五·幼科杂病）："惊痫生死：如惊痰筑不省人事……急灸肺俞穴各三壮。"

《针灸逢源》（卷五·八穴主客证治歌）："昏迷临产艰难……照海。"

《针灸逢源》（卷六·厥症辨）："李惺菴曰，暴死者卒然而倒……中寒也，急灸关元，服理中四逆汤。""妇人产后经行，偶著恚怒，多有之如感臭秽瘴毒，暴死者名曰中恶，视膝腕内有红筋，刺出紫血，或刺十指头出血，候醒，以藿香正气散调之。""有因大吐大泻后，卒然四肢厥冷，不省人事，名曰脱阳，俱宜急以葱白紧缚放脐上，以艾火灸之，使热气入腹，后以参附姜汤救之。"

《针灸内篇》（手厥阴心包络）："中冲……治中风，不省人事。"

《针灸内篇》（足太阴脾经络）："隐白……气逆，尸厥。"

《针灸内篇》（足太阳膀胱络）："通天……僵仆，口眼㖞。""昆仑……风痫，鼻疾，尸厥。""仆参……马痫，吐舌，见鬼，尸厥。""金门……治马痫，癫疾，尸厥。"

《针灸内篇》（足少阳胆经络）："完骨……口眼㖞斜，僵仆。"

"〔头〕临泣……治中风不省人事。""风池穴兼主肩背伛偻,癫仆。""绝骨一穴能起死回生,扁鹊救虢太子尸厥,刺维会二穴,即绝骨也。"

《针灸内篇》(足厥阴肝经络):"大敦……尸厥。"

《针灸内篇》(足阳明胃经络):"厉兑……尸厥,口噤,气欲绝状。"

《太乙离火感应神针》:"大敦……脐下坚胀,尸厥垂绝。""涌泉……凡神昏目眩。"

《神灸经纶》(卷三·中风灸穴):"气塞痰涌,昏危不省人事……肩髃、环跳、绝骨。""手足挛痹,心神昏乱,将有中风之候,不论是风与气,可依次灸此则愈:合谷、风市、昆仑、手三里、关元、丹田。"

《神灸经纶》(卷三·厥逆灸治):"暴厥冷逆:气海、肾俞、肝俞、阳溪、人中、膻中、百会。""扁鹊治虢太子疾,取三阳五会,更熨两胁下,即苏。""卒忤:肩井、巨阙、水沟、神门。""阴厥胫直:照海、阳陵泉。""四体如冰,厥逆昏沉,不省人事,脉伏绝者:气海、丹田、关元,用大艾炷灸二七壮,得手足温暖,脉至,知人事,无汗要有汗出,即生。""中暑神昏……宜灸百会、中脘、三里、脾俞、合谷、人中、阴谷、三阴交。"

《神灸经纶》(卷三·身部证治):"凡夜梦魇死者……啮患人足大指甲侧即苏……又一法,灸大敦穴七壮即醒。"〔原出《寿世保元》(卷十·灸法)〕

《神灸经纶》(卷四·手足证治):"脚气,忽觉有虫,自足心行至腰中,即晕绝,久方苏醒,此真脚气也,初觉即宜灸:足三里、悬钟、绝谷、风市、肩井、阳陵泉、阳辅、昆仑、照海、太冲。"

《针灸便用》:"中风不省人事,针中冲、百会、印堂、大敦、合谷。"

《针灸便用》:"尸厥,人如死,针百会、隐白。"

《针灸集成》(卷二·手臂):"手臂筋挛酸痛,专废食饮,不省人事者:医者以左手大拇指坚按筋结作痛处,使不得动移,即以针贯刺其筋结处,锋应于伤筋则酸痛不可忍处,是天应穴也,随痛随针,神效,不然则再针……针伤筋则即差,针不伤筋即塞,即还刺其穴则少歇矣。"

《针灸集成》(卷二·癫痫):"猪痫:如尸厥吐沫,昆仑、仆参、涌泉、劳宫、水沟各三壮,百会、率谷、腕骨各三壮,内踝尖三壮。""目戴上不识:囟会、行间、巨阙皆灸。"

《针灸集成》(卷二·厥逆):"尸厥:谓急死也,人中针,合谷、太冲皆灸,下三里、绝骨、神阙百壮。"

《针灸集成》(卷二·霍乱):"霍乱已死而有暖气者:承山……起死穴灸七壮……仍灸气海穴百壮,大敦穴。"

《针灸集成》(卷二·小儿):"吐沫尸厥:巨阙七壮,中脘五十壮。"

《针灸集成》(卷二·五痫):"猪痫:尸厥吐沫,巨阙三壮,太渊。"

《灸法秘传》(尸厥):"尸厥……急宜灸大敦穴。""尸厥……倘有四肢厥冷,宜内庭,又灸行间。"

《灸法秘传》(中风):"中风者,卒然中倒,人事无知,口眼㖞斜是也……当其初中之时,先灸百会,或灸尺泽。"

《针灸摘要》(截录金针赋):"玉泉穴在脐下四寸,是穴手之三阳脉,维于玉泉,是足三阳脉会,治卒中尸厥,恍惚不省人事……经云:太子尸厥,越人刺维会而复苏,此即玉泉穴,真死回生奇术。"

《痧惊合璧》:"弱症兼痧……左腿弯有青筋数条,故昏迷痰喘,先刺其痧筋,出其毒血,倍用宝花散,微冷饮之。""挺尸痧:刺顶心前五分,刺两足心涌泉穴,刺两手掌心。""角弓反张痧(即名落弓痧):刺天庭一针,刺眉心印堂,刺唇中尖一针,刺中脘一针,刺百会穴,放后天井骨,刺两手肘,刺两腿弯青痧。此症条忽昏迷不醒,或痰喘不已,眼目上吊,形如小儿落弓之症。""哑瘫痧:刺百会穴,刺顶心,刺眉心,刺印堂,刺两眉梢,刺鼻尖准头穴(须稍偏)，刺两耳坠，刺唇上离口角二分，刺下口角离三分，刺地门中，刺两肩比骨眼中，刺膻中穴，刺膻中穴下三分，刺第二椎骨眼中，又刺后天井骨中，再刺舌两旁并舌尖舌下紫筋……头痛如斧劈，痛甚目晕，时时痰壅发厥，妄言谵语，大便不通。""头痛痧：刺百会穴，放两太阳各一针，放左右胁穴内各一针，又放两足大指缝上皮一针（名曰内庭）。此症痧毒中于脏腑之气，闭塞不通，上攻三阳巅顶，故痛入脑髓，发晕沉重，不省人事，名真头痛，朝发夕死，夕发旦死，即刺破巅顶出毒血，以泄其气……即刺破巅顶及诸青筋毒血。""闷心痧：刺两大眼角胬肉一针，挖开牙齿刺舌头尖一针，刺心窝一针，刺两足弯紫筋各一针。此症痧毒攻心，发晕闷倒，一时中暑中风，人多不知觉，即时而死。""遍身肿胀痧：刺唇中尖，刺下嘴唇角，放下嘴离角三分各一针，放膻中穴一针，放左右腋下各一针，刺脐上三分，刺脐下三分。此症因暑热时疫，恶毒之气攻于里，则为痰喘，为血瘀，昏迷沉重，不省人事。一按刺腿弯青痧筋五针，出紫黑毒血，又刺指头毒血二十针。""沈宏先内人经期发热，鼻血如珠，昏迷沉重，肚腹作胀，延余诊之，脉伏兼痧而经逆者也，宏先善放痧，刺腿弯两针，出紫黑毒血，不愈，余用桃仁、红花、独活、细辛、山查、香附、青皮、童便饮之，经行调理而愈。""乌金痧：刺百会穴一针，刺脑门，刺天庭际，刺鼻尖，刺唇中尖，刺天井骨下窝一针，放左右肩比骨窝各一针，刺手腕尖一针，刺膻中穴一针，放两手指甲缝八针，小指不刺，放两脚指甲缝八针，小指不刺。此症肚痛心乱，忽时遍身紫黑，不省人事，头面黑气。""拍脚痧：刺膻中穴一针，刺两肩比，放两手臂腕〔肘部〕，刺两手外肘尖，刺大母指甲内左右各一针，放大指尖左右各一针，刺两膝眼，刺两腿弯窝青筋。此症面色有黄痧，牙关紧闭，手直脚拍，不知人事，肚痛而肠缩。""苏厥惊症：今有小儿发热发寒，而且啼哭，一时死去，渐渐醒来，或两手竖起，惊撺不定，或乍时听喊，此因物受吓故也，将两乳上离一指用二火，脚复下离一指用三火，两脚心各用一火（手足脚心分左右）。""哑风惊症：今有小儿忽然昏去,不哭不语,遍身发热,手足不动,十分沉重,原因饮食之时惊吓得病……将男左女右顶后一火离三指,人中一火,手足背上大指交骨处俱一火,治迟者不可救。""伴颠惊症:今有小儿行走坐立,忽然伴狂跌倒,语不能清,此因被打未哭,郁气在心,当顶门一火,当心一火,手足心各一火,脐下一火。""塞心惊症:今有小儿忽然一时昏去,犹如酒醉,又似痴呆,此因乳食之时被打惊吓,痰气塞于心中,不能送吐,攒心五火,脐上下离一指二火,治迟必死。""鲤鱼惊症:今有小儿忽然昏去,眼目不动,痴迷不语,此因睡梦中惊吓,魂飞魄散所致,将两眉下二火,印堂中间一火,当心一火,脐下离一指一火。"

《育麟益寿万应神针》(六十二种穴法):"凡痰迷神糊,厥逆闭症,熨合谷、列缺穴、肺俞穴、膻中穴、百劳穴、风门穴、少商穴、劳宫穴、照海穴、中脘穴、膏肓穴。"

《小儿烧针法》(呕逆惊):"此症服乳即吐,人事昏迷,肚内痛,用灯火烧两曲池穴各一点,两虎口各一点,心窝中烧七点,即好。"

《小儿烧针法》(缩纱惊):"此症日轻夜重,人事昏迷,四肢软弱,如坐地上,先用生姜、食盐、香油、宫粉和匀,遍体推挪,再用灯火烧两膝委中穴、两手脉门处,烧尾骨上,即愈。"

《小儿烧针法》(内吊惊):"此症多因食或痛,咬牙寒战,眼向内翻,人事昏迷,抓肤不知痛,用灯火烧囟门四点,心窝一点,两手鱼际穴各一点。"

《小儿烧针法》(乌鸦惊):"此症因哺乳被唬,或吃食物致伤脾胃,大叫一声一厥,眼闭,一掣一跳,闻响即惊,此乃心经有热,烧囟门四点,两口角二点,两肘及手掌心各一点,解溪穴各烧一点,鼻梁上印堂烧一点。"

《小儿烧针法》(迷魂惊):"此症昏沉恍惚,人事不知,咬牙一死,先捏眉心、人中,用灯火烧心前一点,解溪穴各一点,两手鱼际穴各一点,即愈。"

《小儿烧针法》(肚胀夜啼惊):"此症肚胀如鼓,青筋现露,哭声大叫,一哭一厥,手足热跳,用生姜、潮粉渣、桃皮、飞盐推之,用灯火烧眉心一点,两太阳穴各一点,囟门四点,平心三点,烧脐四点,即愈。"

《小儿烧针法》(急惊风):"此症两眼翻白,面上青筋,气吼,撮口吐沫即死去,用灯火烧眉心、鼻梁下人中、心前各一点,用生姜研[原作矸,据义改]细、菜油热推之,或葱泡软用之亦好,若推擦良久未醒,将衣裹住小儿,小儿脚跟以口咬定,片时便醒即好。"

《小儿烧针法》(慢惊风):"此症因饮食不节、受潮、惊恐所致,露眼昏睡,咬牙口歪,心胸迷闷,多于吐泻后得之,若厥去,捏住眉心,治法当用菜油、潮粉于太阳穴、心前、浑身推挪,再用灯火烧眉心、心窝一点,虎口与脚板心各灸一点,即愈。"

《小儿烧针法》(看地惊):"此症因食乳所伤,兼饮食寒热不调,夜昏受唬,两眼看地,一惊便厥,手捏拳头,头抬不起,咬牙口歪,用灯火烧喉下二点,囟门四点,烧脐四点,即愈。"

《小儿烧针法》(撒手惊):"此症双手挂下一撒,咬牙口歪即死,用灯火烧两手劳宫各一点,心前一点,即好。"

[外国文献]

《针灸则》(七十穴·头面部):"百会……卒中恶。"

《针灸则》(七十穴·胸胁部):"鸠尾……卒霍乱,神志昏昧者。"

《针灸则》(妇人科):"产后血晕不识人,针:三阴交、关元、中极;灸:三里、大敦。"

《针灸则》(附录):"一切顿死者,以毫针先刺鸠尾、中脘、上脘、梁门、关元、气海,而后以大针刺百会、三里、膏肓、涌泉而有效,灸神阙,则至百壮,何限以二、三壮。""倭俗有言曰,肿病其症,时眼昏而殆将绝,是当尸厥,疗肿生口鼻边而如此,灸温溜之二穴而有效,凡疗肿,灸艾宜大,若不知热,则宜(及)知热。"

［民国前期文献摘录］

《西法针灸》(第三章·第七节):"脑膜炎……恶寒战栗,体温暴升,头痛眩晕,谵语昏睡……头部施冰罨法,后于下列之部针之:哑门、风府、风门、心俞、印堂、百会、人中(人事不省之时,乃针此穴)、中冲、大敦、隐白,灸法亦佳,但须在下列之部:心俞、章门、天枢、神阙、气海。""脑出血……突然卒中,是时病者忽然仆地……除行按摩法外,仍可于下列之部针之:风池、百会、翳风、肩髃、三里、头维、悬颅、颔厌、肩井、客主人、三阴交、阳陵泉、曲池、风市、行间、昆仑、完骨、委中、人中、申脉、天枢、上脘、合谷,并于下列之部灸之:风市、大巨、温溜、百会、风池、大椎、肩井、间使、曲池、三里、肩髃、合谷。""花风病……悲愤忧愁等精神之感动……痉挛卒倒……按摩胸、腹、腰部及头颈部,更针下列之部:中极、关元、气海、中脘、巨阙、哑门、大横、日月、心俞、肝俞、脾俞、肾俞、关元俞、胃仓、幽门、肩井。"

《针灸秘授全书》(中风症):"若卒死暴死:灸足两大指甲上二分。"

《针灸秘授全书》(蟠蛇瘀):"缺盆禁针,凡不得已而针时,须当心,倘病家晕针坠地,即补足三里以扶三焦,自然清明,到此时切勿惊惶。"

《针灸秘授全书》(小儿慢惊风):"凡慢惊将危不能言,先灸三阴交。"

《针灸简易》(放痧分经诀):"狂言昏沉不省事,痧发心经手少阴(放手小指内侧)。"

《针灸简易》(头面针灸要穴图):"山根:在两目慧中,治昏痧、闷痧及小儿角弓反张、诸风,用灯灸一状,禁针。"

《针灸简易》(任督灯灸图):"任督灸痧法:此灸专治风痧、闷痧、倒痧、朱痧,及一切时疫,霍乱凶症,虽不省人事,依法灸之,立见奇功,诚救急之神治也! 先观病人心背四肢,如有红点毒筋,急

333

宜用针挑破;令一人以大指重掐人中穴;再将病人两手推下数十次,使毒血赶聚手指,急用阴针刺十手指甲内二分许,男先刺左,女先刺右,均由大指起刺;次刺筋会穴,即两足后跟,痧重者,此处尤宜刺穿,轻者,见血自苏,再令两人咬住筋会穴,二三分钟久,不可放松;再推两足数十下,用针刺足十指甲内二分许,男左女右,刺之毒血散尽,痧状若失。如放痧不出,病势仍如前状,此极危症也,速将病人扶坐,或覆卧亦可,如病人气绝,用两竹管安于两耳内,令两人大气吹之;一面用灯灸,向病人尾闾灸起,直上玉枕,约五分长一灸,旋过山根,下气海为止;次灌下阴阳水;再用通关散吹鼻中,得嚏自愈。"

《针灸简易》(审穴歌):"鬼魇暴绝治鬼眼。"

《针灸简易》(穴道诊治歌·头部):"临泣眉上两寸间……疟疾卒暴皆禁灸,三分针入足少阳。"

《针灸简易》(穴道诊治歌·手部):"中冲中指手厥阴,牙关紧闭卒暴昏,少商商阳及关冲,少冲并刺死回生(商阳与中冲同治)。""鬼哭手大甲缝寻,鬼魇暴绝灸最灵……手太阳属小肠经(鬼眼与鬼哭同治)。"

《针灸治疗实验集》(5):"民国廿三年初春,敝处鼠疫盛行,沿门阖户,传染极速……大概此症口鼻出血者多危,腹疼吐泻者次之,发疮者最轻,以其毒从外泄也……兹者报告刺法列左,十二井穴、尺泽、委中、大阳,各刺出血,百会针二分,涌泉针五分,大椎针五分,中脘针一寸,兼吐衄者加刺合谷、上星,昏厥加刺神门、支沟,发疮者于肿毒处三棱针出血。以鸡子清调黄柏、乳香细末,敷之。"

《针灸治疗实验集》(16·1):"十二岁……人事不知,呼之不应,目陷[原作陆,据义改]螺瘪,脉伏,吐清水,泻出如米泔状,断为暑邪霍乱大症,乃先针十指尖(针时全不觉痛),继针曲池、尺泽、委中、昆仑、内关、中脘,初无血,后有少许黑色血液,即觉微痛,少停,以盐放脐心,放艾灸之,凡六十余壮,皮肤起泡,患者乃呼过热,随去腹痛已止,至四时呕泻全止。"

《针灸治疗实验集》(18·4)："男子,现年十二岁……重痧症,卧床不起,饮食不进,寒热交加而四肢厥冷,呕吐并作而目无神,耳轮冷,口唇紫,鼻端冷,颜面青,指螺瘪,指甲黑,舌苔厚,舌色枯,全身皮肤带灰色显露,静脉现青形,腹中绞痛,腨肉转筋,脉沉细而迟伏,气短促而不匀,神智昏迷,命属危险,亟以诸井穴均泻出血,再将肺俞、心俞、脾俞、肝俞,各泻一针,又中脘、委中、承山、阳辅、内庭,亦各泻一针,不久吐止痛除,挛消神清,气血流通,全身温和。"

《针灸治疗实验集》(20)："六十一岁,家寒,于田野拣柴,忽不省人事跌倒……面赤光亮,口眼㖞斜,左半身不遂,脉弦滑。后学断曰:此风客经络……乃针颊车、人中、地仓、肩髃、曲池、手三里、合谷,腿未曾针,服王清任之补阳还五汤、乌鸡汤,手脸均愈,但步行不稳。"

《针灸治疗实验集》(23·1)："四岁,于二十一年十一月间,因感受风温发热,四天不退,邀峰诊治,至其家欲察指纹,而该儿惊搐,遂起手足抽掣,角弓反张,目回视,急投以紫雪丹,勉强灌入,神智稍苏,抽搐仍然,再用三棱针一刺少商、人中、大椎、曲池,其搐立止。"

《针灸治疗实验集》(25)："该氏于腊月终,倏然而绝,举家哀哭,元阶为之针百会及两手井穴,并艾灸中脘、脐中等穴,即庆复生。"

《针灸治疗实验集》(26)："九十岁,于夜间受病,先不省人事,约二小时苏,见神见鬼之乱撤,口眼㖞斜,目珠红色,烧热甚重,予到前诊治之,二脉微微,施之针术,合谷、少商、曲泽、百会、风府及十三鬼穴,皆针灸之,于鸡鸣时就平安矣。""十三岁,在外逛逛,忽然头痛如破,目球微红,直视不省人事,请予治之,诊之二脉无动,知是中邪,予以民生水灌服之,针百会、关元、风府、风池、丝竹空、少商、合谷等穴,灸之,少顷瘥矣,苏醒汗流不止。"

《针灸治疗实验集》(29·3)："一乡人,路过市心街,忽然扑地,不省人事,牙关禁闭,汤水不入,畴适路经过,急针人中、承浆,目能转动,再针颊车,汤水即能入口。"

《针灸治疗实验集》(44):"年三十八岁……腹痛如绞,睾丸缩入,四肢厥冷,胃呃呕,欲吐不能,欲泻不得,沉昏不省人事……即请士人及为绞肠痧,用三角针全身刺出血后,刻发寒热,四肢厥冷,唇口清白,神气昏乱,其友人即请后学诊治,按脉弦急,用毫针刺天枢穴泻,三阴交泻,足三里泻,中脘先泻后补,病去一大半,再刺腹结穴,腹内浊走动,遂即睡眠一时,神气清爽,疼痛除净,助治用白布一方,橘叶刀切碎,食盐炒热,敷于橘叶与布上,按置脐中。"

《针灸治疗实验集》(45·一):"痉厥……十四岁……手足拘挛,牙关紧闭,神志不清,反张直视,针手三里、肩髃、曲池、曲泽、合谷各穴,针至合谷,则口中喊痛,牙关能开。"

《金针秘传》(针验摘录·中风):"忽中风而神昏不语……脉已停止,两目紧闭,呼之不应,询其家人,知病发仅一小时,数日前已觉口眼歪斜,此乃实症,不可误以为虚,乃为针肩井、三里等处,其脉立出,口已能言,询其本人,则云四肢麻甚,余复针头之风府、足之涌泉,三日即能起坐,复刺口角之地仓而口正,刺目眦之睛明而眼不斜,七日即康复如常。"

［现代文献题录］

(限本节引用者,按首位作者首字的汉语拼音排序)

陈峰.针刺治疗脑挫伤昏迷26例.浙江中医学院学报,2003,27(5):66.

陈克琳.针刺放血治疗青紫病.浙江中医杂志,1986,21(1):21.

陈肖云,朱英,黄小珊.强刺激十二井穴为主对脑外科意识障碍患者的影响.中国针灸,2009,29(8):619.

陈旭军,姚志方.十三鬼穴治疗脑卒中意识障碍30例.福建中医学院学报,2007,17(2):35.

陈业孟,方幼安.针刺治疗一例严重脑炎昏迷.上海针灸杂志,1989,8(3):19.

陈忠康.电针治疗醒状昏迷体会.浙江中医杂志,2000,35(1):7.

陈作慎.耳穴神门治厥 须持续捻转//胡熙明.针灸临证指南.北京:人民卫生出版社,1991:87.

戴建军,李滨,李玉芹.针刺治疗拔牙晕厥.针灸临床杂志,1996,12(4):50.

邓世发.针灸对昏迷病人的辨证施治.新中医,1981,13(8):32.

关建敏.电针对1例心肺复苏后深度昏迷状态的影响.上海针灸杂志,1997,16(1):15.

郭建山.药灸合用治疗排尿性晕厥65例.中国中医急症,2002,11(5):343.

何竟,吴滨,张永玲.针刺配合穴位注射治疗颅脑外伤后昏迷15例疗效观察.中医杂志,2004,45(7):504.

胡增石,李焕臣,刘少兰.中毒性脑病昏迷半月针灸获苏醒.江西中医药,1985,16(2):19.

吉联国.针刺治疗癔病性昏厥30例分析.甘肃中医,2002,15(3):62.

姜国峰.针刺救治昏迷13例.内蒙古中医药,1993,12(1):38.

李泾渭,吴敏,王红霞.刺血疗法浅探.陕西中医学院学报,2005,28(5):77.

李全治.灸命关穴治虚危症.山东中医杂志,1982,1(2):71.

李壮志,孙学东,张学军.中西医结合对重症脑外伤昏迷病人促苏醒疗效观察.中国针灸,2003,23(7):380.

林凌,蔡树杰,林汉梅.艾灸救治晕厥35例.浙江中医杂志,2001,36(7):307.

刘朝生,周晖,唐晓萍.针灸与高压氧促醒颅脑损伤昏迷患者 45 例疗效观察．上海针灸杂志，2006，25（6）：21．

刘登娥，邹西兰，郭万刚，等．腹针对脑出血脑外伤术后昏迷的促醒康复．中国针灸，1996，16（11）：13．

吕景山．吕景山临证经验 // 陈佑邦，邓良月．当代中国针灸临证精要．天津：天津科学技术出版社，1987：11．

罗庆道．清神醒脑　调理阴阳 // 胡熙明．针灸临证指南．北京：人民卫生出版社，1991：8．

秦亮甫，沈惠风．浅谈昏迷的证治．针灸临床杂志，1996，12（3）：3．

沈书宇．针刺大横穴治疗癔症性晕厥．上海针灸杂志，1989，8（1）：23．

施济民．施济民临证经验 // 陈佑邦，邓良月．当代中国针灸临证精要．天津：天津科学技术出版社，1987：301．

司徒铃．各种厥证　针灸救急 // 胡熙明．针灸临证指南．北京：人民卫生出版社，1991：84．

宋玉娟，张力，周育瑾．电针辅助治疗对重型脑外伤昏迷病人促醒的疗效观察．上海针灸杂志，2007，26（5）：11．

汪金娣．皮肤针治疗外伤性昏迷．上海针灸杂志，1994，13（1）：12．

王秀洁，赵晓杰．针刺治疗粘液性水肿昏迷（甲减性昏迷）10例．针灸临床杂志，1998，14（4）：25．

韦鹏翔，孙龙，刘四新．手厥阴经电刺激对重症脑外伤昏迷患者促醒作用的初步研究．北京中医药大学学报，2007，30（10）：713．

温伟波，罗艳．针刺治疗癔症性昏厥 41 例．云南中医中药杂志，1996，17（4）：63．

吴学群，彭付学，彭东生．电针催醒治疗重型颅脑损伤昏迷30例．中国针灸，2005，25（3）：200．

吴艳琴，王金汉．耳穴压丸引起晕厥一例．南京中医学院学报,1990,6(2):61.

肖少卿.针治休克 苏厥回阳 // 胡熙明.针灸临证指南.北京:人民卫生出版社,1991:84.

徐振华,曾绍红.针刺为主治疗心肺复苏后昏迷2例.天津中医药,2004,21(3):224.

许式谦.许式谦临证经验 // 陈佑邦,邓良月.当代中国针灸临证精要.天津:天津科学技术出版社,1987:137.

杨晓东.强刺人中配涌泉急救昏厥.内蒙古中医药,1997,16(4):6.

杨新高.醒脑开窍针刺法治愈昏迷147天一例.天津中医,1990,7(3):22.

于汝俊.指压"甦醒穴"治疗"神志不清"317例的临床体会.新中医,1984,16(12):32.

于文幸,余健.针刺开窍醒神法治疗晕厥38例.中国中医急症,2006,15(4):420.

余幼鸣.针刺涌泉穴治疗癔病性昏厥抽搐23例.中国针灸,1997,17(6):367.

虞成英.苍龟探穴针法治疗急症190例.中医杂志,1988,29(11):44.

张彪.指压翳风穴复苏癔病性昏迷.中国针灸,1997,17(7):440.

张国雄,黎重菊,李显生.平衡针治疗意识障碍40例疗效观察.新中医,2008,40(8):67.

张缙.张缙临证经验 // 陈佑邦,邓良月.当代中国针灸临证精要.天津:天津科学技术出版社,1987:201.

张连城,张权.针灸配合中药灌肠治疗中风后意识障碍疗效观察.四川中医,2012,30(9):127-129.

张瑞文.急用艾灸 苏厥回阳 // 胡熙明.针灸临证指南.北京:人民卫生出版社,1991:86.

张忠仁．劳宫，涌泉放血治疗晕厥证的体会．江西中医药，1991,22(4):56.

赵凤金．针刺治疗晕厥．河南中医，1982,2(2):28.

赵佩毅．膻中鸡爪刺法治疗癔病性昏迷．针灸临床杂志，1996,12(4):44.

郑玉刚．针刺抢救电击伤昏迷．上海针灸杂志，1986,5(4):42.

钟彦华．颅脑外伤昏迷17天针刺验案．江西中医药，1995,26(1):46.

重庆市中医研究所．老中医万云程用经外奇穴抢救昏迷病人的经验．中国针灸，1983,3(1):41.

周金华，高瑞霞．丹参液穴位注射治疗癔病性晕厥．中国民间疗法，2000,8(7):16.

周兴玮，钟伦坤，孙永东，等．针灸预防抽取患者鼻腔填塞物时晕厥的疗效观察．南京中医药大学学报，2013,29(1):87.

朱乃理．针刺为主治愈麻醉意外心跳骤停复苏后昏迷70天一例报告．新中医，1985,17(9):33.

第七节　瘫痪

瘫痪是指人体随意动作丧失或减退的状态,有时还伴有感觉功能减退。古代文献中凡有偏枯、偏风、痱、风痱、半身不遂、手足不遂、四肢不遂、身体不遂、手足不举、㖞腿风、㖞退风、手足瘫痪、风瘫等描述字样的内容,即有关广泛性瘫痪的内容,本节均予以收入;而有关局部性瘫痪的内容,本节不予收入。本病当有偏瘫、截瘫等类型的区别,从古代文献内容来看,其中的大多数属偏瘫,未见明确的截瘫内容。本病与㖞斜、昏厥等病证亦有交叉(此亦显示其多为偏瘫),故可参阅相关章节。中医学认为,本病多由脉络瘀阻、阴阳偏胜、气血亏虚、风邪壅盛等因素所致,与肝、肾、脾、胃关系密切,临床表现为实证和虚证,实证又包括寒、热、风、痰(湿)、气滞、血瘀等型。西医学认为偏瘫多由脑部病变(最常见的是脑血管意外)所致。涉及瘫痪的古代针灸文献共222条,合671穴次;涉及偏瘫的现代针灸文献共699篇,合8 260穴次。将古今文献的统计结果相对照,可列出表 7-1~ 表 7-4(表中数字为文献中出现的次数)。

表 7-1　常用经脉的古今对照表

经脉	古代(穴次)	现代(穴次)
相同	胆经 173、大肠经 163、胃经 68、膀胱经 67、督脉 39	大肠经 1592、胃经 1393、胆经 1252、膀胱经 695、督脉 469
不同	肺经 24	三焦经 562、脾经 470

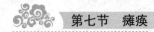

表 7-2　常用部位的古今对照表

部位	古代（穴次）	现代（穴次）
相同	腿阳 178、臂阳 126、头面 95、手背 75、足背 60	腿阳 2077、臂阳 1570、头面 1333、手背 734、足背 471
不同		腿阴 478、足阴 448、臂阴 444

表 7-3　常用穴位的古今对照表

穴位		古代（穴次）	现代（穴次）
相同		曲池 50、肩髃 41、足三里 36、合谷 32、阳陵泉 31、风市 26、昆仑 25、手三里 23、环跳 22、百会 22、悬钟 21、委中 12、丘墟 6、风池 6、地仓 5、颊车 5、外关 5	曲池 439、合谷 434、足三里 425、阳陵泉 360、肩髃 350、外关 321、环跳 289、手三里 209、悬钟 177、风市 145、昆仑 140、地仓 128、百会 118、委中 110、颊车 109、风池 107、丘墟 50
相似	头面	承浆 8、风府 6	廉泉 137、哑门 63、水沟 59
	下肢阳面	阳辅 16、申脉 7、足临泣 6、上巨虚 5、冲阳 5	解溪 178、丰隆 129、伏兔 99、髀关 96、承山 57
	肝肾	照海 7、行间 5	太冲 215、太溪 96
	上肢阳面	肩井 16、中渚 9、阳溪 8、腕骨 7、阳谷 6	后溪 91、八邪 65、臂臑 57、肩髎 56
	心肺	列缺 19、间使 5	内关 147、极泉 70、尺泽 58
相异	背部		肾俞 59、大椎 58
	脾经		三阴交 252、阴陵泉 90、血海 89

表 7-4　治疗方法的古今对照表

方法	古代（条次）	现代（篇次）
相同	灸法 44、针刺 33、刺血 2、敷贴 2	针刺 486、艾灸 28、刺血 16、敷贴 3

342

续表

方法	古代（条次）	现代（篇次）
不同		头针 184、电针 124、穴位注射 46、推拿 35、器械 21、皮肤针 13、眼针 13、埋藏 8、拔罐 8、耳穴 7、磁疗 6、手足针 6、挑治 2、火针 2、小针刀 2、面针 1、鼻针 1、口针 1、舌针 1

根据以上各表,可对瘫痪的古今针灸治疗特点作以下比较分析。

【循经取穴比较】

1. 古今均取足三阳经穴 本病多由大脑功能障碍所致,而足三阳经均循行于头部;本病表现出全身肢体的运动障碍,中医认为"阳主动",而足三阳经分布在从头至足的广泛部位,因此本病临床多取足三阳经穴。统计结果见表 7-5。

表 7-5 足三阳经穴次及其分占古、今总穴次的百分比和其位次对照表

	古代	现代
胆经	173（25.78%,第一位）	1252（15.16%,第三位）
胃经	68（10.13%,第三位）	1393（16.86%,第二位）
膀胱经	67（9.99%,第四位）	695（8.41%,第四位）

表 7-5 显示,**古代比现代更重视胆经穴**,此当古代治疗本病多取肢体阳面穴,而胆经位于肢体外侧,与运动关系最为密切的缘故;**现代比古代更重视胃经穴**,此当现代多取足三里、丰隆等穴作为辨证配穴,多取地仓、颊车等穴治疗口眼歪斜的缘故;而膀胱经穴次的百分比古今相近。就穴位而言,表 7-3 显示,**古今均取胆经阳陵泉、风市、环跳、悬钟、丘墟、风池,胃经足三里、地仓、颊车,膀胱经昆仑、委中,这些是古今相同的。古代还取胃经上巨**

虚、冲阳,现代则取解溪、丰隆、伏兔、髀关;古代又取膀胱经申脉,现代则取承山;古代还取胆经肩井、阳辅、足临泣,这些是古今相似的。此外,**现代又取膀胱经下背部的肾俞,古代取之不多,这是古今不同的。**

2. **古今均取督脉穴**　督脉为诸阳之会,又循行于头部正中,因此在古、今本病文献中,督脉分别为 39、469 穴次,分占各自总穴次的 5.81%、5.68%,古今百分比相近。就穴位而言,**古今均取百会,这是相同的**;古代还取风府,现代则取哑门,这是相似的;**现代又取水沟、大椎,古代取之不多,这是不同的。**现代王利治疗本病,取督脉十三针,即百会、风府、大椎、陶道、身柱、神道、至阳、筋缩、脊中、悬枢、命门、腰阳关、长强,施提插捻转补泻手法;陈万福等则针刺督脉七穴百会、风府、大椎、筋缩、命门、腰阳关、长强,据虚实而施补泻,乃现代取督脉穴之例。

3. **古今均取手阳明经穴**　本病可由气血亏虚所致,而阳明多气多血,因此本病临床多取阳明经穴,即《素问·痿论》所谓"治痿者独取阳明"。除上述足阳明胃经穴外,古、今又取手阳明大肠经穴,分别为 163、1 592 穴次,分占古、今总穴次的 24.29%、19.27%,可见**古代比现代更重视大肠经穴。**就穴位而言,**古今均取曲池、肩髃、合谷、手三里,这是相同的**;古代还取阳溪,现代则取臂臑,这是相似的。现代王克键等治疗中风恢复期,用独取阳明法,取肩髃、曲池、手三里、合谷、髀关、伏兔、足三里、解溪等,用针刺捻转补法,即现代取阳明经之例。

4. **现代选取三焦经、脾经穴**　三焦经循行于上肢阳面,主持上肢的运动功能,因此现代也选用三焦经穴,共计 562 穴次,列诸经的第五位,占现代总穴次的 6.80%,**常用穴为外关、肩髎。**古代虽然也取外关、中渚,但古代取三焦经共 21 穴次,列古代诸经的第七位,占古代总穴次的 3.13%,未被列入常用经脉,不如现代。

脾主运化,为后天之本,可生成气血,调补气血之不足,因此现代治疗本病也选用脾经穴,共计 470 穴次,列诸经的第六位,占现代总穴次的5.69%，**常用穴为三阴交、阴陵泉、血海**。如李静铭等治疗中风偏瘫，取患侧足太阴经的穴位箕门、血海、阴陵泉、三阴交、公孙等穴，用提插泻法后接电针，即为例。而古代取脾经共8穴次，列古代诸经的第十三位，占古代总穴次的1.19%，未被列入常用经脉，不如现代。

【分部取穴比较】

1. 古今均取四肢阳面穴　本病主要表现为四肢活动障碍，因此临床多取四肢阳面穴。统计结果见表7-6。

表7-6　四肢阳面各部穴次及其分占古、今总穴次的百分比和其位次对照表

	古代	现代
腿阳	178（26.53%，第一位）	2077（25.15%，第一位）
臂阳	126（18.78%，第二位）	1570（19.01%，第二位）
足阳	60（8.94%，第五位）	471（5.70%，第六位）
手阳	75（11.18%，第四位）	734（8.89%，第四位）

表7-6中的百分比显示，臂、腿阳面穴的百分比，古、今分别相近；而**古代比现代更重视手、足阳面穴**，即古代比现代更重视远道取穴。就穴位而言，**古今均取腿阳面足三里、阳陵泉、风市、环跳、悬钟、委中，臂阳面曲池、肩髃、手三里、外关，足阳面昆仑、丘墟，手阳面合谷**，这是相同的。在腿阳面，古代还取阳辅、上巨虚，现代则取丰隆、伏兔、髀关、承山；在臂阳面，古代还取肩井，现代则取臂臑、肩髎；在足阳面，古代还取申脉、足临泣、冲阳，现代则取解溪；在手阳面，古代还取中渚、阳溪、腕骨、阳谷，现代则取后溪、八邪，这些是古今相似的。

古代取四肢阳面穴者，如《神应经》曰："偏风半身不遂：肩髃、曲池、列缺、合谷、手三里、环跳、风市、三里、绝骨、丘墟、阳陵泉、昆仑、照海。""左瘫右痪：曲池、阳溪、合谷、中渚、三里、

阳辅、昆仑。"《八法八穴歌》道:外关主"四肢不遂头风";足临泣主"手足中风不举"。《铜人腧穴针灸图经》称:上巨虚主"偏风,腰腿,手足不仁";冲阳主"偏风,口眼喝斜"。《杨敬斋针灸全书》谓:"半身疯:肩井、曲池、三里。《针经指南》载:申脉主"手足不遂"。《卫生宝鉴》记:腕骨主"偏枯狂惕"。《备急千金要方》言:手髓孔治"半身不遂,失音不语"(现代郝金凯等认为该穴在阳谷部位)。古人还取奇经八脉中的阳经穴,并予上下配伍。如《针灸集书·八法穴治病歌》治疗"喉痹牙疼并项强,足疼臂冷与痾瘫","先刺临泣后外关",即先刺足临泣,后刺外关,可见古人还讲究针刺穴位的先后顺序,对此也值得注意。

现代取四肢阳面穴者,如邱茂良等治疗本病,针刺肩髃、曲池、手三里、外关、合谷、环跳、髀关、阳陵泉、足三里、绝骨等穴,结果显示,血细胞结聚和血液黏度得到明显改善,脑血流图中血管紧张度下降、血管扩张和血流量增加;肖少卿则还刺肩髎、风市、昆仑等穴,施以补法;蒋新生等还刺臑腧、肩贞、天宗、外关、伏兔、上巨虚、条口、丰隆、解溪、委中、秩边等穴;姜揖君还刺八邪、下巨虚、八风等穴;梁清湖则刺后溪透合谷等穴;赵维平等又针刺四渎、丘墟等穴,用徐入徐出的导气法;姜桂美等还针刺殷门、承山等穴。

2. 现代选取四肢阴面穴　本病常由肝肾阴虚、气血不足,以及心火上亢、外风入侵所引起,因此现代治疗本病选取肝、脾、肾,以及心、心包、肺经穴,该六经分别循行于下肢和上肢的阴面;虽然"阳主动",但阳面肌肉肌腱的运动也需要阴面肌肉肌腱的拮抗,故而现代取腿阴、足阴、臂阴面分别为478、448、444穴次,分列现代各部的第五、第七、第八位,分占现代总穴次的5.79%、5.42%、5.38%。**常用穴为三阴交、阴陵泉、血海、太冲、太溪,以及内关、极泉、尺泽。**

如石学敏等治疗中风,针刺三阴交、内关、极泉、尺泽等穴;上述取脾经穴段落中,李静铭等刺患侧箕门、血海、阴陵泉、三阴交、公孙等,用提插泻法后接电针;赵维平等治疗下肢瘫,刺太冲、太溪等,采用徐入徐出的导气手法;郭泽新等治疗中风偏瘫肩-手综合征,刺患侧阿是穴、天泉、尺泽、臂中、内关、伏兔、三阴交、太冲,接电针,刺激强度以患肢出现节律性收缩,并产生屈肘、屈指运动为度;李其松等治疗本病后遗症,针刺内关,结果显示,血浆亮脑啡肽样物质含量显著降低,接近正常。

虽然古代也取照海、行间,以及列缺、间使等(如《卫生宝鉴》曰:"照海:大风偏枯,半身不遂。"《针灸大全》取申脉,配行间、三阴交等穴,治疗"中风,半身瘫痪"。《琼瑶神书》云:列缺"举疗偏风患,半身时木麻"。《针灸集成》言:"偏风,口㖞:间使左取右,右取左,灸三七壮立差,神效。"),但古代取腿阴、足阴、臂阴面分别为 5、25、26 穴次,分别列古代各部的第十二、第七、第六位,分占古代总穴次的 0.75%、3.73%、3.87%,均未被列入常用部位,不如现代。

细观上述古今所取四肢部(包括阳面和阴面)穴位,发现它们**或位于关节部,或位于肌肉丰满处**,因为关节是人体运动的枢纽,而肌肉则是运动中力的来源。

3. 古今均取头面部穴 在本病的古、今文献中,头面(含颈项)部分别为 95、1 333 穴次,同列各部的第三位,分占各自总穴次的 14.16%、16.14%,古今百分比相近。头面(含颈项)部包括头、面、项、颈 4 个部位,以下分述之。

(1)古今均取头部穴:此当本病多由脑部病变所致的缘故。就穴位而言,**古今均取百会,这是相同的**。如宋代《针灸资生经》曰,治疗"半身不遂","若灸则当先百会、囟会"。又如《太平圣惠方》谓:灸"耳前发际"可治疗"半身不遂"。元代《扁鹊神应针灸玉龙经·针灸歌》道:"中风瘫痪经年月,曲鬓七处艾且热。"其中,"耳前发际"和曲鬓亦在头部。现代于致顺等治疗偏瘫,针刺百会透健侧(或患侧)曲鬓;王薇总结于致顺的经验,认为在百会至神庭、两侧至曲鬓的菱形区内,针刺效果明显优于区外穴;孙申田等针刺百会透曲鬓,结果证实,脑血流图、血液流变学指标均得好转。由上可见,取百会与曲鬓("耳前发际"),在古今临床上是不谋而合,与后面将叙述的头针运动区、感觉区的上下点也相合。又现代靳瑞治疗本病采用"颞三针",以耳尖直上入发际2寸处为第1针,同一水平向前、后各移1寸处,分别为第2、第3针,均向下斜刺1.5~2寸,施先捻转后提插手法,使患者有局部麻胀痛感或向头部放散,此与古代的曲鬓及"耳前发际"亦相近。再如师怀堂治疗中风患者,用毫针针刺健侧胆经穴悬颅、悬厘、曲鬓、率谷、天冲、浮白、头窍阴、脑空、风池,以及风府、风门、百会、听宫等穴,这些穴位亦多属头部。

(2)古今均取面部穴:此当本病常伴有口眼歪斜的缘故。就穴位而言,**古今均取地仓、颊车,这是相同的**;古代还取承浆,现代则取廉泉,这是相似的。如明代《针灸集书》述:"听会、地仓、颊车治偏风,口眼㖞斜。"《针灸聚英》载:承浆主"半身不遂"。现代郑魁山治疗偏瘫口㖞针刺风池、颊车透地仓,吞咽困难针刺廉泉、天突等,均用平补平泻法;周楣声治疗中风后遗症,针刺百会、听会、颊车、地仓、曲鬓等穴;梁清湖治疗中风,针刺廉泉向舌系带根部透刺,针刺地仓向颊车或下关透刺。

此外,**现代还多取水沟**。传统认为该穴可醒神急救,现代研究证实刺之能直接兴奋上行激活系统,解除脑细胞的抑制状态,故多取之。如石学敏等、杨子雨治疗本病,均刺人中,向鼻中隔下斜刺5分,行轻撮重提雀啄泻法,至眼球湿润或流泪。此外,现代王隆谟等治疗本病后遗症,针刺舌下的神根穴(舌系带根部)、佐泉穴(舌下腺导管开口处)、液旁穴(左右舌下静脉内)、支脉穴(左右舌下静脉外),舌部穴与水沟穴位置相近,有相似功效。

(3)古今均取项部穴:针刺项部穴可刺及颅底的神经血管,甚至刺及延髓、脊髓,从而影响大脑及其皮质,因此古今治疗本病均取项部穴。就穴位而言,**古今均取风池,这是相同的**;古代还取风府,现代则取哑门,这是相似的。如明代《循经考穴编》称:风池主"中风偏枯"。《针灸聚英》载:风府主"偏风半身不遂"。现代谭桂兰治疗动脉硬化性脑梗死,针刺风池穴为主,施泻法;杨廉德则针刺哑门、风府两穴,得气后均匀地提插3~5次,如见全身轻微抽动应即出针;张毅明亦针刺风府,向下斜刺,以头脑有轰胀感为度,针天柱,向内斜刺,针风池、完骨,针尖向喉结方向进针,小幅度高频率捻转,使针感放射至前额。

（4）**现代还取颈部穴**:现代还通过刺激颈交感神经、臂丛神经、颈神经,产生强烈的神经反应,以治疗本病。如周裕民等治疗偏瘫,针刺人迎穴,直刺3~4cm,到达颈椎横突前方颈交感神经,使颈椎局部胀麻、面部发热、出汗、脉搏加快等,留针5~6分钟,捻转3~4次;徐笨人治疗上肢瘫痪,针扶突,自穴位水平方向刺及颈椎,针感传导至肩或手;张玉璞治疗上肢瘫痪,取第6颈椎旁开0.5寸,向棘突斜刺,得麻胀感后,上肢能抬高(此穴可归属项部,刺及颈神经)。而古代《千金翼方》虽然有"灸猥退风,半身不随法,先灸天窗"的记载,但总的来说,古代取颈部穴治疗本病的记载不多,此当古代缺乏神经学说的缘故。

4. 古今均有选用腹背部穴者 尽管统计数据显示,古今取腹部、背部的穴次不高,未被纳入常用部位,但文献内容显示,古今仍有取关元、肾俞等腹背之穴者,以补阳气精血之不足。如宋代《扁鹊心书》云:"中风半身不遂,语言謇涩,乃肾气虚损也,灸关元五百壮";"治中风失音,手足不遂","于此(肾俞)灸二三百壮"。民国初期《金针秘传》述:"夜半睡醒,忽口眼歪斜,语言难出,而半身肢体同时麻痹","为针气海、环跳、肾俞等穴,顷刻之间,麻痹半身即能自行转侧,十日即完全告愈"。又如唐代《备急千金要方》曰:"治风痱不能语,手足不遂,灸法:度病者手小指内歧间至指端为度,以置脐上,直望心下,以丹注度上端毕,又作两度,续所注上,合其下,开其上,取其本度,横置其开上,令三合其状,如到作厶字形,三处同时起火,各一百壮愈。"此三穴当在脐中与胃脘部,可通过健脾益气以求得疗效。

现代取腹部、背部穴者,如高素秋治疗中风偏瘫,取腹针中脘、下脘、气海、关元等,采取捻转不提插或提插不捻转的手法,使之向四周或远处扩散,然后在神阙穴施以灸法;张登部治疗本病虚者,针刺关元、气海、足三里等穴,施平补平泻法;姜淑明治疗偏枯,取肝俞、肾俞,留针多次。此外,何树槐治疗本病,刺华佗夹脊穴 T_5、T_7、T_9、T_{11}、T_{14},行提插补泻法,使针感沿肋间或脊椎传导;张玉璞治疗下肢不遂,针刺第 5 腰椎旁开 0.5 寸,向棘突斜刺,得酸胀感后,下肢能抬高;宋正廉治疗上肢瘫针 C_5、C_6、T_1、T_2 夹脊穴,下肢瘫针 T_{11}、T_{12}、L_{1-4} 夹脊穴。可见现代还通过针刺背部穴刺激脊神经,以求恢复相应肢体的功能。

【辨证取穴比较】

治疗与辨证相关的本病诸类型,**古人均取四肢阳面的关节部与肌肉丰厚处穴**,这在诸型之间是相同的,也符合上述总体取穴特点。此外,对于与寒、痰、湿、虚相关者,古代似还有以下取穴倾向。

(1)与寒相关:因头部穴可升阳,小腹部穴可壮肾阳,背俞穴可补足太阳及诸脏腑之阳,因此古人祛寒又**取头部、小腹部、背俞之穴**。如《续名医类案》曰:"中风,耳聋鼻塞,二便不通,四肢不随而厥,语言不出","即为灸百会穴,使阳气上升,又灸关元穴,不使阳气下陷,一二壮,目即能开"。《备急千金要方》云:"卒发动不自觉知,或心腹胀满,或半身不随,或口噤不言,涎唾自出,目闭耳聋,或举身冷直","始觉发动,即灸神庭,次灸曲差,次灸上关,次灸下关,次灸颊车,次灸廉泉,次灸囟会,次灸百会,次灸本神,次灸天柱,次灸陶道,次灸风门,次灸心俞,次灸肝俞,次灸肾俞,次灸膀胱俞,次灸曲池,次灸肩髃,次灸支沟,次灸合谷,次灸间使,次灸阳陵泉,次灸阳辅,次灸昆仑"。《古今医统大全》用"保真种子膏""贴肾俞,暖丹田",治疗"半身不遂,五劳七伤,下元虚冷"。

(2)与痰相关:"脾为生痰之源,肺为贮痰之器",因此古人化痰又取**中脘、膻中**等穴。如《采艾编翼》言："中风，卒昏，牙紧，乃风痰，左右不遂，瘫痪，乃气血虚"，"神庭、百会（二穴择用或连用）、涌泉、然谷（二穴连用）、中脘、膻中、气海、通谷"。

（3）**与湿相关**：古人**取病变局部穴**，以化解该部之湿邪。如《寿世保元》言："左瘫右痪，湿气疼痛，贴于患处，煨木鳖子肉，焙手摩百次。"

（4）**与虚相关**：为补脾、胃、肾之不足，古人**取胃经之穴上、下巨虚，胸腹部穴中脘、膻中、气海、丹田，以及下背部肾俞**。如《外台秘要》称：巨虚上廉"主大气不足，偏风，腿脚不随"。《太平圣惠方》谓：下巨虚主"小肠气不足，面无颜色，偏风热风"。上述"与虚相关"中，《扁鹊心书》治疗"肾气虚损也，灸关元五百壮"。上述"与痰相关"中，《采艾编翼》取神庭、百会、涌泉、然谷、中脘、膻中、气海、通谷，治疗"左右不遂，瘫痪，乃气血虚"。上述"与寒相关"中，《古今医统大全》"贴肾俞，暖丹田"，治疗"半身不遂，五劳七伤，下元虚冷"。

现代治疗本病也有采用辨证取穴者。如于书庄治疗本病之实火证，针内关、三阴交，求得柔和酸胀感，针曲池、合谷、足三里、阳陵泉，求得较强酸胀感；气虚证，针中脘、气海、足三里、内关、三阴交、百会、人中，施徐疾补法，并于气海加灸；虚火证，针双侧曲池、阳陵泉，病侧内关、合谷、足三里、三阴交；气虚、气阴两虚加中脘、气海；肾气虚、肝肾阴虚加关元，求得柔和酸胀感，针气海及关元，施徐疾补法。杨廉德治疗本病之肝肾阴虚者，针补太冲、太溪；肝阳上亢者，泻行间、补复溜；神志昏昧，牙关紧闭者，补太冲、合谷；痰涎壅盛者，补太白、泻丰隆；气火冲逆、躁动身热者，泻劳宫、行间，一般先上后下，先患侧后健侧依次施术，不留针。毕福高治疗本病之外风中袭者，针风池、大椎、曲池、行间、合谷等穴；火盛郁冒者，针人中、百会、阳陵泉、三阴交；风阳上窜者，针太冲、中都、风池、肝俞；痰热内蒙者，针丰隆、膻中、人中、内关、足三里；中气衰微者，针足三里、内关、中脘、印堂；水寒木郁者，针太溪、然谷、肾俞、太冲、行间,均用提插捻转补泻手法。蒋达树等治疗缺血性中风患者,亦采用辨证取穴针刺法,结果显示,患者血浆比黏度、血细胞比容、全血还原比黏度及红细胞电泳时间均得以改善。由上可见,由于引入了脏腑辨证等方法,**现代分型比古代更细致,而取穴也更明确**,这样的治疗是否能取得更好的疗效? 尚待临床与实验加以证实。

【针灸方法比较】

1. 古今均用艾灸 艾灸的热性刺激具温阳补气之功,可增强人体自身调节机制,又可加强血液循环,因此在古、今本病文献中,灸法分别为 44 条次、19 篇次,分列古、今诸法之第一、第六位,分占各自总条(篇)次的 19.82% 和 4.01%,可见**古代比现代更多地采用艾灸**,此与古代多灸、现代多针的状况相一致。对于本病的古今灸疗,兹作以下探讨。

(1)古今均用化脓灸:古人认为灸疮溃破,犹如"开门驱贼,贼则易出"(《外台秘要》卷十九"论阴阳表里灸法"语),因此古人治疗本病常用化脓灸以祛风邪。如《太平圣惠方》言:"凡人中风,半身不遂,如何灸之? 岐伯答曰:凡人未中风时,一两月前,或三五个月前,非时,足胫上忽发酸重顽痹,良久方解,此乃将中风之候也,便须急灸三里穴与绝骨穴,四处各三壮,后用葱、薄荷、桃柳叶四味煎汤,淋洗灸疮,令驱逐风气,于疮口内出也,灸疮若春较秋更灸,秋较春更灸,常令两脚上有灸疮为妙。"可见古人认为常灸足三里和绝骨穴,并使灸疮持续化脓,可预防中风的发生。而上文中"用葱、薄荷、桃柳叶四味煎汤,淋洗灸疮,令驱逐风气于疮口内出",目前运用较少,似可在临床试之。

对于已中风并发生瘫痪者,若只灸上述两穴,则明显不够,故《太平圣惠方》继上文后又曰:"凡人不信此法,或饮食不节,酒色过度,忽中此风,言语謇涩,半身不遂,宜于七处一起下火,灸三壮。"此七穴为百会、耳前发际、肩井、风市、三里、绝骨、曲池,其中，多数属四肢阳面穴。上述文献在后世《黄帝明堂灸经》《神应经》《针灸集书》《针灸聚英》《针灸大成》《针灸集成》等著作中均被转录，显示历代医家对此之重视。

古人还认为，在化脓灸的同时应注意调养生息，才能达到防治中风的目的。如《针灸资生经》云："半身不遂，男女皆有此患，但男尤忌左，女尤忌右尔。若得此疾后，风药不宜暂阙，常令身上有灸疮可也，最忌房劳，或能如道释修养，方能无其他。"这些摄生措施值得向广大患者推荐。

现代陈大中等预防中风，遵循上述《太平圣惠方》之法，取足三里、绝骨，施化脓灸，结果显示，血压和"血液黏度"得以降低，脑血流图得以改善；冯文玉治原发性高血压以预防中风，亦灸足三里等穴，结果显示，灸后血压相对稳定，纤维蛋白原、血液黏稠度均明显下降，微循环得以改善，亦可为佐证。

（2）**古今均用"太乙神针"**灸：本法是在穴位上铺数层布或纸，点燃加有中药的艾条，将其按在布或纸上。如清代《太乙神针》取手三里、曲池、风市、合谷、环跳分别治疗"偏风疼痛""偏风不遂""左瘫右痪""口嘴偏风""半身不遂"，《太乙离火感应神针》取肩髃治疗"偏风不遂"，均用"太乙神针"灸法。又清代《串雅外篇》治"半身不遂、手足瘫痪"，采用"百发神针"，此法与"太乙神针"相类似，其"针"内含乳香、没药、生川附子、血竭、川乌、草乌、檀香末、降香末、大贝母、麝香、母丁香、净蕲艾绒等行气活血温阳之品。而现代郭朝印治疗顽痹久瘫或有明显挛缩现象者，取百会、天窗、风池、肩髃、曲池、足三里、太冲、合谷、风府等穴，用中风神灸药条直接隔布灸熨穴处，以局部发热或肢体柔软舒适为度；该药条含端阳艾、硫黄、雄萤、全蝎、白花蛇、白芷、乳香、没药、麝香、川乌、草乌等19味中药。可见古今均用"太乙神针"灸法，但后世艾条的药物组成与原始"太乙神针"中的成分不完全相同。

（3）**古代采用隔附子灸**：附子大辛大热，有回阳温肾作用，古人亦用于治疗本病。如《薛氏医案》记："有贼风搏于肢节"，"若经久不消，极阴生阳，溃而出水，必致偏枯，或为漏症，宜服内寒散，及附子灸之"。而现代隔附子灸的报道不多。

（4）**古代采用交叉灸穴**：因为患侧经络、神经、血管的功能已受阻碍，灸疗的效果受到影响，因此古人采用灸健侧穴的方法，使机体发挥正常的调节作用。如上述《太平圣惠方》灸七穴的条文中即云："如风在左灸右，在右灸左。"后世《针灸资生经》《类经图翼》《神灸经纶》《针灸集成》均承袭之，有"左患灸右，右患灸左"类的记载。但在《针灸资生经》中又记载了王执中本人的不同看法："不必拘旧经病左灸右、病右灸左之说，但按酸疼处灸之，若两旁灸亦佳，但当自上而下灸之。"可见王执中认为灸疗当以阿是穴为主，不一定要交叉取穴，亦可灸双侧；王执中还认为艾灸当从上到下进行。对于这样的不同见解，当在临床上与实验室中加以检验。而现代交叉灸穴的报道不多。

（5）**古代灸量大**：古人认为本病多为风邪入侵脏腑，现代证实为大脑病变，部位较深，病情较重，因此艾灸的剂量宜大，刺激宜强。如上述《太平圣惠方》用化脓灸，对人体的刺激较大且持久，其在七穴上"一起下火"，则显示艾灸时刺激之强。古人施灸的壮数也很多，可达上百或数百壮。如《针灸捷径》载："列缺"，"若患偏风灸至百，若患腕劳灸七七"。前面"选用背腹部穴"中，《扁鹊心书》取肾俞"灸二三百壮"，"灸关元五百壮"，亦为例。而现代一般灸量较小。

古人大量施灸，还要求**灸至出汗为度**，此当出汗是人体排毒途径之故。如《名医类案》载："一人中风，口眼歪斜，语言不正，口角涎流，或半身不遂"，"随灸风市、百会、曲池、合绝骨、环跳、肩髃、三里等穴，以凿窍疏风，得微汗而愈"。《扁鹊心书》述："一人病半身不遂，先灸关元五百壮"，"其夜觉患处汗出，来日病减四分，一月全愈"。敦煌医书《杂证方书第八种》叙："疗偏风，以草火令遍体汗，差。"现代临床上灸至出汗的报道不多。

（6）**现代采用直接灸、艾条灸、温针灸**：现代用**直接灸者**，如周楣声治疗中风先兆，取双侧风池、阳陵泉，用黄豆大小之艾炷，每穴灸 7~10 壮；曾杰红治疗后遗症，取患侧足三里、肾俞、阳陵泉、髀关、少冲、少泽，以及上、下肢的井穴，行无瘢痕直接麦粒灸，每穴 3~5 壮；王裕贤等治疗中风后肢体疼痛，选最痛点 3~7 处，用米粒大小的艾炷行直接灸，觉烫则换壮，每穴 7 壮；石宪等治疗中风，取神庭穴，施无瘢痕直接灸，结果其症状与甲皱微循环均有明显改善，微循环血流加快，血液形态呈线状。

现代用艾条灸者，如周楣声治疗偏瘫，用灸架熏灸对侧头角之正营，每次 90~120 分钟，每天 2 次；蒋幼光等则用艾条熏灸足三里 20 分钟，灸后患者纤维蛋白原及纤维蛋白降解产物明显下降；张登部则以艾卷熏灸天窗、百会穴，脑血流图示，灸后流入时间缩短，波幅升高，重搏波较前明显，血压、血脂亦得以降低。

现代用温针灸者，如陈克勤治疗本病有寒者，取四肢相应经穴，采用温针法；敖金波等治疗痉挛性偏瘫，取患侧上肢尺泽、曲池、手三里、内关、合谷，下肢环跳、风市、血海、阳陵泉、丘墟、太冲，采用温针灸。又，吴长岩等治疗中风后患肢浮肿，用毫针刺支沟、阳池、中渚、足三里、三阴交，然后用点燃的酒精灯芯灼烧毫针针柄，以变红为度，此与温针灸相类似。

2. 古今均用针刺 针刺可刺及肢体深部的肌肉、神经、血管等组织，不但可改善肢体局部的感觉和运动功能，并能将刺激的信息传递到大脑中枢相应的沟回区域，促进病灶的消除和健康组织的再生。现代研究已证实，针刺后大脑的血供得以增加，脑电活动得以改善，神经递质的代谢得到调整，而且人体血脂、血液流变性、甲周微循环均得好转。因此，在本病的古、今文献中，涉及针刺者分别为 33 条次、486 篇次，分列古、今诸法之第二、第一位，分占各自总条（篇）次的 19.82% 和 69.53%，可见**现代比古代更多地采用针刺**，此当现代神经学说的影响和针具进步的缘故。对于本病的古今针刺方法，兹讨论如下。

（1）**古今均用接气通经法**：元代《卫生宝鉴》一书载有著名的"云岐子大接经法"，即依次刺十二经井穴以治疗本病，包括"从阳引阴"和"从阴引阳"两种方法，前者是从足太阳井穴开始，按经络流注顺序，针至手太阳井穴结束，即依次针至阴、涌泉、中冲、关冲、足窍阴、大敦、少商、商阳、厉兑、隐白、少冲、少泽；而后者则是从手太阴井穴开始，针至足厥阴井穴结束，即依次针少商、商阳、隐白、少冲、少泽、至阴、涌泉、中冲、关冲、厉兑、足窍阴、大敦。因为本病表现为全身性的症状，而全身十二经络依次首尾相接，成为周流不息的气血大循环，其中阴阳经之间的交接点即为各经之井穴，依次刺激之，则能增强全身经络大循环中气血的运行功能，接通十二经气、从而达到调和阴阳的目的。该书还记载了应用"大接经法"的验案：治疗"萧氏"，"予刺十二经井穴，接其经络不通"；治疗"赵僧判"，"又刺十二经之井穴，以接经络，翌日不用绳络，能行步"。但上述"从阳引阴"和"从阴引阳"两种方法的治疗对象有何区别，在原著中未记载，尚待探讨。

现代李志明治疗本病，针刺隐白、大敦等穴，这是对上述"云岐子大接经法"的继承。但现代也有所用"接经法"与古代贯通十二经气不同，仅仅是促使同一条或几条经上的经气贯通。如钟奇等治疗肢体瘫痪，刺患侧肩髃、曲池、合谷、环跳、阳陵泉、足三里，双侧三阴交、太冲，用通经接气手法，速刺达所需深度后，若未得气则须用催气法，同时左手第2~4指并拢，以指肚和指甲由所剩之腧穴附近的经上沿向心方向迅速叩击，中指须叩到主要穴上，每次在2~3秒内完成，气不上传时，针在浅部用青龙摆尾法，深部用白虎摇头法；郑魁山用"接气通经法"，从上向下按顺序取穴，使针感传到手足末端，上肢瘫先刺大椎、大杼、风门，不留针，再针患侧肩髃、曲池、四渎、外关、合谷，下肢瘫先刺肾俞、关元俞、秩边，不留针，再针环跳、风市、阳陵泉、足三里、绝骨、三阴交，留针10分钟，上穴均用热补法，或施穴位埋线法。

（2）**古今均用交叉刺穴**：与艾灸相同，古今针刺亦常交叉选取健侧穴位。如元代《济生拔粹》"治中风手足不随"，针百会、听会、肩髃、曲池、足三里、悬钟、风市七穴，并注明"左治右，右治左"。明代《医学纲目》治疗"偏枯"，在刺血后亦注明"且缪刺之"。现代肖淑杰发现，有些偏瘫患者针刺患侧疗效并不理想，而改用刺健侧则疗效明显改善；毕福高等治疗本病亦刺健侧穴位，其中上肢瘫刺阳陵泉、下肢瘫刺曲池，行快速捻转法，同时配合肢体运动；李连生等针刺健侧头临泣透正营、风池、内关、三阴交、水沟等穴，用泻法，使针感放散，同时嘱病者活动患肢；李连生还进行了动物实验，通过对家兔脑血流图的观察，发现巨刺组疗效优于非巨刺组。

古今还有**先刺健侧，后刺患侧**的记载。如元代《磐石金直刺秘传》曰："中风半身不遂，左瘫右痪，先于无病手足针，宜补不宜泻；次针其有病足手，宜泻不宜补：合谷一、手三里二、曲池三、肩井四、环跳五、血海六、阳陵泉七、阴陵泉八、足三里九、绝骨十、昆仑十一。"此后明代《针灸大成·治症总要》、清代《针灸逢源·中风门》等亦承袭了先刺健侧、后刺患侧的思想。现代张济平等治疗中风早期，取太冲、合谷、内关、足三里等，亦先针健侧、后刺患侧，且针刺健侧时让患者做患侧肢体运动，留针1小时。

（3）**古今均用补泻**：古今治疗本病均用补泻手法，而在补泻的穴位、时机，以及补泻的先后次序等方面，古今有所不同，以下分述之。

1）**古代补泻**：中医认为本病由风邪所致，因此针刺**常用泻法**。如《针灸甲乙经》云，治疗"偏枯不能行"，"泻在阴跷，右少阴俞，先刺阴跷，后刺少阴"。《琼瑶神书》云："曲池二穴：治四肢瘫痪、半身不遂、伤寒热病，泻之。"而上述交叉刺穴段落中，《磐石金直刺秘传》所载"先于无病手足针，宜补不宜泻；次针其有病足手，宜泻不宜补"，则表明了**泻患侧、补健侧**的观点。关于补泻的先后次序，古人往往**采用先补后泻的方法**。如《针灸捷径》言："中风，半身不遂：肩井、肩髃、曲池、（手）三里、合谷、风市、阳陵泉、(足)三里、绝骨、昆仑。以上穴法,先补后泻。"《针灸大成》治疗"阴证中风,半身不遂"(阴证乃指手足拘挛者),亦采用"先补后泻"的方法;上述《磐石金直刺秘传》所言表明,亦先用补法,后用泻法。

2)现代补泻:现代治疗本病所用补泻手法,多根据虚实而施行,此外还有以下一些内容可供讨论。

泻急发、补后遗:如梁清湖取廉泉、头维、地仓、巨骨、曲池、后溪、秩边、足三里、委中、太冲,急性期用泻法,先针健侧,后针患侧;后遗症期多用补法,以患侧为主。

泻远道、补近道:如王选伟治疗中风致腕指瘫,针刺百会、太冲,用泻法,针曲池、合谷、外关、中脘、中泉,用补法,结果已经消失的血管重新鼓起来,血流慢慢地充盈。对于腕指瘫而言,上述百会、太冲当属远道,而曲池、合谷、外关、中泉则属近道。

泻阳穴、补阴穴:如杨甲三治疗中风急性期,泻百会、前顶、后顶、通天、风池、八邪、八风,补列缺、足三里、三阴交。上述百会等属阳穴,列缺、三阴交属阴穴,足三里则属阳中阴穴。

泻痉挛侧、补拮抗侧:如杨廉德治疗恢复期痉挛性偏瘫,阴急阳缓足内翻,泻照海、补申脉,留针30分钟;娄必丹等治疗偏瘫痉挛,采取泻阴补阳法,针阴侧穴(极泉、尺泽、曲泽、大陵、内关等)行提插捻转泻法之强刺激,不灸,不留针,针阳侧穴(臑会、手三里、外关、合谷、后溪等)行提插捻转补法之弱刺激,加灸,留针30分钟。

此外,**泻法还被现代应用于中风预兆,以及采用"醒脑开窍"法和巨刺法时。**如肖少卿治疗中风预兆,取百会、风池、曲池、合谷、阳陵泉、三阴交、太冲,毫针刺,用泻法;石学敏等以"醒脑开窍"法治疗中风,刺内关、人中、极泉、委中,均用泻法,使患肢抽动;上述交叉刺穴段落中,李连生等用巨刺法,针健侧穴,施泻法(此与古代补健侧相左)。

补法还被现代临床应用于缺血性中风、恢复期弛缓性偏瘫,

以及采用"接气通经法"时等。如赖芳山等治疗缺血性中风,取手三里、足三里,用针刺补法;杨廉德治疗恢复期弛缓性偏瘫,取肩髃、曲池、合谷、中渚、环跳、足三里、阳陵泉、绝骨、解溪等阳经经穴为主,用针刺补法;前述郑魁山用"接气通经法"治疗瘫痪,用热补法。另外,王进等治疗中风肢体功能障碍,取极泉、涌泉等穴,用烧山火手法使针感达到温热,而烧山火亦属补法。

(4)**古今均将针灸相结合**:因为针刺与艾灸对本病均有良好效果,因此古今均将两者相结合以提高疗效。如唐代《千金翼方》载:"偏风半身不遂,脚重热风痛疼,不得履地,针入四分,留三呼,得气即泻,疾出针,于痕上灸之,良。"明代《治病十一证歌》曰:"风池手足指诸间,左瘫偏风右曰痪,各刺五分随后泻,更灸七壮便身安,三里阴交行气泻,一寸三分量病看,每穴又加三七壮,自然瘫痪及时安。"现代郑魁山治疗瘫痪而肌肉关节痛,取痛处附近穴位,手足麻木,取中脘、气海、后溪、申脉,肌肉萎缩,取萎缩部位,二便失禁,取气海、关元、腰俞、会阳,均在针后加灸 10~20 分钟;杨廉德治疗恢复期久病偏枯者,用苍龙摆尾针法,不留针,用艾卷温和灸法;郭泽新等治疗中风偏瘫痉挛状态,在针刺的同时,用艾条盒温灸股四头肌和肱二头肌相应穴位。

(5)**古代针刺配合呼吸**:古人认为呼吸可推动气血运行,而呼吸次数的多少亦表明留针或手法操作的时间长短,在缺乏钟表的古代,这是常用的计时方法,因此古人针刺及其补泻还配合呼吸。如《千金翼方》记:"肩髃,主偏风半身不随","针入八分,留三呼,泻五吸","又针曲池,入七分,得气即泻,然后补之","又针列缺,入三分,留三呼,泻五吸"。而现代针刺配合呼吸的报道不多。

(6)**现代要求有强烈针感**:现代针刺往往要求有强烈的针刺感应,以刺激大脑皮质,使被抑制的细胞得以兴奋,或被代偿,从而起到醒脑开窍的效果。如石学敏等治疗本病,针刺人中,行雀啄泻法至眼球湿润或流泪,针三阴交,使患者下肢抽动 3 次,针刺极泉,使上肢抽动 3 次,刺委中,取仰卧直腿抬高位,施针刺泻法,使下肢抽动3次;徐笨人治疗下肢瘫者,针环跳,使触电样针感传至足,再提插2~3次,以加强针感,直刺足三里,使针感传至足时,再提插2~3次;徐彬治疗本病选用上闪电穴(扶突)和下闪电穴(骶4外6寸,即秩边外3寸),针刺后闪电样麻感可放射到手指或足趾。为了加强针刺感应,现代往往采取下列措施。

1)选用粗长针具:现代采用巨针、芒针、粗针等粗长的针具。如马富强治疗脑血管意外偏瘫,选用巨针,刺大椎透长强、肩髃透外关,环跳透昆仑,肩髃透曲池、曲池透外关,合谷透后溪,命门透腰阳关,足三里透解溪,梁丘透髀关,要求肩部穴针感传至手指,髋部穴至足趾,腕部穴传至肩胸,踝部穴传至肩背;陈幸生则用芒针,刺全知(乳突下2寸,胸锁乳突肌后缘,天牖前下方1寸)、肩髃透曲池、偏历透曲池、合谷透后溪、髀关透承扶、丰隆透筑宾;姜定气等用粗针刺肩井、曲池、合谷、肩髃、外关、后溪、气海俞透四髎、阳陵泉、环跳、血海、丰隆,使针感传到肢体远端,有烧灼或抽动感。

2)采用强刺激:如杨子雨预防中风,针刺双侧通天,向前平刺,施行捻转泻法强刺激,至患者感觉头部发胀,直刺双侧中封,双手同时持针施行"青龙摆尾"法5~15分钟,使气至两目;东贵荣等治疗急性脑出血,于病灶侧自百会穴至太阳穴区,从上至下平均针4针,沿皮刺入皮下约1寸,捻转5分钟(200转/min),共重复3次;李京江等治疗中风下肢瘫,深刺丰隆穴用大幅度提插捻转手法,以出现强烈感传为佳;贾明荣等治疗中风,行提插震颤行气手法,针刺天柱,针感向上肢传导,完骨向头传导,不留针。

3)采用透穴法:透穴法有较强感应,现代常用之。如王乐亭治疗本病用十二透刺法:肩髃透臂臑、腋缝透胛缝、曲池透少海、外关透内关、合谷透劳宫、阳池透大陵、环跳透风池、阳关透曲泉、阳陵泉透阴陵泉、绝骨透三阴交、丘墟透申脉、太冲透涌泉;梁清湖则刺廉泉透向舌系带根部,刺头维透向鱼腰,刺地仓透向颊车或下关,刺巨骨透向肩关节(要求气至整个肩部),刺曲池透向少海,刺后溪透向合谷(气至整个手掌)。虽然古代亦有透刺的记载,如《针灸内篇》载,列缺"针一分,沿皮透太渊,治半身不遂",但总的来说,不如现代用得多。

4)采用一穴多针:如郭如爱等治疗本病,针刺前顶透百会,百会透健侧悬厘,向前每间隔 1cm 扎针,共 3 针,向后 1 针,呈扇形排列,以 120~150 次 /min 的频率捻转,同时使患肢被动运动;前面取头部穴段落中,靳瑞用颞三针疗法,即在耳尖上发际处,向下刺 3 针。

5)增加针刺的次数:如石学敏治疗本病采用"醒脑开窍"法,针刺内关、人中、三阴交、委中等穴,每天针刺治疗 2 次;于致顺等针刺患肢对侧头顶颞前斜线,亦发现日针 2 次的疗效优于日针 1 次。

(7)现代采用神经干刺激法:根据神经学说,现代治疗本病还采用神经干刺激疗法。如俞雁彤等治疗抬肩困难,刺腋神经点(腋后纹头上 1 寸,即肩贞穴);伸肘困难,刺桡神经点(肩峰至肱骨外上髁连线中下 1/3 交接处);前臂旋前、食中指屈曲不利、拇指对掌无力,刺正中神经点(肘横纹与腕横纹中点之连线中点);屈腕无力,小鱼际萎缩,刺尺神经点(肱骨内上髁与尺骨鹰嘴之间,相当于小海穴)。此外,还有股神经点(腹股沟韧带中点外下方,动脉搏动处的外下方)、腓总神经点(腓骨头后上方)、腓深神经点(即足三里)等,各点针刺以放射感为度,避免提插捻转,可接电针低频连续波。

(8)现代采用子午流注针法:如赖芳山治疗本病,根据子午流注针法中的飞腾八法,查出每日开后溪、申脉、或足临泣、外关的时辰,遵循"主客相配"的原则,定时取穴,予以针刺捻转补法;黄敏则根据子午流注纳甲法取穴,进针用迎随补泻法,行针用提插捻转平补平泻法;王锦槐等亦根据子午流注纳甲法,推算临证时日干支,按时开穴针刺。

此外,宋代《琼瑶神书》道:"治两手拘挛半身不遂二百四十六法:两手拘挛取曲池,外、间升阳至阳移,加持气上忙催下,泽、渚相间气下随。"其中"升阳""阳移""气上""催下""气下"当如何操作? 原著中未作说明,姑且录以备考。

3. 古今均用刺血 对于本病之脉络瘀阻者,古、今均用刺血疗法,分别为 2 条次、16 篇次,分列古、今诸法之第四、第八位,分占各自总条(篇)次的 0.90% 和 2.29%,似乎现代比古代更多地采用刺血。古代用刺血者,如《医学纲目》称:"偏枯,二指着痹,足不能伸,迎先师治之,以长针刺委中,至深骨而不知痛,出血一二升,其色如墨。"《针灸简易》谓:"小腹胀硬身不遂,瘀发肾经足少阴(放足小指下)。"("放瘀"乃点刺出血)可见古代刺血的部位在关节部和肢体末端,此当是瘀血积滞之处。

现代采用刺血者,如于书庄治疗本病之实火证,取手十井(少商、商阳、中冲、关冲、少泽)、手十宣,用棱针点刺出血,每日 1 次,头痛眩晕明显者,加刺太阳、百会放血,舌强、呕恶者加刺金津、玉液出血;师怀堂治疗本病,用三棱针点刺井、原、络穴出血;王宏志对于青脉怒胀者,则予血络刺血;金虹等治疗后遗症,取金津、玉液,点刺出血;鲁清源则取大椎沿督脉至长强穴,用七星针从叩击微出血,再予以闪罐疗法;江小荣治疗中风后肩手综合征手背肿痛明显者,用细三棱针点刺或挑刺 3~5 次,深达内皮,血液自然流出,然后施闪火拔罐法,出血 3~5ml 为度。

4. 古今均用敷贴 古今治疗本病也用药物敷贴,由穴位皮肤吸收其有效成分,以发挥治疗作用。如上述"与寒相关"中,明代《古今医统大全》用"保真种子膏""贴肾俞,暖丹田"治本病,该方所用药物共计 38 味,其中包括蛇床子、附子、海狗肾、鹿茸人参、天冬、麦冬、生地、熟地、木香、丁香、乳香、没药、麝香等,可温阳强肾,益气养阴,活血行气。具体操作:"用红绫丝摊贴肾俞,每个重七钱,丹田每个重四钱,贴六十日揭去。"又《寿世保元》载:"左瘫右痪,湿气疼痛,贴于患处,煨木鳖子肉,焙手摩百次。"木鳖子苦甘温有毒,现代研究证实有降低血压、兴奋呼吸、加快心跳、消除水肿的作用,贴于患部,再用加热按摩的方法,当可提高疗效。现代傅莉萍等治疗中风偏瘫,取内关、曲池、合谷、足三里、丰隆、阳陵泉、三阴交、太冲、解溪、阿是穴等,施穴位贴膜法(该膜含鹿茸、黄芪、党参、桂枝、当归、天麻、川芎、丹参、羚羊角、麝香、蕲蛇、全蝎等,具温阳益气、搜风通络、鼓舞脉气、促进血运之功);张英杰等治疗周期性瘫痪,将中药"四君子散"用水调敷于右足足底,将"四物散"调敷于左足足底,用调温加热器加热到42℃(此与上述《寿世保元》"焙手摩"有相似之处),其中"四君子散"可补气,"四物散"能养血。

5. 现代发展的方法 现代还采用电针、穴位注射、推拿、器械、皮肤针、埋藏、拔罐、磁疗、挑治、火针、小针刀,以及微针系统等方法。这些在古代文献中未见记载,当属现代针灸工作者的发展。

(1)**电针**:电针是古代针刺与现代电子技术相结合的产物,可节省大量的人力,对神经的作用尤强,故常用于本病的治疗。如曾杰红取百会透曲鬓、运动区、足运感区、语言1区、语言2区、语言3区、风池、肩贞、曲池、手三里、外关、合谷、肾俞、环跳、髀关、阳陵泉、三阴交、绝骨、解溪、太溪、太冲等,用电针3~5Hz频率刺激;王文勇等取健侧头针运动区、感觉区,失语加语言1区,用电针刺激30分钟,频率为120~140次/min;潘小红等取头针运动区、感觉区,用透穴针刺法,接电针,频率220次/min,先用连续波10分钟,后改疏密波10分钟;吴义新等取手三里、丰隆、阳陵泉、支沟,用3次/s的电针刺激20分钟,结果显示甲皱微循环得到明显改善。

(2)**穴位注射**:此为针药结合,通过注入活血、补气,以及营养神经的药物,以提高疗效。如姜旭强等治疗本病,刺百会向上星(或上星向百会),注入川芎嗪注射液1ml;任中万等治疗中风后足内翻患者,取阳陵泉、外丘,注射黄芪注射液;王海东等治疗本病,取督脉穴位,注入当归注射液;孙延康等取阳陵泉、曲池、外关、太冲、肩井、合谷、环跳、足三里、丘墟等穴,注入丹参、黄芪复合液;李增林等取肩髃、曲池、合谷、环跳、足三里、阳陵泉等,注入胞二磷胆碱;肖少卿治疗恢复期,取病侧风池穴,注入 γ-酪氨酸或三磷酸腺苷,后期注入维生素 B_1 100mg 加烟酰胺 50mg。

（3）**推拿**:推拿乃医者将力作用于患者穴位上,对肌肉肌腱进行刺激与放松,以疏通经络,调和气血,并通过经络或神经的传导,改善本病患者的病理状态。如李建仲治疗半身不遂,按揉点拨患侧上下肢,按摩腹部,侧扳腰椎,摇抖各大小关节,按揉头部,推揉捏拿颈肩部,用扳法使颈椎、胸椎复位,点揉手足十二穴,按揉拔伸背部夹脊穴;许日香则点揉患肢对侧的运动区、感觉区,用一指禅推睛明至玉枕往返 3~5 遍,用向心性点揉和一指禅推手阳明经,自上而下揉背部膀胱经与下肢胃经穴,重点点揉肾俞及下肢胃经穴,配合关节被动运动;徐厚法取患侧臂、腿以及背部穴,用揉、揉、按、推、点、捏、拿等手法,使关节被动运动,抹头部印堂至太阳往返 8 次,点按睛明与太阳,按揉头部督脉穴,以及角孙至百会线,往返各 4 次,扫散头侧胆经处,最后用五指拿法梳理头部;孙静宽在针刺患侧肢体穴位后,对健侧肢体施行推拿治疗 30 分钟,使兴奋得以泛化,促使患肢被动活动。

（4）**器械**:包括激光、微波、特定电磁波（TDP）等。如宋铁城等治疗中风后遗症,取肩髃、曲池、外关、合谷、环跳、阳陵泉、委中、足三里,以氦-氖激光照射,每穴 5~8 分钟;钱永鑫等亦取百会、印堂、合谷、足三里、太冲,用氦-氖激光照射,结果显示,可改善脑血流状况及血液黏稠度;许武定等针刺曲池、手三里、阴市、足三里等穴,然后予以微波刺激;李复峰等取头部运动区和阳跷脉皮部,用微波热灸仪施灸 20 分钟,结果显示能改善患者微循环;宁泽晖等治疗瘫侧肢体肿胀,取肿胀手背、足背部穴,用针刺加铺艾绒 2~3cm 厚,用 TDP 灯照射。

（5）**皮肤针**:如师怀堂治疗中风患者,用梅花针循经叩击患侧肢体及健侧头部,重点叩健侧头部三阳经穴及患侧十二井穴;郭泽新等治疗中风痉挛状态,取痉挛劣势侧穴位,用皮肤针叩刺;

上述鲁清源用刺血疗法,以七星针叩击背部督脉穴。

（6）**埋藏:**如江杰士等治疗中枢性偏瘫,取督脉、任脉与病侧夹脊穴及手足三阳经穴,用埋线疗法;杨本瑜等则取肩髃、曲池、环跳、足三里,将羊肠线埋入皮下与肌肉之间,15天施术1次为1个疗程,2次之间在对侧肢体同样穴位埋线;孙治东等取肩髃、手三里、阳池、伏兔、足三里、解溪,埋入药线,且药线用黄芪、当归、丹参、红茴香、山莨菪碱混合液浸泡30天;徐荣芝取臂臑、曲池、环跳、足三里等穴,埋入猪鬃。

（7）**拔罐:**如金长禄治疗中风偏瘫,取背部穴施予拔罐;杨廉德则辨证选取背俞或患侧肢体经穴,用闪火法拔罐;郭泽新等治疗偏瘫痉挛,取痉挛优势侧穴位,施闪罐法;梁清湖治疗本病寒证和虚证,针后拔火罐;温凌洁等取上背部督脉和膀胱经穴,用皮肤针施刺络拔罐放血;潘小红等取曲泽、尺泽、曲池、外关、委中、阳陵泉、委阳、八风等穴,点刺络脉拔罐放血。

（8）**磁疗:**如师怀堂治疗中风后遗症,用磁圆针重叩健侧风池、风府;罗仁瀚等则取患侧合谷、外关、曲池、肩三针、髀关、足三里、太溪、太冲,用磁极针针刺,N、S极交替使用。

（9）**挑治:**如沈丽娟治疗中风偏瘫,取颈5~胸3、腰1~骶1双侧夹脊与膀胱经穴,用手术刀切一小口,用缝衣针挑出皮下白色纤维,左右上下提拉,然后退针;胡从富治疗上肢瘫痪,取颈5~胸1夹脊穴、上肢井穴、八邪穴,用三棱针挑破皮肤细小络脉,并挤出少量血液。

（10）**火针:**如周楣声治疗中风后遗症,取百会、四神聪,左右风池、阳陵泉,将大头针用血管钳夹持烧红,对准穴位,垂直刺入毫米左右,每穴点刺3下,以火针代灸;符健治疗中风后手肿胀,取中渚、阳池、合谷、阳溪、八邪,用贺氏中粗火针点刺;王敏治疗中风后遗指趾肿胀,取八风、八邪,用26号不锈钢粗毫针,用火烧红点刺;王宏志治疗中风手足不温者,施火针点刺。

（11）**小针刀:**如张辉治疗中风偏瘫,用针刀松解颈1~7棘突、颈 5~7 横突,配合温针灸。对于痉挛性瘫痪,现代亦有采用小针刀者,请参见本节附篇。

（12）微针系统:现代治疗本病采用的微针疗法包括头针、眼针、耳穴、手足针、面针、鼻针、口针、舌针等。

1）头针:本病病位在脑,因此现代常用头针治疗,其中包括焦顺发头针、方云鹏头针,以及头针的标准化国际方案等。如焦顺发治疗瘫痪,取对侧运动区和足运感区,快速捻转,每分钟约 200 次,每针持续捻转 1 分钟后,留针 5~10 分钟,共捻 3 遍后起针;杨桐等针刺焦氏头针运动区,或围刺 CT 所显示病灶在头皮的投射区,施强刺激捻转手法后,接电针连续波;方云鹏则针刺患侧伏象、倒象、伏脏、倒脏;刘方土针刺头针标准化国际方案之顶颞前斜线,从上向下连针 3~5 针,注重得气,用抽气泻法,进气补法,令患者配合主动锻炼和被动锻炼;于致顺等亦取患肢对侧顶颞前斜线,用双手快速（300 次 /min）大幅度捻转 1.5 分钟,休息 5 分钟,重复 3 次。

现代还对头针疗效进行了实验室观察。如王国祥等治疗缺血性中风,取病灶侧头针顶颞前、后斜线,用透穴刺法,施 200 次 /min 的捻转手法,反复操作,结果显示,神经功能、脑电地形图、体感诱发电位明显好转;杨玉泉等则针刺患肢对侧头部运动区、语言二区,用 200 次 /min 的电针频率刺激,结果脑血流量增加,血管紧张度下降、血管扩张;金紫萍取头针运动区、感觉区、足运感区、语言二区,用电针 220~240 次 /min 频率刺激 5 分钟,间隔 5 分钟,反复 3 次,结果显示,患者脑血流图得到改善,波幅、流入容积、上升时间指数、重搏波高度均得到好转。

2）眼针:如彭静山等治疗中风,取眼针上焦区、下焦区(可见血管颜色、形状发生改变),距眶缘 2 分许轻轻刺入,留针 5~15 分钟;孙红叶等亦取眼针上焦、下焦区,针刺左眼沿皮按顺时针方向,右眼按逆时针方向,不宜过深,不捻转,不提插;朱凤山等针刺眼针双侧上焦区、下焦区,刺后患肢即刻抬举升高。

3）**耳穴**：如邢淑琴治疗中风偏瘫，取耳穴脑点、皮质下、肩、肘、膝、踝附近的痛点等，贴埋耳针，每 2 小时加压以增加刺激强度；张战军则取耳穴心、肝、脾、肾、肩、肘、腕、髋、膝、踝等，用快速针刺捻转法；掌淑云亦取耳穴双侧肾、脑干、神门、心、皮质下、瘫痪相应部位，用针刺；李智民治疗脑出血偏瘫，取耳穴止血 1 号、2 号、脑点、晕点、交感等穴，用针刺。

4）**手足针**：如王新陆等治疗中风偏瘫，在第 2 掌骨侧寻找敏感的全息穴，据虚实施针刺补泻，以有强烈电麻感并向近心传导为佳；王俊飞亦取第 2 掌骨全息穴中上、下肢穴，用针刺中等强度，令患者配合活动患肢；黄文国则取腕踝针上 4、上 5、下 4、下 5、下 6，用针刺。

5）**面针、鼻针、口针与舌针**：如黄文国治疗偏瘫，取面针肩、臂透手、股透膝、膝髌透胫足、肝、脾、肾、耳等穴，取鼻针上肢、胯股透膝胫、足、肝、脾、肾、耳等穴，用针刺；王洪生等则取口针前臂、上臂、小腿、大腿等穴，用针刺，令患者配合主动运动；李勇等治疗中风后吞咽障碍，取舌上心穴、脾穴、肾穴，施针刺大幅度捻转 12 次，不留针。

此外，对于中风偏瘫患肢水肿者，现代常用熏洗法，如谭朝坚等用中药补阳还五汤加减熏洗热敷患肢；石奕丽用中药艾叶、青盐、川椒、桂枝、川芎、丹参、牛膝、干姜等熏洗热敷患肢；安凤华等用苏木、木瓜、汉防己、桂枝、红花、益母草、络石藤、鸡血藤熏洗肿胀部位。

【结语】

根据上述对古今文献的统计与分析结果，兹提出治疗瘫痪的参考处方如下（无下划线者为古今均用穴，下划曲线者为古代所用穴，下划直线者为现代所用穴）：①臂阳面穴曲池、肩髃、手三里、外关、肩井、臂臑、肩髎等；②腿阳面穴足三里、阳陵泉、风市、环跳、悬钟、委中、阳辅、上巨虚、丰隆、伏兔、髀关、承山等；③手阳面穴合谷、<u>中渚</u>、阳溪、腕骨、阳谷、后溪、<u>八邪</u>等;④足阳面穴昆仑、丘墟、<u>申脉</u>、足临泣、冲阳、<u>解溪</u>等;⑤臂阴面穴列缺、间使、<u>内关</u>、极泉、尺泽等;⑥腿阴面穴三阴交、<u>阴陵泉</u>、<u>血海</u>等;⑦足阴面穴照海、行间、<u>太冲</u>、<u>太溪</u>等;⑧头面颈部穴百会、风池、地仓、颊车、承浆、<u>风府</u>、<u>廉泉</u>、<u>哑门</u>、<u>水沟</u>等;⑨背部穴肾俞、<u>大椎</u>等。临床可根据病情,在上述处方中选用若干相关穴位。

治疗与寒相关者,可取头部、小腹部,以及背俞之穴;与痰相关者,可取中脘、膻中等穴;与湿相关者,可取病变局部穴;与虚相关者,可取胃经上、下巨虚,胸腹部中脘、膻中、气海、丹田,以及下背部肾俞等穴。

临床可用灸法,包括化脓灸、直接灸、艾条灸、温针灸、"太乙神针"灸、隔附子灸,可灸健侧穴,灸量宜大;亦可采用针刺,要求有强烈针感,故可用粗长针具,采用强刺激、透刺、一穴多针、增加针刺次数等方法,又可采用接气通经、交叉刺穴、补泻、神经干刺激、子午流注、配合呼吸、针灸结合等方法;还可采用刺血、敷贴,以及电针、穴位注射、推拿、器械、皮肤针、埋藏、拔罐、磁疗、挑治、火针、小针刀和微针系统等疗法。

附:中风瘫痪的现代分期治疗

西医学将中风瘫痪分为早、中、后,以及后遗症期。对于各期的治疗,临床选用不同的穴位及方法,而在古代没有这样明确的记载,故本节另设附篇予以介绍。在早期,由于大脑丧失对运动的控制能力,患侧肢体呈现弛缓状态,又称软瘫;到中期,低位中枢脊髓产生了代偿作用,控制肢体的运动功能,使患侧肢体抗重力肌的肌张力增高,呈现痉挛状态,又称硬瘫;后期则为相对恢复期,患肢功能得到一定恢复,可出现随意自主的分离运动;后遗症期多在 6 个月以后,恢复往往有一定困难。各期的治疗措施,兹分述如下。

1. **软瘫期**　即瘫痪早期,治疗当尽力提高肌张力,现代所取穴位**以阳经穴为多**。如陈克勤治疗肢体弛张痿软者,多刺诸阳经腧穴,包括上肢肩髎、肩贞、曲池、外关、合谷,下肢秩边、环跳、髀关、阳陵泉、梁丘、足三里、丘墟、三阴交等,速刺不留针。

现代治疗本期常**取患侧穴**,此属局部取穴。如邢淑琴治疗早期偏瘫,取患侧上肢肩三针、臂臑、极泉、曲池、外关、合谷、手三里,下肢环跳、阳陵泉、三阴交、解溪,用针刺平补平泻;陈守龙等亦刺患侧上肢十二井穴(放血)、合谷、后溪、外关、内关、手三里、曲池、肩三针等,下肢取环跳、伏兔、髀关、足三里、阳陵泉、丰隆、绝骨、丘墟、解溪。

现代治疗本期也有**取健侧穴为主**者,认为患侧肢体的神经传导受阻,而刺激健侧肢体穴位,通过低位中枢的联合反应,可使患侧肢体肌肉的运动得以部分恢复。如陈立典等治疗软瘫期,刺上肢健侧鱼际、合谷、外关、手三里、肩髃,患侧鱼际,下肢健侧阳陵泉、足三里、悬钟和患侧太冲,施提插捻转较强针感;王宏志亦针健侧曲池、内关、合谷、百会、环跳、足三里、阳陵泉、三阴交;陆寿康也持取健侧穴的观点。

对于本期,现代还有**先针健侧后刺患侧**者,如张济平等取太冲、合谷、内关、足三里等,先针健侧,并让患者配合患肢运动,后针患侧,留针1小时。

古代文献中也有治疗瘫痪兼见肢体弛缓者。如《马丹阳天星十二穴歌》道:曲池"能治肘中痛,偏风手不收";《卫生宝鉴》称:冲阳主"偏风,口眼㖞斜,足缓不收"。可见**古代治疗弛缓者也取阳经穴**,与现代相合;但古代未记载取健侧或患侧穴,则与现代不同。

2. **硬瘫期**　即瘫痪中期。现代认为,该期的痉挛性瘫痪以上肢屈肌(阴面)、下肢伸肌(阳面)的肌张力增高为主,大致有以下一些治疗方法。

(1)**硬瘫期的治疗取穴**:包括拮抗肌穴、主动肌穴、阴经穴、阴阳两侧穴、健患两侧穴、腹针穴等。

1）取拮抗肌（痉挛劣势侧）的穴位：即多取上肢阳经穴，下肢阴经穴，以促使拮抗肌的收缩，对抗主动肌的痉挛。如陈立典等治疗痉挛期，取患侧上肢阳经穴肩髃、手三里、外关、合谷，患侧下肢阴经穴阴陵泉、三阴交，施以强刺激捻转手法，每5分钟刺激1次，以兴奋拮抗肌，并在患侧曲泽穴上点刺放血3~5滴；姜桂美等针刺拮抗肌组，包括上肢的肩髃、曲池、手三里、外关、合谷、后溪，下肢的殷门、委中、承山、血海、阳陵泉、三阴交、照海，针刺以到达肌肉层为度，不可过深或过浅，施平补平泻；薛茜等亦取上肢阳经穴曲池、肩髃、合谷、手三里，下肢阴经穴血海、阴陵泉、三阴交、太溪，用电针10~100Hz的疏密波刺激30分钟，以平衡痉挛的肌张力；郑魁山治疗肘关节拘急刺天井、肘髎，手指拘急刺三间，膝关节拘急刺膝阳关、曲泉，以上均用平补平泻法，足内翻刺申脉，足外翻刺照海，用补法。

2）取痉挛主动肌（痉挛优势侧）的穴位为主：即多取上肢阴经穴，下肢阳经穴，此属局部取穴。如刘傲霜治疗中风后关节痉挛，取上肢尺泽、少海、内关、大陵、阳溪透阳谷，下肢血海、委中、阴陵泉、三阴交、太溪、阳陵泉，用温针灸；方幼安治疗手指屈肌张力增高者，刺三间、后溪，均进针1.5寸，左右两手持针，同时操作，用捻转泻法，能在1~2分钟内手指完全自动伸开（深刺三间、后溪1.5寸，当刺及手掌痉挛的主动肌群）；郭泽新等治疗痉挛，用毫针深刺上肢大陵、神门、内关、臂中、尺泽、天泉，下肢伏兔、风市、血海、承山、委中、阴陵泉、三阴交、承山、照海等，刺至深部组织（刺浅则反而增强痉挛），反复快速提插捻转，并用震颤法，产生强烈针感，使痉挛迅速缓解，并用低频电脉冲刺激，延长解痉效果，再予闪罐法，又用自制的艾条盒温灸上述股四头肌和肱二头肌相应穴位皮肤，同时还配合取痉挛劣势侧穴位，包括上肢和大腿的后面、小腿和足背外侧、第2~5趾背，用皮肤针叩刺，使相应肌肉收缩和相应井穴产生明显疼痛，对抗痉挛优势侧的肌肉收缩。

3）**取阴经穴**：现代有人认为，中风后的痉挛性偏瘫，是邪气由阳入阴之故，因此治疗以针刺阴经穴为主。如吕慧青等针刺人中、极泉、曲泽、尺泽、大陵、阴廉、阴市、血海、三阴交、照海，施平补平泻；米建平等亦取患侧阴经穴极泉、少海、灵道、箕门、曲泉、膝关、中封，用电针 60~80Hz 的密波刺激；杨廉德也针刺患侧阴经穴曲泽、尺泽、间使、大陵、曲泉、阴谷、阴陵泉、三阴交、中封、太溪、太冲等，对于肘部拘急较甚无法取穴者，则从曲池刺入，经尺泽、曲泽透刺至少海，用平补平泻法；郑宗昌等则刺舒筋穴（少海穴下 2 寸）、青灵、阴廉。

4）**取阴阳两侧穴**：现代陆寿康认为，发病中期可刺双侧肢体阴经和阳经穴，交替使用；娄必丹等则采用泻阴补阳法，即于阴经穴上行提插捻转泻法，施强刺激，不留针，于阳经穴上行提插捻转补法，施较弱刺激，留针 30 分钟。

5）**取健患两侧穴**：此为交叉取穴理论的体现。如王宏志治疗中风中期，刺健、患双侧曲池、内关、合谷、百会、环跳、足三里、阳陵泉、三阴交。

6）**取腹针穴**：现代有人认为，刺激痉挛肢体的穴位，可诱发肢体的抽搐，影响疗效，由此而提出采用腹针疗法。如周炜等取腹针中脘、下脘、气海、关元，病侧滑肉门、外陵、上风湿点、上风外点、下风湿点、下风下点，健侧商曲、气旁，用针直刺，施以慢提插手法，并令患者活动患肢。

对古代文献进行检索，结果显示，涉及瘫痪而又四肢强急或拘挛的穴位共 30 个，合 54 穴次。其中，阳经穴 49 穴次，占90.74%；阴经穴共 5 穴次，占总穴次的 9.26%，可见**古代治疗痉挛者以阳经穴为多**。常用经脉及其穴次为大肠经 20、胆经 12、胃经5、三焦经 4，可见治疗尤**以阳明、少阳经穴为多**；常用部位及其穴次为臂阳 21、腿阳 12、头面 11、手阳 5；常用穴位及其次数为曲池8、手三里 5、肩髃 5、阳陵泉 3。如《针灸集书》云："曲池穴：治半身不遂,筋挛瘛疭,屈伸艰难。"《太乙神针》载:手三里治"手臂不仁,肘挛难伸,偏风疼痛"。《医宗金鉴》道:"肩髃主治瘫痪疾,手挛肩肿效非常。"《循经考穴编》称:阳陵泉"主瘫痪痿痹,髀枢以下,筋挛不得屈伸"。

古代取阴经穴共5穴次,包括列缺、承浆、照海、行间、间使5穴各1次,远不如阳经穴多。如《针灸集书》曰:治疗"偏枯,半身不遂,口喝,手臂挛急,捉物不得",所取众穴中包括列缺、承浆、照海3个阴经穴,乃为例。

（2）**硬瘫期的治疗方法**:对于本类型,古人采用先补后泻的**针刺法**。如《针灸大成》言,"阴证中风,半身不遂,拘急,手足拘挛,此是阴证也",取合谷、肩髃、手三里、百会、肩井、风市、环跳、足三里、委中、阳陵泉,"先补后泻"。而"先补后泻"法在现代报道不多。

古今还采用灸法。如清代《灸法秘传》语:"偏风","如一偏疼痛,手臂不仁,拘挛难伸,灸手三里,兼灸腕骨","两手挛痛,臂细无力,灸曲池"。明代《神农皇帝真传针灸图》谓:"男女左瘫右痪,脚手拘挛,行步不前,口眼歪斜,语言謇涩,半身不遂,灸之:风池二穴、颊车二穴、曲池二穴、承山二穴、行间二穴、下三里二穴。"而上述现代刘傲霜治疗硬瘫取痉挛主动肌穴用温针灸,郭泽新等取主动肌穴用艾条盒温灸,与古代灸法相吻合。

此外,**现代还采用电针、闪罐、皮肤针、火针、小针刀等疗法**。这些在古代文献中未见记载。如上述现代薛茜、郭泽新、米建平等采用电针;郭泽新采用闪罐法与皮肤针叩刺法。又如高天宇等治疗上肢痉挛,取4~7颈椎、肩髃、肩髎、曲垣、秉风、天宗、肘髎、天井、阳溪、阳池、后溪、曲池、四渎、外八邪,用火针点刺;张勇等治疗足内翻,取胫骨前肌上、胫骨后肌上敏感点,前臂内收,取肱桡肌、旋前圆肌、喙肱肌上的敏感点,用针刀切割。

3. 相对恢复期　即瘫痪后期,对此现代有**独取阳明经穴者**,乃补阳明气血之意。如王克键等治疗恢复期,针刺肩髃、曲池、手三里、合谷、髀关、伏兔、足三里、解溪等,用捻转补法;陈立典等亦刺患侧阳明经穴,施平补平泻。现代也有**取阳经穴,佐以阴经穴**者,如杨甲三刺头部五穴(百会、前顶、后顶、通天)、列缺、照海、悬钟、足三里、太冲,均用补法,刺支沟、合谷、阳谷、曲池,用泻法;陈玉辰亦刺阳经穴,佐以阴经穴,前臂阳经穴上加用电针脉冲,每次20分钟。

4. **后遗症期**　对于后遗症期的治疗,现代有取阳经穴者,亦有取阴经穴者,有用补法者,也有用泻法者,姑列于下,以供参考。如胡从富治疗后遗症,针刺患侧上肢的肩髃、曲池、手三里、臂中、外关、合谷、八邪,下肢的环跳、髀关、风市、迈步、阳陵泉、悬钟、解溪、八风、委中,用平补平泻,这些穴位多属阳经;而陆寿康认为,治疗当取瘫侧阴经穴为主;梁清湖刺廉泉、头维、地仓、巨骨、曲池、后溪、秩边、足三里、委中、太冲,多用补法;王宏志针患侧曲池、内关、合谷、百会、环跳、足三里、阳陵泉、三阴交,以透穴为主,手足不温配火针,青脉怒胀者则予血络刺血,其中刺血则属泻法。

历代文献摘录

［唐代及其以前文献摘录］

《素问·阴阳别论》:"三阳三阴发病,为偏枯痿易,四支不举。"

《素问·脉解》:"太阳所谓肿腰脽痛者……病偏虚为跛。"

《脉经》(卷十):"前部左右弹者,阳跷也,动苦腰痛,癫痫,恶风,偏枯……直取阳跷,在外踝上三寸,直绝骨是也。"

《针灸甲乙经》(卷十·第二下):"偏枯,四肢不用,善惊,大巨主之。""痱,痿,臂腕不用,唇吻不收,合谷主之。""偏枯,臂腕发痛,肘屈不得伸……腕骨主之。""偏枯不能行,大风默默,不知所痛,视如见星……照海主之。泻在阴跷,右少阴俞。先刺阴跷,后刺少阴。在横骨中。""大风,目外眦痛,身热痱,缺盆中痛,临泣主之。""偏枯……京骨主之。"

《备急千金要方》（卷八·第二）："治久风，卒风，缓急诸风，卒发动不自觉知，或心腹胀满，或半身不随，或口噤不言……始觉发动，即灸神庭，次灸曲差，次灸上关，次灸下关，次灸颊车，次灸廉泉，次灸囟会，次灸百会，次灸本神，次灸天柱，次灸陶道，次灸风门，次灸心俞，次灸肝俞，次灸肾俞，次灸膀胱俞，次灸曲池，次灸肩髃，次灸支沟，次灸合谷，次灸间使，次灸阳陵泉，次灸阳辅，次灸昆仑。"

《备急千金要方》（卷八·第四）："防风汤主偏风，甄权处疗安平公方……九剂九针即差，灸亦得，针风池一穴，肩髃一穴，曲池一穴，支沟一穴，五枢一穴，阳陵泉一穴，巨虚下廉一穴，凡针七穴即差。""库狄钦患偏风不得挽弓，针肩髃一穴，即得挽弓，甄权所行。""猥退风，半身不遂，失音不语者，灸百会，次灸本神，次灸承浆，次灸风府，次灸肩髃，次灸心俞，次灸手五册，次灸手髓孔，次灸手少阳，次灸足五册，次灸足髓孔，次灸足阳明，各五百壮。"

《备急千金要方》（卷八·第五）："治风痱不能语，手足不遂灸法：度病者手小指内歧间至指端，为度，以置脐上，直望心下，以丹注度上端毕，又作两度，续所注上，合其下，开其上，取其本度，横置其开上，令三合其状，如到作厶字形……三处，同时起火，各一百壮愈。"

《备急千金要方》（卷三十·第四）："阴跷主风暴不知人，偏枯不能行。"

《备急千金要方》（卷三十·第五）："偏风，身汗出而清，皆取侠溪。"

《千金翼方》（卷二十六·第七）："肩髃，主偏风半身不随，热风，头风，刺风……针入八分，留三呼，泻五吸，在膊骨头陷中，平手取之，偏风不随时可灸至二百壮，过多则臂强……又针曲池，入七分，得气即泻，然后补之，太宜灸日十壮至一百壮止……又针列缺，入三分，留三呼，泻五吸，亦可灸之，日七壮至一百，总至三百壮。""阳池上一夫两筋间陷中,主刺风热风……偏风,半身不随。""商丘在内踝前陷中,主偏风痹,脚不得履地,刺风,头风,热风,阴痹,针入三分,留三呼,泻出五吸,疾出之,忌灸。""偏风半身不遂,脚重,热风疼,不得履地,针入四分,留三呼,得气即泻,疾出针,于痕上灸之,良,七壮。""灸猥退风,半身不随法,先灸天窗,次大门(脑后尖骨上一寸),次承浆,次风池,次曲池,次手髓孔(腕后尖骨头宛宛中),次手阳明(大指奇后),次脚五册(屈两脚膝腕文),次脚髓孔(足外踝后一寸),次足阳明(足拇指奇三寸),各灸百壮。"

《千金翼方》(卷二十七·第一):"眽目偏风眼㖞……针客主人,一名上关。"

敦煌医书《火灸疗法》P·T1044:"由于中风,嘴部歪斜,半身不遂,耳聋,则于额部发根边,耳壳前侧颊车处,面颊中部,颧骨中部,上臂,肩头筋络与肉隙处,从前臂骨节往下量五指背面的肉隙处,脚背与脚趾相连部位,拇趾、二趾间量一寸一分处,各灸十一次即可。"

敦煌医书《杂证方书第八种》:"疗偏风,以草火令遍体汗,差。"

《外台秘要》(卷三十九·第一):"列缺……主偏风口㖞,半身不随。"

《外台秘要》(卷三十九·第六):"巨虚上廉……甄权云,主大气不足,偏风,腰腿脚不随。"

[宋、金、元代文献摘录]

《太平圣惠方》(卷九十九):"承浆……偏风口㖞。"[原出《铜人针灸经》(卷三)]"迎香……偏风面痒。"[原出《铜人针灸经》(卷三)]"地苍……疗大患风者,其脉亦有动时,亦有不动时,主偏风口㖞……患左针右,患右针左,针入三分半,留五呼,得气即泻,灸亦得,日灸之二七壮,重者灸七七壮,其艾炷大小,壮如粗钗脚大,灸壮若大,口转㖞,可灸承浆七七壮。"[原出《铜人针灸经》(卷三)]"委中……半身不遂。"[原出《铜人针灸经》(卷五)]"巨虚下廉……小肠气不足,面无颜色,偏风热风。"[原出《铜人针灸经》(卷六)]"承山……偏风[原作固]不遂。"[原出《铜人针灸经》(卷六),并据改]"下昆仑……一名内昆仑,在外踝下一寸,大筋后内陷者宛宛中,是穴,主刺风,胗[原作胙]风,热风,冷痹,腰疼,偏风,半身不遂。"[原出《铜人针灸经》(卷六)并据改]

《太平圣惠方》(卷一百):"黄帝问岐伯曰:凡人中风,半身不遂,如何灸之? 岐伯答曰:凡人未中风时,一两月前,或三五个月前,非时,足胫上忽发酸重顽痹,良久方解,此乃将中风之候也,便须急灸三里穴与绝骨穴,四处各三壮,后用葱、薄荷、桃柳叶四味煎汤,淋洗灸疮,令驱逐风气,于疮口内出也,灸疮若春较秋更灸,秋较春更灸,常令两脚上有灸疮为妙。""凡人不信此法,或饮食不节,酒色过度,忽中此风,言语謇涩,半身不遂,宜于七处一起下火,灸三壮,如风在左灸右,在右灸左,一百会穴,二耳前发际,三肩井穴,四风市穴,五三里穴,六绝骨穴,七曲池穴。上件七穴,神效极多,不能具录,依法灸之,无不获愈。""巨虚[上廉]……甄权云,主六[原作大,据《黄帝明堂灸经》改]气不足,偏风,猥[原作股,据《黄帝明堂灸经》改]腿脚十指堕也。""环跳……偏风,半身不遂。"

《铜人腧穴针灸图经》(卷三·偃伏头):"通天……偏风口祸。"

《铜人腧穴针灸图经》(卷三·侧头部):"完骨……偏风口眼祸斜。"

《铜人腧穴针灸图经》(卷三·侧面部):"下关……偏风口目祸。"

《铜人腧穴针灸图经》(卷五·足少阳):"阳陵泉……偏风半身不遂,脚冷无血色。"

《铜人腧穴针灸图经》(卷五·足阳明):"冲阳……偏风口眼祸斜。""上廉……甄权云,治脏气不足,偏风,腰腿,手足不仁,可灸以年为壮。"

《琼瑶神书》(卷二·二百四十六):"治两手拘挛半身不遂二百四十六法:两手拘挛取曲池,外、间升阳至阳移,加持气上忙催下,泽、渚相间气下随。"

《琼瑶神书》(卷三·四十二):"曲池二穴:治四肢瘫痪、半身不遂、伤寒热病,泻之。"

《琼瑶神书》(卷三·六十三):"三里……左瘫并右痪,风疾两相关。""阳陵……冷痹及偏风。""列缺……举疗偏风患,半身时木麻。"

《琼瑶神书》(卷四·天星十一穴):"阳陵……偏身风不随,三分刺可详。"

《琼瑶神书》(卷四·流注六十穴道):"阳辅……横刺三寸深,左瘫右边痪。"

《子午流注针经》(卷下·手太阳):"腕骨……偏枯臂举只神针。""阳陵泉……半身不遂依针刺。"

《子午流注针经》(卷下·足阳明):"冲阳为原动脉中,偏风口眼注牙痛……建时取效有同神。"

《子午流注针经》(卷下·足太阳):"曲池……半身不遂语难言。"

《扁鹊心书》(卷上·扁鹊灸法):"凡一切大病于此〔肾俞〕灸二三百壮……又治中风失音,手足不遂。"

《扁鹊心书》(卷上·窦材灸法):"中风半身不遂,语言謇涩,乃肾气虚损也,灸关元五百壮。"

《扁鹊心书》(卷中·中风):"一人病半身不遂,先灸关元五百壮。"

《针灸资生经》(卷四·中风):"灸风中府,手足不随,其状觉手足或麻或痛,良久乃已,此将中府之候,病左灸右,病右灸左,因循失灸废者,灸疮春较秋灸,秋较春灸,取尽风气(《集效》),百会、曲鬓、肩髃、曲池、风市、足三里、绝骨,共十三穴。"

《针灸资生经》(卷四·偏风):"半身不遂,男女皆有此患,但男尤忌左,女尤忌右尔,若得此疾后,风药不宜暂缺,常令身上有灸疮可也,最忌房室,或能如道释修养,方能保其无它,若灸则当先百会、囟会,次风池、肩髃、曲池、合谷、环跳、风市、三里、绝骨,不必拘旧经病左灸右,病右灸左之说,但按酸疼处灸之,若两边灸亦佳,但当自上而下灸之。"

　　《卫生宝鉴》(卷二·用药无据):"有曹通甫外郎妻萧氏……春月忽患风疾,半身不遂,语言蹇涩,精神昏愦,口眼㖞斜……予刺十二经井穴,接其经络不通,又灸肩井、曲池。"

　　《卫生宝鉴》(卷七·中风刺法):"云岐子学医新说,大接经从阳引阴治中风偏枯……至阴……涌泉……中冲……三焦之脉,起于小指、次指之端……窍阴……大敦……少商……大肠之脉,起大指、次指之端……胃之脉,起足大指、次指之端……隐白……心之脉,起手小指内,出其端……小肠之脉,起手小指之端。""大接经从阴引阳治中风偏枯……少商……大肠之脉,起手大指、次指之端……隐白……心之脉,起手小指内,出其端……小肠之脉,起手小指之端……至阴……涌泉……中冲……三焦之脉,起手小指、次指之端……胃之脉,起足大指、次指之端……窍阴……大敦……""列缺:偏风,半身不遂。""肩髃、曲池:偏风,半身不遂。""大巨:偏枯,四肢不举。""冲阳:偏风,口眼㖞斜,足缓不收。""腕骨:偏枯狂惕。""照海:大风偏枯,半身不遂,善悲不乐。""阳陵泉:半身不遂。""环跳:风眩偏风,半身不遂。"

　　《卫生宝鉴》(卷八·风中脏):"真定府临济寺赵僧判……患中风,半身不遂,精神昏愦,面红颊赤,耳聋鼻塞,语言不出,诊其两手六脉弦数……又刺十二经之井穴,以接经络,翌日不用绳络,能行步。"

　　《针经指南》(流注八穴):"(足)临泣……四肢不遂(胆)。""(足)临泣……中风手足不举(肾)。""外关……四肢不遂(胆胃)。""申脉……手足不遂(胃胆)。"

《济生拔粹》(卷三·治病直刺诀):"治中风手足不随,针百会……听会……得气即泻,肩髃……曲池……三里……悬钟……风市……其七穴,左治右,右治左。"

《扁鹊神应针灸玉龙经》(六十六穴治证):"通里……四肢不遂,酸痛,气不和。""后溪……中风身体不遂,腰脚沉重。""劳宫……中风身体不遂。""外关……中风半身不遂,腰脚拘挛,手足顽麻冷痛。""光明……中风身体不遂,与阳辅治同。""环跳……中风,身体不遂,血凝气滞。"

《扁鹊神应针灸玉龙经》(磐石金直刺秘传):"中风半身不遂,左瘫右痪,先于无病手足针,宜补不宜泻;次针其有病足手,宜泻不宜补:合谷一、手三里二、曲池三、肩井四、环跳五、血海六、阳陵泉七、阴陵泉八、足三里九、绝骨十、昆仑十一。"

《扁鹊神应针灸玉龙经》(针灸歌):"中风瘫痪经年月,曲鬓七处艾且热。"

［明代文献摘录］

《神应经》(诸风部):"左瘫右痪:曲池、阳溪、合谷、中渚、三里、阳辅、昆仑。""偏风[原作肿,据《针灸大成》改]:列缺、冲阳。""偏风半身不遂:肩髃、曲池、列缺、合谷、手三里、环跳、风市、三里、委中、绝骨、丘墟、阳陵泉、昆仑、照海。"

《神应经》(手足腰胁部):"两手拘挛,偏风瘾疹……曲池(先泻后补)、肩髃、手三里。"

《针灸大全》(卷一·马丹阳天星十二穴歌):"曲池……偏风半不收。"[原出《琼瑶神书》(卷三·治病手法歌)]"阳陵泉……冷痹与偏风。"[原出《扁鹊神应针灸玉龙经》(天星十一穴歌诀)]"列缺……偏风肘木麻。"[原出《扁鹊神应针灸玉龙经》(天星十一穴歌诀)]

《针灸大全》(卷一·治病十一证歌):"风池手足指诸间,右痪偏风左曰瘫,各刺五分随后泻,更灸七壮便身安,三里阴交行气泻,一寸三分量病看,每穴又加三七壮,自然瘫痪及时安。"

《针灸大全》(卷四·八法主治病症):"申脉……中风,半身瘫痪:手三里二穴、腕骨二穴、合谷二穴、绝骨二穴、行间二穴、风市二穴、三阴交二穴。""申脉……中风偏枯,疼痛无时:绝骨二穴、太渊二穴、曲池二穴、肩髃二穴、三里二穴、昆仑二穴。"

《针灸集书》(卷上·偏枯):"列缺、下关、上关、完骨、承浆、地仓、迎香、环跳、肩髃、曲池、照海、阴跷、阳陵泉、委中、百会,以上穴并治偏枯,半身不遂,口㖞,手臂挛急,捉物不得,屈身难,腰胯痛,不能转,或冷风湿痹,可选灸之。""听会、地仓、颊车治偏风,口眼㖞斜。"

《针灸集书》(卷上·马丹阳天星十一穴):"曲池穴:治半身不遂,筋挛瘛疭,屈伸艰难。""阳陵泉穴:治膝屈伸艰难,麻痹不仁,半身不遂,冷风疼,足踹冷,四肢瘫痪……针入三分,其效如神。""列缺穴……半身不遂,口噤。"

《针灸集书》(卷上·八法穴治病歌):"足疼臂冷与痫瘫……先刺临泣后外关。"

《针灸捷径》(卷之上·肩膊部):"肩髃……若刺风瘫、风瘴、风病,当其火,不畏细也。"

《针灸捷径》(卷之上·手太阴肺经):"列缺……若患偏风灸至百,若患腕劳灸七七。"

《针灸捷径》(卷之下):"中风,半身不遂:肩井、肩髃、曲池、[手]三里、合谷、风市、阳陵泉、[足]三里、绝骨、昆仑,以上穴法,先补后泻。"

《针灸聚英》(卷一上·手阳明):"上廉……偏风,半身不遂。""[手]三里……中风口㗞,手足不随。""肩髃……风瘫,风瘴,风病。"

《针灸聚英》(卷一上·足太阳):"心俞……偏风半身不遂。"

《针灸聚英》(卷一下·足少阳):"听会……中风口㖞斜,手足不随。""本神……偏风。"

《针灸聚英》(卷一下·督脉)："风府……中风，舌缓不语……偏风半身不遂。""百会……口噤不开，偏风。"

《针灸聚英》(卷一下·任脉)："承浆……半身不遂。"

《针灸聚英》(卷四上·百证赋)："半身不遂，阳陵远达于曲池。"

《针灸聚英》(卷四下·八法八穴歌)："手足中风不举……[足]临泣。""腿疼胁胀肋肢偏，临泣针时有验。""四肢不遂头风……外关。"

《针灸聚英》(卷四下·六十六穴歌)："瘫痪及黄躯，腕骨神针刺。""半身麻不遂……宜针手曲池。"

《神农皇帝真传针灸图》(八图)："承浆：治偏风，口眼㖞斜……可灸三壮。"

《神农皇帝真传针灸图》(计开病源灸法)："男女左瘫右痪，脚手拘挛，行步不前，口眼歪斜，语言謇涩，半身不遂，灸之：风池二穴、颊车二穴、曲池二穴、承山二穴、行间二穴、下三里二穴。"

《名医类案》(卷一·中风)："一人中风，口眼歪斜，语言不正，口角涎流，或半身不遂，或全体如是……随灸风市、百会、曲池、合绝骨、环跳、肩髃、三里等穴，以凿窍疏风，得微汗而愈。"

《古今医统大全》(卷七·诸证针灸经穴)："偏风半身不遂：肩髃、曲池、合谷、列缺、阳陵泉、环跳、足三里、绝骨、风市、丘墟、委中。""瘫痪：曲池、阳谷、合谷、中渚、三里、阳辅、昆仑。"

《古今医统大全》(卷九十三·保真种子膏)："贴肾俞，暖丹田，子午既济，百病自除，一膏能贴六十日……又治腰腿寒湿，风气疼痛，半身不遂……用红绫丝摊贴肾俞，每个重七钱，丹田每个重四钱，贴六十日揭去。"

《薛氏医案》(外科心法·卷五·鹤膝风)："有贼风搏于肢节……若经久不消，极阴生阳，溃而出水，必致偏枯……及附子灸之。"

《医学入门》(卷一·治病要穴)："肩髃：主瘫痪，肩肿，手挛。""手三里：主偏风。""阳陵泉：主冷痹，偏风。"

《医学纲目》(卷十二·着痹):"(垣)陕师,郭巨洛,偏枯,二指着痹,足不能伸,迎先师治之,以长针刺委中,至深骨而不知痛,出血一二升,其色如墨,又且缪刺之,如是者六七次,服药三月,病良愈。"

　　《杨敬斋针灸全书》(下卷):"半身疯:肩井、曲池、三里。""半身不遂[《针灸捷径》补'中'字]风:百会、哑门、肩井、人中、曲池、[手]三里、中冲、合谷、风市、阳泉、[足]三里、绝骨、昆仑。""中风,左瘫右痪:肩井、肩髃、曲池、[手]三里、阳溪、合谷、环跳、风市、阳泉、阳辅、昆仑、丘墟。"[上二条均原出《针灸捷径》(卷之下)]

　　《针灸大成·卷六·足太阳》:"次髎……偏风。"

　　《针灸大成》(卷九·治症总要):"第一.阳症中风不语,手足瘫痪者:合谷、肩髃、手三里、百会、肩井、风市、环跳、足三里、委中、阳陵泉(先针无病手足,后针有病手足)。""第二.阴证中风,半身不遂,拘急,手足拘挛,此是阴证也,亦依治之,但先补后泻[合谷、肩髃、手三里、百会、肩井、风市、环跳、足三里、委中、阳陵泉]。""第六.半身不遂中风:绝骨、昆仑、合谷、肩髃、曲池、手三里、足三里……复刺后穴:肩井、上廉、委中。""第八.中风,左瘫右痪:三里、阳溪、合谷、中渚、阳辅、昆仑、行间……复刺后穴,先针无病手足,后针有病手足,风市、丘墟、阳陵泉。"

　　《针灸大成》(卷九·医案):"夏中贵患瘫痪,不能动履……予遂针环跳穴,果即能履。"

　　《寿世保元》(卷九·膏药):"左瘫右痪,湿气疼痛,贴于患处,煨木鳖子肉,焙手摩百次。"

　　《针方六集》(纷署集·第三十二):"阴市……左瘫右痪。"

　　《针方六集》(纷署集·第三十三):"悬钟……浑身百节痛,左瘫右痪,两足不遂。""阳辅……治一切中风瘫痪。"

　　《针方六集》(纷署集·第三十四):"委中……瘫痪。"

　　《类经图翼》(卷七·足太阳):"昆仑……治偏风。"

《类经图翼》（卷八·足少阳）："阳辅……偏风不随，可灸十四壮。"[原出《神农皇帝针灸图》八图]

《类经图翼》（卷八·督脉）："百会……偏风半身不遂。"

《类经图翼》（卷十·奇俞类集）："风市……治偏风半身不随，两脚疼痛，灸二十一壮。"[原出《神农皇帝针灸图》十图》]

《类经图翼》（卷十一·中风）："偏风半身不遂：左患灸右，右患灸左，肩髃、百会、肩井、客主人、列缺、手三里、风市、曲池、阳陵泉、环跳、足三里、绝骨、昆仑、申脉。""瘫痪：肩井、肩髃、曲池、中渚、合谷、阳辅、阳溪、足三里、昆仑。"

《循经考穴编》（手阳明）："肩髃……主诸风瘫痪。"

《循经考穴编》（足阳明）："[足]三里……一切中风瘫痪。"

《循经考穴编》（足太阳）："跗阳……瘫痪痿痹。""申脉……瘫痪冷痹。"

《循经考穴编》（足少阳）："完骨……中风不遂，手足挛痿。""风池……中风偏枯，脊膂强痛。""居髎……主瘫痪痿弱。""风市……主中风瘫痪，顽麻冷痹。""阳陵泉……主瘫痪痿痹，髀枢以下，筋挛不得屈伸。""阳辅……瘫痪痿痹，筋脉拘挛。""丘墟……主瘫痪痿软。"

《循经考穴编》（督脉）："风府……肢体偏枯……咸宜刺之，能提下焦之气。"

《经脉通考》（卷一·十三）："如半身不遂，灸肩髃、曲池、合谷、列缺、阳陵泉、环跳、足三里、绝骨、风市、丘墟、委中。""如瘫痪，灸曲池、阳谷、合谷、中渚、三里、阳辅、昆仑。"

［清代文献摘录］（含同时代外国文献）

《太乙神针》（正面穴道证治）："曲池……偏风不遂，两手拘挛，捉物不得[一本无此四字]。""手三里……肘挛难伸，偏风[一无本此二字]疼痛。""风市……左瘫右痪，行步不得[一无本此四字]。"

《太乙神针》(背面穴道证治):"环跳……中风中痰,半身不遂。""口噤偏风……针合谷穴。"

《医宗金鉴》(卷八十五·头部主病):"承浆……偏风不遂刺之效。"

《医宗金鉴》(卷八十五·手部主病):"三里三间并二间……兼治偏风眼目疾,针灸三穴莫教偏。""肩髃主治瘫痪疾。"

《医宗金鉴》(卷八十五·足部主病):"阳陵泉治痹偏风。""阳辅……偏风不遂灸功深。"

《续名医类案》(卷二·中风):"邹春元心泉,年未五旬,患中风,耳聋鼻塞,二便不通,四肢不随而厥,语言不出……即为灸百会穴,使阳气上升,又灸关元穴,不使阳气下陷,一二壮,目即能开,眉频蹙,问痛否?能点头,四肢亦少动,谓之曰:忍至七壮可生矣,亦点头,灸将毕,腹欲便,既而前后俱通,去垢秽极多。"

《续名医类案》(卷十三·瘫痪):"韩贻丰治孔学使尚先,患半身不遂,步履艰难,语言蹇涩,音含糊,气断续,为针环跳、风市、三里各二十一针,即下床自走……意惟语言声音如旧,翌日又为针天突、膻中十四针,遂吐音措辞,琅然条贯矣。"

《串雅全书》(外篇·卷二·针法门):"百发神针……半身不遂、手足瘫痪……俱可用针,按穴针之,真神妙,百中,乳香、没药、生川附子、血竭、川乌、草乌、檀香末、降香末、大贝母、麝香、母丁香、净蕲艾绒,作针[另有消癖神火针、阴疽散毒针]。"

《周氏经络大全》(经络分说·八):"[手]三里……偏风疼痛。"

《采艾编翼》(卷一·胆经综要):"完骨:偏风。""阳陵泉:膝伸不能屈,冷痹偏风。"

《采艾编翼》(卷一·经脉主治要穴诀):"指掣偏枯求腕骨。"

《采艾编翼》(卷二·中风):"中风,卒昏,牙紧,乃风痰,左右不遂,瘫痪,乃气血虚……神庭、百会(二穴择用或连用)、涌泉、然谷(二穴连用)、中脘、膻中、气海、通谷。""瘫痪搐搦:合谷、曲池、太冲、阳陵泉。""偏风:列缺、肩髃。""不仁:环跳,瘫痪要穴。"

《针灸逢源》（卷三·症治要穴歌）："瘫痪阳溪并曲池，肩髃合谷外中渚，行间申脉昆仑穴，三里阳陵风市推。"

《针灸逢源》（卷四·经外奇穴）："高骨二穴（此即手髓孔穴）：在掌后寸部前五分（针一寸半，灸七壮），又脚髓孔二穴，在足外踝后一寸，俱治手足痿痹，半身不遂。"

《针灸逢源》（卷五·中风门）："瘫痪……肩井、肩髃、曲池、阳溪、合谷、中渚、风市、阳陵泉、阳辅、昆仑、足三里。""半身不遂……百会、肩井、肩髃、曲池、手三里、列缺、风市、绝骨、足三里，以上穴先针无病手足，后针有病手足。"

《针灸内篇》（手太阴肺经络）："列缺……针一分，沿皮透太渊。治半身不遂，一切危症。治偏风半身不遂，口㖞。"

《针灸内篇》（手阳明大肠络）："[手]三里……治偏风疼痛。""肩髎……偏风不遂。"

《针灸内篇》（足太阳膀胱络）："心俞……治偏风，心气恍惚。"

《针灸内篇》（足少阴肾经络）："照海……偏风不遂。"

《针灸内篇》（足少阳胆经络）："颔厌……偏风。""环跳……治半身不遂，一切风气。""阳陵[泉]……治偏风不遂，膝难屈伸。"

《针灸内篇》（足阳明胃经络）："大巨……偏枯，四肢不举。""[足]上廉……主手足偏风。""冲阳……偏风，口眼㖞斜。"

《针灸内篇》（督脉经络）："风府……偏风。"

《太乙离火感应神针》："肩髃……偏风不遂，指节麻木不仁。"

《神灸经纶》（卷三·中风灸穴）："偏风半身不遂，左患灸右，右患灸左……承浆、地仓、三间、二间、阳辅、列缺。""手足髓孔……主治痿退[原作追，据《备急千金要方》改]风，半身不遂，灸百壮。"

《针灸便用》："瘫痪症，精败左者瘫，气败右者痪，针曲池、阳溪、合谷、中渚、足三里、阳附、昆仑。如胖人多痰，针肩髃、手三里、行间、曲池、合谷、阳附、昆仑。如不能言，添哑门、风府、百会。"

《太乙神针集解》(手阳明大肠经穴):"肩髃……偏风。"

《针灸集成》(卷二·风部):"言语謇涩,半身不遂:百会、耳前发际、肩井、风市、下三里、绝骨、曲池、列缺、合谷、委中、太冲、照海、肝俞、支沟、间使,观症势加减,患左灸右,患右灸左。""偏风口㖞:间使左取右,右取左,灸三七壮立差,神效,灸后令患人吹火,则乃知口正,此其验也。"

《针灸集成》(卷二·身部):"瘫痪:合谷、曲池、下三里、昆仑、太冲。"

《灸法秘传》(中风):"中风……左瘫右痪者,灸风市。"

《灸法秘传》(偏风):"偏风……总宜先灸百会,次灸合谷。如一偏疼痛,手臂不仁,拘挛难伸,灸手三[原作之,据义改]里,兼灸腕骨,倘痛甚不能提物,灸肩髃。两手挛痛,臂细无力,灸曲池。半身不遂,灸环跳。"

[外国文献]

《名家灸选三编》(上部病·臂痛):"肩冷臂痛者……若不预为之治,恐中风不随等证由此而成也,须灸肩髃二穴方免此患,盖肩髃系两手之安否,环跳系两足之安否,此不可不灸,轻者七壮,风寒盛者十四壮为率。"

[民国前期文献摘录]

《针灸秘授全书》(半身不遂):"半身不遂:绝骨、昆仑、合谷、曲池、百会、肩髃、环跳、足三里、手三里、肩井(禁灸)、委中、列缺、阳陵泉。"

《针灸简易》(放痧分经诀):"小腹胀硬身不遂,痧发肾经足少阴(放足小指下)。"

《针灸治疗实验集》(3):"武义城内武常坡之子十三岁,患右半身不遂,手足痿软,口不能言,五个月矣……为先将右手肩髃穴刺一寸半深,曲池穴刺二寸深,尺泽穴刺一寸深,合谷穴一寸深,右腿部承扶穴刺三寸深,风市穴刺三寸深,足三里刺三寸深,三阴交刺二寸深,病者忽然遂能言语,众皆以为奇事。"

《针灸治疗实验集》(20):"黄农人之妻,住北三家子,六十一岁,家寒,于田野拣柴,忽不省人事跌倒……见其仰卧,面赤光亮,口眼㖞斜,左半身不遂,脉弦滑。后学断曰:此风客经络……乃针颊车、人中、地仓、肩髃、曲池、手三里、合谷,腿未曾针,服王清任之补阳还五汤、乌鸡汤,手脸均愈,但步行不稳。"

《针灸治疗实验集》(33):"敝邑侯杨家村侯子方,年五十二岁,业商,近患半身不遂之症……先取百会、风府,灸以艾炷,继取合谷、三里、曲池等穴以金针,如此疗后,即时见效。"

《金针秘传》(针验摘录·中风):"师君兰亭老……夜半睡醒,忽口眼歪斜,语言难出,而半身肢体同时麻痹……予谓病在少阴,痱症也,为针气海、环跳、肾俞等穴,顷刻之间,麻痹半身即能自行转侧,十日即完全告愈。"

［现代文献题录］

(限本节引用者,按首位作者首字的汉语拼音排序)

安凤华,汪洁,邹德运. 穴位按压药物熏洗治疗中风瘫肢肿胀观察. 针灸临床杂志,2002,18(8):50.

敖金波,李旭英,彭力,等. 温针灸治疗脑卒中痉挛性偏瘫80例疗效观察. 中国中医药信息杂志,2008,15(7):10-11.

毕福高. 以针为主　突出治瘫 // 胡熙明. 针灸临证指南. 北京:人民卫生出版社,1991:25.

陈大中,徐玉珍,唐洪志. 疤痕灸防治高血压病的临床探讨 // 会议学术处. 全国针灸针麻学术讨论会论文摘要(一). 北京:中国针灸学会,1979:41.

陈克勤. 未病可防　已病能治 // 胡熙明. 针灸临证指南. 北京:人民卫生出版社,1991:28.

陈立典,吴强. 偏瘫的现代评价与针刺治疗. 中国针灸,1996,16(10):1-2.

陈守龙,戴铁城,魏宏,等.早期针刺治疗脑出血偏瘫30例临床观察.新中医,1990,22(1):27-28.

陈万福,孟陆亮.针灸治疗中风后遗症的临床体会.甘肃中医,1993,6(3):44-45.

陈幸生.芒针治疗中风偏瘫120例对照观察.针灸临床杂志,1995,11(6):4-5.

陈玉辰.中医康复医学治疗脑卒中732例临床观察.天津中医,1995,12(6):10-11.

东贵荣,张宣,李丹,等.头穴针刺治疗急性高血压性脑出血的临床对比研究.中国针灸,1994,14(3):13.

方幼安.屈肌张力高 三间配后溪//胡熙明.针灸临证指南.北京:人民卫生出版社,1991:39.

方云鹏.头皮针治疗偏瘫//胡熙明.针灸临证指南.北京:人民卫生出版社,1991:36.

冯玉文,赵晓东,林邦全,等.辨证施灸治疗原发性高血压预防中风的临床观察//中国针灸学会.针灸论文摘要选编.北京:中国针灸学会,1987:26.

符健.火针结合中药泡洗治疗中风后手肿胀40例.中医杂志,2008,49(10):911.

傅莉萍,项琼瑶,沈小珩.针刺配合穴位贴膜治疗中风偏瘫的疗效观察.上海针灸杂志,2003,22(8):9.

高素秋.腹针治疗中风偏瘫88例.中国乡村医生,1999(1):31.

高天宇,梅富华,段文清.对火针治疗脑中风后上肢痉挛疗效的评价.内蒙古中医药,2004,23(5):7.

郭朝印.中风神灸药条治疗脑梗塞的临床观察.陕西中医,1989,10(11):516-518.

郭如爱,邵长美,李兆风,等.头针治疗偏瘫89例.山东中医杂志,1993,5(5):27.

郭泽新,汪润生,陈向华,等.分部针刺治疗中风偏瘫痉挛68例临床观察.中国针灸,1995,15(5):7-8.

郭泽新,汪润生,郭小川,等.电针治疗40例中风偏瘫肩-手综合征临床观察.中国中西医结合杂志,1995,15(11):646-648.

郭泽新.针刺大陵缓解中风偏瘫痉挛状态的体会.针刺研究,1998,23(3):196.

郝金凯.针灸经外奇穴图谱.北京:人民军医出版社,2011:462.

何树槐.华佗夹脊穴治疗中经络//胡熙明.针灸临证指南.北京:人民卫生出版社,1991:21.

胡从富.针刺配合挑刺法治疗中风后上肢瘫痪60例.上海针灸杂志,2006,25(6):2.

黄敏.子午流注纳甲法治疗中风偏瘫34例疗效观察.中国针灸,1993,13(3):21.

黄文国.针刺治疗偏瘫95例小结.浙江中医学院学报,1984,8(4):27.

贾明荣.针刺天柱、完骨穴治疗中风病的临床体会//中国针灸学会.针灸论文摘要选编.北京:中国针灸学会,1987:2.

江杰士,肖宛平,李玉智.电针加埋线治疗中枢性偏瘫108例疗效观察.中国针灸,1997,17(1):9.

江小荣.刺络拔罐并康复训练治疗中风后肩手综合征48例.浙江中医杂志,2005,2(28):84.

姜定气,刘伟安.头针配合粗针治疗脑血管病后遗症169例疗效观察.中国针灸,1989,9(1):12.

姜桂美,贾超.针刺拮抗肌与主动肌治疗中风后痉挛性偏瘫的临床疗效观察.中西医结合心脑血管病杂志,2007,5(9):812-813.

姜淑明.姜淑明临证经验//陈佑邦,邓良月.当代中国针灸临证精要.天津:天津科学技术出版社,1987:283.

姜旭强,张学山.针刺加水针治脑血栓形成的临床及血液流变学观察.浙江中医杂志,1988,23(6):279-280.

姜揖君.首重整体　次及症状//胡熙明.针灸临证指南.北京:人民卫生出版社,1991:16.

蒋达树,谢瑶芳,宋正廉,等.针刺对缺血性中风病人的疗效观察及对血液流变学的影响.中医杂志,1982,23(7):50.

蒋新生,刘德梅,姜小伟,等.磁极化血液平衡疗法结合针刺治疗中风后遗症疗效观察.中医外治杂志,2004,13(4):26.

蒋幼光,沐洁珊,柏巧玲,等.艾灸足三里对血浆纤维蛋白元及纤维蛋白降解产物的影响观察.中国针灸,1982,2(6):33.

焦顺发.运用头针　快速捻转//胡熙明.针灸临证指南.北京:人民卫生出版社,1991:8.

金长禄.中医综合疗法治疗中风后遗偏瘫104例疗效观察.黑龙江中医药,1993,22(6):16.

金虹,李宗仁.舌下针对中风后遗症患者握力的影响.江苏中医,1987,8(12):25.

金完成,詹欣荣,潘玲玲,等.头双针治疗脑血管意外的定位及手法研究.中国针灸,1993,13(4):1.

金紫萍.头针治疗脑血管意外30例临床疗效和脑血流图变化观察.福建中医药,1986,17(5):37.

靳瑞.颞三针治疗中风后遗症的临床观察.中国针灸,1993,13(1):11.

赖芳山,阎润茗,叶成亮.按时取穴针刺治疗缺血性中风的临床与实验研究.中国针灸,1992,12(1):1.

赖芳山,叶成亮,阎润茗.益气活血针法治疗缺血性中风32例临床观察.中国中西医结合杂志,1992,12(4):216.

李复峰,时国臣,戴铁城.微波灸对中风甲皱微循环的影响.针灸学报,1989,5(4):49.

李建仲.推拿针灸为主治疗半身不遂109例临床观察.山西

中医,1993,9(4):31.

李京江,刘燕宏.深刺丰隆穴治疗中风下肢瘫160例.辽宁中医杂志,1993,20(7):37.

李静铭.独取阴经穴治疗中风偏瘫45例临床观察.新中医,1999,31(3):22.

李连生,汤德安,徐汤苹,等.巨刺对急性实验性脑缺血家兔脑血流图的影响.中西医结合杂志,1988,8(8):481.

李连生.巨刺与非巨刺法治疗脑梗塞198例临床观察.中国针灸,1993,13(1):21.

李其松,刘忠英,马鸣健,等.缺血性脑血管病患者血浆亮脑啡肽样物质含量及其针刺前后的变化.中国针灸,1984,4(6):19.

李勇,李滋平,符文彬.舌针疗法治疗中风后吞咽障碍的临床研究.针灸临床杂志,2005,21(8):7-8.

李增林,姚玉芳,凡巧云.胞二磷胆碱穴位注射治脑卒中偏瘫40例.浙江中医杂志,1988,23(11):500.

李志明.李志明临证经验//陈佑邦,邓良月.当代中国针灸临证精要.天津:天津科学技术出版社,1987:154.

李智民.针灸治疗脑血管病后遗偏瘫64例疗效观察.甘肃中医,2004,17(7):28.

梁清湖.十针疗法治中风//胡熙明.针灸临证指南.北京:人民卫生出版社,1991:31.

刘傲霜.温针灸阴经阳经穴治疗中风后关节痉挛的对比研究.中医杂志,2002,43(3):180-181.

刘方土.头穴进气抽气法//胡熙明.针灸临证指南.北京:人民卫生出版社,1991:37.

娄必丹,刘伍立.泻阴补阳法论治脑卒中后痉挛性瘫痪.针灸临床杂志,2002,18(12):1-2.

鲁清源.督脉拔罐治疗中风偏瘫36例疗效观察.针刺研究,1998,23(3):196.

陆寿康.提高中医偏瘫针灸疗效的途径和方法.中医杂志,1995,36(2):110.

吕慧青,遇永琴,李秀珍.针刺三阴经治疗中风后痉挛性偏瘫60例分析.北京中医药大学学报,2001,24(4):54-55.

罗仁瀚,陈秀玲.磁极针治疗中风后遗症152例疗效分析.中国针灸,2001,21(10):591.

马富强.运用巨针治疗脑血管意外偏瘫50例临床观察.甘肃中医,1993,6(6):32.

米建平,张中成.阴经电针疗法降低中风偏瘫肢体肌张力疗效观察.上海针灸杂志,2003,22(10):7-8.

宁泽晖,谢敏,冯玲媚.针刺加艾绒及TDP照射治疗中风后瘫侧肢体肿胀的临床观察.上海针灸杂志,2005,24(2):11.

潘小红,刘峰.头针加刺络放血治疗中风后遗症84例临床观察.针灸临床杂志,1995,11(10):16.

彭静山,李云香.眼针治疗中风242例临床观察.辽宁中医杂志,1983,10(11):30-32.

钱永鑫,陈后馀,王志英,等.氦-氖激光照射穴位对脑血流与血液粘稠度的影响.上海针灸杂志,1984,3(1):5.

邱茂良,盛灿若,李忠仁,等.针刺对中风患者脑血流图与血液流变学等治疗前后的变化观察.中国针灸,1984,4(2):1.

任中万,梁廷营,李玉珍.穴位注射治疗中风后足内翻的临床观察.针灸临床杂志,2011,27(8):37-38.

沈丽娟.挑针结合体针治疗中风偏瘫68例.河北中医,1999,21(6):366.

师怀堂.梅花针为主 配以多针刺//胡熙明.针灸临证指南.北京:人民卫生出版社,1991:18.

石宪,万志杰,于致顺,等.艾灸神庭穴对中风病人甲皱微循环及痛阈的影响.江苏中医,1988,9(5):18.

石学敏.醒脑开窍针刺法治疗中风2306例的临床分析及实

验研究.天津中医,1989,6(6):2.

石奕丽.针刺配合中药熏洗治疗中风偏瘫后患肢水肿43例.上海针灸杂志,2003,22(10):11.

宋铁城.激光穴位照射治疗脑卒中60例疗效观察.山西中医,1987,3(5):36.

宋正廉.宋正廉临证经验//陈佑邦,邓良月.当代中国针灸临证精要.天津:天津科学技术出版社,1987:191.

孙红叶,韩立鼎.眼针治疗脑血栓形成150例.辽宁中医杂志,1986,13(4):37.

孙静宽.针刺与推拿结合治疗中风偏瘫12例.新疆中医药,2002,20(1):35.

孙申田,李淑荣,朱永志,等.针刺百会透曲鬓治疗脑血管偏瘫500例临床研究.中国针灸,1984,4(4):5.

孙延康,罗会勇.土家医针药合用治疗中风后遗症疗效观察.中国民族医药杂志,2008,14(5):13-14.

孙治东,王娟娟,李涛,等.穴位埋线治疗中风偏瘫52例.中国针灸,2004,24(2):118.

谭朝坚,李金香,刘智.手十二井刺络放血配合中药熏洗治疗中风偏瘫后患肢水肿.中国针灸,2007,27(12):889.

谭桂兰.针刺风池穴为主治疗动脉硬化性脑梗塞105例临床观察.中国针灸,1990,10(2):21-22.

王国祥,刘凡,赵凤兰,等.头针对缺血性中风临床疗效的判定.中国针灸,1993(5):4-6.

王海东,赵俊喜,李永开,等.督脉穴位注射疗法治疗中风187例.中医研究,2006,19(6):56.

王宏志.针刺治疗中风偏瘫1620例临床观察.中国针灸,1991,11(6):1.

王洪生,余庆麟,林斌."动中求动"针刺疗法治疗中风偏瘫200例.针灸临床杂志,1997,13(1):56.

王锦槐,王凌曦.针刺治疗中风186例临床观察.中国针灸,1995,15(6):11.

王进,高晓红.烧山火手法治疗中风肢体功能障碍49例.上海针灸杂志,1994,13(2):63.

王俊飞.运用全息取穴法治疗偏瘫86例临床观察.针刺研究,1998,23(3):197.

王克健,苑瑞景,赖芳山,等.独取阳明法治疗中风恢复期的临床观察.中国针灸,1996,16(1):15.

王乐亭.王乐亭临证经验 // 陈佑邦,邓良月.当代中国针灸临证精要.天津:天津科学技术出版社,1987:21.

王利.督脉十三针为主治疗中风50例疗效观察.中国针灸,1996,16(6):9.

王隆谟.舌针治疗中风后遗症40例观察小结.辽宁中医杂志,1983,10(2):26.

王敏.火针治疗中风后遗指趾肿胀.浙江中医杂志,2003,38(3):125.

王薇.于致顺教授头穴治疗中风选穴的经验.针灸学报,1993,9(1):3-4.

王文勇,蒙慧敏.头针治疗中风偏瘫24例的临床体会.内蒙古中医药,1993,12(4):28.

王新陆,孙敏,蔡英奇.优选全息穴针刺治疗中风偏瘫的体会.山东中医杂志,1993,12(6):18.

王选伟,朱秀芝,张克立.针刺治疗脑中风致腕指瘫109例.陕西中医,1994,15(9):415.

王裕贤,李永凯.小艾炷直接灸治疗中风后肢体疼痛疗效观察.上海针灸杂志,2007,26(8):26.

温凌洁,俞兰英.巨刺加刺络拔罐治疗中风偏瘫92例.上海针灸杂志,2000,19(1):23.

吴长岩,贾乐红.灼针治疗中风后患肢浮肿72例.针灸临床

杂志,2003,19(5):27.

吴义新,郭若亚,张澍,等.电针对50例脑血栓患者甲皱循环的影响.上海针灸杂志,1984,3(1):10-12.

肖少卿.中风三期 治各有方//胡熙明.针灸临证指南.北京:人民卫生出版社,1991:5.

肖淑杰,许健鹏.刍议偏瘫的巨刺法.针灸临床杂志,1995,11(10):3-4.

邢淑琴.体针加耳针早期治疗中风偏瘫68例.江苏中医药,2002,23(3):29.

徐笨人."气至病所"妙 提插不留针//胡熙明.针灸临证指南.北京:人民卫生出版社,1991:30.

徐彬.徐彬临证经验//陈佑邦,邓良月.当代中国针灸临证精要.天津:天津科学技术出版社,1987:339.

徐厚法.电针、推拿治疗偏瘫58例临床小结.湖南中医杂志,1998,14(5):24.

徐荣芝,苏兰英,刘希雨.穴位埋藏法治疗偏瘫.针灸临床杂志,1995,11(1):5.

许日香.分期分经推拿针刺治疗脑血管性偏瘫46例.四川中医,2007,25(7):106.

许武定,俞世勋,杨俊生,等.微波针灸治疗脑出血100例疗效观察.陕西中医,1988,9(5):199.

薛茜,李淑萍,霍国敏.平衡肌张力针法对硬瘫期偏瘫患者运动功能康复的影响.江苏中医药,2008,40(2):55-56.

杨本瑜,毕世元,许斐,等.穴位埋线治疗中风偏瘫100例疗效分析.中国针灸,1994,14(5):31.

杨甲三.清上补下 通络祛痰//胡熙明.针灸临证指南.北京:人民卫生出版社,1991:3.

杨廉德.急则十宣放血 缓则分部论治//胡熙明.针灸临证指南.北京:人民卫生出版社,1991:2.

杨桐,王丽波,王滨,等.针刺治疗中风后遗症108例临床观察.针灸临床杂志,2005,21(3):33.

杨玉泉,王群,王务福,等.中风偏瘫患者头针前后脑血流图变化.上海针灸杂志,1984,3(2):2.

杨子雨.针刺预防中风//胡熙明.针灸临证指南.北京:人民卫生出版社,1991:24.

于书庄.泻火补虚　针药并用//胡熙明.针灸临证指南.北京:人民卫生出版社,1991:12.

于致顺.百会透曲鬓　还须快速捻//胡熙明.针灸临证指南.北京:人民卫生出版社,1991:32.

俞雁彤,杨毅江,梁忠.神经干电刺激配合头针治疗中风肢体偏瘫后遗症30例临床观察.针灸临床杂志,1993,9(4):31-32.

曾杰红.电针加麦粒灸治疗中风后遗症的疗效观察.上海针灸杂志,2000,19(1):2.

张登部.风中经络　重用艾灸//胡熙明.针灸临证指南.北京:人民卫生出版社,1991:20.

张辉.针灸配合针刀治疗中风偏瘫后遗症58例.新疆中医药,2001,19(2):36.

张济平,曹元明.直刺治疗中风早期58例.上海针灸杂志,1992,11(4):7.

张毅明.针刺头项穴治疗脑梗塞疗效分析.上海针灸杂志,2000,19(1):14-15.

张英杰,周丽君.两仪守衡针灸法配合中药敷足治疗周期性瘫痪36例.中国民间疗法,2006,14(1):23.

张勇,张翠萍,李素萍.针刀缓解中风偏瘫肌张力增高32例.中国针灸,2003,23(4):246.

张玉璞.针治偏瘫　取夹脊穴//胡熙明.针灸临证指南.北京:人民卫生出版社,1991:24.

张战军.针刺治疗中枢性偏瘫330例临床报告.中国针灸,

1988,8(1):8.

掌淑云.针刺治疗中风偏瘫106例临床体会.针灸临床杂志,1998,14(9):8.

赵维平,周晓鸽,赵善祥.针刺治疗中风70例临床分析.上海针灸杂志,1992,11(4):10-11.

郑魁山.接气通经法治偏瘫//胡熙明.针灸临证指南.北京:人民卫生出版社,1991:7.

郑宗昌,吴思平.针刺补肾益脑法治疗中风病1061例疗效分析.中国针灸,1995,15(4):18.

钟奇,张缙.通经接气针刺手法治疗急性脑梗塞的临床观察.针灸临床杂志,1997,13(6):23-24.

周楣声.放血急救　艾灸预防//胡熙明.针灸临证指南.北京:人民卫生出版社,1991:2.

周炜,王丽平.腹针治疗脑血管病后痉挛性瘫痪的疗效观察.中国针灸,2005,25(11):757-759.

周裕民,黄亚坤,陈修珍,等.针刺颈交感神经治疗脑血管病所致偏瘫、失语的疗效观察.中国针灸,1982,2(6):17.

朱凤山,李云香,陈玉芳,等.眼针治疗中风偏瘫的即刻效应观察.中国针灸,1991,11(3):19.

第八节 癫狂

癫狂为精神失常的表现。古代针灸文献中凡有癫（颠）、狂、弃衣而走、登高而歌、妄言骂詈、不避亲疏、不识尊卑、不避水火、怒欲杀人、独言独笑、邪病语不止、悲泣鬼语、歌哭无常、妄语异常等描述字样的内容，本节均予以收录。妄闻妄见是癫狂的表现之一，但因内容较多，故另立一节予以介绍。中医学认为，本病多由阴阳失调、情志抑郁、痰气上扰、腑气不通、气血凝滞等原因所引起，主要病位在脑和心，与肝、脾、肾亦相关。临床可分为癫、狂两型，古代有"大人癫，小人痫"的说法，因此癫又与痫相关，在阅读本节时，当注意辨析。临床对于癫、狂两型的治疗有所差异，本节进行了比较，作为专篇，附于本节之后。西医学中的精神病，包括精神分裂症、情感性精神病、偏执性精神病、反应性精神病、神经症、心身疾病等与本病相关。西医认为本病与遗传因素相关，且环境中的感染、中毒、社会心理等因素对本病也有一定影响。涉及癫狂的古代针灸文献共 392 条，合 875 穴次；涉及精神病的现代针灸文献共 102 篇，合 483 穴次。将古今文献的统计结果相对照，可列出表 8-1~ 表 8-4（表中数字为文献中出现的次数）。

表 8-1 常用经脉的古今对照表

经脉	古代（穴次）	现代（穴次）
相同	督脉 141、膀胱经 136、胃经 82、大肠经 53、心包经 52、胆经 49、任脉 43	督脉 119、胃经 40、心包经 40、膀胱经 36、任脉 35、胆经 26、大肠 24
不同	小肠经 67	肝经 26、心经 25

表 8-2 常用部位的古今对照表

部位	古代（穴次）	现代（穴次）
相同	头面 205、手背 73、上背 72、手掌 67、腿阳 51、臂阴 50、足阴 49、胸脘 41	头面 160、上背 52、足阴 47、腿阳 41、手掌 36、臂阴 35、胸脘 32、手背 25
不同	足背 82	

表 8-3 常用穴位的古今对照表

穴位		古代（穴次）	现代（穴次）
相同		百会 23、后溪 21、水沟 17、神门 15、曲池 13、心俞 13、风府 13、足三里 10、大陵 9	百会 34、水沟 24、神门 19、足三里 18、大陵 9、后溪 9、风府 8、曲池 8、心俞 8
相似	头面	神庭 11、上星 9	印堂 15、太阳 11、风池 10、听宫 6、哑门 6
	胸脘	巨阙 9	鸠尾 8、膻中 8、中脘 7
	上背	身柱 18	大椎 14、脾俞 6
	臂阴	间使 28	内关 23
	手背	阳溪 12、阳谷 9	合谷 14
不同	手掌	少商 17、劳宫 9	
	足阳	申脉 15、解溪 11、冲阳 9	
	腿部		丰隆 15、三阴交 12
	足阴	隐白 9	太冲 16、涌泉 9、行间 8

表 8-4 治疗方法的古今对照表

方法	古代（条次）	现代（篇次）
相同	灸法 96、针刺 25、刺血 12、割治 1	针刺 41、灸法 3、刺血 3、割治 1

续表

方法	古代（条次）	现代（篇次）
不同	点烙 2、火针 1、敷涂 1、缪刺 1	电针 25、埋藏 9、穴位注射 7、器械 5、耳穴 5、头针 5、拔罐 1、点穴 1

根据以上各表,可对癫狂的古今针灸治疗特点作以下比较分析。

【循经取穴比较】

1. 古今均取督脉、膀胱经穴 本病为神志疾患,而"脑为元神之府",膀胱经"其直者,从巅入络脑"(《灵枢经·经脉》),督脉"上至风府,入属于脑"(《难经·二十八难》),因此督脉、膀胱经穴次较高。中医又认为"心主神明",亦取与心相关的背部腧穴。统计结果见表 8-5。

表 8-5 督脉、膀胱经穴次及其分占古、今总穴次的百分比和其位次对照表

	古代	现代
督脉	141（16.11%,第一位）	119（24.64%,第一位）
膀胱经	136（15.54%,第二位）	36（7.45%,第三位）

表 8-5 显示,**现代比古代更重视督脉穴**,此当现代受神经学说影响之故;而**古代比现代更多选取膀胱经穴**,此当古代更多选取该经足部穴的缘故。就穴位而言,**古今均取百会、水沟、风府、心俞,这是相同的**;古代还取神庭、上星、身柱,现代则取大椎、哑门、脾俞,这是相似的;**古代又取申脉,现代取之不多,这是不同的**。《灵枢经·经脉》中膀胱经的"所生病"有"痔疟狂癫疾"之证。《脉经》曰:"督脉也,动苦腰背膝寒,大人癫,小儿痫也。"乃古人选取该两经穴之例。

2. 古今均取手、足阳明经穴 阳明为多气多血之经,受邪则

阳热亢盛;阳明燥屎内结,腑气不通,两者上灼脑腑,则发狂妄之症,因此临床多取手、足阳明经穴。统计结果见表8-6。

表8-6　手、足阳明经穴次及其分占古、今总穴次的百分比和其位次对照表

	古代	现代
足阳明胃	82(9.37%,第三位)	40(8.28%,并列第二位)
手阳明大肠	53(6.06%,第五位)	24(4.97%,第七位)

表8-6显示,胃经、大肠经穴次的古、今百分比分别相近。就穴位而言,**古今均取足三里、曲池,这是相同的**;古代还取阳溪,现代则取合谷,这是相似的;古代又取足部解溪、冲阳,现代则取腿部丰隆,有所不同。《灵枢经·经脉》中胃经的"是动病"即有"欲独闭户牖而处,甚则欲上高而歌,弃衣而走"之证,是为古代取胃经之例。

3. **古今均取心包经、任脉穴**　中医学认为心"藏神""主神明",而心包代心受邪;任脉循行于胸腹正中,与心、心包,以及肝、脾、肾等脏腑均相联,因此临床多取心包经与任脉穴。统计结果见表8-7。

表8-7　心包经、任脉穴次及其分占古、今总穴次的百分比和其位次对照表

	古代	现代
心包经	52(5.94%,第六位)	40(8.28%,并列第二位)
任脉	43(4.91%,第八位)	35(7.25%,第四位)

表8-7显示,**现代比古代更多选取心包经与任脉穴**。就穴位而言,**古今均取大陵,这是相同的**;古代还取间使、劳宫、巨阙,现代则取内关、鸠尾、膻中、中脘,这些是相似的。

4. **古今均取胆经穴**　《灵枢经·经脉》曰:胆经"起于目锐眦,上抵头角,下耳后"。少阳相火妄动也会导致本病的发生,因

此古今临床均取胆经穴，在古、今文献中，分别为49、26穴次，分列诸经的第七、第五（并列）位，分占各自总穴次的5.60%、5.38%，古今百分比相近。就穴位而言，**现代常取风池**，古代虽然也取风池等胆经穴，但穴次分散，没有被纳入常用穴位者。

5. **古代选取手太阳经穴**　太阳在六经中为阳盛之经，受邪亦可致狂证，因此古代也选用手太阳小肠经穴，共计67穴次，列诸经的第四位，占古代总穴次的7.66%，**常用穴为后溪、阳谷**。现代虽然也取后溪、听宫等穴，但现代取小肠经18穴次，列诸经的第九位，占现代总穴次的3.73%，未被列入常用经脉，不如古代。

6. **现代选取肝经、心经穴**　本病为心神失常，而肝火上炎亦会扰乱神明，因此现代也选用肝经、心经穴，分别为26、25穴次，分列诸经的第五（并列）、第六位，分占现代总穴次的5.38%、5.18%，**常用穴为太冲、行间、神门**。古代虽然也取神门等穴，但古代取肝经、心经分别为21、33穴次，分列古代诸经的第十三、第十一位，分占古代总穴次的2.40%、3.77%，均未被列入常用经脉，不如现代。

7.《内经》多取经脉穴　《内经》时代治疗本病多根据经脉辨证取相应经脉穴。如《灵枢经·癫狂》曰："狂言、惊、善笑、好歌乐、妄行不休者，得之大恐，治之取手阳明、太阳、太阴。""狂，目妄见、耳妄闻、善呼者，少气之所生也，治之取手太阳、太阴、阳明、足太阴、头、两颊。""狂者多食，善见鬼神，善笑而不发于外者，得之有所大喜，治之取足太阴、太阳、阳明，后取手太阴、太阳、阳明。"此外，下文"古今均用刺血"的经脉辨证段落中，亦有相关内容。统计结果显示，古代治疗本病的**常用经脉穴为手足阳明、手足太阳、手足太阴**，其中手足阳明、太阳与上述古代总体循经取穴特点相合，而手足太阴穴在上述总体取穴中未能体现。笔者揣测，《内经》时代的精神失常亦有外感高热或阳明腑实所致者，故取肺经和脾经穴，而后世可能认识到这类短期的脑功能障碍与所谓"癫狂"尚有不同，故取肺经与脾经穴者有所减少。

8. 古代采用经脉配穴法 古人治疗本病还采用"主客原络"配穴法,即根据经脉辨证取相应经脉的原穴,配其表里经的络穴。如《针灸大成·十二经治症主客原络》取胃经原穴冲阳,配脾经络穴公孙,治疗"弃衣骤步身中热";肾经原穴太溪,配膀胱经络穴飞扬,治疗"目不明兮发热狂";膀胱经原穴京骨,配肾经络穴大钟,治疗"痫疟狂癫心胆热"。此外,古人还采用"**八脉交会配穴法**"。如《针灸集书·八法穴治病歌》道:"内关先刺后公孙",治疗"心狂血壅及贲豚"。此乃阴维脉内关,配冲脉公孙。这些配穴方法在现代临床上亦可试用。

【分部取穴比较】

1. 古今均取头面部穴 本病的病位在脑,故临床多取头面部穴,在古、今文献中,分别为205、160穴次,同列各部的第一位,分占各自总穴次的23.43%、33.13%,可见**现代比古代更重视头面部穴**,此当受神经学说影响的缘故。就穴位而言,**古今均常取百会、水沟、风府,这是相同的**;古代还取神庭、上星,现代则取印堂、太阳、风池、哑门,这是相似的;**现代又取听宫**,而古代取之不多,此当现代治疗本病兼有幻听之故。

古代取头面部穴者,如《续名医类案》载:"一少年,患风狂,百治不效","为针百会二十针"。《备急千金要方》言:"邪病语不止及诸杂候,人中主之。"《针灸甲乙经》语:"狂易多言不休,及狂走欲自杀,目妄见,刺风府。"《太平圣惠方》称:神庭主"登高而歌,弃衣而走"。《医学入门》谓:"心痴呆","癫妖,上星亦好"。

现代取头面部穴者,如高治国治疗精神运动性兴奋,取人中,用电针冲击疗法3次,并针刺百会、合谷、太阳;诸葛冬伊等治疗精神分裂症,取百会、印堂,以及双侧太阳,交替选用,用电针刺激30分钟;孙元林则针刺风池用捻转泻法,不留针,针刺百会,不通电;陆承功等取风府、哑门、大椎、风池、安眠2、定喘等穴,均深刺1.5寸,接电20分钟;孙玲等治疗分裂症听幻觉,取听宫,埋入羊肠线。

2. 古今均取手足部穴 "病在头者,取之足"(《灵枢经·终始》),而手又与足相对应,因此古今治疗本病又取手足部穴,在古、今文献中分别为271、111穴次,分占各自总穴次的30.97%、22.98%,可见**古代比现代更重视手足部穴**,即古代更多取远道穴。统计结果见表8-8。

表8-8 手、足部穴次及其分占古、今总穴次的百分比和其位次对照表

	古代	现代
手阳	73(8.34%,第三位)	25(5.18%,第八位)
足阳	82(9.37%,第二位)	3(0.62%,第十三位)
足阴	49(5.60%,第八位)	47(9.73%,第三位)
手阴	67(7.66%,第五位)	36(7.45%,并列第五位)

表8-8中的百分比显示,**古代更多取手足阳部穴**,此乃古代多取手足太阳、阳明穴之故(其中古代足阳部的穴次很高,而现代却很低,且未被纳入常用部位,这是古今不同的)。表8-8又显示,**现代更多取足阴部穴**,此当现代重视肝、肾经穴之故;而古今手阴部穴次百分比相近。就穴位而言,**古今均取后溪、神门、大陵,这是相同的**;古代还取阳溪,现代则取合谷、阳谷,这是相似的;**古代又取手阴部少商、劳宫,足阳部解溪、冲阳、申脉,以及足阴部脾经隐白,现代则取足阴部肝、肾经的太冲、行间、涌泉,这些是不同的。**

古代取手足部穴者,如《拦江赋》道:"后溪专治督脉病,癫狂此穴治还轻。"《备急千金要方》语:"神门、阳谷,主笑若狂";"风癫","鬼魅","灸间使、手心主各五十壮"(据《脉经》手心主当为大陵)。《医宗金鉴》道:阳溪主"狂妄惊中见鬼神"。《针灸逢源》称:"癫狂","两手足大指左右相并,用绳缚定,艾炷灸两指歧缝中七壮,须甲肉四处著火"(此当少商、隐白)。《子午流注针经》谓:劳宫主"狂笑癫疾同日用"。《针灸甲乙经》记:"狂

易,见鬼与火,解溪主之。""癫狂,互引僵仆,申脉主之。"《针灸聚英·六十六穴歌》道:"狂病弃衣走,冲阳穴内佳。"

现代取手足部穴者,如姜揖君治疗精神分裂症及脑血管性精神症,取八脉穴后溪配申脉,以及太冲、神门、合谷、昆仑、照海、列缺等,用针刺;刘冠军治疗癫狂,取大陵等,用针刺;史正修治疗妄想型精神分裂症,取太冲透涌泉、合谷透劳宫,行针刺捻转提插泻法;张世杰治疗癫狂,取神门、大陵、劳宫、涌泉、太溪等,据虚实施针刺补泻;焦国瑞治疗小儿精神分裂症,取太冲、行间等,用中等或较轻的短暂间隙性刺激,持续捻针 1 分钟,不留针。

3. 古今均取上背与胸脘部穴 中医认为本病由心神失常所致,又与肝、脾等脏腑相关,故临床选取胸脘以及上背部相关穴。统计结果见表 8-9。

表 8-9 上背、胸脘部穴次及其分占古、今总穴次的百分比和其位次对照表

	古代	现代
上背	72(8.23%,第四位)	52(10.77%,第二位)
胸脘	41(4.69%,第九位)	32(6.63%,第七位)

表 8-9 显示,现代胸脘、上背部的百分比似略高于古代。就穴位而言,**古今均取心俞,这是相同的**;古代还取身柱、巨阙,现代则取大椎、脾俞、鸠尾、膻中、中脘,这是相似的。

古代取上背、胸脘部穴者,如《扁鹊心书》载:"风狂,言语无伦,持刀上屋","先灌睡圣散,灸巨阙二三十壮,又灸心俞二穴各五壮"。《百证赋》道:"癫疾必身柱本神之令。"

现代取上背、胸脘部穴者,如吕华治疗精神疾病,针刺对穴心俞配肾俞等;焦国瑞治疗小儿精神分裂症,取大椎、身柱、命门、肾俞、心俞等,用针刺;楼百层治疗癫狂,取肝俞、脾俞等,施针刺平补平泻;徐永华则取鸠尾,用 2.5 寸针向下刺,用平补平泻法,不留针;孙化海等治疗精神分裂症之阴症取哑门、膻中等,阳症取大

椎、中脘等,埋入羊肠线。

4. 古今均取臂阴面穴 本病与心、心包相关,而该两经均循行于臂阴面,因此在本病古、今文献中,臂阴面分别为 50、35 穴次,分列古、今各部的第七、第六位,分占各自总穴次的 5.71%、7.25%,现代的百分比似略高于古代。就穴位而言,**古代取间使,现代则取内关**,这是相似的。如明代《灵光赋》道:"水沟间使治邪颠。"《杂病穴法(歌)》亦曰:"人中间使祛癫妖。"现代石学敏治疗癫狂,针内关,用提插捻转泻法;周长发等治疗儿童精神病,取内关、通里等,用电针;陈忠容治疗精神分裂症,取内关、神门等,施针刺平补平泻。

5. 古今均取腿阳面穴 治疗本症多取足三阳经,该三经均行经腿阳面,因此在古、今文献中,腿阳面分别为 51、41 穴次,分列各部的第六、第四位,分占各自总穴次的 5.83%、8.49%,可见**现代比古代更重视腿阳面穴**,此当足三里为现代临床常用穴,丰隆为现代化痰配穴的缘故。就穴位而言,**古今均常取足三里,这是相同的**;现代还取丰隆,古代取之不多。如唐代《备急千金要方》述:"邪病大唤骂走远,三里主之。"现代石俭治疗精神分裂症,取足三里,注入冬眠灵;姚丰菊等则取丰隆等穴,施予电针疏密波;杨培泉治疗更年期精神病之偏执型,取丰隆等穴,用电针中等刺激,治疗综合征,取足三里等穴,用弱刺激;丁德正治疗精神疾病中夹痰者,泻丰隆等穴。

又因为本病与肝、脾、肾三脏相关,因此表 8-3 显示,**现代亦取腿阴面足三阴经交会穴三阴交**。如高镇五治疗癫狂,取内关、三阴交、太冲,用针刺平补平泻;谢潇侠治疗精神病之心脾两虚,针刺脾俞、三阴交、肾俞、心俞等;胡炜昌治疗经期前后精神紊乱,针三阴交透绝骨。

【辨证取穴比较】

在本病的古代针灸文献中,有若干内容与八纲、六淫、气血津液辨证相关,兹探讨如下。

1. 与寒相关 古人选取头顶及其附近穴、背部穴、四肢相应五输穴。其中**头顶及其附近部位**属人体上端,是阳气集中的部位,取之则可祛散风寒。如《脉经》叙:"动苦腰背膝寒,大人癫,小儿痫也,灸顶上三圆,正当顶上。"《针灸甲乙经》载:囟会主"癫疾呕沫,暂起僵仆,恶见风寒"。《周氏经络大全》称:攒竹治"癫狂,寒风伤阳气也"。

人体背部属足太阳,主表,可散外寒;又通过背俞穴与内脏相联,可祛内寒。如《针灸甲乙经》称:肺俞主"癫疾憎风,时振寒,不得言,得寒益甚"。《医学入门》谓:膏肓俞主"阳气亏弱,诸虚痫冷","狂惑忘误","灸至百壮、千壮"。

四肢五输穴中的"**输穴**"能灌注运输气血,"**原穴**"为原气经过和停留的部位,"**郄穴**"是经脉气血曲折汇聚的空隙,均可补气血之不足以祛寒。如《采艾编翼》载:"癫狂","食冷伤肺","本俞取之"。此"本俞"乃本经之输穴太渊。《针灸甲乙经》记:"癫疾,狂,妄行,振寒,京骨主之。"京骨为膀胱经原穴。"寒厥癫疾,噤龂瘛疭,惊狂,阳交主之。"阳交为阳维之郄穴。古人又**根据"子母补泻"原则取相应五输穴**。如《医学入门》谓:少冲主"心虚胆寒,怔忡癫狂"。心属火,"虚则补其母",心经母穴当为木,阴经之木为井穴,即少冲,故取少冲可补心阳之不足。

2. 与热相关 古人选取项背部穴、关节部穴、末端部穴,以及阳明经和相关经脉穴。其中**项背部**为督脉与足太阳循行之位,乃阳气亢盛之处,又与内脏相联,故能清表里之热。如《针灸甲乙经》曰:"身热狂走,谵语见鬼,瘛疭,身柱主之。""身热狂走,欲自杀,目反妄见,瘛疭泣出,死不知人,肺俞主之。"《类经图翼》称:膏肓俞主"痰火发狂健忘"。《外台秘要》谓:哑门主"泻诸阳气热","癫疾头重"。其中身柱、肺俞、膏肓俞在上背部,哑门在项部。

关节部和末端部既是阳气旺盛之处,又是邪浊积滞之位,刺激之则可清热逐邪。如《针灸甲乙经》云：曲泉主"实则身热头痛，汗不出，目䀮䀮然无所见，怒欲杀人"，"狂如新发"；曲池主"身热，惊狂"；前谷主"热病汗不出，狂互引癫疾"。《外台秘要》言：神门主"喘逆身热，狂悲哭"。《子午流注针经》语：阳溪主"癫狂喜笑鬼神言"，"热病心惊针下痊"。《针灸大成》称：手少阴井（少商）主"心中热闷，呆痴忘事，颠狂"，"复刺神门穴"。前面"古代采用经脉配穴法"中，《针灸大成》取太溪配飞扬主"目不明兮发热狂"；京骨配大钟主"痫疟狂癫心胆热"；冲阳配公孙主"弃衣骤步身中热"，亦为例。上述穴位中，曲泉、曲池在肘关节部，神门、阳溪、太溪、大钟在腕、踝关节部，前谷、京骨、公孙、冲阳在掌指、跖趾关节部，少商则在上肢末端。

就经脉而言，阳明是多气多血之经，易表现为阳热亢盛；而阳明腑实，燥屎邪火亦是本症原因之一，因此古人治疗与热相关者，**多取阳明经穴**，如《灵枢经·刺节真邪》曰："大热遍身，狂而妄见、妄闻、妄言，视足阳明及大络取之。"此外，古人也根据经络辨证，**取其他相关经脉穴**。如《素问·刺热》云："肝热病者"，"热争则狂言及惊，胁满痛，手足躁，不得安卧"，"刺足厥阴、少阳"。

3. **与风相关** 本病往往表现出躁动，中医或称之为"风"，而其治疗取穴则与本病总体取穴特点相吻合，即**多取头面、手足、胸背、臂阴等部穴**。如《续名医类案》载："妇即病风狂，昼夜不思眠食，白日裸身狂走，或登高阜，或上窑房，莫能禁也"，"因跪而受针，为针其百会一穴，鬼眼二穴，各二十一针"。《太平圣惠方》称：四神聪主"狂乱风痫"。《新集备急灸经》谓："患癫风，心狂乱，加兼卒不语良久，取鼻孔下名人中穴，灸七壮，立差。"《针灸内篇》记：巨阙"治痰饮，风癫"。《针灸简易》载："风痫发狂针身柱"；少商"治诸风猖狂"。《针灸集成》述："风癫及发狂欲走，称神自高，悲泣呻吟，谓邪祟也。先针间使，后十三穴。"上述百会、四神聪、人中属头面部，鬼眼、少商及十三鬼穴中的部分穴属手足部，巨阙、身柱属胸脘和背部，间使则属臂阴部。

4. **与痰相关**　古人多取胸脘与上背部穴,此当"肺为生痰之源,脾为贮痰之器"的缘故。如《针灸聚英》叙:膏肓俞主"发狂健忘,痰病"。上述"与风相关"中,《针灸内篇》取巨阙"治痰饮,风癫"。

5. **与气相关**　古人选取与肺相关之穴,此当肺主气之故。如《针灸甲乙经》载:"悲怒逆气,恐狂易,鱼际主之。"鱼际属肺经。又《针灸治疗实验集》记:"一老翁受治失心惊悸癫狂气逆□秘,灸于足之后跟赤白肉接界,各灸五十壮,获验颇多,此即女膝穴。"此案所取女膝当为经验之穴。

6. **与血相关**　脾胃为后天之本,气血生化之源,因此治疗与血相关者,古人选取与脾胃相关之穴。如《灵枢经·经脉》曰:胃经"是主血所生病者,狂疟温淫汗出"。又《针灸集书·八法穴治病歌》道:"心狂血壅及贲豚","内关先刺后公孙"。因"公孙冲脉胃心胸,内关阴维下总同"(《八法交会八穴歌》),故内关也与脾胃相关。

7. **与虚相关**　古人选取胸脘和上背部穴,因胸脘内有心、肺、脾、肝等脏腑,上背部的背俞穴与这些脏腑相联,取该二部穴则可补相关脏腑的虚损。如《备急千金要方》云:"膏肓俞,无所不治,主羸瘦虚损","狂惑忘误"。《针方六集》言:神堂主"多梦,虚惊狂走"。《针灸内篇》语:筋缩主"惊狂,虚劳"。《太平圣惠方》称:鸠尾主"神气耗散,癫痫病,狂歌不择言也"。

前面"与寒相关"中已述及,补虚亦可**取相关五输穴**,其中**"输穴"**能灌注运输气血,补脏腑气血之不足,因此《采艾编翼》谓"癫狂……湿气肾劳……本俞取之",此处"本俞"当为太溪。又根据**"子母补泻法"**,取少冲可补心阳之不足。故《医宗金鉴》道:"少冲主治心胆虚,怔忡癫狂不可遗。"

现代也有辨证取穴的报道。如徐天朝等治疗精神分裂症之痰火内扰,针中脘、丰隆、行间;痰湿内阻,针丰隆、阴陵泉、足三里;气滞血瘀,针血海、膈俞;阴虚火旺,针神门、复溜;阳虚亏损,针太溪、关元(加灸)。谢潇侠治疗精神病之痰气郁结取头临泣、鸠尾、太冲、膻中、丰隆等;痰火上扰取水沟、劳宫、涌泉、大陵、行间等;心脾两虚取百会、四神聪、脾俞、三阴交、肾俞、心俞等;火盛伤阴取大钟、神门、百会、印堂、前顶、后顶、通天等,用针刺提插捻转补泻手法,留针 30~60 分钟,对不配合者用强刺激手法。可见**现代结合了脏腑辨证,分型更为细致,取穴更为明确**,这与古代是不同的。

此外,现代又根据症状,选取相应穴位。如丁德正治疗精神病之呆僵,取神庭透上星;幻听,取翳风配丰隆;狂乱,取通里配陷谷;狂怒,取太冲配风府;狂乐,取阴郄配耳穴神门;忧郁,取百会配四神聪,均用针刺,或配合艾灸。这样依据症状的明确配穴,在古代文献中尚未见到。

【针灸方法比较】

1. **古今均用灸法** 由于本病之邪浊往往潜伏较深,因此古人用灸法以壮阳逐邪。古代艾灸又多为直接灸,产生剧烈的烧灼痛,有醒脑开窍之效。现代证实灸法可调节人体的免疫内分泌功能。因而在本病的古、今文献中,涉及灸法者分别为 96 条次、3 篇次,分列古、今诸法之第一、第六(并列)位,分占各自总条(篇)次的 24.49% 和 2.94%,可见**古代多用灸法,而现代对灸法重视不够**。

(1)**灸法的取穴**:与上述本病的古代总体取穴特点相仿,古人艾灸也取头面部、手足部、胸脘和上背部、臀阴面穴,此外还灸关节部穴,在头面和手足等部位中,末端穴较为突出。

1)**灸末端部穴**:末端包括指端(趾)部、头顶、口部、阴部穴,其中口为人类祖先——鱼类之上端,而阴部则为躯干下端。末端部的神经末梢敏感,刺灸之则可产生强烈感觉,起到醒脑开窍的作用。其中**灸指端穴者**,如《备急千金要方》曰:"邪病大唤骂詈走,灸十指端,去爪一分,一名鬼城。""狂走癫厥如死人,灸足大指三毛中九壮。"《杂证方书第八种》云:"疗癫痫狂方","灸掌中并中指节上,立效"。**灸头顶部穴者**,如《备急千金要方》言:"仓公法,狂痫不识人,癫病眩乱,灸百会九壮。"《圣济总录》语:"头风灸后顶穴","灸五壮,兼治癫疾"。《太平圣惠方》称:神庭主"披发而上歌下哭,多学人言语,惊悸不得安寝,当灸之,日灸二七壮至百壮,病即止,禁不可针,若针即发其病"。**灸口部穴者**,如《肘后备急方》谓:"若狂走,欲斫刺人,或欲自杀,骂詈不息,称鬼语者,灸两口吻头赤肉际。"《太平圣惠方》记:"黄帝灸法,疗神邪鬼魅,及发癫,诸不择尊卑,灸上唇里面中央肉弦上一壮,炷如小麦大。"《古今医统大全》载:人中"小炷灸之,治癫狂卒倒"。**灸阴部穴者**,如《灵枢经·癫狂》曰:"治癫疾者","灸穷骨二十壮"。《肘后备急方》云:"若狂走,欲斫刺人,或欲自杀,骂詈不息,称鬼语者","应灸阴囊下缝三十壮"。《杂证方书第八种》言:"疗癫痫狂方,阴后大孔前缝上处中,随年壮,妇亦同。"

2）**灸胸脘和上背部穴**:本病常由痰浊、腑气上扰心神所致,因此古人又灸取胸脘和相应上背部穴位以化痰通便,宁心安神。如《备急千金要方》语:"狂癫风痫吐食,灸胃管百壮,不针";"狂走癫痫,灸季肋端三十壮";灸膏肓俞治"狂惑忘误"。《肘后备急方》称:"若狂走,欲斫刺人,或欲自杀,骂詈不息,称鬼语者","灸背胛中间三壮,三日报灸三"。《针灸聚英》谓:"发狂,恶人与火,灸三椎、九椎。"

3）**灸臂阴面穴**:心经、心包经均循行于臂阴面,故艾灸亦取该部穴,其中尤以间使为多,如《备急千金要方》记:"狂邪发无常,被头大唤,欲杀人,不避水火,及狂言妄语,灸间使三十壮。"《古今医统大全》载:间使"灸五壮,治癫狂"。

4）**灸关节部穴**:关节往往是邪气滞留之处,灸之则可疏通经气,逐邪外出。如《肘后备急方》述:"若狂走,欲斫刺人,或欲自杀,骂詈不息,称鬼语者","灸两肘屈中五壮"。《备急千金要方》载:"狂走惊痫,灸河口五十壮,穴在腕后陷中动脉是,此与阳明同也。"《医心方》叙:"治五癫方","灸尺泽穴"。《类经图翼》称:劳宫"一传癫狂灸此效"。

（2）**艾灸方法**:除了常规灸法外,古人治疗本病还采用"骑缝灸"、化脓灸、"太乙神针"等方法,灸量较大,男女的灸穴亦有所不同。

采用**"骑缝灸"**者首见于《肘后备急方》,在宋代《太平圣惠方》中则有详细描述:"秦丞祖灸狐魅神邪,及癫狂病,诸般医治不差者,以并两手大拇指,用软丝绳子急缚之,灸三壮,艾炷著四处,半在甲上,半在肉上,四处尽烧,一处不烧,其疾不愈,神效不可量也。"该法将两指(趾)用绳缚在一起,用艾炷灸指(趾)缝上,乃双穴同时下火,故刺激较强,后世多有采用者。如《针灸资生经》载:"有士人妄语异常,且欲打人,病数月矣,予意其是心疾,为灸百会","用秦承祖灸鬼邪法,并两手大拇指,用软帛绳急缚定,当肉甲相接处灸七壮,四处皆著火而愈"。《扁鹊神应针灸玉龙经·针灸歌》道:"癫邪之病及五痫,手足四处艾俱起。"

关于**化脓灸**,中医认为可温阳益气,"开门驱贼";现代证实对人体的免疫内分泌有较强的调节作用,故被用于治疗本病。如《扁鹊心书》载:"风狂妄语","先服睡圣散,灸巨阙穴,七十壮,灸疮发过,再灸三里五十壮"。《备急千金要方》灸头顶百会及其四周穴,治疗"癫"疾,"一年凡三灸,皆须疮差又灸"。上述"灸疮发过,再灸"与"疮差又灸"皆为反复施予化脓灸,以触动伏邪。上述《扁鹊心书》案先服"睡圣散",使患者麻醉,以减轻痛觉,然后施灸,则开创了麻醉施灸的先河,对于拒绝配合治疗的癫狂患者,是十分必要的。该书又曰"醒时再服",可见要反复多次麻醉,亦显示灸灼时间之长。

"太乙神针"是灸法之一种,治疗时在穴位上铺数层布或纸,点燃加有中药的艾条,按在布或纸上。该法对人体肌肤的损伤小,又用药物以提高疗效。如《太乙神针》称:身柱主"癫狂谵语",腕骨治"狂惕烦闷,惊风";《太乙离火感应神针》谓:足三里"发狂吃语,无端哭笑",均运用此法。

对于本病邪气潜伏深者,古人**灸量较大**。如《备急千金要方》叙:"卒癫","灸天窗、百会各渐灸三百壮,炷惟小作,又灸耳上发际各五十壮"。前面"与寒相关"中,《医学入门》取膏肓俞,则"灸至百壮、千壮"。上述"三百壮""百壮、千壮"均显示灸量之大。而上述《备急千金要方》曰"炷惟小作",是否是减少痛苦的措施,以使灸疗能持续进行? 尚可探讨。

古人对男女的施灸穴位有所不同。如《类经图翼》曰:"癫狂","少冲,女灸此","冲阳,男灸此","厉兑,男灸此"。此处对于女子灸取阴经穴,对于男子灸取阳经穴,从阴阳角度而言似也说得通,但在现代临床上采用不多。

现代本病临床用灸法者,如吴凤岐治疗精神分裂症,灸百会、鸠尾各 20 分钟;蒋洪志治疗狂证,取少商、大敦,采用骑缝灸各 3壮,灸后 2~3 小时狂躁渐定;顾法隆等治疗慢性精神分裂症,取大椎、心俞、身柱、膏肓、神道、肝俞、筋缩、脾俞,用化脓灸和麦粒灸,结果患者的症状和血液流变学指标均得以改善。可见**现代也采用"骑缝灸"、化脓灸**,这与古代是相同的,而现代测试的实验室指标在古代是没有的,是现代的发展。

此外,**现代还采用艾条灸与温针灸**,这在古代文献中亦未见记载。如王兆霞治疗精神分裂症,取百会、间使、天枢、大敦,用艾条熏灸;张和媛治疗癫证,取中脘、足三里、内关,用艾条灸;陈娟治疗外伤性精神分裂症,取哑门、天突、印堂、风池、四神聪,以及中极、关元、中脘,用针刺,并用艾条熏针柄。而古代采用的"太乙神针"灸,现代报道不多;现代艾灸剂量也不及古代大。

由上可知,**现代艾灸也取末端部、胸脘部、上背部和臂阴面穴**,与古代大体相似。总的来说,现代灸治本病的报道不多,因此对古代灸疗文献可进一步挖掘探讨。

2. 古今均用针刺 本病属精神神经系统疾病,而针刺可刺及神经,并通过神经将信息传到大脑皮质,因此在本病古、今文献中,涉及针刺者分别为 25 条次、41 篇次,分列古、今诸法之第二、第一位,分占各自总条(篇)次的 6.38% 和 40.20%,可见**现代比古代更多地采用针刺疗法**,此当现代受神经学说影响和针具进步的缘故。

（1）**古代选取末端部与关节部穴**:与上述古代艾灸取穴相仿,古人针刺治疗本病亦多取末端部穴和关节部穴。其中末端部共 43 穴次,占针刺总穴次的 55.13%;而关节部共 15 穴次,占 19.23%。

在针刺中,《备急千金要方》所载扁鹊"**十三鬼穴**"十分突出,称可治"横邪癫狂"。该十三穴包括人体上端之上星,躯干下端之阴下缝、玉门头,四肢末端之少商、隐白、口部之人中、舌中下缝、承浆、颊车(上述穴位均属末端部),以及关节部太渊、大陵、申脉、曲池、劳宫。此外,十三穴中还有风府与间使,前者近枕骨大孔,对脑功能有调节作用;后者为心包经五输穴中的"经穴",可清心开窍。后世亦有用十三穴者,如《针灸治疗实验集》载:"痰迷心包,猖狂暴戾,针刺间使又十三鬼穴,兼服化痰清火之剂,连三日,症已大减。"可见化痰还须配服中药。

古代刺末端部穴者,除了上述十三鬼穴外,又如《循经考穴编》称:"癫痫狂邪","宜刺要穴人中";《周氏经络大全》谓:针攒竹"治癫狂";前面"与风相关"中《续名医类案》记:"针其百会一穴,鬼眼二穴,各二十一针"。**刺关节部穴者**,又如《痧惊合璧》叙:"刺鼻尖一针,刺两腕左右各一针,刺两手肘尖各一针,刺两腿叉骨,活。此症见物即毁,其人如狂。"

而现代针刺除取末端与关节部穴外,还取臂、腿、胸腹、背部穴,这与古代有所不同,详见下述现代针刺案例。

（2）**古今均用强刺激**:古今治疗本病均用针刺强刺激,以求醒脑开窍之效,这是古今相同的。如上述唐代《备急千金要方》针十三鬼穴,其中不少为末端部穴,刺激性很强。其又曰:"当舌中下缝,刺贯出舌上,名鬼封,仍以一板横口吻,安针头,令舌不得动。"即要刺透舌体,并用一板横口吻,使舌不得动,亦显刺激之强。而现代治疗精神分裂症,常针刺人中用强刺激,使不能忍受为度,即为例。如高宏、董俊峰、王琼、邬继红等分别治疗本病,均刺人中,使眼球湿润或流泪为度。再如邢启明治狂证,取金钟(素髎下鼻柱正中)、通海(少海、小海之间)、锁喉(人迎与水突连线中点),用针大泻强刺;吴铭耀治疗紧张型精神分裂症,取人中、少商、隐白、大陵、鸠尾,用针刺强刺激手法捻针1分钟,其中少商、隐白通电20分钟,也为强刺激之例。

现代针刺还重视传导与感应。如王琼等治疗青春期精神分裂症,针刺内关、大陵,使针感向上传递,针大椎,使针感传到脑后;高宏治疗精神分裂症,亦取内关向上针刺,使针感向上臂传导。**现代针刺督脉项部穴还要求刺及脊髓,产生触电感。**如邬继红等治疗癫狂,针哑门、大椎1.5~2寸,使患者出现电击感后即出针;何旭鹏则针刺哑门,要求有麻串感觉;王民集介绍邵经明经验,强刺大椎触及髓腔,使患者出现全身震颤。

为了达到强刺激的目的,**现代采用了深刺、透刺、"过梁针"、粗针、刮针法、多人同时下针等方法。**如谢锡亮治疗癫狂,深刺风府2.7寸;刘德福等治疗狂证,针后溪透腕骨,再透劳宫,太溪透涌泉,再透行间,内关透大陵,再透外关;管遵惠介绍管正斋治疗精神病的经验,用"过梁针"法,多选用四肢部奇穴,进针深达3~5寸,透到对侧皮下,行针时出现抽动或颤动和强烈感应,患者出现感觉反应后退出1寸,再缓慢刺入,谓之"抽刺",抽刺方向由中心向两旁呈扇形分布;史正修治疗妄想型精神分裂症,取用粗针平刺筋缩穴;吴凤岐治疗精神分裂症,针刺人中、上星、内关透外关、悬钟透三阴交等穴,行强刺激,运用提插捻转和弧度刮针法;赵密芬等治疗狂证,取百会、神门、太冲等穴,用针刺泻法,刮针500~1 000次;林健华则取百会、双劳宫、双涌泉,由5人同时下针,施强刺激泻法,提插捻转3分钟;马玉莹介绍王明章治疗癫狂经验,泻人中、泻虎边(双)、补三阴交(双),亦由5人各刺1穴,同时进针和捻转操作。

（3）**古今均用补泻手法**：古人治疗本病多用针刺泻法，显示本病以实证为多。如《千金翼方》谓："鼻交頞中一穴，针入六分，得气即泻，留三呼，泻五吸，不补，亦宜灸，然不如针，此主癫风。"《针方六集》称：神门治"伤寒发狂，单泻"。

现代治疗本病则补泻兼施，显示本病虚实皆有，与古代有所不同。如高宏治疗精神分裂症，针太冲、丰隆用泻法，中脘、足三里、三阴交用补法；张和媛治疗癫证，取中脘、足三里、内关，用针刺泻法；王雨治疗精神分裂症，取内关、足三里，用针刺补法；邬继红等治疗癫狂，针百会、四神聪、内关、神门、中脘、丰隆、太冲，狂证用泻法，癫证用补法。

（4）**现代采用时间针法与五输穴刺法**：如杨玥等治疗躁狂症，根据子午流注纳支法，在气血到达穴位时针刺十三鬼穴；李述先治疗癫狂，在农历阴日阴时依次针刺十三鬼穴，施泻法，不留针。又如李清福等治疗精神病，第一天刺十二井穴出血；第二至第五天刺十二经荥穴，分别根据左右、上下、阴阳依次相配；此后21天分别针俞、原、经、合穴，方法同荥穴，除井穴外，其他各穴用平补平泻手法，留针1小时。而在古代本病文献中，未见类似记载。

3. **古今均用刺血** 本病或由瘀血积滞所致，现代研究证实，精神病患者的血黏度较正常人为高，而刺血则是一项祛瘀的有效措施，因此在本病的古、今文献中，涉及刺血者分别为12条次、3篇次，分列古、今诸法之第三、第六（并列）位，分占各自总条（篇）次的3.06%和2.94%，古今百分比相近。

古人刺血亦多取末端部和关节部穴。其中刺末端部穴出血者，如《痧惊合璧》谓："放百会穴"治疗"见物即毁，其人如狂"。《针方六集》取十宣，用"三棱针出血，禁灸，治伤寒不识尊卑"。《续名医类案》载："褫去衣裳裸而奔，或歌或哭，或牵曳如舞木偶，粗工见之吐舌走，以为鬼魅所惑，周汉卿独刺其十指端出血，已而安。"该书又载，取"徐秋夫疗鬼穴"治疗"病著鬼邪"，"针入舌缝中间一分,出紫血"。

古人刺关节部穴出血者,如《灵枢经·癫狂》曰:"狂而新发,未应如此者,先取曲泉左右动脉,及盛者见血,有倾已,不已,以法取之,灸骶骨二十壮。"其中,曲泉在膝关节部,"及盛者"即为脉强盛者,"灸骶骨"为刺血无效后,加用灸法,乃刺血与艾灸相结合。

《内经》时代常**根据经脉辨证,刺盛满显露之脉出血**。如《灵枢经·癫狂》云:"狂始发,少卧不饥,自高贤也,自辩智也,自尊贵也,善骂詈,日夜不休,治之取手阳明、太阳、太阴、舌下、少阴,视脉之盛者,皆取之,不盛,释之也。""脉癫疾者,暴仆,四肢之脉皆胀而纵。脉满,尽刺之出血,不满,灸之挟项太阳,灸带脉,于腰相去三寸。"可见对于"脉之盛者""脉满"者,当用刺血法;"不盛""不满"者不可刺血,但可用灸法以补虚。

与前面"《内经》多取经脉穴"一样,《内经》**刺血亦多取手足阳明、手足太阳、手足太阴经穴**。如《灵枢经·癫狂》言:"狂始生,先自悲也,喜忘,苦怒,善恐者,得之忧饥,治之取手太阴、阳明,血变而止,及取足太阴、阳明。""癫疾始生,先不乐,头重痛,视举目赤,其作极已而烦心,候之于颜,取手太阳、阳明、太阴,血变而止。""癫疾始作而反僵,因而脊痛,候之足太阳、阳明、太阴、手太阳,血变而止。"上述"血变而止"即血色由黑变红才停止,可见**出血量之大**。该篇反复强调这一点,显示古人的重视,当是刺血取得疗效的前提。

古人刺血还**采用交叉取穴的方法**。如《灵枢经·癫狂》语:"癫疾始作而引口啼呼喘悸者,候之手阳明、太阳,左强者攻其右,右强者攻其左,血变而止。"

现代采用刺血疗法者,如郭健民等治疗精神分裂症,取膻中穴,施刺血拔罐;马景盛治疗癫狂,取心俞、肝俞,用针刺拔罐出血,狂躁型用三棱针刺人中、十宣出血;张洪治疗小儿狂证,点刺少商、中冲出血 10 余滴,点刺四缝出黄白黏液;程隆光治疗狂证有攻击破坏行为者,取水沟、少商,用三棱针点刺出血。总的来说,现代用刺血治疗本病的报道不多,出血量亦不大,因此对于古代刺血文献可做进一步的挖掘整理,探索应用。

4. 古今均用割治　古人治疗本病在龈交穴处采用割治的方法,此为督脉的最后一穴,乃阴阳交界点,采用割治既可防止阳邪入阴,又可将阴阳之邪逐出体外。如宋代《太平圣惠方》曰:"疗神邪鬼魅及发狂癫,诸不择尊卑",取"上唇里面中央肉弦上","用钢刀决断更佳"。而现代割治所取穴位多在背俞穴部位,与古代不同。如张晨钟治疗精神病,取背部胸椎 2~10 间,每椎间取左右一组穴,均距背中线 1.4cm,每次只取 1 组,施割治和拔罐术,出血 10~30ml。

5. 古代采用火针与点烙　古人还用火针点烙法治疗本病。火针是深度烧灼,烙法则是在较大面积上烧灼,它们与艾灸有相似的机制和疗效。如《备急千金要方》记载,十三鬼穴中申脉、风府、颊车、上星、曲池等均用火针。《针灸简易》治疗"鬼祟癫狂",用火针刺申脉。《太平圣惠方》治疗"奸黄""走马黄"之癫狂,则点烙心俞、肺俞、肝俞、百会等穴。而现代采用火针与点烙治疗本病的报道不多。

6. 古代采用敷涂　《医心方》载:将"西王母玉壶赤丸""以苦酒和之如饴,旦旦以涂手间使、心主募;又夕夕以涂足三阴交及鼻孔,七日愈",治疗"男女邪气,鬼交通,歌哭无常"。该四穴即间使、膻中、三阴交、鼻孔处;其丸由雄黄、附子、藜芦、上丹砂、白矾石、巴豆等组成,多为有毒之品,为"以毒攻毒";而早上和傍晚的取穴亦有所不同。现代采用敷涂治疗本病的报道不多。

7. 现代发展的方法　现代治疗本病还采用电针、埋藏、穴位注射、器械、拔罐、点穴,以及微针系统等方法。这些在古代是没有的,当属现代针灸工作者的发展。

(1)电针:现代用电针治疗本病的报道达 25 篇之多,列现代诸法之第二位,十分突出,此当现代神经学说的影响与电学应用于针灸领域的结果。现代所施电针强度包括超强的电冲击、"忍

受为度"的中等刺激、"舒适为度"的弱刺激,以及使入眠或愉悦
者,此外还有采用智能电针者。

用冲击疗法者,如杨春林治疗精神分裂症,取人中接负极,百
会接正极,用电针休克机通电 2 秒;叶银珍等治疗精神分裂症的
急性激越,取合谷、足三里,用电针疏密波刺激 20 分钟,每隔 5 分
钟给予 10 秒的"超强痛阈"强刺激;陈晓鸥治疗冲动行为患者,
取水沟、合谷,用电针冲击,以全身强直或抽搐为度,共 3 次,每次
5 秒,然后用能忍受的最大限度通电 10 分钟;舒德海等治疗强迫
症,取印堂、百会、太阳,用电针刺激,并逐渐增大电量,到 1 小时
结束前,将电量调至最大,连续冲击 3~5 次,每天 1 次。

用中等刺激者,如王辉治疗精神科疾病,取百会、印堂,用
80~90 次 /min 频率的电针刺激,以局部肌肉抽动但能忍受为度,
每日 1 次,每次 1 小时;朱智强治疗癫狂,用脉冲电疗法,正极接
大椎、听宫、印堂透鼻针心区、耳穴神门、心、皮质下,或接安眠、天
窗、头颞,负极接风府透哑门、人中透龈交,或接神门、内关(或间
使)、后溪,以患者局部肌肉抽动但能忍受为度。

用弱刺激者,如周刚等治疗精神分裂症,取印堂透心区、大
陵、内关、太阳,施予电针弱刺激;罗和春等治疗情感性神经病,取
百会、印堂,用电针刺激 1 小时,电量以舒适为度,80~90 次 /min。

电针使患者入眠或愉悦者,如张宏喜治疗精神分裂症,取百
会与印堂、内关与丰隆等穴,用电针刺激,并播放音乐使患者愉
悦;杨培泉治疗更年期精神病,取百会、人中,用电针最高频率的
连续波刺激,尽量使患者进入睡眠状态。

采用智能电针者,如贾云奎等治疗精神疾病,取百会、印堂,
用智能电针进行治疗;张本等亦取印堂、百会,或神庭、哑门,交替
使用智能电针仪刺激。

(2)**埋藏**:埋藏疗法可对穴位产生长期的生理、生化刺激,
并被传导至大脑神经中枢,调整机体功能状态,故被用于本病临
床。如谌拥军治疗情感性精神障碍,取大椎、心俞、肝俞、肺俞、内

关、三阴交等,埋入羊肠线;吕雅芝治疗精神分裂症,取胸 1~7、腰
4~5、骶 1 夹脊穴,督脉大椎、陶道、无名、身柱、神道、灵台、至阳、
腰阳关等穴,埋入羊肠线;郝斌则取百会、神门,抑郁型配内关、心
俞、肝俞、脾俞、足三里,狂躁型配中脘、上脘、丰隆、大椎等,埋入
猪鬃。

（3）**穴位注射**:现代亦用穴位注射治疗本病,所用注射液包
括丹参、当归、注射用水、维生素 B_{12}、氯丙嗪(冬眠灵)、脑组织液、
氟哌啶醇等。如段积华治疗精神病,取足三里、内关、三阴交、曲
池、阳陵泉、脑清,注入丹参注射液;孙元林则取大椎、陶道、身
柱、神道、灵台、颈 5~6 棘突间、足三里、丰隆,注入复方当归注射
液;陈俊义取哑门、翳风、翳明、风池、安眠 1、安眠 2,注入注射用
水或维生素 B_{12};石俭取足三里,注入冬眠灵;陆承功等取安眠 2、
风池、定喘、足三里,注入脑组织液、维生素 B_{12},或氯丙嗪;叶银珍
等治疗精神分裂症的急性激越,取合谷、足三里,各注入氟哌啶
醇 1ml。

（4）**器械**:如张本等治疗精神分裂症,取大椎、神庭、太阳,将
激光针刺入 5 分,用激光照射 15 分钟;陈再南则根据辨证和辨经,
取相应穴位,施以针刺配合电磁疗法。

（5）**拔罐**:如姜淑明治疗癫证,针泻肝俞,补脾俞,平补平泻
风池、心俞,针后拔罐。上述刺血及割治段落中,现代也有采用拔
罐者。

（6）**点穴**:如李克勋治疗精神失常,取百会、神门,用指针交
替刺激,共 20 分钟;邢启明治狂证,取金钟(素髎下鼻柱正中)、通
海(少海、小海之间)、锁喉(人迎与水突连线中点),用指点掐。

（7）**微针系统**:现代还采用微针系统治疗本病,包括耳穴与
头针。其中**用耳穴者**,如任婉文治疗精神分裂症,取耳穴心、脑、
肾、额叶、神门,用王不留行贴压;张俊明治疗心因性精神病,取耳
穴敏感点,以及神门、交感、心、肾、枕、额、耳背心、皮质下,用王不
留行贴压;戴铁成治疗青春期精神病,取耳穴神门,配内分泌、交

感、心、肝,用王不留行贴压。**用头针者**,如方云鹏治疗精神病,取倒脏倒象信号中枢投影区,用针刺;恒健生则取头针额中线、额旁1线、额旁2线、额旁3线,用毫针沿皮刺1.8~2寸;何旭鹏取额中带、顶中带、顶枕带上1/3、额顶带中1/3、额旁1带,用针刺小幅度提插泻法,在行针时要求患者配合做主动或被动的运动;冯秀芹等取头皮针晕听区,用电针刺激30分钟,以能忍受的最大限度为宜。

【结语】

　　根据上述对古今文献的统计与分析结果,兹提出治疗癫狂的参考处方如下(无下划线者为古今均用穴,下划曲线者为古代所用穴,下划直线者为现代所用穴):①头面部穴百会、水沟、风府、神庭、上星、印堂、太阳、风池、听宫、哑门等;②手足部穴后溪、神门、大陵、阳溪、阳谷、少商、劳宫、申脉、解溪、冲阳、隐白、合谷、太冲、涌泉、行间等,要重视其中末端部穴;③胸脘部穴巨阙、鸠尾、膻中、中脘等;④上背部穴心俞、身柱、大椎、脾俞等;⑤臂阴面穴间使、内关等;⑥腿阳面穴足三里、丰隆等。此外,还可选取肘关节部穴曲池和腿阴面穴三阴交。临床可根据病情,在上述处方中选用若干相关穴位。

　　治疗与寒相关者,可取头顶及其附近穴、背部穴、四肢部相应五输穴;与热相关者,可取项背部、关节部、末端部穴,以及阳明经和相关经脉穴;与风相关者,可取头面、手足、胸背、臂阴等部穴;与痰相关者,可取胸脘与上背部穴;与气相关者,可取与肺相关之穴;与血相关者,可取与脾胃相关之穴;与虚相关者,可取胸脘和上背部穴,以及相关五输穴。

　　临床可用灸法,包括"骑缝灸"、化脓灸、"太乙神针"灸、艾条灸与温针灸等方法,灸量要大;亦可采用针刺,包括强刺、深刺、透刺、"过梁针"、粗针、刮针、多人同时下针、时间针法、五输穴刺法,以及补泻等方法,要重视传导,针刺督脉项部穴要求刺及脊髓;还可采用刺血疗法,刺末端部、关节部、盛满显露之脉出血,出血量宜大;此外,还可采用割治、火针、点烙、敷涂,以及电针、埋藏、穴位注射、器械、拔罐、点穴、微针系统(含耳穴、头针)等方法。

附:狂、癫二证的治疗比较

中医学中的癫狂包括狂、癫二证。狂证以喧扰不宁、躁妄打骂、动而多怒为特征;癫证以沉默痴呆、语无伦次、静而多喜为特征。对统计结果进行辨析,可见对于狂证与癫证的治疗大体相同,即上面正文所述内容。此外,两证也有少许不同的倾向,可谓"大同小异",下面试析其"小异"之处。

【所取穴位比较】

1. 古代取穴的统计结果　为了排除癫、狂二证在取穴中相互干扰,在检索狂证时剔除了涉及癫者;在检索癫证时,剔除了涉及狂者。结果狂证共 156 条,癫证共 112 条。从循经和分部两个角度分别对取穴进行统计,结果如表 8-10、表 8-11 所示。

表 8-10　循经穴次分占狂证、癫证总穴次的百分比及其位次对照表

	狂证 289 穴次	癫证 257 穴次
胃经	35(12.11%,第二位)	15(5.84%,第六位)
心包经	19(6.57%,第六位)	6(2.33%,并列第十位)
任脉	18(6.23%,第七位)	8(3.11%,第九位)
督脉	38(13.15%,第一位)	54(21.01%,第一位)
膀胱经	30(10.38%,第三位)	53(20.62%,第二位)
胆经	14(4.84%,第九位)	23(8.95%,第三位)

表8-11 分部穴次分占狂证、癫证总穴次的百分比及其位次对照表

	狂证289穴次	癫证257穴次
上背	29（10.03%，第二位）	14（5.45%，并列第四位）
腿阳	23（7.96%，并列第四位）	14（5.45%，并列第四位）
手掌	23（7.96%，并列第四位）	2（0.78%，第八位）
胸脘	17（5.88%，第七位）	6（2.33%，第五位）
腿阴	14（4.84%，第八位）	4（1.56%，并列第七位）
头面	44（15.22%，第一位）	94（36.58%，第一位）
足阳	20（6.92%，第五位）	26（10.12%，第二位）
足阴	11（3.81%，第十位）	15（5.84%，并列第三位）

2. 古代狂证的取穴特点 由表8-10、表8-11（尤其是其中的百分比）可见，**治疗狂证较多选取胃经、心包经、任脉穴，以及胸脘、上背、手掌部、腿的阴阳面穴。**笔者揣测，狂证多为燥屎和痰火扰乱心神所致，而取胃经、任脉，以及相应的胸腹部、上背部（背俞穴）、腿阳面穴可泄热通腑、宽胸化痰；取心包经，以及相应的手掌部穴则可宁心安神；取腿阴面穴可补足三阴之不足，泻其有余。上述心包经、任脉、胸脘、腿阴面、手掌部均属阴；胃经虽为阳经，但其循行于胸腹，而腿阳面为胃经行经之部，两者均属阳中之阴。总之，**治疗狂证可多取阴性穴，**即《素问·阴阳应象大论》所谓"阳病治阴"。**常用穴有巨阙、身柱、心俞、膏肓俞、神门、少商、足三里、丰隆、三阴交等。**

取胸脘部穴者，如《针灸甲乙经》曰："狂，妄言，怒，恶火，善骂詈，巨阙主之。"《千金翼方》云："巨阙、上管，上二穴并七壮，狂言浪走者，灸之差。"《针方六集》言：鸠尾主"狂妄昏闷"。

取上背部穴者，如《太平圣惠方》称：心俞主"狂痫，心气乱，语悲泣"。《医学纲目》语："灸狂发怒欲杀人，见鬼：身柱（灸，在三椎节下间）、后溪。"《备急千金要方》灸膏肓俞治"狂惑忘误"。

取手掌部穴者,如《百证赋》道:"发狂奔走,上脘同起于神门。"《针灸聚英·六十六穴歌》道:刺神门治疗"心痛及狂悲"。《针方六集》称:大陵主"烦渴狂惑"。《采艾编翼》谓:"狂祟中冲斜。"

取腿阴、阳面穴者,如《针灸甲乙经》记:足三里主"狂歌,妄言,怒,恶人与火,骂詈";复溜主"狂仆必有所扶持"。《备急千金要方》称:丰隆主"烦心,狂见鬼好笑"。《千金翼方》述:"惊狂走,灸内踝上三寸。"(即三阴交)《灵枢经·癫狂》治疗"狂而新发","先取曲泉左右动脉"。

上述巨阙、上脘、鸠尾属任脉,足三里、丰隆属胃经,大陵、中冲属心包经。又《医宗金鉴》道:"胃经原络应刺病",治疗"狂妄高歌弃衣走";《灵枢经·经脉》中胃经"是动病"含"甚则欲上高而歌,弃衣而走",均显示古代狂证临床对胃经穴之重视。

3. 古代癫证的取穴特点　由表8-10、表8-11(尤其是其中的百分比)又可见,**治疗癫证较多地选取督脉、膀胱经、胆经穴,以及头面、足阴、足阳部穴。**癫证多由阳邪入阴、潜伏脑府所致,而督脉、膀胱经和胆经均循行于头部,因此治疗癫证多取该三经穴,以及相应的头部穴,以求醒脑开窍之效。又"病在头者,取之足",故治疗癫证又取足部(含阴、阳)穴。上述督脉、膀胱经、胆经、头面部、足阳部均属阳;足阴部虽属阴,但其在肢体末部,"阳受气于四末"(《灵枢经·终始》),故为阴中之阳。总之,**治疗癫证可多取阳性穴**,即所谓"阴病治阳"。**常用穴有百会、水沟、上星、风池、神庭、申脉、解溪、然谷等。**

取头面部穴者,如《席弘赋》道:"人中治癫功最高,十三鬼穴不须饶。"《针灸甲乙经》叙:"癫疾,上星主之。先取谚语,后取天牖、风池。""癫疾呕沫,神庭及兑端、承浆主之。其不呕沫,本神及百会、后顶、玉枕、天冲。"

取足阴、足阳部穴者,如《备急千金要方》曰:"解溪、阳跷,主癫疾。"(阳跷乃申脉)《针灸甲乙经》云:然谷主"痿厥癫疾"。

《肘后备急方》言:"卒癫疾","灸足大指本聚毛中七壮,灸足小指本节七壮"。

上述百会、人中、上星、神庭、兑端、后顶属督脉,谚语、申脉、玉枕属膀胱经,风池、天冲、本神属胆经。又《脉经》曰:"尺寸俱浮,直上直下,此为督脉",表现为"大人癫病,小儿风痫疾"。马王堆《足臂十一脉灸经》载:"数癫疾,诸病此物者,皆灸泰阳脉。"亦显示督脉、膀胱经与癫证相关。

4. 现代癫狂二证的取穴　现代本病临床亦有"阳病治阴,阴病治阳"者,这与古代取穴概况相吻合。如金舒白等治疗狂证,针刺任脉鸠尾、巨阙、上脘、中脘;癫证,针刺督脉风府、哑门、大椎。后来在上述取穴基础上,金舒白又有了发展,从心、脑角度考虑,**以督脉与心包经穴为主**(其中人中在面部,间使清心热,属阴性;印堂在头部,内关络三焦,属阳性),**并根据现代西医分类,增选相应脏腑、五输、原络之穴**。其治疗狂证,刺人中透龈交、鸠尾透巨阙、间使、丰隆、上脘、合谷、丰隆。治疗癫证之妄想型精神分裂症,刺印堂透鼻针心区、内关,配三阴交等;单纯性精神分裂症,刺四神聪、哑门、内关,配通里、大钟;木僵期精神分裂症,刺风府、哑门、大椎、内关,配后溪;更年期精神病,刺百会、印堂透心区、内关(或间使),配丝竹空、三阴交。治疗癫狂合证之青春型精神分裂症,刺印堂透心区、间使,配蠡沟、太冲;激动期精神分裂症,刺风府、人中透龈交、间使,配阳陵泉、行间;躁郁性精神病,刺人中透龈交、间使,配丰隆、太冲。这样的取穴方案在古代是没有的。

但现代也有不少报道并不符合"阳病治阴,阴病治阳"原则。如姚尊华治疗狂证取风府、间使、四神聪、大陵,癫证取足三里、百会、鸠尾、太阳,用电针刺激 1~2 小时;程隆光治疗狂证取水沟、隐白、少商、劳宫、大陵,用捻转泻法,癫证取上星、丰隆、中脘、曲池、悬颅,先用捻转补法,后用提插泻法。上述两例中,治癫取鸠尾、中脘,当属"阴病治阴"。

【针灸方法比较】

1. 古代的治法比较　与前面对癫、狂二证的取穴统计相同，对其古代针灸方法亦进行统计，结果如表 8-12 所示。

表 8-12　古代针灸方法穴次分占狂证、癫证方法总穴次的百分比对照表

	狂证 109 穴次	癫证 63 穴次
针刺	22 穴次（20.18%）	5 穴次（3.17%）
灸法	68 穴次（62.39%）	46 穴次（73.02%）
刺血	8 穴次（7.34%）	11 穴次（17.46%）

表 8-12 中的百分比显示，**狂证用针刺偏多，癫证用灸法与刺血偏多**。笔者揣测，狂证多由阳明腑证和痰火扰乱心神所致，用针刺或可泄热通腑、化痰宽胸，宁心安神，故针刺穴次百分比相对较高。而癫证多由阳邪入阴、潜伏脑府所致，病邪较深，针或不逮，《灵枢经·官能》所谓"针所不为，灸之所宜"，故用灸法以搜邪开窍，或用刺血以逐邪外出，致使灸法与刺血的百分比相对较高。《千金翼方》语："神庭一穴在于额上，刺之主发狂，灸之则愈癫疾。"亦体现这一原则。

古代用针刺治狂者，如《灵枢经·热病》曰："热病数惊，瘈疭而狂，取之脉，以第四针，急泻有余者。"《针灸治疗实验集》载："痰迷心包，猖狂暴戾，针刺间使又十三鬼穴。"《续名医类案》治疗"妇即病风狂"，"针其百会一穴，鬼眼二穴，各二十一针"。《痧惊合璧》"刺鼻尖一针，刺两腕左右各一针，刺两手肘尖各一针，刺两腿叉骨，活。此症见物即毁，其人如狂。"

古代用灸法治癫者，如《肘后备急方》记："治卒癫疾方，灸阴茎上宛宛中三壮，得小便通，则愈。又方，灸阴茎上三壮，囊下缝二七壮。又方，灸两乳头三壮。又灸足大指本聚毛中七壮，灸足小指本节七壮。"《备急千金要方》载："风癫"，"风邪，灸间使，随

年壮;又灸承浆七壮;又灸心俞七壮;及灸三里七壮。鬼魅,灸入发一寸,百壮;又灸间使、手心主各五十壮。狐魅,合手大指缚指,灸合间三七壮"。

古代用刺血治癫者,如《灵枢经·癫狂》云:"脉癫疾者,暴仆,四肢之脉皆胀而纵。脉满,尽刺之出血。""癫疾始生,先不乐,头重痛,视举目赤,其作极已而烦心,候之于颜,取手太阳、阳明、太阴,血变而止。""癫疾始作而反僵,因而脊痛,候之足太阳、阳明、太阴、手太阳,血变而止。"

2. **现代治法比较** 现代治疗癫狂二证用灸法不多,多用针刺,**其中狂证多用强刺激(含刺血),癫证多用中等或较轻刺激,体虚者用轻刺激**,这与古代有异。如马景盛治疗狂躁型,用三棱针刺人中、十宣出血,再针泻合谷、内关、神门、涌泉;抑郁型刺合谷、内关、神门、风池、风府,用平补平泻手法。胡炜昌治疗精神病之兴奋型用强刺激手法,以三棱针猛刺鼻根(鼻唇沟最上端鼻根部,可三针鼎立),以针刺合谷透后溪、后溪透鱼腰、阳陵泉透承山、曲池透少海,刺脚底出血;治疗妄想型用中等刺激手法,用4寸针刺兴脑(后项发际下2分),针内关透外关;老年慢性忧郁症用轻刺激平补平泻手法,取速疗1(无名指小指间赤白肉际)、风池下缘、内关、百会透上星、上星透印堂、克核穴(手掌心第2掌纹与第3掌纹交界处)、头维透太阳。张瑞文治疗狂证,针定神、大椎、哑门、风池、劳宫、合谷、太冲,用强刺激手法,并留针;癫证,针百会透四神聪、上星、丝竹空、中脘、内关、通里、三阴交,用弱刺激手法,不留针。

【结语】

治疗癫狂二证的取穴,古今均有遵循"阳病治阴,阴病治阳"原则者,治狂可取巨阙、身柱、心俞、膏肓俞、神门、少商、足三里、丰隆、三阴交等,治癫可取百会、水沟、上星、风池、神庭、申脉、解溪、然谷等。古代治疗狂证多用针刺,癫证多用灸法与刺血;现代治疗狂证多用针刺强刺激(含刺血),癫证多用针刺中等或较轻刺激,体虚者用针刺轻刺激。

历代文献摘录

[秦汉及其以前文献摘录]

《足臂十一脉灸经》:"足泰阳脉……数癫疾。""足阳明脉……数癫。"

《阴阳十一脉灸经》:"足阳明之脉……病至则恶人与火,闻木音则惕然惊,心惕然,欲独闭户牖而处,病甚则欲乘高而歌,弃衣而走,此为骭厥。"

《素问·阳明脉解》:"足阳明之脉病,恶人与火,闻木音则惕然而惊,钟鼓不为动……病甚则弃衣而走,登高而歌,或至不食数日,逾垣上屋……其妄言骂詈,不避亲疏而歌者。"

《素问·刺热》:"肝热病者……热争则狂言及惊,胁满痛,手足躁,不得安卧……刺足厥阴、少阳,其逆则头痛员员,脉引冲头也。"

《素问·厥论》:"阳明之厥,则癫疾欲走呼,腹满不得卧,面赤而热,妄见而妄言。"

《素问·脉解》:"阳明所谓洒洒振寒……甚则厥,恶人与火,闻木音则惕然而惊……欲独闭户牖而处……病至则欲乘高而歌,弃衣而走。""太阳所谓肿腰脽痛者……甚则狂巅疾。"

《灵枢经·经脉》:"胃足阳明之脉……是动则病洒洒振寒,善伸数欠颜黑,病至,恶人与火,闻木音则惕然而惊,心动,欲独闭户牖而处,甚则欲上高而歌,弃衣而走。""胃足阳明之脉……是主血所生病者,狂疟温淫汗出。""膀胱足太阳之脉……是主筋所生病者,痔疟狂癫疾。""丰隆……实则狂巅。"

《灵枢经·癫狂》:"治癫疾者……灸穷骨二十壮。""筋癫疾者,身倦挛急脉大,刺项大经之大杼。""脉癫疾者,暴仆,四肢之脉皆胀而纵。脉满，尽刺之出血，不满，灸之挟项太阳，灸带脉，于腰相去三寸。""狂始生，先自悲也，喜忘，苦怒，善恐者，得之忧饥，治之取手太阴、阳明，血变而止，及取足太阴、阳明。""狂始发，少卧不饥，自高贤也，自辩智也，自尊贵也，善骂詈，日夜不休，治之取手阳明、太阳、太阴、舌下、少阴，视脉之盛者，皆取之，不盛，释之也。""狂言，惊，善笑，好歌乐，妄行不休者，得之大恐，治之取手阳明、太阳、太阴。""狂，目妄见，耳妄闻，善呼者，少气之所生也，治之取手太阳、太阴、阳明、足太阴、头、两顑。""狂者多食，善见鬼神，善笑而不发于外者，得之有所大喜，治之取足太阴、太阳、阳明，后取手太阴、太阳、阳明。""狂而新发，未应如此者，先取曲泉左右动脉，及盛者见血，有倾已，不已，以法取之，灸骶骨二十壮。""癫疾始生，先不乐，头重痛，视举目赤，其作极已而烦心，候之于颜，取手太阳、阳明、太阴，血变而止。""癫疾始作而引口啼呼喘悸者，候之手阳明、太阳，左强者攻其右，右强者攻其左，血变而止。""癫疾始作而反僵，因而脊痛，候之足太阳、阳明、太阴、手太阳，血变而止。"

《灵枢经·热病》："热病数惊，瘈疭而狂，取之脉，以第四针，急泻有余者。""癫疾毛发去，索血于心。""大热遍身，狂而妄见、妄闻、妄言，视足阳明及大络取之。"

［晋代及南北朝文献摘录］

《脉经》（卷二·第四）："脉来中央浮，直上下痛者，督脉也，动苦腰背膝寒，大人癫，小儿痫也，灸顶上三圆，正当顶上。"

《脉经》（卷十）："从少阴斜至太阳，是阳维也，动苦颠，僵仆，羊鸣，手足相引，甚者失音不能言，癫疾，直取客主人，两阳维脉，在外踝绝骨下二寸。""尺中脉坚实竟，尺寸口无脉应，阴干阳也……颠疾，刺足太阴，踝上三寸，针入五分，又灸太阳、阳跷，在足外踝上三寸，直绝骨是也。""寸口脉沉著骨，反仰其手乃得之，此肾脉也……颠疾，刺肾俞，入七分，又刺阴维入五分。"

《针灸甲乙经》(卷七·第一下):"实则肘挛头项痛,狂易……支正主之。""烦心,狂见鬼,善笑不休,发于外有所大喜,喉痹不能言,丰隆主之。"

《针灸甲乙经》(卷七、第二):"身热狂走,谵语见鬼,瘛疭,身柱主之。""狂,妄言,怒,恶火,善骂詈,巨阙主之。""狂歌,妄言,怒,恶人与火,骂詈,三里主之。"

《针灸甲乙经》(卷七·第四):"癫疾,头重,五处主之。"

《针灸甲乙经》(卷八·第一下):"惊狂……肝俞主之。""狂仆必有所扶持……复溜主之。"

《针灸甲乙经》(卷九·第五):"悲怒逆气,恐[一本作怒]狂易,鱼际主之。"

《针灸甲乙经》(卷九·第七):"大肠……虚则鼻衄癫疾……承筋主之。取脚下三折,横视盛者出血。"

《针灸甲乙经》(卷九·第十一):"狂如新发……曲泉主之[此条目主症原属涌泉,据《黄帝明堂经辑校》改属曲泉]。"

《针灸甲乙经》(卷十·第二下):"狂见鬼,目上反……天柱主之。"

《针灸甲乙经》(卷十一·第二):"癫疾呕沫,神庭及兑端、承浆主之。其不呕沫,本神及百会、后顶、玉枕、天冲、大杼、曲骨、尺泽、阳溪、外丘、当上脘旁五分通谷、金门、承筋、合阳主之。""癫疾,上星主之。先取谚语,后取天牖、风池。""癫疾呕沫,暂起僵仆,恶见风寒,面赤肿,囟会主之。""癫疾狂走,瘛疭摇头,口喎戾颈强,强间主之。""癫疾瘛疭,狂走,项[一本有'直'字]颈痛,后顶主之。""癫疾,骨酸,眩,狂,瘛疭,口喋,羊鸣,[一本有'刺'字]脑户主之。""狂易多言不休,及狂走欲自杀,目[一本有'反'字]妄见,刺风府。""癫疾僵仆,目妄见,恍惚不乐,狂走瘛疭,络却主之。""癫疾大瘦,脑空主之。""癫疾僵仆,狂易[一本作疟],[一本有'面有气'三字],完骨及风池主之。""癫疾互引,天柱主之。""癫疾,怒欲杀人,身柱主之。""狂走癫疾,脊急强，目转上插，筋缩［一本作俞］主之。""癫疾发如狂［一本有'走者'二字］，面皮厚敦敦，不治……长强主之。""癫疾憎风，时振寒，不得言，得寒益甚，身热狂走，欲自杀，目反妄见……肺俞主之。""癫狂［一本作疾］，膈俞及肝俞主之。""癫疾互引，水沟及龈交主之。""癫疾，狂癫疾，眩仆；癫疾，瘖不能言，羊鸣沫出，听宫主之。""癫疾互引……大迎主之，及取阳明、太阴，候手足变血而止。""狂癫疾，吐舌，太乙及滑肉门主之。""狂易，鱼际及合谷、腕骨、支正、小海、昆仑主之。""善悲而惊狂，面赤目黄，间使主之。""癫疾，多言耳鸣……偏历主之。""癫疾，吐舌鼓颔，狂言见鬼，温溜主之。""身热，惊狂……曲池主之。""癫疾吐舌，曲池主之。""狂疾，液门主之；又侠溪、丘墟、光明主之。""狂，互引头痛……中渚主之。""癫疾，吐舌［一本作血］沫出，羊鸣戾颈，天井主之。""热病汗不出，狂互引癫疾，前谷主之。""狂互［一本有'引'字］癫疾数发，后溪主之。""狂，癫疾，阳谷及筑宾、通谷主之。""癫疾，狂，多［一本有'善'字］食，善笑不发于外，烦心渴，商丘主之。""癫疾……行间主之。""痿厥癫疾，洞泄，然谷主之。""狂仆，温溜主之。""狂癫，阴谷主之。""癫疾发寒热，欠，烦满，悲泣出，解溪主之。""狂，妄走，善欠，巨虚上廉主之。""狂易，见鬼与火，解溪主之。""癫狂，互引僵仆，申脉主之，先取阴跷，后取京骨，头上五行。""寒厥癫疾，噤龈［一本作齘］瘛疭，惊狂，阳交主之。""癫疾，狂，妄行，振寒，京骨主之。""狂，善行，癫疾，束骨主之，补诸阳。""癫疾，僵仆，转筋，仆参主之。""癫疾，目晾晾，鼽衄，昆仑主之。""癫狂疾，体痛，飞扬主之。""癫疾反折，委中主之。""烦心，狂，多饮，［一本有'不嗜卧'三字］……公孙主之。"

《肘后备急方》（卷三·第十七）："治卒癫疾方，灸阴茎上宛宛中三壮，得小便通，则愈。又方，灸阴茎上三壮，囊下缝二七壮。又方，灸两乳头三壮。又灸足大指本聚毛中七壮，灸足小指本节七壮。"

《肘后备急方》（卷三·第十八）："治女人与邪物交通，独言

独笑,[一本有'或'字]悲思恍惚者……欲因杖针刺鼻下人中近孔内侧空停针,两耳根前宛宛动中停针,又刺鼻直上入发际一寸,横针又刺鼻直上入。"

《肘后备急方》(卷三·第十九):"[一本有'治中风'三字]若狂走,欲斫刺人,或欲自杀,骂詈不息,称鬼语者,灸两口吻头赤肉际,各一壮;又灸两肘屈中五壮;又灸背胛中间三壮,三日报灸三;仓公秘法,又应灸阴囊下缝三十壮。"

《龙门石刻药方》(南壁石刻药方):"疗癫狂方,灸阴大孔前缝上处中,随年壮,妇人者,灸阴会也。"

［唐代文献摘录］

《备急千金要方》(卷八·第二):"从耳后量八分半里许有孔,灸一切风,得差,狂者亦差,两耳门前后各灸一百壮。"

《备急千金要方》(卷十四·第四):"徐嗣伯曰……夫风眩之病……大人曰癫,小儿则为痫……而贲豚为患,发多气急,气急则死,不可救也……因急时,但度灸穴,便火针针之,无不差者,初得针竟便灸,最良……余业之以来三十余年,所救活者数十百人,无不差矣……灸法,以绳横度口至两边,既得口度之寸数,便以其绳一头更度鼻,尽其两边两孔间,得鼻度之寸数,中屈之,取半,合于口之全度,中屈之。先觅头上回发,当回发灸之,以度度四边,左右前后,当绳端而灸。前以面为正,并以年壮多少,一年凡三灸,皆须疮差又灸,壮数如前,若连灸,火气引上。其数处回发者,则灸其近当鼻也。"

《备急千金要方》(卷十四·第五):"大人癫,小儿惊痫,灸背第二椎,及下穷骨两处,以绳度,中折,绳端一处,是脊骨上也,凡三处毕,复断绳作三折,令各等而参合如厶字,以一角注中央灸,下二角侠脊两边,便灸之,凡五处也。""卒癫……又灸督脉三十壮,三报,穴在直鼻中,上入发际,又灸天窗、百会各渐灸三百壮,炷惟小作,又灸耳上发际各五十壮。""治诸横邪癫狂针灸图诀……扁鹊曰:百邪所病者,针有十三穴也……第一针人中,名鬼宫;第二针手大指爪甲下,名鬼信,入肉际三分;第三针足大指爪甲下,名鬼垒,入肉二分;第四针掌后横纹,名鬼心,入半寸(即太渊穴也);第五针外踝下白肉际足太阳,名鬼路,火针七锃,锃三下(即申脉穴也);第六针大椎上入发际一寸,名鬼枕,火针七锃,锃三下;第七针耳前发际宛宛中,耳垂下五分,名鬼床,火针七锃,锃三下;第八针承浆,名鬼市,从左出右;第九针手横文上三寸,两筋间,名鬼路(即劳宫穴也)[《千金翼方》云间使];第十针直鼻上入发际一寸,名鬼堂,火针七锃,锃三下(即上星穴也);第十一针阴下缝,灸三壮,女人即玉门头,名鬼藏;第十二针尺泽横纹外头接白肉际,名鬼臣,[《千金翼方》:阳泽]针七锃,锃三下,此即曲池;第十三针舌头一寸,当舌中下缝,刺贯出舌上,名鬼封,仍以一板横口吻,安针头,令舌不得动。""邪病大唤骂詈走,灸十指端,去爪一分,一名鬼城。""邪病鬼癫,四肢重,囟上主之,一名鬼门。""邪病大唤骂走远,三里主之,一名鬼邪。""邪病四肢重痛,诸杂候,尺泽主之,尺中动脉,一名鬼受。""邪病语不止及诸杂候,人中主之,一名鬼客厅,凡人中恶,先押鼻下是也。""仓公法,狂痫不识人,癫病眩乱,灸百会九壮。""狂走掣痫,灸玉枕上三寸,一法顶后一寸灸百壮。""狂走癫疾,灸顶后二寸十二壮。""狂邪鬼语,灸天窗九壮。""狂痫哭泣,灸手逆注三十壮,穴在左右手腕后六寸。""狂走惊痫,灸河口五十壮,穴在腕后陷中动脉是,此与阳明同也。""狂癫风痫吐食,灸胃管百壮,不针。""狂走癫疾,灸大幽百壮。""狂走癫痫,灸季肋端三十壮。""狂邪发无常,被头大唤,欲杀人,不避水火,及狂言妄语,灸间使三十壮。""狂走喜怒悲泣,灸臣觉,随年壮,穴在背上甲内侧,反手所不及者,骨芒穴上,捻之痛者是也。""狂邪鬼语,灸伏兔百壮。""悲泣鬼语,灸天府五十壮。""悲泣邪语,鬼忙歌哭,灸慈门五十壮。""狂邪惊痫病,灸承命三十壮,穴在内踝后上行三寸动脉上(亦灸惊狂走)。""狂癫风惊,厥逆心烦,灸巨阳五十壮。""狂癫鬼语,灸足太阳四十壮。""狂走惊恍惚,灸足阳明三十壮。""狂癫痫易疾,灸足少阳随年壮。""狂走癫厥如死人,灸足大指三毛中九壮。""狂走易骂,灸八会随年壮,穴在阳明下五分。""狂癫惊走风恍惚,嗔喜,骂笑歌哭鬼语,悉灸脑户、风池、手阳明、太阳、太阴、足阳明、阳跷、少阳、太阴、阴跷、足跟,皆随年壮。""风癫……风邪,灸间使,随年壮;又灸承浆七壮;又灸心俞七壮;及灸三里七壮。鬼魅,灸入发一寸,百壮;又灸间使、手心主各五十壮。狐魅,合手大指缚指,灸合间三七壮。"

《备急千金要方》(卷十八·第五):"烦满狂易走气,凡二十二病皆灸绝骨五十壮。穴在外踝上[《千金翼方》:内踝上]三寸宛宛中。"

《备急千金要方》(卷三十·第四):"偏历、神庭、攒竹、本神、听宫、上星、百会、听会、筑宾、阳溪、后顶、强间、脑户、络却、玉枕,主癫疾呕。""攒竹、小海、后顶、强间,主痫发瘛疭,狂走不得卧,心中烦。""兑端、龈交、承浆、大迎、丝竹空、囟会、天柱、商丘,主癫疾呕沫,寒热,痉互引。""承浆、大迎,主寒热凄厥,鼓颌,癫,痉,口噤。""脑户、听会、风府、听宫、翳风,主骨酸,眩,狂,瘛疭。""解溪、阳跷,主癫疾。""臑会、申脉,主癫疾膝气。""尺泽、然谷,主癫疾。""飞扬、太乙、滑肉门,主癫疾,狂,吐舌。""温留、仆参,主癫疾,吐舌鼓颌,狂言见鬼。""曲池、少泽,主瘛疭癫疾。""筋缩、曲骨、阴谷、行间,主惊痫狂走癫疾。""天井、小海,主癫疾,羊痫吐舌,羊鸣,戾颈。""悬厘、束骨,主癫疾互引,善惊羊鸣。""天冲主头痛,癫疾互引,数惊悸。""风池、听会、复溜,主寒热,癫仆。""通谷,主心中愦愦,数欠,癫。""五处、身柱、委中、委阳、昆仑,主脊强反折,瘛疭癫疾头痛。""脑空、束骨,主癫疾大瘦,头痛。""风府、昆仑、束骨,主狂易多言不休。""风府、肺俞,主狂走欲自杀。""络却、听会、身柱,主狂走瘛疭恍惚不乐。""天柱、临泣,主狂易,多言不休,目上反。""温留、掖门、京骨,主狂仆。""神门、阳谷,主笑若狂。""巨阙、筑宾,主狂易妄言怒骂。"冲阳、丰隆,主狂妄行,登高而歌,弃衣而走。""丝竹空、通谷,主风痛癫疾,涎沫,狂烦满。""丰隆……烦心,狂见鬼好笑。"

《备急千金要方》(卷三十·第七):"[灸]膏肓俞,无所不治……狂惑忘误。""涌泉主……癫疾。"

《千金翼方》(卷十八·第三):"巨阙、上管,上二穴并七壮,狂言浪走者,灸之差。"

《千金翼方》(卷二十六·第一):"神庭一穴在于额上,刺之主发狂,灸之则愈癫疾。"

《千金翼方》(卷二十六·第七):"鼻交頞中一穴,针入六分,得气即泻,留三呼,泻五吸,不补,亦宜灸,然不如针,此主癫风。"

《千金翼方》(卷二十七·第四):"狂邪鬼语……又灸口吻十五壮。""惊狂走,灸内踝上三寸。""癫狂二三十年者,灸天窗,次肩井,次风门,次肝俞,次肾俞,次手心主,次曲池,次足五册,次涌泉,各五百壮,日七壮。"

敦煌医书《灸法图》S·6168:"灸人杂癫,当灸两玄角,灸鼻柱,灸两乳头、胃管、关原、两手小指头、足两小趾头,凡十一处,两边各灸五百壮,其鼻柱及小指头各一百壮,余五百壮(玄角在额两角发际)。"

敦煌医书《灸法图》S·6262:"灸诸癫狂、呆三十年,□当灸天窗,灸两肩井,灸两风门,灸两肺念,灸两心念,灸两肾念,灸两手心、五井,灸两脚五舟,灸两足心,二十一处各灸五百壮,觉消且□。"

敦煌医书《新集备急灸经》:"患癫风,心狂乱,加兼卒不语良久,取鼻孔下名人中穴,灸七壮,立差。"

敦煌医书《杂证方书第八种》:"疗癫痫狂方,阴后大孔前缝[原作经,据《杂证方书第一种》改]上处中,随年壮,妇亦同。又方,灸阴头七壮。又方,阴茎近本穴中三壮,差。又方,灸掌中并中指节上,立效。"

《外台秘要》(卷三十九·第一):"尺泽……癫疾,呕沫。"

《外台秘要》(卷三十九·第七):"通里……面赤而热,无汗及癫。""神门……狂悲哭。"

《外台秘要》（卷三十九·第十一）："合阳……癫疾不呕沫，瘈疭拘急。""［足］通谷……狂疾不呕沫，痓，善啼。""承山……癫疾瘈疭。""攒竹……癫疾互引反折，戴眼及眩。""瘖门……脊强反折，瘈疭，癫疾头重。""命门……癫痫。"

［宋、金、元代文献摘录］（含同时代外国文献）

《太平圣惠方》（卷五十五·三十六黄点烙方）："奸黄者，是鬼黄变入奸黄也，面目遍身俱黄，言语失错，心神狂乱，诈奸黠如不患人……先烙心俞二穴、肺俞二穴，次烙胸前两旁。""走马黄者，眼目黄赤，烦乱狂言，起卧不安，气力强壮，唯爱嗔怒，努目高声，打骂他人，犹如癫醉，若厥逆者难治，烙肝俞二穴、百会穴、风府穴、关元穴、肾俞二穴、下廉二穴、上管穴、中管穴，次烙手足心。"

《太平圣惠方》（卷九十九）："神庭……风痫，癫风不识人，羊鸣，角弓反张，披发而上歌下哭，多学人言语，惊悸不得安寝，当灸之，日灸二七壮至百壮，病即止，禁不可针，若针即发其病。"［原出《铜人针灸经》（卷三）］"脊俞……一名脊中，在第十一椎中央……治风痫癫邪。"［原出《铜人针灸经》（卷四）］"心俞……狂痫，心气乱，语悲泣。"［原出《铜人针灸经》（卷四）］"神聪四穴……狂乱风痫。"

《太平圣惠方》（卷一百）："神庭……登高而歌，弃衣而走。""脑空……癫狂病，身寒热，引项强急。""秦丞祖灸狐魅神邪，及癫狂病，诸般医治不差者，以并两手大拇指，用软丝绳子急缚之，灸三壮，艾炷著四处，半在甲上，半在肉上，四处尽烧，一处不烧，其疾不愈，神效不可量也，小儿胎痫，奶痫，惊痫，一依此灸一壮，炷如小麦大。""筋缩……癫病多言。""束骨……惊痫，癫狂病，身寒热。""黄帝灸法，疗神邪鬼魅，及发狂癫，诸不择尊卑，灸上唇里面中央肉弦上一壮，炷如小麦大，又用钢刀决断更佳也。""攒竹……但是尸厥，癫狂病，神邪鬼魅，皆主之。""鸠尾……神气耗散,癫痫病,狂歌不择言也。"

《铜人腧穴针灸图经》(卷五·手阳明):"温留……癫疾吐涎。"

《铜人腧穴针灸图经》(卷五·足太阳):"申脉……癫[原作痛,据《外台秘要》改]疾。"

《铜人腧穴针灸图经》(卷五·手少阴):"少海……目眩发狂,呕吐涎沫。"

《琼瑶神书》(卷三·四十六):"后溪二穴:治痫疸癫狂。"

《琼瑶神书》(卷三·四十七):"太冲二穴:治心中恍惚、癫邪之证。"

《琼瑶神书》(卷三·六十四):"后溪……破伤风发似癫[原作颠,据义改]狂。"

《圣济总录》(卷一百九十二·治五脏中风法):"头风灸后顶穴……灸五壮,兼治癫疾,并摇头口喎者。"

《子午流注针经》(卷下·足少阳):"阳溪为经表腕边,癫狂喜笑鬼神言。"

《子午流注针经》(卷下·足厥阴):"少府……少气悲忧虚在心,心痛狂癫实谵语。"

《子午流注针经》(卷下·手阳明):"阳谷为经侧腕中,癫疾狂走妄言惊。"

《子午流注针经》(卷下·足太阳):"至阴为井是膀胱,目生翳膜头风狂。"

《子午流注针经》(卷下·手厥阴):"劳宫……狂笑癫疾同日用。"

《扁鹊心书》(卷上·窦材灸法):"风狂妄语……先服睡圣散,灸巨阙穴,七十壮,灸疮发过,再灸三里五十壮。"

《扁鹊心书》(卷中·风狂):"风狂,言语无伦,持刀上屋,治法,先灌睡圣散,灸巨阙二三十壮,又灸心俞二穴各五壮,内服镇心丹、定志丸。""一人得风狂已五年,时发时止,百法不效,余为灌睡圣散三钱,先灸巨阙五十壮,醒时再服,又灸心俞五十壮,服镇心丹一料。"

《针灸资生经》（卷四·癫狂）："有士人妄语异常，且欲打人，病数月矣，予意其是心疾，为灸百会……用秦承祖灸鬼邪法，并两手大拇指，用软帛绳急缚定，当肉甲相接处灸七壮，四处皆著火而愈（灸法见颠邪门），更有二贵人子，亦有此患，有医僧亦为灸此穴愈。"

《卫生宝鉴》（卷七·中风针法）："腕骨：偏枯狂惕。"

《卫生宝鉴》（卷二十·流注指要赋）："痫发颠狂兮，凭后溪而疗理。"

《针经指南》（流注八穴）："列缺……产后发狂（心）。"

《扁鹊神应针灸玉龙经》（六十六穴治证）："间使……癫发狂。""公孙……五癫。""飞扬……诸癫。"

《扁鹊神应针灸玉龙经》（针灸歌）："癫邪之病及五痫，手足四处艾俱起。"

［外国文献］

《医心方》（卷三·第廿二）："《范汪方》治五癫方……灸尺泽穴。"

《医心方》（卷十四·第十一）："男女邪气，鬼交通，歌哭无常……皆将服三丸如胡豆大，日三夜一；又以苦酒和之如饴，旦旦以涂手间使、心主募［原作暮，据义改］；又夕夕以涂足三阴交及鼻孔，七日愈；又将服如麻子一丸，日三，卅日止。"

［明代文献摘录］（含同时代外国文献）

《神应经》（伤寒部）："发狂：百劳、间使、合谷、复溜［《针灸大成》补'俱灸'］。"

《神应经》（心邪癫狂部）："心邪癫狂：攒竹、尺泽、间使、阳溪。""癫狂：曲池［《针灸大成》补'七壮'］、小海、少海、间使、阳溪、阳谷、大陵、合谷、鱼际、腕骨、神门、液门、冲阳、行间、京骨［《针灸大成》补'以上俱灸'］、肺俞（百壮）。""癫疾：上星、百会、风池、曲池、尺泽、阳溪、腕骨、解溪、后溪、申脉、昆仑、商丘、然谷、通谷、承山(针三分,速出,灸百壮)。""狂走:风府、阳谷。""卒狂:间使、后溪、合谷。""久狂,登高而歌,弃衣而走:神门、后溪、冲阳。""发狂:少海、间使、神门、合谷、后溪、复溜、丝竹空。""癫疾:前谷、后溪、水沟、解溪、金门、申脉。"

《针灸大全》(卷一·席弘赋):"人中治癫[原作痫,据《针灸大成》改]功最高,十三鬼穴不须饶。"

《针灸大全》(卷一·灵光赋):"水沟间使治邪颠。"

《针灸大全》(卷四·八法主治病症):"内关……心惊发狂,不识亲疏:少冲二穴、心俞二穴、中脘一穴、十宣十穴。""后溪……破伤风,因他事摘发,浑身发[原有血字,据《针灸大成》删]热颠强:大敦二穴、合谷二穴、行间二穴、十宣十穴、太阳紫脉[《针灸大成》补注'宜锋针出血']。"

《针灸集书》(卷上·癫狂痫邪):"温溜、掖门、神门、阳谷、劳宫、大陵、间使、滑肉门、攒竹、风府、太乙、心俞,以上穴并治癫狂悲歌,登高弃衣而走,多言不休,目反上,吐舌吐沫,面赤,称神鬼魅,或笑或哭。"

《针灸集书》(卷上·癫疾):"解溪、完骨、天冲、筋缩、申脉、后溪、前谷、通谷、本神、上星、百会、听宫、玉枕、天柱、然谷、风池,以上诸穴并治癫疾,僵仆在地,久而方苏。"

《针灸集书》(卷上·八法穴治病歌):"心狂血壅及贲豚……内关先刺后公孙。"

《针灸捷径》(卷之下):"鬼邪发癫:百会、天府、少海、间使、臑会、心俞、天井。"

《针灸聚英》(卷一上·足太阳):"委阳……瘈疭癫疾。""膏肓俞……如病人已困,不能正坐,当令侧卧,挽上臂,令取穴灸之,又当灸脐下气海、丹田、关元、中极四穴中取一穴,又灸足三里以引火气,实下……发狂健忘,痰病。"

《针灸聚英》(卷一下·手少阳):"消泺……癫疾。"

《针灸聚英》(卷一下·督脉):"《难知》云:治洪、长、伏三脉,风痛,惊痛,发狂,恶人与火,灸三椎、九椎。"

《针灸聚英》(卷一下·任脉):"巨阙……发狂,少气腹痛。"

《针灸聚英》(卷四上·拦江赋):"后溪专治督脉病,癫狂此穴治还轻。"

《针灸聚英》(卷四上·百证赋):"发狂奔走,上脘同起于神门。""癫疾必身柱本神之令。"

《针灸聚英》(卷四下·六十六穴歌):"痰疟及强癫……刺其前谷痊。""狂病弃衣走,冲阳穴内佳。""心痛及狂悲……神门刺莫违。""一刺解溪穴,狂癫亦有功。"

《古今医统大全》(卷四十九·癫狂门):"癫狂……灸法,间使、人中、两手足大拇指甲。""间使……灸五壮,治癫狂。""人中……小炷灸之,治癫狂卒倒。"

《医学入门》(卷一·杂病穴法):"人中间使祛癫妖。""心痴呆……癫妖,上星亦好。"

《医学入门》(卷一·治病要穴):"百会……癫[原作颠,据《针灸大成》改]狂。""少冲:主心虚胆寒,怔忡癫狂。""膏肓……狂惑忘误,百病……灸至百壮、千壮。"

《医学纲目》(卷二十五·狂):"(明堂)灸狂发怒欲杀人,见鬼:身柱(灸,在三椎节下间)、后溪。"

《奇经八脉考》(二跷为病):"阳跷为病,阳急则狂走目不昧,表病里和。"

《针灸大成》(卷五·十二经井穴):"足阳明井:人病腹心闷,恶人火,闻响心惕,鼻衄唇㖞,疟狂。""手少阴井……呆痴忘事,颠狂……复刺神门穴。""足太阳井……颠狂……不已,刺金门五分,灸三壮,不已,刺申脉三分。"

《针灸大成》(卷五·十二经治症主客原络):"弃衣骤步身中热……冲阳、公孙。""目不明兮发热狂……太溪、飞扬。""痫疟狂癫心胆热……京骨、大钟。"

《针灸大成》(卷九·治症总要):"第一百十五．发狂,不识尊卑：曲池、绝骨、百劳、涌泉。"［原出《医学纲目》（卷三十一·阳明病）］"第一百二十二．伤寒发狂：期门、气海、曲池。"

《针方六集》（神照集·第二十八）："十宣……三棱针出血，禁灸，治伤寒不识尊卑，发沙等证。""手鬼眼……灸七壮，禁针，治五痫、呆痴、伤寒发狂。""鬼哭四穴……灸七壮，禁针，治伤寒发狂，痫疾呆痴。"

《针方六集》（纷署集·第九）："神堂……多梦，虚惊狂走。"

《针方六集》（纷署集·第十九）："鸠尾……狂妄昏闷。"

《针方六集》（纷署集·第二十四）："大陵……烦渴狂惑。"

《针方六集》（纷署集·第二十八）："后溪……癫狂，不识前后。"

《针方六集》（纷署集·第三十二）："厉兑……癫狂。"

《针方六集》（纷署集·第三十三）："阳交……胸胁肿满，惊狂疾走。"

《针方六集》（兼罗集·第四十二）："后溪……一切癫狂不识尊卑，五痫疟疾。"

《针方六集》（兼罗集·第四十七）："神门……伤寒发狂，单泻。"

《类经图翼》（卷七·足太阳）："膏肓俞……痰火发狂健忘，胎前产后。"

《类经图翼》（卷七·足少阴）："筑宾……发狂骂詈，腹痛。"

《类经图翼》（卷七·手厥阴）："劳宫……一传癫狂灸此效。"

《类经图翼》（卷十一·伤寒）："发狂：百会、间使、复溜、阴谷、足三里。"

《类经图翼》（卷十一·狂痫）："癫狂……厉兑，男灸此。""癫狂：百会、人中、天窗、身柱、神道、心俞、筋缩、骨骶（二十壮）、章门、天枢、少冲（女灸此）、劳宫、内关、神门、阳溪、足三里、下巨虚、丰隆（二七壮）、冲阳（男灸此）、太冲、申脉、照海、厉兑。"

《循经考穴编》（手阳明）："合谷……狂邪癫厥。""阳溪……惊狂。""温溜……癫痫狂邪。"

《循经考穴编》(足阳明):"[足]三里……癫痫狂妄。""下巨虚……惊痫癫狂。"

《循经考穴编》(手太阳):"后溪……主癫狂痫痉。"

《循经考穴编》(足太阳):"谵语……窦氏云,癫狂痫痴可针,余并禁刺。"

《循经考穴编》(足少阴):"涌泉……尸厥颠风。"

《循经考穴编》(手厥阴):"间使……痫狂。""内关……又主癫痫狂妄。"

《循经考穴编》(足厥阴):"行间……癫厥惊痫。"

《循经考穴编》(督脉):"风府……眩运癫瘸……咸宜刺之,能提下焦之气。""百会……癫痫狂邪,一切僵仆不省人事,口噤语謇。""《要穴补遗》云:人病脊膂强痛,癫痫狂邪,目痛,背心热,大杼骨酸疼,斯乃督脉起于下极,由尾闾并脊而上行于风府,故生是病,宜刺要穴人中。"

《循经考穴编》(任脉):"巨阙……癫狂痫厥,惊悸健忘。"

[外国文献]

《东医宝鉴·内景篇一·神》:"癫狂,取丰隆、期门、温溜、通谷、筑宾、阳谷、后溪、阴谷。"

[清代文献摘录](含同时代外国文献)

《太乙神针》(背面穴道证治):"身柱……咳吐不止,癫狂谵语[此六字一本无],瘰疬发热[《育麟益寿万应神针》补:环跳穴、膏肓穴]。""狂惕烦闷,惊风……针腕骨穴。"

《医宗金鉴》(卷七十九·十二经表里原络总歌):"胃经原络应刺病……狂妄高歌弃衣走,恶闻烟火木音惊。"

《医宗金鉴》(卷八十五·手部主病):"少冲主治心胆虚,怔忡癫狂不可遗。""阳溪……狂妄惊中见鬼神。"

《医宗金鉴》(卷八十五·足部主病):"厉兑主治尸厥证,惊狂面肿喉痹风。""解溪……悲泣癫狂悸与惊。""金门……癫狂羊痫风。"

《续名医类案》(卷二十一·惊悸):"长山徐姬遘惊痰,初发手足颤掉,褪去衣裳裸而奔,或歌或哭,或牵曳如舞木偶,粗工见之吐舌走,以为鬼魅所惑,周汉卿独刺其十指端出血,已而安。"

《续名医类案》(卷二十一·颠狂):"韩贻丰治永和一少年,患风狂,百治不效,其父兄缚送求治,为针百会二十针,升堂公坐,呼少年前来,命去其缚,予杖者再,杖毕而醒,问以前事,茫然不知也。""妇即病风狂,昼夜不思眠食,白日裸身狂走,或登高阜,或上窑房,莫能禁也……因跪而受针,为针其百会一穴,鬼眼二穴,各二十一针。"

《续名医类案》(卷二十二·邪祟):"李士材治章氏女,在阁时,昏晕不知人,苏合丸灌醒后,狂言妄语,喃喃不休,左脉七至,大而无伦,右脉三至,微而难见,两手如出两人,此祟凭之脉也,线带系定二大拇指,以艾炷灸两甲界(鬼哭穴),至七壮,鬼即哀词求去,服调气平胃散加桃奴,数日而祟绝。""徐秋夫疗鬼穴,凡有病著鬼邪,须针鬼穴,鬼去病除,其应如神:一针石名鬼宫,人中是也,针入三分;二针名鬼信,少商是也,针入三分;三针名鬼节,隐白是也,针入三分;四针名鬼心,大陵是也,针入三分;五针名鬼路,行间是也,针入三分;六针名鬼枕,风府是也,针入三分;七针名鬼关,颊车是也,针入三分;八针名鬼门,承浆是也,针入三分;九针名鬼臂,间使是也,针入五分;十针名鬼额,正发际是也,针入二分;十一针名鬼会,正统是也,针入一分;十二针名鬼额,阳陵是也,针入三分;十三针名鬼身,异名舌缝是也,针入舌缝中间一分,出紫血。"

《周氏经络大全》(经络分说·二十八):"攒竹……又治癫狂,寒风伤阳气也。"

《周氏经络大全》(经络分说·五十一):"长强……治发狂。""脊中……治癫邪。""身柱……治癫病狂走。""哑门……治瘖疾、癫疾。""风府……治伤寒狂走。""强间……治狂走不卧。""后顶……治癫狂不卧。""神庭……治癫疾风狂。""兑端……主癫疾。"

《采艾编翼》(卷一·督脉综要):"筋[原作节,据义改]缩:肝主筋,司伸缩,狂痫。""身柱:狂疾。"

《采艾编翼》(卷一·经脉主治要穴诀):"狂祟中冲斜。""癫狂身柱为主。"

《采艾编翼》(卷二·癫狂):"癫狂……中冲、神门、少海、后溪、上脘、太乙、身柱、心俞。或其食劳伤脾,食冷伤肺,湿气肾劳,怒伤肝[原作肺,据义改],本俞取之。大钟、解溪、光明、曲泉、百会。"

《针灸逢源》(卷五·癫狂):"癫狂……人中、间使、神门(治痫呆)、后溪、申脉、下巨虚(治狂)、冲阳(男灸此,癫狂并治)、骨骶(灸二十壮,治癫)。""癫狂……两手足大指左右相并,用绳缚定,艾炷灸两指歧缝中七壮,须甲肉四处著火。"[本条原出《寿世保元》(卷十·灸法)]

《针灸逢源》(卷五·伤寒热病门):"发狂……百会、合谷、间使、足三里、复溜。"

《针灸内篇》(手少阳三焦经):"丝竹空……兼治风痫颠狂,吐涎沫不止。"

《针灸内篇》(足太阳膀胱络):"五处……脊强,癫疾。""络却……灸治癫狂。""心俞……治偏风,心气恍惚,狂痫。""金门……治马痫,癫疾,尸厥。"

《针灸内篇》(足少阴肾经络):"筑宾……癫疾,狂言,呕吐。"

《针灸内篇》(足少阳胆经络):"天冲……癫风,风痉。""风池穴……癫仆,温病。"

《针灸内篇》(足阳明胃经络):"丰隆……惊狂,见鬼,浑身生疮,宜出血。"

《针灸内篇》(督脉经络):"兑端……癫狂,吐涎。""身柱……治武痫,怒欲杀人,恍惚,见鬼,□下臭。""筋缩……治五痫,惊狂。"

《针灸内篇》(任脉经络):"巨阙……治痰饮,风癫。""鸠尾……治心痛,癫狂。"

《太乙离火感应神针》:"足三里……发狂呓语,无端哭笑。"

《神灸经纶》(卷三·证治本义):"督脉……王叔和以为,腰背强痛不得俯仰,大人颠病,小儿风痫,尺寸中央三部皆浮,且直上直下,为强长之象,故主外邪。"[原出《奇经八脉考》(督脉为病)]"王叔和曰:冲、督用事……其人必恍惚狂痫。"

《神灸经纶》(卷三·身部证治):"颠狂……前谷、后溪、燕口(在口吻两边赤白肉际)、足大指横纹穴。""狂言不避水火:间使、百会。"

《神灸经纶》(卷四·小儿证治):"惊痫如狂,灸炷如小麦大,三壮:金门、仆参、昆仑、神门、解溪。"

《针灸集成》(卷一·奇经八脉):"阳跷之病,阳急而狂奔。"

《针灸集成》(卷二·癫痫):"风癫及发狂欲走,称神自高,悲泣呻吟,谓邪祟也。先针间使,后十三穴。""骂詈不息,身称鬼语:心俞百壮,鬼眼、后溪、大陵、劳宫、涌泉各三壮,风府。""狐魅颠狂:鬼眼三七壮,神庭百壮。"

《灸法秘传》(癫病):"癫病……当灸身柱一穴。"

《痧惊合璧》:"跌打痧:放百会穴,刺鼻尖一针,刺两腕左右各一针,刺两手肘尖各一针,刺两腿叉骨,活。此症见物即毁,其人如狂。"

[外国文献]

《针灸则》(癫狂):"针:风池、中脘、鸠尾、膏肓、肺俞;灸:百会、神门、上脘、曲池。"

[民国前期文献摘录]

《针灸秘授全书》(痫狂):"癫狂:重曲池、小海、少海、阳溪、阳谷、重间使、大陵、合谷。"

《针灸秘授全书》(心邪癫狂):"心邪癫狂:刺攒竹、尺泽、承浆、鬼哭(手两大指离甲二分,并用绳缚之,放艾灸之)、刺身柱、阳谷、神庭、重间使。"

《针灸简易》(前身针灸要穴图):"少商……治诸风猖狂。"

《针灸简易》(刺鬼祟癫狂歌):"此针专治发癫狂,鬼妖奇症亦相当,初用朱笔点穴所,男左女右分阴阳,由上启下君须记,先刺人中次少商,三针隐白四大陵,五用火针申脉参,六刺风府七颊车,八针承浆九掌间,十刺上星一阴会,十二火针曲池弯,十三鬼封寻舌下,针到立见邪病瘥。"

《针灸简易》(审穴歌):"怔忡癫狂访少冲。""风痫发狂针身柱。""金门能治癫狂痫。"

《针灸简易》(穴道诊治歌·头部):"人中治风闭牙关,卒中邪鬼发癫狂,风肿慢惊三分刺,此为督脉七状安。""百会督脉头顶中,癫狂针二及诸风。"

《针灸简易》(穴道诊治歌·后身部):"身柱……针灸风痫亦发狂。"

《针灸简易》(穴道诊治歌·手部):"少冲……兼医癫狂一分刺,手少阴心见奇功。""少商主于大指边,专治诸风亦发狂。""阳溪……头痛热病鬼惊狂。"

《针灸简易》(穴道诊治歌·足部):"解溪……风气足肿癫狂惊。""金门外踝下寸中,主治癫狂羊痫风,针一灸三勿错过,此足太阳膀胱宗。"

《针灸治疗实验集》(8):"戴元周尝从一老翁受治失心惊悸癫狂气逆□秘,灸于足之后跟赤白肉接界,各灸五十壮,获验颇多,此即女膝穴。"

《针灸治疗实验集》(10):"狂症:姓名朱第春,年卅五岁……五日前因遇不遂事,偶患喜怒无常,歌哭无时,大言妄詈,脉滑而大,经中西医治无效,治疗针间使、十三鬼穴、曲池、大椎、绝骨、涌泉、期门诸穴。"

《针灸治疗实验集》(22)："蚌埠同顺兴米行经理王连山,五十二岁,痰迷心包,猖狂暴戾,针刺间使又十三鬼穴,兼服化痰清火之剂,连三日,症已大减。"

[现代文献题录]

(限本节引用者,按首位作者首字的汉语拼音排序)

陈娟.针灸治疗外伤性精神分裂症一例.针灸临床杂志,1997,13(4-5):77.

陈俊义.针刺穴位注射治疗癫病及精神分裂症.四川中医,1988,6(11):31.

陈晓鸥,张京华.电针治疗冲动行为患者60例临床观察.天津中医药,2005,22(5):404.

陈再南.以针灸为主配合电磁疗法治疗多种疾病2788例临床观察.针灸学报,1992,8(3):16.

陈忠容.针药合用治疗精神分裂症.针灸临床杂志,2001,17(2):29.

谌拥军.穴位埋线为主治疗情感性精神障碍30例.中国针灸,1997,17(4):200.

程隆光.针药结合治疗精神病894例观察.针灸学报,1990,6(3):18.

戴铁成.针刺加耳压治疗青春期精神病100例临床观察.针灸学报,1992,8(3):22.

丁德正.针灸辅治精神疾病呆闷症的经验.辽宁中医杂志,2006,33(9):1071.

丁德正.针灸治疗精神疾病体会.中医杂志,2001,42(2):86-87.

董俊峰.针药结合治疗中风病喜哭笑68例.新中医,1994,26(12):28.

段积华.丹参穴位注射治疗精神病.浙江中医杂志,1981,16

（11）:519.

方云鹏.方云鹏临证经验//陈佑邦,邓良月.当代中国针灸临证精要.天津:天津科学技术出版社,1987:39.

冯秀芹,刘炎革.头皮区电针治疗精神分裂症34例临床疗效观察.北京中医,1994,13(2):36.

高宏.针刺配合中药治疗精神分裂症一例.云南中医杂志,1995,16(6):69.

高镇五.高镇五临证经验//陈佑邦,邓良月.当代中国针灸临证精要.天津:天津科学技术出版社,1987:362.

高治国.电针人中为主对精神运动性兴奋的干预.甘肃中医,2009,22(12):45.

顾法隆,严华,陈汉平,等.艾灸对慢性精神分裂症患者血液流变学的影响.上海针灸杂志,1989,8(2):10-11.

管遵惠.管正斋老中医过梁针治疗精神病的经验简介.针灸临床杂志,1999,15(7):8.

郭健民,徐春军.膻中穴刺血拔罐治疗精神分裂症.山东中医杂志,1997,16(2):74.

郝斌.穴位埋縶治疗精神分裂症33例.中国民间疗法,1996,4(5):14.

何旭鹏.运动头针治疗精神分裂症体会.针灸临床杂志,1998,14(12):31-32.

恒健生.头针为主治疗精神病症12例.上海针灸杂志,1987,6(4):20.

胡炜昌.醒脑散配合针刺治疗精神病301例临床观察.天津中医,1989,6(1):29.

贾云奎,罗和春,路燕林.智能电针治疗常见精神疾病的临床疗效分析.北京中医,1993,12(5):23.

姜淑明.开郁消滞　宁心安神//胡熙明.针灸临证指南.北京:人民卫生出版社,1991:632.

姜揖君.姜揖君临证经验//陈佑邦,邓良月.当代中国针灸临证精要.天津:天津科学技术出版社,1987:297-298.

蒋洪志.艾灸少商大敦治疗狂症.浙江中医杂志,1984,19(2):64.

焦国瑞.焦国瑞临证经验//陈佑邦,邓良月.当代中国针灸临证精要.天津:天津科学技术出版社,1987:411.

金舒白,彭正令,邵卫文.针刺结合中药治疗精神病155例.上海针灸杂志,1984,3(1):2.

李克勋.指针百会、神门穴治愈精神失常1例.中原医刊,1984,11(5):44.

李清福,徐渊润.针刺五俞穴治疗精神病100例临床观察.新中医,1985,17(7):27.

李述先.针刺十三鬼穴治疗癫狂.云南中医杂志,1983,4(2):35.

林健华.针灸集锦——狂症.江苏中医杂志,1981,2(6):42.

刘德福,张孝华,王静丽.透刺治疗狂症30例.中国针灸,2000,20(7):422.

刘冠军.癫宜安神宁志 狂宜泻火除痰//胡熙明.针灸临证指南.北京:人民卫生出版社,1991:631.

楼百层.楼百层临证经验//陈佑邦,邓良月.当代中国针灸临证精要.天津:天津科学技术出版社,1987:429.

陆承功,梁铭.深刺哑门等穴加用中西药治疗精神分裂症23例.云南中医杂志,1984,5(5):37.

吕华.对穴辨治精神疾病验案2则.中国针灸,2001,21(7):447.

吕雅芝.背俞夹脊穴治疗精神分裂症100例临床报道.中国针灸,1988,8(5):12.

罗和春,贾云奎,詹丽.电针治疗情感性神经病疗效观察.中国针灸,1984,4(1):1.

马景盛．针药结合治疗癫狂症73例临床报道．北京中医，1990,9(4):35.

马玉莹．王明章针刺治疗癫狂经验拾萃．辽宁中医杂志，1993,20(7):40.

任婉文．耳穴贴压合抗精神病药治疗精神分裂症50例．浙江中医杂志，1999,34(6):264.

石俭．冬眠灵足三里穴位注射治愈一例精神分裂症．新疆中医药，1982,2(3):60.

石学敏．石学敏临证经验//陈佑邦，邓良月．当代中国针灸临证精要．天津：天津科学技术出版社，1987:4.

史正修．针灸治疗精神病临床经验简介．上海针灸杂志，1996,15(6):1.

舒德海，周桂芝，何花，等．电针为主治疗强迫症30例疗效观察．中国针灸，1999,19(12):713.

孙化海，陈桂芳．穴位埋线治疗精神分裂症50例．上海中医药杂志，1995,29(12):28.

孙玲，张华坤，夏水银．穴位埋线治疗分裂症听幻觉的对照研究．实用中西医结合临床，2005,5(6):5.

孙元林．穴位注射配电针治疗精神分裂症145例．上海针灸杂志，1994,13(1):16.

王辉．电针治疗129例精神科常见病疗效分析．针灸临床杂志，1999,15(1):42.

王民集．邵经明教授治疗神志病经验．北京中医药大学学报，2001,24(5):73.

王琼，谢媛．针刺治疗青春期精神分裂症的临床研究．针灸临床杂志，2006,22(9):12-14.

王雨．针药治疗精神分裂症62例．江西中医药，1996,27(2):55.

王兆霞．针灸治疗精神分裂症的体会．中国针灸，1997,17

（6）：372.

邬继红，王学成．针刺治疗癫狂证44例．中国针灸，1994，14（5）：8.

吴凤岐．针灸中药合治精神分裂症．新中医，1993，25（7）：28.

吴铭耀．针药结合治疗紧张型精神分裂症25例．上海针灸杂志，2000，19（2）：27.

谢锡亮．谢锡亮临证经验//陈佑邦，邓良月．当代中国针灸临证精要．天津：天津科学技术出版社，1987：423.

谢潇侠．针刺治疗精神病185例．中国针灸，2004，24（6）：432.

邢启明．治狂症三穴应用体会．新中医，1993，25（1）：34.

徐天朝，刁焕伟，许鹏，等．针刺配合小剂量抗精神病药物治疗精神分裂症40例临床研究．中医杂志，2004，45（1）：22-25.

徐永华．针刺鸠尾为主治疗癫狂症11例．浙江中医杂志，1995，30（5）：233.

杨春林．电针休克为主治疗精神分裂症64例．江西中医药，1986，17（6）：30.

杨培泉．电针治疗更年期精神病40例．浙江中医杂志，1984，19（3）：106.

杨玥，张琳琳，周桂桐．子午流注纳支法针刺十三鬼穴治疗躁狂症的随机对照临床研究．辽宁中医杂志，2010，37（5）：924.

姚丰菊，孙富根，张志华．电针辅助治疗精神分裂症的近期疗效观察．中国中西医结合杂志，2006，26（3）：253.

姚尊华．电针穴位治疗癫狂病38例临床总结．云南中医杂志，1983，4（4）：43.

叶银珍，王坚．电针配合穴位注射治疗急性激越的临床观察．上海针灸杂志，2000，19（2）：28.

张本，孟繁荣，于江，等．智能电针仪治疗精神分裂症疗效对照研究．中国针灸，1994，14（1）：17.

张本,权长庚,于江,等.激光针灸治疗精神分裂症临床疗效的对照研究.中华神经精神科杂志,1991,24(2):81-83.

张晨钟,王振中,苏遂来.割、拔疗法治疗精神病(附162例临床观察).河南中医,1984(6):46.

张和媛.张和媛临证经验//陈佑邦,邓良月.当代中国针灸临证精要.天津:天津科学技术出版社,1987:206.

张宏喜.电针配合音乐治愈精神分裂症.上海针灸杂志,1998,17(6):43.

张洪.针刺治验小儿狂症一例.新中医,1988,20(4):32.

张俊明.耳穴压丸治疗心因性精神病2例.中医杂志,1989,30(12):48.

张瑞文.针灸中药综合治疗癫狂症30例.四川中医,1984,2(2):53.

张世杰.针刺治疗癫狂、痫症106例.云南中医杂志,1993,14(3):33.

赵密芬,周文生.针刺治疗狂症105例的体会.中医药学报,1987,15(2):36.

周长发,李祯萍.电针治疗儿童精神病18例疗效观察.江苏中医杂志,1982,3(1):39.

周刚,金舒白.电针治疗精神分裂症.上海针灸杂志,1994,13(4):235.

朱智强.脉冲电疗对60例初、复发癫狂症的临床疗效观察.针灸临床杂志,1996,12(11):26.

诸葛冬伊,陈景科.电针合并氯丙嗪与单用氯丙嗪治疗精神分裂症30例对照观察.中国中西医结合杂志,1993,13(7):408.

第九节 妄闻妄见

妄闻妄见是指患者听到或见到了实际上并不存在的声音或影象。古代针灸临床文献中凡有见神、见鬼、如有见、有所见、视谬妄、怪幻不测等描述字样的内容，本节也予收入。中医学认为，本病常是癫狂的兼症，多由阳热亢盛、痰迷心窍、肝胆郁逆、气阴亏虚、瘀血阻滞等所致，引起心神不宁、脑神失司，故主要病位在脑和心，临床常表现为实热、虚寒等证型。西医学中的幻听幻视与本病相关。西医学认为本病常由精神障碍，以及其他因素（如癫痫、脑炎、脑瘤、高热、酒精中毒等）引起的大脑功能紊乱所致，而在情绪影响、暗示、弱视和重听、感觉剥夺等状态下，也会出现幻听幻视。涉及本病的古代针灸文献共41条，合99穴次；现代针灸文献共17篇（其中以幻听为多，幻视为少），合110穴次。将古今文献的统计结果相对照，可列出表9-1~ 表9-4（表中数字为文献中出现的次数）。

表 9-1　常用经脉的古今对照表

经脉	古代（穴次）	现代（穴次）
相同	督脉 19、膀胱经 15、胃经 10、脾经 5、小肠经 4	小肠经15、督脉11、胃经7、脾经6、膀胱经5
不同	大肠经 15、肺经 9、心包经 7、任脉 6	三焦经 16、胆经 12、肾经 5

表 9-2　常用部位的古今对照表

部位	古代（穴次）	现代（穴次）
相同	头面 23、手掌 7、腿阳 6、臂阳 5	头面 51、手掌 7、腿阳 7、臂阳 5
不同	手背 10、上背 9、足阳 8、臂阴 6	足阴 12

表 9-3　常用穴位的古今对照表

穴位		古代（穴次）	现代（穴次）
相同		风府 5、百会 2、隐白 2、丰隆 4、大陵 2	百会 5、丰隆 3、隐白 2、大陵 2、风府 2
相似	手掌	少商 3、劳宫 2	神门 3、太渊 2
	头顶	上星 2	正营 2
不同	头面	颊车 2、承浆 2、水沟 2、舌下中缝 2	听宫 12、翳风 8、耳门 5、听会 4、颅息 2、头窍阴 2
	上背	身柱 3、肺俞 2、心俞 2	
	臂阴	列缺 2、间使 2	
	臂阳	温溜 2、曲池 2	
	手背	阳溪 5、合谷 2	
	下肢	仆参 2、申脉 2	太冲 3、三阴交 3、太溪 3、足三里 3
	任脉	会阴 2	膻中 2

表 9-4　治疗方法的古今对照表

方法	古代（条次）	现代（篇次）
相同	针刺 6	针刺 7
不同	艾灸 2、刺血 2、点烙 1	电针 6、穴位注射 3、耳穴 2、埋藏 1、激光 1、头穴 1

根据以上各表,可对妄闻妄见的古今针灸治疗特点作以下比较分析。

【循经取穴比较】

　　1. 古今均取督脉穴　本病与头脑和心神相关,而督脉行至头脑,其背部穴又通过膀胱经背俞穴与心等内脏相联,因此本病临床多取督脉穴,在古、今文献中,分别为19、11穴次,分列诸经的第一、第四位,分占各自总穴次的19.19%、10.00%,可见**古代比现代更重视督脉穴**。就穴位而言,表9-3显示,**古今均常取风府、百会,这是相同的;**古代还取上星,这是相似的;**古代又取身柱,而现代取之不多**,可见古代重视心等内脏与本病的关系,而现代不如,这是不同的。

　　2. 古今均取手、足太阳经穴　手、足太阳经均行经头部;足太阳经的背俞穴又与心等脏腑相联;手太阳小肠经循行“却入耳中”,因此古今治疗本病均取手、足太阳经穴。统计结果见表9-5。

表9-5　手、足太阳经穴次及其分占古、今总穴次的百分比和其位次对照表

	古代	现代
足太阳经	15(15.15%,并列第二位)	5(4.55%,并列第七位)
手太阳经	4(4.04%,第八位)	15(13.64%,第二位)

　　表9-5显示,**古代比现代更多选取足太阳经穴,而现代比古代更多地选取小肠经穴**。就穴位而言,**古代取肺俞、心俞,现代则取听宫、正营,这是不同的**,可见古代重视心等脏腑与本病的关系,现代常取耳部和头部穴。

　　3. 古今均取胃经、脾经穴　胃经属阳明,多气多血,受邪则阳热亢盛,易发阳狂之证,常出现妄见妄闻症状;本病又与痰湿上扰、气血亏虚等因素相关,因此临床常取胃经、脾经穴。统计结果见表9-6。

表 9-6　胃经、脾经穴次及其分占古、今总穴次的百分比和其位次对照表

	古代	现代
胃经	10（10.10%，第三位）	7（6.36%，第五位）
脾经	5（5.05%，第七位）	6（5.54%，第六位）

表 9-6 显示，**古代比现代更多地选取胃经穴**，此当古代重视清阳明之热的缘故，而现代对于感染性高热多采用抗生素，故取阳明经穴不多；而脾经穴次的百分比古今相近。就穴位而言，**古今均常取隐白、丰隆，这是相同的**；现代还取足三里，这是相似的；**古代又取颊车，现代则取三阴交，这是不同的**。如《灵枢经·刺节真邪》曰："大热遍身，狂而妄见、妄闻、妄言，视足阳明及大络取之。"（其大络当为丰隆）《针灸甲乙经》云："狂言笑见鬼，取之阳溪及手足阳明、太阴。"

4. 古代选取大肠经、肺经穴　前面已述，阳明为多气多血之经，受邪易现本病；"肺主皮毛"，与大肠经又互为表里，表邪入侵，犯及手太阴，亦可现高热阳亢之妄见、妄闻，因此古代也选用大肠经、肺经穴，分别为 15、9 穴次，分列诸经的第二（并列）、第四位，分占古代总穴次的 15.15%、9.09%，**常用穴为阳溪、合谷、温溜、曲池、少商、列缺**。《灵枢经·癫狂》曰："狂者多食，善见鬼神"，"治之取足太阴、太阳、阳明，后取手太阴、太阳、阳明"。可见古代治疗本病多取手足太阳、手足阳明和手足太阴等经穴。虽然现代也选取太渊等穴，但前面已述，现代多用抗生素，因此取大肠经、肺经穴不多，分别为 4、3 穴次，分列现代诸经的第八（并列）、第九（并列）位，分占现代总穴次的 3.64%、2.73%，未被列入常用经脉，不如古代。

5. 古代选取心包经、任脉穴　本病属心神之病，心包经、任脉均循行心胸部位，因此古代也选用心包经、任脉穴，分别为 7、6 穴次，分占古代总穴次的 7.07%、6.06%，分列诸经的第五、第六

位,**常用穴为间使、劳宫,会阴、承浆**。虽然现代也取大陵等穴,但现代取心包经、任脉分别为4、3穴次,分占现代总穴次的3.64%、2.73%,分列现代诸经的第八(并列)、第九(并列)位,未被列入常用经脉,不如古代。

6. **现代选取手、足少阳经穴** 手少阳三焦经、足少阳胆经循行均"从耳后入耳中,出走耳前"(《灵枢经·经脉》),故现代治疗幻听多取该二经穴,分别为16、12穴次,分列诸经的第一、第三位,分占现代总穴次的14.55%、10.91%,**常用穴为翳风、颅息、耳门、听会、头窍阴**。而古代取手、足少阳经分别为1、2穴次,分列古代诸经的第十(并列)、第九位,分占古代总穴次的1.01%、2.02%,未被列入常用经脉,远不如现代。

7. **现代选取肾经穴** 中医学认为肾开窍于耳,因此现代治疗幻听也选用肾经穴,共计5穴次,列诸经的第七(并列)位,占现代总穴次的4.55%,**常用穴为太溪**。而古代取肾经为1穴次,列古代诸经的第十(并列)位,占古代总穴次的1.01%,未被列入常用经脉,不如现代。

综上所述,古今均取督脉、手足太阳经、脾胃经穴,这些是古今一致的。此外,古代注重清热宁心醒脑,故取肺、大肠、心包经与任脉穴;而现代注重聪耳,故取手、足少阳经及肾经穴,这些是古今不同的。

【分部取穴比较】

1. **古今均取头面部穴** 本病病位在脑,而幻听、幻视又表现为耳目症状,因此治疗多取头面部穴,在古、今文献中,分别为23、51穴次,同列各部的第一位,分占各自总穴次的23.23%、46.36%,可见**现代比古代更多选取头面部穴**,此当现代多取耳部穴的缘故。就穴位而言,表9-3显示,**古今均取风府、百会**,这是相同的;古代还取上星,现代则取正营,这是相似的;**古代又取颊车、承浆、水沟、舌下中缝,现代则取听宫、翳风、耳门、听会、颅息、**

头窍阴,可见古代重视取任督脉之末端部穴以醒脑,现代则取耳周穴以聪耳,这是古今不同的。

古代取头面部穴者,如《针灸甲乙经》云:"目妄见,刺风府。"《针灸治疗实验集》载:某患者"先不省人事,约二小时苏,见神见鬼之乱撇,口眼㖞斜,目珠红色,烧热甚重","施之针术,合谷、少商、曲泽、百会、风府及十三鬼穴,皆针灸之,于鸡鸣时就平安矣"。其中"十三鬼穴"即含风府、上星、水沟、承浆、舌下中缝、颊车等6个头面部穴。《针灸甲乙经》又载,络却主"癫疾僵仆,目妄见,恍惚不乐";天柱主"狂见鬼",其中络却、天柱亦属头面部。

现代取头面部穴者,如张鸣九以头部透穴法治疗幻觉,针刺后顶透百会,视幻觉取正营透目窗,听幻觉取颅息透翳风,味幻觉取头窍阴透天柱,嗅幻觉取承光透五处,触幻觉取百会透正营,前庭幻觉取风府透风池,内脏幻觉取头窍阴透颅息,行捻转与震颤术;陈英华等治疗幻听,针刺听宫、耳门、听会、翳风、中渚、侠溪等穴。

2. 古今均取手掌部穴 本病临床选用肺经、心包经以及心经穴以清热,且手三阴循行经手掌部;手掌又属肢体末部,神经较为敏感,取之则可醒脑开窍,因此临床选取手掌部穴,在古、今文献中,同为7穴次,分列各部的第五、第三(并列)位,分占各自总穴次的7.07%、6.36%,古今百分比相近。就穴位而言,**古今均取大陵,这是相同的**;古代还取少商、劳宫,现代则取神门、太渊,这是相似的。

古今取手掌部穴者,如上述取头面部穴段落中,民国初期《针灸治疗实验集》治疗"见神见鬼之乱撇",针刺少商和"十三鬼穴",而"十三鬼穴"含大陵、劳宫。现代张跃武治疗精神疾病听幻之心肾不交者针刺神门等穴,相火妄动者针刺大陵等穴;林虹等治疗幻听之痰火郁结或阴虚火旺者针刺神门等穴,痰火上扰者针刺大陵等穴;乌云等治疗精神分裂症所致听幻觉,针刺太渊、列缺等穴;史正修则针刺阳谷、太渊等穴。

3. 古今均取腿、臂阳面穴　本病临床选用手、足阳明经穴以清热化湿补虚,取手太阳经穴以聪耳,而足阳明经行经腿阳面,手阳明与手太阳经行经臂阳面,因此腿、臂阳面穴次较高。统计结果见表9-7。

表9-7　腿、臂阳面穴次及其分占古、今总穴次的百分比和其位次对照表

	古代	现代
腿阳	6(6.06%,并列第六位)	7(6.36%,并列第三位)
臂阳	5(5.05%.%,第七位)	5(4.55%.%,第四位)

表9-7 显示,古今腿阳、臂阳的百分比分别相近。就穴位而言,**古今均取丰隆,这是相同的**;现代还取足三里,这是相似的;**古代选取温溜、曲池**,而现代臂阳面穴次较为分散,这是不同的。

古今取腿、臂阳面穴者,如晋代《针灸甲乙经》称:丰隆主"烦心,狂见鬼,善笑不休";温溜主"癫疾,吐舌鼓颔,狂言见鬼"。而上述民国初期所取"十三鬼穴"则含曲池。现代周拥军治疗幻听,取丰隆、足三里等穴,用针刺平补平泻法;林虹等治疗幻听症之痰火郁结或痰火上扰者,均针刺丰隆等穴,心脾两虚者则刺足三里等穴;乌云等治疗精神分裂症所致听幻觉症,针刺支正、小海、偏历、温溜等臂阳面穴。

4. 古代选取手、足阳部穴　手足末部神经敏感,因此古代也选用手、足阳部穴以治疗本病,分别为10、8穴次,分列各部的第二、第四位,分占古代总穴次的10.10%、8.08%,**常用穴为阳溪、合谷、仆参、申脉**。如《医宗金鉴》道:阳溪主"狂妄惊中见鬼神"。《古今医统大全》谓:"肺虚见赤尸鬼","合谷、肺俞"。《备急千金要方》言:"温留、仆参,主癫疾,吐舌鼓颔,狂言见鬼。"前述"十三鬼穴"中含申脉。又如《针灸甲乙经》语:"狂易,见鬼与火,解溪主之。"《针灸集成》记:"见鬼:阳谷。"其中,解溪亦属足阳部,阳谷亦属手阳部。而现代取手、足阳部分别为3、2穴次,分列现

代各部的第五（并列）、第六（并列）位,分占现代总穴次的2.73%、1.82%,未被列入常用部位,不如古代。

5. 古代选取上背部、臂阴面穴 前面已述,本病临床选取与心、肺等脏腑相关的穴位,因而古代多取上背部背俞穴、督脉穴,臂阴面的心、肺经穴,故在本病古代文献中,上背部、臂阴面分别为9、6穴次,分列各部的第三、第六（并列）位,分占古代总穴次的9.09%、6.06%,**常用穴为身柱、肺俞、心俞、间使、列缺**。如《针灸内篇》载:身柱治"怒欲杀人,恍惚,见鬼"。《针灸甲乙经》述:肺俞主"目反妄见,瘈疭泣出"。《古今医统大全》叙:"心虚见黑尸鬼","刺之复苏,阳池、心俞"。《肘后歌》道:"狂言盗汗如见鬼,惺惺间使便下针。"《针灸甲乙经》曰:"小儿惊痫,如有见者,列缺主之,并取阳明络。"又如《针方六集》云:天府主"妄见"。天府亦属臂阴面。而现代取上背部、臂阴面分别为2、3穴次,分列现代各部的第六（并列）、第五（并列）位,分占现代总穴次的1.82%、2.73%,均未被列入常用部位,不如古代。

6. 现代选取足阴部穴 本病临床选取肾经穴,肝胆郁逆亦可导致本病,而肝、肾二经均起于足阴部,足阴部的末端穴又可醒脑开窍,因此在本病现代文献中,足阴部共计12穴次,列各部的第二位,占现代总穴次的10.91%,**常用穴为太冲、太溪、隐白**。如乌云等治疗精神分裂症之听幻,针刺太冲、行间、隐白、公孙等;张跃武治疗精神分裂症幻听之心肾不交或相火妄动者,均针刺太溪等,肝胆郁逆者则刺太冲、光明等;周拥军治疗幻听,取太溪等,用针刺补法。虽然古代也有取**隐白**等足阴部穴者（如上述"十三鬼穴"即含隐白;《备急千金要方》言:"阴跷主卧惊,视如见鬼。"阴跷当为照海）,但古代取足阴部为3穴次,列古代各部的第八（并列）位,占古代总穴次的3.03%,未被列入常用部位,不如现代。

此外,表9-3显示,**古代还取会阴穴以醒脑开窍**,如上述"十三鬼穴"即含会阴。**现代则取膻中以宁心化痰,取三阴交以健脾养阴**,如乌云等治疗精神分裂症所致听幻觉症,针刺中脘、膻中等穴;林虹等治疗幻听之痰火郁结者针刺膻中等穴,心脾两虚或阴虚火旺者均针刺三阴交等穴。

综上所述,古今治疗本病均取头面、手掌,以及腿、臂阳面穴,这是相同的。古代重视醒脑开窍,故还取手、足阳部穴,重视清热宁心安神,故还取上背和臂阴面穴;而现代重视补肾疏肝,故还取足阴部肝肾经穴,这些是古今不同的。

【辨证取穴对照】

本病古代文献中有若干内容与辨证相关,以下试作讨论。

1. 与实热相关　前面取胃脾经穴段落中,《灵枢经·刺节真邪》曰:"大热遍身,狂而妄见、妄闻、妄言,视足阳明及大络取之。"前面取头面部穴段落中,《针灸治疗实验集》治疗"见神见鬼之乱撒,口眼㖞斜,目珠红色,烧热甚重","施之针术,合谷、少商、曲泽、百会、风府及十三鬼穴"。又《针灸甲乙经》言:"身热狂走,谵语见鬼,瘛疭,身柱主之。"《备急千金要方》云:"列缺主热痫,惊而有所见。"《针灸聚英》道:"狂言如见鬼,热病厥烦心","阳溪可下针"。综上所述,治疗与实热相关者,**古人选用末部穴**,即头部穴与手足部穴,如百会、风府、阳溪、合谷、少商、十三鬼穴等;**关节部穴**,如曲泽、列缺等;**胃经、督脉、心包经与肺经穴**,如"足阳明及大络"、身柱、曲泽、列缺等。上述穴位多属阳性。

2. 与虚寒相关　明代《古今医统大全》载有五脏虚分别导致的"暴厥不知人",五者皆有见"尸鬼"和手足冷的症状,可见与虚寒相关。对于其中的"肝虚见白尸鬼",该书针丘墟、肝俞;"心虚见黑尸鬼",针阳池、心俞;"脾虚见青尸鬼",针冲阳、脾俞;"肺虚见赤尸鬼",针合谷、肺俞;"肾虚见黄尸鬼",针京骨、足少阴之俞(在背第十五椎下,两旁各开一寸半)。可见对于此类病证,**古人选取互为表里的阳经原穴和相应背俞穴**,采用针刺疗法。

现代亦有用辨证取穴者,如张良栋等治疗精神病听幻觉,针刺听宫、翳风、听会、耳门,心肾失交配神门、太溪、三阴交;肝胆郁逆配太冲、光明；相火妄动配大陵、然谷、太溪，耳区诸穴均用输刺法，四肢穴根据病情采用徐疾、迎随等补泻手法。林虹等治疗幻听症，针刺耳门、听宫、听会、翳风，用捻转泻法，再接电连续波，痰火郁结取百会、丰隆、间使、膻中、神门，心脾两虚取足三里、三阴交、内关，痰火上扰取人中、大椎、风府、大陵、曲池、丰隆，阴虚火旺取涌泉、太冲、三阴交、神门。由上可见，由于加入了脏腑辨证，**因此现代分型比古代更为细致，取穴亦更为明确**，这与古代是不同的。

【针灸方法对照】

1. 古今均用针刺　本病多属神志精神疾患，与大脑皮质功能失调亦相关，而针刺通过神经传导，可刺激大脑皮质，平衡其功能，因而在本病的古、今文献中，涉及针刺者分别为 6 条次、7 篇次，同列古、今诸法之第一位，分占各自总条（篇）次的 14.63% 和 41.18%，可见**现代比古代更多采用针刺疗法**，此当是现代神经学说的影响和针具进步的缘故。

古代用针刺者，如上述"多取头面部穴"中，《针灸甲乙经》"刺风府"；上述"与实热相关"中，《针灸治疗实验集》取百会等穴，"施之针术"；上述"与虚寒相关"中，《古今医统大全》选取阳经原穴和背俞穴，亦曰"可刺之复苏"，皆为例。又如《儒门事亲》载："戴人女僮，冬间自途来，面赤如火，至濡阳，病腰胯大痛，里急后重，痛则见鬼神。戴人曰：此少阳经也……乃刺其阳陵穴，以伸其滞。"其中"痛则见鬼神"亦属妄见。

此外，《针灸集成》言："怪疾：凡一身之病，昼轻夜重者难治，各随其经而病势渐至加重，胸亦烦闷痛，怪幻不测者，乃阴阳失摄，阴邪妄动之致也，急用《神应经》治鬼邪法：先刺间使，后十三穴，必须其次第而行针，若失次则无效。"其中"怪幻不测"当包括妄见妄闻。该文又强调，针刺"十三鬼穴""必须其次第而行针，若失次则无效"，即**须根据十三穴的次序依次针刺**，否则无效，这与现代冯润身提出的"针灸时-空结构"的观点相似。

现代用针刺者,如周拥军治疗幻听,针刺听宫、翳风、丰隆、足三里,用平补平泻法,取肝俞、肾俞、太溪,用补法;史正修治疗精神病幻听,针刺听宫、听会、翳风、阳谷、太渊、阳溪、隐白,采用徐疾、捻转补泻手法;张跃武则针刺听宫、翳风,根据辨证配相应穴位,并运用徐疾、迎随等不同补泻手法,泻阳补阴;上述取头面部穴段落中,张鸣九针刺头部穴,用透刺法,行捻转与震颤术。可见,**现代治疗本病运用补泻、透刺、震颤等手法**,而古代记载不多。

2. **古代采用灸法** 艾叶性温,用火烧灼则具温阳补气之功,可治疗本病之虚寒者;而艾灸振奋人体阳气,又可增强自身调节功能,故亦可治疗本病之实热者。如《名医类案》载:"一少年因劳倦,大热而渴,恣饮泉水,次日热退,言视谬妄,自言腹胀,不能转侧,不食、战掉,脉涩而大,右为甚,灸气海三十壮。"《医学纲目》曰:"灸狂发怒欲杀人,见鬼:身柱(灸,在三椎节下间)、后溪。"而现代临床上用灸法治疗本病的报道较少。

3. **古代采用刺血** 对于本病中有瘀血阻滞者,古人则采用刺血法。如《石室秘录》载:"妇人经期适来,为寒风所中,则经水必然骤止,经不外泄,必变为寒热,时而身战,时而身凉,目见鬼神,心中惊悸,论治法,本当刺其期门穴,一刺出血立已。"本案属"热入血室",其中"目见鬼神"即为妄见,采用的是《伤寒论》刺期门的方法,并且使出血。又如《针灸内篇》称,丰隆治疗"惊狂,见鬼,浑身生疮,宜出血",亦为刺血之例。现代用刺血治疗本病的报道不多。

4. **现代发展的方法** 现代还采用电针、穴位注射、埋藏、激光,以及微针系统(含耳针、头针等)等方法。这些在古代是没有的,当是现代针灸工作者的发展。

(1)**电针**:如高金来等治疗幻听,取听宫、耳门穴,用电针疏密波;张平根等则取翳风,施行电针休克疗法;冯秀芹等取头皮穴晕听区,配百会、印堂,用电针刺激。

（2）**穴位注射**：如张香芝治疗幻听,取听宫穴,注入奋乃静;郭秀荣等亦取听宫穴,注入舒必利;程瑞艳则取听宫、耳门、翳风,注入大脑组织液或胎盘组织液。

（3）**埋藏**：如孙玲、王坚等分别治疗精神分裂症听幻,均取听宫穴,埋入羊肠线;下述微针系统段落中,史正修取耳穴,用埋针,亦为例。

（4）**激光**：如李煜治疗幻听,取听宫,用氦-氖激光照射。

（5）**微针系统**（含耳穴、头针）：如史正修治疗精神病幻听,取耳穴脑点、皮质下、外耳、神门、阳维、内耳,采用埋针法;周拥军治疗幻听,取耳穴神门、肝、肾,用针刺;黄庆元等则取耳穴幻听(外耳道口下缘)、神门、心、脑干,用针刺,留2小时;李勇取头针晕听区,用密波电针刺激30分钟。

此外,北宋《太平圣惠方》"三十六黄点烙方"中有"鬼黄"一证,含"常见鬼神"症状,因此古代点烙为1条次,所烙穴位是心俞、百会、巨阙、章门、下廉、明堂、神庭。

【结语】

根据上述对古今文献的统计与分析结果,兹提出治疗妄闻妄见的参考处方如下(无下划线者为古今均用穴,下划曲线者为古代所用穴,下划直线者为现代所用穴):①醒脑开窍穴,包括头面部的风府、百会、上星、颊车、承浆、水沟、舌下中缝、正营等;四肢末部的隐白、少商、劳宫、仆参、申脉;任脉之下端会阴。②清热宁心安神穴,包括上肢阴面大陵、列缺、间使、神门、太渊等;上肢阳面阳溪、合谷、温溜、曲池等;上背部身柱、肺俞、心俞等。③聪耳穴,包括耳部听宫、翳风、耳门、听会、颅息、头窍阴等;足阴部太溪、太冲等。④健脾和胃养阴化痰穴,包括腿部丰隆、足三里、三阴交等;胸脘部膻中等。临床可根据病情,在上述处方中选用若干相关穴位。

治疗与实热相关者,可选用末部(头部与手足部)、关节部穴,注重阳明经、督脉、心包经与肺经穴。治疗与虚寒相关者，可选取互为表里的阳经原穴和相应背俞穴。

临床可用针刺法，包括补泻、透刺、震颤等手法，注意刺穴的先后次序；还可采用艾灸、刺血、电针、穴位注射、埋藏、激光，以及微针系统（含耳针、头针等）等方法。

历代文献摘录

［古代文献摘录］

《素问·厥论》："阳明之厥……妄见而妄言。"

《灵枢经·癫狂》："狂，目妄见、耳妄闻、善呼者，少气之所生也，治之取手太阳、太阴、阳明、足太阴、头、两顑。""狂者多食，善见鬼神，善笑而不发于外者，得之有所大喜，治之取足太阴、太阳、阳明，后取手太阴、太阳、阳明。"

《灵枢经·刺节真邪》："大热遍身，狂而妄见、妄闻、妄言，视足阳明及大络取之。"

《针灸甲乙经》（卷七·第一下）："烦心，狂见鬼，善笑不休……丰隆主之。"

《针灸甲乙经》（卷七、第二）："身热狂走，谵语见鬼，瘛疭，身柱主之。"

《针灸甲乙经》（卷十·第二下）："狂见鬼，目上反……天柱主之。"

《针灸甲乙经》（卷十一·第二）："狂走欲自杀，目［一本有'反'字］妄见，刺风府。""癫疾僵仆，目妄见……络却主之。""身热狂走，欲自杀，目反妄见……肺俞主之。""狂言笑见鬼，取之阳溪及手、足阳明、太阴。""癫疾，吐舌鼓颌，狂言见鬼，温溜主之。""狂易，见鬼与火，解溪主之。"

《针灸甲乙经》（卷十二·第十一）："小儿惊痫，如有见者，列

465

缺主之,并取阳明络。"

《备急千金要方》(卷三十·第四):"列缺主热痫,惊而有所见。""温留、仆参,主癫疾,吐舌鼓颔,狂言见鬼。""阴跻主卧惊,视如见鬼。""丰隆……狂见鬼好笑。"

《太平圣惠方》(卷五十五·三十六黄点烙方):"鬼黄者……心中恍惚,常见鬼神……烙心俞二穴、百会穴、巨阙穴、章门二穴、下廉二穴、明堂穴、神庭穴。"

《儒门事亲》(卷六·二十六):"戴人女僮,冬间自途来,面赤如火,至澭阳,病腰胯大痛,里急后重,痛则见鬼神。戴人曰:此少阳经也……乃刺其阳陵穴,以伸其滞。"

《神应经》(心邪癫狂部):"目妄视:风府。""见鬼:阳溪。"

《针灸聚英》(卷四上·肘后歌):"狂言盗汗如见鬼,惺惺间使便下针。"

《针灸聚英》(卷四下·六十六穴歌):"狂言如见鬼,热病厥烦心,齿痛并疮疥,阳溪可下针。"

《名医类案》(卷二·内伤):"一少年因劳倦,大热而渴,恣饮泉水,次日热退,言视谬妄,自言腹胀,不能转侧,不食,战掉,脉涩而大,右为甚,灸气海三十壮。"

《古今医统大全》(卷四十九·邪祟门):"肝虚见白尸鬼……可刺之复苏,丘墟、肝俞。""心虚见黑尸鬼……刺之复苏,阳池、心俞。""脾虚见青尸鬼……冲阳、脾俞。""肺虚见赤尸鬼,……合谷、肺俞。""肾虚见黄尸鬼……京骨、足少阴之俞(在背第十五椎下,两旁各开一寸半)。"

《医学纲目》(卷二十五·狂):"(明堂)灸狂发怒欲杀人,见鬼:身柱(灸,在三椎节下间)、后溪。"

《针方六集》(纷署集·第二十三):"天府……妄见。"

《石室秘录》(卷二·女治法):"如妇人经期适来,为寒风所中,则经水必然骤止,经不外泄,必变为寒热,时而身战,时而身凉,目见鬼神,心中惊悸,论治法,本当刺其期门穴,一刺出血立已。"

《医宗金鉴》(卷八十五·手部主病):"阳溪……狂妄惊中见鬼神。"

《针灸内篇》(足太阳膀胱络):"仆参……见鬼,尸厥。"

《针灸内篇》(足阳明胃经络):"丰隆……惊狂,见鬼,浑身生疮,宜出血。"

《针灸内篇》(督脉经络):"身柱……治武痛,怒欲杀人,恍惚,见鬼。"

《神灸经纶》(卷三·身部证治):"惊恐见鬼:阳溪。"

《针灸集成》(卷二·癫痫):"见鬼:阳谷。"

《针灸集成》(卷二·五痫):"怪疾:凡一身之病,昼轻夜重者难治,各随其经而病势渐至加重,胸亦烦闷痛,怪幻不测者,乃阴阳失摄,阴邪妄动之致也,急用《神应经》治鬼邪法:先刺间使,后十三穴,必须其次第而行针,若失次则无效。"

《针灸治疗实验集》(26):"古历正月十三日,予家妹丈王须仓,九十岁,于夜间受病,先不省人事,约二小时苏,见神见鬼之乱撒,口眼㖞斜,目珠红色,烧热甚重,予到前诊治之,二脉微微,施之针术,合谷、少商、曲泽、百会、风府及十三鬼穴,皆针灸之,于鸡鸣时就平安矣。"

［现代文献题录］

(限本节引用者,按首位作者首字的汉语拼音排序)

陈英华,李岩,慈玉莹.针药结合治疗幻听24例.中医药学报,2003,31(2):22.

程瑞艳.穴位注射治疗幻听症77例.中国中西医结合杂志,1993,13(1):22.

冯润身.针灸论治时-空结构初探.内蒙古中医药,1987,6(1):15.

冯秀芹,刘炎革,赵学英,等.头皮区电针治疗精神分裂症幻听34例临床疗效观察.北京中医,1994,13(2):36-37.

高金来,刘志凌,许凤金.电针听宫、耳门穴合并抗精神病药治疗幻听286例.中国针灸,1998,18(7):443.

郭秀荣,杨森.穴位注射舒必利治疗顽固性幻听34例.陕西中医,2000,21(7):293.

黄庆元,李建国.耳针治疗精神分裂症幻听34例.甘肃中医学院学报,2005,22(1):36.

李勇.头针治疗幻听53例报告.针灸学报,1990,6(1):9.

李煜.氦氖激光穴位照射治疗幻听112例.中医研究,1998,11(4):55.

林虹,李成.电针治疗幻听症30例疗效观察.天津中医药,2003,20(2):39.

史正修.耳针为主治疗幻听120例疗效观察.中医杂志,1988,29(4):42.

孙玲,张华坤,夏水银,等.穴位埋线治疗分裂症听幻觉的对照研究.实用中西医结合临床,2005,5(6):5.

王坚,叶银珍,范光煊,等.听宫埋线治疗精神分裂症顽固性幻听216例.中国针灸,1997,17(3):188.

乌云.针药结合治疗精神分裂症所致听幻觉症.针灸临床杂志,2000,16(2):12.

张良栋,徐声汉,金舒白.以针刺为主治疗精神病听幻觉82例.上海中医药杂志,1981,15(4):23.

张鸣九.头皮针治疗幻觉296例的经验.中医杂志,1987,28(6):52.

张平根,朱贤苟.电针治疗顽固性幻听48例疗效观察.中国针灸,1993,13(3):9.

张香芝.穴位封闭治疗幻听12例.河南中医,1999,19(4):58.

张跃武.针刺治疗精神疾病听幻觉100例临床观察.山西中医,2004,20(4):38.

周拥军.针刺治疗幻听案.中国针灸,1996,16(2):47.

第十节 郁证

郁证为情志不舒,气机郁滞所引起的一类病证,主要表现为心情忧郁、情绪不宁、胁肋胀痛、善悲易哭等多种复杂症状。古代文献中凡有郁、忧、悲、愁、哭等描述字样的内容,本节均予以收录。中医学认为,本病多由"肝失疏泄,气滞郁结""心血失养,神失所藏""久郁伤脾,气血不足""久郁化火,耗伤肾阴"所致,即本病的产生与肝、心、脾、肾四脏关系密切。临床可分为热郁、寒郁、气郁、虚郁等证型。本病可兼有失眠症状,对此可参阅"失眠"一节;本病的进一步发展,则可变成精神分裂症,中医称之为癫狂,对此可参阅"癫狂"一节。西医学中的抑郁症与本病相关,而神经衰弱、癔病、围绝经期综合征等也可出现抑郁的症状,这些疾病的成因大都与大脑皮质、神经生化以及内分泌等方面的功能失调相关。涉及郁证的古代针灸文献共 137 条,合 289 穴次;涉及抑郁症的现代针灸文献共 93 篇,合 757 穴次。将古今文献的统计结果相对照,可列出表 10-1~ 表 10-4(表中数字为文献中出现的次数)。

表 10-1 常用经脉的古今对照表

经脉	古代(穴次)	现代(穴次)
相同	心经 36、心包经 35、膀胱经 34、任脉 27、督脉 26、脾经 18、胃经 18	督脉 149、胃经 71、心包经 62、脾经 60、膀胱经 54、任脉 52、心经 48
不同	肾经 16	肝经 57

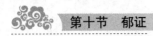

表 10-2 常用部位的古今对照表

部位	古代（穴次）	现代（穴次）
相同	手掌 46、头面 37、胸脘 30、臂阴 29、上背 29、足阴 25、腿阳 12	头面 239、足阴 87、腿阳 75、臂阴 64、手掌 54、上背 48、胸脘 46
不同	小腹 15	腿阴 52

表 10-3 常用穴位的古今对照表

穴位		古代（穴次）	现代（穴次）
相同	头面	百会 8、水沟 6、风池 3	百会 63、水沟 28、风池 13
	躯干	心俞 11、中脘 7	中脘 16、心俞 14
	上肢	神门 11、内关 5	内关 51、神门 38
	下肢	足三里 6、三阴交 3	三阴交 39、足三里 35
相似	胸腹	关元 6、巨阙 4、大横 3、日月 3、上脘 3	膻中 12
	胃经	下巨虚 3	丰隆 18
	肾	涌泉 3、然谷 3（泻）	太溪 21、肾俞 12（补）
相异	心（心包）	大陵 14、间使 6、劳宫 6；通里 7、少冲 7、灵道 4	
	头面		印堂 37、四神聪 27、神庭 15、上星 11
	手部	鱼际 4	合谷 22
	下肢	公孙 3、商丘 3（脾）	太冲 43、阳陵泉 11、行间 9（肝胆）

表 10-4 治疗方法的古今对照表

方法	古代（条次）	现代（篇次）
相同	灸法 26、刺血 10、针刺 8、推拿 1	针刺 60、灸法 3、刺血 3、推拿 1
不同	点烙 4、交叉取穴 1	电针 28、头针 8、耳穴 3、器械 2、拔罐 1、埋藏 1、敷贴 1、穴位注射 1

根据以上各表,可对郁证的古今针灸治疗特点作以下比较分析。

【循经取穴比较】

1. 古今均取心经、心包经穴　中医学认为"心藏神",而心包代心受邪,故对于"神失所藏"引起情志不舒,古今均取心经和心包经穴。统计结果见表10-5。

表 10-5　心经、心包经穴次及其分占古、今总穴次的百分比和其位次对照表

	古代	现代
心经	36(12.46%,第一位)	48(6.34%,第八位)
心包经	35(12.11%,第二位)	62(8.19%,第三位)

表 10-5 显示,**古代比现代更重视心经、心包经穴,此当古代认为"心藏神"的缘故,而现代西医对此并不认可。就穴位而言,表 10-3 显示,古今均常取神门、内关,这是相同的;古代还取心经通里、少冲、灵道,心包经大陵、间使、劳宫等,而现代取之不多,这是不同的。**

2. 古今均取膀胱经、督脉穴　膀胱经与督脉均入脑,且"脑为元神之府",与精神活动相关,而膀胱经背俞穴是脏腑之气输注之处,因此古今治疗本病均取膀胱经与督脉穴,以调整脑、肝、心、脾、肾等脏腑功能。统计结果见表10-6。

表 10-6　膀胱经、督脉穴次及其分占古、今总穴次的百分比和其位次对照表

	古代	现代
膀胱经	34(11.76%,第三位)	54(7.13%,第六位)
督脉	26(9.00%,第五位)	149(19.68%,第一位)

表10-6显示,**古代比现代更重视膀胱经穴,现代比古代更重视督脉穴**。就穴位而言,**古今均常取心俞、百会、水沟,这是相同的;现代还取肾俞、神庭、上星,以及督脉上的印堂,而古代取之不多,这是不同的**。由上可见,古代更重视心、肝、脾与本病的关系,现代则虑及肾的作用,还通过刺激督脉穴以调整大脑皮质的功能,这是古今不同的。

3. **古今均取任脉穴** 任脉循行于胸腹正中,与肝、心、脾、肾皆相关,故治疗本病也取任脉穴,在古、今文献中,分别为27、52穴次,分占各自总穴次的9.34%、6.87%,分列诸经的第四、第七位,显示**古代比现代更重视任脉穴**。就穴位而言,**古今均常取中脘,这是相同的;古代还取巨阙、上脘,现代则取膻中,这是相似的;古代又取小腹部关元,而现代选取不多,这是不同的**。

4. **古今均取脾经、胃经穴** 忧虑过度,可致气机不畅,引起脾胃运化功能失司,故治疗也选用脾经、胃经穴。统计结果见表10-7。

表10-7 脾经、胃经穴次及其分占古、今总穴次的百分比和其位次对照表

	古代	现代
脾经	18(6.23%,第六位)	60(7.93%,第四位)
胃经	18(6.23%,第六位)	71(9.38%,第二位)

表10-7显示,**现代比古代更重视胃经穴**,这是现代辨证配穴多取胃经穴的缘故;而古今脾经穴的百分比相近。就穴位而言,**古今均常取足三里、三阴交,这是相同的;古代还取下巨虚,现代则取丰隆,这是相似的;古代又取公孙、商丘,现代取之不多,这是不同的**。

5. **古代选取肾经穴** 久郁化火,耗伤肾阴,因此古代也选用肾经穴,共计16穴次,占古代总穴次的5.54%,列诸经的第七位,**常用穴为涌泉、然谷**。而现代虽然也取**太溪**等穴,肾经共计31穴

次,占现代总穴次的 4.10%,但仅列现代诸经的第十一位,未被列入常用经脉,不如古代。

6. 现代选取肝经穴 肝主疏泄,气滞则郁结,与本病关系较大,因此现代也选用肝经穴,共计 57 穴次,占现代总穴次的7.53%,列诸经的第五位,**常用穴为太冲、行间**。而古代取肝经为8 穴次,占古代总穴次的 2.77%,列古代诸经的第十一位,未被列入常用经脉,不如现代。

【分部取穴比较】

1. 古今均取上肢阴面穴 治疗本病多取心经、心包经穴,而该二经循行于上肢阴面(含手掌、臂阴面),故该部穴次较高。统计结果见表 10-8。

表 10-8 手掌、臂阴面穴次及其分占古、今总穴次的百分比和其位次对照表

	古代	现代
手掌	46(15.92%,第一位)	54(7.13%,第五位)
臂阴	29(10.03%,并列第四位)	64(8.45%,第四位)

表 10-8 显示,**古代比现代更重视取手掌部穴**,可见古代更重视取循经远道穴;而古今臂阴面穴次的百分比相近。就穴位而言,表 10-3 显示,**古今均常取神门、内关,这是相同的;古代还取手掌部大陵、劳宫、少冲、鱼际,臂阴面间使、通里、灵道,而现代取之不多,这是不同的**。

古代取上肢阴面穴者,如《神应经》曰:"心痹悲恐:神门、大陵、鱼际。"《针灸大全》云:内关配通里、后溪、神门、大钟,治"心性呆痴,悲泣不已"。《针灸甲乙经》载:大陵、间使主"心痛善悲";劳宫主"风热善怒,中心悲喜,思慕歔欷"。《采艾编翼》道:"五痫悲惊恐,神门及少冲。"《针灸集书》语:"曲泽、灵道、下廉、鱼际、少冲、神门、郄门,以上穴治惊,悲恐。"

现代取上肢阴面穴者,如梁粤治疗脑卒中后抑郁症,用手三针(内关、神门、劳宫)疗法;赵建玲则取内关、神门等穴,用平补平泻针刺法,留针1小时;李振芝等治疗抑郁性神经症之紧张焦虑心悸恐慌,强刺大陵,配合刺间使、内关、神门等穴。现代还进行了相应的实验室研究,如徐虹等治疗抑郁症,取内关、神门等穴,用平补平泻针刺法,结果显示,患者皮质醇(COR)和促肾上腺皮质激素(ACTH)含量明显下降,而且对下丘脑-垂体-肾上腺素轴的影响呈状态依赖性,这样的研究在古代是没有的。

2. 古今均取头面部穴　中医学认为"脑为元神之府";西医学认为人的精神情志与大脑皮质相关,故治疗本病多取头面部穴,在古、今文献中,分别为37、239穴次,分占各自总穴次的12.80%、31.57%,分列各部的第二、第一位,可见**现代更多取头面部穴**,此当古代对本病与大脑认识不够的缘故。就穴位而言,**古今均常取百会、水沟、风池,这是相同的;现代还取印堂、四神聪、神庭、上星等,而古代取之不多,这是不同的**。

古代取头面部穴者,如《针灸资生经》记载了作者的亲身体验:"执中母氏久病,忽泣涕不可禁,知是心病也,灸百会而愈。"该书又载:灸取百会、风池、大椎等穴,可治疗"风中藏","觉心中愦乱,神思不怡"。《神应经》曰:"喜哭:百会、水沟。"此外,《太平圣惠方》载:风府主治"多悲恐惊悸"。《百证赋》道:"听宫脾俞,祛残心下之悲凄。"其中,风府、听宫亦属头面部。

现代取头面部穴者,如蒋振亚等治疗中风后抑郁症,选用天谷八阵穴(以百会为中心,以旁开1寸、2寸、3寸为半径画圈,每圈8个穴位,组成3组八阵穴),用针刺泻法;李春梅等刺水沟用雀啄泻法,以眼球湿润为度,针上星透印堂用捻转泻法,针百会、四神聪等施捻转补法;刘志顺针刺百会、风府、风池、上印堂,据虚实施补泻;唐济湘等取百会、神庭或四神聪为主穴,接电针治疗。现代还发明了头针疗法,在本病临床上常予采用,详见下述头针段落。此外,现代又利用实验手段进行研究,如罗和春等治疗抑郁症,取百会、印堂,用电针治疗,生化研究提示,其通过影响去甲肾上腺素代谢起到抗抑郁作用,这当是现代针灸工作者的贡献。

3. 古今均取胸脘、上背部穴 本病与心、肝、脾三脏相关,而该三脏位于胸脘部,故治疗选取胸脘部与上背部穴。统计结果见表 10-9。

表 10-9 胸脘、上背部穴次及其分占古、今总穴次的百分比和其位次对照表

	古代	现代
胸脘	30(10.38%,第三位)	46(6.08%,第八位)
上背	29(10.03%,并列第四位)	48(6.34%,第七位)

表 10-9 显示,**古代比现代更重视胸脘、上背部穴**,这是古代更重视心、肝、脾与本病关系的缘故。就穴位而言,**古今均常取中脘、心俞**,这是相同的;古代还取巨阙、日月、上脘等,现代则取膻中,这是相似的。

古代取胸脘、上背部穴者,如《针灸甲乙经》曰:"伤忧悁思气积,中脘主之。""泪出悲伤,心俞主之。""太息善悲,少腹有热,欲走,日月主之。"《扁鹊心书》记:"一小儿因观神戏受惊,时时悲啼,如醉不食,已九十日,危甚,令灸巨阙五十壮,即知人事。"《古今医统大全》载:"呕逆烦满,忧思结气,心痛:太冲、太仓、胃脘(并宜灸)。"(其中太仓为中脘,胃脘为上脘)《医说》载:"五噎诸气,妇人多有此疾","此病缘忧思恚怒,动气伤神,气积于内,气动则诸证悉见","灼艾膏肓与四花穴"。膏肓与四花亦属上背部。

现代取胸脘、上背部穴者,如吴北燕治疗抑郁症,取中脘、气海等,用针刺平补平泻手法;日本福田文彦亦针刺中脘、中极等;裴音等则根据王乐亭经验,取五脏俞穴(肺俞、心俞、肝俞、脾俞、肾俞)加膈俞,将毫针针尖向脊柱方向斜刺,施平补平泻手法;熊学琼取华佗夹脊穴(肺、心、肝、脾、肾夹脊),用针刺平补平泻法;

杨秀娟等针刺膻中、巨阙等穴,结果显示,对焦虑躯体化因子的改变明显,脑电图亦得改善,为针刺疗效提供了定量和客观证据,这在古代是没有的。由上又可见,**现代还取下背部的肾俞**或肾夹脊,显示对肾的重视。此外,现代又选用胸脘、上背部的一些奇穴,如李成贤等报道,胸脘部"肝神"组穴有解郁作用,该组穴位置在剑突右侧靠肋缘下,共四穴,属胸脘部;王玉珠治疗抑郁性精神病,选取背部奇穴(以背部肩胛骨两个最高点连线与脊柱的交点为基点,其下第3椎处),用粗针沿脊柱平刺,留针1小时。

4. 古今均取足阴部穴 本病与肝、脾、肾三脏相关,而该三经循行经足阴部,因而在古、今文献中,足阴部分别为25、87穴次,分占各自总穴次的8.65%、11.49%,分列各部的第五、第二位,**显示现代比古代更多取足阴部穴**,这是现代在辨证(症)配穴中常取足阴部穴的缘故。就穴位而言,古代选取涌泉、然谷,现代则取太溪,这是相似的;**古代又取脾经公孙、商丘,现代则取肝经太冲、行间,这是不同的。**

古代取足阴部穴者,如《针灸聚英》载:涌泉主"善悲欠,小腹急痛"。《针灸甲乙经》载:然谷主治"心如悬,哀而乱,善恐"。《针灸大成》曰:公孙与冲阳配合治疗"腹膜心闷意凄怆,恶人恶火恶灯光"。《西方子明堂灸经》云:商丘治疗"心悲气逆"。

现代取足阴部穴者,如吴北燕治疗抑郁症,取太冲、行间、太溪、照海等,用针刺平补平泻手法;刘志顺治疗中风后抑郁症,其中风痰上扰配太冲等,肝肾阴虚配太溪等,用针刺补泻法;康波等治疗老年或伴有心血管疾病的抑郁症,其中焦虑烦躁配三阴交、太冲等,失眠多梦配肾俞、太溪等,用针刺。现代还进行了相关实验室研究,如易洋等治疗抑郁症,取左侧太冲,进针得气后施左右360°捻针,行针3次,每次30秒,留针30分钟,结果显示,额叶的静息态功能磁共振图像得以改善,这样的客观证据在古代当然是没有的。

5. 古今均取腿阳面穴 本病临床选取胃经穴,又胆主决断,协助肝疏泄情志之失调,而胃经、胆经亦行经腿阳面,因此在古、今文献中,腿阳面分别为 12、75 穴次,分占各自总穴次的 4.15%、9.91%,分列各部的第七、第三位,显示**现代比古代更多地选取腿阳面穴**,这是现代在辨证(症)配穴时常取腿阳面穴之故。就穴位而言,**古今均常取足三里,这是相同的**;古代还取下巨虚,现代则取丰隆,这是相似的;**现代又取胆经阳陵泉,古代选取不多,这是不同的。**

古代取腿阳面穴者,如《针灸集成》言:"太息善悲:行间、丘墟、神门、下三里、日月。"其中下三里当为足三里。又如前述《针灸资生经》治疗"风中藏","心中愦乱,神思不怡",亦灸足三里。《太平圣惠方》治疗"心黄"之"悲哭","胆黄"之"悲泣不定",均点烙下巨虚。

现代取腿阳面穴者,如范婉华介绍杜晓山治疗抑郁症的经验,取足三里、丰隆等,用针刺;江小荣治疗抑郁症,其中肝气郁结刺阳陵泉、三阴交,心脾两虚刺足三里、丰隆等;高军等治疗抑郁症,其中肝郁气滞刺期门、阳陵泉等,痰湿阻滞刺丰隆、足三里等。现代还对足三里进行了实验研究,如孙华等治疗抑郁大鼠模型,用电针刺激足三里等穴,结果显示,对 5-羟色胺(5-HT)受体功能有明显调节作用,这是现代针灸工作者的发展。

6. 古代选取小腹部穴 本病久郁伤肾,而小腹部藏有"脐下肾间动气"(《难经·六十六难》),因此古代的本病临床也选用小腹部穴,共计 15 穴次,占古代总穴次的 5.19%,列各部的第六位,**常用穴为关元、大横**。如《扁鹊心书》载:"一人功名不遂,神思不乐,饮食渐少,日夜昏默,已半年矣,诸医不效,此病药不能治,令灸巨阙百壮,关元二百壮,病减半,令服醇酒,一日三度,一月全安,盖醺酣忘其所慕也。"《百证赋》道:"反张悲哭,仗天冲大横须精。"《针灸治疗实验集》述:"因伊母谢世,悲郁成症,经水数月未来,面黄肌瘦,全身倦怠,不思饮食,腹部胀膈不舒,时觉疼痛,求诊于余。余于内关、三里、中脘、中极、气海等穴针灸之,连治三日,觉腹内胀痛均愈,能进饮食。"其中,中极、气海亦在小腹部。现代治疗本病也有取小腹部穴者,如王振萍治疗抑郁症,取关元,使针感传至小腹,但现代取小腹部共 17 穴次,占现代总穴次的 2.25%,列现代各部的第十一位,未被列入常用部位,不如古代,此当是现代受西医影响的缘故。

7. **现代选取腿阴面穴** 本病临床选取脾经、肾经、肝经穴,该三经行经腿阴面,因此在现代文献中,腿阴面共计 52 穴次,占现代总穴次的 6.87%,列各部的第六位,**常用穴为三阴交**。如陶加平等治疗抑郁症,取百会、内关、三阴交为主穴,用针刺平补平泻法,对过于兴奋者则用强刺激;江小荣治疗抑郁症,其中肝气郁结刺阳陵泉、三阴交,肝肾阴虚刺太溪、三阴交;韩毳等治疗抑郁症,其中肝郁脾虚刺阳陵泉、三阴交,心脾两虚刺内关、三阴交,肝肾阴虚刺太溪、三阴交,可见现代在辨证配伍时常取三阴交等穴。现代还进行了相关动物实验研究,如韩毳等又治疗慢性应激抑郁模型大鼠,用电针刺激百会、三阴交,结果发现电针治疗可降低抑郁动物血浆皮质醇、促肾上腺皮质激素的含量,并可减少下丘脑室旁核精氨酸加压素阳性神经元数目,这样对针灸作用机制的探讨在古代是没有的。虽然古代也选取三阴交,如《外台秘要》载三阴交主"心悲气逆"。但古代取腿阴面 6 穴次,列古代各部的第十位,占古代总穴次的 2.08%,未被列入常用部位,不如现代。

【辨证取穴对照】

古代文献显示,本病与热、寒、气、虚等因素相关,但无论何种类型,古人均取心经或心包经穴,这是四者共同的,此当"心藏神"的缘故。其中与热相关者,如《备急千金要方》语:"通里主热病先不乐数日。"与寒相关者,如《针灸聚英》称:少冲主"痰冷,少气,悲恐善惊,太息"。与气相关者,如《子午流注针经》道:"大陵心俞腕后寻,喜笑悲哀气上冲。"与虚相关者,如《子午流注针经》道:"少府心荥本节中,少气悲忧虚在心。""少冲为井是心家"，"虚则悲惊实喜笑"。

又因脾主生化气血，并将气血运输布散到全身，以温煦五脏六腑、四肢百骸，又可使体内气机得以调理，**故治疗与寒、虚、气相关者，古人又均取脾经穴**，这是三者共同的。如《针灸甲乙经》谓："脾虚令人病寒不乐，好太息，商丘主之。""大风逆气，多寒善悲，大横主之。"《外台秘要》载：三阴交主"心悲气逆"。《西方子明堂灸经》记：商丘"心悲气逆"。这些穴位均属脾经。

此外，对于各类型的取穴，似还有以下特点。

1. **与热相关** 肢体末端与关节部常是阳气旺盛，或阳邪滞留之处，因此清热常**选用末部与关节部穴**。如《备急千金要方》述："劳宫、太陵，主风热善怒，心中悲喜，思慕歔欷。""液门、中渚、通理，主热病先不乐。"《脉经》叙："心病，其色赤，心痛气短，手掌烦热，或啼笑骂詈，悲思愁虑，面赤身热，其脉实大而数，此为可治，春当刺中冲，夏刺劳宫，季夏刺太陵，皆补之；秋刺间使，冬刺曲泽，皆泻之；又当灸巨阙五十壮，背第五椎百壮。"上述穴位多数在肢体末部，或在关节部；同时又可见，上述穴位亦多属心（心包）经，或与心相关，即**清热更重视心经、心包经及其相关穴**，此当心属火，心包属相火之缘故。又如《素问·刺热》曰："心热病者，先不乐，数日乃热"，"刺手少阴、太阳"。此亦取心经及其表里经之穴。

2. **与寒相关** 胃与脾互相属络，因此祛寒亦**选用与胃相关的腹部穴位**。如《备急千金要方》曰："忧思结气，寒冷，霍乱心痛吐下"，"灸太仓百壮"。古人祛寒又**取百会穴**，此当百会为诸阳之会（《针灸聚英》语）的缘故，取之当可通阳散寒。如《类经图翼》云：百会"治悲笑欲死，四肢冷风欲绝"，"灸百会三壮即苏"。此外，古人祛寒还**取悬钟（即绝骨）穴**，该穴为髓会，取之则可温髓健脑。如《备急千金要方》言："逆气虚劳，寒损忧恚"，"灸绝骨五十壮"。《千金翼方》语："治冷痹"，"复连病，令人极无情地常愁不乐健忘"，"当灸悬钟穴"。

3. 与气相关　气郁多表现为胸腹气滞,心情忧郁,故治疗多取腹部穴,如上述"与寒相关"中取太仓即为例。又如《针灸甲乙经》称:"伤忧悁思气积,中脘主之。""大风逆气,多寒善悲,大横主之。"《古今医统大全》谓:"诸气逆上,腹中雷鸣,呕逆烦满,忧思结气,心痛:太冲、太仓、胃脘(并宜灸)。"亦为例。因为胸腹内脏与背俞穴相联,因此古人理气又**取相关背俞穴**。如《太平圣惠方》载:心俞主治"心气乱,语悲泣,心腹烦满"。古人还**根据脏腑辨证,选用不同的经络穴位**。如《针灸甲乙经》曰:"悲怒逆气,恐狂易,鱼际主之。"此郁当与肺气相关。《针灸甲乙经》又曰:"心悲,气逆,腹满,漏谷主之。"此郁当与脾气相关。《子午流注针经》载,大陵主治"喜笑悲哀气上冲",此郁当与心包气相关。上述灸太仓,当与胃气相关;上述取心俞,当与心气相关。

4. 与虚相关　肾为先天之本,藏精生髓,因此古人补虚**又取与肾相关之穴**。如《素问·藏气法时论》曰:"肾病者","虚则胸中痛,大腹小腹痛,清厥,意不乐,取其经,少阴、太阳血者"。《扁鹊心书》记:"着恼病:此证方书多不载,人莫能辨,或先富后贫,先贵后贱,后暴忧暴怒,皆伤人五藏","若脾虚,灸中府穴各二百壮;肾虚,灸关元穴三百壮";"一人年十五,因大忧大恼却转脾虚","余令灸命关二百壮,饮食渐进,灸关元五百壮"。可见补虚除取与肾相关之穴(关元)外,**亦取与脾相关之穴**(中府、命关)。

　　现代本病临床亦常有辨证取穴的报道。如乔颖欣等治疗抑郁症,取百会、神门,施以针刺捻转或提插法,肝气郁结型取太冲、期门,气郁化火型取行间、内庭,忧郁伤神型取内关、通里,心脾两虚型取足三里、三阴交,阴虚火旺型取太溪、三阴交,施以补虚泻实针刺手法。杨秀娟等治疗抑郁症,取神庭、百会、风池用电针刺激,取神庭、百会、大椎、身柱、膻中、巨阙、风池、内关用平补平泻手法,肝郁脾虚配足三里、三阴交,肝血瘀滞配合谷、太冲、血海,心脾两虚配神门、大陵、三阴交、足三里,脾肾阳虚配太溪、太白、三阴交、足三里、关元,结果显示,对焦虑躯体化因子的改变明显,脑电图亦得改善。总之,**现代的辨证比古代更为细致,取穴亦更为明确;现代还进行了定量化和实验室的研究,这在古代是没有的。**

此外,**现代还根据不同症状配取相应穴位。**如许红治疗抑郁症,取百会、神庭、印堂,用电针,心烦易怒、胸胁满痛加太冲、行间,失眠多梦、心神不宁加神门、内关、太溪、三阴交,胸闷脘痞、口苦痰多加丰隆、内庭、足三里,头晕耳鸣、心悸健忘加风池、太溪、三阴交。太鑫等治疗大学生抑郁症患者,取印堂、四神聪、百会、神门、三阴交、内关、合谷等穴,神疲健忘失眠加安眠穴、足三里,烦躁易怒加风池、太冲、行间,咽中如梗加膻中、丰隆、足三里、阴陵泉,腹胀气窜加中脘、气海、璇玑,用针刺平补平泻,配合心理治疗。而在古代本病文献中未见有根据症状进行配穴的记载。

【针灸方法比较】

1. **古今均用艾灸**　本病与心、肝、脾、肾相关,而对于内脏病变,灸法较为适宜。《灵枢经·官能》所言“针所不为,灸之所宜”,当亦含此意。西医学认为,本病常伴有内分泌功能失调,而艾灸对人体内分泌系统有良好的调整作用。因此,在本病的古、今文献中,涉及艾灸者分别为 26 条次、3 篇次,分列古、今诸法之第一、第四(并列)位,分占各自总条(篇)次的 15.03% 和 3.23%,可见**古代比现代更多地采用灸法**,显示古代更重视本病与内脏的关系。

关于艾灸的取穴,古代以**胸腹与背部穴为多**,分别为 17、8 穴次,总计 25 穴次,占艾灸总穴次的 50%,此当上述内脏位于胸腹部的缘故。如《扁鹊心书》述:“一人因大恼悲伤得病,昼则安静,夜则烦闷,不进饮食”,“肾厥病也,因寒气客脾肾二经,灸中脘五十壮,关元五百壮”。《太平圣惠方》载:“忧噎,灸心俞。”《备急千金要方》叙:“狂走喜怒悲泣,灸臣觉,随年壮,穴在背上甲内侧,反手所不及者,骨芒穴上,捻者之痛者是也。”(此穴当为压痛点)《名家灸选三编》曰:"治忧思郁结,心腹诸病,痞积烦痛者法(试验):即崔氏四花穴,除骨上二穴,惟灸两旁二穴。"前面"与寒相关"中《备急千金要方》"灸太仓百壮";"与热相关"中《脉经》"灸巨阙五十壮,背第五椎百壮";取上背部穴段落中,《医说》"灼艾膏肓与四花穴",亦为例。

其次,艾灸**还取头面部穴**,共 10 穴次,占艾灸总穴次的 20%。如《圣济总录》载:"上星穴,直鼻入发际一寸,灸五壮。普济针灸法云:主鬼魅惊恐哭泣。"《针灸资生经》叙:"予旧患心气,凡思虑过多,心下怔忪,或至自悲感慨,必灸百会。"前面取头面部穴段落中,《针灸资生经》"灸百会",《类经图翼》"灸百会三壮",亦为例。

此外,古人也根据经脉走向,**取相应四肢穴**。如《备急千金要方》云:"悲泣鬼语,灸天府五十壮。""狂痫哭泣,灸手逆注三十壮,穴在左右手腕后六寸。"《类经图翼》言:"肾心痛:悲惧相控,太溪、然谷(各七壮)。"前面"与寒相关"中《备急千金要方》"灸绝骨五十壮",《千金翼方》"灸悬钟穴",亦为例。

关于艾灸方法,除常规灸法外,**古代还采用隔蒜灸、"太乙神针"灸、灯火灸等方法**。如《外科理例》记:"一妇郁久,右乳内肿硬","隔蒜灸"。本案因久郁导致乳痈,故施予隔蒜灸。《太乙离火感应神针》载:灸足三里治"发狂呓语,无端哭笑"。该法即在艾条中加有若干行气活血等作用的中药,并在穴位上铺数层布或纸,将艾绒与药物卷成的艾条点燃后按在布或纸上,以取疗效。又《痧惊合璧》述:"佯颠惊症:今有小儿行走坐立,忽然佯狂跌倒,语不能清,此因被打未哭,郁气在心,当顶门一火,当心一火,手足心各一火,脐下一火。"本案之"火"当为灯火灸,这是对穴位做瞬时的直接点灸,其作用与其他直接灸法相似,但操作迅速,痛苦较小,不留瘢痕,故适用于婴幼儿。

关于灸量,前面"与虚相关"中《扁鹊心书》灸关元达"五百壮"之多;而上述灸四肢穴中,《类经图翼》灸太溪、然谷"各七壮";《备急千金要方》灸"手逆注三十壮";上述灸头面部穴中，《类经图翼》"灸百会三壮"，可见**灸胸腹部壮数多，四肢部壮数少，头面部壮数更少**。《名家灸选三编·总论》语："手足皮薄，宜炷小数少；腹背肉厚，宜炷大壮多。"《铜人腧穴针灸图经》承浆条曰："头顶穴若灸多，令人失精神。"这些论述对灸量多少的原因作了解释，可供参考。此外，病的深浅、患者年龄的大小、体质的强弱，当也是灸量大小的依据。

对于头顶部穴，如果灸多了，古人则予淋水以降气。如《太平圣惠方》述：百会主治"羊鸣多哭，言语不择"，"灸数至一百五，即停，三五日讫，绕四畔，以三棱针，刺令出血，以井华水淋，淋令气宣通，不得一向火灸，若频灸，恐拔气上，令人眼暗"。现代用此法者较少，姑且录以备考。

又前面"古代选取小腹部穴"中，《扁鹊心书》灸后还"令服醇酒，一日三度，一月全安，盖醺醅忘其所慕也"，可见古人在**施灸后还配合饮酒**，通过酒精的麻醉作用以解郁。

现代用艾灸者，如吴北燕治疗抑郁症，取中脘、气海、足三里，以及涌泉，用艾条悬灸；赵元琛等治疗卒中后抑郁，取足三里，用无烟灸架温灸30分钟；郑卓人治疗郁证，取肾俞、胆俞、腰阳关，各施麦粒灸5壮；钱楠等治疗痰气郁结型郁证，将患者两手大指相并，指甲前缘、指甲根分别对齐，用线扎住固定，将艾炷置于两少商之间并点燃，当患者疼痛难忍时去掉，为1壮，共灸3壮，对足大趾隐白亦施同样灸法3壮。但总的来说，现代用灸法治疗本病者不多，因此对古代灸法文献尚可进一步挖掘探讨。而现代又有人对艾灸治疗本病进行了实验研究，如李晓泓等治疗慢性应激大鼠，艾灸大椎，结果显示神经营养因子得到良性调节，从而改善其抑郁状态；孙华等治疗抑郁模型小鼠和大鼠，用自贴式微烟灸炷灸百会，结果显示，行为学指标得以明显改善，这样的研究在古代则是没有的，是现代的发展。

2. 古今均用刺血　中医学认为，本病可由气机郁滞所致，而气滞则血瘀,血流不畅又加重了病情;西医学认为,精神科疾病患者的血液黏滞度往往偏高,而刺血疗法对此类患者有良好疗效,因此在本病的古、今文献中,涉及刺血者分别为10条次、3篇次,分列古、今诸法之第二、第四(并列)位,分占各自总条(篇)次的5.78%和3.23%,可见**古代似比现代更重视刺血**。

古代刺血所治本病,多由其他疾病所致,包括癫、狂、痫、腰痛、头痛、肾病、坠伤、杖伤等。刺血的取穴,则**根据所涉疾病,取相应的经脉穴位**。如对于**癫疾**所致"先不乐",《灵枢经·癫狂》"取手太阳、阳明、太阴,血变而止";对于**狂疾**所致"先自悲",该篇则"取手太阴、阳明,血变而止,及取足太阴、阳明"。对于**痫证**所致"羊鸣多哭",《太平圣惠方》取百会,"绕四畔,以三棱针,刺令出血"。对于**阳明腰痛**所致"善悲",《素问·刺腰痛》"刺阳明于胻前三痏,上下和之出血,秋无见血"。对于**厥头痛**所致"心悲,善泣"《灵枢经·厥病》"视头动脉反盛者,刺尽去血,后调足厥阴"。对于**肾病**所所致"意不乐",《素问·藏气法时论》"取其经,少阴、太阳血者"。对于**外伤瘀血**所致"善悲惊不乐",《素问·缪刺论》"刺足内踝之下,然骨之前血脉出血,刺足跗上动脉;不已,刺三毛上各一痏,见血立已,左刺右,右刺左"。对于**杖后**所致"悲哀忿怒",《薛氏医案》取患处"砭去瘀血"。

由上又可知,关于刺血的方法,有以下几点值得注意。首先,**古人刺血量往往较大**,如治疗癫狂者"血变而止",治疗"厥头痛""视头动脉反盛者,刺尽去血",治疗杖伤用砭法,均显示出血量大。其次,古人**采用交叉刺血法**,如治疗外伤瘀血,"左刺右,右刺左"。第三,**刺血禁忌**,如在秋天治疗阳明腰痛,不用刺血法。

现代用刺血疗法者,如金英爱治疗多发脑梗死性抑郁症,取大椎、神道,用刺络拔罐出血,取太阳、十二井穴,用三棱针点刺出血;崔金波治疗抑郁焦虑发作,用三棱针点刺少冲出血;程隆光治疗精神病中躁狂忧郁,用三棱针点刺水沟、少商出血。总的来说,现代用刺血治疗本病的报道不多,因此对古代的刺血文献尚可进一步探讨。

3. 古今均用针刺　本病与大脑皮质功能失调有关,而针刺通过神经传导,可刺激大脑皮质,兴奋正常区域,抑制异常兴奋点,从而平衡大脑皮质功能,故能起到解郁效果。在本病的古、今文献中,涉及针刺者分别为 8 条次、60 篇次,分列古、今诸法之第三、第一位,分占各自总条(篇)次的 4.62% 和 64.52%,可见**现代多用针刺,古代远不如**。此当现代受西医神经学说的影响和现代针具进步的缘故。

古今针刺皆取敏感性高的穴位,这是古今相同的,其可产生强烈的感觉,兴奋大脑皮质的相关区域。如晋代《肘后备急方》曰:"治女人与邪物交通,独言独笑,或悲思恍惚者,欲因杖针刺鼻下人中近孔内侧空停针,两耳根前宛宛动中停针,又刺鼻直上入发际一寸,横针又刺鼻直上入。"明代《类经图翼》云:百会"治悲笑欲死,四肢冷风欲绝,身口温,可针人中三分"。清代《针灸集成》言:"风癫及发狂欲走,称神自高,悲泣呻吟,谓邪祟也。先针间使,后十三穴。"(十三鬼穴多数敏感性高)现代殷春萍治疗脑卒中后抑郁症,亦取水沟穴用雀啄法,以眼球湿润为度;唐胜修等治疗抑郁性神经症,针刺人中,亦用频频捣法,以出泪为度,取内关、三阴交,用针刺,以肢体抽动为度,结果显示,白细胞介素-2、白细胞介素-8 均得以改善。可见现代对古代经验不但有继承,还有发扬。

古今治疗本病均用补泻手法,这也是古今相合的。如《灵枢经·口问》语:"人之唏者","补足太阳,泻足少阴";"人之哀而泣涕出者","补天柱经侠颈"。《太平圣惠方》称:百会治"羊鸣多哭,言语不择","针入二分得气,即泻"。现代李静治疗中风后抑郁症,针刺内关用提插泻法,针水沟用雀啄泻法,针四神聪用平补平泻法,刺合谷、太冲用捻转泻法;骆方治疗抑郁症,补大钟,泻郄门,留针期间意守大钟;金舒白治疗脏躁所致抑郁,针刺百会、内关(捻转轻泻)、三阴交(捻转补)、复溜(捻转补)、太冲(捻转泻);

孔尧其治疗郁证,取头穴额中线、顶中线、额旁 1 线、额旁 2 线,用针刺抽添法,其中抽为泻,添为补,但速度快,用力猛,省时省力,并配合导引吐纳。

此外,上述"与热相关"中,晋代《脉经》治"心病"之"悲思愁虑",于四季分别针刺不同的穴位,并采用不同的方法,其中春夏用补法,秋冬用泻法,这样的操作在现代采用不多,可供参考。而现代治疗本病的多数针刺者采用的是平补平泻手法,此可能是为了促使大脑皮质细胞获得平衡的缘故。

为了加强刺激,**现代还采用芒针、粗针,运用透刺法**。如江小荣治疗抑郁症,取巨阙、中脘、水分、阴交,以芒针刺入 3~5 寸,针感向胸胁小腹放射;前面取背部穴的段落中,王玉珠取背部奇穴,即用粗针沿脊柱平刺,留针 1 小时,且又刺头部穴风池透风池,面部穴立命透立命;庄子齐等治疗中风后抑郁症,刺公孙透太白,使针感向上肢胸部传导。但古今也有人在某些穴位采用浅刺轻刺的方法。如明代《古今医统大全》言:"合谷,治忧死无气,手足冷","用针刺入三分"(合谷刺"三分"当属浅刺)。现代郑卓人治疗郁证,刺照海、间使、三阴交、内关、颧髎,施予深刺重提插,而刺肾俞、胆俞、腰阳关、前顶,则用浅刺平补平泻,不留针;上述金舒白治疗脏躁所致抑郁,针刺百会、内关,即用捻转轻泻。可见对于本病针刺的深浅轻重尚有不同报道,其中的见仁见智,尚待探讨。

本病属精神心理疾病范畴,治疗当配合精神心理疗法,故**现代常配合意守与呼吸之法**,使患者大脑的精神意识入静,从而提高疗效。如崔金波治疗抑郁焦虑发作,针刺百会、四神聪、印堂等穴,用针刺平补平泻手法,配合意守丹田,消除杂念;杨卓欣治疗抑郁症,针刺百会、三阴交、太冲,配合深呼吸疗法;张丽蓉等则针刺百会、顶三针,用电针连续波,针刺印堂、水沟、太冲,行平补平泻捻转法,留针 30 分钟,嘱患者用腹式呼吸;谢肆聪等针刺中脘、四关穴(太冲、合谷),配合呼吸补泻,留针期间嘱患者行腹式呼吸法。上述针刺补泻段落中,孔尧其针刺配合导引吐纳,亦为是例。

本病的发作又常与天体的状态及其运动相关,即与时间相关,因此**现代也采用时间针刺法**。如李振等治疗抑郁症,取百会、内关、期门、三阴交、太冲,同时根据徐氏子午流注纳干法,选取当日当时所开之穴,必要时采用"合日互用开穴"及"井经荥合输纳零法",保证每个时辰皆有开穴,用针刺补泻法。

此外,**现代针刺还采用配穴法**,使穴位之间产生协同作用以提高疗效。如范婉华介绍杜晓山治疗抑郁症,以针刺太冲配内关为主;姜揖君治疗精神分裂症之郁症,针刺后溪配申脉。

现代又对针刺进行了动物实验研究,如张建斌等治疗抑郁症模型大鼠,针刺百会、神庭、内关、三阴交,结果显示在行为学异常方面有一定疗效,为针刺治疗本病提供了客观证据,这比古代临床研究也进了一步。

4. 古今均用推拿　推拿通过物理力的作用,并借助经络或神经的传导,调整患者脏腑肢体及大脑的病理状态,古今亦用其治疗本病。如清末民初《西法针灸》载:"花风病","悲愤忧愁等精神之感动,几于变化不测,此外则发神经痛,运动知觉,两皆麻痹","按摩胸、腹、腰部及头颈部,更针下列之部:中极、关元、气海、中脘、巨阙、哑门、大横、日月、心俞、肝俞、脾俞、肾俞、关元俞、胃仓、幽门、肩井"。本案似为现代的神经症,通过针刺及按摩胸腹背腰部穴以治之。又现代庄子齐等治疗中风后抑郁症,采用了点穴按摩疗法,开天门,点按百会、印堂、水沟、太阳,点拿风池、风府,顺时针摩腹,点揉神阙、关元、气海、膻中,点拨足三里、三阴交,点拿太溪、太冲、三阴交、内关;胡秀玲等治疗郁证,按揉腹部,搓摩胁部,掐揉太冲、阳陵,针泻太冲、神门,配合针刺列缺。

5. 现代发展的方法　现代还采用电针、器械、拔罐、埋藏、敷贴、穴位注射,以及微针系统等疗法。这些在古代文献中是没有的,是现代针灸工作者的发展。

(1)**电针**:本病属精神心理疾病,而电针通过神经将刺激传导至大脑,使皮质细胞得以平衡,故在本病诸疗法中,电针达28篇次之多,列诸法之第二位,可见其应用之广。如陈庆等治疗抑郁症,针百会、神庭,快速捻转1分钟,针神门、公孙、太白、太冲,施导气法,然后均通电30~45分钟;张平根等则取百会、印堂、脑户、前顶、后顶为主穴,用电针疏密波;刘广志等、侯冬芬、韩毳等分别治疗抑郁症,均取百会、印堂,用电针刺激。此外,现代又对电针进行了动物实验研究,如俞瑾等用电针刺激模型小鼠的百会、安眠,通过小鼠的强迫游泳试验发现,电针具有抗抑郁作用,为电针的疗效提供了客观证据。

（2）**器械**:如李振芝等治疗抑郁性神经症,用低频直流感应电疗仪,将中药解郁液的离子透入劳宫穴内;刘飞虎等治疗抑郁症,用智能电针仪的正弦波刺激百会、印堂、精神情感区、内关。

（3）**拔罐**:如马朝廷等治疗抑郁症,王卫红等治疗更年期忧郁症,均取背部督脉及膀胱经穴,施予走罐;张慧等治疗抑郁症,针刺心俞、肝俞、足三里、中脘、期门、气海、血海,然后在针上拔罐,将针留在罐内1~1.5小时,直到出水泡为止。

（4）**埋藏**:如谌拥军治疗情感性精神障碍,取肺俞、内关、三阴交、大椎、肝俞,埋入羊肠线;杨卓欣治疗抑郁症之失眠取神门,心悸多汗取心俞或厥阴俞,埋入皮内针;符文彬等治疗抑郁性神经症,取耳穴肝、心,埋入图钉型皮内针。

（5）**敷贴**:如阮继源治疗抑郁症,取心俞、肝俞、内关,贴敷药膏(含酒曲、红花、酸枣仁、沙棘藤)。

（6）**穴位注射**:如黄巍等治疗抑郁症,取风池、内关、心俞等,注入人参和当归注射液各2ml,以及苯巴比妥钠0.001g,同时配合心理疗法。

（7）**微针系统**:含头针与耳穴疗法等。

1）**头针**:如梁粤治疗脑卒中后抑郁症,用智三针(前发际正中及其两侧)疗法;李光海等治疗抑郁症,取头针穴额中线、额旁2线、顶中线、枕上正中线、颞前线、颞后线,用针刺快速捻转,并接电;黄泳等亦取顶中线、额中线、双侧额旁 1 线,用针刺捻转法,并接电,又运用 PET 技术进行观察,结果发现左右两侧丘脑葡萄糖代谢均有显著降低。用 PET 技术进行的研究,在古代当是没有的。

2)耳穴:如余仲权治疗脏躁所致抑郁,取耳穴肾、皮质下、神、内分泌,用镇静药丸贴压,每天自压数次;杨卓欣治疗抑郁症,取耳穴心、肝、胆、神门,用王不留行贴压;任建宁则取耳穴肝、胆、心、脾、肾、神门、内分泌、皮质下、交感、小肠、胃、三焦、肝阳、枕,用针刺透穴法,左右耳交替使用;王玉珠治疗抑郁性精神病,取耳穴神门、脑点、肝、皮质下,用揿针刺入固定。

此外,宋代《太平圣惠方·三十六黄点烙方》中,"心黄""肾黄""胆黄""忧黄"均有症状与本病相关,故古代文献统计结果显示,点烙为 4 条次。

【结语】

根据上述对古今文献的统计与分析结果,兹提出治疗郁证的参考处方如下(无下划线者为古今均用穴,下划曲线者为古代所用穴,下划直线者为现代所用穴):①上肢阴面穴神门、内关、大陵、间使、劳宫、通里、少冲、灵道、鱼际等;②头面部穴百会、水沟、风池、印堂、四神聪、神庭、上星等;③胸腹部穴中脘、关元、巨阙、大横、日月、上脘、膻中等;④背部穴心俞、肾俞等;⑤下肢阴部穴三阴交、涌泉、然谷、公孙、商丘、太冲、太溪、行间等;⑥腿阳面穴足三里、下巨虚、丰隆、阳陵泉等。此外,还可选取合谷等。临床可根据病情,在上述处方中选用若干相关穴位。

治疗与热、寒、气、虚相关之本病,均可取心经或心包经穴;治疗与寒、虚、气相关者,均可取脾经穴。此外,治疗与热相关者,还可选用末部与关节部穴,多取心经、心包经及其相关穴;治疗与寒相关者,选用与胃相关的穴位、百会穴、髓会悬钟;治疗与气相关者,多取腹部穴、相关背俞穴,又可根据脏腑辨证,选用不同的经络穴位;治疗与虚相关者,多取与肾、脾相关之穴。另外,治疗本病还可根据不同的症状配取相应的穴位。

临床治疗可用灸法,包括隔蒜灸、太乙神针灸、灯火灸、艾条灸、麦粒灸等;也可用针刺,取敏感性高的穴位,选用合适的配穴,使用芒针、粗针,运用补泻手法、透刺法、时间针刺法,配合意守与呼吸;还可采用刺血、推拿、电针、器械、拔罐、埋藏、敷贴、穴位注射,以及微针系统(含头针、耳穴)等疗法。

历代文献摘录

［唐代及其以前文献摘录］

《素问·藏气法时论》:"肾病者……意不乐,取其经,少阴、太阳血者。"

《素问·刺热》:"心热病者,先不乐,数日乃热……刺手少阴、太阳。"

《素问·刺疟》:"足太阴之疟,令人不乐,好大息……即取之[《针灸甲乙经》补'足太阴']。"

《素问·刺腰痛》:"阳明令人腰痛……善悲,刺阳明于胻前三痏,上下和之出血,秋无见血。""飞阳之脉令人腰痛,痛上怫怫然,甚则悲以恐,刺飞扬之脉,在内踝上五寸,少阴之前,与阴维之会。"

《素问·缪刺论》:"刺足内踝之下,然骨之前血脉出血,刺足跗上动脉;不已,刺三毛上各一痏,见血立已,左刺右,右刺左,善悲惊不乐,刺如右方。"

《灵枢经·五邪》:"邪在心,则病心痛喜悲,时眩仆,视有余不足而调之其输也。"

《灵枢经·癫狂》:"癫疾始生,先不乐,头重痛……取手太阳、阳明、太阴,血变而止。""癫疾始作而引口啼呼喘悸者,候之手阳明、太阳,左强者攻其右,右强者攻其左,血变而止。""狂始生,先自悲也,喜忘,苦怒,善恐者,得之忧饥,治之取手太阴、阳明,血变而止,及取足太阴、阳明。"

《灵枢经·厥病》:"厥头痛,头脉痛,心悲,善泣,视头动脉反盛者,刺尽去血,后调足厥阴。"

《灵枢经·口问》:"人之唏者……补足太阳,泻足少阴。""人之哀而泣涕出者……补天柱经侠颈。"

《脉经》(卷二·第一):"心实也,苦心下有水气,忧恚发之,刺手心主经,治阴。"

《脉经》(卷六·第三):"心病,其色赤,心痛气短,手掌烦热,或啼笑骂詈,悲思愁虑,面赤身热,其脉实大而数,此为可治,春当刺中冲,夏刺劳宫,季夏刺太陵,皆补之;秋刺间使,冬刺曲泽,皆泻之;又当灸巨阙五十壮,背第五椎百壮。"

《针灸甲乙经》(卷七·第一下):"苦[一本有'狂言'二字,]不乐,太息……太陵主之。""烦心,善悲……隐白主之。"

《针灸甲乙经》(卷七·第四):"腰痛不可以顾,顾而有似拔者,善悲,上下取之出血,见血立已。"

《针灸甲乙经》(卷七·第五):"疟食时发,心痛,悲伤不乐,天井主之。"

《针灸甲乙经》(卷八·第一下):"胸中悒悒不得息……泪出悲伤,心俞主之。"

《针灸甲乙经》(卷九·第四):"伤忧悁思气积,中脘主之。"

《针灸甲乙经》(卷九·第五):"短气心痹,悲怒逆气,恐[一本作怒]狂易,鱼际主之。""心痛善悲,厥逆……大陵及间使主之。""心澹澹而善惊恐,心悲,内关主之。""善惊,悲不乐……行间主之。""脾虚令人病寒不乐,好太息,商丘主之。""哀而乱,善恐,嗌内肿,心惕惕恐,如人将捕之……然谷主之。""惊,善悲,不乐,如堕坠……照海主之。"

《针灸甲乙经》(卷九·第七):"心悲,气逆,腹满,漏谷主之。"“善怒,[一本有'惊'字]恐不乐,大钟主之。"

《针灸甲乙经》(卷十·第二下):"大风逆气,多寒善悲,大横主之。"“风热善怒,中心悲喜,思慕歔欷,喜[一本作善]笑不休,劳宫主之。"

《针灸甲乙经》(卷十一·第二):"恍惚不乐,狂走瘛疭,络却主之。"“太息善悲……日月主之。"“心悬如饥状,善悲而惊狂……间使主之。"“癫疾发寒热,欠,烦满,悲泣出,解溪主之。"

《针灸甲乙经》(卷十二·第十一):"悲,喘,昆仑主之。"

《肘后备急方》(卷三·第十八):"治女人与邪物交通,独言独笑,[一本有'或'字]悲思恍惚者……欲因杖针刺鼻下人中近孔内侧空停针,两耳根前宛宛动中停针,又刺鼻直上入发际一寸,横针又刺鼻直上入。"

《备急千金要方》(卷十四·第五):"狂痛哭泣,灸手逆注三十壮,穴在左右手腕后六寸。"“狂走喜怒悲泣,灸臣觉,随年壮,穴在背上甲内侧,反手所不及者,骨芒穴上,捻之痛者是也。"“悲泣鬼语,灸天府五十壮。"“悲泣邪语,鬼忙歌哭,灸慈门五十壮。"

《备急千金要方》(卷十七·第五):"心腹诸病,坚满烦痛,忧思结气……灸太仓百壮。"

《备急千金要方》(卷十八·第五):"逆气虚劳,寒损忧恚……烦满狂易走气,凡二十二病皆灸绝骨五十壮。穴在外踝上[《千金翼方》:内踝上]三寸宛宛中。"

《备急千金要方》(卷三十·第二):"通里主卒痛烦心,心中懊憹,数欠频伸,心下悸,悲恐。"“灵道主心痛,悲恐。"“中管主……忧思损伤。"

《备急千金要方》(卷三十·第四):"天井、神道、心俞,主悲愁恍惚,悲伤不乐。"“络却、听会、身柱,主狂走瘛疭恍惚不乐。"“劳宫、太陵,主风热善怒,心中悲喜,思慕歔欷,喜笑不止。"“少冲主大息,烦满少气,悲惊。"

《备急千金要方》(卷三十·第五):"通里主热病先不乐数

日。""液门、中渚、通理,主热病先不乐,头痛,面热无汗。"

《千金翼方》(卷二十八·第九):"令人极无情地常愁不乐健忘,嗔喜,有如此候,即宜灸之,当灸悬钟穴。"

《外台秘要》(卷三十九·第五):"三阴交……心悲气逆"

《外台秘要》(卷三十九·第七):"少府……烦满少气,悲恐畏人。""神门……狂悲哭。"

《外台秘要》(卷三十九·第十一):"[足]通谷……狂疾不呕沫,痓,善唏。"

[宋、金、元代文献摘录]

《太平圣惠方》(卷五十五·三十六黄点烙方):"心黄者……悲哭,手乱捻物者难治,烙心俞二穴、小肠俞二穴、天窗穴、百会穴、承浆穴、上管穴、关元穴、下廉二穴。""肾黄者……悲而不乐……烙肾俞二穴、膀胱俞二穴、章门二穴、魂舍二穴、百会穴、三里二穴,及两足心。""胆黄者,面色青黄,多惊少卧,悲泣不定,嗔怒无恒……烙胆俞二穴、上管穴、风池穴、下廉二穴、心俞二穴、肝俞二穴、伏兔二穴。""忧黄者……烙背心,次烙胆俞二穴、心俞二穴。"

《太平圣惠方》(卷九十九):"百会……羊鸣多哭,言语不择……针入二分得气,即泻,如[一本作加]灸数至一百五,即停,三五日讫,绕四畔,以三棱针,刺令出血,以井华水淋,淋令气宣通,不得一向火灸,若频灸,恐拔气上,令人眼暗。"[原出《铜人针灸经》(卷一)]"水沟……语不识尊卑,乍喜乍哭。"[原出《铜人针灸经》(卷三)]"心俞……心气乱,语悲泣。"[原出《铜人针灸经》(卷四)]

《太平圣惠方》(卷一百):"风府……多悲恐惊悸。""支正……惊恐悲愁。""忧噎,灸心俞。"

《铜人腧穴针灸图经》(卷五·手厥阴):"太陵……喜悲泣,惊恐。"

《圣济总录》(卷一百九十四·治鬼魅诸邪病)："上星穴,直鼻入发际一寸,灸五壮。普济针灸法云:主鬼魅惊恐哭泣。"

《西方子明堂灸经》(卷二·手少阴)："少冲……悲恐畏人,善惊。"

《西方子明堂灸经》(卷三·足太阴)："商丘……心悲气逆。"

《子午流注针经》(卷下·足厥阴)："少府心荣本节中,少气悲忧虚在心。"

《子午流注针经》(卷下·手少阴)："少冲……虚则悲惊实喜笑,手挛臂痛用针加。"

《子午流注针经》(卷下·足太阴)："少海……头项痛时涕与笑,用针一刺管惊人。"

《子午流注针经》(卷下·手太阴)："灵道……心痛肘挛悲恐惊……建时到后即宜针。"

《子午流注针经》(卷下·手厥阴)："大陵……喜笑悲哀气上冲……狂言头痛建时中。"

《扁鹊心书》(卷中·着恼病)："着恼病:此证方书多不载,人莫能辨,或先富后贫,先贵后贱,后暴忧暴怒,皆伤人五藏……先服姜附汤以散邪,后服金液丹以保脾胃,再详其证而灸之,若脾虚,灸中府穴各二百壮,肾虚,灸关元穴三百壮。""一人年十五,因大忧大恼却转脾虚……遂致饮食不进,胸中作闷,余令灸命关二百壮,饮食渐进,灸关元五百壮,服姜附汤一二剂,金液丹二斤方愈。"

《扁鹊心书》(卷中·神疑病)："一小儿因观神戏受惊,时时悲啼,如醉不食,已九十日,危甚,令灸巨阙五十壮,即知人事。""一人功名不遂,神思不乐,饮食渐少,日夜昏默,已半年矣,诸医不效,此病药不能治,令灸巨阙百壮,关元二百壮,病减半,令服醇酒,一日三度,一月全安,盖醺酣忘其所慕也。"

《扁鹊心书》(卷下·肾厥)："一人因大恼悲伤得病,昼则安静,夜则烦闷,不进饮食……肾厥病也,因寒气客脾肾二经,灸中脘五十壮,关元五百壮,每日服金液丹、四神丹。"

《针灸资生经》(卷四·心气):"予旧患心气,凡思虑过多,心下怔忪,或至自悲感慨,必灸百会。""执中母氏久病,忽泣涕不可禁,知是心病也,灸百会而愈,执中凡遇忧愁凄怆,亦必灸此。"

《针灸资生经》(卷四·中风):"心中愦[一本作溃]乱,神思不怡,或手足麻,此将中藏之候,不问风与气,但依次自上及下,各灸五壮,日别灸,随年壮,凡遇春秋,常灸以泄风气,素有风人,可保无虞,此能灸暴卒,百会、风池、大椎、肩井、曲池、间使、足三里,共十二穴。"

《医说》(卷五·膈噎诸气):"五噎诸气……此病缘忧思恚怒,动气伤神,气积于内……灼艾膏肓与四花穴。"

《卫生宝鉴》(卷七·中风针法):"照海……善悲不乐。"

[明代文献摘录]

《神应经》(心脾胃部):"心痹悲恐:神门、大陵、鱼际。"

《神应经》(心邪癫狂部):"狂言不乐:大陵。""喜哭:百会、水沟。"

《针灸大全》(卷四·八法主治病症):"公孙……胸中刺痛,隐隐不乐:内关二穴、大陵二穴、或中二穴。""内关……心性呆痴,悲泣不已:通里二穴、后溪二穴、神门二穴、大钟二穴。"

《针灸集书》(卷上·心惊):"曲泽、灵道、下廉、鱼际、少冲、神门、郄门,以上穴治惊,悲恐。"

《针灸集书》(卷上·癫狂癫邪):"温溜、掖门、神门、阳谷、劳宫、大陵、间使、滑肉门、攒竹、风府、太乙、心俞,以上穴并治癫狂悲歌……或笑或哭。"

《针灸集书》(卷上·马丹阳天星十一穴):"通里穴……心悲恐悸,善去心烦懊懂。"

《针灸聚英》(卷一上·手少阴):"极泉……悲愁[《针灸大成》补'不乐']。""少冲……痰冷,少气,悲恐善惊,太息,烦满。"

《针灸聚英》(卷一下·足少阴):"涌泉……善悲欠。"

《针灸聚英》(卷一下·督脉):"陶道……恍惚不乐。"

《针灸聚英》(卷四上·玉龙赋):"神门治呆痴笑啕。"

《针灸聚英》(卷四上·百证赋):"听宫脾俞,祛残心下之悲凄。""反张悲哭,仗天冲大横须精。"

《针灸聚英》(卷四下·六十六穴歌):"卒中不能语,心疼及恐悲;问云何所治,灵道穴偏奇。""心痛及狂悲……神门刺莫违。""善笑还悲泣……当下大陵针。"

《外科理例》(卷四·一百七):"一妇郁久,右乳内肿硬……隔蒜灸。"

《古今医统大全》(卷七·诸证针灸经穴):"呕逆烦满,忧思结气,心痛:太冲、太仓、胃脘(并宜灸)。"

《古今医统大全》(卷二十四·针灸法):"厥阴为阖,折则气绝而善悲,取之厥阴。"

《古今医统大全》(卷四十一·针灸法):"合谷,治忧死无气……用针刺入三分,活。"

《薛氏医案》(正体类要·上卷·扑伤之症治验):"有一患者[《续名医类案》:杖后],患处胀痛,悲哀忿怒,此厥阳之火,为七情激之而然耳,遂砭去瘀血。"

《针灸大成》(卷五·十二经治症主客原络):"腹膜心闷意凄怆,恶人恶火恶灯光……冲阳、公孙。"

《针灸大成·卷六·手太阴》:"尺泽……善嚏,悲哭。"

《针方六集》(纷署集·第二十四):"内关……喜笑悲哭。"

《针方六集》(纷署集·第二十五):"神门……悲笑惊惑,失叹多言。"

《针方六集》(纷署集·第二十九):"商丘……悲梦痿痹。"

《经络汇编》(手太阴肺经):"手太阴经肺……其见证也,善嚏,悲愁欲哭。"

《经络汇编》(手少阴心经):"手少阴经心,其见证也……腹痛而悲。"

《类经图翼》(卷六·足阳明):"乳根……治忧嚏。"

《类经图翼》(卷七·足太阳):"心俞……治忧嚏。"

《类经图翼》(卷七·手厥阴):"劳宫……治忧嚏。"

《类经图翼》(卷八·督脉):"百会……一曰治悲笑欲死,四肢冷风欲绝,身口温,可针人中三分,灸百会三壮即苏。"[原出《古今医统大全》(卷四十一·针灸法)]

《类经图翼》(卷十一·必腹胸胁胀痛):"肾心痛:悲惧相控,太溪、然谷(各七壮)。"

《类经图翼》(卷十一·诸咳喘呕哕气逆):"善悲:心俞、大陵、大敦、玉英、膻中。"

[清代及民国前期文献摘录](含同时代外国文献)

《医宗金鉴》(卷八十五·足部主病):"解溪……悲泣癫狂悸与惊。"

《周氏经络大全》(经络分说·五十一):"水沟……治癫痫乍哭乍喜。"

《采艾编翼》(卷一·经脉主治要穴诀):"五痫悲惊恐,神门及少冲。"

《针灸逢源》(卷五·癫狂):"人中治笑哭。"

《针灸逢源》(卷五·伤寒热病门):"郁冒:郁为气不舒,冒为神不清,即昏迷也,关冲、少泽、窍阴、至阴。"

《太乙离火感应神针》:"足三里……发狂呓语,无端哭笑。"

《针灸集成》(卷二·心胸):"心悲恐烦热:神门、大陵、鱼际、通里、太渊、公孙、肺俞、隐白、三阴交、阴陵泉。"

《针灸集成》(卷二·风部):"太息善悲:行间、丘墟、神门、下三里、日月。"

《针灸集成》(卷二·癫痫):"风癫及发狂欲走,称神自高,悲泣呻吟,谓邪祟也。先针间使,后十三穴。"

《针灸集成》（卷二·伤寒及瘟疫）："伤寒悲恐：太冲、内庭、少冲、通里。"

《痧惊合璧》："佯颠惊症……此因被打未哭，郁气在心，当顶门一火，当心一火，手足心各一火，脐下一火。"

《西法针灸》（第三章·第七节）："花风病……悲愤忧愁等精神之感动，几于变化不测……按摩胸、腹、腰部及头颈部，更针下列之部：中极、关元、气海、中脘、巨阙、哑门、大横、日月、心俞、肝俞、脾俞、肾俞、关元俞、胃仓、幽门、肩井。"

《针灸治疗实验集》（43）："因伊母谢世，悲郁成症，经水数月未来，面黄肌瘦，全身倦怠……余于内关、三里、中脘、中极、气海等穴针灸之。"

[外国文献]

《名家灸选三编》（中部病·心腹胀满痞气积聚）："治忧思郁结，心腹诸病，痞积烦痛者法（试验）：即崔氏四花穴，除骨上二穴，惟灸两旁二穴，与初编所载梅花五灸并用，殊效。"

[现代文献题录]

（限本节引用者，按首位作者首字的汉语拼音排序）

陈庆，庄子齐，龙伟芳．针刺百会、神庭、神门为主治疗抑郁症30例疗效观察．新中医，2007，39（8）：64-66．

谌拥军．穴位埋线为主治疗情感精神障碍30例．中国针灸，1997，17（4）：200．

程隆光．针药结合治疗精神病894例观察．针灸学报，1990，6（3）：18．

崔金波．针灸与心理疗法综合治疗抑郁发作36例．天津中医药，2003，20（2）：65．

范婉华．杜晓山针灸治疗经验撷萃．中医杂志，1997，38（5）：279-280．

符文彬，樊莉，朱晓平．针刺调肝法治疗抑郁性神经症的临床研究.针刺研究,2006,31(6):355.

福田文彦.针灸疗法在老年人的应用.国外医学:中医中药分册,1999,21(4):46.

高军,韩景献.在瑞士针刺治疗抑郁症患者34例疗效观察.吉林中医药,2010,30(6):506-507.

韩毳,李晓泓,李学武,等.电针"百会"、"三阴交"穴对慢性应激抑郁模型大鼠HPA轴的影响.北京中医药大学学报,2001,24(3):74.

韩毳,李学武,罗和春,等.电针与麦普替林治疗抑郁症患者的对照研究.中国中西医结合杂志,2002,22(9):512-514.

侯冬芬,罗和春.电针百会印堂治疗30例中风后抑郁患者临床疗效观察.中国针灸,1996,16(8):23-24.

胡秀玲,王乐琴.针刺治疗郁证5例.黑龙江中医药,1996,25(4):45.

黄巍,黄金连.心理和水针治疗抑郁症临床分析.山西中医,1996,12(3):40.

黄泳,唐安戍,李东江,等.头针对正常人和抑郁症患者丘脑葡萄糖代谢的影响.新中医,2004,36(10):73.

江小荣.芒针治疗抑郁症47例临床观察.中医药学刊,2003,21(9):1567.

姜揖君.姜揖君临证经验//陈佑邦,邓良月.当代中国针灸临证精要.天津:天津科学技术出版社,1987:297.

蒋振亚,何玲娜,彭力群,等.针刺天谷八阵治疗中风后抑郁症.中国针灸,2002,22(1):30.

金舒白.宁神调气益阴//胡熙明.针灸临证指南.北京:人民卫生出版社,1991:261.

金英爱.刺血疗法治疗多发脑梗塞性抑郁症临床观察.中医药学刊,2005,23(4):752.

康波,张平根,熊生财,等.电针与阿米替林治疗抑郁症对照观察.中国针灸,2002,22(6):383.

孔尧其.头皮针治疗郁证的经验.中医杂志,1996,37(8):472.

李成贤.关于"肝神"穴应用中答疑.中国针灸,1994,14(6):49.

李春梅,李萌.醒脑开窍针刺法治疗中风后抑郁症80例.上海针灸杂志,2005,24(2):23.

李光海,耿寅卯,张素娟,等.头针配合药物治疗抑郁症的疗效观察.针灸临床杂志,2006,22(5):27-28.

李静.针刺治疗中风后抑郁症67例.上海针灸杂志,2005,24(6):27.

李晓泓.艾灸大椎对慢性应激大鼠神经营养因子的影响.中医药学报,2002,30(6):51.

李振,宁飞,张子丽,等.舒肝解郁纳干法针刺治疗抑郁症临床研究.中国中医药信息杂志,2009,16(11):64-65.

李振芝,沈莉,孙晓明,等.针刺配合离子透入治疗抑郁性神经症258例临床观察.中国针灸,1998,18(8):465.

梁粤.智三针、手智针治疗脑卒中后抑郁症.上海针灸杂志,1998,17(2):27.

刘飞虎,王瑞辉,屈红艳.智能电针合并阿米替林治疗抑郁症的临床观察.上海针灸杂志,2004,23(12):13.

刘广志,贾云奎,詹丽,等.电针治疗早老期、老年期抑郁状态的临床疗效观察.中医杂志,1991,32(5):36-38.

刘志顺,刘军,黄漫,等.调理髓海法治疗中风后抑郁症30例临床观察.中国针灸,1997,17(9):543-544.

罗和春,沈渔邨,贾云奎,等.电针治疗133例抑郁症患者临床疗效观察.中西医结合杂志,1988,8(2):77-80.

骆方.大钟穴的临床应用.浙江中医学院学报,1992,16(3):50.

马朝廷,张捷.从抑郁症的临床治疗探讨经络与脑的关系.

北京中医药大学学报(中医临床版),2006,13(2):45.

裴音,张捷,陈杰,等.针刺王氏五脏俞治疗抑郁症临床观察.中国中医药信息杂志,2006,13(6):62.

钱楠,易伟民,胡玲香.灸少商、隐白治疗痰气郁结型郁症60例临床疗效观察.山西中医,2005,21(5):39.

乔颖欣,程为平.针刺"百会"、"神门"治疗抑郁症的临床研究.针灸临床杂志,2007,23(7):52-54.

任建宁.耳针治疗抑郁症50例.河南中医,2005,25(2):75.

阮继源.中药结合穴位贴敷治疗抑郁症34例.浙江中医学院学报,2002,26(3):59.

孙华,张有志,韩龚,等.电针对慢性应激抑郁模型大鼠大脑皮层 $5-HT_1$ 和 $5-HT_2$ 受体数量和结合活性的影响.中国针灸,2003,23(9):553.

孙华,张有志.针灸百会和足三里穴对抑郁模型小鼠和大鼠行为的影响.针灸临床杂志,2003,19(2):47-49.

太鑫,韩泰哲,滕丽萍,等.针刺结合心理疗法治疗大学生抑郁症37例临床观察.中医药信息,2010,27(4):92-93.

唐济湘,关念红,李林,等.电针治疗中风后抑郁的疗效与患者生存质量的影响.上海针灸杂志,2003,22(3):12-14.

唐胜修,徐祖豪,唐萍,等.针刺治疗抑郁性神经症及对免疫功能的影响.针刺研究,2003,28(4):270.

陶加平,倪世美.针灸门诊神经症患者特点分析与针刺疗效观察.浙江中医学院学报,2001,25(4):52.

王卫红,伊方红.针刺加走罐治疗更年期忧郁症35例.上海针灸杂志,2005,24(5):8.

王玉珠.用粗针为主配合耳针面针治疗抑郁性精神病1例.针灸临床杂志,1997,13(4,5):112.

王振萍.针刺治疗抑郁症50例疗效观察.山西中医,2004,20(6):34.

吴北燕.针灸治疗抑郁症.四川中医,1996,14(9):53.

谢肄聪,李育红.针刺中脘、四关穴为主配合呼吸补泻手法治疗抑郁症疗效观察.中国针灸,2009,29(7):521-52.

熊学琼,毕旭伟.针刺夹脊穴为主加耳压丸治疗抑郁症48例.针灸临床杂志,2004,20(9):29-30.

徐虹,孙忠人,李丽萍,等.针刺治疗抑郁症及其对患者下丘脑-垂体-肾上腺轴的影响.中国针灸,2004,24(2):78-80.

许红.针药结合治疗抑郁症临床研究.上海针灸杂志,2003,22(6):7-8.

杨秀娟,刘向,罗和春,等.针刺奇经穴为主治疗抑郁症临床观察.中医杂志,1992,33(3):36-38.

杨卓欣,虢周科.针刺治疗抑郁症的临床疗效观察.针灸临床杂志,2003,19(8):28-29.

易洋,徐放明,谢洪武,等.从针刺太冲穴治疗抑郁症探讨肝经与额叶联系的静息态功能磁共振研究.中国中西医结合杂志,2011,31(8):1044-1050.

殷春萍.针药并用治疗卒中后抑郁症100例疗效观察.新中医,2004,36(3):24-25.

余仲权.耳穴压药丸可解肝郁//胡熙明.针灸临证指南.北京:人民卫生出版社,1991:264.

俞瑾,李晓艳,曹小定,等.电针合用抗抑郁药能明显减少小鼠强迫游泳实验中的静止时间.针刺研究,2002,27(2):119-123.

张慧,卢华锋.针刺拔罐发泡疗法治疗抑郁症34例临床观察.时珍国医国药,2008,19(3):733.

张建斌,王玉玲,吕梅,等.针刺不同输穴对抑郁症模型大鼠行为学的影响.中国针灸,2005,25(9):639.

张丽蓉,唐燕.针刺加腹式呼吸治疗抑郁症疗效观察.上海针灸杂志,2010,29(6):360-361.

张平根,康波,钟旗,等.电针与阿米替林治疗抑郁症的对照观察.江西中医药,2002,33(3):36.

赵建玲.针药结合治疗抑郁症疗效观察.针灸临床杂志,2002,18(12):11.

赵元琛,李红艳.针灸治疗卒中后抑郁23例临床观察.针灸临床杂志,2006,22(7):19.

郑卓人.郑卓人临证经验//陈佑邦,邓良月.当代中国针灸临证精要.天津:天津科学技术出版社,1987:253.

庄子齐,王朝荣.智三针治疗中风后抑郁症.中国针灸,2004,24(11):800.

第十一节　失眠

　　失眠是指不能获得正常睡眠,包括入眠困难、眠而不酣、时眠时醒、醒后不能再眠、甚至整夜不能入眠等症状。古代文献中凡有不得眠、不得睡、不得卧、不嗜卧、难得睡、不肯眠卧、不能睡卧、不得安卧、睡卧不安、日夜难眠、卧不得安等描述字样的内容,本节多予以收录。如果文献中的"不得卧"是由其他脏腑病变(如气喘、上气、咳嗽、少气、腹痛、腹肿、胁痛、腰痛等)引起的不能平卧,本节一般不予收入。然而,文献记载中上述两类"不得卧"有时难以区分,故本节中可能有被误入的文献,阅读时请注意辨析,并请予以指正。中医学认为,本病病因包括肝郁化火,扰动心神;胃中不和,痰热内扰;气血不足,心肾不交;思虑劳倦,内伤心脾;心胆气虚,神摇善惊等。而脑又为"元神之府",故本病与心、肝、胆、脾、胃、肾、脑等脏腑相关。临床可表现为实证和虚证,且实证还包括寒、热、气等证型。本病属神志疾病,与癫狂有交叉,故可参阅"癫狂"一节。西医学认为,失眠是大脑皮质兴奋与抑制功能失调所致,与内分泌也相关,临床上的神经症、围绝经期综合征等均可出现失眠。涉及本病的古代针灸文献共 60 条,合 126 穴次;现代针灸文献共 464 篇,合 2 838 穴次。将古今文献的统计结果相对照,可列出表 11-1~ 表 11-4(表中数字为文献中出现的次数)。

表 11-1　常用经脉的古今对照表

经脉	古代(穴次)	现代(穴次)
相同	膀胱经 25、脾经 20、胆经 13、任脉 13、胃经 10、督脉 8	膀胱经 609、胃经 287、督脉 261、脾经 249、胆经 196、任脉 127

续表

经脉	古代(穴次)	现代(穴次)
不同	肺经7、三焦经6	心包经220、肝经217、肾经210、心经207

表11-2 常用部位的古今对照表

部位	古代(穴次)	现代(穴次)
相同	头面20、上背18、足阴15、腿阴6	头面521、上背501、足阴418、腿阴239
不同	小腹13、足阳9、胸脘7、手阳6	腿阳273、手掌255、臂阴179

表11-3 常用穴位的古今对照表

穴位		古代(穴次)	现代(穴次)
相同	背俞	胆俞6、心俞2、肝俞2	心俞142、肝俞74、胆俞66
	小腿	三阴交3	三阴交193
	前臂	内关2	内关148
	头部	风池3	风池81
相似	背部	肺俞3、谚语2	脾俞104、肾俞97
	头部	攒竹2、强间2、后顶2	百会133、四神聪75、安眠66、印堂55、神庭38、太阳32
不同	腹部	气海4、关元3、阴交3、大巨2、期门2	中脘64
	上肢	天府3、液门3、太渊2	神门195、大陵49
	足部	公孙5、隐白5、解溪2、厉兑2、足窍阴2(脾胃胆)	太冲147、太溪131、行间50、照海40(肝肾)
	小腿	阴陵泉3(脾)	足三里156、丰隆76、阳陵泉35(胃胆)

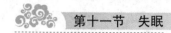

表 11-4　治疗方法的古今对照表

方法	古代(条次)	现代(篇次)
相同	针刺 8、灸法 7、刺血 2	针刺 243、灸法 33、刺血 9
不同	点烙 3	耳穴 139、推拿 40、电针 37、穴位注射 21、拔罐 14、敷贴 12、皮肤针 9、器械 8、埋藏 7、腕踝针 5、头针 3、挑治 1、眼针 1、足针 1

根据以上各表,可对失眠的古今针灸治疗特点作以下比较分析。

【循经取穴比较】

1. 古今均取膀胱经穴　本病与心、肝、胆、脾、胃、肾等脏腑相关,而脏腑之气输注于膀胱经背腧穴;又,膀胱经"从巅入络脑",而"脑为元神之府",故本病临床多取膀胱经穴,在古、今文献中,分别为 25、609 穴次,同列诸经的第一位,分占各自总穴次的 19.84%、21.46%,古今百分比相近。就穴位而言,表 11-3 显示,**古今均常取胆俞、心俞、肝俞**,这是相同的;古代还取肺俞、谚谚,现代则取脾俞、肾俞,这是相似的;**古代又取攒竹,现代取之不多,这是不同的。**

2. 古今均取脾经、胃经穴　脾胃受损,可导致失眠,因此本病临床亦取脾经、胃经穴。统计结果见表 11-5。

表 11-5　脾经、胃经穴次及其分占古、今总穴次的百分比和其位次对照表

	古代	现代
脾经	20(15.87%,第二位)	249(8.77%,第四位)
胃经	10(7.94%,第四位)	287(10.11%,第二位)

表 11-5 显示,**古代更重视脾经穴,现代更重视胃经穴。**就穴位而言,古今均常取三阴交,这是相同的。古代又取脾经隐白、公

孙、阴陵泉,胃经在腹部的大巨,在足部的解溪、厉兑,现代则取胃经在腿部的足三里、丰隆,这有所不同。

3. 古今均取胆经穴　心胆气虚亦可导致失眠,胆经又循行于头部,因此本病临床亦取胆经穴,在古、今文献中,分别为13、196穴次,分列诸经的第三(并列)、第九位,分占各自总穴次的10.32%、6.91%,显示**古代比现代更重视胆经穴**。就穴位而言,古今均常取风池,这是相同的;古代还取足窍阴,现代则取阳陵泉,这有所不同。

4. 古今均取任脉、督脉穴　"胃不和则卧不安",而任脉行经脘部;肾阴不足可导致心火上炎而失眠,任脉为阴脉之海,在小腹部藏有"脐下肾间动气",可滋阴降火;督脉循行于头部,可治脑安神,因此本病临床又取任脉、督脉穴。统计结果见表11-6。

表11-6　任脉、督脉穴次及其分占古、今总穴次的百分比和其位次对照表

	古代	现代
任脉	13(10.32%,并列第三位)	127(4.47%,第十位)
督脉	8(6.35%,第五位)	261(9.20%,第三位)

表11-6显示,**古代比现代更重视任脉穴,而现代比古代更重视督脉穴**。就穴位而言,古代选取督脉在头部的强间、后顶,现代则取百会、神庭,这是相似的;古代又取任脉在小腹部的气海、关元、阴交,现代则取在脘部的中脘,这有所不同。

5. 古代选取肺经、三焦经穴　对于外感导致的精神症状(包括失眠),古人或选用肺经穴;对于"耳聋不得眠",古人或选取三焦经穴,致使在本病的古代文献中,肺、三焦二经分别为7、6穴次,分列诸经的第六、第七位,分占古代总穴次的5.56%、4.76%,**常用穴为肺经的天府、太渊,三焦经的液门**。而现代取肺经、三焦经分别为7、19穴次,分列现代诸经的第十四、第十二位,分占现代总穴次的0.25%、0.67%,均未被列入常用经脉,不如古代。

6. 现代选取心包经、心经穴 中医学认为,"心主神明",而心包代心行事,因此现代选用心包经、心经穴,分别为 220、207 穴次,分列诸经的第五、第八位,分占现代总穴次的 7.75%、7.29%,**常用穴为心包经内关、大陵,心经神门。**古代虽然也取内关穴,但古代取心包经、心经穴均为 2 穴次,并列古代诸经的第十一位,均占古代总穴次的 1.59%,未被列入常用经脉,不如现代。

7. 现代选取肝经、肾经穴 肝郁化火、肾阴亏损均可导致本病,因此现代也选用肝经、肾经穴,分别为 217、210 穴次,分列诸经的第六、第七位,分占现代总穴次的 7.65%、7.40%,**常用穴为太冲、行间、太溪、照海。**虽然古代也取肝经期门穴,但古代取肝经、肾经分别为 4、3 穴次,分列古代诸经的第九、第十位,分占古代总穴次的 3.17%、2.38%,未被列入常用经脉,不如现代。

【分部取穴比较】

1. 古今均取头面部穴 本病与脑相关,因此治疗多取头面部穴,此属局部取穴,在古、今文献中,分别为 20、521 穴次,同列各部的第一位,分占各自总穴次的 15.87%、18.36%,可见**现代比古代更重视头面部穴**,即现代更重视本病与脑的关系。就穴位而言,表 11-3 显示,**古今均常取风池,这是相同的**;古代还取攒竹、强间、后顶,现代则取百会、四神聪、安眠、印堂、神庭、太阳,这些是相似的。

古代取头面部穴者,如《西法针灸》记:"脑充血","不眠谵语,时发抽搐","于下列之部针之:中脘、脑户、哑门、神庭、曲差、临泣、本神、天柱、肩井、风池、完骨之后"。《备急千金要方》曰:"攒竹、小海、后顶、强间,主痫发瘈疭,狂走不得卧,心中烦。"《周氏经络》载:强间治"狂走不卧";后顶治"癫狂不卧"。又《针灸大成》载:颅息治"不得卧,耳肿及脓汁"。颅息亦在头部。

现代取头面部穴者,如张兴云治疗失眠,取风池等穴,施针刺平补平泻,取神庭,刺向印堂 1 寸,施轻刺激;孙红则取百会、四神聪,逆督脉循行方向进针 1 寸,行捻转手法;李铁成等取百会、四神聪、印堂、安眠(翳风与风池连线的中点)、神庭、本神等穴,行针刺平补平泻法;严兴强取百会,用温灸法;吴志明等取两侧安眠穴,注入维生素 B_{12},同时配合头面部经络按摩治疗;李世藩取双侧风池穴,用双拇指同时按压;王俊玲等取印堂、神庭、太阳、百会、四神聪、风府、风池、安眠等穴,施推拿手法。除上述风池、安眠、风府外,现代还重视颈项部其他穴,刺激之亦可涉及颅底的神经血管,从而影响大脑及其皮质。如王胜用颈针疗法,即针刺哑门、风府、下脑户,另从风府到完骨沿颅骨下缘平分 6 份,每份 1 穴,施针刺捻转补泻手法;侯书伟等取神府穴(耳垂下缘水平线与耳后发际交点处),直刺 1 寸。此外,许纲治疗本病针刺天鼎,该穴内为星状神经节,给予其适当刺激,则可抑制交感神经的兴奋性,从而改善睡眠。

2. 古今均取上背部穴 治疗本病选取心、脾、肝、胆等脏腑的背俞穴,故上背部穴次较高,在古、今文献中,分别为 18、501 穴次,同列各部的第二位,分占各自总穴次的 14.29%、17.65%,可见**现代比古代更重视上背部穴**,即现代更重视脏腑与本病的关系。就穴位而言,**古今均取胆俞、心俞、肝俞,这是相同的**;古代还取肺俞、谚谵,现代则取脾俞,这是相似的。此外,**现代又取下背部肾俞穴,古代取之不多,这是不同的**。

古代取上背部穴者,如《医学入门》载,胆俞主治"惊怕,睡卧不安"。《太平圣惠方》治疗"胆黄者,面色青黄,多惊少卧",点烙胆俞、心俞、肝俞等穴;治疗"气黄"之"睡卧不安",点烙肺俞等穴;谚谵主"劳损虚乏,不得睡"。《医宗金鉴》道:"肝俞主灸胁满呕,惊悸卧睡不能安。"在古代,背俞诸穴中胆俞穴次尤高,此当胆主决断,与情志相关的缘故,心胆气虚,则会引起失眠,而在现代文献中胆俞穴次不够高,不如古代。

现代取上背部穴者,如何树槐治疗失眠,取心俞、膈俞、肝俞、胆俞、脾俞、胃俞、肾俞等穴,用毫针浅刺皮下 1~2 分,心脾两虚型全部用补法,心肾不交型在心俞施雀啄术,上下提插24次、用泻法,肝肾阴虚型在肝俞、胆俞施雀啄术24次、用泻法,余穴用补法;向诗余等则取肾俞、心俞、胃俞,针尖对准脊柱斜刺;张美云取百会、涌泉、心俞、肝俞、脾俞、胃俞、肾俞,用悬灸法;付文霞等取背部膀胱经,用走罐法,直至皮肤潮红;陈治忠等取背部督脉和膀胱经第一侧线,用梅花针叩刺,实证重叩,虚证轻叩。

3. 古今均取下肢阴面穴 本病与肝、脾、肾相关,而肝、脾、肾三经均循行于下肢阴面,因此古今均取下肢阴面(含足阴、腿阴)穴。统计结果见表11-7。

表11-7 足阴、腿阴穴次及其分占古、今总穴次的百分比和其位次对照表

	古代	现代
足阴	15(11.90%,第三位)	418(14.73%,第三位)
腿阴	6(4.76%,并列第七位)	239(8.42%,第六位)

表11-7显示,**现代比古代更多选取下肢阴面(含足阴、腿阴)穴**,这是现代还取该部穴进行辨证配穴的缘故。就穴位而言,**古今均取三阴交,这是相同的;古代还取脾经隐白、公孙、阴陵泉,现代则取肝经太冲、行间,肾经太溪、照海,这是不同的**。

古代取下肢阴面穴者,如《针灸甲乙经》曰:三阴交治"惊不得眠,善龄";隐白治"足胫寒,不得卧";公孙治"不嗜卧";太白治"热病满闷不得卧"。《神应经》云:"不得卧:太渊、公孙、隐白、肺俞、阴陵泉、三阴交。"《针灸聚英》载:大都主治"不得卧,身重骨疼"。上述太白、大都亦属足阴部。

现代取下肢阴面穴者,如孟庆刚治疗失眠,取三阴交、太冲、太溪、行间等穴,用针刺平补平泻;莫晓明等则取照海,用针刺捻转补法(并申脉用泻法,左右交替);吴北燕取阴陵泉、三阴交、太溪、照海等穴,用针刺补法;刘英茹等取三阴交,用温针灸;蔡进等取三阴交等,在睡前用艾条温灸,使皮肤红润充血;李滋平治疗失

眠之阴虚火旺者,针刺太溪等,肝火上扰者,针刺行间、太冲,用平补平泻手法。现代还对下肢阴面穴进行了实验室指标测试,如皮敏针刺三阴交等穴,施平补平泻中等刺激,结果不但失眠得以好转,而且脑脊液 γ-氨基丁酸含量有所提高,这样的研究在古代是没有的。

4. 古代选取胸腹部穴　本病与前述诸多脏腑相关,因此古代也选用胸腹部穴,包括小腹和胸脘部穴,分别为 13、7 穴次,分列各部的第四、第六位,分占古代总穴次的 10.32%、5.56%,**常用穴为小腹部气海、关元、阴交、大巨,胸脘部期门**。如《类经图翼》载:气海主治"阳虚不足,惊恐不卧"。《针灸资生经》治疗"由肾气不足而内著,其气逆而上行"引起的"不嗜卧","灸关元百壮"。《备急千金要方》载:"阴交、气海、大巨,主惊不得卧。"《针灸集书》言:气冲、章门、期门等穴"并治不得卧"。现代也有取**中脘**等胸腹部穴者,如严晓春治疗失眠,针刺"胃十针"(上脘、中脘、下脘、天枢、气海等);李其英等治疗戒断失眠,取膻中、中庭、内关、巨阙、中脘、肓俞等穴,用针刺平补平泻法。但现代取小腹、胸脘部分别为 51、104 穴次,分列现代各部的第十一、第十位,分占现代总穴次的 1.80%、3.66%,均未被列入常用部位,不如古代。

5. 古代选取足、手阳面穴　《灵枢经·终始》曰:"病在头者,取之足。"西医学认为,四肢末部(即腕踝及其以下手足部)的神经末梢较为敏感,刺灸之可引起大脑皮质相应区域的兴奋,使异常兴奋点得到抑制,故手足部穴可以治疗本病。除了前面已述古今均取足阴面穴,以及下面将述现代选取手掌面穴外,古代又选用足、手阳面穴,分别为 9、6 穴次,分列各部的第五、第七(并列)位,分占古代总穴次的 7.14%、4.76%,**常用穴为足阳面解溪、厉兑、足窍阴,手阳面液门**。如《针灸集成》语:"心热不寐:解溪泻,涌泉补,立愈。"《针灸甲乙经》载:厉兑治"足胫寒,不得卧"。《循经考穴编》称:足窍阴主"胆寒不寐,宜补"。《千金翼方》载:"耳聋,不得眠,针手小指外端近甲外角肉际,入二分半补之,又针关冲,入一分半补之,又针腋门,在手小指次指奇间,入三分补之"。现代也有取手足阳面穴者,如温屯清治疗戒毒者顽固性失眠,针刺合谷等穴;上述莫晓明等取申脉用泻法。但现代取足、手阳部分别为111、34穴次,分列现代各部的第九、第十二位,分占现代总穴次的3.91%、1.20%,均未被列入常用部位,不如古代。

6. 现代选取腿阳面穴　本病与胃、胆相关,而胃经、胆经行经腿阳面;现代重视脏腑辨证,又常配取胃经、胆经穴,因此现代选用腿阳面共273穴次,列各部的第四位,占现代总穴次的**9.62%,常用穴为足三里、丰隆、阳陵泉**。如刘佩云等治疗不寐,针足三里、丰隆等穴,用平补平泻手法;王华兰等则取双侧足三里等穴,用艾条施温和灸;杨晓碧治疗本病之心虚胆怯者,针刺阳陵泉等穴,胃腑不和者,针刺足三里等穴,痰热内扰者,针刺丰隆;严兴强治疗本病之体质虚者,针刺足三里,痰火内盛者,泻丰隆;刘正华治疗痰热扰心者,针刺足三里等,心胆气虚、肝气郁结者,刺阳陵泉等。而古代取腿阳面穴为5穴次,列古代各部的第八位(并列),占古代总穴次的3.97%,未被列入常用部位,不如现代。

7. 现代选取上肢阴面穴　本病与心、心包,以及肺相关,而心经、心包经、肺经均循行于上肢阴面,因此现代文献中上肢阴面穴次较多,其中手掌、臂阴分别为255、179穴次,分列各部的第五、第七位,分占现代总穴次的8.99%、6.31%,**常用穴为内关、神门、大陵**。如吕虎军治疗失眠,取内关、神门等穴,用针刺补法;郑建宇则取大陵,针刺透外关,行捻转补法;张美云取神门、内关等穴,用指尖或指腹点压、揉穴位;蔡进等在睡前用艾条温灸神门等穴,以皮肤红润充血为度;方安明等治疗幻觉失眠症,针十三鬼穴,其中包括大陵。而古代虽然也取**内关、天府、太渊**等上肢阴面穴(如《神灸经纶》谓:内关、神门等治"怔忡健忘不寐"。《铜人腧穴针灸图经》载:天府主"卒中恶,鬼疰,不得安卧"。上述取下肢阴面穴段落中,《神应经》取太渊),但古代取手掌、臂阴均为5穴次,并列为古代各部的第八位,同占古代总穴次的3.97%,均未被列入常用部位,不如现代。

【辨证取穴比较】

对于本病的各种类型,古人均根据经络辨证取相应穴位,这是各类型共同的。其中与寒相关者,如《太平圣惠方》曰:"气黄者","两脚冷疼,睡卧不安","烙气海穴、肺俞二穴、足阳明二穴"。与热相关者,如《素问·热论》云:"二日阳明受之","故身热,目疼而鼻干,不得卧也"。(当取阳明经穴)《素问·刺热》言:"肝热病者","身热,热争则狂言及惊,胁满痛,手足躁,不得安卧","刺足厥阴、少阳"。与气相关者,如《脉经》语:"苦足逆冷,上抢胸痛,梦入水见鬼,善厌寐,黑色物来掩人上,刺足太阳经治阳。"(其中"上抢胸痛"即含气上冲胸之意)上述"足阳明二穴"、阳明经穴、"刺足厥阴、少阳"和"刺足太阳经"均属辨证取穴。此外,对于各类型的取穴似还有各自特点,试探讨如下。

1. 与寒相关 下属阴,人体下半身藏有脾、肝、肾三脏,可治寒,而与寒相关者又常与下半身相关,因此古人治疗**多取下半身穴**。如《针灸甲乙经》称:隐白主"足胫中寒,不得卧";厉兑主"足胫寒,不得卧,振寒"。《备急千金要方》谓:"厉兑、条口、三阴交,主胫寒不得卧。"《太平圣惠方》记:白环俞主"腰中冷,不得眠睡"。《类经图翼》载:气海主"阳虚不足,惊恐不卧"。上述穴位均在下半身。

又胆主决断,调节情志,胆腑虚寒,则怯懦易惊,卧眠不宁,因此古人治疗与寒相关者亦取**与胆相关的穴位**。如《针灸大全》述:"胆疟,令人恶寒怕惊,睡卧不安:临泣二穴、胆俞二穴、期门二穴。"《循经考穴编》记:足窍阴治"胆寒不寐,宜补"。《针方六集》载:胆俞治"胆热多睡,胆寒不寐"。上述足临泣、足窍阴属胆经,胆俞与胆相联,期门则是与胆相表里的肝经之募穴。

2. 与热相关 《灵枢经·终始》曰:"阳受气于四末。"而关节部即骨的端点,属骨的末部,阳气亦旺盛,因此治疗与热相关者,古人选取末部和关节部穴。如《针灸集成》云:"心热不寐:解溪泻,涌泉补,立愈。"《针灸甲乙经》言:"热病满闷不得卧,太白主之。"大椎主"身热","烦满里急,身不安席"。《针灸聚英》语:天井主"寒热凄凄不得卧"。《灵枢经·热病》称:"热病嗌干多饮,善惊,卧不能安,取之肤肉,以第六针,五十九。"上述解溪、涌泉、太白在肢体末部,大椎、天井在关节部,"五十九"刺之穴则全部在末部(手足、头部)或关节部。

又上为阳,心、肺均位于上半身,主持呼吸和循环功能,以输出能量为主,主热,所以治疗与热相关者,**多取上半身穴**。如《太平圣惠方》谓:"惊黄者","不肯眠卧,卧即多言语狂乱,身体壮热,烙风池二穴,后烙天窗穴、心俞二穴"。上述穴位均在上半身。

3. 与气相关　本病时或兼现胸腹部的气胀、气逆、气动,即与气相关,治疗则**多取胸腹部穴**。如《针灸甲乙经》记:"少腹疝气,游行五脏,腹中切痛,卧善惊,气海主之。""惊不得眠,善龄,水气上下,五脏游气也,阴交主之。"《针灸资生经》述:"时惊,不嗜卧","由肾气不足而内著,其气逆而上行,谓之肾厥,宜灸关元百壮"。上述气海、阴交、关元均在腹部。又五脏之气输注背俞穴,因此古人**也选取背部穴**。如《太平圣惠方》叙:"气黄者","睡卧不安","烙气海穴、肺俞二穴、足阳明二穴";谚谚主"胸中气噎,劳损虚乏,不得睡"。上述肺俞、谚谚均在背部。

4. 与虚相关　小腹部含有"脐下肾间动气",是"人之生命也,十二经之根本也",因此治疗本病之虚者,古人**多取小腹部穴**。如《针灸资生经》曰:"时惊,不嗜卧","由肾气不足而内著,其气逆而上行,谓之肾厥,宜灸关元百壮"。《类经图翼》记:气海主"阳虚不足,惊恐不卧"。上述关元、气海均在小腹部。又脏腑之气输注于背俞穴,因此古人治疗与虚相关者亦**取背部穴**。如《太平圣惠方》载:白环俞主"不得眠睡,劳损风虚";谚谚主"劳损虚乏,不得睡"。

现代本病临床常有辨证取穴的报道。如杨甲三治疗失眠之心脾不足型,取肝俞、胆俞直刺 3 分,神庭、本神沿皮刺 2 分,申脉直刺 2 分,均用泻法,脾俞、肾俞用皮内刺,承山直刺 5 分,均用补法,上穴均用轻刺激;阴虚火旺型,取太溪刺 5 分,用补法加艾条灸,列缺刺 2 分,用补法,通里、解溪刺 3 分,神庭、本神沿皮刺 3 分,均用泻法,上穴均用轻刺激,曲池、足三里刺 1.2 寸,用中等刺激泻法;湿痰积滞型,取中脘、天枢、气海直刺 1 寸,神庭、本神沿皮刺 3 分,均用中刺激泻法,内关直刺 5 分,足三里、曲池直刺 1.2 寸,合谷、行间直刺 6 分,均用强刺激泻法。李世珍治疗失眠之阴虚火旺型,针泻神门,补复溜;心脾两虚型,针补神门、三阴交;痰火内扰型,针泻丰隆(用透天凉)、中脘、神门;心胆气虚型,针补胆俞、神门、合谷。邱茂良治疗失眠,取神门、通里、安眠、三阴交等,虚者针补,实者用针泻,心脾两虚型,加心俞、脾俞、足三里等;阴虚火旺、心肾不交型,加太溪、太冲、大陵、关元等;痰热内扰型,加丰隆、内关、内庭、中脘等。

现代辨证取穴也有采用梅花针疗法者。如钟梅泉治疗失眠,在睡前 1~2 小时用梅花针叩击脊柱两侧颈部、胸椎 5~12、腰部、骶部的阳性物处,心脾两虚型,加小腿内侧、足三里、中脘、内关或神门;肝郁气滞型,加头部、风池、期门、三阴交、中脘、大椎;心肾不交型,加大椎、百会、神门、三阴交;巩固调理型,加大椎、中脘、百会、神门、足三里。

综上所述,**现代重视脏腑辨证,与古代相比,分型更为细致,取穴更为明确**,这与古代是不同的。孰是孰非,当由临床加以验证。

【针灸方法比较】

1. 古今均用针刺 本病属精神科疾病,而针刺产生的冲动通过神经传至大脑,使皮质得以调节,因此在本病的古、今文献中,涉及针刺者分别为 8 条次、243 篇次,同列古、今诸法之第一位,分占各自总条(篇)次的 13.33% 和 52.37%,可见**现代比古代**

更多地采用针刺法,此当现代针具进步及神经学说影响的缘故。

古今用针刺者,如《续名医类案》载:"妇即病风狂,昼夜不思眠食","为针其百会一穴,鬼眼二穴,各二十一针"。(其中"各二十一针"似为针刺21次之意)又如前面取头部穴段落中,清代《西法针灸》治疗脑出血出现的失眠,"于下列之部针之:中脘、脑户、哑门、神庭、曲差、临泣、本神、天柱、肩井、风池、完骨之后"。现代洪建云介绍周德安以"治神十法"治疗失眠,针百会、神庭、四神聪、本神、神门、三阴交,用平补平泻;刘正华则针头部三神穴(神庭、本神、四神聪),均向百会穴方向透刺1寸,用捻转补法;黄铮用俞募配穴针刺法,即刺心俞-巨阙、胃俞-中脘、肾俞-京门。

古今治疗本病均有**采用针刺补泻手法者**。如唐代《千金翼方》言:"耳聋不得眠,针手小指外端近甲外角肉际,入二分半补之,又针关冲,入一分半补之,又针腋门,在手小指次指奇间,入三分补之。"明代《循经考穴编》语:足窍阴治"胆寒不寐,宜补"。清代《医宗金鉴》道:液门"治耳聋难得睡,刺入三分补自宁"。《针灸内篇》称:足窍阴治"胆寒,不眠,宜补"。《针灸集成》谓:"心热不寐:解溪泻,涌泉补,立愈。"元代《玉龙歌》道:"风牙虫蛀夜无眠,吕细寻之痛可蠲,先用泻针然后补,方知法是至人传。"

现代用补泻手法者,如王如杰等治疗不寐,针刺申脉用开阖泻法,照海则用补法;王冲汉上午泻申脉,下午补照海;赵淑芹用泻南补北法,泻心经原穴神门,补肾经原穴太溪;陈宏伟等采用泻阳补阴法,针泻印堂、百会、风池、翳风,并通电30分钟,针补三阴交、太冲、太溪、足三里,施轻微提插捻转;白良川用交通心肾法,针补肾俞、太溪、三阴交、涌泉,针泻心俞、神门、劳宫;苏卫东等取三阴交,用烧山火手法,风池用平补平泻;叶心清治疗失眠之阴虚火旺者,针三阴交、太溪、蠡沟,用徐进徐出补法,留针候气,点刺期门,用疾进疾出泻法,点刺中脘、神门,用不徐不疾的平补平泻法。综上所述,**古人治疗本病以补法为多,而现代则以补泻兼施为多**。

此外,现代针刺还有以下内容值得讨论。

（1）**针刺手法**:除了上述补泻外,现代还采用**抽气、推搓头皮、刮柄、快速捻转等**手法。如任彦红治疗顽固性失眠,针刺百会透前顶,施以抽气法 3 次,即用暴发力向外速提,但针体最好不动,至多提出 1 分,连续 3 次后再缓缓将针进至原处,行针 2 分钟,使患者头皮产生沉麻胀痛感,并向前额部传导,留针 24 小时;靖丽敏等则针后顶,向后平刺,得气后一手固定针柄,另一手按压针穴处,推压搓动头皮,使穴下头皮往返摩擦针体约 2 分钟,使患者产生热胀感;杨元德治疗不寐,针刺足阴经之原穴太溪、太白、太冲,配内关、三阴交、通里,施捻转加呼吸补泻法,配合刮柄法;吴诵仁等则针刺太渊、大陵用补法,合谷用泻法,以右手拇指末节轻顶住针柄顶端,右手食中二指夹持针柄,将针放在穴位上,右手指甲搔爬针柄,方向自针柄下端搔向顶端,自下而上连续 9 次;王冲汉针神庭、太阳、安眠、合谷、三阴交、印堂、颧髎、神门、足三里等,捻转 90°~360°,120~250 次 /min,提插 5~10mm,以密波通电,施中等强度,留针 15~20 分钟;陈贵珍平向针刺四神聪,只捻转不提插,频率 200~240 次 /min。

（2）**针刺感应**:现代针刺往往讲究感应。如张滨农刺四神聪,针尖向百会沿皮刺入寸许,稍加捻转至针下有紧涩感,留针 40~60 分钟;冯跃国针刺照海,用提插捻转补法,使触电感向足底传导;陈克勤针刺双侧完骨,使针感缓缓由耳后向头侧、耳上传导,留针 30~40 分钟。又如,张悦治疗失眠,针刺百会、风池、天柱、脑空等穴,使针感向前额方向传导;郑成哲针刺上印堂,使产生拘紧沉重感;李小军治疗顽固性失眠,取印堂,针刺捻转使针感强烈至滞针,每 5 分钟提拉针体以维持针感,留针 15~30 分钟;上述"针刺手法"中任彦红亦要求针感向前额部传导。由上可知,**现代重视前额部针刺感应**,此可能是前额内的脑垂体、松果体与睡眠相关的缘故。

（3）**针刺强度**:上述多数现代报道中,**针刺强度不很大**,补泻也以平补平泻为多,邱茂良亦认为治疗本病的针刺不宜过重。笔者揣测,本病是大脑兴奋-抑制的失衡所致,通过针刺调节使其平衡即可,如果采用过分强烈的刺激,可能反而引起大脑皮质兴奋,致使疗效不佳;现代又有人认为轻刺激为补,重刺激为泻,而本病以虚证为多见,故用强刺激者不多。

(4)**针刺深度**:与上述针刺强度相应,现代有人采用**浅刺法**。如张玉璞治疗失眠,取完骨刺3分,神门刺2分,脾俞斜刺3分,肾俞斜刺3分,得气后用迎随补法,留针30分钟;上述取上背部穴段落中,何树槐取背俞穴,用毫针浅刺皮下1~2分。现代也有人采用**深刺透穴法**,但刺激强度亦不很大。如陈幸生治疗失眠,用芒针刺至阳透大椎、神道透腰阳关、腰奇透腰阳关,用捻转泻法,双侧内关透郄门、三阴交透太溪,用捻转补法;刘炳权取内关透刺外关;饶忠东等治疗顽固性失眠,刺丝竹空透率谷,小幅度捻转,在取得较强针感后留针60分钟。现代还有人采用**深浅相结合的针刺方法**。如田丽芳等介绍杨甲三治疗失眠的经验,浅刺心、肾、肝、胆、脾诸俞,刺三阴交用补法中等刺激,刺曲池透曲泽用泻法中等刺激,刺内关平补平泻。

(5)**针刺时刻**:现代有人根据子午流注择时针刺。如贾艳丽采用子午流注辨证逢时开穴法(养子法),选取与病相宜的五输穴,在辰时至未时取穴针刺;王若梅等采用子午流注纳甲法,选取当天当时所开穴,用针刺补泻法。此外,与针刺麻醉的作用一样,针刺产生的镇静安眠作用将随着针刺的结束而逐渐减弱以至消失,因此针刺治疗本病**以临近睡眠时为宜**。如邱茂良认为最好于下午或晚间进行;刘清林于下午2—6点,针刺泻申脉,补照海,留针40分钟;曹银娥在睡前1~2小时取颈项部奇穴安眠1、安眠2,直刺1.2寸,以捻转得气为度,留针20~30分钟。

(6)**留针久暂**:关于留针时间,上述现代报道中以30~60分钟为多,但王海波取百会向后平刺,留针至次日清晨;李汉友等治疗重症失眠,针百会(快速捻转),起针后再针四神聪(用提插法),

均向前横刺,带针 48 小时;上述"针刺手法"中任彦红留针 24 小时;而邱茂良亦认为**留针时间可延长**。笔者以为,针刺的镇静安眠作用主要发生在留针期间,**故若能在睡眠时留针则可取得较好疗效**。

由上又可知,**古人针刺多取头部与手足部穴**(即多取末部穴);**现代则还取躯干及臂腿部穴**,与古代有所不同。

2. 古今均用灸法 艾灸可振奋人体阳气,增强自身调节功能,补虚益亏;西医学认为,本病与内分泌相关,而艾灸对内分泌有一定的调节作用,因此在本病的古、今文献中,灸法分别为 7 条次、33 篇次,分列古、今诸法之第二、第五位,分占各自总条(篇)次的 11.67% 和 7.11%,可见**古代比现代更重视灸法**,此与古代重灸、现代重针的状况亦相合。

古今用灸法者,如清代《医宗金鉴》道:"肝俞主灸胁满呕,惊悸卧睡不能安。"《针灸集成》叙:"肾厥头痛,筋挛惊恐,不嗜卧:关元、肾俞、绝骨、内关、胆俞并灸。"《针灸简易》述:胆俞治"睡卧不安面斑赤,三状禁针膀胱经"。(其中"状"似是"壮"之误)又如明代《薛氏医案》治疗"发背"又误用凉药,导致阳气虚脱,出现"不寐",予"急隔蒜灸时许,背顿轻","翌日复灸一次"。现代符晓敏治疗不寐,取双侧心俞,施隔姜灸各 3 壮,辨证配穴施温和灸;岳鑫凤在睡前用艾卷悬灸百会;王全仁等在睡前用艾条灸三阴交;李雅静等用艾条温和灸心俞等穴;高镇五取督脉大椎、百会、风府、命门等穴,施予针补与艾灸相结合。

古人灸量较大。如《针灸资生经》言:"头痛筋挛,惊不嗜卧,谓之肾厥头疼,宜灸关元百壮。"《针灸集成》治"无睡",灸阴交"百壮",灸谵语"二七壮至百壮"。可见古人艾灸可至百壮,而现代灸量较小,对古人的大剂量灸法可作探讨。

现代常用艾条温和灸、隔姜灸、温针灸、药线灸等。如查少农治疗失眠,让患者在睡前以温水泡脚,然后用纱布遮掩双脚及床单,点燃自制长 7 寸、直径 1.5 寸的艾卷,或捆在一起的市售艾条

3根,对准涌泉穴行温和灸,以入眠为度;陈茹则在睡前取双侧神门,施隔姜灸各3壮;王华兰取关元、大椎、足三里、三阴交,用温针灸,再取百会,用药艾条悬灸;范郁山等取百会、足三里、内关、三阴交,用温针灸器施灸;王家珍取头维、攒竹、中冲、劳宫、内关、间使、神门等穴,用壮医药点灸。这些艾灸方法在本病的古代文献中未见明确记载。

由上又可知,**古人灸治本病多取胸腹、背部穴,现代则还灸头部与四肢部穴**,古今有所不同。

3. 古今均用刺血　对于本病而有瘀血者,临床采用刺血法,在古、今文献中,分别为2条次、9篇次,分列古、今诸法之第三、第九(并列)位,分占各自总条(篇)次的3.11%和1.97%,可见古今本病临床用刺血者均不多,此可能是本病以虚证为多的缘故。

古代用刺血者,如《串雅外篇》载:"猢狲痨:小儿有此症,求食不止,终夜不睡。用针刺两手面中三指中节能曲处,周岁者用中号针,六七岁用大号针,刺进半分许,遇骨微位即拔出,不可误针筋上。若疳甚,无水,刺数日方有白水,不甚者,即有白浆,刺数日,随有血,一指有血,一指不刺,二指有血,停此二指不刺,若六指俱有血,病痊,不复刺矣。凡刺,须隔一日,俟天晴,雨则无益,刺后即得睡。"本案为疳积引起的失眠,故用刺四缝的方法,刺出白水、白浆,直到出血为止,出血后则不再刺。又如上述灸法段落中,《薛氏医案》治疗"发背"之阳气虚脱证者,用"隔蒜灸"法,在灸后又载"痛处死血得解,令砭去",此为灸后泻毒,为攻补兼施。

现代用刺血疗法者,如庄丹红治疗顽固性失眠,用皮肤针叩打背部督脉诸穴,至皮肤潮红或微出血为度;李其英等治疗戒断失眠,取背部大椎、心俞、膈俞、脾俞、委中,用三棱针点刺后拔罐放血;路玫治疗精神分裂症引起的失眠,取太阳穴,点刺放血加拔罐;曾卫峰治疗失眠,取耳尖放血。

4. 现代发展的方法　现代本病临床还采用推拿、电针、穴位注射、拔罐、敷贴、皮肤针、器械、埋藏、挑治,以及微针系统等疗法。这些在古代针灸文献中未见或少见,是现代针灸工作者的发展。

(1) **推拿**:如段进成治疗失眠,用大鱼际揉太阳及前额3分钟,用五指拿前发际至后发际5分钟,拿风池数次;孟庆刚亦取头面部穴,用分推阴阳、按揉眉弓、大开天门、一指禅、扫散、指梳点敲等手法;邱瑞娟等采用开天门按摩法,包括推上星、推头维、抹眉、梳理太阳经、叩印堂、叩百会、揉太阳穴、拍头部等;曲祖贻用两手大拇指尖轻轻点住双照海穴,上下轻轻点动,随着患者呼吸而进行,呼气时两手拇指轻轻点一下,吸气时拇指轻轻抬起不点,连作60下,稍停5分钟,再作60下,每日下午4点左右施治;王华兰等在背部长强至大椎一线行捏脊法;张乾瑞治疗顽固性失眠,对颈椎进行手法整复。

(2) **电针**:如陈治忠等治疗失眠,取安眠、百会、神庭等穴,接电针仪,用疏密波;彭冬青则取风池穴,用15~18Hz的电针连续波;陈丽仪等取印堂、神庭,用高频电针(频率至最大刻度)刺激;张春华等针刺四神聪,接韩氏电针仪,用连续波;王艳波治疗顽固性失眠,取安眠、神门、神庭、印堂、头临泣、灵道,用针刺,并接全能脉冲电疗仪。

(3) **穴位注射**:如陈茹治疗失眠,取安眠穴,注入维生素 B_{12}、维生素 B_1 各2ml;王孝艳等则取安眠、内关、足三里、三阴交,注入当归注射液;冯桂林取耳穴心、肝炎区、神门、脑点等,注入丹参注射液、普鲁卡因,每穴注入0.2ml药液;罗素珍等取肾俞、心俞、脾俞,注入复方维生素B注射液,肝郁气滞瘀血内阻型,另取肝俞加注复方丹参注射液;朱沁等治疗中风后失眠,取安眠2,注入当归注射液、麝香注射液;葛宝和等治疗顽固性失眠,取心俞等背俞穴,注入维生素 B_{12};赵本银则取神门、天宗,注入人参注射液与维生素 B_{12}。

(4) **拔罐**:如余贤传治失眠,取胸椎两旁,施予拔罐;侯书伟等则取神堂,在针刺后予以拔罐,留罐 5~10 分钟,起罐后用罐体滚揉 1~2 分钟;丛莘取背部膀胱经,用走罐法,从颈椎拉到腰骶部,取涌泉,拉到太溪;吕金仓等取背三线(督脉及膀胱经两条侧线),用走罐疗法。

（5）**敷贴:**如王华冰等治疗失眠,取劳宫,贴以中药(龙骨、珍珠、琥珀);张玲则取神门,睡前调敷中药细粉,实证用朱砂粉 2g,虚证用酸枣仁末 3g,以胶布固定,用力按揉 15 分钟以上;李汉友等治疗重症失眠,取双侧涌泉,睡前贴敷中药粉(珍珠、朱砂、大黄、五味子)加鲜竹沥汁调糊。

（6）**皮肤针:**如岳延荣治疗失眠,取背部督脉和膀胱经第一侧线,用梅花针叩刺,结合捏脊法;秦爱国则取双肩胛部和膀胱经在背、腰部的第一侧线,用梅花针叩刺,虚证用轻手法,实证及敏感点或结节或条索状物处用重手法(可微出血);张晓菊取睛明、神庭、本神、四神聪、风池,用梅花针叩刺;李晓清等治疗女性围绝经期失眠,用梅花针叩击头正中线及左右旁开 1.5cm 线,头部颞区,脊柱两侧各旁开 1cm、2cm、3cm 三线,上腹部自上而下 3~5 行,小腿内侧 3 行,重点叩击肾俞、腰骶部、脐周,以皮肤充血为度。上述辨证取穴段落中,钟梅泉用梅花针治疗本病亦为例。

（7）**器械:**如杨安婷等治疗不寐,取额旁 1 线,用海华速效治疗仪刺激;狄灵等则取眶上切迹和太阳穴,用高频电理疗;张卫生根据辨证分型取相应穴位,用针刺加远红外照射;张西相治疗顽固性失眠,取风池、百会、内关、神门、三阴交,用 WHS 多功能经络治疗仪。

（8）**埋藏:**如徐德厚治疗失眠,取内关、通里、三阴交、太溪、心俞,用埋针疗法;王长来等则取背俞穴上阳性点,埋入皮内针;张凤华取百会、印堂,亦埋入皮内针,虚证顺其经络走向,实证则逆向。

（9）**挑治:**如田在高等治疗顽固性失眠,取背俞穴心俞、脾俞、肾俞、肝俞,挑断皮下纤维组织,挤出白色浆液。

（10）**微针系统**：治疗本病的微针系统包括耳穴、腕踝针、头针、眼针、足针等。

1）**耳穴**：现代用耳穴治疗本病的报道达 139 篇次，列诸法之第二位，占现代总篇次的 29.96%，十分突出，显示在本病临床上耳穴应用之广泛。西医学研究发现，耳廓上有耳大、枕小、三叉、面、舌咽、迷走等神经的分布，刺激耳穴所产生的感觉冲动通过上述神经，经脑干网状结构上传至丘脑及大脑，使皮质兴奋-抑制过程得到平衡。

现代用耳穴多施**压丸法**，所用压材以**王不留行**为多，其他还有**油菜籽、益智仁籽、药丸、冰片、磁珠等**。如章筱芬治疗失眠，用王不留行贴压耳穴心、神门、枕、额、脑点、皮质下等，每天按压数次；王俊玲等则用王不留行贴压耳穴神门、内分泌、皮质下、交感等；许平东用油菜籽贴压神门、肾、心、皮质下等；王尧用益智仁籽贴压耳穴神门、心、肾、脑点等；余仲权用对症的药丸（如镇静安神丸、镇痛丸，做成菜子大小丸子），用小胶布贴压于耳穴上（镇静安神丸由磁石、川芎、白芷、茯神等组成，研末水泛为丸，朱砂为衣，加麝香）；尚良翠用当归、丹参、川芎等乙醇浸泡液浸泡王不留行，至浸透为度，用麝香膏将王不留行 2 粒（1 粒压碎，1 粒完整）固定于耳穴神门、心、肝、肾、皮质下、神经衰弱点中的阳性反应点或敏感点；吴锡强用冰片贴压耳穴神门、缘中、皮质下、交感、垂前、失眠等穴；陈克勤用大米粒大小的冰片，贴压耳穴神门、交感、心、脑、皮质下等穴；丁宇婷用小磁珠贴压耳穴神门、枕、皮质下、内分泌、心、肝、脾、肾。

除了压丸法以外，现代**还采用针刺、埋针等方法**。如何列涛治疗失眠，取耳穴心、神门、交感、脑点、心等穴，以毫针快速垂直刺入，快速捻针至穴区发红或发热为度，留针 1 小时；刘福信则取耳穴心、肝炎区、神门、脑点，用埋针疗法；而罗志平等认为，对于本病之轻症宜用耳穴压籽法，中症宜用撳针法，重症则用毫针法，这一观点可供临床参考。

上述报道显示,治疗本病所取的耳穴,以神门、皮质下、交感、心、脑等为多。此外,现代还重视在耳郭上寻找敏感点或反应点,予以刺激。如任晓明取耳穴神门、心、皮质下、肾等穴,并以压痛法探查敏感点,贴压王不留行;何丽亦以耳穴探测仪在神门、心、皮质下、枕诸穴区寻找敏感点,贴压王不留行;罗志平等以耳穴心、神门、脑、枕和肾为主穴,结合选用 EN-77 型耳穴探测仪查到的低阻点,予以压丸或揿针或针刺。

现代临床还对本病的耳穴治疗进行了实验室研究。如廉南等取耳穴神门、心、肝、内分泌、脑干等,用王不留行贴压,结果不但失眠症状得到明显改善,而且锌、铜比例也得以好转。

2) **腕踝针**:如吕嘉泉治疗失眠,取腕踝针上 1 区,用针刺;赵玉珍等则取腕踝针上 2、下 2 区,留针 4 小时;沈志忠取腕踝针上 1、上 2 区,用针刺,并以胶布固定 20~30 分钟,发现针刺最佳时间为下午申时(4—5 时)。

3) **头针**:如吴锡强等治疗失眠,取头皮穴额中线、顶中线、顶颞后线,用针刺;王寅则取头皮穴胃区,用透刺快速捻转,频率为 100~160 次 /min,得气后接电针,频率为 40Hz;李建强等治疗中风失眠,取血管舒缩区,用电针刺激 30 分钟,然后留针 3 小时。

4) **眼针**:如张春香治疗失眠,取眼针心区、肾区、上焦区透肝区,用针刺;赵瑞雪则取眼针心区,用毫针沿皮刺,不用任何手法,心肾不交加肾区,心肝火旺加肝(肾)区,胃腑失和加胃区,上述 3 型均于耳尖放血 5 滴,气血两虚型加肾、脾区。

5) **足针**:如白金明治疗不寐,针刺足跟穴(足底部足跟中央);宫玉玲则用木针点按足底小脑、甲状腺下叶、大脑等反射区。

(11) **其他疗法**:文献报道显示,现代还采用磁疗、气功导引、蜂针、刮痧等疗法。

1) **磁疗**:睡眠与脑电相关,而磁场对脑电有一定影响,因此现代常用磁性物质治疗本病。如马英英等用磁圆针叩击背部督脉、膀胱经、夹脊,下肢膀胱经及肾经、心包经穴,重点叩击百会、太阳、风池、神门穴;陈再南则取心、肾二经穴,用电针为主,配合电磁疗法;卢文取耳穴神门、心、皮质下、交感、神经衰弱区、垂前等,用贴压法,结果发现磁珠耳压疗效优于王不留行耳压。

2)**气功导引**:气功导引能诱导大脑入静,从而进入睡眠状态,因此现代针灸也常配合运用气功导引。如赵素章用指针点穴,导引手足十二经及督脉大椎、百会、上星、印堂等穴,然后针刺足三里、三阴交,用轻补手法,在留针期间,令患者以呼吸导引冲任二脉。

3)**蜂针**:蜂螫中的汁液具有特殊的药理作用,因此现代也有人采用蜂针治疗本病。如覃志成用蜂针刺额部、眼眶周围、风池至肩井、前发际至后发际,以及神门、内关、失眠穴、心俞、肾俞、肝俞。

4)**刮痧**:刮痧能疏通经络,祛除瘀血,对于气滞血瘀导致的失眠当有一定疗效。如戚传远等取督脉、膀胱经为主,用刮痧疗法,穴位包括百会、风池、大椎、肩井、心俞、肾俞、内关、三里、神门等。

此外,前已述及,宋代《太平圣惠方·三十六黄点烙方》治疗"胆黄者"之"多惊少卧","烙胆俞二穴、上管穴、风池穴、下廉二穴、心俞二穴、肝俞二穴、伏兔二穴";"气黄者"之"睡卧不安","烙气海穴、肺俞二穴、足阳明二穴";"惊黄者"之"不肯眠卧","烙风池二穴,后烙天窗穴、心俞二穴",因此在本病古代文献的统计中,点烙为3条次。

【结语】

根据上述对古今文献的统计与分析结果,兹提出治疗失眠的参考处方如下(无下划线者为古今均用穴,下划曲线者为古代所用穴,下划直线者为现代所用穴):①头面部穴风池、攒竹、强间、后顶、百会、四神聪、安眠、印堂、神庭、太阳等;②上背部穴胆俞、心俞、肝俞、肺俞、譩譆、脾俞,以及下背部穴肾俞等;③胸腹部穴气海、关元、阴交、大巨、期门、中脘等；④下肢阴面穴三阴交、公孙、隐白、阴陵泉、太冲、太溪、行间、照海等；⑤上肢阴面穴内关、天府、太渊、神门、大陵等；⑥手足阳面穴液门、解溪、厉兑、足窍阴等；⑦腿阳面穴足三里、丰隆、阳陵泉等。临床可根据病情，在上述处方中选用若干相关穴位。

对于本病的各种类型，均可根据经络辨证取相应穴位。此外，对于与寒相关者，可多取下半身穴，以及与胆相关穴；与热相关者，多取末部、关节部、上半身穴；与气相关者多取胸腹部、背部穴；与虚相关者，多取小腹部、背部穴。

临床可用针刺法，包括补泻，以及抽气、推搓头皮、刮柄、快速捻转等手法，要重视针刺感应，尤其是前额部的感应，针刺强度不一定很大，留针时间可适当延长，最好在临近睡眠时进行，也可根据子午流注择时针刺；还可用灸法，包括艾条温和灸、隔姜灸、温针灸、药线灸等，可考虑加大灸量；对有瘀血者，可用刺血疗法；此外，还可采用推拿、电针、穴位注射、拔罐、敷贴、皮肤针、器械、埋藏、挑治、磁疗、气功导引、蜂针、刮痧，以及微针系统（包括耳穴、腕踝针、头针、眼针、足针）等疗法。

历代文献摘录

［元代及其以前文献摘录］

《阴阳十一脉灸经》："足泰阴之脉……不能食，不能卧，强欠，三者同则死。"

《素问·热论》："二日阳明受之……故身热，目疼而鼻干，不得卧也。"

《素问·刺热》："肝热病者……热争则狂言及惊，胁满痛，手足躁，不得安卧……刺足厥阴、少阳。"

《素问·厥论》："太阴之厥……不欲食，食则呕，不得卧。"

《灵枢经·经脉》:"脾足太阴之脉……是主脾所生病者……不能卧。"

《灵枢经·癫狂》:"狂始发,少卧不饥,自高贤也,自辩智也,自尊贵也,善骂詈,日夜不休,治之取手阳明、太阳、太阴、舌下、少阴,视脉之盛者,皆取之,不盛,释之也。"

《灵枢经·热病》:"热病嗌干多饮,善惊,卧不能安,取之肤肉,以第六针,五十九。"

《脉经》(卷二·第一):"右手关后尺中阴绝者,无肾脉也,苦足逆冷,上抢胸痛,梦入水见鬼,善厌寐,黑色物来掩人上,刺足太阳经治阳。"

《针灸甲乙经》(卷七·第一下):"足胫中寒,不得卧,气满胸中热……隐白主之。""热病满闷不得卧,太白主之。"

《针灸甲乙经》(卷七、第二):"足胫寒,不得卧,振寒……多[一本有'卧'字]善惊,厉兑主之。"

《针灸甲乙经》(卷七·第四):"烦满里急,身不安席,大杼[一本作椎]主之。"

《针灸甲乙经》(卷九·第四):"胸中暴满,不得眠,辄筋主之。"

《针灸甲乙经》(卷九·第十一):"卧善惊,气海主之。"

《针灸甲乙经》(卷十一·第二):"[一本有'不嗜卧'三字]……公孙主之。"

《针灸甲乙经》(卷十二·第三):"惊不得眠……[一本有'三'字]阴交主之。""不得卧,浮郄主之。"

《备急千金要方》(卷三十·第三):"厉兑、条口、三阴交,主胫寒不得卧。"

《备急千金要方》(卷三十·第四):"攒竹、小海、后顶、强间,主痫发瘈疭,狂走不得卧,心中烦。""阴交、气海、大巨,主惊不得卧。""阴跷主卧惊,视如见鬼。"

《千金翼方》(卷二十六·第五):"耳聋不得眠,针手小指外端近甲外角肉际,入二分半补之,又针关冲,入一分半补之,又针腋门,在手小指次指奇间,入三分补之。"

《太平圣惠方》(卷五十五·三十六黄点烙方):"胆黄者,面色青黄,多惊少卧,悲泣不定……烙胆俞二穴、上管穴、风池穴、下廉二穴、心俞二穴、肝俞二穴、伏兔二穴。""气黄者,上气心闷,腹胁胀痛,两脚冷疼,睡卧不安,小便淋涩,状似脾黄,烙气海穴、肺俞二穴、足阳明二穴。""惊黄者,面色青黄,心多惊悸,口舌干燥,不肯眠卧,卧即多言语狂乱,身体壮热,烙风池二穴,后烙天窗穴、心俞二穴。"

《太平圣惠方》(卷九十九):"白环俞……不得[原作识]眠睡。"[原出《铜人针灸经》(卷四),并据改]

《太平圣惠方》(卷一百):"谵谵……劳损虚乏,不得睡。"

《铜人腧穴针灸图经》(卷五·手太阴):"天府……鬼疰,不得安卧……针入四分留三呼。"

《针灸资生经》(卷四·不卧):"《指迷》云:若头痛筋挛,惊不嗜卧,谓之肾厥头疼,宜灸关元百壮,服玉真元。"

《针灸资生经》(卷六·头痛):"时惊,不嗜卧,咳嗽烦闷[原作冤,据义,并参《针灸大成》相关条目改],其脉举之则弦,按之石坚,由肾气不足而内著,其气逆而上行,谓之肾厥,宜灸关元百壮,服玉真元(《指》)。"

《卫生宝鉴》(卷七·中风针法):"天府:卒中恶鬼疰,不得安卧。"

《扁鹊神应针灸玉龙经》(玉龙歌):"风牙虫蛀夜无眠,吕细寻之痛可蠲,先用泻针然后补,方知法是至人传。"

《扁鹊神应针灸玉龙经》(六十六穴治证):"后溪……难卧。"

[明、清及民国前期文献摘录]

《神应经》(心脾胃部):"烦闷[原作怨,据《针灸大成》改]不卧:太渊、公孙、隐白、肺俞、阴陵泉、三阴交。""不得卧:太渊、公孙、隐白、肺俞、阴陵泉、三阴交。"

《针灸大全》(卷四·八法主治病症):"公孙……胆疟,令人恶寒怕惊,睡卧不安:临泣二穴、胆俞二穴、期门二穴。"

《针灸集书》(卷上·不卧):"气冲、章门、期门、隐白、天府、阴陵泉、公孙、攒竹,以上并治不得卧。"

《针灸聚英》(卷一上·足阳明):"大巨……惊悸不眠。"

《针灸聚英》(卷一上·足太阴):"大都……不得卧,身重骨疼。"

《针灸聚英》(卷一下·手少阳):"天井……寒热凄凄不得卧。"

《医学入门》(卷一·治病要穴):"胆俞:主胁满,干呕,惊怕,睡卧不安。"

《薛氏医案》(外科心法·卷三·服姜桂附子补益药):"石武选谦伯患发背,内服防风通圣散,外敷凉药,汗出不止,饮食不进,且不寐……此阳气已脱,脉息如无,急隔蒜灸时许,背顿轻……服香砂六君子汤一剂,翌日复灸一次,痛处死血得解,令砭去。"

《针灸大成》(卷七·手少阳):"颅息……不得卧。"

《针方六集》(纷署集·第八):"胆俞……胆热多睡,胆寒不寝。"

《类经图翼》(卷八·任脉):"气海……或阳虚不足,惊恐不卧。"

《循经考穴编》(足少阳):"[足]窍阴……胆寒不寐,宜补。"[原出《医学纲目》卷十五《不得卧》]

《医宗金鉴》(卷八十五·背部主病):"肝俞主灸胁满呕,惊悸卧睡不能安。"

《医宗金鉴》(卷八十五·手部主病):"液门……又治耳聋难得睡,刺入三分补自宁。"

《续名医类案》(卷二十一·颠狂):"妇即病风狂,昼夜不思眠食,白日裸身狂走,或登高阜,或上窑房,莫能禁也……因跪而受针,为针其百会一穴,鬼眼二穴,各二十一针。"

《串雅全书》(外篇·卷二·针法门):"猢狲痨:小儿有此症,求食不止,终夜不睡。用针刺两手面中三指中节能曲处,周岁者用中号针,六七岁用大号针,刺进半分许,遇骨微位即拔出,不可误针筋上。若痛甚,无水,刺数日方有白水,不甚者,即有白浆,刺数日,随有血,一指有血,一指不刺,二指有血,停此二指不刺,若六指俱有血,病痊,不复刺矣。凡刺,须隔一日,侯天晴,雨则无益,刺后即得睡。"

《周氏经络大全》(经络分说·五十一):"强间……治狂走不卧。""后顶……治癫狂不卧。"

《针灸内篇》(足少阳胆经络):"[足]窍阴……胆寒,不眠,宜补。"

《针灸内篇》(任脉经络):"璇玑……哮嗽,日夜难眠。"

《神灸经纶》(卷三·身部证治):"怔忡健忘不寐:内关、液门、膏肓、解溪、神门。"

《针灸集成》(卷二·心胸):"心热不寐:解溪泻,涌泉补,立愈。"

《针灸集成》(卷二·厥逆):"肾厥头痛,筋挛惊恐,不嗜卧:关元、肾俞、绝骨、内关、胆俞并灸。"

《针灸集成》(卷二·眠睡):"无睡:阴交……灸百壮;谵语……二七壮至百壮。"

《西法针灸》(第三章·第七节):"脑充血……不眠谵语,时发抽搐……于下列之部针之:中脘、脑户、哑门、神庭、曲差、临泣、本神、天柱、肩井、风池、完骨之后。"

《针灸简易》(穴道诊治歌·后身部):"胆俞……睡卧不安面斑赤,三状禁针膀胱经。"

[现代文献题录]

(限本节引用者,按首位作者首字的汉语拼音排序)

白金明. 针刺足跟穴治疗不寐. 针灸临床杂志,1998,14(2):40.

白良川. 交通心肾法临床针刺用于治疗失眠机理初探. 针灸临床杂志,1999,15(8):6.

蔡进,林培红. 灸法配合高压氧舱治疗神经衰弱60例. 成都中医药大学学报,1999,22(1):38.

曹银娥.针刺安眠穴治疗失眠症.山东中医杂志,1997,16(9):429.

陈贵珍.针刺四神聪为主治疗失眠的临床观察.上海针灸杂志,1999,18(3):17.

陈宏伟,曹东,唐永春.泻阳补阴法治疗失眠症38例临床观察.上海针灸杂志,2004,23(7):14.

陈克勤.冰片耳压　完骨双刺//胡熙明.针灸临证指南.北京:人民卫生出版社,1991:240.

陈丽仪.高频电针神庭印堂穴治疗不寐临床观察.新中医,2001,33(10):46.

陈茹.针灸治疗失眠52例临床观察.甘肃中医,2001,14(3):67.

陈幸生.芒针透刺治疗失眠症52例.中国针灸,2002,22(3):157.

陈再南.经电针为主配合电磁疗法治疗多种疾病2788例临床观察.针灸学报,1992,8(3):16-18.

陈治忠,陈伟勋.针灸治疗心因性失眠74例.上海针灸杂志,1999,18(3):18.

丛苇.循经走罐的临床应用.中国针灸,1997,17(7):425-426.

狄灵,陈琪.耳压疗法为主治疗失眠121例.陕西中医,1994,15(12):549.

丁宇婷.针刺加耳穴贴压治疗失眠症50例.上海针灸杂志,2001,20(6):20.

段进成.针刺推拿治疗失眠.中国针灸,2003,23(2):97.

范郁山,姚春.温针灸法治疗失眠37例.陕西中医,2003,24(2):164.

方安明,曹新超.十三鬼穴治疗幻觉症1例.陕西中医,

1998,19(6):265.

冯桂林.丹参液耳穴注射治疗失眠症50例小结.内蒙古中医药,1994,13(1):20.

冯跃国.针刺照海穴治疗不寐证.浙江中医杂志,1999,34(9):402.

符晓敏.隔姜灸心俞为主治疗不寐45例.北京中医,1998,17(3):37.

付文霞,刘海涛,苏兰英.针刺结合走罐治疗顽固性失眠56例.针灸临床杂志,2001,17(1):24.

高镇五.高镇五临证经验//陈佑邦,邓良月.当代中国针灸临证精要.天津:天津科学技术出版社,1987:360.

葛宝和,梅笑玲.穴位注射治疗顽固性神经衰弱失眠48例.针灸临床杂志,1997,13(9):30.

宫玉玲.木针点按足底反射区为主治疗失眠疗效观察.中国针灸,2009,29(11):935.

何丽.耳穴压丸法治疗失眠35例.云南中医杂志,1995,16(4):23.

何列涛.耳针治疗失眠67例.广西中医药,1997,20(5):36.

何树槐.背俞为主 治疗失眠//胡熙明.针灸临证指南.北京:人民卫生出版社,1991:243.

洪建云.应用周德安"针灸治神十法"的临床体会.针灸临床杂志,1998,14(5):15.

侯书伟,胡志强,谭奇文.针刺治疗失眠32例.福建中医药,2002,33(1):23.

黄铮.俞募配穴治疗顽固性失眠2例.安徽中医学院学报,1997,14(4):49.

贾艳丽.子午流注针法治疗不寐60例.中国针灸,2001,21(增刊):182.

靖丽敏,刘香玲,宋士刚.顽固性不寐症45例治验.针灸临床杂志,1998,14(2):41.

李汉友,杨淑辉.针刺配合涌泉贴敷治疗重症失眠168例临床观察.中国针灸,1997,17(9):541-542.

李建强,郑宗昌,巫祖强.针灸治疗中风病觉醒-睡眠节律紊乱临床观察.中国针灸,1999,19(1):11.

李其英,田从豁.针灸临床中的祛瘀生新法.中国针灸,1999,19(2):99.

李世藩.指针风池治失眠.四川中医,1991,9(11):49.

李世珍.辨证取穴 整体治疗//胡熙明.针灸临证指南.北京:人民卫生出版社,1991:238.

李铁成,李岩,刘茂祥.针刺疗法治疗失眠56例.针灸临床杂志,2003,19(5):9.

李小军.印堂滞针法治疗顽固性失眠.黑龙江中医药,1998,27(4):42.

李晓清,李乃荣.梅花针治疗妇女更年期失眠50例.上海针灸杂志,2000,19(4):27.

李雅静,张晓明,孙得志.灸心俞为主治疗不寐.针灸临床杂志,1997,13(12):33.

李滋平.针刺百会、神庭穴为主治疗失眠症110例临床观察.针灸临床杂志,2006,22(9):38.

廉南,严清明,康旭,等.耳压对失眠病员微量元素影响的临床观察.四川中医,1992,10(6):45.

刘炳权.透刺内关穴治疗失眠症202例.新中医,1996,27(5):34.

刘福信.耳针治疗失眠症50例疗效观察.中国针灸,1982,2(6):13-14.

刘佩云,单艳丽.针刺治疗不寐症68例.针灸临床杂志,1998,14(6):11.

刘清林.针灸治疗不寐42例临床观察.中国针灸,1996,16

（4）:45.

刘英茹,周瑞堂,王博.针灸治疗失眠40例.中国民间疗法, 1999,7（1）:5.

刘正华.针刺头三神穴治疗失眠症60例.中国针灸,1995, 15（2）:5-6.

卢文.耳压磁珠、王不留行治疗失眠108例疗效比较.中国 针灸,2000,20（12）:722-724.

路玫.太阳穴刺血在针灸临床的应用.针灸临床杂志,1998, 17（5）:43.

吕虎军.血会膈俞及其临床应用.江苏中医,1991,12（2）:23.

吕嘉泉.腕针治疗失眠.针灸临床杂志,1996,12（11）:46.

吕金仓,白亚平,刘二军.背三线走罐治疗失眠.中国针灸, 2003,23（2）:98.

罗素珍,陈玉玲,温明.针刺加穴位注射治疗失眠125例.上 海针灸杂志,2000,19（2）:14.

罗志平,李占东,龚有发.耳穴治疗不寐症367例临床观察. 黑龙江中医药,1993,22（1）:45.

马英英,陈礼娇.磁圆针叩击治疗神经衰弱100例.上海针 灸杂志,1997,16（5）:9.

孟庆刚.推拿配合针刺治疗失眠60例.新疆中医药,1995, 13（1）:25.

莫晓明,方剑乔.针刺推拿治疗失眠症.针灸临床杂志, 1997,13（2）:17.

彭冬青.电针风池穴为主治疗失眠.中国针灸,2003,23（2）:98.

皮敏.针刺治疗失眠及其对γ-氨基丁酸影响的研究.江西 中医学院学报,2000,12（4）:160.

戚传远,李治双.刮痧治疗失眠.山西中医,1999,15（3）:30.

秦爱国.梅花针叩刺治疗不寐76例.中国针灸,1996,16 （12）:46-47.

邱茂良．辨证取穴　择时施治 // 胡熙明．针灸临证指南．北京：人民卫生出版社，1991：236．

邱瑞娟，郑婵美，伦朝霞，等．开天门按摩治疗失眠症53例．新中医，1999，31（12）：23．

曲祖贻．指针治愈严重失眠 // 胡熙明．针灸临证指南．北京：人民卫生出版社，1991：237．

饶忠东，温明，胡跃华．丝竹空透率谷为主治疗顽固性失眠50例疗效观察．中国针灸，2001，21（7）：407．

任晓明．耳穴压丸疗不寐100例．浙江中医杂志，1993，28（10）：464．

任彦红．百会透前顶治疗顽固性失眠54例．中国针灸，1993，13（3）：50．

尚良翠．王不留行耳穴贴压治疗神经衰弱性失眠．河南中医，1997，17（6）：372．

沈志忠．腕踝针治疗顽固性失眠56例．四川中医，1994，12（4）：55．

苏卫东，赵兰坤，陈际苏．三阴交烧山火治疗更年期失眠．山东中医杂志，1995，14（10）：471．

孙红．头五针治疗失眠150例疗效观察．中国针灸，1997，17（6）：377-378．

覃志成．蜂针疗法治疗不寐41例．广西中医药，1997，20（1）：31．

田丽芳，杨天德．杨甲三应用背俞穴经验．中医杂志，1991，32（3）：25-26．

田在高，田青．背俞穴挑治法治疗顽固性失眠82例疗效观察．针灸临床杂志，1997，13（11）：32．

王长来，杜小庆．皮内针治疗失眠210例．成都中医药大学学报，1998，21（1）：25．

王冲汉．补泻阴阳跷脉与寐寤的关系．上海针灸杂志，1993，12（1）：17．

王冲汉．针刺治疗失眠70例．上海针灸杂志,1992,11(2):18-19.

王海波．针刺百会穴治疗不寐证78例．针灸临床杂志,2004,20(11):40.

王华冰,陈超．手心贴药治疗失眠34例．中医外治杂志,1999,8(3):52.

王华兰,尤艳利．艾灸配合捏脊治疗失眠症62例．陕西中医,2005,26(5):453.

王华兰．手法、温针灸治疗失眠症54例．四川中医,2003,21(8):85.

王家珍．壮医药点灸疗法治疗失眠症30例．广西中医药,1987,10(3):40.

王俊玲,刘晓辉,薛维华．针刺配合耳压治疗顽固性失眠36例．针灸临床杂志,1999,15(11):32.

王俊玲,施光其,常全颖．针刺、耳压、推拿综合治疗失眠症120例．四川中医,2004,22(9):90-91.

王全仁,王朝社,齐翠兰,等．针灸三阴交治疗失眠168例临床观察．中国针灸,1995,15(4):29.

王如杰,刘磊．补阴跷泻阳跷治疗不寐40例观察．针灸临床杂志,1999,15(1):22.

王若梅,王玉慧．子午流注纳甲法治疗失眠症疗效观察．黑龙江中医药,2004,17(2):49.

王胜．颈针疗法临床应用体会．陕西中医,1994,15(2):69-70.

王孝艳,薛素芬,车艳．针刺配合穴位注射治疗不寐38例疗效观察．云南中医药杂志,2004,25(3):62.

王艳波,张秋菊．针灸治疗顽固性失眠．黑龙江中医药,2001,30(5):51.

王尧．益智仁籽耳压治疗失眠．河北中医,1998,20(5):303.

王寅．针刺治疗失眠症的临床观察．针灸临床杂志,2002,18

(9):9.

温屯清.针刺治疗戒毒者顽固性失眠156例.中国针灸,1999,19(1):17.

吴咏仁,郑秀萍.浅针(推针)治疗失眠58例临床观察.福建中医药,1994,25(4):26-27.

吴北燕.针灸治疗顽固性失眠45例.中医药学报,1997,25(3):43.

吴锡强,田健.冰片耳压为主治疗失眠100例.陕西中医,1999,20(3):131.

向诗余,周中元.针刺治疗失眠59例.湖北中医杂志,2001,23(10):49.

徐德厚.穴位埋针治疗失眠23例.四川中医,1998,16(7):51.

许纲.针刺治疗失眠症45例疗效分析.上海针灸杂志,1997,16(6):10.

许平东.耳穴贴压 辨证取穴//胡熙明.针灸临证指南.北京:人民卫生出版社,1991:242.

严晓春.胃十针的临床应用.针灸临床杂志,1998,14(11):9.

严兴强.灸百会治疗顽固性失眠49例疗效观察.针灸临床杂志,1999,15(5):37.

杨安婷,王绍英,朴东焕.运用海华速效治疗仪取额旁1线治疗不寐症的临床观察.针灸临床杂志,1999,15(12):27.

杨甲三.证分三型 刺法各异//胡熙明.针灸临证指南.北京:人民卫生出版社,1991:232.

杨晓碧.针刺加耳穴贴压治疗不寐42例.中国针灸,1997,17(5):284.

杨元德.针刺足阴经之原穴治疗不寐.针灸临床杂志,1996,12(2):43.

叶心清.叶心清临证经验//陈佑邦,邓良月.当代中国针灸临证精要.天津:天津科学技术出版社,1987:57.

余贤传．针罐并用治失眠．针灸临床杂志，1999，15（11）：8．

余仲权．耳穴留药　辨证治疗 // 胡熙明．针灸临证指南．北京：人民卫生出版社，1991：239．

岳鑫风．艾灸百会穴治疗青少年失眠症 132 例．中国针灸，1995，15（3）：40．

岳延荣．梅花针结合捏脊法治疗失眠症 42 例．针灸临床杂志，2005，21（10）：30．

曾卫峰．耳尖放血为主治疗失眠 57 例．中国针灸，1989，9（3）：7．

查少农．艾灸涌泉　取效迅捷 // 胡熙明．针灸临证指南．北京：人民卫生出版社，1991：233．

张滨农．针刺四神聪治疗失眠 110 例．上海针灸杂志，1994，13（2）：64．

张春华，刘继明．针刺四神聪对失眠患者睡眠功能的影响．中国针灸，2005，25（12）：847．

张春香．眼针治疗二则．针灸临床杂志，1999，15（4）：51．

张风华．皮内针治疗不寐 29 例．针灸临床杂志，2001，17（1）：31．

张玲．中药贴敷加按揉神门穴治疗失眠症 58 例．中医外治杂志，1997，6（6）：15．

张美云．指针加灸治疗失眠 40 例护理．甘肃中医，2001，14（6）：58．

张乾瑞．手法整复颈椎治疗顽固性失眠．山东中医杂志，1996，15（12）：547．

张卫生．针刺加远红外照射治疗失眠．中国针灸，2003，23（2）：97．

张西相．WHS 多功能经络治疗仪治疗顽固性失眠 84 例．陕西中医，1994，15（11）：518．

张晓菊．梅花针、针刺治疗不寐 100 例．针灸临床杂志，

1996,12（3）：44.

张兴云．针灸治疗失眠症45例．针灸临床杂志，2005，21（2）：24.

张玉璞．主穴两个　完骨神门∥胡熙明．针灸临证指南．北京：人民卫生出版社，1991：241.

张悦，刘绍惠，侯悦春．针刺治疗药物依赖性失眠．中国针灸，2002，22（3）：185.

章筱芬．耳穴贴压治疗失眠症218例疗效观察．中国针灸，1993，13（6）：17.

赵本银．水针治疗顽固性失眠．河南中医，1994，14（5）：317.

赵瑞雪．眼针配合耳尖放血治疗失眠32例疗效观察．中国针灸，1997，17（2）：120.

赵淑芹，徐东明，车娟．针灸"泻南补北"法治疗不寐30例．针灸临床杂志，1999，15（2）：18.

赵素章．针刺加经络导引快速安眠20例．针灸学报，1992，8（6）：16.

赵玉珍，张莹．腕踝针治疗不寐48例．中医函授通讯，1999，18（3）：49.

郑成哲，刘志顺．针刺调理髓海治疗顽固性失眠20例．针灸临床杂志，2002，18（8）：7.

郑建宇．透刺法临床运用举隅．针灸临床杂志，1996，12（7，8）：55.

钟梅泉．梅花针治疗失眠∥胡熙明．针灸临证指南．北京：人民卫生出版社，1991：234.

朱沁，宋德勇．水针治疗中医药风后失眠67例临床观察．针灸临床杂志，1996，12（7，8）：76.

庄丹红．梅花针叩刺背俞穴治疗顽固性失眠42例．上海针灸杂志，2004，23（5）：33.

第十二节　痴呆

痴呆是指由记忆、理解、分析、判断能力障碍导致的言行失常。古代文献中凡有痴、呆、痴醉、心痴等描述字样的内容,本节均予以收录。中医学认为,"心主神明",而心包代心受邪;肾主骨生髓,而脑为"髓海";脑又为"元神之府",因此本病由心、心包、肾、脑功能失常所致,与寒热、痰湿、瘀血、虚弱等因素相关。西医学认为痴呆是由于脑部病变所致,常见原因为先天性脑发育不良、遗传性疾病、分娩过程中婴儿脑部受到挤压伤、脑血管病变、脑病后遗症、其他血管病变导致脑部血液供应不良、老年脑萎缩、脑外伤等。临床上常见的有儿童智障、老年性痴呆、血管性痴呆等。涉及本病的古代针灸文献共 36 条,合 97 穴次;现代针灸文献共 148 篇,合 1 488 穴次。将古今文献的统计结果相对照,可列出表 12-1~ 表 12-4(表中数字为文献中出现的次数)。

表 12-1　常用经脉的古今对照表

经脉	古代(穴次)	现代(穴次)
相同	心经 27、膀胱经 18、肾经 8、督脉 7、脾经 6、心包经 4	督脉 268、膀胱经 138、脾经 109、肾经 76、心经 75、心包经 71
不同	肺经 8、任脉 7	胃 220、胆经 180、大肠经 105、肝经 74

表 12-2　常用部位的古今对照表

部位	古代（穴次）	现代（穴次）
相同	手掌 33、上背 15、足阴 13、头面 8、臂阴 6	头面 485、足阴 148、上背 94、臂阴 75、手掌 75
不同	胸脘 8	腿阳 235、腿阴 111、臂阳 87

表 12-3　常用穴位的古今对照表

穴位		古代（穴次）	现代（穴次）
相同		神门 23、百会 5、肾俞 2	百会 96、神门 63、肾俞 52
相似	肾	大钟 4	太溪 63
	心（包）	通里 2	内关 55
	上背	心俞 6、肺俞 2	大椎 32
不同	背俞		肝俞 35
	头面		四神聪 61、风池 56、水沟 41、神庭 38、本神 22、地仓 21
	胸脘	鸠尾 5	
	上肢	少商 7、后溪 3（肺小肠末部）	合谷 46、曲池 36、外关 27、肩髃 22（大肠三焦）
	下肢	隐白 5、涌泉 3（脾肾井穴）	足三里 92、三阴交 68、丰隆 62、太冲 59、血海 32、悬钟 31、阳陵泉 22（胃脾肝胆）

表 12-4　治疗方法的古今对照表

方法	古代（条次）	现代（篇次）
相同	艾灸 6、针刺 5	针刺 112、艾灸 16
不同		电针 26、头针 14、穴位注射 11、耳针 3、拔罐 2、敷贴 2、刺血 2、按摩 2、眼针 2、埋植 1、舌针 1

根据以上各表,可对痴呆的古今针灸治疗特点作以下比较分析。

【循经取穴比较】

1. 古今均取心经、心包经穴　中医学认为,人的思维活动属于心的生理功能,心血充盈,则神志清晰,思考敏捷;古人又认为,邪气犯心,先犯心包,由心包代心受邪,因此本病临床多取心经、心包经穴。统计结果见表 12-5。

表 12-5　心经、心包经穴次及其分占古、今总穴次的百分比和
其位次对照表

	古代	现代
心经	27(27.84%,第一位)	75(5.04%,第八位)
心包经	4(4.12%,第六位)	71(4.77%,第十位)

表 12-5 显示,**古代比现代更重视心经穴**,而心包经穴次的百分比古今相近。就穴位而言,表 12-3 显示,**古今均常取心经神门,这是相同的;古代还取心经通里,现代则取心包经内关,这有所不同。**

2. 古今均取膀胱经穴　心、肺等脏腑之气输注于膀胱经相应背俞穴,刺激之则可调整相应脏腑功能,因此在古、今文献中,膀胱经分别为 18、138 穴次,分列诸经的第二、第四位,分占各自总穴次的 18.56%、9.27%,显示**古代比现代更重视膀胱经穴**。就穴位而言,**古今均常取肾俞,这是相同的;古代又取心俞、肺俞,现代则取肝俞,显示古代重心肺,现代重肝的倾向,这有所不同。**

3. 古今均取肾经、脾经穴　肾为先天之本,藏精,主骨生髓,而脑为“髓海”,肾精充足,则脑髓生化有源,思索灵敏;脾为后天之本,运化水谷精微,生成气血津液,气血旺盛,则神清气明,故本

病临床常用肾经、脾经穴。统计结果见表 12-6。

表 12-6　肾经、脾经穴次及其分占古、今总穴次的百分比和其位次对照表

	古代	现代
肾经	8（8.25%，并列第三位）	76（5.11%，第七位）
脾经	6（6.19%，第五位）	109（7.33%，第五位）

表 12-6 显示，**古代比现代更重视肾经穴**，而脾经穴次的百分比古今相近。就穴位而言，**古代选取肾经大钟、涌泉，现代则取太溪**，这是相似的；古代还取脾经隐白，现代则取三阴交、血海，显示古代重视末端穴，现代选取本部穴的倾向，**这有所不同**。

4. 古今均取督脉穴　《本草纲目》云："脑为元神之府。"而《难经·二十八难》载：督脉"并于脊里，上至风府，入属于脑"。故《奇经八脉考》曰："冲、督用事"，"其人若恍惚狂痴"。因而本病临床多取督脉穴，在古、今文献中，分别为 7、268 穴次，分列诸经的第四（并列）、第一位，分占各自总穴次的 7.22%、18.01%，显示**现代比古代更重视督脉穴**，此当现代认识到思维由大脑产生的缘故。就穴位而言，**古今均常取头顶部百会**，这是相同的；现代还取头顶部神庭，这是相似的；**现代又取口部水沟、项部大椎**，古代选用不多，这是不同的。

5. 古代选取肺经、任脉穴　肺主气，而清气上输是大脑正常思维的物质基础，因此古代也选用肺经穴，共计 8 穴次，列诸经的第三（并列）位，占古代总穴次的 8.25%，**常用穴为少商**。而现代取肺经为 4 穴次，列现代诸经的第十四位，占现代总穴次的 0.27%，未被列入常用经脉，不如古代。

任脉行经胸脘部，且胸脘是痰湿生成贮存之所，而痰蒙心窍则是本病病因之一；任脉又为生气之原、阴脉之海，为神志提供物质基础，因此古代也选用任脉穴，共计 7 穴次，列诸经的第四（并

543

列)位,占古代总穴次的 7.22%,**常用穴为鸠尾**。而现代取任脉为
47 穴次,列现代诸经的第十一位,占现代总穴次的 3.16%,未被列
入常用经脉,不如古代。

6. 现代选取手、足阳明经穴　胃、大肠亦为人的后天之本;
本病又常兼有肢体运动障碍,而"治痿者独取阳明",因此现代也
选用足阳明胃经、手阳明大肠经,分别为 220、105 穴次,分列现代
诸经的第二、第六位,分占现代总穴次的 14.78%、7.06%,**常用穴
为足三里、丰隆、合谷、曲池、肩髃、地仓**。而古代取胃经、大肠经
分别为 1、0 穴次,分列古代诸经的第八(并列)、第九位,分占古代
总穴次的 1.03%、0.00%,未被列入常用经脉,不如现代。

7. 现代选取胆经、肝经穴　胆经起于目锐眦,循行于头部;
肝主疏泄,又主藏血,使思维意识正常,因此现代也选用胆经、肝
经穴,分别为 180、74 穴次,分列诸经的第三、第九位,分占现代总
穴次的 12.10%、4.97%,**常用穴为风池、悬钟、本神、阳陵泉、太冲**。
而古代取胆经、肝经分别为 1、2 穴次,分列古代诸经的第八(并
列)、第七位,分占古代总穴次的 1.03%、2.06%,未被列入常用经
脉,不如现代。

【分部取穴比较】

1. 古今均取手、足阴部穴　生物学认为,生物体在生长发育
过程中,顶端细胞分化最为旺盛;中医学认为,人体末部是经脉之
气生成、壮大、汇合之处;西医学认为,人体末部神经末梢丰富,刺
激之则可产生强烈的感觉,使受抑的神经细胞得以兴奋,因此**古
今治疗本病均多取四肢末部穴**,在古、今文献中,分别为 50、294
穴次,分占各自总穴次的 51.55%、19.76%,可见**古代比现代更重
视取四肢末部穴**,显示出古人对经络学说的重视。由于心、心包、
脑髓均属阴,因此在四肢末部穴中,古今更多地选取手、足阴部
穴。统计结果见表 12-7。

表 12-7　手、足阴部穴次及其分占古、今总穴次的百分比和其位次对照表

	古代	现代
手阴	33（34.02%，第一位）	75（5.04%，并列第七位）
足阴	13（13.40%，第三位）	148（9.95%，第三位）

　　表 12-7 显示，**古代比现代更重视手、足阴部穴**。就穴位而言，表 12-3 显示，**古今均常取神门，这是相同的**；古代还取大钟，现代则取太溪，这是相似的；**古代又取少商、隐白、涌泉，现代则取太冲，这是不同的**。其中，神门为心经之输穴、原穴，为心经之经气、原气输注留驻之部位，因此在古代文献中，神门穴达 17 次之多，列全身诸穴之首，且其穴次远高于其他诸穴；在现代文献中，神门穴次亦较高，共 63 穴次，列全身诸穴第四位。与神门穴相对应的足阴部穴当在大钟、太溪附近，因此在古今本病临床上，也选取大钟、太溪，两者分别为足少阴之络穴、原（输）穴。

　　古今取手、足阴部穴者，如元代《流注通玄指要赋》云："神门去心性之呆痴。"明代《玉龙歌》道："神门独治痴呆病，转手骨开得穴真。"（此处强调，取穴须转手，方能骨开而针入）元代《标幽赋》曰："端的处，用大钟治心内之呆痴。"现代董洪涛等治疗老年性痴呆，取神门、太溪、太冲等穴，用针刺提插捻转；程莘农治疗小儿"五迟"，取太溪、太冲等穴，用针刺；黄文川等治疗多发性脑梗死痴呆，取神门、大钟、太冲、太溪、大陵等穴，用针刺平补平泻；侯安乐等亦取神门、内关、太冲、太溪等穴，用针刺，配合吸入氧气和雾化中药。

　　在四肢末部诸穴中，古人常用井穴，包括少商、隐白、涌泉，以及中冲、少冲等，此当人体末端部神经末梢最为丰富的缘故。如明代《针灸大成》载：手少阴井（少商）配神门治"呆痴忘事，颠狂"。《针方六集》载：鬼哭四穴（少商、隐白）"灸七壮"治疗"痫疾呆痴"。《神应经》言："呆痴：神门、少商、涌泉、心俞。"虽然在

现代本病临床报道中,也有取井穴者,如徐捷等治疗老年性痴呆,取十三鬼穴(包括少商、隐白),用提插捻转泻法。但现代井穴次数并不太高,与古代有所不同。

2. 古今均取上背部穴 前面已述,本病临床多取相应背俞穴,因此在本病的古、今文献中,上背部分别为 15、94 穴次,分列各部的第二、第五位,分占各自总穴次的 15.46%、6.32%,可见**古代比现代更重视取上背部穴**,此当古人认为本病与心肺等脏腑相关之故,而现代西医对此并不认同。就穴位而言,**古代选取心俞、肺俞,现代则取大椎,这是相似的;现代还取肝俞,古代取之不多,这是不同的。**在古、今文献中,下背部穴次均不高,百分比亦较低,均未被列入常用部位。但**下背部肾俞仍被列为古今常用穴**,此当肾藏精、主骨生髓的缘故。

古代取背部穴者,如《类经图翼》载:"痴:心俞、神门。"《针灸捷径》语:"失志,痴呆,怔□□:百会、肺俞、鸠尾、中管、肾俞、列缺、百劳、膏肓、心俞、神门、通里。"其中,肺俞、肾俞、百劳、膏肓、心俞均在背部。又《循经考穴编》云:"谚谚:窦氏云,癫狂痫痴可针。"谚谚亦在背部。

现代取背部穴者,如程莘农治疗小儿"五迟",取肝俞、肾俞、大椎等,用针刺;梁忠等治疗老年性痴呆,取大椎、风府、肝俞等穴,据虚实施针刺补泻;陈业孟等则取哑门、肝俞、肾俞、大椎、风池等穴,注入乙酰谷酰胺;杨文辉等治疗血管性痴呆,取大椎、命门、肝俞等穴,用捻转与提插补法,针灸并用。

3. 古今均取头面部穴 本病与脑相关,因此临床选取头部穴,致使在古、今文献中,头面部分别为 8、485 穴次,分列各部的第四(与胸脘部并列)、第一位,分占各自总穴次的 8.25%、32.59%,可见**现代比古代更重视取头面部穴**,此当现代受西医影响,认为痴呆只与脑部病变相关之故。就穴位而言,**古今均常取百会,这是相同的;现代还取四神聪、风池、水沟、神庭、本神、地仓,古代取之不多,这是不同的。**

古代取头面部穴者,如上述"古今均取上背部穴"中,《针灸捷径》治疗"失志,痴呆"取百会等。又如《医学入门》云:"心痴呆","上星亦好"。上星亦在头顶部。

　　现代取头面部穴者,如方兴介绍方幼安治疗痴呆,取百会、强间、脑户三穴,用针刺;程莘农治疗小儿"五迟",取百会、四神聪、风池、廉泉等穴,用针刺;靳瑞等治疗智障儿童,取四神针(百会前后左右旁开各 1.5 寸)、智三针(神庭、左右本神)等穴,据虚实施针刺补泻;李佩芳等治疗血管性痴呆,取督脉百会、风府、哑门、神庭、人中等穴,施以针刺,其中人中穴须强刺激,使流泪为度;马涛治疗血管性痴呆,取"三脑六头九神穴"[即脑空、脑户(双)、头临泣(双)、头维(双)、头窍阴(双)、本神(双)、四神聪、神门(双)、神庭],用针刺;韦思泉治疗老年性痴呆口眼㖞斜,取患侧地仓、颊车、牵正,用针刺。此外,刘智斌等治疗血管性痴呆,取"嗅三针"(迎香透刺上迎香、两阳白连线中点透刺至鼻根部),用电针疏密波刺激,且作者认为刺激嗅觉系统可以改善痴呆患者的认知能力,而"嗅三针"亦属头面部。当代又创造了头针疗法,其穴均在头部,常用于治疗本病,详见下文"头针"段落。现代还有人采用了 CT 定位围针法,使取穴更为准确。如伦新等治疗痴呆,以CT 确定病灶,在同侧头皮的投射区周边用毫针平针刺入 1 寸,刺向投射区的中心,捻转得气后接电针疏密波。此外,现代高汉义等治疗老年血管性痴呆,取四神聪、颞三针、人中等穴,用针刺后,HDS 评分值、P300、脑血流图、脑电地形图、红细胞超氧化物歧化酶(SOD)、血浆脂质过氧化物(LPO)等均得以好转。这样以现代技术手段评价疗效者,在古代本病临床上是没有的。

　　4. 古今均取臂阴面穴　心经、心包经均行经臂阴面,因此在本病的古、今文献中,臂阴面分别为 6、75 穴次,分列各部的第五、第七(与手阴部并列)位,分占各自总穴次的 6.19%、5.04%,古今百分比相近。就穴位而言,**古代选取心经通里,现代则取心包经内关**,这是相似的。

古代取臂阴面穴者,如《针灸大全》谓:"心性呆痴,悲泣不已:通里二穴、后溪二穴、神门二穴、大钟二穴。"又如《针方六集》载,灵道主治"心内呆痴,五痫"。灵道亦在臂阴面。

现代取臂阴面穴者,如杨玫英治疗血管性痴呆,贺军等治疗老年性痴呆,均取内关,用针刺提插捻转泻法;杨湘潭治疗老年性痴呆,取内关透外关等穴,用针刺提插强刺激;李春梅介绍,国外有人治疗记忆障碍,亦取间使、内关等穴,用针刺。现代还有人对针刺内关进行了实验室测试,以探讨针刺的作用机制,这在古代也是没有的。如赖新生等治疗血管性痴呆,取内关等穴,用电针刺激后,甘油三酯减少,高密度脂蛋白、自由基中的超氧化物歧化酶(SOD)活性增高,脂质过氧化物(LPO)减少;石学敏等针刺老化痴呆型小鼠的内关等穴,结果显示异常升高的谷氨酸及谷氨酰胺、天冬酰胺水平得以明显降低。

5. 古代选取胸脘部穴　在本病古代文献中,胸脘部共8穴次,列各部的第四位(与头面部并列),占古代总穴次的8.25%,**常用穴为鸠尾**。鸠尾位于胸与腹交界之处,是痰液聚集之处,而痰迷心窍是本病病机之一,故治疗多取之。如《针灸大成》载:"失志痴呆:神门、鬼眼、百会、鸠尾。"虽然现代也有人取中脘等胸脘部穴(如刘会安等治疗血管性痴呆,取中脘、内关等穴,用针刺捻转泻法),但现代取胸脘部共16穴次,列现代各部的第十三位,占现代总穴次的1.08%,未被列入常用部位,不如古代,此当现代受西医影响之故,不认为本病由"痰迷心窍"所致。

6. 现代选取腿部穴　胃经、胆经、脾经均循行腿部;而有些痴呆又常伴有下肢活动障碍(如脑瘫儿童、血管性痴呆等),因此在本病现代文献中,腿部穴次也较高,其中腿阳、腿阴分别为235、111穴次,分列现代各部的第二、第四位,分占现代总穴次的15.79%、7.46%,**常用穴为阳面的足三里、丰隆、悬钟、阳陵泉,阴面的三阴交、血海**。如杨兆勤治疗儿童智能低下症,刺阳陵泉、足三里、悬钟等,用平补平泻法;耿健治疗老年性痴呆,取丰隆等用针刺泻法,取足三里等用补法,并用超声雾化器给药给氧;沈卫东等则取足三里、三阴交等穴,行提插捻转并加电针;孙长旺取足三里、血海、三阴交等穴用针刺;韦思泉治疗老年性痴呆偏瘫,取患侧环跳、阳陵泉、悬钟、太冲等穴,用平补平泻。现代还通过对脑电的测定以评价疗效,这在古代亦是没有的。如黄文川等治疗多梗塞性痴呆,取丰隆、足三里等穴,用针刺平补平泻后,脑诱发电位 P300 潜伏期显著缩短。而古代取腿阳面、阴面各 1 穴次,同列古代各部的第七位,均占古代总穴次的 1.03%,均未被列入常用部位,不如现代。

7. 现代选取臂阳面穴　本病常伴有肢体活动障碍,因此现代还选用臂阳面穴,共计 87 穴次,列各部的第六位,占现代总穴次的 5.85%,**常用穴为曲池、外关、肩髃**。此外,虽然本病临床手背部穴次不高,但该部**合谷达 46 穴次**之多,当与该穴可治上肢运动障碍相关。如石奕丽等治疗血管性痴呆,取四关(合谷、太冲),用针刺捻转;李淑芝等治疗血管性痴呆伴肢体功能障碍者,取曲池、外关、合谷等穴,用针刺,配合吸入药氧(含胞二磷胆碱);韦思泉则取患侧肩髃、曲池、合谷等穴,用针刺平补平泻。而古代取臂阳面为 0 穴次,不如现代。虽然古人选取手背部后溪穴(如《医学纲目》曰:"呆痴:神门、后溪。"),但在古代文献中,手背部仍未被列入常用部位,此与现代相同。

【辨证取穴比较】

在本病的古代针灸文献中,与辨证相关的记载较少,只检得不多几条,兹介绍如下。

1. **与热相关**　《针灸大成》称:手少阴井(少冲)主治"心中热闷,呆痴忘事,颠狂","复刺神门穴"。其中,少冲在肢体末端部,神门在腕关节部,而**肢体末端与关节部**均为阳气旺盛之处,又是病邪留滞之所,因此古人取之以清热祛邪。又《难经·六十八难》曰"井主心下满",故少冲可治"心中闷热"。

2. 与痰相关　《卫生宝鉴》记：一小孩见"众僧念咒，因而大恐，遂惊搐，痰涎壅塞，目多白睛"，神识昏糊，以后"行步动作，神思如痴"，"取天柱穴"，"洁古老人云：昼发取阳跷申脉，夜发取阴跷照海，先各灸二七壮"。跷脉与神志相关，而本病昼发为阳气不足，夜发为阴气不足，阳跷主阳气，阴跷主阴气，故昼发灸**申脉**，夜发灸**照海**。本案虽有"痰涎壅塞"，但其病因当是受惊，故申脉、照海主要还是治疗惊恐所致神痴。

3. 与虚相关　《扁鹊心书》述："神疑病，凡人至中年，天数自然虚衰，或加妄想忧思，或为功名失志，以致心血大耗，痴醉不治，渐至精气耗尽而死，当灸关元穴三百壮。"关元位于下丹田处，是男子藏精、女子蓄血之所，灸之则可使精充血盛，使脑髓得以润养。

现代则常有根据辨证取穴治疗本病者。如赖新生等治疗血管性痴呆，取四神聪、风池、内关，髓海不足加绝骨、风府，肝肾亏虚加肝俞、肾俞、足三里，脾肾两亏加足三里、三阴交、太溪，心肝火盛加太冲、行间、侠溪、神门，痰浊阻窍加丰隆、中脘、足三里，气滞血瘀加血海、四关，针刺得气后，接 G6805 电针治疗仪，施以连续波，2~4 次 /s。武连仲等亦治疗血管性痴呆，对于热浊阻窍型，取郄门、通里、丰隆，用针刺提插泻法，取水沟、行间、内庭，用雀啄泻法；阴精亏损型，取上星、印堂、神门，用针刺捻转补法，内关、足三里，用提插补法，廉泉，用提插雀啄法。王惠仙等治疗老年性痴呆，对于脾肾阳虚，取脾俞、肾俞、命门、足三里，用补法或温针；肝肾亏损，取肝俞、肾俞、三阴交、太溪，用补法或温针；肝胆郁火，取太冲、侠溪、阳陵泉，用一进三退泻法。可见现代结合了脏腑辨证，因此分型更为细致，取穴也更加明确，与古代不同。

现代还根据症状之不同以取相应穴位：如陈业孟等治疗老年脑血管性痴呆，取百会、强间、脑户、水沟，配神门、通里、三阴交，血脂异常加内关，神志欠清加耳穴脑干、脑点，烦躁、夜间吵闹加大陵，流涎加地仓，构音障碍或吞咽困难加上廉泉，两便失禁加头针额旁3线,下肢行走乏力加阳陵泉,偏瘫加四渎、合谷、环跳、足三里,上述穴位均用针刺或用电针。而在本病古代文献中,未见类似记载,与现代有所不同。

【针灸方法比较】

1. 古今均用艾灸　艾灸的热性刺激具温阳补气之功,又可加强血液循环,激发体内潜在生理功能,增强自身内分泌的调节机制,化解瘀血,祛除湿邪,故被应用于本病临床。在本病的古、今文献中,涉及艾灸者分别为6条次、16篇次,分列古、今诸法之第一、第三位,分占各自总条(篇)次的16.67%和10.81%,可见**古代比现代更多地采用艾灸**,此与古代重灸,现代多针的状况相合。

上述"与痰相关"中,《卫生宝鉴》"昼发取阳跷申脉,夜发取阴跷照海,先各灸二七壮"。上述"与虚相关"中,《扁鹊心书》"灸关元穴三百壮"。上述"古今均取手、足阴部穴"中,《针方六集》取鬼哭四穴,"灸七壮",均为灸之例。又如《敦煌医书·灸法图》载:"灸诸癫狂、呆三十年,□当灸天窗,灸两肩井,灸两风门,灸两肺念,灸两心念,灸两肾念,灸两手心、五井,灸两脚五舟,灸两足心,二十一处各灸五百壮。"其中"念"似当做"俞";"脚五舟"据该书图示在膝髌外后方。因此,该案所灸者包括头部穴天窗,大关节部穴肩井、脚五舟,肢体末端穴两手心、五井、两足心,以及背俞穴风门、肺俞、心俞、肾俞。总之,灸治本病可取**相应头部穴、大关节部穴、肢体末端穴、背俞穴,以及小腹部任脉穴**。

本病为大脑思维功能不全,故当用强刺激以求开窍,前面所述古人选取的末端穴,即敏感度极高者。其中《针方六集》又曰:"鬼哭四穴,在手足大指端,去爪甲外侧,用绳缚定,取两指缝内是穴,灸七壮。"其采用直接烧灼法,即为**强灸之术**。至于灸量,上述《扁鹊心书》"灸关元穴三百壮",《敦煌医书·灸法图》于"二十一处各灸五百壮",均显示**灸量之大**。但古人对于小儿灸量则较小。如《针灸集成》载:"四五岁不言:心俞、足内踝尖上各灸三壮。"

现代本病临床则采用艾炷直接灸、艾条灸、隔姜灸、隔药饼灸、化脓灸、灸疗器灸等方法。如李艳慧等治疗血管性痴呆,取足三里、太溪、悬钟、大椎、命门、肝俞、肾俞,施以艾炷直接灸;黄学勇等则取百会,用灸架熏灸 30 分钟;李明智治疗中风后痴呆,取涌泉穴、足三里,用艾条熏灸 30 分钟;杨湘潭治疗老年痴呆,取百会、大椎穴,用艾条移灸 3~5 分钟;梅静等则取关元穴,施隔姜灸 4 壮;沈卫东等取百会,用隔药饼(含附子、麻黄、肉桂等)艾炷灸 3 壮;王惠仙等取四神聪、丰隆,用艾绒麝香施直接灸 3~5 壮,使化脓;刘勇前等取百会穴,用可调式微烟灸疗器施灸,以头部出现感传为度。由上可见,现代艾灸亦取头部、关节部、背俞、小腹部任脉之穴,但灸肢体末端穴者不多,现代灸量亦不大,因此对古代灸疗经验可作借鉴。

现代还对灸疗进行了实验室研究。如高汉义等治疗老年血管性痴呆,取百会、神门、神阙、足三里,用艾条温和灸法,结果 HDS 评分值、P300、脑血流图、脑电地形图、红细胞 SOD、血浆 LPO 等均得以好转;李艳慧等治疗血管性痴呆,取水沟、四神聪、神庭、本神、足三里、太溪、悬钟等穴,施以针刺提插捻转补法与小艾炷直接灸,两者交替使用,结果血谷胱甘肽过氧化活物酶及超氧化物歧化活性明显增加,血过氧化脂质降低。这些研究当是现代针灸工作者的发展。

2. 古今均用针刺　中医学认为,针刺通过经脉之气的运行,"气至病所",从而发挥治疗效应;西医学认为,针刺可通过周围神经将信息传递到大脑相应区域,刺激该区细胞,产生醒脑开窍的效果。因此在本病的古、今文献中,涉及针刺者分别为 5 条次、112 篇次,分列古、今诸法之第二、第一位,分占各自总条(篇)次的 13.89% 和 75.68%,可见**现代比古代更多地采用针刺法**,此当现代针具进步及西医学影响的缘故。

前人用针刺者,如《针灸治疗实验集》记:某人"年廿七","即似痴似呆,言语错乱,笑骂不常,有如鬼祟,余为之神门穴一针,留捻三分钟,即卧床大睡";某女"年十六岁,去年七月间忽患痴呆之症,终日站立,不食不语","旋为针治百会、神门、心俞、少商、鸠尾、间使、鬼眼、大杼、三焦俞、期门、章门等穴,逐一按部针之,三四日而愈"。

古人治疗本病也有**采用补泻手法者**。如《医学纲目》曰:"呆痴:神门(一穴,沿皮向前三分,先补后泻,灸之)、后溪(补生泻成)。"其中"补生泻成"乃根据经脉的深浅,予以一定针刺深度的补泻方法,现代运用者较少。

此外,宋元时代《琼瑶神书》道:"痴呆之证取气上,复取升阳要升阴,神门提按刮战法,三里取下即安康。"其中"升阳""升阴"当如何?似不十分明了了,故且录以备考。

现代针刺治疗本病有以下特点:

(1)**用强刺激**:本病常由大脑神经细胞的损伤或抑制所致,而针刺的强刺激可激发大脑神经的兴奋性,又可改善大脑中的微循环,使损伤的细胞得以修复或代偿,故痴呆症状可得改善。如黄学勇等治疗血管性痴呆,选人中、涌泉等穴,用针刺重刺激;杨玫英亦针人中用雀啄法,使患者流泪,取风池、翳风、完骨,针向喉结,用小幅度高频率捻转补泻;王振龙治疗老年性痴呆,针人中,施强刺激的雀啄手法,也以眼眶流泪或湿润为度,针大椎穴,当患者有触电感或沉重感时立即将针拔出,针内关、神门、三阴交、大钟、悬钟,施强刺激提插手法;唐勇等则取四神聪、神门、太溪,用针刺捻转补法加小幅度震颤。

(2)**要求针刺感应**:针刺感应往往是取得疗效的前提,因此治疗本病常要求出现针刺感应,包括放射感。如梅静等治疗老年性痴呆,针刺百会、大椎两穴,同时捻转,使百会针感向脊椎一线感传,使大椎针感向巅顶放射,然后泻大椎,加大刺激强度,使针感向四周放射,另刺四神聪,施平补平泻,使全头均有针感;王振龙针天柱,施提插捻转手法,亦使针感直达巅顶。

(3)**多种刺法**:为了加强刺激量,现代采用了多种针刺方法。

如杨子江等治疗老年性痴呆,采用透针法,刺百会透四神聪,神庭透左右当阳和上星,首面(印堂穴直上1.5寸处)透鼻交(鼻梁后高骨微上凹陷处),定神(人中沟正中线下1/3与2/3交界处)向上透刺人中,足三里透丰隆,风府透哑门,大椎先向上斜刺8分,捻针1分钟,再把针尖返到皮下向下透身柱穴,命门先透两肾俞,再向上斜刺8分,内关透刺大陵,灵道透神门,复溜透刺太溪;吴迪则用"飞经走气法"及"治病八法":针风池用赤凤迎源法,百会用龙虎交战法,关元施烧山火结合青龙摆尾,并施温针法,神门用抽添法使手指抽动,足三里施阳中隐阴,丰隆施阴中隐阳,三阴交施苍龟探穴;米建平等治疗血管性痴呆,运用"大接经法",按照十二经脉流注顺序快速刺入井穴,虚证从阴引阳,即从肺经少商穴开始至肝经大敦穴结束,实证从阳引阴,即从膀胱经至阴穴开始至小肠经少泽穴结束。

(4)久留针:延长刺激时间是增加刺激量的又一途径,因此现代常用久留针的方法治疗本病。如梅静等治疗老年性痴呆,取百会和四神聪,留针5小时;刘智斌等治疗血管性痴呆,采用头部发际区排针法,即头部前、侧发际区,每隔1.5寸向头皮平刺入1针,留针6小时;包烨华等则取顶中线、额中线、双侧顶旁1线,留针10小时。

(5)补泻:现代也采用补泻手法。如姜国华等治疗老年性痴呆,取百会、肾俞、神门、内关、四神聪、风池、太溪、足三里,据虚实实施针刺补泻法;贺军等则刺内关,施提插捻转泻法,刺风池、完骨、天柱,施小幅度高频率捻转补法,刺三阴交,施提插补法,刺上星透百会、印堂、四神聪、头部运动区,施捻转平补平泻;叶衡从四神聪四个方向平刺透百会,然后施捻转提插,使产生温热感。

现代还对补泻手法进行了实验室指标的测试,这在古代是没有的。如刘会安等治疗血管性痴呆,取中脘、丰隆、内关,用针刺捻转泻法,涌泉、人迎、风池,用补法,结果患者的智能、社会功能活动、血流动力学状态、血液黏滞度均得改善;周莉等通过人体和动物实验研究发现,针刺百会,用迎随补泻法,配合捻转,结果脑内 M 受体结合容量,cAMP/cGMP 比值均得以改善,从而提高了学习记忆力。

（6）其他针法:现代还采用其他针刺方法。如仲秀艳等治疗血管性痴呆,根据子午流注,采用灵龟八法开穴,施平补平泻;赵玉青治疗神经性痴呆,取人中、风池、内关、列缺、足三里、中封、神门、浮郄,先引其笑,然后用针刺平补平泻(本案要求先引患者喜笑,然后再针刺,可供临床参考)。

3. 现代发展的方法　现代还采用电针、穴位注射、拔罐、敷贴、刺血、按摩、埋植,以及微针系统等疗法。这些在古代是没有的,当是今人的发展。

（1）电针:如赖新生治疗老年血管性痴呆,取四神针(百会前后左右各旁开 1.5 寸)、智三针(本神、神庭)、水沟,配神门、后溪、足三里、太溪,用电针与捻转手法相结合;董洪涛等则取百会、大椎及四神聪、风池,用电针刺激;王惠明治疗血管性痴呆,取风池、水沟、印堂、上星、百会、四神聪等穴,用电针刺激;彭唯娜等则取上印堂、百会、风府、风池、太阳、合谷、太冲等穴,用电针调理髓海。

（2）穴位注射:如李常度等治疗血管性痴呆,取内关、风池、肾俞,注入麝香注射液;宫洪涛等则取足三里、肾俞、内关,注入淫羊藿注射液;赵宝玉等取百会、风池,注入胞二磷胆碱;林树芬等取第 2 掌骨尺侧全息穴心、肾,头针顶中线、额中线、额线 1~3 线、颞前线、颞后线,体穴涌泉、足三里、三阴交、太溪、中脘、关元、通里、内关等,注入神经络素;李嗣娴等治疗儿童智能低下,取哑门、百会、神庭、精神情感区,语言障碍取语言一、二、三区,注入乙酰谷酰胺和呋喃硫胺的混合液;施炳培等则取哑门、风池,注入乙酰谷酰胺,取肾俞、足三里、大椎、内关,注入活血注射液(含当归、红花、川芎、丹参等),或注入盐酸呋喃酸胺;王烈取哑门下 1 寸旁开 5 分,注入人参注射液;董俊峰治疗老年性痴呆,取肾俞,用针刺补法,取足三里、三阴交,用泻法,并注入乙酰谷酰胺与复方当归注射液(含当归、川芎、红花)的混合液;杨树成则取肾俞、足三里、三阴交,注入人参注射液和复方丹参注射液混合液。

(3) **拔罐**:如杨正志治疗老年性痴呆,取背部督脉与膀胱经穴,施予走罐,再将罐留拔于大椎及肾俞穴;石奕丽等治疗血管性痴呆,亦取背部膀胱经、夹脊及督脉穴,施走罐疗法;贾广田等治疗儿童脑瘫所致智能低下,取头顶八卦穴、耳尖上三角穴、风府两侧一字穴等,用针刺,拔药物七型竹罐,再刺百会、心俞、肝俞、肾俞、命门、志室,平补平泻,留针拔罐15分钟。

(4) **敷贴**:如陈潜等治疗脑萎缩,取百会、四神聪、太阳、印堂等穴,敷以中药细末(含蜈蚣、全蝎、血竭、壁虎、蟾蜍等)2个半小时以发泡;边晓东等治疗血管性痴呆,取大椎、神门、足三里、三阴交,外敷中药黄芪、石菖蒲、川芎的细末6小时。

(5) **刺血**:如石奕丽等治疗血管性痴呆,取头部督脉与膀胱经穴,用七星针叩刺,挤压出血;赵惠等治疗血管性痴呆之实证者,取大椎、丰隆,予刺络放血。

(6) **按摩**:如贾广田等治疗儿童脑瘫所致智能低下,按摩头项部,用波颤十八法,项背部用拍打十四法等。余乃鈇治疗老年性痴呆,采用按摩四步骤:开天门,分阴阳,掐人中,点按百会,按揉风池、风府、拿肩井;按内关、曲池、足三里、三阴交、涌泉;按揉气海、关元、中脘、下脘、天枢;摩腹,捏脊,按揉命门、肾俞、脾俞、胃俞、大椎。

(7) **埋植**:如虞成英治疗先天性智力发育不全,取风府、大椎、陶道、身柱、至阳,埋入麝香药条。

(8) **微针系统**:现代又采用头针、耳针、眼针、舌针等微针系统疗法。

1) **头针**:如刘军等治疗血管性痴呆,取顶中线、额中线、额旁1~3线、颞前线、颞后线,用电针刺激,密波变动,频率200次/min;郝志清等治疗儿童智能低下,取头针额中线、顶中线、枕上正中线,用针刺捻转手法;彭华莎等则用"靳三针"中的四神针、智三针、颞三针、脑三针等治疗;贺静松等取汤氏头穴心区、三焦区、腰骶区、语智区、枕区、血线、风线,用针刺;车戬等治疗老年性痴呆,取焦氏头针言语二区、晕听区,用针刺。

2)**耳穴**:如李家琪治疗智障儿童,取耳穴肾、胃、脾、肝、艇中、肾上腺、贲门、小肠、内分泌、胰、皮质下、枕穴、神门,用贴压法,取耳尖放血;闻韶华亦取耳穴心、肺、肾、肝、脾、神门、交感、内分泌、皮质下、脑干、脑点、枕等,用王不留行贴压;王烈则取耳穴脑干、皮质下、肾、心,用针刺;罗玉凤等治疗血管性痴呆,取耳穴心、脑、皮质下、肾、内分泌、神门、肝,用王不留行贴压;车戬等治疗老年性痴呆,亦取耳穴心、肝、肾、脑、内分泌、神门等,用王不留行贴压。

3)**眼针**:如赵秉铭等治疗老年性痴呆,取眼穴上焦区、肾区及心区,用针刺;车戬等亦取眼针肾、心、下焦、上焦区,用针刺;王鹏琴等治疗血管性痴呆,取眼针肾俞,并根据证候配合相应眼穴,用针刺使得气;江红则取眼针双侧眼眶外区上下焦、心、肝、肾、脾,用针沿皮横刺。

4)**舌针**:如李滋平治疗血管性痴呆,取舌针心、脾、肾穴,用针刺施大幅度捻转,以舌体抽动为佳。

【结语】

根据上述对古今文献的统计与分析结果,兹提出治疗痴呆的参考处方如下(无下划线者为古今均用穴,下划曲线者为古代所用穴,下划直线者为现代所用穴):①手足阴部穴神门、少商、隐白、大钟、涌泉、太溪、太冲等;②背部穴肾俞、心俞、肺俞、肝俞、大椎等;③头面部穴百会、四神聪、风池、水沟、神庭、本神、地仓等;④臂阴面穴通里、内关等;⑤胸脘部穴鸠尾等;⑥上肢阳面穴后溪、合谷、曲池、外关、肩髃等;⑦腿部穴足三里、三阴交、丰隆、血海、悬钟、阳陵泉等。临床可根据病情,在上述处方中选用若干相关穴位。

治疗与热相关者,可考虑选取肢体末端与关节部穴;与虚相关者,可考虑选取关元等穴。

临床可用艾灸法,包括直接灸、艾条灸、隔姜灸、隔药饼灸、化脓灸、灸疗器灸等,要求刺激强、灸量大;还可采用针刺法,包括补泻、透刺,以及"飞经走气""治病八法""大接经""子午流注""灵龟八法"等方法施以强刺激、久留针,产生针刺感应,在引患者喜笑后再针刺;还可采用电针、穴位注射、拔罐、敷贴、刺血、按摩、埋植,以及微针系统(包括头针、耳针、眼针、舌针)等疗法。

历代文献摘录

［古代文献摘录］(含同时代外国文献)

敦煌医书《灸法图》S·6262:"灸诸癫狂、呆三十年,□当灸天窗,灸两肩井,灸两风门,灸两肺念,灸两心念,灸两肾念,灸两手心、五井,灸两脚五舟,灸两足心,二十一处各灸五百壮,觉消且□。"

《琼瑶神书》(卷二·一百九十一):"痴呆之证取气上,复取升阳要升阴,神门提按刮战法,三里取下即安康。"

《琼瑶神书》(卷三·四十五):"神门二穴:治心痴呆、五痫等证。"

《扁鹊心书》(卷中·神疑病):"神疑病,凡人至中年,天数自然虚衰,或加妄想忧思,或为功名失志,以致心血大耗,痴醉不治,渐至精气耗尽而死,当灸关元穴三百壮,服延寿丹一斤。"

《卫生宝鉴》(卷九·惊痫治验):"魏敬甫之子四岁,一长老摩顶授记,众僧念咒,因而大恐,遂惊搐,痰涎壅塞,目多白睛,项背强急,喉中有声,一时许方省。后每见衣皂之人,辄发……行步动作,神思如痴……取天柱穴……洁古老人云:昼发取阳跷申脉,夜发取阴跷照海,先各灸二七壮……次与沈香天麻汤。"

《卫生宝鉴》(卷二十·流注指要赋):"神门去心性之呆痴。"

《针灸四书》(针经指南·标幽赋):"端的处,用大钟治心内之呆痴。"

《扁鹊神应针灸玉龙经》(针灸歌·又歌):"大钟一穴疗心痴。""痴呆只向神门许。"

《神应经》(心邪癫狂部):"呆痴:神门、少商、涌泉、心俞。"

《针灸大全》(卷四·八法主治病症):"内关……心性呆痴,悲泣不已:通里二穴、后溪二穴、神门二穴、大钟二穴。"

《针灸捷径》(卷之下):"失志,痴呆,怔□□:百会、肺俞、鸠尾、中管、肾俞、列缺、百劳、膏肓、心俞、神门、通里。"

《针灸聚英》(卷四上·玉龙赋):"神门治呆痴笑唬。"

《针灸聚英》(卷四下·六十六穴歌):"咽干不嗜食,心痛及狂悲;痴呆兼呕血,神门刺莫违。"

《医学入门》(卷一·杂病穴法):"神门专治心痴呆。""心痴呆……癫妖,上星亦好。"

《医学入门》(卷一·治病要穴):"神门:主惊悸怔忡、呆痴等疾。"

《奇经八脉考》(冲脉为病):"冲、督用事……其人若恍惚狂痴。"

《医学纲目》(卷二十五·狂):"(通玄)呆痴:神门(一穴,沿皮向前三分,先补后泻,灸之)、后溪(补生泻成)。"

《针灸大成》(卷三·玉龙歌):"痴呆之症不堪亲,不识尊卑枉骂人,神门独治痴呆病,转手骨开得穴真。"[原出《扁鹊神应针灸玉龙经》(玉龙歌)]

《针灸大成》(卷五·十二经井穴):"手少阴井……呆痴忘事,颠狂……复刺神门穴。"

《针灸大成》(卷九·治症总要):"第一百三十六.失志痴呆:神门、鬼眼、百会、鸠尾。"[原出《医学纲目》(卷二十五·狂)]

《针方六集》(神照集·第二十八):"手鬼眼……灸七壮,禁针,治五痫、呆痴。""鬼哭四穴……灸七壮,禁针,治伤寒发狂,痫疾呆痴。"

《针方六集》(纷署集·第二十五)："灵道……心内呆痴,五痫。"

《类经图翼》(卷十一·狂痫)："痴:心俞、神门。"

《循经考穴编》(足太阴)："三阴交……痫痴霍乱。"

《循经考穴编》(足太阳)："中髎……心性痴呆。"

《循经考穴编》(足太阳)："谚语……窦氏云,癫狂痫痴可针,余并禁刺。"

《医宗金鉴》(卷八十五·手部主病)："神门主治悸怔忡,呆痴中恶恍惚惊。"

《针灸秘授全书》(失志痴呆)："失志痴呆:重神门、鬼眼、百会、鸠尾(禁针)、少商、心俞、涌泉。"

《针灸简易》(审穴歌)："神门治怔忡呆痴。"

《针灸简易》(穴道诊治歌·手部)："神门掌后锐骨端,惊悸怔忡呆痴兼,卒中鬼邪三针灸,手少阴穴补泻安。"

《针灸治疗实验集》(14)："友人刘炳生,建阳人,年廿七……即似痴似呆,言语错乱,笑骂不常,有如鬼祟,余为之神门穴一针,留捻三分钟,即卧床大睡。"

《针灸治疗实验集》(34)："柳州福建街饼店刘均安之女名毛妹,年十六岁,去年七月间忽患痴呆之症,终日站立,不食不语……旋为针治百会、神门、心俞、少商、鸠尾、间使、鬼眼、大杼、三焦俞、期门、章门等穴,逐一按部针之,三四日而愈。"

[外国文献]

《东医宝鉴》(内景篇一·神)："失志痴呆,取神门、中冲、鬼眼、鸠尾、百会、后溪、大钟。"

[现代文献题录]

(限本节引用者,按首位作者首字的汉语拼音排序)

包烨华,冯伟民,朱国祥,等. 头穴久留针治疗血管性痴呆的随机对照研究. 中国针灸,2004,24(2):81-84.

边晓东,罗开涛,李蕴文.针灸结合穴位贴敷治疗血管性痴呆30例.江西中医药,2009,40(9):61.

车戬,许益强.针药并举治疗老年性痴呆25例.辽宁中医杂志,1997,24(8):377.

陈潜,吴勃力,马国庆.穴位敷药法治疗脑萎缩22例.针灸临床杂志,1996,12(11):36.

陈业孟,方幼安,沈自尹,等.针刺结合穴位注射治疗老年脑血管性痴呆21例.上海针灸杂志,1992,11(1):7.

陈业孟,方幼安,沈自尹,等.针刺结合穴位注射治疗老年痴呆症临床初探.中国针灸,1991,11(4):20-23.

程莘农.程莘农临证经验//陈佑邦,邓良月.当代中国针灸临证精要.天津:天津科学技术出版社,1987:403.

董洪涛,白英.针刺疗法对老年性痴呆患者MMSE量表得分的影响.中医外治杂志,2002,11(3):6-7.

董俊峰.穴位注射治疗老年性痴呆症86例.上海针灸杂志,1997,16(3):9.

方兴.方幼安针灸临证论文选.上海:上海翻译出版公司,1991:279.

高汉义,闫乐法,刘百波,等.针灸治疗老年血管性痴呆的临床研究.中医杂志,1999,40(8):471.

耿健.药氧针刺治疗老年期痴呆50例.内蒙古中医药,1998,17(3):29.

宫洪涛,郭可红,王宝亮,等.淫羊藿注射液穴位注射治疗血管性痴呆60例疗效观察.中医杂志,2003,44(2):103-104.

郝志清,马学兰,张红.头针治疗低能儿37例疗效观察.针灸学报,1988,4(1):22.

贺静松.运用汤氏头皮针法治疗小儿脑瘫40例.上海针灸杂志,1994,13(6):259.

贺军,李秋阳.针刺治疗老年性痴呆随笔.天津中医,1993,

10（3）:43.

侯安乐，王雷，卜渊．药氧针刺治疗多梗塞性痴呆的临床观察．上海针灸杂志，1998，17（2）:12.

黄文川，刘丽莉，赵跃，等．针刺对多发性脑梗塞痴呆患者脑电图的影响．针灸学报，1992，8（2）:13-15.

黄文川，沙桂娥，孙申田．针刺对多梗塞性痴呆P300潜伏期的影响．针灸临床杂志，1996，12（3）:26.

黄文川，徐继信，王旭，等．针刺治疗多梗塞性痴呆的研究．中国针灸，1992，12（3）:1-3.

黄学勇，俞红五，杨骏．针灸对血管性痴呆患者相关量表积分的影响．安徽中医学院学报，2003，22（5）:38.

贾广田，刘宝华，贾纪民，等．针刺与按摩治疗小儿脑性瘫痪症200例报告．中国针灸，1991，11（4）:3-4.

江红．眼针治疗血管性痴呆的临床观察．辽宁中医杂志，2006，33（10）:1333-1334.

姜国华，徐强，张洋．针刺对老年性痴呆神经行为学影响的临床研究．针灸临床杂志，2004，20（4）:1-3.

靳瑞，赖新生，王少白．以四神针、智三针为主治疗弱智儿童558例临床疗效观察．中国针灸，1992，12（2）:3-5.

赖新生，张家维，莫飞智，等．电针治疗血管性痴呆近期疗效分析．中医杂志，1997，38（6）:341.

赖新生，张家维，莫飞智，等．电针治疗血管痴呆临床疗效观察．中国针灸，1997，17（12）:713.

赖新生．针刺治疗老年性血管性痴呆的疗效观察．中国针灸，1997，17（4）:201-202.

李常度，蒋振亚，吴大容，等．麝香注射液穴位注射治疗血管性痴呆的临床随机对照研究．中国针灸，2000，20（12）:709-712.

李春梅．记忆障碍的中医治疗．国外医学:中医中药分册，1994，16（4）:48.

李家琪. 耳穴贴压法治疗弱智儿298例临床观察. 中国针灸, 1990, 10 (4): 3-4.

李明智. 灸治中风偏瘫伴痴呆案. 四川中医, 1994, 12 (7): 56.

李佩芳, 於先贵, 王涛. 刺督调神法治疗血管性痴呆的临床研究. 针灸临床杂志, 2008, 24 (5): 8-9.

李淑芝, 麻红, 贺鑫. 针刺配合药氧治疗血管性痴呆的临床观察. 中国针灸, 1999, 19 (12): 719-720.

李嗣娴, 王灵台. 乙酰谷酰胺及呋喃硫胺头部穴位注射治疗脑发育不全50例. 中国针灸, 1983, 3 (2): 5-7.

李艳慧, 杨文辉, 郑凉, 等. 血管性痴呆的针灸治疗与微量元素. 针灸临床杂志, 1996, 12 (11): 50-51.

李艳慧, 郑凉, 庄礼兴, 等. 针灸中药对血管性痴呆血过氧化物酶和抗氧化酶的影响. 中国针灸, 1999, 19 (11): 691-693.

李滋平. 舌针为主治疗血管性痴呆临床观察. 针灸临床杂志, 2008, 24 (7): 29-30.

梁忠, 吴天强, 胡兰. 针刺中药合用治疗老年性痴呆115例临床总结. 中国针灸, 1998, 18 (12): 712-714.

林树芬, 康西忠, 刘丽. 生物全息穴注射神经络素治疗早期血管性痴呆70例. 中西医结合心脑血管病杂志, 2006, 4 (3): 267.

刘会安, 侯冬芬, 刁增跃, 等. 化浊益智针法治疗血管性痴呆的临床疗效观察及机理研究. 中国针灸, 1997, 17 (9): 521-525.

刘军, 彭晓虹, 林大东, 等. 电针头穴治疗血管性痴呆临床研究. 中国针灸, 1998, 18 (4): 197-200.

刘勇前, 何强, 孙秀文. 独灸百会穴配合八仙益智粥治疗老年期痴呆98例. 中医药学报, 2003, 31 (4): 38-39.

刘智斌, 牛文民. 头部发际区排针法治疗血管性痴呆疗效观察. 中国针灸, 2007, 27 (6): 412-414.

刘智斌, 牛文明, 杨晓航, 等. 嗅三针治疗血管性痴呆的随机对照研究. 针刺研究, 2008, 33 (2): 131-134.

伦新,杨文辉."CT定位围针法"治疗痴呆的临床观察.上海针灸杂志,2000,19(1):20.

罗玉凤,盛艳萍,王伟桥.针药并治老年痴呆30例疗效观察.针灸临床杂志,1995,11(1):15.

马涛."三脑六头九神穴"治疗血管性痴呆83例.安徽中医临床杂志,2001,13(6):410.

梅静,刘春光,孙利.针灸治疗老年性痴呆76例.中国民间疗法,2003,11(12):13-14.

米建平,朱晓平,樊莉,等.大接经法治疗血管性痴呆临床观察.中国针灸,2004,24(11):747-749.

彭华莎,鲁荣华.针刺为主治疗弱智儿童30例临床观察.四川中医,1995,13(12):49.

彭唯娜,马晓晶,刘志顺.电针调理髓海方法治疗重度血管性痴呆12例.针灸临床杂志,2005,21(9):34.

沈卫东,李鼎.老年痴呆针灸治疗的临床初步研究.上海针灸杂志,1996,15(5):5-6.

施炳培,林丽玉,卜怀娣.针刺治疗脑发育不全290例临床疗效观察.辽宁中医杂志,1984,11(5):33-34.

石学敏,韩景献,李平,等.针刺对老化痴呆鼠脑兴奋性氨基酸水平影响的实验研究.中国针灸,1998,18(11):689-692.

石奕丽,付如华,刘焕荣.针刺、叩刺、走罐综合治疗血管性痴呆43例.山东中医杂志,2004,23(8):479.

孙长旺.针刺四神穴为主治疗老年痴呆症临床经验.天津中医,1997,14(2):79-80.

唐勇,余曙光,陈瑾,等.针刺对老年性痴呆认知功能及AChE的影响.上海针灸杂志,2001,20(3):6-7.

王惠明.电针法治疗血管性痴呆临床疗效观察.天津中医药,2007,24(3):218-220.

王惠仙,张炉高.针灸中药并用治疗老年性痴呆52例疗效观察.中国针灸,1998,18(12):735-736.

王烈,杨维清,张英慧.中医对大脑发育不全70例证治探讨.新中医,1984,16(4):26-28.

王鹏琴,赵辉,王丽.眼针疗法治疗血管性痴呆的临床观察.辽宁中医杂志,2003,30(5):392.

王振龙.醒脑开窍加体针治疗老年性痴呆.针灸临床杂志,1997,13(9):16-17.

韦思泉.针药并用治疗老年性痴呆25例.黑龙江中医药,1999,28(3):57-58.

闻韶华.耳压治疗智力低下200例临床小结.江苏中医,1990,11(3):21.

吴迪.针灸治疗早老性痴呆36例.四川中医,2004,22(3):93-94.

武连仲,侯庆,周新.针刺治疗血管性痴呆的临床研究.中国针灸,1998,18(12):733-734.

徐捷.针药结合治疗老年痴呆症1例.江西中医药,1995,26(3):51.

杨玫英.醒脑开窍针刺法合用补阳还五汤治疗血管性痴呆46例.陕西中医,2007,28(2):203-204.

杨树成.水针治疗老年性痴呆症26例.浙江中医杂志,1995,30(8):357.

杨文辉,李艳蕙,庄礼兴,等.针药结合治疗血管性痴呆的临床观察.针灸临床杂志,1996,12(3):14-15.

杨湘潭.针灸醒脑开窍法为主治疗老年性痴呆26例.中国针灸,1996,16(11):3.

杨兆勤.针刺和穴位封闭试治儿童脑发育不全20例.中国针灸,1982,2(2):10.

杨正志.背俞穴走罐治疗老年性痴呆18例.新中医,1996,28(12):31.

杨子江,李淑娥.多针透刺法治疗老年性痴呆症.针灸临床杂志,1995,11(3):34.

叶衡.四神聪对锋刺治疗老年性痴呆.浙江中医杂志,1993,28(11):520.

余乃鉌.推拿治疗老年性痴呆.福建中医药,1996,27(5):32.

虞成英.麝香督脉埋植治疗先天性智力发育不全两例.江西中医药,1985,16(6):13.

赵宝玉,岳秀兰,付宝珍.穴位注射治疗脑血管性痴呆234例.上海针灸杂志,1995,14(5):202.

赵秉铭,赵辉.针刺治疗老年性痴呆初探.中国针灸,1995,15(增下):156.

赵惠,孙忠人,孙远征.原络配穴为主治疗血管性痴呆疗效观察.中国针灸,2004,24(8):525.

赵玉青.赵玉青临证经验//陈佑邦,邓良月.当代中国针灸临证精要.天津:天津科学技术出版社,1987:275.

仲秀艳,苏学旭,刘洁.针刺配合尼莫地平治疗30例血管性痴呆疗效观察.贵阳中医学院学报,2007,29(5):42-43.

周莉,裴廷辅,杜旭,等.针刺百会穴对记忆影响的实验观察.黑龙江中医药,1992,21(3):41.

第十三节　癫痫

　　癫痫是发作性神志异常的疾病,其特征为发作性的精神恍惚,甚则突然仆倒,昏不知人,口吐涎沫,四肢抽搐,或口中如猪羊叫唤,移时苏醒,俗称"羊痫风"。古代文献中凡有癫痫、痫、羊鸣等描述字样的内容,本节均予以收录。古代对癫、痫、瘛疭分辨不够清楚,有"大人癫,小人痫"之说,而所谓"小人痫",多为惊风抽搐之类。为了使本病的统计分析结果比较准确,避免癫证、惊风内容的影响,故本节在统计时尽量剔除了与癫证、惊风相关的条文,相关内容可参阅"癫狂""瘛疭"章节。尽管如此,本节文献中仍可能混有癫证、惊风内容,阅读时请注意辨析。中医学认为,本病的主要病因为先天不足,惊恐伤肾,肝逆生风,脾胃失运,病机为痰浊内聚,蒙蔽心脑,故本病与脑、心(包)、肝、脾、肾皆相关,临床可表现为寒、热、风、痰、气、虚等证型。西医学认为,癫痫是神经元的异常放电导致的暂时性突发性大脑功能失常,包括原发性和继发性两种,皆与本病相关。涉及本病的古代针灸文献共215条,合559穴次;现代针灸文献共151篇,合1 110穴次。将古今文献的统计结果相对照,可列出表13-1~表13-4(表中数字为文献中出现的次数)。

表 13-1　常用经脉的古今对照表

经脉	古代(穴次)	现代(穴次)
相同	督脉88、膀胱经82、任脉80、肾经27、心包经27	督经362、膀胱经166、任脉105、心包经68、肾经46
不同	心经39、肺经36、脾经28、三焦经26	胃经115

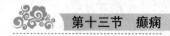

表 13-2 常用部位的古今对照表

部位	古代（穴次）	现代（穴次）
相同	头面 97、胸脘 83、足阴 54、上背 51、臂阴 39	上背 282、头面 200、胸脘 84、足阴 84、臂阴 66
不同	手掌 60、足背 44、臂阳 29、手背 24	下背 133、腿阳 117

表 13-3 常用穴位的古今对照表

穴位		古代（穴次）	现代（穴次）
相同		鸠尾 26、百会 24、神门 22、心俞 22、申脉 13、中脘 13、水沟 10、照海 9、间使 8、大椎 8、内关 7、足三里 6、筋缩 6	大椎 75、百会 53、内关 44、足三里 41、心俞 38、鸠尾 35、水沟 26、筋缩 26、申脉 25、照海 24、神门 23、间使 19、中脘 18
相似	头部	神庭 15	风池 17、风府 17
	胸脘	巨阙 18、上脘 6	膻中 20
	上背		肝俞 27、身柱 16
不同	手足部	少商 21、后溪 17、涌泉 14、隐白 13、劳宫 8、仆参 7、金门 7、昆仑 6	太冲 27
	臂部	天井 10、少海 8、列缺 6	
	腿部		丰隆 65、三阴交 21
	背部		腰奇 54、长强 33、肾俞 22

表 13-4 治疗方法的古今对照表

方法	古代（条次）	现代（篇次）
相同	艾灸 70、针刺 10、刺血 4	针刺 60、灸法 7、刺血 3
不同		埋藏 59、头针 12、穴位注射 11、电针 10、挑割结扎 8、拔罐 4、敷贴 3、耳穴 2、火针 1、器械 1、针刀 1、手足针 1

根据以上各表,可对癫痫的古今针灸治疗特点作以下比较分析。

【循经取穴比较】

1. 古今均取督脉、膀胱经穴　本病病位在脑部,而督脉、膀胱经与脑直接相联,故临床多取该两经穴。统计结果见表 13-5。

表 13-5　督脉、膀胱经穴次及其分占古、今总穴次的百分比和其位次对照表

	古代	现代
督脉	88(15.74%,第一位)	362(32.61%,第一位)
膀胱经	82(14.67%,第一位)	166(14.95%,第一位)

表 13-5 显示,**现代比古代更重视督脉穴**,而膀胱经穴次的百分比古今相近。就穴位而言,表 13-3 显示,**古今均常取督脉百会、水沟、大椎,膀胱经心俞、申脉、筋缩,这些是相同的**;古代还取督脉神庭,现代则取风府,这是相似的;**古代又取督脉身柱,交会穴后溪、膀胱经肝俞、仆参、金门、昆仑,现代则取督脉长强,膀胱经肾俞**,这些是不同的。

2. 古今均取任脉与心包经、肾经穴　本病多由痰迷心窍、惊恐伤肾等因素所致,而任脉循行于胸腹,与心包、肾等脏腑相联,因此临床选取任脉和心包经、肾经穴。统计结果见表 13-6。

表 13-6　任脉、心包经、肾经穴次及其分占古、今总穴次的百分比和其位次对照表

	古代	现代
任脉	80(14.31%,第三位)	125(9.46%,第四位)
心包经	27(4.83%,并列第七位)	68(6.13%,第五位)
肾经	27(4.83%,并列第七位)	46(4.14%,第六位)

　　表 13-6 显示,**古代比现代更重视任脉穴**,此当古人认为本病由痰邪所致的缘故;至于心包经、肾经的百分比,则古今分别相近。就穴位而言,古今均常取任脉鸠尾、中脘,**心包经间使、内关,肾经照海,这是相同的**;古代还取任脉巨阙、上脘,心包经劳宫,肾经涌泉,现代则取任脉膻中,这些是相似的。

　　3. 古代选取心经、肺经、脾经穴　本病常由痰迷心窍所致,而"脾为生痰之源,肺为贮痰之器",因此古代也选用心经、肺经、脾经穴,分别为 39、36、28 穴次,分列诸经的第四、第五、第六位,分占古代总穴次的 6.98%、6.44%、5.01%。**常用穴为心经神门、少海,肺经少商、列缺,脾经隐白**。现代虽然也选取心经神门,以及脾经三阴交,但现代取心经、肺经、脾经分别为 23、6、31 穴次,分列现代诸经的第九、第十三、第八位,分占现代总穴次的 2.07%、0.54%、2.79%,均未被列入常用经脉,不如古代。

　　4. 现代选取胃经穴　本病常由痰邪所致,而胃经络脾,与脾相配合,亦有祛痰化湿之功,因此现代选用胃经共 115 穴次,列诸经的第三位,占现代总穴次的 10.36%,**常用穴为足三里、丰隆**。古代虽然也取足三里,但古代取胃经共计 23 穴次,列古代诸经的第十(并列)位,占古代总穴次的 4.11%,未被列入常用经脉,不如现代。

　　5. 古今重视冲脉和阴、阳跷脉穴　因为本病病位在脑,表现为脊强反张,而冲脉贯脊,与督脉相通;"足太阳……在项中两筋间入脑,乃别阴跷阳跷"(《灵枢经·寒热病》),因此冲脉、阴跷脉、阳跷脉跟督脉相仿,皆与脑、脊、背相关,可治疗本病。如《脾胃论》云:"病痫者,涎沫出于口,冷汗出于身,清涕出于鼻,皆阳跷、阴跷、督、冲四脉之邪上行","当从督、冲、二跷四穴中奇邪之法治之"。其中阴、阳跷脉之交会穴照海、申脉穴次较高。

【分部取穴比较】

　　1. 古今均取头面部穴　本病病位在脑,因此临床多取头面部穴,在古、今文献中,分别为97、200穴次,分列古、今各部的第一、第二位,分占各自总穴次的17.35%、18.02%,古今百分比相近。就穴位而言,表13-3显示,**古今均常取百会、水沟,这是相同的**;古代还取神庭,现代则取风池、风府,这些是相似的。

古代取头面部穴者,如《古今医统大全》治疗小儿"痫证":"灸法:神庭、百会、囟会、长强。上随意会相宜,灸炷如麦大,灸三壮即愈"。《类经图翼》谓:水沟主"癫痫卒倒"。《医宗金鉴》云:"神庭主灸羊痫风。"

现代取头面部穴者,如邵素菊治疗癫痫,取百会,发作期加人中等,间歇期加大椎、风池等,用针刺;张锦华治疗发作期取百会、水沟等,施强刺激手法,百会加灸,间隙期取前顶、神庭、大椎、脑户等穴,施针刺加电针;刘胜利等治疗癫痫,取百会、脑空、风府、下哑门等,用针刺。又如李智根据脑电图定位灶取穴:额区取本神透阳白,顶区取承光透通天,颞区取率谷向前刺1.5寸,玉枕向下刺1.5寸,用电针刺激,治疗后脑电图得以改善。此亦为取头部穴之例。

2. **古今均取胸脘、上背、臂阴面穴** 本病多由痰迷心窍所致,治疗从心、心包、脾、肺着手,而该四脏位于胸脘部;根据气街学说,上背部与胸脘相对应;肺经、心包经、心经三经行于臂阴部,故临床多取该三部穴。统计结果见表13-7。

表13-7　胸脘、上背、臂阴部穴次及其分占古、今总穴次的百分比和
其位次对照表

	古代	现代
胸脘	83(14.85%,第二位)	84(7.57%,并列第五位)
上背	51(9.12%,第五位)	282(25.41%,第一位)
臂阴	39(6.98%,第七)	66(5.95%,第六位)

表 13-7 显示，**古代比现代更重视胸脘部穴**，此当古人重视祛痰的缘故；**现代比古代更重视上背部穴**，此当现代受神经学说影响之故；而臂阴面的古今百分比相近。

就穴位而言，**在胸脘部，古今均取鸠尾、中脘，这是相同的**；古代还取巨阙、上脘，现代则取膻中，这是相似的。如明代《玉龙赋》道："鸠尾针癫痫已发，慎其妄施。"《神应经》载："牛痫：鸠尾（三壮）。"宋代《扁鹊心书》叙："一妇人病痫已十年，亦灸中脘五十壮，愈。"《太平圣惠方》曰："猪痫病如尸厥吐沫，灸巨阙穴三壮。"清代《灸法秘传》言："痫症"，"兼灸上脘，每发每灸，日渐自差"。现代冯文华治癫痫，取鸠尾，斜刺 0.5~1 寸；孙仁平则取鸠尾等穴，埋入羊肠线；李凤太取膻中、中脘，以及脊中、筋缩、大椎等，用穴位埋线法；许永迅治疗运动性癫痫，用长针刺璇玑透膻中、鸠尾透中脘，强捻转 1 分钟。在本病的古代文献中，鸠尾十分突出，达 26 穴次，占诸穴之首，此当该穴为任脉之络穴，而痰浊又往往隐藏于该穴内"膏肓"部位的缘故。

在上背部，古今均取心俞、大椎、筋缩，这是相同的；现代还取肝俞、身柱，这是相似的。如宋代《太平圣惠方》载：心俞主治"狂、痫、心气乱"；"小儿羊痫，目瞪吐舌羊鸣也，灸第九椎下节间三壮，炷如小麦大"（"九椎下"当为筋缩）。唐代《备急千金要方》记："小儿暴痫"，"若脊强反张，灸大椎，并灸诸藏俞及督脊上当中"。现代王进才等治疗原发性癫痫，取大椎，用针刺，使针感沿脊柱向下放射至腰，结果显示大椎穴对本病有显著疗效；孙仁平治疗癫痫，取大椎、心俞透督俞、肝俞透胆俞等穴，埋入羊肠线；赵兰等则取大椎、陶道、灵台、筋缩、脊中、命门、腰阳关、第 2 胸椎棘突下、癫痫穴（大椎与尾骨端连线之中点）等，用穴位埋线；冯文华取身柱、神道及两穴之间（第 4~5 胸椎之间），直刺 1~1.2 寸，灸 3~5 壮。

在臂阴部，古今均取间使、内关，这是相同的；古代又取少海、列缺，现代取之不多，这是不同的。如明代《循经考穴编》载：间使主"痛狂";列缺主"痫疟惊悸"。《针灸大全》称:内关主"五痫等症,口中吐沫"。宋代《太平圣惠方》谓:少海主"癫痫吐舌,沫出羊鸣也"。民国初期《西法针灸》治疗"癫痫",针刺内关、神门、尺泽、间使等穴。现代张锦华治疗痫证间隙期,选用间使、内关,以及鸠尾、上脘等穴,施予针刺加电针;彭光超治疗癫痫,取间使、太渊,以及鸠尾等,据虚实施针刺补泻;阎万魁则取内关、鸠尾等穴,埋入羊肠线。

3. 古今均取足阴部穴　本病与肝、脾、肾相关,而肝、脾、肾三经均起于足阴部,因此在古、今文献中,足阴部分别为54、84穴次,分列古、今各部的第四、第五(并列)位,分占各自总穴次的9.66%、7.57%,古今百分比相近。就穴位而言,**古今均取照海,这是相同的**;古代还取涌泉、隐白,现代则取太冲,这是相似的。

古代取足阴部穴者,如《名家灸选三编》叙:"治小儿惊风,每月发作,将成癫痫者法:灸两足照海五壮,每日灸之,效(即古灸阴跷者是)。"《席弘赋》道:"鸠尾能治五般痫,若下涌泉人不死。"《针灸逢源》语:"鬼眼四穴","兼治五痫,正发时灸此四穴,甚效"。鬼眼即隐白与少商

现代取足阴部穴者,如高永波等治疗癫痫,针刺太溪、公孙、照海、三阴交等穴,用补法,取行间、足临泣、太冲,用泻法;陈锦枝则取申脉、照海等穴,埋入羊肠线;杨白燕针刺合谷、太冲,用捻转泻法。

4. 古代重视手足部穴　本病病位在脑。《灵枢经·终始》曰:"病在头者,取之足。"而手又与足相对应,因此古代治疗本病重视取手足部穴,除上述足阴部穴外,古代文献中手掌、足阳、手背分别为60、44、24穴次,分列各部的第三、第六、第九位,分占古代总穴次的10.73%、7.87%、4.29%,**常用穴为手掌部神门、少商、劳宫,足阳部申脉、仆参、金门、昆仑,手背部后溪**。如《胜玉歌》道:"后溪鸠尾及神门,治疗五痫立便痊。"《循经考穴编》

载:少商"禁灸,唯癫痫可灸七壮"。《杂病穴法(歌)》曰:"劳宫能治五般痫,更刺涌泉疾如挑。"《类经图翼》言:"鸡痫:张手前仆,提住即醒,申脉。"《针灸甲乙经》云:"小儿马痫,仆参及金门主之。"《针灸集书》称:昆仑主"小儿癫痫诸疾"。《流注指要赋》道:"痫发颠狂兮,凭后溪而疗理。"现代也选用申脉等穴。如金镜等治疗本病发作期,取申脉,用强刺激手法,不留针;黄宗勘治疗癫痫,日发刺申脉,夜发刺照海。但现代取手掌、足背、手背分别为31、27、21穴次,分列现代各部的第七、第八、第十一位,分占现代总穴次的2.78%、2.43%、1.89%,均未被列入常用部位,不如古代。

5.**古代选取臂阳面穴**　本病常表现出上肢的抽搐,而阳主动,因此古代也选用臂阳面穴以止搐,共计29穴次,列各部的第八位,占古代总穴次的5.19%,其中尤以关节部穴为多。**常用穴为天井等**。如《针灸聚英》谓:天井主"羊痫";《针灸捷径》治疗"癫痫之证",取天井及"小海与曲池相对"。而现代取臂阳面穴为14穴次,列现代各部的第十二位,占现代总穴次的1.26%,未被列入常用部位,不如古代。清代《针灸逢源》道:"五痫百会内关稽,鬼腿(曲池穴)神门与后溪,鸠尾心腧刺灸得,上星通里愈痫迷。"此方则综合选用了上述头面、胸脘、上背、臂阴、手足与臂阳面穴。

6.**现代选取下背部、腿阳面穴**　本病病位在头,根据上下对应的原则,可取尾骶部穴;本病又与肾相关,可取背部与肾相关的穴位,因此**现代取下背部穴共133次**,列各部的第三位,占现代总穴次的11.98%,**常用穴为腰奇、长强、肾俞**。如邵素菊治疗癫痫,取腰奇(尾骶骨尖端直上2寸,第2~3骶椎棘突之间),用3寸以上毫针,顺脊柱(督脉)向上沿皮下刺入2.5寸以上,使针感向上传导;刘冠军则针刺大椎、腰奇、肾俞、长强(点刺出血)以疏经祛瘀;俞振飞取腰奇、肾俞、长强,施埋线法。而古代取下背部为7穴次,列古代各部的第十位,占古代总穴次的1.25%,未被列入常用部位,不如古代。

本病多由痰邪作祟所致,而祛痰化湿可取胃经穴,胃经行于腿阳面;本病可表现出下肢抽搐,而阳主动,因此**现代选用腿阳面穴共计 117 穴次**,列各部的第四位,占现代总穴次的 10.54%,**常用穴为足三里、丰隆**。如彭光超治疗癫痫,取丰隆、足三里等穴,用针刺平补平泻手法;陈锦枝则取长强、丰隆、足三里等穴,埋入羊肠线;张锦华治疗痫证间隙期,取足三里、丰隆等穴,施行针刺加电针。而古代虽然也选用足三里等穴(如《循经考穴编》载:足三里主“癫痫狂妄”),但古代取腿阳面共 18 穴次,列古代各部的第十二(并列)位,占古代总穴次的 3.22%,未被列入常用部位,不如现代。此外,表 13-3 显示,现代还选取腿阴部的三阴交,此当脾经穴可以祛痰化湿之故。如陈克彦等治疗癫痫,针刺神门、内关、足三里、三阴交,即为例。

【辨证取穴比较】

古代本病文献中有若干内容与辨证取穴相关,对其进行分析,发现古人治疗各种类型**均取胸脘、上背与头部穴**,这是共同的,与上述总体取穴特点也相合。此外,对于各类型的取穴似还有各自倾向。

1. **与寒相关**　古人取阳跷、阳维脉穴,此当阳跷主人体一身左右之阳,阳维联络诸阳经以通督脉的缘故,取之则可通阳祛寒。如《脉经》曰:“癫痫,恶风,偏枯,僵仆,羊鸣”,“直取阳跷,在外踝上三寸,直绝骨是也”(此处“外踝上三寸”当为跗阳,为阳跷之郄穴)。《奇经八脉考》云:“‘苦癫痫僵仆,羊鸣’,又‘苦僵仆,失音,肌肉痹痒’,‘应时自发汗出,恶风,身洗洗然也’,取阳白、金门、仆参。”其中阳白交阳维,金门别属阳维,仆参会阳跷。

2. **与相热关**　古人取关节部穴,此当关节部阳气旺盛的缘故。如《备急千金要方》言:“列缺主热痫。”《琼瑶神书》语:腕骨

"治浑身发热、五痫等证。少海二穴:同上"。涌泉治"心中发热、五痫等证"。《子午流注针经》用三棱针刺液门,治疗"惊悸痫热共头痛";用针刺神门,治疗"身热呕血多痫病"。上述穴位均在关节部。

3. **与风相关**　古人取四肢部穴,此当风主动,而本类型表现为四肢抽动的缘故。如《八法八穴歌》道:后溪主"中风不语痫癫"。《神农皇帝真传针灸图》载:灸中极、百劳、风池、肩井、曲池、合骨、环跳、风市、承山、行间、承浆、颊车、劳宫、中冲、内关、手足三里、三阴交,治"中风不语,口吐白泡,并羊癫母猪风,骤然不省人事"。上述穴位,多数在四肢部。**祛风又取头部风池等祛风之穴**。如《针灸资生经》云:"有人患痫疾,发则僵仆在地,久之方苏。予意其用心所致,为灸百会,又疑是痰厥致僵仆,为灸中管,其疾稍减,未除根也。后阅《脉诀》后,通真子有爱养小儿,谨护风池之说,人来觅灸痫疾,必为之按风池穴,皆应手酸疼,使灸之而愈。"

4. **与痰相关**　古人取肺经及胸脘部穴。如《针灸内篇》记:列缺"针一分,沿皮透太渊",主"痫痰惊悸"。《针灸大成》载:"锦衣张少泉公夫人患痫证二十余载","取鸠尾、中脘,快其脾胃,取肩髃、曲池等穴,理其经络,疏其痰气"。上述列缺属肺经,鸠尾、中脘在胸脘部。

5. **与气相关**　古人取与脾相关之穴,此当脾主运化升清的缘故。如《西方子明堂灸经》称:商丘主"心悲气逆","痫病"。

6. **与虚相关**　古人取胸脘、上背部穴,此与上述各类型的共同点相一致,"古今均取胸脘、上背、臂阴面穴"段落中《太平圣惠方》《循经考穴编》治疗与虚相关者取鸠尾、心俞,即为例。因胸脘内有心、肺、脾、肝等脏腑,上背部背俞穴与这些脏腑相联,取该二部穴则可补相关脏腑的虚损。

古代还**根据脏腑辨证治疗本病**。如《备急千金要方》治疗肝痫"灸足少阳、厥阴各三壮";心痫"灸心下第二肋端宛宛中,此为巨阙也，又灸手心主及少阴各三壮"；脾痫"灸胃管三壮，侠胃管旁灸二壮，足阳明、太阴各二壮"；肺痫"灸肺俞三壮，又灸手阳明、太阴各二壮"；肾痫"灸心下二寸二分三壮，又灸肘中动脉各二壮，又灸足太阳、少阴各二壮"；鬲痫"灸风府，又灸顶上，鼻人中，下唇承浆，皆随年壮"；肠痫"灸两承山，又灸足心、两手劳宫，又灸两耳后完骨，各随年壮，又灸脐中五十壮"。

现代治疗本病也有用辨证取穴者。如罗济民治疗癫痫之闭证，取水沟、风府、后溪、涌泉、丰隆、合谷、太冲、筋缩、阳陵泉等，用针刺泻法；脱证，取百会、神阙、关元，用大艾炷熏灸，针刺内关，用补法；间隙期脾阳不振，取脾俞、足三里，用针补加灸；痰湿壅盛，取阴陵泉、丰隆，用针泻；肾精不足，取太溪用补法，关元用灸；心火旺盛，刺巨阙、通里、少海、少府。王进才等治疗癫痫，取大椎，用针刺，肝风痰壅加大椎、肝俞、心俞、巨阙、太冲、丰隆、百会；痰火闭窍加肝俞、心俞、巨阙、百会、行间；肝肾阴虚加肝俞、肾俞、太溪、太冲、神门、三阴交；脾肾气虚加脾俞、肾俞、足三里、丰隆、内关。尹钢林治疗癫痫之气郁痰结，取太冲、丰隆、神门、膻中；心胃火盛，取神门、内庭、大椎、丰隆；清阳不升，取关元、足三里、百会、丰隆、大椎；瘀阻脑窍，取膈俞、膻中、大椎、丰隆，据虚实施针刺补泻。由上可见，**现代将八纲、六淫、气血津液和脏腑辨证相结合，分成诸多证型，并配上相应的穴位；而古代的辨证和分型并无如此复杂，取穴也没有如此明确，这是古今不同的。**

现代还根据不同症状取不同穴位。如杨廉德治疗癫痫，针刺百会、四神聪、风府、风池、腰俞（刺入骶管裂孔中2~4寸，使针感上传），昼发加申脉，夜发加照海，妇女经期加膻中、鸠尾、气海、三阴交，痰多加丰隆，肝郁加太冲，心悸失眠加神门，胸闷气短加内关，头痛辨经取远道穴，胃痛加上脘、足三里，奔豚气加气海、照海、太溪，用平补平泻法。许杰红等治疗癫痫，取鸠尾、筋缩、腰奇、间使、丰隆，用针刺，并据虚实施补泻，阵挛发作加水沟、百会、足三里,失神发作加手智三针(内关、神门、劳宫),失张力发作加申脉、照海,自主神经性发作加心俞、肝俞、肾俞,局限性运动性发作加合谷、太冲。而在**古代文献中未见如此明确的记载**,亦可谓是古今之不同。

【针灸方法比较】

1. **古今均用灸法**　本病多有精神恍惚或昏厥的症状,而直接灸可产生剧烈的烧灼痛,起到醒脑开窍的作用;对于痰邪或体虚者,灸法则有祛痰和补虚的作用,因此在本病的古、今文献中,涉及灸法者分别为 70 条次、7 篇次,分列古、今诸法之第一、第七位,分占各自总条(篇)次的 32.56% 和 4.64%,可见**古代比现代更多地采用灸法**,此与古代多灸、现代多针的状况相一致。

与上述总体取穴特点相仿,古代艾灸亦取头面、胸脘、上背、手足等部穴,但艾灸尤其**重视取末端部与胸脘部穴**。末端部的神经末梢丰富,十分敏感,灸之则可醒脑开窍,而末端部又包括头顶、阴部(躯干下端)、指(趾)端。其中**灸头顶部穴**者,如《医心方》曰:"灸痫法:囟中未合,骨中随息动者,是最要处也,灸五壮。"《灸法秘传》云:"痫症","痫家不须细别,当其初发之时,先灸百会"。**灸阴部穴**者,如《肘后备急方》言:"《斗门方》治癫痫,用艾于阴囊下,谷道正门当中间,随年数灸之。"《杂证方书第八种》记:"疗癫痫狂方,阴后大孔前缝上处中,随年壮,妇亦同。又方灸阴头七壮。又方阴茎近本穴中三壮,差。又方灸掌中并指节上,立效。"**灸指(趾)端部穴**者,如《针灸集成》语:"癫痫","足大趾本节内纹及独阴穴,各七壮"。《奇效良方》载:"鬼眼四穴,在手大拇指去爪甲角如韭叶","又二穴,在足大趾","治五痫等证,当正发时灸之,大效矣"。而**灸胸脘部穴**,则可祛痰定痫。如《玉龙歌》道:"鸠尾独治五般痫,此穴须当仔细观,若然着艾宜七壮,多则伤人针亦难。"唐代《备急千金要方》云:"治小儿暴痫者,身躯正直如死人,及腹中雷鸣,灸太仓及脐中上下两旁各一寸,凡六处。"而《针灸聚英》所载朱丹溪医案则兼灸胸脘和指(趾)部穴:"病痫,目上视,扬手踯足,筋牵喉响流涎,定则昏昧,腹胀痛冲心,头至胸大汗,痫与痛间作","乘痛时灸大敦、行间、中脘","又灸太冲、然谷、巨阙,及大指甲肉","又灸鬼哭穴"。

古人治疗本病或采用**骑缝灸**,即将两指(趾)用绳缚在一起,用艾炷灸缝上,此乃双穴同时下火,故刺激较强。如《针灸秘授全书》称:"五痫症",取"鬼眼(二手足大指,用绳缚之,甲角二分,此穴痫发时灸之最灵)"。此"鬼眼"即少商、隐白。《寿世保元》谓:"癫痫,不拘五般,以两手中指相合灸之,神效。"此处所灸当为中冲。又《采艾编翼》述:"痫症","若病深加中冲(合两指灸更妙)"。亦为例。

关于艾灸的剂量,与其他精神科疾病多达数百壮不同,灸治本病一般仅数壮,个别为 50 或 100 余壮,此可能是本病为发作性疾病之故,过一定时间可得恢复,灸量不是太大。

现代用艾灸者,如张锦华治疗痫证,取百会,用灸法;张鲁豫则取中脘,用温和灸;肖少卿治疗缓解期,灸气海、关元、足三里。**现代所用灸法包括艾炷灸、艾条灸、灯火灸及化脓灸。**如罗济民治疗癫痫之脱证,取百会、神阙、关元,用大艾炷熏灸,间隙期脾阳不振,取脾俞、足三里,用针补加灸,肾精不足取关元用灸;孙书鸿治疗癫痫,取百会、长强,用艾条熏灸;旷秋和则用灯心草灸,于每个节气日之上午灸百会、神庭、头维、太阳、耳尖、耳背沟三穴、督脉上风府至长强诸穴、尺泽、委中;张乃卿采用化脓灸,每年从小暑至处暑期间施灸,第 1 年灸百会、大椎、身柱,或加膏肓俞,第 2 年灸前顶、神道、筋缩,或加肝俞,第 3 年取囟会、脊中、腰奇、鸠尾,每穴灸 4~9 壮。由上又可见,现代艾灸取穴也包括头部、胸脘、上背等部穴,这与古代相合;**但现代取四肢末端部及阴部穴者不多,用直接灸或骑缝灸以醒脑者也较少,**这与古代有所不同。

2. **古今均用针刺** 本病属精神神经系统疾病,而针刺可刺及神经,并通过神经传递到大脑皮质,因此在本病古、今文献中,涉及针刺者分别为 10 条次、60 篇次,分列古、今诸法之第二、第一位,分占各自总条(篇)次的 4.65% 和 39.74%,可见**现代比古代更多地采用针刺疗法**,此当现代神经学说的影响和针具进步的缘故。

古代用针刺者,如宋代《太平圣惠方》载:眉冲治"五般痫,头痛鼻塞,不灸,通针入三分"。明代《循经考穴编》记:"癫痫狂邪","宜刺要穴人中"。《针灸则》治疗"痫证","针:中脘、鸠尾、公孙"。民国期间《针灸治疗实验集》叙:"次女年十八岁,尚未出阁,素患痫症","遂针百会、风府、神门、心俞、丰隆、三里、涌泉等穴,未获收效,后其父云,小女每逢月事将至之前,右手先抽缩数次,眼珠转变青色,则发痫矣","次日先拔去其头顶上之红发数条,按前日所针之穴,则加鸠尾、巨阙、上脘、中脘、气海、中极、血海、三里、三阴交等穴,逐一按部针之,四五日愈"。此案为何要"先拔去其头顶上之红发数条"?似不明了,尚待考。

现代用针刺者,如翟文生治疗癫痫,针百会,得气后捻转 1 分钟,再针人中,用雀啄手法,至眼球湿润为度,针双侧劳宫,施提插捻转,使指间有放电感,针双侧涌泉,施快速捻转至脚心发热,脚掌发胀,最后针双侧内关,得气后捻转 1 分钟,留针 60 分钟;邝忠荣治疗儿童痫证,取痫三针(内关、申脉、照海)、颞三针(耳尖直上入发际 2 寸为第 1 针,以此水平向前后各旁开 1 寸为第 2、3 针),按虚实施捻转补泻。古今针刺治疗本病尚有以下特点。

(1)**古今针刺均用补泻法**:如宋代《太平圣惠方》载:百会治"角弓反张,羊鸣多哭,言语不择,发时即死,吐沫","针入二分得气,即泻"。《琼瑶神书》道:"鸠尾独泻五般痫,此穴盘盘深提看,若得老师神妙手,金针深提是神仙。"现代张玉璞治疗癫痫,发时取人中、百会、神门、间使、涌泉,用针刺迎随泻法,缓时取脾俞、胃仓、肾俞、太溪、气海、足三里,用迎随补法;孙书鸿治疗癫痫,取百会、风府、大椎,用针刺捻转补法,长强、腰俞、命门,用捻转泻法;

张连城治疗小儿癫痫,取合谷、太冲,用提插泻法,配丰隆、百会,用平补平泻,发作期加神门、内关,用捻转泻法,缓解期加足三里、太溪,用捻转补法。由上可见,古代用补法的记载较少,现代则补泻兼施。

（2）**古今均采用透刺法**:如上述"与痰相关"中清代《针灸内篇》载:列缺"针一分,沿皮透太渊"。现代许永迅治疗运动性癫痫,用长针刺大椎透灵台、至阳透筋缩、脊中透命门、腰奇透长强、璇玑透膻中、鸠尾透中脘,强捻转 1 分钟,用毫针刺神庭透囟会、百会透后顶,施小幅度快速提插手法。由上可见,《针灸内篇》透刺用于肌肉菲薄处的穴位,而现代透刺则是为了加强刺激。

（3）**古人针刺根据生成数以行气**:如《针灸大成》述:"患心痫疾数载矣","刺照海、列缺,灸心俞等穴,其针待气至,乃行生成之数而愈"。此当根据经脉长度的不同,按照呼吸次数的多少,以确定运针的时间。

（4）**现代重视针刺感应**:本病为精神意识障碍,现代认为针刺须产生足够的感应才能取得疗效。如徐笨人等治疗癫痫,针刺大椎,并认为必须出现触电样针感传至四肢时,才能收到较好的效果;戴玉勤则针刺风池,使麻胀感到其前额,大椎麻感到达背部中段,百会、人中有局部胀感,神门、太冲、合谷针感向手足传导,足三里、三阴交、丰隆针感传到足部和小腿;申卓彬针上星、百会、脑户,捻转使针感向遍头放散;杨子雨针腰奇穴,向上横刺 1.5 寸,使酸胀感沿脊柱上下扩散。为了取得针刺感应,现代往往采用强刺激、深刺、用三棱针代替针灸针等方法。

现代用强刺激者,如毕福高治疗癫痫之发作期,刺人中、百会、合谷、丰隆、长强、涌泉,强刺激不留针(可见强刺激尤其适用于发作期);蒋文成治疗癫痫,取神庭透上星、百会、间使、大椎、丰隆、鸠尾、腰奇、肝俞、心俞,用针刺大幅度捻转提插强手法;孙世晓等则针刺人中用重雀啄法,使出泪为度,针刺百会透前顶、风池

透风府、神门,使针感向下或左右放射为度;肖少卿取十三鬼穴
(人中、上星、承浆、大陵、曲池、申脉、隐白、风府、颊车、舌下中缝、
少商、劳宫、会阴)加间使、后溪,用针刺捻转泻法,十三鬼穴较为
敏感,故刺激较强。

现代采用深刺者,如谢锡亮治疗癫痫,用针深刺风府 2.5 寸,
行抽刺术 2~3 次;袁硕则深刺哑门,使闪电样针感放射至头部
或肢体,立即出针;王天才深刺经外奇穴副哑门(项部后发际中
点直下 5 分处,第 2~3 颈椎棘突间),向喉结方向垂直进针,深刺
2~3 寸到达脊髓,再深刺腰奇,沿皮上刺 2~3.5 寸,大幅度捻转,针
感向上至后头部,留针 20 分钟;王天才还取鸠尾穴,斜向下深刺
2~3 寸,注意避免刺伤肝脏及横膈心脏,但认为非深刺不能奏效。
又如上述辨证取穴段落中,杨廉德针腰俞,入骶管裂孔 2~4 寸,使
针感沿督脉向上传导,亦为例。

现代用三棱针代替针灸针者,如郑作桢治疗本病,用三棱针
代替针灸针,直刺长强穴深达 1.5 寸,留针 3~5 分钟。

(5) **现代针刺重视运用意念**:本病为精神意识疾病,针刺时
配合运用意念当有一定效果。如张智龙治疗癫痫,取丝竹空,用
意气行针法,即得气后密意守气勿失,拇指向前捻转 180°,紧捏
针柄不动,意守针尖,以意聚气,待针下有跳动感时以意行气,留
针 1 小时;李效芳则取头皮针额中带、额顶带后 1/3、顶枕带中 1/3
为主,用针刺捻转法,200 次 /min,医患双方均将注意力集中在针
上,有意识地将针感向患处引导。

3. 古今均用刺血　对于有瘀血者,古今均采用刺血疗法,在
本病的古、今文献中,分别为 4 条次、3 篇次,分列古、今诸法之第
三、第九(并列)位,分占各自总条(篇)次的 1.86% 和 1.99%,古
今百分比相近。

古代用刺血者,如上述"与热相关"中,《子午流注针经》用
三棱针刺液门治"惊悸痫热共头痛"。由于本病病位在头,若有
瘀血之候,则耳后络脉可变为青紫色,而刺之出血则可祛瘀生新

（瘛脉也因此而得名），因此古人尤其重视在耳后静脉处刺血。如《太平圣惠方》载："耳后完骨上青络盛，卧不净，是痫候，清旦大脉刺之，令血出也。"《采艾编翼》则认为剔破"耳后高骨有青纹如乱线"出血，可以预防"痫症"。但《针灸甲乙经》和《铜人腧穴针灸图经》认为该二穴不宜多放血，因为它们属手少阳经，而少阳乃气多血少之经，因而对此尚可探讨。

现代用刺血者，如喻喜春治疗癫痫，发作期取百会、人中、十宣、足十二井、承浆，用三棱针点刺出血，间隙期取龈交、百会、长强点刺出血，腰俞、大椎、肝俞、中脘、关元点刺后拔罐，委中、舌下络脉点刺放血；蒋文成治疗癫痫，取神庭透上星，每隔10天点刺出血2ml；孙书鸿则取人中、龈交，用三棱针点刺出血；陈克彦等取大椎、陶道、心俞、长强、膻中、关元，用三棱针点刺出血；陈笑山治癫痫，取风府至长强每一脊椎棘突间，以及百会、神庭、鸠尾、中脘，用三棱针挑刺，出血少许；杨晔取耳外上角血络，点刺放血1ml。这些可谓是对古人刺血疗法的继承和发展。

又前面针刺补泻段落中提及，《太平圣惠方》刺百会"针入二分得气，即泻"，其后又云："加灸数至一百五，即停，三五日讫，绕四畔，以三棱针，刺令出血，以井华水淋，淋令气宣通，不得一向火灸，若频灸，恐拔气上，令人眼暗"。此文在泻法基础上又加灸法与刺血，可谓是针、灸、刺血三结合。

4. 古今均采用时辰针灸法 中医学认为，人体的阴阳变化和疾病的发作，均与时间相关，因此古今又根据本病发作的不同时辰，选取不同的穴位。如明代《医学纲目》言："痫：平旦发者足少阳，晨朝发者足厥阴，日中发者足太阳，黄昏发者足太阴，人定发者足阳明，半夜发者足少阴。"现代高玉椿治疗癫痫，根据八法计时开穴法，在巳时开后溪，配客穴申脉，用针刺泻法。又因为癫痫昼发多为阳气不足，夜发多为阴气不足，而阳跷主阳气，阴跷主阴气，故明代《针灸聚英》载张洁古的方法："痫病昼发，灸阳跷"，"夜发灸阴跷，照海穴也"。现代蒋文成治疗癫痫之昼发者，亦针申脉,夜发者针照海;王瑞恒治疗白天发作者也取申脉,晚上发作则取照海,用埋线疗法。可见现代继承了古代的时辰针灸法,这是古今相合的。

5. 古今均采用穴位按序刺激法　明代《针灸集书·八法穴治病歌》道:"足疼臂冷与痛瘫","先刺临泣后外关"。现代张智龙治疗癫痫,取丝竹空、三阴交、太冲、阴陵泉、丰隆、内关、鸠尾、关元,从头至足依次取穴,用针刺平补平泻。上述艾灸段落中提及,现代旷秋和施灯火灸,其又报道:灸穴次序为先上后下,先背后腹,先头身后四肢,则为灸穴次序之例。现代冯润身提出"针灸时-空结构",认为改变所刺激穴位的先后顺序,将会取得不同的效应,因此对于取穴的先后次序问题尚需探讨。

6. 现代发展的方法　现代治疗本病还采用埋藏、穴位注射、电针、割治结扎、拔罐、敷贴、火针、器械、针刀,以及微针系统等方法。这些在古代是没有的,当属现代针灸工作者的发展。

(1)**埋藏**:现代治疗本病常用埋藏疗法,共计59篇次,列诸法之第二位,仅次于针刺,引人瞩目,其作用机制尚待探讨。其中多数属埋线疗法,此外还有埋藏药物与埋针疗法。

采用埋线者,如庄礼兴等治疗全面性发作型癫痫,取3组穴位(大椎、筋缩、丰隆,心俞、肝俞、阳陵泉,心俞、肝俞、臂臑),轮流予以埋线疗法;李凤太治疗癫痫,取脊中、筋缩,配大椎、长强、膻中、中脘、气海等,用埋线法;张福存等则取筋缩,埋肠线4根,甚者加癫痫穴;聂卉等治疗特发性癫痫,根据脑电地形图中的大脑异常放电区,埋入羊肠线,其中额叶异常取神庭、百会、头临泣、本神、头维等,顶叶异常取百会、前顶、后顶、通天、络却等,颞叶异常取角孙、率谷、天冲、癫痫区等,枕叶异常取风府、脑户、强间、玉枕、脑空、大椎等。

关于埋线的方法,现代采用三角全层缝合针法、植线专用针法、套管针法、割治埋线等。如张蔚民治疗癫痫,取3组穴位(合谷、后溪、内关、足三里,哑门、大椎、间使、曲池,鸠尾、腰奇、癫痫、心俞),用三角全层缝合针施穴位埋线法;王瑞恒则取身柱、神道、灵台、筋缩,用植线专用针将羊肠线埋入穴中;申秀兰等取大椎、陶道、身柱、筋缩、腰奇、长强,施套管针羊肠线埋藏法,取前顶、百会、后顶,施割治埋线法。

关于所埋藏的线,除了上述普通羊肠线外,还有中西药物浸泡的羊肠线,以及异体长效免疫蛋白药线等。如许云祥等治疗癫痫,取厥阴俞透心俞、肝俞透胆俞、脾俞透胃俞、腰奇穴、癫痫穴,埋入用安定液浸泡的羊肠线;曹忠义等则取大椎、丰隆,埋入中药制剂浸泡的羊肠线,中药制剂为制半夏、白术、白附子、石菖蒲、天麻、钩藤、全蝎等浸泡15天的75%乙醇溶液,取其滤液浸泡医用羊肠线;李建山取百会、长强、腰奇、肾俞、膻中、内关、足三里、丰隆、神门、定癫痫穴(经验穴),埋置异体长效免疫蛋白药线。

现代采用埋药者,如孟昭华治疗癫痫,取"镇癫穴"(上臂三角肌外缘下1/3处),做一纵行长1.5~2.5cm切口,埋入经高压消毒的苯妥英钠片0.1~0.3g并缝合;李毅文则取臑俞,配风市、大椎,埋入安坦(苯海索)、苯妥英钠、鲁米那(苯巴比妥)等,结果显示,埋药组优于埋线组。

现代采用埋针者,如丁习益治疗癫痫,取两组穴位(厥阴俞、膏肓俞、督俞、肝俞,灵台、心俞、脾俞),交替埋入皮内针,对乍克逊发作,辨经取肘膝以下1~2穴。

(2)**穴位注射**:如张学曾等治疗癫痫,取大椎、腰奇,配申脉、照海,注入4号液(由全蝎、地龙、杭芍、乌梅制成);王秀云则取大椎、陶道、脾俞、肺俞、肾俞、三阴交、足三里、丰隆、孔最等,每次取三穴,注入当归液4ml;邹德霖等取大椎、风池、内关、足三里,注入牛黄醒脑注射液;王春荣等取极泉,注入转移因子2U加注射水2ml和2%奴夫卡因溶液2ml;王学林取鸠尾(深5分)、癫痫(深5分)、大椎(深5分)、腰奇(深2寸),注入氨酪酸与注射用水混合物;于永祥取风池,注入异搏定(维拉帕米);李沛清等取大椎、心俞、脾俞等,用奴夫卡因做皮下浸润麻醉后,注入兔脑垂体;史江峰治疗癫痫失神发作,取人迎穴,注入安定(地西泮)。

（3）**电针**:如孙阿英等治疗癫痫,取风池、太阳、百会、风府、大椎(加罐)、间使,以及天柱、四神聪、印堂、神门两组穴位,交替予以电针刺激;母永祥则取百会、人中、大椎、鸠尾、中脘、间使、丰隆、涌泉,用电针刺激;马向明测出脑电波异常的部位,取头部相应穴位及大椎,用电针疏密波刺激;许永迅治疗运动性癫痫,取内关、丰隆、太冲,以及顶颞斜线,用电针刺激。现代取头针穴也常用电针疗法,详见下文头针段落。

（4）**割治结扎**:除上述埋藏段落中,用割治埋线和埋药者外,又如蒲廷相治疗癫痫,取大椎、身柱、癫痫、筋缩、中枢、脊中、命门、神道、腰奇,施割开挑治法,并拔罐半小时;戴海玉等取鸠尾至神阙之间的任脉穴,以及大椎至长强的督脉穴,每次选4~6穴,用针挑起皮肤,用刀割断,再挑取皮下白色纤维拉断或割断,至纤维挑尽为止;欧广升取大椎、身柱、至阳、脊中、腰奇等穴,用三棱针挑破皮肤,挑尽穴内白色纤维,再拔罐出血2~3ml;张立平等先在背部夹脊处刮痧,取痧瘢中的出血点,施挑割法;唐维礼取3组穴位(腰奇、百会、外关,鸠尾、大椎,合谷、癫痫),用穴位结扎法,白天发加申脉,夜间发加照海。

（5）**拔罐**:蒋立基等治疗癫痫,取会阳、长强,点刺并拔小口罐,再予平推,使出血及黏液。上述电针段落中,孙阿英等取大椎,加拔罐;上述割治结扎段落中,蒲廷相取督脉穴,施挑割后加拔罐半小时;欧广升取督脉穴,用三棱针挑治后,再予拔罐出血,亦为例。

（6）**敷贴**:如周宇红等治疗原发性癫痫,取大椎、腰俞,用瓷片划破皮肤微出血,拔罐后,敷贴斑蝥、麝香、白矾;王兆荣取神阙,敷贴吴茱萸膏,小发作贴脾俞,精神运动性发作贴肝俞,痰多加膻中,夜发加涌泉,热重加大椎。

（7）**火针**:如高永波等治疗癫痫,取肾俞、肝俞、身柱、脾俞、心俞、筋缩,用火针刺。

(8)**器械**:如侯升魁等治疗痫证,取风池、太阳,昼发配神道,夜发配鸠尾,无规律配内关,每次针 3 穴,用平补平泻法,用电磁针灸仪充磁,头部 2 穴分别为 N 与 S 极,配穴为 N 极;李舜卿等则取督脉前顶、百会、后顶、癫痫、大椎、神庭、腰奇、长强、肾俞、腰俞,植入磁载体磁块,每穴 1 块,每次植 4 块,用音乐脉冲治疗仪治疗,大发作输入狂欢快节奏脉冲,神经性患者输入明朗优雅脉冲,一般者输入音域宽广紧凑的旋律。

(9)**针刀**:如孙仁平治疗癫痫,取身柱、至阳、脊中、腰阳关、长强,用针刀疏通剥离,再拔火罐出血。

(10)**微针系统**:本病所用微针系统包括头针、耳穴、手足针等疗法。

1)**头针**:如李历城治疗癫痫,取全息头针运感区中相应穴位,用针刺快速捻转;前面针刺运用意念段落中,李效芳取头皮针额中带、额顶带后 1/3、顶枕带中 1/3 为主,用针刺捻转法。在头针治疗癫痫的报道中,也有加**用电针刺激**者。如史子玉等取头针运动区、感觉区、情感区,用电针刺激;恒健生等则取头针额中线、顶中线、顶旁 1 线、枕上正中线,通电刺激;申秀兰等取头针癫痫穴(风池向内 1 寸,再向上 1 寸处),配顶中线、颞后斜线、额中线,通电刺激。现代还在头部穴处**用埋针疗法**。如陈克彦治疗癫痫,取头皮针双侧胸腔区、晕听区,用针刺徐疾补泻,并用埋针法,在发作先兆时按摩埋针处。

2)**耳穴**:如衣运玲等治疗原发性癫痫,取耳穴色素沉着处(皮质下)、神门、心、肝、颈、胃、肾,左右耳每周交替,以王不留行贴压,嘱其自行按压每穴刺激 30 秒,每天 3 次;丁习益治疗癫痫,取耳穴神门、肝、肾、皮质下、心,贴压皮内针。

3)**手足针**:如张杏如治疗癫痫,发作期取中指尖距指甲缘 2 分处、涌泉,间隙期取手针胸、心、肝穴,足针头、心、前后隐珠、涌泉穴,用针刺先泻后补。

【结语】

根据上述对古今文献的统计与分析结果,兹提出治疗癫痫的参考处方如下(无下划线者为古今均用穴,下划曲线者为古代所用穴,下划直线者为现代所用穴):①头面部穴百会、水沟、神庭、风池、风府等;②胸脘部穴鸠尾、中脘、巨阙、上脘、膻中等;③上背部穴心俞、大椎、筋缩、肝俞、身柱等;④下背部穴腰奇、长强、肾俞等;⑤手足部穴神门、申脉、照海、少商、后溪、涌泉、隐白、劳宫、仆参、金门、昆仑、太冲等;⑥臂阴面穴间使、内关、少海、列缺等;⑦腿阳面穴足三里、丰隆等。另外,还可选取臂阳面天井,腿阴面三阴交。临床可根据病情,在上述处方中选用若干相关穴位。

治疗与寒相关者,可取阳跷、阳维脉穴;与相热关者,可取关节部穴;与风相关者,可取四肢部穴和头部祛风穴;与痰相关者,可取肺经及胸脘部穴;与气相关者,可取与脾相关之穴;与虚相关者,可取胸脘、上背部穴。

临床可用艾灸法,包括骑缝灸、艾炷灸、艾条灸、灯火灸及化脓灸等;也可采用针刺法,包括补泻法、透刺法、生成数行气法、强刺法、深刺法等,要重视针刺的感应和意念的运用;此外,还可采用刺血法、时辰针灸法、穴位按序刺激法,以及埋藏、穴位注射、电针、割治结扎、拔罐、敷贴、火针、器械、针刀,以及微针系统(含头针、耳穴、手足针)等方法。

历代文献摘录

[唐代及其以前文献摘录]

《灵枢经·寒热病》:"暴挛痫眩,足不任身,取天柱。"

《脉经》(卷十):"前部左右弹者,阳跷也,动苦腰痛,癫痫,恶风,偏枯,僵仆,羊鸣,痛痹,皮肤身体强,痹,直取阳跷,在外踝上三寸,直绝骨是也。"

《针灸甲乙经》(卷十·第三):"暴拘挛,痫眩,足不任身,取天柱主之。"

《针灸甲乙经》(卷十二·第十一):"小儿痫发,目上插,拈竹主之。""小儿惊痫[一本作痫喘],不得息,颅囟主之。""小儿马痫,仆参及金门主之。"

《肘后备急方》(卷三·第十七):"《斗门方》治癫痫,用艾于阴囊下,谷道正门当中间,随年数灸之。"

《备急千金要方》(卷五上·第三):"肝痫之为病,面青目反视,手足摇,灸足少阳、厥阴各三壮。""心痫之为病,面赤,心下有热,短气息微,数灸心下第二肋端宛宛中,此为巨阙也。又灸手心主及少阴各三壮。""脾痫之为病,面黄腹大,喜痢,灸胃管三壮,侠胃管旁灸二壮,足阳明、太阴各二壮。""肺痫之为病,面目白,口沫出,灸肺俞三壮,又灸手阳明、太阴各二壮。""肾痫之为病,面黑,正直视不摇如尸状,灸心下二寸二分三壮,又灸肘中动脉各二壮,又灸足太阳、少阴各二壮。""鬲痫之为病,目反四肢不举,灸风府,又灸顶上,鼻人中,下唇承浆,皆随年壮。""肠痫之为病,不动摇,灸两承山,又灸足心、两手劳宫,又灸两耳后完骨,各随年壮,又灸脐中五十壮。""牛痫之为病,目正直视腹胀,灸鸠尾骨及大椎各二壮。""羊痫之为病,喜扬目吐舌,灸大椎上三壮。""猪痫之为病,喜吐沫,灸完骨两旁各一寸七壮。""犬痫之为病,手屈拳挛,灸两手心一壮,灸足大阳一壮,灸肋户一壮。""小儿暴痫灸两乳头,女儿灸乳下二分。""治小儿暴痫者,身躯正直如死人,及腹中雷鸣,灸太仓及脐中上下两旁各一寸,凡六处,又灸当腹度取背,以绳绕颈下至脐中竭,便转绳向背,顺脊下行,尽绳头,灸两傍各一寸五壮。若面白,啼声色不变,灸足阳明、太阴。若目反上视,眸子动,当灸囟中,次灸当额上入发二分许,次灸其两边,次灸顶上回毛中,次灸客主人穴,次灸两吻门,次灸两耳上,卷耳取之,次灸两耳后完骨上青脉,亦可以针刺,令血出。次灸玉枕,次灸两风池，次灸风府，次灸头两角……若腹满短气转鸣，灸肺募，次灸膻中，次灸胸堂，次灸脐中，次灸薜息，薜息在两乳下第一肋间宛宛中是也，次灸巨阙，并灸两边，次灸胃管，次灸金门，金门在谷道前，囊之后当中央是也……若脊强反张，灸大椎，并灸诸藏俞及督脊上当中。"

《备急千金要方》（卷十四·第五）："狂痫哭泣，灸手逆注三十壮，穴在左右手腕后六寸。""狂走癫痫，灸季肋端三十壮。""狂癫痫易疾，灸足少阳随年壮。""列缺主热痫，惊而有所见。"

敦煌医书《杂证方书第八种》："疗癫痫狂方，阴后大孔前缝上处中，随年壮，妇亦同。又方灸阴头七壮。又方阴茎近本穴中三壮，差。又方灸掌中并中指节上，立效。"

《外台秘要》（卷三十九·第七）："少阴郄……十二痫，失瘖不能言。"

《外台秘要》（卷三十九·第十三）："会宗……耳聋羊痫。"

［宋、金、元代文献摘录］（含同时代外国文献）

《太平圣惠方》（卷八十五·治小儿一切痫诸方）："耳后完骨上青络盛，卧不净，是痫候，清旦大脉刺之，令血出也。"

《太平圣惠方》（卷九十九）："百会……脱肛风痫，青风心风，角弓反张，羊鸣多哭，言语不择，发时即死，吐沫……饮酒面赤鼻塞，针入二分得气，即泻，如［一本作加］灸数至一百五，即停，三五日讫，绕四畔，以三棱针，刺令出血，以井华水淋，淋令气宣通，不得一向火灸，若频灸，恐拔气上，令人眼暗。"［原出《铜人针灸经》（卷一）］"眉冲……五般痫，头痛鼻塞，不灸，通针入三分。"［原出《铜人针灸经》（卷三）］"水沟……失笑无时节，癫痫，语不识尊卑，乍喜乍哭。"［原出《铜人针灸经》（卷三）］"肺俞……癫痫。"［原出《铜人针灸经》（卷四）］"心俞……狂痫，心气乱，语悲泣。"［原出《铜人针灸经》（卷四）］

《太平圣惠方》（卷一百）："神庭……羊痫吐舌也。""温留……

癫痫病。""鸠尾……心惊悸,神气耗散,癫痫病,狂歌不择言也。""少海……癫痫吐舌,沫出羊鸣也。""猪[原作诸,据义改]痫病,如尸厥吐沫,灸巨阙穴三壮。""小儿羊痫,目瞪吐舌羊鸣也,灸第九椎下节间三壮,炷如小麦大。""小儿食痫者,先寒热洒淅乃发也,灸鸠尾上五分三壮,炷如小麦大。"

《铜人腧穴针灸图经》(卷五·手少阴):"神门……大小人五痫。"

《铜人腧穴针灸图经》(卷五·足太阳):"仆参……癫痫。"

《琼瑶神书》(卷二·二百八):"鸠尾独泻五般痫,此穴盘盘深提看,若得老师神妙手,金针深提是神仙。"

《琼瑶神书》(卷三·四十五):"神门二穴:治心痫呆、五痫等证。"

《琼瑶神书》(卷三·四十六):"腕骨二穴:治浑身发热、五痫等证。少海二穴:同上。"

《琼瑶神书》(卷三·五十一):"涌泉二穴:治大小便闭结、心中发热、五痫等证。"

《圣济总录》(卷一百九十四·治小儿诸疾):"小儿羊痫,会宗下空主之。"

《西方子明堂灸经》(卷三·足太阴):"商丘……痫病。"

《子午流注针经》(卷下·手少阳):"液门为荥次陷中,惊悸痫热共头痛,目赤齿血出不定,三棱针刺即时灵。"

《子午流注针经》(卷下·足少阴):"神门……身热呕血多痫病,下针得刺有神功。"

《扁鹊心书》(卷下·痫证):"一人病痫三年余,灸中脘五十壮,即愈。""一妇人病痫已十年,亦灸中脘五十壮,愈。""有气痫者,因恼[一本作脑]怒思想而成,须灸中脘穴而愈。"

《针灸资生经》(卷四·癫疾):"有人患痫疾,发则僵仆在地,久之方苏。予意其用心所致,为灸百会,又疑是痰厥致僵仆,为灸中管,其疾稍减,未除根也。后阅《脉诀》后,通真子有爱养小儿,谨护风池之说,人来觅灸痫疾,必为之按风池穴,皆应手酸疼,使灸之而愈。"

《脾胃论》(卷下·胃虚脏腑经络):"痫病者涎沫出于口,冷汗出于身,清涕出于鼻,皆阳跷、阴跷、督、冲四脉之邪上行……当从督、冲、二跷四穴中奇邪之法治之。"

《针经指南》(流注通玄指要赋):"痫发颠狂兮,凭后溪而疗理。"

《针经指南》(流注八穴):"后溪……癫痫吐沫(胃)。""申脉……癫痫(肝)。"

《扁鹊神应针灸玉龙经》(六十六穴治证):"尺泽……癫痫。""少冲……五痫。""后溪……五痫,五淋。""液门……五痫。""[足]临泣……癫痫。""束骨……小儿诸痫。""昆仑……诸痫,便毒。"

《扁鹊神应针灸玉龙经》(针灸歌):"忽然痫发身旋倒,九椎筋缩无差谬[原作瘳,据《四库全书》本改]。"

《扁鹊神应针灸玉龙经》(针灸歌·又歌):"癫痫后溪。"

[外国文献]

《医心方》(卷廿五·第八十九):"灸痫法:囟中未合,骨中随息动者,是最要处也,灸五壮;又云:顶上回毛中、膻中、巨阙、脐中,手[原作毛,据义改]尺泽、劳宫、伏兔、三里、然谷穴,灸之。"

[明代文献摘录]

《神应经》(心邪癫狂部):"癫痫:攒竹、天井、小海、神门、金门、商丘、行间、通谷、心俞(百壮)、后溪、鬼眼穴(四穴,在手大指、足大趾内侧爪甲角……)。"

《神应经》(小儿部):"大小五痫:水沟、百会、神门、金门、昆仑、巨阙。""卒痫及猪痫:巨阙(灸三壮)。""牛痫:鸠尾(三壮)。"

《针灸大全》(卷一·席弘赋):"鸠尾能治五般痫,若下涌泉人不死。"

《针灸大全》(卷四·八法主治病症):"内关……五痫等症，口中吐沫:后溪二穴、神门二穴、心俞二穴、鬼眼四穴。"

《奇效良方》(卷五十五·奇穴):"鬼眼四穴，在手大拇指去爪甲角如韭叶……又二穴，在足大趾……治五痫等证，当正发时灸之，大效矣。"

《针灸集书》(卷上·马丹阳天星十一穴):"昆仑穴……小儿癫痫诸疾。"

《针灸集书》(卷上·八法穴治病歌):"足疼臂冷与痫瘫……先刺临泣后外关。"

《针灸捷径》(卷之下):"癫痫之证:百会、囟会、心俞、天井、涌泉、昆仑、鸠尾、后溪、少[一本作小]海与曲池相对、鬼眼[在膝眼部]、解溪。"

《针灸聚英》(卷一上·足太阴):"公孙……痫气。"

《针灸聚英》(卷一上·足太阳):"洁古曰:痫病昼发，灸阳跷。"

《针灸聚英》(卷一下·足少阴):"洁古曰:痫病夜发灸阴跷，照海穴也。"

《针灸聚英》(卷一下·手少阳):"会宗……五痫。""天井……羊痫。"

《针灸聚英》(卷二·杂病):"痫……灸百会、鸠尾、上脘、神门、阳跷(昼发)、阴跷(夜发)。"

《针灸聚英》(卷二·玉机微义):"丹溪治一妇人久积怒与酒，病痫，目上视，扬手踯足，筋牵喉响流涎，定则昏昧，腹胀痛冲心，头至胸大汗，痫与痛间作……乘痫时灸大敦、行间、中脘……又灸太冲、然谷、巨阙，及大指甲肉……又灸鬼哭穴。"

《针灸聚英》(卷四上·玉龙赋):"鸠尾针癫痫已发，慎其妄施。"

《针灸聚英》(卷四下·八法八穴歌):"中风不语痫癫……后溪。""痫癫肢节烦憎……申脉。""癫痫并项强，目赤翳还生;一刺后溪穴，神功妙不轻。"

《神农皇帝真传针灸图》(图二十一):"巨阙[图标在骶下肛

门前]:治小儿诸痫病,如口哕吐沫,可灸三壮,艾炷小麦大,在鸠尾下一寸陷中。"

《神农皇帝真传针灸图》(计开病源灸法):"中风不语,口吐白泡,并羊癫母猪风,骤然不省人事者,灸治:中极一穴、百劳一穴、风池二穴、肩井二穴、曲池二穴、合骨二穴、环跳二穴、风市二穴、承山二穴、行间二穴、承浆一穴、颊车二穴、劳宫二穴、中冲二穴、内关二穴、上下三里各二穴、三阴交二穴。"

《古今医统大全》(卷八十八·痫证):"[小儿]灸法:神庭、百会、囟会、长强。上随意会相宜,灸炷如麦大,灸三壮即愈。"

《医学入门》(卷一·杂病穴法):"劳宫能治五般痫,更刺涌泉疾若挑。"

《医学入门》(卷一·治病要穴):"后溪:主疟疾,癫痫。""金门:主癫痫。"

《医学纲目》(卷十一·癫痫):"癫痫……(集)鸠尾、涌泉、心俞。(桑)阳交、三里、后溪、太冲、间使。""(东)痫:平旦发者足少阳,晨朝发者足厥阴,日中发者足太阳,黄昏发者足太阴,人定发者足阳明,半夜发者足少阴。""脾痫,面黄腹大善利:胃脘并脘傍一寸(各三壮)、冲阳、隐白。""肺痫,面白口吐沫:肺俞、少商、少阳(各三壮)。""肾痫,面黑,正直视,身不摇,如尸厥:金户、少海、至阴、涌泉,各三壮,刺一分。"

《奇经八脉考》(二维为病):"'苦癫痫僵仆,羊鸣',又'苦僵仆,失音,肌肉痹痒','应时自发汗出,恶风,身洗洗然也',取阳白、金门、仆参。"

《杨敬斋针灸全书》(下卷):"痫证:百会、心俞、天井、鸠尾、后溪、气海、涌泉、鬼眼、昆仑、解溪。"[原出《针灸捷径》(卷之下)]

《针灸大成》(卷三·玉龙歌):"鸠尾独治五般痫,此穴须当仔细观,若然着艾宜七壮,多则伤人针亦难。"[原出《扁鹊神应针灸玉龙经》(玉龙歌)]

《针灸大成》(卷三·胜玉歌)："后溪鸠尾及神门,治疗五痫立便瘥。"

《针灸大成》(卷九·治症总要)："第一百三十一．五痫等症:上星、鬼禄、鸠尾、涌泉、心俞、百会。""第一百三十二．马痫:照海、鸠尾、心俞。""第一百三十四．食痫:鸠尾、中脘、少商。""第一百三十五．猪痫:涌泉、心俞、三里、鸠尾、中脘、少商、巨阙。"

《针灸大成》(卷九·医案)："户部王缙庵公乃弟,患心痫疾数载矣……刺照海、列缺,灸心俞等穴,其针待气至,乃行生成之数而愈,凡治此症,须分五痫。"

《寿世保元》(卷十·灸法)："癫痫,不拘五般,以两手中指相合灸之,神效。"

《针方六集》(神照集·第二十八)："手鬼眼……灸七壮,禁针,治五痫、呆痴、伤寒发狂。""鬼哭四穴……灸七壮,禁针,治伤寒发狂,痫疾呆痴。"

《针方六集》(纷署集·第二十四)："内关……五痫久疟。"

《针方六集》(纷署集·第二十五)："灵道……心内呆痴,五痫。"

《针方六集》(纷署集·第三十一)："涌泉……癫痫。"

《针方六集》(兼罗集·第四十七)："神门……治五痫。"

《类经图翼》(卷七·足太阳)："束骨……癫痫。"

《类经图翼》(卷八·任脉)："巨阙……牛痫。""巨阙……又云,治小儿诸痫病,如口哕吐沫,可灸三壮。"

《类经图翼》(卷八·督脉)："水沟……癫痫卒倒。"

《类经图翼》(卷十·奇俞类集)："一曰:前秦承祖所用者,是名手鬼眼,又二穴在两足大拇指间……是名足鬼眼,用治癫痫梦魇鬼击,灸之大效。"

《类经图翼》(卷十一·小儿病)："五痫……神庭……前顶……长强……囟会、巨阙、章门、天井、少海、内关、少冲。""牛痫:大杼、鸠尾尖下五分(灸三壮不可多)。""羊痫:目直,作羊声,百会、神庭、心俞、肝俞、天井、神门、太冲。""猪痫:痰涎如绵,作猪声,百会、巨阙、心俞、神门。""鸡痫:张手前仆,提住即醒,申脉。"

《循经考穴编》(手太阴):"列缺……痫疟惊悸。""少商……禁灸,唯癫痫可灸七壮。"

《循经考穴编》(手阳明):"温溜……癫痫狂邪。"

《循经考穴编》(足阳明):"[足]三里……癫痫狂妄。"

《循经考穴编》(足太阴):"公孙……主痫疟诸疸。""三阴交……痫痫霍乱。"

《循经考穴编》(足太阳):"心俞……心虚惊惕,癫痫健忘,心家一切邪热。"

《循经考穴编》(手厥阴):"间使……痫狂。""内关……又主癫痫狂妄。"

《循经考穴编》(督脉):"百会……癫痫狂邪,一切僵仆不省人事,口噤语謇,㖞斜眩运,脑漏鼻塞之症。""《要穴补遗》云:人病脊膂强痛,癫痫狂邪……宜刺要穴人中。"

［清代及民国前期文献摘录］(含同时代外国文献)

《医宗金鉴》(卷八十五·头部主病):"百会……痰火癫痫。""神庭主灸羊痫风。""水沟中风口不开,中恶癫痫口眼歪。"

《医宗金鉴》(卷八十五·背部主病):"身柱主治羊痫风。"

《医宗金鉴》(卷八十五·手部主病):"少海……漏臂痹痛羊痫风。""灵道……羊痫。""前谷主治癫痫疾。""后溪……能令癫痫渐渐轻。"

《医宗金鉴》(卷八十五·足部主病):"金门能疗病癫痫。"

《续名医类案》(卷二十二·邪祟):"朱丹溪治一妇人如痫,或作或辍,恍惚不省人事……遂以秦承祖灸鬼法灸治,病者哀告曰:我自去,我自去,我自去,即愈。"

《周氏经络大全》(经络分说·五十一):"命门……治痫。""水沟……治癫痫乍哭乍喜。"

《采艾编翼》(卷一·心经综要):"神门:五痫。"

《采艾编翼》(卷一·督脉综要):"筋[原作节,据义改]缩:肝主筋,司伸缩,狂痫。"

《采艾编翼》(卷一·经脉主治要穴诀):"五痫悲惊恐,神门及少冲。"

《采艾编翼》(卷二·风痫):"五痫,肾状吐沫:巨阙。""五痫,肺状直视:巨阙、大椎。""五痫,脾状吐舌:尺泽、九节。""五痫,心状反张:仆参、百会。""五痫吐沫,参神门、心俞、鬼眼、少海。""食痫:中庭。""五痫……神庭、大椎、神道、肝俞、上脘、气海、列缺、天井、商丘、仆参、阳交。"

《采艾编翼》(卷二·幼科·痫症):"痫症……治在关元……凡耳后高骨有青纹如乱线者,宜别破出血,可以预防……耳尖上、少商、乳外侧、章门、下脘、阳关、大敦,若病深加中冲(合两指灸更妙)。"

《针灸逢源》(卷三·症治要穴歌):"五痫百会内关(通阴维脉,与公孙应)稽,鬼腿(曲池穴)神门与后溪,鸠尾心腧刺灸得,上星通里愈痫迷。"

《针灸逢源》(卷四·经外奇穴):"鬼眼四穴……治五痫,正发时灸此四穴,甚效。"

《针灸逢源》(卷五·痫病):"痫病……百会、神庭、上星、风府、风池、丝竹空、神门、肺俞、巨阙、鸠尾、上脘、神阙、阳陵泉、阳辅,发于昼者,阳跷,发于夜者,阴跷。"

《针灸内篇》(手太阴肺经络):"列缺……针一分,沿皮透太渊……并痫痰惊悸。"

《针灸内篇》(手太阳小肠络):"后溪……痫症。""小海……羊痫。"

《针灸内篇》(手少阴心经络):"少海……羊痫吐舌。""神门……治五痫。"

《针灸内篇》(手少阳三焦经):"臑会……癫痫。""颅息……五痫,呕吐,目昏,风痰。"

《针灸内篇》(手阳明大肠络):"温溜……癫痫。"

《针灸内篇》(足太阳膀胱络):"心俞……心气恍惚,狂痫。""仆参……马痫,吐舌,见鬼,尸厥。""申脉……痫症。""束骨……痫症。"

《针灸内篇》(足少阳胆经络):"悬厘:治羊痫。"

《针灸内篇》(足阳明胃经络):"太乙、滑肉门:二穴并治癫痫效。""解溪……痫症。"

《针灸内篇》(督脉经络):"水沟……痫症。""神庭……主癫痫,羊鸣痫。""强间……痫症。""身柱……治武痫,怒欲杀人,恍惚,见鬼,□下臭。""筋缩……治五痫,惊狂。""脊中……治癫痫。"

《神灸经纶》(卷三·证治本义):"[王叔和]曰:寸口脉后部左右弹者,阴跷也,苦颠痫寒热。""阴维脉主病,王叔和云:苦痫僵仆,失音。"

《神灸经纶》(卷三·身部证治):"颠痫:神庭、身柱、灵道、金门、承命、申脉、照海。"

《神灸经纶》(卷四·小儿证略):"癫痫病……先宜看耳后高骨间,先有青脉纹,抓破出血,可免其患。"

《针灸集成》(卷二·癫痫):"癫痫:百会、神庭各七壮,鬼眼三壮,阳溪、间使三十壮,神门、心俞百壮,肺俞百壮,申脉、尺泽、太冲皆灸,曲池七壮。又方,阴茎头尿孔上宛宛中三七壮,著火哀乞即差,不问男女,重者七七壮,轻者五壮、七壮。又方,足大趾本节内纹及独阴穴,各七壮。""羊痫:吐舌目瞪,声如羊鸣,天井、巨阙、百会、神庭、涌泉、大椎各灸,又九椎节下间三壮,手大指爪甲合结四隅各三壮,妙。""犬痫:劳宫、申脉各三壮。""猪痫:如尸厥吐沫,昆仑、仆参、涌泉、劳宫、水沟各三壮,百会、率谷、腕骨各三壮,内踝尖三壮。""五痫吐沫:后溪、神门、心俞百壮,鬼眼四穴各三壮,间使。"

《针灸集成》(卷二·小儿):"胎痫:鬼眼各三壮,间使三十壮,百会九壮,阴茎头七壮。"

《针灸集成》(卷二·五痫):"食痫……间使、神庭三壮,三阴交。""猪痫:尸厥吐沫,巨阙三壮,太渊。""犬痫:劳宫、申脉各一壮。""羊痫:吐舌目瞪,羊鸣,大椎三壮,解溪。""牛痫:直视,腹胀,鸠尾三壮,三阴交、大椎三壮。""五痫:神门、间使、鬼眼、申脉。"

《灸法秘传》(痫症):"痫症……灸家不须细别,当其初发之时,先灸百会,兼灸上脘,每发每灸,日渐自差。"

《西法针灸》(第三章·第七节):"癫痫……针刺之部如下:内关、后溪、神门、心俞、尺泽、间使、天井、百会、鸠尾、中脘、天冲、人中、太乙。"

《针灸秘授全书》(五痫症):"五痫症(心、风、马、食、猪):鸠尾、上脘、神门、鬼眼(二手足大指,用绳缚之,甲角二分,此穴痫发时灸之最灵)、申脉、照海。""心痫:心俞、章门、照海、列缺。""风痫:照海、鸠尾、心俞、百会。""马痫:神庭、涌泉、鸠尾、素髎、上星、天井。""猪痫:心俞、巨阙、鸠尾、中脘、少商(禁灸)、足三里、肩髃、曲池。"

《针灸简易》(审穴歌):"癫痫禁针神庭灸。"

《针灸治疗实验集》(34):"柳州城内斜阳巷萧君瑞卿,次女年十八岁,尚未出阁,素患痫症……遂针百会、风府、神门、心俞、丰隆、三里、涌泉等穴,未获收效,后其父云,小女每逢月事将至之前,右手先抽缩数次,眼珠转变青色,则发痫矣……次日先拔去其头顶上之红发数条,按前日所针之穴,则加鸠尾、巨阙、上脘、中脘、气海、中极、血海、三里、三阴交等穴,逐一按部针之,四五日愈。"

[外国文献]

《针灸则》(七十穴·手足部):"大敦……腹痛,痫症。"

《针灸则》(痫证):"针:中脘、鸠尾、公孙;灸:大敦。"

《名家灸选三编》(小儿病·惊痫):"治小儿惊风,每月发作,将成癫痫者法(井上传):灸两足照海五壮,每日灸之,效(即古灸阴跷者是)。"

［现代文献题录］

（限本节引用者,按首位作者首字的汉语拼音排序）

毕福高.开窍化痰　平肝息风 // 胡熙明.针灸临证指南.北京:人民卫生出版社,1991:357.

曹忠义,高颂.穴位埋线治疗癫痫60例.上海针灸杂志,2000,19(3):47.

陈锦枝.穴位埋线治疗癫痫57例.四川中医,1988(3):14.

陈克彦,梁淑英,张海蓉,等.头针为主治疗癫痫70例疗效观察.中国针灸,1981,1(3):13.

陈笑山.挑治癫痫三十七例.浙江中医杂志,1983,18(2):69.

戴海玉,卫海英,沈丽娟.挑针治疗癫痫32例临床观察.河北中医,2000,22(9):661.

戴玉勤.治癫痫在熄风豁痰 // 胡熙明.针灸临证指南.北京:人民卫生出版社,1991:366.

丁习益.皮内针穴位埋置治疗癫痫36例.上海针灸杂志,1999,18(2):18.

冯润身.针灸论治时-空结构初探.内蒙古中医药,1987,6(1):15.

冯文华.针灸奇经俞穴为主治癫痫35例.陕西中医,1989,10(3):131.

高永波,高郁文,唐梅,等.火针与毫针结合治疗癫痫76例.针灸临床杂志,1997,13(12):24.

高玉椿.高玉椿临证经验 // 陈佑邦,邓良月.当代中国针灸临证精要.天津:天津科学技术出版社,1987:351.

恒健生,邵伟文,陈思敏.头针治疗癫痫临床观察.上海针灸杂志,1988,7(4):5.

侯升魁,王秀玉.磁针治疗痫证33例.辽宁中医杂志,1986,13(9):37.

黄宗勋.针药并治癫痫54例临床疗效观察.福建中医学院学报,1993,3(1):7.

蒋立基,蒋运祥,蒋运胜.电刺拔罐会阳及长强穴治疗癫痫23例.安徽中医学院学报,1988,7(3):39.

蒋文成.神庭上星 治痫验穴//胡熙明.针灸临证指南.北京:人民卫生出版社,1991:364.

金镜,孙金,岳丹.针刺治疗癫痫75例.中国针灸,1996,16(11):42.

邝忠荣.靳三针疗法治疗儿童痫证的临床观察.新中医,1996,28(9):35.

旷秋和.时令灯火灸治疗癫痫50例疗效观察.针灸临床杂志,2003,19(7):54.

李凤太.穴位埋线治疗癫痫846例临床观察.中国针灸,1986,6(2):1.

李建山.新法穴位埋线术配合经络导向法治疗癫痫病518例临床观察.针灸临床杂志,1996,12(9):31.

李历城.全息头针 快速捻转//胡熙明.针灸临证指南.北京:人民卫生出版社,1991:361.

李沛清,高慧琴,郭小平.兔脑垂体穴位注射治疗原发性癫痫200例.甘肃中医学院学报,1992,9(4):21.

李舜卿,李伟.通督镇痫法治疗癫痫的临床研究.北京中医,1998,17(6):36.

李效芳,马志刚.头皮针治疗癫痫40例.中国针灸,2000,20(8):475.

李毅文.穴位埋药治疗癫痫52例临床疗效观察.中国针灸,1986(5):11.

李智.针刺治疗癫痫34例临床观察.江苏中医,1989,10(9):

21-22.

刘冠军.除痰浊 开窍闭 // 胡熙明.针灸临证指南.北京:人民卫生出版社,1991:355.

刘胜利,贾丽丹,倪小鸿,等.针刺治疗癫痫病22例体会.针灸临床杂志,1997,13(8):44.

罗济民.辨证取穴 闭脱有别 // 胡熙明.针灸临证指南.北京:人民卫生出版社,1991:361.

马向明.电针合矾茶丸治疗原发性癫痫21例.安徽中医学院学报,1994,13(4):43.

孟昭华."镇癫穴"药物埋藏治疗癫痫病.中级医刊,1988,23(12):54.

母永祥.电针治疗癫痫25例临证初步观察.江西中医药,1982,13(1):58.

聂卉,丁福荣,程卫平,等.头穴埋线治疗癫痫50例临床观察.中国针灸,1996,16(2):21.

欧广升.挑刺加埋线治疗癫痫125例临床观察.湖南中医学院学报,2000,20(2):63.

彭光超.针刺治疗癫痫54例的疗效观察.江西中医药,1990,21(3):40.

蒲廷相.俞穴割治癫痫.四川中医,1988,6(11):29.

邵素菊.通督健脑针刺法治疗癫痫121例.山东中医杂志,2005,24(2):96-97.

申秀兰,李申影.电头针为主治疗癫痫385例疗效观察.贵阳中医学院学报,1989,11(3):48-49.

申卓彬.除风镇痉 豁痰治病 // 胡熙明.针灸临证指南.北京:人民卫生出版社,1991:363.

史江峰,高空.头针配合人迎穴注治疗癫痫失神发作45例.陕西中医,2001,22(1):43.

史子玉,龚宝田,贾望远,等.头针治疗癫痫98例疗效观察.

中国针灸,1986,6(1):17.

孙阿英,王宗僚.电针治疗痫证46例.国医论坛,1995,10(3):27.

孙仁平,吴峰,邱凤翱.小针刀拔罐加埋线治疗癫痫病1000例体会.中国针灸,1999,19(9):547.

孙世晓,武桂娟,郭迎喜.针刺配合中药治疗癫痫32例临床观察.针灸临床杂志,2005,21(3):32-33.

孙书鸿.独取督脉穴　治疗癫痫症//胡熙明.针灸临证指南.北京:人民卫生出版社,1991:367.

唐维礼.穴位结扎治疗癫痫378例疗效观察.四川中医,1985(11):28.

王春荣,张国华,左红.穴位注射治疗癫痫89例疗效观察.中国针灸,1995(增刊上):13.

王进才,侯爱琴.针灸治疗原发性癫痫60例临床观察.河南中医,1994,14(2):110.

王瑞恒,张改梅.穴位植线治疗原发性癫痫80例.山西中医,1994,10(6):36.

王天才,任建梅,李雪风,等.深刺鸠尾穴治疗癫痫.中国民间疗法,2003,11(10):11-12.

王天才.针刺副哑门、腰奇穴治疗癫痫139例.中国针灸,1999,19(9):543-544.

王秀云,杜汉明.当归液穴注治癫痫获效.中国针灸,1985,5(2):44.

王学林.穴位封闭加服地龙汤治疗癫痫病疗效观察.中级医刊,1991,26(1):61.

王兆荣.吴茱萸贴敷穴位治疗癫痫病.中医杂志,1995,36(5):262.

肖少卿.十三鬼穴　治标又治本//胡熙明.针灸临证指南.北京:人民卫生出版社,1991:353.

谢锡亮.谢锡亮临证经验//陈佑邦,邓良月.当代中国针灸临证精要.天津:天津科学技术出版社,1987:423.

徐笨人,蒍书翰.针刺大椎治疗癫痫95例.中国针灸,1982(2):4.

许杰红,赖新生,赖东兰.针刺结合定痫丸加减治疗小儿癫痫64例.中医杂志,2004,45(5):349.

许永迅.长针和头针为主治疗运动性癫痫.上海针灸杂志,1991,10(3):16-17.

许云祥,张家维,邓倩萍.穴位埋线疗法及其在癫痫治疗中的应用.中医药信息,2003,20(1):35-37.

阎万魁.穴位埋线治疗癫痫100例临床观察.中国针灸,1998,18(6):377.

杨白燕.针刺治疗癫痫病的临床观察.光明中医,2007,22(1):42-43.

杨廉德.基本方为主　随证加减//胡熙明.针灸临证指南.北京:人民卫生出版社,1991:359.

杨晔.耳部放血临床应用.针灸临床杂志,1997,13(1):31.

杨子雨.针刺大椎、腰奇穴治疗癫痫108例.针灸临床杂志,1996,12(7,8):84.

衣运玲,姜军作.耳针治疗原发性癫痫1例报道.吉林中医药,2003,23(4):40.

尹钢林.辨证取穴治疗癫痫52例.湖南中医学院学报,1994,14(3):53.

于永祥.异搏定穴位注射治疗癫痫105例疗效观察.针灸临床杂志,1996,12(5,6):48.

俞振飞.埋线治疗癫痫病876例.中国针灸,1988,8(1):27.

喻喜春.发作与间隙　刺络以放血//胡熙明.针灸临证指南.北京:人民卫生出版社,1991:358.

翟文生.醒脑开窍针法治疗癫痫60例.浙江中医杂志,

1992,27(10):445.

张福存,魏永宝.督脉穴位埋线治疗癫痫14例报告.浙江中医杂志,1995,30(10):454.

张锦华.针灸加电治疗痫症22例.中国针灸,2003,23(9):517.

张立平,张洪亮,王登正.挑割法治疗癫痫30例.中国针灸,2007,27(9):638.

张连城.针刺配合中药治疗小儿癫痫15例.上海针灸杂志,2006,25(5):34.

张鲁豫.穴位穿线配合艾灸治疗癫痫13例.新中医,1995,27(1):34.

张乃卿.化脓灸治疗癫痫106例临床观察.江苏中医,1984,5(5):37.

张蔚民.穴位埋线治疗癫痫856例的临床观察.中国针灸,1987,7(3):5.

张杏如.手足针配合穴位治疗118例癫痫.云南中医杂志,1994,15(1):34.

张学曾,甄淑新.中药水针四号治疗癫痫39例临床观察.河北中医,1990,12(3):14.

张玉璞.发时开窍豁痰　缓时培补肝肾 // 胡熙明.针灸临证指南.北京:人民卫生出版社,1991:365.

张智龙.意气行针法治疗癫痫35例临床观察.天津中医,1990,7(1):30-31.

赵兰,马学媛,邢竹超.督脉穴位埋线治疗癫痫病110例临床观察.中国针灸,1987,7(4):7.

郑作祯.三棱针刺长强穴治疗癫痫136例.浙江中医杂志,1995,30(7):310.

周宇红,熊磊.中药敷贴穴位治疗原发性癫痫42例.新中医,1996,28(10):34.

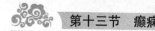

庄礼兴,张静,李玉竹.穴位埋线治疗全面性发作型癫痫临床观察.中国针灸,2006,26(9):611-613.

邹德霖,况琼瑢.牛黄醒脑注射液穴位注射治疗癫痫病.中医杂志,1991,32(12):36.

第十四节 瘛疭

瘛疭,俗称"抽风",是指全身或局部肌肉强直性或阵挛性的抽搐,在古代文献中又被称为张口摇头、惊搐、搐搦等,而古代的痉(疼)证、痫瘛、风痫、惊痫、惊风、慢脾风、脐风、天吊风等病证的主要表现亦为抽搐,故有上述描述字样的内容,本节均予收入。瘛疭又可发生在癫痫、昏厥、破伤风、癫狂、发热等病证中,或被混入肢体震颤的文献中,故可参阅相关章节,而在阅读本节时则当注意辨析。中医学认为,本病多由邪壅经络、热盛动风、阴血亏损、瘀血内阻等原因所致,与心、肝、脾、肺、肾五脏均相关,临床可表现为热、寒、痰、风、瘀、虚等证型。在现代临床上,瘛疭被称作惊厥或抽搐。西医学认为,全身性肌肉的抽搐是大脑皮质功能暂时紊乱的表现,可由颅内或全身性疾病(包括高热等)所导致;而局部肌肉的抽搐,则可由局部组织(如神经、血管、肌肉等)疾病所致,也可能是全身性疾病的局部反应。涉及瘛疭的古代针灸文献共545条,合1 252穴次;涉及惊厥抽搐的现代针灸文献共42篇,合181穴次。可见古代文献大大超过现代,因为古代的瘛疭常由感染性高热所致,而现代由于运用了抗生素,感染多被控制,故针灸临床所能见到者大为减少。将古今文献的统计结果相对照,可列出表14-1~ 表14-4(表中数字为文献中出现的次数)。

表 14-1　常用经脉的古今对照表

经脉	古代(穴次)	现代(穴次)
相同	督脉 241、任脉 105、大肠经 71、胃经 68	督脉 42、大肠经 36、胃经 12、任脉 9

续表

经脉	古代（穴次）	现代（穴次）
不同	膀胱经 130、胆经 71	肾经 15、心包经 13、肝经 13

表 14-2　常用部位的古今对照表

部位	古代（穴次）	现代（穴次）
相同	头面 386、足阴 97、上背 85、手背 67、手掌 61	头面 47、手背 35、足阴 26、上背 15、手掌 13
不同	胸脘 126、小腹 80、足阳 71	臂阳 13、腿阳 11

表 14-3　常用穴位的古今对照表

穴位		古代（穴次）	现代（穴次）
相同		百会 49、合谷 30、印堂 29、水沟 26、涌泉 20、太冲 20、曲池 19、少商 16、劳宫 13、足三里 12	合谷 24、水沟 21、涌泉 14、曲池 11、太冲 7、百会 7、印堂 6、少商 5、足三里 5、劳宫 3
相似	头	囟会 29、神庭 20、前顶 15、承浆 13	风池 3
	背	身柱 13	大椎 10
	手足	昆仑 14、然谷 13、大敦 13	十宣 9、行间 4、中冲 3
	臂腿	尺泽 14	内关 6、丰隆 3
相异		神阙 29、中脘 15、长强 12	

表 14-4　治疗方法的古今对照表

方法	古代（条次）	现代（篇次）
相同	艾灸 190、针刺 43、刺血 31、敷贴 9、推拿 9、时辰针灸 1	针刺 34、刺血 7、艾灸 3、敷贴 2、推拿 2、时辰针灸 1
相似	割治 1	挑治 1

续表

方法	古代（条次）	现代（篇次）
不同	火针 1、熨法 1	耳穴 3、穴位注射 1、电针 1、刺络拔罐 1

根据以上各表,可对瘛疭的古今针灸治疗特点作以下比较分析。

【循经取穴比较】

1. 古今均取督脉、任脉穴　本病病位在脑,又常表现出脊背反张的症状,而督脉循行背部,直接入络脑中;本病也可由阴阳气血不足,筋脉失养所致,又可伴有亡阳虚脱之证,而任脉可以益阴壮阳,补虚固脱;小儿"脐风"亦出现本证,当取脐部穴,因此在本病的古今文献中,督脉、任脉穴次较多。统计结果见表 14-5。

表 14-5　督脉、任脉穴次及其分占古、今总穴次的百分比和其位次对照表

	古代	现代
督脉	241（19.25%,第一位）	42（23.20%,第一位）
任脉	105（8.39%,第三位）	9（4.97%,第六位）

表 14-5 显示,**古代比现代更重视任脉穴**,可见古代更重视补虚固脱;而**现代比古代更重视督脉穴**,这是现代认识到本病常由大脑功能紊乱所致的缘故。就穴位而言,表 14-3 显示,**古今均常取督脉百会、水沟**,这是相同的;古代还取身柱,现代则取大椎,这是相似的;**古代又取督脉囟会、神庭、前顶、长强,任脉神阙、中脘、承浆**,而现代取之不多,这是不同的。

2. 古今均取手、足阳明经穴　阳明热盛可导致神识昏糊,热盛动风;胃失健运可导致痰食郁结和慢脾慢惊;脾胃主肌肉,可

治肢体的抽搐,因此本病临床亦取手、足阳明经穴。统计结果见表 14-6。

表 14-6　手、足阳明经穴次及其分占古、今总穴次的百分比和其位次对照表

	古代	现代
大肠经	71(5.67%,并列第四位)	36(19.89%,第二位)
胃经	68(5.43%,第五位)	12(6.63%,第五位)

表 14-6 显示,**现代比古代更重视大肠经穴**,而胃经穴次的百分比古今相近。就穴位而言,**古今均常取大肠经合谷、曲池,胃经足三里,这是相同的;现代又取胃经丰隆,古代取之不多,这是不同的。**

3. **古代选取足太阳、少阳经穴**　本病常表现为全身性抽搐。中医认为“阳主动”,而足三阳分布在全身阳面,因此古代常选用足三阳经穴。除了上述足阳明胃经外,古代还取足太阳、少阳经穴,两经分别为 130、71 穴次,分列诸经的第二、第四(并列)位,分占古代总穴次的 10.38%、5.67%,**常用穴为昆仑等**(足少阳经的穴次较为分散)。而现代虽然也取足少阳经**风池**,但现代取足太阳、少阳两经分别为 8、5 穴次,分列现代诸经的第七、第九位,分占现代总穴次的 4.42%、2.76%,未被列入常用经脉,不如古代。

4. **现代选取肾经、肝经、心包经穴**　肝肾不足、肝风内动,心神昏冒均可导致本病,因此现代也选用肾经、肝经、心包经穴,分别为 15、13、13 穴次,分列诸经的第三、第四(并列)、第四(并列)位,分占现代总穴次的 8.29%、7.18%、7.18%,**常用穴为肾经涌泉,肝经太冲、行间,心包经劳宫、内关、中冲**。古代虽然也取涌泉、然谷、太冲、大敦、劳宫等肾经、肝经、心包经穴,但取该三经分别为 58、51、36 穴次,分列古代诸经的第六、第七、第九位,分占古代总穴次的 4.63%、4.07%、2.88%,未被列入常用经脉,不如现代。

此外,表 14-3 显示,**古代还取少商、尺泽等肺经穴**,此当古代

本病常由外感高热所致,故取之以宣肺解表。

【分部取穴比较】

1. **古今均取头面部穴** 本病常由大脑皮质功能紊乱所致,因此临床多取头面部穴,在古、今文献中,分别为386、47穴次,同列各部的第一位,分占各自总穴次的30.83%、25.97%,可见**古代比现代更重视取头面部穴**,因古代没有抗生素,故治疗高热惊风等多用针灸刺激该部位。就穴位而言,表14-3显示,**古今均常取百会、印堂、水沟,这是相同的**;古代还取囟会、神庭、前顶、承浆,现代则取风池,这是相似的。

古代取头面部穴者,如《太平圣惠方》载:"小儿惊痫者,先惊怖啼叫,后乃发也,灸顶上旋毛中三壮";"小儿急惊风,灸前顶一穴三壮","若不愈,须灸两眉头,及鼻下人中一穴,炷如小麦大";"小儿风痫,先屈手指如数物乃发也,灸鼻柱上发际宛宛中"。《玉龙歌》云:"孩子慢惊何可治,印堂刺入艾还加。"《类经图翼》记:水沟"治小儿急慢惊风,可灸三壮,炷如小麦"。《世医得效方》治"急慢惊风","灸发际、眉心、囟会三壮"。《针灸甲乙经》载:承浆主"痉,口噤,互引"。本病病位在头脑,发作时在头部耳后的瘛脉、颅息穴处常有明显血络脉可见,刺灸之则可取效,瘛脉也因此而得名。《百证赋》道:"瘛病非颅息而不愈。"即为例。

现代取头面部穴者,如张玉璞治疗急惊风,针刺百会、人中、风池等穴;彭相华则用三棱针点刺印堂出血;罗卫平等治疗小儿高热惊厥,针刺水沟、上星透百会等穴,施强刺激,不留针;伍鸿基则针刺人中2~3分,捻转至患儿苏醒;许国等治疗小儿习惯性痉挛,针刺印堂、风池等穴,得气后行针3分钟,留针30分钟。现代也取人中附近其他穴,如胡志红治疗小儿高热惊厥,针刺金钟穴(鼻中隔中点),用泻法。

2. **古今均取手足部穴** 本病病位在脑。《灵枢经·终始》曰:"病在头者,取之足。"而手与足相对应,因此治疗本病多取手足部穴,在古、今文献中,分别为296、75穴次,分占各自总穴次的23.64%、41.44%,可见**现代比古代更重视手足部穴**,此当现代取头面部穴次的百分比下降之故,致使手足部穴次的百分比相应上升,同时现代又用针灸治疗肢体局部的抽搐。就穴位而言,**古今均常取合谷、涌泉、太冲、少商、劳宫,这是相同的**;古代还取昆仑、然谷、大敦,现代则取十宣、行间、中冲,这是相似的。

　　古代取手足部穴者,如《针灸大全》载:治疗"小儿急惊风,手足搐搦",取"中冲、大敦、太冲、合谷"等。《杂病穴法(歌)》云:"小儿惊风少商穴,人中涌泉泻莫深。"《马丹阳天星十二穴歌》道:太冲"能除惊痫风"。《小儿烧针法》治疗"撒手惊","此症双手挂下一撒,咬牙口歪即死,用灯火烧两手劳宫各一点,心前一点,即好"。《针灸甲乙经》记:昆仑主"痉,脊强"。《百证赋》道:"脐风须然谷而易醒。"《神灸经纶》言:大敦、行间治"急慢惊风"。

　　现代取手足部穴者,如何景贤治疗小儿高热惊厥,针刺双侧合谷,用提插捻转强刺激;司徒玲则针刺太冲、合谷、涌泉,用泻法;党中勤治疗肝性脑病惊厥,针刺涌泉,行强刺激1~3分钟,并发现涌泉疗效明显优于水沟;郑周燕治疗小儿急惊风,用三棱针点刺十宣、少商、中冲出血;钱起瑞治疗惊厥,针刺后溪透劳宫等穴,用强刺激;苏建华治疗癔病性抽搐痉挛,针刺行间,用平补平泻强刺激。由上可知,在手足诸穴中,古今均重视取末端穴,如上述涌泉、少商、大敦、中冲、十宣,此当末部神经末梢丰富之故,刺激之则可产生强烈的感觉,起到醒脑开窍的作用。

　　3. 古今均取上背部穴　本病常由外感所致,又与五脏相关,还表现出脊背反张,因此治疗选取上背部穴,在古、今文献中分别为85、15穴次,同列各部的第四位,分占各自总穴次的6.79%、8.29%,古今百分比相近。就穴位而言,**古代取身柱,现代则取大椎**,这是相似的。

　　古代取上背部穴者,如《太平圣惠方》载:身柱"主小儿惊痫也"。又如《百证赋》道:"风痫常发,神道须还心俞宁。"《备急千金要方》曰:"大人癫,小儿惊痫,灸背第二椎及下穷骨两处,以绳度,中折绳端一处,是脊骨上也,凡三处毕,复断绳作三折,令各等而参合如厶字,以一角注中央灸,下二角侠脊两边,便灸之,凡五处也。"此外,表14-3显示,古代还取下背部长强穴。如《古今医统大全》载:"长强:灸七壮,治诸惊痫。"

现代取上背部穴者,如陆瘦燕治疗脑脊髓膜炎引起的急惊风,针刺风府、大椎、神道、中枢、脊中等,用泻法;孔令富治疗小儿烧伤后惊厥,针刺大椎、风池等,用捻转法,不留针;周淑英治疗小儿急惊风,针刺大椎等以降温。

4. 古代选取胸腹部穴　本病常由气血不足、亡阴亡阳所致,亦可出现"脐风"之证,而胸腹部穴可以益阴壮阳,补虚固脱,调气舒脐,因此古代选用胸腹部(含胸脘和小腹两部)穴,共计206穴次,占古代总穴次的16.45%,**常用穴为神阙、中脘**。如《薛氏医案》载:"脐风","以艾灸脐中亦有生者"。《针灸大成》言:"患痫症二十余载","故手足牵引,眼目黑瞀,入心则搐叫","取鸠尾、中脘、快其脾胃"。《寿世保元》语:"脐风","以艾灸中脘三壮"。现代也有取胸腹部穴者,如聂汉云等治疗慢惊风,针中脘、关元、章门等,用平补平泻,治疗慢脾风,灸神阙,但现代取胸腹部共12穴次,占现代总穴次的6.63%,胸脘、小腹均未被列入常用部位,不如古代。

5. 现代选取臂、腿阳面穴　因为阳主动,而大肠经、胃经行经臂、腿阳面,因此现代文献中臂、腿阳面穴次也较多,分别为13、11穴次,分列现代各部的第六、第七位,分占现代总穴次的7.18%、6.08%,**常用穴为曲池、足三里、丰隆**。如宋淑贤等治疗小儿惊厥,取曲池等,用针刺强刺激泻法,不发热者取足三里,用针刺补法;张玉璞治疗慢惊风,取足三里、三阴交等,用灸法;王富平治疗小儿氟乙酰胺中毒抽搐,取内关、曲池、足三里等,用针刺强刺激,留针30分钟;陆瘦燕治疗脑脊髓膜炎引起的急惊风,取丰隆等,用针刺泻法。虽然古代也取曲池、足三里等穴,如《续名医类案》载:"一小儿昏愦六日不省,惊风发搐","灸风池、曲池、三里六穴而安"。但古代取臂、腿阳面分别为38、50穴次,分列古代各部的第十一、第九位,分占古代总穴次的3.04%、3.99%,两者均未被列入常用部位,不如现代。

【辨证取穴比较】

对于本病诸类型,古人均取上述头面、手足、上背、胸腹等部穴位,这是共同的,但对于每一类型,古人所取穴位还有各自的偏重。

1. **与热相关**　与热相关的本病古代文献共计56条,合169穴次,其中胸腹、背部穴分别为53、24穴次,分占本类总穴次的31.36%、14.20%,分别高于本病总体取穴中胸腹、背部相应的百分比16.44%、9.35%。可见古人治疗本类型**多取胸腹、背部穴**,具体分析如下。

胸腹部藏有心、肝、脾、肺、肾五脏,取该部穴则可养阴清热。如《济生拔粹》叙:"治风痫热病","刺任脉上脘一穴,次针足阳明经三里二穴"。而对于小儿热惊者,古人尤其多取胸腹部穴,涉及古代文献达16条之多,合49穴次,占小儿热惊总穴次的42.24%,超过上述相应胸腹部穴百分比,此当小儿脏腑娇嫩,形气未充,易于受邪发病之故,而取与脏腑相联的胸腹部穴,则可以扶正祛邪,清热定惊。**常用者为脐部(含脐周)、心部(含心周)、乳周、中脘等穴**。如《痧惊合璧》述:"老鸦惊症","日夜发热不安","将男左女右乳上离一指,用火一炷,如不能转而作眼反变惊悸,心与脐下各离一指,俱用一火";"抽肠惊症:今有小儿遍身发热","男左女右,乳旁一火,当心一火(两肋),脐上下俱离一指,二火"。《针灸治疗实验集》称:"急惊风症","浑身烧热",针"中脘、气海"等穴。

热瘈多由外邪入侵所致(即现代的感染性发热),而太阳主表,行于背部,故治疗常取背部穴,**常用者为脾俞、膀胱俞、肝**

俞、肾俞、身柱等。如《针灸甲乙经》谓："热痉,脾俞及肾俞主之。""痉,互引身热,然谷,谵语主之。""身热狂走,欲自杀,目反妄见,瘛疭泣出,死不知人,肺俞主之。"《采艾编翼》述:"痉痓","热,肝俞、脾俞、膀胱俞,三穴择用"。《太乙神针》称:身柱主"瘛疭发热"。

2. **与寒相关**　与寒相关的本病古代文献共计 22 条,合 70穴次,其中手足、小腹、上背部分别为 24、12、6 穴次,分占本类总穴次的 34.29%、17.14%、8.57%,分别高于本病总体取穴中手足、小腹、上背部相应的百分比 23.64%、6.38%、6.79%。

古人多取上背部、四肢部(尤其是手足部)之穴以治外寒,此当足太阳(尤其是上背部)易受风寒外袭,以及"阳受气于四末"的缘故。**常用穴为大杼、谵语、合谷、少商、尺泽、太冲等。**如《针灸甲乙经》记:大杼主"振寒,瘛疭";尺泽主"振寒瘛疭,手不伸"。《采艾编翼》载:"痉痓","寒,谵语、京门、长强"。《痧惊合璧》叙:治疗"风寒惊症",取"两手足虎口及掌心、脚心"。《针灸治疗实验集》述:"被寒壅塞经络,偶患急惊风症",针刺"手三里、少商"等穴。《金针百日通》言:"小儿急慢惊风","风寒外客,急针十宣、十二井、间使、内关、风池、风府,及手足各穴治之"。上述"手足虎口"即合谷、太冲,而"掌心""脚心"、十宣、十二井、"手足各穴"亦在手足部,尺泽、手三里、间使、内关则属四肢之臂部。

古人多取腹部(尤其是小腹部)穴,以及足三里,以治内寒,此当腹部藏有脾、胃、肾,其中小腹部还藏有"脐下肾间动气",足三里则可健脾和胃之故。取此类穴可益气壮阳,温肾祛寒。除足三里外,**常用穴还有神阙、脐周、胸前等。**如《针灸逢源》语:治疗惊风之"胎寒者","用元宵灯火十五燋断之",其中即包括"脐心、脐轮";"暴死者卒然而倒","腹痛额黑,手足收引,脉来沉迟,无气以息,中寒也,急灸关元"。《小儿烧针法》曰:"脐惊风","五脏有寒,肚中作痛","以灯火烧囟门四点,烧脐四点,胸前平烧三点"。《灵枢经·热病》云:"风痉身反折","中有寒,取三里"。

3. **与外风相关** 本病主要表现为肢体肌肉抽搐,古代将其归于风,称为"惊风""风痫""脐风"等,因此在本病的古代文献中,与风相关者多达146条,列各类型之首。其中绝大部分当属内风,其取穴当符合上述本病总体取穴特点,不再赘述。此外,在上述146条文献中有15条与外风相关,合计43穴次。由文献内容可知,对外风的治疗除取胸腹、手足部穴外,古人重视**选取头面与上背部穴**,此当风性轻扬在上,又属阳邪的缘故。如《瘈惊合璧》称:"鼻塞惊症","此因感冒风寒,当顶门一火,鼻孔左右二火";"吐血惊症","此因饮食感受风寒,延久成瘈,印堂一火"。《小儿烧针法》谓:"天吊惊","此症因母居风处与之乳食所伤","用灯火烧囟门四点、两肩井穴二点"。《医学纲目》称:"风痰作楚","在上,则头风喘嗽昏晕。发则抽牵,手足皆动:风门(沿皮二寸半)、巨阙(三寸二分)、丰隆(二寸半)、肩井(五分)"。

4. **与瘀血相关** 与瘀相关的本病古代文献共计10条,合40穴次。对于本类型的治疗,古人除取头面、胸腹、手足部穴外,较为突出的是取**青筋部位**。因为在本类型患者的体表往往会出现暴露的青筋,这是血瘀的标志之一,古人在此处施予艾灸(含灯火灸)或刺血等方法,则可起活血破瘀的作用。如《小儿烧针法》治疗"月家惊","肚腹青筋气急,用灯火烧胸前七点,烧脐四点,背上青筋缝上七点";"鸟缩惊","肚上见青筋,肠胀,口唇黑,内有寒气吐泻,用灯火烧背脊大椎下青筋缝上七点"。《针灸简易》谓:"脐风,脐上初起有青筋两条,自脐而上冲心口","用艾绒在此青筋头上烧之"。《针灸大全》治疗"破伤风,因他事搐发,浑身发热颠强",取"太阳紫脉",《针灸大成》补注"宜锋针出血"。

5. **与痰相关** 与痰相关的本病古代文献共计14条,合56穴次,其中胸腹、上背部分别为17、8穴次,分占本类总穴次的30.36%、14.29%,高于本病总体取穴中胸腹、上背部的相应百分比16.44%、6.79%。可见古代治疗本类型**多取胸腹、上背部穴**,常用者为神阙、膻中、肩井等。此类穴位可以健脾宣肺,化痰祛湿。

如《小儿烧针法》治疗"月家惊","痰涌心口","用灯火烧胸前七点,烧脐四点"。《采艾编翼》治疗"慢惊","若痰喘:加天突、膻中"。上述"与外风相关"中《医学纲目》治疗"风痰作楚",针刺风门、巨阙、丰隆、肩井,亦为例。又如《针灸逢源》述:"惊痫生死:如惊痰筑不省人事","急灸肺俞穴各三壮"。《瘀惊合璧》曰:"塞心惊症","痰气塞于心中,不能送吐,攒心五火,脐上下离一指二火"。

6. 与虚相关　与虚相关的本病古代文献(含慢惊风)共计36条,合98穴次,其中胸腹、上背部分别为32、10穴次,分占本类总穴次的32.66%、10.20%,高于本病总体取穴中胸腹、上背部的相应百分比16.44%、6.79%。可见古人治疗本类型**多取胸腹、上背部穴,常用穴为脾俞、"脐下"、神阙、中脘、章门、"心下"**等。此类穴位与脾、胃、肾等相联,可以补虚益损。如《医宗金鉴》云:灸脾俞"更治婴儿慢脾风"。《瘀惊合璧》言:"肿泻惊症:今有小儿泄泻,多日不止,脚肿肚胀,饮食不思,身体其弱","心下、脐下俱离一指,各一火治之"。《针灸则》语:"慢惊,属脾,中气虚损不足之病也,灸:章门、神阙。"《扁鹊心书》称:"慢惊吐泻,灸中脘五十壮。"又如《采艾编翼》谓:"风痫","大人神虚气脱,治在关元、巨阙"。

现代也有以辨证取穴治疗本病者,但其分类比古代更细致,取穴也更明确。如周楣声治疗急惊风之风火燔炽型,用三棱针点刺手足中指尖,或少商、少泽微出血,用毫针刺井穴及人中,用火针点刺大椎或身柱;急惊风之高热伤阴型,用火针刺风池、身柱、筋缩、肝俞、肾俞、内关、外关、阳陵泉、绝骨,用艾熏灸大椎、至阳、命门等;慢惊风之脾土失运型,熏灸阴交、命门,以及下脘、水分、脾俞、胃俞;慢惊风之元气受损型,反复熏灸百会,以及气海、命门。李世珍治疗惊风之热盛动风型,针泻合谷、太冲,点刺手十二井穴出血;肝风内动型,针泻太冲、神门、大陵,点刺手十二井穴出血;乳食内停,心肝蓄热型,针泻行间、足三里,点刺四缝穴;感受疫邪,热陷心营型,针泻神门、太冲,点刺曲泽出血;湿热内伏,蒙蔽心包型,针泻合谷、太冲、阴陵泉;惊恐动风型,针泻神门、大陵、太冲;肝阴不足型,针泻太冲,补复溜。武连仲等治疗抽动-秽语综合征之阳明热炽型,针刺内庭、曲池、偏历,用提插泻法,四白用雀啄泻法,使针感向下传导;髓海不足型,针神门、复溜用捻转补法,哑门深刺1.5~2寸,上肢出现触电感即出针,廉泉用雀啄手法,使局部出现胀感。

【针灸方法比较】

1. **古今均用艾灸** 本病常由外感热病所致,而艾灸可温阳益气,提高机体免疫力,消灭或抑制致病微生物,因此本病临床采用灸法,在古、今文献中分别为192条次、3篇次,分列古、今诸法之第一、第三(并列)位,分占各自总条(篇)次的35.23%和7.14%,可见**古代比现代更多地采用灸法**。此当古代没有抗生素之故,因此大量采用艾灸。

古代艾灸治疗本病的取穴特点,与上述总体取穴相比,除了头面、手足、上背部穴外,**较多地选取胸腹部穴**,共计136穴次,占本病艾灸总穴次的27.99%,高于总体取穴中胸腹相应的百分比16.45%。因本病之艾灸常用于小儿惊风,而小儿形气未定,脏腑娇嫩,故多灸胸腹部穴,致其百分比升高。**常用者为脐周奇穴、神阙、胸膈奇穴、心下奇穴、乳部奇穴、中脘等**。如《医说》记:"生子数日,患脐风已不救","以艾灸脐下,遂活"。《针灸逢源》治疗"脐风","用灯火"于"脐输六燋,未落带于带口火燃,既落带,于落处一燋"。《寿世保元》叙:"小儿脐风","用线比两口角折中,以墨记之,放脐中四下,灸七壮"。《神灸经纶》载:"惊风","以艾灸脐中"。《小儿烧针法》治疗"蛇丝惊","用灯火烧胸前六点,即愈"。《痧惊合璧》治疗"吐泻惊症","乳上心下脐上下,灸治洗浴效如神"。《寿世保元》载:"脐风","以艾灸中脘三壮"。

此外,古人也灸取头面、手足、上背部穴,**常用穴包括百会、**

囟会、印堂、神庭，涌泉、太冲、解溪、少商、劳宫、合谷，身柱、大椎
等。如《神应经》曰："凡患风痫疾，发则躺仆在地：灸风池、百
会。"《小儿烧针法》治疗"乌鸦惊"，"烧囟门四点，两口角二点，
两肘及手掌心各一点，解溪穴各烧一点，鼻梁上印堂烧一点"；"鹰
爪惊"，"用灯火烧眉心，两太阳穴各一点，两手掌心各一点，涌泉
穴各一点，烧脐四点，大敦后灸一点"。《针灸集成》治疗"惊瘛疭
痫"，"百会三壮，神庭七壮"；"惊痫：腕骨、顶中央旋毛中三壮，耳
后青络脉三壮，太冲三壮"。《备急千金要方》治疗"小儿暴痫"，
"次灸阳明，次灸少商，次灸劳宫，次灸心主，次灸合谷，次灸三
间"。《奇经八脉》云："脊强者，五痓之总名，其证卒口噤、背反张
而瘛疭，诸药不已，可灸身柱、大椎、陶道穴。"《针灸聚英》言："风
痫，惊痫，发狂，恶人与火，灸三椎、九椎。"

　　在上述手足部穴中，**古人重视灸末端部穴**，因其敏感性高，灸
之则可醒脑开窍定惊。除了上述涌泉、太冲、少商、劳宫外，又如
《针灸聚英》载："丹溪治一妇人久积怒与酒，病痫，目上视，扬手
踯足"，"灸大敦、行间、中脘"，"又灸太冲、然谷、巨阙，及大指甲
肉"，"又灸鬼哭穴"。《续名医类案》治疗"慢惊"："一小儿二岁，
发搐已死"，"取艾作小炷，灸两手中冲穴，火方及肉而醒，大哭，
父母皆喜"。

　　关于本病的艾灸方法，古人常用**直接灸**。如治疗小儿惊风的
专著《痧惊合璧》即多用直接灸，其治疗"喘膊惊症"，"脐下三火
气和平"，旁注"用艾火三炷"。可见其中"一火"即直接灸一炷，
"二火"即直接灸二炷，余类推。该书所取的也是头面、胸腹、上
背和手足部穴，如治疗"夜宿老鸦惊症"，"印堂中间灸一火，人中
灸一火，如又作猛惊状，当心再灸一火"；"乳风惊症"，"颈堂、顶
堂、地角及心脐下离一指处各灸一火"；"盘肠惊症"，"前面心脐
上下左右俱离一指，各一火"，"背后当心治法"；"尖梦惊症"，"两
乳旁、两脚(膝)胯、两手(足)虎口、心下、脐下离一指，各一火"。
此外，该书治疗"蛇舌惊症"，"莫论男女人中灸，洗浴出汗即安

宁",可见灸疗还要配合洗浴以发汗祛邪。

灯火灸是对穴位做瞬时的直接点灸,其作用与上述直接灸法相似,但操作迅速,痛苦较小,不留瘢痕,因此古代常用于小儿惊风。如《寿世保元》述:"脐风","必自脐发出青筋一道,行至肚,却生两岔,行至心者必死,于青筋初发,急用灯心蘸香油,用灯于青筋头并岔行尽处燎之,以截住不致攻心"。《针灸逢源》叙:"定惊元宵灯火:囟门、眉心、脐心、脐轮(脐周六燋如:◯:样)、少商、合骨、鞋带,各穴共十五燋(用灯心蘸清油点火,依次焠之)。"而《小儿烧针法》一书专门记载了用灯火灸治疗小儿惊风的内容,如对于"胎惊风","用灯火烧背上青筋缝上七点,平烧头顶百会穴三点,烧脐四点,两涌泉穴各烧一点";"内吊惊","用灯火烧囟门四点,心窝一点,两手鱼际穴各一点";"马蹄惊","用灯火烧两手掌心、两肩井穴各一点,喉下三点,脐下各一点";"鲫鱼惊","用灯火烧两虎口各一点,心前、脐下又各灸一点,即愈"。

此外,古人还采用**火针点烙**,此法与上述灯火灸相似,亦有快速、方便、痛苦少的优点。如上述与外寒相关的段落中,《金针百日通》"急针十宣、十二井、间使、内关、风池、风府,及手足各穴治之",其后又曰"若以火针治病更捷"。

古人还用**隔物灸**,以发挥艾灸和药物的双重作用,同时又避免了皮肤的烫伤。如《伤寒九十论》曰:"病伤寒结胸,状如痉","予以黄连饼子,灸脐中数十壮"。《名医类案》云:"近来江南脐风之症最多","急用蒜一两,捣捏作饼子,纳于脐上,以艾火灸五七壮,以拔出风邪"。《类经图翼》言:"脐风撮口","以小艾炷隔蒜灸脐中,俟口中觉有艾气,亦得生者"。《针灸秘授全书》语:"脐风:神阙(用姜片名雷公丹灸)、然谷(禁针)。"上述黄连可清热解毒,大蒜可杀菌,生姜可发散风寒,而"雷公丹"的药物组成尚待考证。

古人亦用"**太乙神针**"治疗本病,这是隔物灸法之一种,即在艾条中加入若干中药,并在穴位上铺数层布或纸,将艾绒与药物卷成的艾条点燃后按在布或纸上，以取疗效。如《太乙神针》载：百会、上脘、曲池、尺泽、身柱、命门、腕骨分别主治"风痫，角弓反张""风痫""瘛疭""小儿慢惊""瘛疭发热""瘛疭""惊风"。《太乙离火感应神针》载：神庭、百会、上脘、涌泉分别主治"风痫诸闭，猪头羊颠之类""小儿急慢惊风""瘛痫风搐""风痫搐逆"。

为了增加刺激量，古人在少商、隐白穴处采用"骑缝灸"法。如《世医得效方》述："治急慢惊风，危极不可救者"，"手足大指当甲角，以物缚两手作一处，以艾骑缝灸，男近左边，女近右边，半甲半肉之间灸三壮"，"艾炷如麦子大"。此法在《神应经》中被称为灸"鬼眼"，《针灸聚英》则称之为灸"鬼哭"。因双穴同时下火，刺激较强，可供临床参考。

关于艾灸的剂量，对体质娇嫩的**小儿灸量一般较少**，仅一壮至数壮，如上述直接灸与灯火灸段落所引之例。但**对于病情严重者或成人则当加大灸量**。如《针灸大成》记："公子箕川公长爱，忽患惊风，势甚危笃，灸中冲、印堂、合谷等穴，各数十壮，方作声，若依古法而止灸三五壮，岂能得愈？"《扁鹊心书》述："妇人无故风搐发昏，灸中脘五十壮。""急慢惊风，灸中脘四百壮。"《类经图翼》叙：囟会治"惊痫戴目，昏不识人，可灸二七壮至七七壮，初灸即不痛，病去即痛，痛即罢灸"。后者显示，艾灸当由不痛灸至痛为止，此亦为确定灸量的一个方法。

现代用灸法者，如赵尔康治疗小儿惊风，取神阙，施隔姜灸30余壮，配合灸足三里；柳于介则采用清代"定惊元宵十五燋"法，取眉心、素髎、承浆、地仓、合谷、脐轮，施灯火灸，每穴6次，解溪、仆参、肺俞，每穴1次；魏贤芳治小儿急惊风，取印堂、太阳，用灯火灸；陈吉生治疗小儿慢惊风，取印堂，施麦粒灸5壮，取中脘、关元、神阙、天枢，用黄豆大小艾炷灸各5壮，连灸1周；钟岳琦则取大椎、脾俞、胃俞、关元、气海、足三里，每穴用艾卷灸5分钟；吴家淑采用特制艾灸锅，通过胶管插入肛门，以艾烟熏灸肛门；艾宙治疗残存上肢抽搐疼痛，取病变局部及其附近，施艾条回旋灸。

由上可见，**现代也采用直接灸、灯火灸、隔物灸**，这与古代相同。而古代所用火针点烙、"太乙神针"和"骑缝灸"，现代报道不多；**现代采用的艾条灸、灸锅灸**，古代未见记载；现代艾灸的剂量较小，这些是古今不同的。现代艾灸也选取胸腹、头面、手足、上背部穴，但灸胸腹部与肢体末端部穴不如古代多。

2. **古今均用针刺**　本病属神经系统病变，病位多在大脑皮质，而针刺多刺及机体的神经，并将刺激的信息传递到大脑，因此治疗本病常用针刺法，在本病的古、今文献中分别为 42 条次、34 篇次，分列古、今诸法之第二、第一位，分占各自总条（篇）次的 7.71% 和 80.95%，此又显示**现代比古代更重视针刺法**，此当现代受神经学说影响及针具进步的缘故。

古代针刺治疗本病**多取头面部穴**，共 53 穴次，占本病针刺总穴次的 41.41%，明显高于本病总体取穴中头面部相应的百分比 30.83%，此当针刺对脑部病变的疗效往往优于其他方法的缘故。**常用穴为百会、水沟、哑门、风府等**。如《瘈惊合璧》言："哑瘿瘼"，"痰涎壅盛，手足搐捐"，"刺百会穴，刺顶心，刺眉心，刺印堂，刺两眉梢，刺鼻尖准头穴（须稍偏），刺两耳坠，刺唇上离口角二分，刺下口角离三分，刺地门中，刺两肩比骨眼中"，"再刺舌两旁并舌尖舌下紫筋"。《针灸简易》道："人中治风闭牙关"，"风肿慢惊三分刺"。《医宗金鉴》道："哑门风府只宜刺"，"颈项强急及瘛疭"。《针灸治疗实验集》语："忽患惊风，手足瘛疭，牙关磨磋"，"刺哑门、百会，随手作声而苏"。在头面部皮下肌肉一般较少，其下即为骨骼，因此**常用浅刺透穴法**。如《循经考穴编》称：瞳子髎"刺一分，沿皮向内透鱼腰"，治"天吊抽掣"。

古代针刺**又取胸脘部穴**，共 17 穴次，占本病针刺总穴次的 13.28%，**常用穴为中脘、上脘、鸠尾等**。如《针灸治疗实验集》谓："次女年十八岁，尚未出阁，素患痫症"，"每逢月事将至之前，右手先抽缩数次，眼珠转变青色，则发痫矣"，"次日先拔去其头顶上之红发数条，按前日所针之穴，则加鸠尾、巨阙、上脘、中脘、气海、中极、血海、三里、三阴交等穴,逐一按部针之,四五日愈"
(本案为何要拔去头顶红发? 令人不解)。

古代针刺也**取末端部和关节部穴**,前者末梢神经丰富,十分
敏感,有醒脑开窍之效;后者可治本病之运动症状,**常用穴为涌
泉、大敦、少商,合谷、尺泽、曲池等**。如《针灸易学》载:"猛虎翻
,其形搐头,四肢屈而不伸。治法,於涌泉穴针七针。"《针灸简易》
述:"大敦刺急慢惊风。"《肘后歌》道:"刚柔二痉最乖张,口噤眼
合面红妆,热血流入心肺腑,须要金针刺少商。"《针灸治疗实验
集》叙:"痉厥","年十四岁","病手足拘挛,牙关紧闭,神志不清,
反张直视,针手三里、肩髃、曲池、曲泽、合谷各穴,针至合谷,则口
中喊痛,牙关能开"。《医宗金鉴》记:尺泽"兼刺小儿急慢风"。

古代针刺据虚实而施补泻手法。**用泻法者**,如《灵枢经·热
病》曰:"热病数惊,瘛疭而狂,取之脉,以第四针,急泻有余者。"
《薛氏医案》云:"小儿百日脐风马牙,当作胎毒,泻足阳明火。"
《磐石金直刺秘传》言:"天吊风,手足拽牵:曲池、足三里(并
泻)。"《太平圣惠方》针鸠尾治"心惊痫","留三呼,泻五吸"。后
者是结合呼吸的泻法。**用补法者**,如《针灸秘授全书》语:"小儿
慢惊风(用补法,开口吐沫手足搐):三阴交、尺泽、刺攒竹、大敦、
脾俞、刺人中、百会、上星(不宜多灸)。"古代也有**用补泻结合者**,
如《太平圣惠方》载:上脘治"风痫热病,宜可泻之后补"。统计
显示,治疗本病用泻法之文献共计9条,用补法者仅1条,补泻结
合者3条,可见本病似以实证为多,虚证为少。

古代针刺**采用密刺法**。如前一段落中,《针灸易学》治"猛
虎翻","於涌泉穴针七针",一穴针7针,显示针刺密度之高。又
如《寿世保元》载:"小儿脐风","新针七个,刺两眉口圆圈一百
余下"。用针7枚,刺100余下,亦显示针刺之密。本病往往危急,
用密刺可增大刺激量,以求起死回生之效。

古人针刺**注意取穴的先后次序**。如《针灸甲乙经》谓:"背
伛瘛疭,视昏嗜卧,照海主之,泻左阴跻,取右少阴俞,先刺阴跻,

后刺少阴,在横骨上。"此文亦用泻法,其中阴跷为照海,少阴俞当为横骨。又《灵枢经·厥病》言:"厥心痛,与背相控,善瘛,如从后触其心,伛偻者,肾心痛也,先取京骨、昆仑,发针不已,取然谷。"现代冯润身提出了"针灸时-空结构",认为改变所刺激穴位的先后顺序,将会取得不同的效应,因此对于取穴的先后次序问题尚需探讨。

此外,古人在靠近胸腔处针刺十分谨慎。如《太平圣惠方》载:鸠尾治"心惊痫","宜针即大良,虽然此处是大难针,非是大好手,方可下针,如其不然,取气多,不幸令人死,针入四分。"可见刺彼处穴**不宜过深,并注意针刺方向**,避开心肺,以免造成医疗事故。而《医学纲目》记:"癫痫","天吊:巨阙(三寸)、百会、囟门。"此处巨阙针3寸当是比较深的,有一定危险性,当谨慎行事。

现代针刺治疗本病亦采用补泻手法,这与古代相仿;现代**多用强刺激、重视针刺感应、应用半刺法**,这些在古代文献中未见明确记载。

现代用补泻者,如乔正中治疗癫痫惊风,取百会、四神聪,用针刺快速捻转 1~2 分钟,人中、膻中,施单向捻转滞针法,并轻轻提拉,通里、灵道、神门、内关,双手同步施迎随与呼吸补法;朱广运治疗小儿惊风,针刺人中,配合大椎、曲池,行大幅度提插捻转之泻法;聂汉云等治疗小儿急惊风,针十宣、印堂、人中、曲池、太冲,用泻法,治疗慢惊风,针中脘、关元、足三里、章门、印堂,用平补平泻,治疗慢脾风,针刺肝俞、脾俞、百会、足三里,用补法。总的来说,现代也以泻法为多。

现代用强刺激者,如郭华林等治疗急诊抽搐休克,针刺水沟穴,行强刺激;杨振东治疗小儿高热惊厥,针刺人中、合谷,用高频率大幅度提插捻转强刺激泻法;陈德林治疗坐卧抽动症,取百会、四神聪、风池、心俞、肝俞、胆俞、神门、内关、足三里、三阴交、鸠尾,用针刺强刺激提插,结合捻转弹柄与摇摆法,以泻法为主,留针 40 分钟。

现代重视针刺感应者,如罗星照治疗惊风,针刺合谷,使针感传至指或肩,内关透外关,针感传至腋,针风池,使针感放射至眼,针刺人中、百会,用斜刺法;何有水治疗手痉挛,针刺大陵 1~3 分,不可深刺,有麻感后原处点针,加大针感传导,使五指有麻感,且传至指尖,手指得舒。

现代采用半刺法者,如石尚忠治疗小儿高热惊厥,取百会、水沟、曲池,配内关、合谷、少商,用半刺法,强刺激,快起针,不留针。

关于留针时间,现代对于成人一般留针 30~90 分钟,如赵明智等治疗手足抽搐,针刺太溪、照海、太冲、内关、合谷、头针舞蹈震颤区、运动区、感觉区,用泻法,留针 30 分钟;许式谦治疗脑震荡后遗症引起的抽搐,取人中、承浆,用针刺,留针 90 分钟;上述用强刺激段落中,陈德林留针 40 分钟,均为例。对于小儿,现代报道不一,如罗卫平等治疗小儿高热惊厥,针刺水沟、上星透百会、内关、涌泉、尺泽、委中、合谷,施强刺激,不留针;杨景柱针刺百会穴,则留针 6 小时。可见留针与否及时间长短当根据临床病情而定。

3. 古今均用刺血　本病可由邪壅、热盛、血瘀所致,而刺血可达邪、泻热、逐瘀,因此在本病的古、今文献中,涉及刺血者分别为 31 条次、7 篇次,分列古、今诸法之第三、第二位,分占各自总条(篇)次的 5.69% 和 16.67%,显示**现代比古代更重视刺血**,此当在现代临床上刺血有良好疗效的缘故。

古代刺血**多取口腔部穴**,涉及相应文献共 15 条,合 19 穴次,占刺血总穴次的 45.24%。此当惊风小儿的口腔部位常有水泡之故,治疗则擦(或刺,或挑)破之而出血(或脓,或水);水泡多生于牙龈上,也有生于舌下、上腭,甚至满口者。如《医学纲目》叙:"小儿初生一七日内,忽患脐风撮口","看儿齿龈上有小泡子如粟米状,以温水蘸熟帛裹指,轻轻擦破,即开口便安,不药神效"。《名医类案》述:"凡儿脐风,须看牙龈有水泡,点如粟粒,以银针挑破出污血,或黄脓少许而愈。"《续名医类案》记:"脐风病也,一名马牙疳,小儿凡当一月之内尤急,乃视其口中上腭,有白胞如珠大者三四个,用银针挑去之。"《小儿烧针法》治疗"脐惊风","两口角起黄丹成串,满口有泡疮,用银簪挑破出血,以新棉吸尽血"。又如《针灸易学》称:"乌鸦狗翻,头疼头沉头痒,眼黑拥心发搐","令病者卷舌视之,舌根下或有红黄黑紫等泡,用针刺破出血,以雄黄末点之"。据此文之配图,该病患者似为成人,因此刺破口腔水泡并不仅仅限于小儿之惊风。

古代刺血也有**取末端部穴者**,共计6穴次,占刺血总穴次的14.29%。笔者揣测,人体内的邪毒受正气所驱,往往被逐至人体的远端,而该部离心最远,又是毛细血管集中的部位,血管管径最细,致使瘀邪常积滞于此。如《针灸治疗实验集》记:"忽患惊风,手足瘛疭,牙关磨磋","刺十指井穴皆出血"。《名医类案》谓:"子和治一妇年三十,病风搐目眩,角弓反张","以铍针刺百会穴,出血二杯,立愈"。其中"出血二杯"显示出血量之大。

古人刺血还有**取关节部穴者**,共计5穴次,占刺血总穴次的11.90%。此乃经脉、血脉在关节部形成转折之故,致使邪毒瘀血往往滞留于此。如《灵枢经·热病》曰:"风痉身反折,先取足太阳及腘中及血络出血。《针灸治疗实验集》载:"该儿惊搐,遂起手足抽掣,角弓反张,目回视","用三棱针一刺少商、人中、大椎、曲池,其搐立止"。《瘛惊合璧》云:"拍脚瘛","此症面色有黄瘀,牙关紧闭,手直脚拍,不知人事","放两手臂腕(肘部)","放大指尖左右各一针","刺两腿弯窝青筋"。上述"腘中及血络"、大椎、曲池、"臂腕"和"腿弯窝青筋"均在关节部,而少商、人中、"大指尖"则属末端部。后两案综合选取了末端和关节部穴。

此外,古人刺血**还取食指风关、头部太阳,以及乳核处**。如《针法穴道记》言:"小儿惊风:风关,此穴在食指根横纹中少少外口,下针见血即可,针毕务必出汗为妙,不见汗不效,见汗时须避风","男先左手,女先右手"。上述"与瘀血相关"段落中,《针灸大全》取太阳紫脉,《针灸大成》注曰"宜锋针出血"。又如《针灸简易》载有"脐风灸法"："小儿三朝一七,摸儿两乳,乳内有一小核,必轻轻将核挤出白浆,自愈。"对于本病之瘀血严重者,古人则先用熨法,引瘀下行,至足部后再予刺破排瘀,详见下文熨法段落。

现代用刺血者,如曹志珍治疗小儿惊风,取十宣、四缝,以及气端、百会、印堂、大椎、地仓、迎香、攒竹等,用针点刺出血;宋淑贤等点刺印堂、人中放血,高热加大椎点刺出血;陈家骅点刺人中、中冲、食指桡侧浅静脉与手掌近端横线,掌骨指骨节、近端指骨节出血;张玉璞治疗急惊风,点刺十宣、阿是穴、口角、鼻孔两侧、印堂放血泻热;张瑞文治疗热病惊风,点刺行间、太冲出血;伍鸿基点刺中冲出血。现代运用的刺血工具,除毫针外,还使用三棱针、圆利针、弹簧针等,如魏贤芳治疗小儿急惊风,用三棱针挑刺十二井穴出血;孙水河治疗惊厥,用圆利针或三棱针挑刺人中、印堂、大椎、长强、手足指端,破皮见血;朱锡康治疗急惊风,用弹簧刺血针点刺十宣放血2~3滴。由上可见,现代刺血也取末端部、关节部、食指风关穴,而现代取口腔部穴的报道不如古代多,取头部太阳、乳核处的报道亦较少。

4. 古今均用敷贴　敷贴通过穴位皮肤吸收药物的有效成分,以发挥治疗作用,盖其没有痛苦,故被本病临床,尤其是儿科临床所采用。古代涉及文献共计9条。古人敷贴的药物,**或为定惊之品**。如《世医得效方》语:"急惊","涂囟法,不但初生,但有风证即用,上以麝香、蝎梢、薄荷叶、蜈蚣、牛黄、青黛共为末,研匀,用枣膏调,新绵上涂匀贴,火炙暖手,频熨之"。《名医类案》称:"生百日发搐三五次","用大青膏如小豆许,作一服发之,复与涂囟法封之"。大青膏含天麻、青黛、蝎尾、乌梢蛇、白附子、朱砂、天竺黄。上两案之药物多有镇痉定惊的作用。

对于外感风邪者,古人则**选用发散之品**。如《薛氏医案》谓:"小儿伤风发热,鼻塞,或痰壅发搐,多因乳母鼻吹囟门,但服惺惺膏,或用葱头三茎,细切捣烂,以纸寸余,摊葱在上,两掌合葱,待温,贴于囟门,其邪即解,乃去其葱,却用缎绢寸余,涂以面糊,仍贴囟门,永无伤风之患。"《串雅外篇》记:"截惊法:芭蕉油、薄荷汁煎匀,涂头顶,留囟门,涂四肢,留手足心勿涂,甚效。"上述葱头、芭蕉油、薄荷汁均有疏风发散之功。

对于与热相关者,**选用清热之品**。如《寿世保元》载:"治脐风撮口,用田螺捣烂,入麝香一分再捣,涂脐上立效。"《针灸简易》治疗"脐风":"鸡蛋白,用指蘸擦背心良久,有毛出刺手,长分许即止,若长至寸许,用绢包紧,俟有转机,再擦两太阳及口角,则口自开矣,神效。"上述田螺、鸡蛋白均属凉性,可清热。

对于与寒相关者,古人**选用温热之品**。如《名医类案》述:"近来江南脐风之症最多","用艾茸,或绵子如钱大一块,贴于脐上,外以膏药封之,兼行前二法为炒"。上述艾茸、绵子均为温热之品。

对于与痰湿相关者,古人**选用化痰之品**。如《针灸资生经》叙:"沣阳有士人之子惊风,后顶肿,医以半夏、南星为细末,新水调敷而愈。"上述半夏、南星均为化痰之品。

对于毒邪犯体者,古人**选用解毒之品**。如《小儿烧针法》载"预防脐风神方":"枯矾一钱五分,硼砂五分,朱砂三分,冰片三厘,麝香五厘。共研细末,小儿产下洗过,即将此末药敷脐眼上,每日换一次,共用一周,小儿永无脐风之症。"上述枯矾、硼砂、朱砂、麝香多有解毒作用。

古代也有**综合采用多种性味药物者**。如《续名医类案》曰:"治伤寒汗不出搐脚法:用海蛤粉、乌头各二两,穿山甲三两,为末,酒糊为丸,大一寸许,捏扁,置患人足心下,擘葱白盖药,以帛缠足,坐于暖室,取热汤浸脚至膝下,久则水温,又添热水,候遍身汗出为度。"上述海蛤粉性寒,乌头性热,穿山甲通络,葱白发散。

由上又可知,古代本病敷贴的**常用穴位是囟门、神阙、涌泉**等。其中,囟门与脑相通,而婴儿囟门往往尚未闭合;神阙虽适封闭,但皮肤菲薄,微血管丰富;涌泉位于足心凹陷中,人体站立时药物与皮肤充分接触,因而药物成分易于透过该三穴皮肤而进入体内。而上述《串雅》敷涂"芭蕉油、薄荷汁","留囟门","留手足心勿涂",令人费解,尚待探讨。

现代用敷贴者,如唐仕勇治疗高热抽搐,取劳宫、涌泉,外敷生姜泥;宋淑贤等治疗小儿惊厥,取百会,外敷牛黄醒脑丸加全蝎;谢国忠治疗乙脑高热抽搐症,取双侧涌泉、气海、大椎,敷贴地龙、蜈蚣、吴茱萸末制成的药糊。由上可知,现代用敷贴治疗本病者不多,因此对古代文献记载则可加以研究。

5. 古今均用推拿 小儿肌肤柔弱,尤为怕痛,但其经脉顺畅,穴位敏感,若施予推拿,既少痛苦,又可取得良好疗效,因此古代针灸临床亦用推拿治疗小儿之惊风,相关文献共计9条。如《针灸易学》云:"脚鱼翻","打脚心"。《小儿烧针法》治疗"迷魂惊","捏眉心、人中";"马蹄惊","心前、眉心以口唑之"。上述与外寒相关的段落,以及用火针点烙的段落中,皆引用了《金针百日通》针刺十宣、十二井等穴之例,其后又曰:"以爪掐之,久久行之,亦可取效,此以爪掐代针之法也。"上述拍打、口唑、爪掐均属推拿或其延伸。

小儿皮肤娇嫩,持续推拿则易破碎,因此古人推拿时常用介质,包括姜汁、葱汁、食用油、食盐、铅粉(宫粉)、潮粉等以减少摩擦,保护皮肤。如《小儿烧针法》治疗"急惊风",取"眉心、鼻梁下人中、心前各一点,用生姜研细、菜油热推之,或葱泡软用之亦好,若推擦良久未醒,将衣裹住小儿,小儿脚跟以口咬定";"缩纱惊","用生姜、食盐、香油、宫粉和匀,遍体推挪";"慢惊风","若厥去,捏住眉心,治法当用菜油、潮粉于太阳穴、心前、浑身推挪"。

此外,古人还在推拿介质中加入药物,以提高疗效。如《小儿烧针法》治疗"肚胀夜啼惊","用生姜、潮粉渣、桃皮、飞盐推之"。《续医说》治疗"小儿惊风发搐","用竹茹、灯心锉碎,磨成粗末,入生姜自然汁少许,和以芝麻油调匀,按摩小儿,自额上起直至背心,两手足心,数十遍"。上述桃皮可清热利湿,治痧气腹痛;而竹茹、灯心性凉,可以清热镇惊。由上又可见,小儿推拿所取穴位也在头面、手足、上背,以及胸腹部。

现代用推拿者,如杨振东治疗小儿高热惊厥,取人中、合谷,用指压法;曹志珍治疗婴儿惊风:按摩取臂臑与肩髃之间、膻中、身柱、筋缩旁2寸范围内做轻微运摩;曹大明等治疗小儿急惊风证,用双手拇指指甲掐截患儿双手指纹,一手掐指纹起处,一手掐指纹止处,继而掐按双手合谷、人中、颊车,最后掐大椎处肌肉6~7下;聂红英治婴儿高热惊厥,取人中、合谷、涌泉,用点揉指弹法;曾浩然则掐患儿中指甲根部。

6. **古今均采用时辰针灸法** 中医学认为,人体的阴阳变化和疾病的发作,均与时间相关,因此古今又**根据病症发作的不同时辰,选取不同穴位**。如元代《卫生宝鉴》载:"魏敬甫之子四岁","惊搐,痰涎壅塞,目多白睛,项背强急","洁古老人云:昼发取阳跷申脉,夜发取阴跷照海,先各灸二七壮"。现代乔正中治疗癫痫惊风,白天发作针刺申脉,行捻转泻法;夜间发作针刺照海配三阴交,用捻转补法。因为跷脉"司目之开阖",与人的睡眠相关,阳跷主白天,阴跷主黑夜,因此昼发取申脉,夜发取照海。但古代用灸法,现代用针刺,这又是同中之异。

7. **古代用割治、现代用挑治** 如宋代《太平圣惠方》载:"小儿惊痫,灸鬼禄穴一壮,在上唇内中央结上,炷如小麦大,用钢刀决断更佳。"现代刘本立治疗重度抽搐症,取肝俞,用针挑法,钩出挑断10余束较粗的纤维组织。割治、挑治均使局部组织断裂损伤,两者有相似之处,其作用机制尚待探讨。

8. **古代用熨法** 熨法是大面积的热疗,可以扩张血管,改善微循环,亦被用于本病之瘀血阻滞者。如《串雅内篇》记:"乌痧惊风:遍身都黑者,急推向下,黄土一碗,捣末入陈醋一盅,炒热包定,熨之引下,至足刺破为妙。"本案熨后还用刺血法以排瘀。而现代用熨法的报道较少。

9. **现代发展的方法** 现代治疗本病还采用耳穴、穴位注射、电针、刺络拔罐等方法。这些在古代未见记载，可谓是现代针灸工作者的发展。

（1）**耳穴**：如魏进云治疗抽搐症，取耳穴神门、交感、心、肝、脾、眼、皮质下，用王不留行贴压；蒋彩云治疗小儿外伤癫痫所致抽搐，取穴神门、脑、肝、肾，配枕、心，用针刺，留针 2 小时；郭军和治疗儿童外感高热惊厥，取耳穴轮 6，施针刺，出针后挤压放血 2~3 滴；王景汉治疗小儿上感高热惊厥，针刺耳廓神门，并刺该处怒张的血管放血，加捏皮质下、枕和脑干穴区；陈巩苏治疗惊风，取耳穴大肠、肺（或压痛点、良导点），用针刺，取耳尖或耳轮 1~6 中选 2~3 处泻血，取肺、气管、咽喉、肝、神门，用王不留行贴压；李宏治疗习惯性痉挛，取耳尖点刺出血 3~5 滴，取耳穴神门、心、交感、相应部位，用黄荆子贴压。

（2）**穴位注射**：如唐兴华治疗高热惊厥，取合谷，注入安痛定 0.5ml；马素美等治疗癔病性抽搐，取合谷穴，注入安定 5mg；张智治疗下颌瘛疭，取下关，注入阿托品 0.5mg；温木生治疗多种原因引起的抽搐，均取内关穴，其中妊娠中毒或继发性癫痫者，注入安定注射液 0.5ml，胃复安（甲氧氯普胺）副反应或小儿高热者，注入维生素 B_{12} 注射液 0.5ml。

（3）**电针**：如刘累耕等治疗全身顽固性剧烈抽搐，取中脘、章门、气海、膻中、蠡沟、大包等穴，用电针刺激。

（4）**刺络拔罐**：如徐永华治疗多发性全身抽动，取背部督脉与膀胱经第一侧线，用七星针施刺络拔罐。

此外，古代重视对小儿惊风的预防，因为在缺乏抗生素的古代，感染引起的小儿高热惊风是一种危重病症，引起了病家和医家的高度重视，所以特别注意采取预防措施。如隋代《诸病源候论》曰："河洛间土地多寒，儿喜病痉，其俗生儿三日，喜逆灸以防之"，"皆决舌下去血，灸颊以防噤"。宋代《针灸资生经》云："北人始生子则灸此穴（百会），盖防他日惊风也。"其中"舌下"当为金津玉液，"颊"当为颊车。艾灸可提高人体免疫力，刺血则可排除邪毒,故被用以预防小儿惊风。

【结语】

根据上述对古今文献的统计与分析结果,兹提出治疗瘛疭的参考处方如下(无下划线者为古今均用穴,下划曲线者为古代所用穴,下划直线者为现代所用穴):①头面部穴百会、印堂、水沟、囟会、神庭、前顶、承浆、风池等;②手足部穴合谷、涌泉、太冲、少商、劳宫、昆仑、然谷、大敦、十宣、行间、中冲等;③上背部穴身柱、大椎等;④胸腹部穴神阙、中脘等;⑤臂、腿阳面穴曲池、足三里、丰隆等。还可考虑尺泽、内关、长强等穴。临床可根据病情,在上述处方中选用若干相关穴位。

治疗本病与热相关者,多取胸腹、背部穴;与外寒相关者,多取上背、四肢(尤其是手足)部之穴;与内寒相关者,多取腹(尤其是小腹)部穴以及足三里;与外风相关者,多取头面与上背部穴;与瘀血相关者,多取青筋局部;与痰或虚相关者,多取胸腹、上背部穴。

临床可用灸法,包括直接灸、灯火灸、火针点烙、隔物灸、"太乙神针",以及"骑缝灸"、艾条灸、灸锅灸等;也可采用针刺,包括补泻手法、密刺法、半刺法等,可用强刺激、重视针刺感应,注意取穴的先后次序;还可采用刺血、敷贴、推拿、熨法、割治、挑治、时辰针灸,以及耳穴、穴位注射、电针、刺络拔罐等方法。

历代文献摘录

[秦、汉代文献摘录]

《素问·诊要经终论》:"太阳之脉其终也,戴眼,反折,瘛疭,其色白,绝汗乃出,出则死矣。"

《素问·藏气法时论》:"脾病者,身重,善肌,肉痿,足不收行,善瘛,脚下痛……取其经,太阴、阳明、少阴血者。"

《素问·通评虚实论》:"刺痫惊脉五,针手太阴各五,刺经,太阳五,刺手少阴经络傍者一,足阳明一,上踝五寸,刺三针。"

《素问·厥论》:"手阳明、少阳厥逆,发喉痹,嗌肿,痉,治主病者。"

《灵枢经·经筋》:"足少阴之筋……其病足下转筋,及所过而结者皆痛及转筋。病在此者主痫瘛及痉……治在燔针劫刺,以知为数,以痛为输,在内者熨引饮药。"

《灵枢经·热病》:"热病数惊,瘛疭而狂,取之脉,以第四针,急泻有余者。""热病头痛,颞颥目瘛脉痛,善衄,厥热病也,取之以第三针,视有余不足。""风痉身反折,先取足太阳及腘中及血络出血,中有寒,取三里。""厥心痛,与背相控,善瘛,如从后触其心,伛偻者,肾心痛也,先取京骨、昆仑,发针不已,取然谷。"

［晋代文献摘录］

《脉经》(卷十):"前部左右弹者,阳跻也,动苦腰背痛,微涩为风痫,取阳跻。""从少阴斜至太阳,是阳维也,动苦颠,僵仆,羊鸣,手足相引,甚者失音不能言,癫疾,直取客主人,两阳维脉,在外踝绝骨下二寸。"

《针灸甲乙经》(卷七·第一中):"头痛如破,身热如火,汗不出,瘛疭……命门主之。""头痛,振寒,瘛疭……大杼主之。""目系急,瘛疭,攒竹主之。""瘛疭,心痛,气满不得息,巨阙主之。""热病先手臂痛,身热瘛疭……列缺主之。"

《针灸甲乙经》(卷七·第一下):"振寒瘛疭,手不伸,咳嗽唾浊……尺泽主之,左窒刺右,右窒刺左。""肘瘛,善摇头……曲泽主之。""瘛疭,口干,项痛不可顾,少泽主之。""瘛疭,头眩目痛,阳谷主之。""背伛瘛疭,视昏嗜卧,照海主之,泻左阴跻,取右少阴俞,先刺阴跻,后刺少阴,在横骨上。""头重鼻衄及瘛疭,汗不出,烦心,足下热,不欲近衣……至阴主之。""跟尻瘛疭,头顶肿痛……京骨主之。"

《针灸甲乙经》（卷七、第二）："身热狂走,谵语见鬼,瘛疭,身柱主之。"

《针灸甲乙经》（卷七·第四）："痉,取囟会、百会及天柱、膈俞、上关、光明主之。""痉,目不眴,刺脑户。""痉,脊强反折,瘛疭,癫疾,头重,五处主之。""痉,互引善惊,天[一本作太]冲主之。""痉,反折,心痛,气短,[一本有'尻膊清'三字]小便黄闭,长强主之。""痉,脊强互引,恶风,时振栗……大杼[一本作椎]主之。""痉,筋痛急互引,肝俞主之。""热痉,脾俞及肾俞主之。""热痉互引,汗不出反折……膀胱俞主之。""痉,反折互引……中膂内俞主之。从项而数脊椎,侠脊膂而痛,按之应手者,刺之三痏立已。""痉,互引身热,然谷,谵语主之。""痉,反目憎风[一本有'寒'字],刺丝竹空主之。""痉,互引,唇吻强,兑端主之。""痉,烦满,龈交主之。""痉,口噤,互引……承浆主之。""痉,口噤,大迎主之。""痉,[一本有'瘖'字]不能言,翳风主之。""痉,先取太溪,后取太仓之原主之。""痉,脊强里急[一本作紧],腹中拘痛,水分主之。""痉,脊强……石关主之。""痉,脊强反折,京门主之。""痉,腹大坚,不得息,期门主之。""痉,上气,鱼际主之。""痉,互引,腕骨主之。""热病汗不出,善呕苦,痉,身反折,口噤,善鼓颌,腰痛不可以顾,顾而有似拔者,善悲,上下取之出血,见血立已。""痉,身反折,口噤,喉痹不能言,三里主之。""痉,惊,互引……束骨主之。""痉,目反白多……京骨主之。""痉,脊强……昆仑主之。""痉,反折,飞扬主之。"

《针灸甲乙经》（卷七·第五）："疟,瘛疭,惊……解溪主之。"

《针灸甲乙经》（卷八·第一下）："寒热篡后出,瘛疭,脚腨酸重……承筋主之。"

《针灸甲乙经》（卷九·第二）："卒心中痛,瘛疭互相引……间使主之。"

《针灸甲乙经》（卷九·第四）："胸胁榰满,瘛疭引脐……巨阙主之。"

《针灸甲乙经》(卷九·第七)："嗌干,腹瘛痛……复留主之。"

《针灸甲乙经》(卷十·第一下)："腰胁相引急痛,髀筋瘛……环跳主之。"

《针灸甲乙经》(卷十·第二下)："头项摇瘛[一本有'痛'字],牙车急,完骨主之。""面目恶风寒,颊肿臃痛,招摇视瞻,瘛疭口僻,巨髎主之。""瘛疭,口沫出,上关主之。""手瘛偏小筋急,大陵主之。""五指瘛不可屈伸……中渚主之。""嗜卧善惊,瘛疭,天井主之。""瘛疭,痹不仁……付[一本作跗]阳主之。"

《针灸甲乙经》(卷十·第五)："臂瘛引口中……商阳主之。"

《针灸甲乙经》(卷十一·第二)："癫疾狂走,瘛疭摇头,口喎戾颈强,强间主之。""癫疾瘛疭,狂走,项[一本有'直'字]颈痛,后顶主之。""癫疾,骨酸,眩,狂,瘛疭,口噤,羊鸣,[一本有'刺'字]脑户主之。""癫疾僵仆,目妄见,恍惚不乐,狂走瘛疭,络却主之。""身热狂走,欲自杀,目反妄见,瘛疭泣出,死不知人,肺俞主之。""癫疾,狂瘛疭,眩仆;癫疾,瘖不能言,羊鸣沫出,听宫主之。""身热,惊狂,躄瘘痹[一本有'重'字],瘛疭,曲池主之。""寒厥癫疾,噤龈[一本作龂]瘛疭,惊狂,阳交主之。"

《针灸甲乙经》(卷十二·第三)："淫泺瘛疭[一本作苛获],久则不仁,屋[一本作屏]翳主之。"

《针灸甲乙经》(卷十二·第十)："妇人下赤白,里急瘛疭,五枢主之。"

《针灸甲乙经》(卷十二·第十一)："小儿惊痫,本神及前顶、百[一本作囟]会、天柱主之。""小儿惊痫……如反视,临泣主之。""小儿惊痫,[一本有'加'字]瘛疭,脊急强,目转上插,筋缩主之。""小儿惊痫,瘛疭脊强,互相引,长强主之。""小儿脐风,目上插,刺丝竹空主之。""小儿痫瘛[一本作痓]……瘛脉及长强主之。""小儿惊痫,如有见者,列缺主之,并取阳明络。""小儿痫瘛,手足扰,目昏,口噤,溺黄,商丘主之。""小儿痫瘛……大敦主之。""小儿脐风,口不开,善惊,然谷主之。""风从头至足,痫

635

痫，口闭不能开……昆仑主之。"

［隋、唐代文献摘录］

《诸病源候论》(卷四十五·养小儿候):"河洛间土地多寒，儿喜病噤[一本作痓]，其俗生儿三日，喜逆灸以防之……皆决舌下去血，灸颊以防噤。"

《诸病源候论》(卷四十五·惊候):"大惊乃灸惊脉，若五六十日灸者，惊复更甚，生百日后灸惊脉乃善耳。"

《备急千金要方》(卷五上·第三):"有噤者舌下脉急，牙车筋急，其土地寒，皆决舌下去血，灸颊以防噤也。""马痫之为病，张口摇头，马鸣欲反折，灸项风府、脐中二壮。""鸡痫之为病，摇头反折，喜惊自摇，灸足诸阳各三壮。""小儿暴痫……若手足掣疭惊者，灸尺泽，次灸阳明，次灸少商，次灸劳宫，次灸心主，次灸合谷，次灸三间，次灸少阳……又灸伏兔，次灸三里，次灸腓肠，次灸鹿溪，次灸阳明，次灸少阳，次灸然谷。""手足阳明，谓人四指，凡小儿惊痫皆灸之。""若风病大动，手足掣疭者，尽灸手足十指端，又灸本节后。"

《备急千金要方》(卷十四·第五):"大人癫，小儿惊痫，灸背第二椎，及下穷骨两处，以绳度，中折，绳端一处，是脊骨上也，凡三处毕，复断绳作三折，令各等而参合如厶字，以一角注中央灸，下二角侠脊两边，便灸之，凡五处也。""狂走掣疭，灸玉枕上三寸，一法顶后一寸五百壮。""狂走惊痫，灸河口五十壮，穴在腕后陷中动脉是，此与阳明同也。""狂邪惊痫病，灸承命三十壮，穴在内踝后上行三寸动脉上（亦灸惊狂走）。"

《备急千金要方》(卷三十·第二):"灵道主心痛，悲恐，相引瘛疭。"

《备急千金要方》(卷三十·第三):"膈俞、譩譆、京门、尺泽，主肩背寒痓，肩甲内廉痛。"

《备急千金要方》(卷三十·第四):"巨阙、照海，主瘛疭引脐腹短气。""中膂俞、长强、肾俞,主寒热,痉反折。""脾俞、膀胱俞,主热痉引骨痛。""肝俞主筋,寒热,痉,筋急手相引。""悬钟主湿痹流肿,髀筋急瘛。""攒竹、小海、后顶、强间,主痛发瘛疭,狂走不得卧,心中烦。""兑端、龈交、承浆、大迎、丝竹空、囟会、天柱、商丘,主癫疾呕沫,寒热,痉互引。""承浆、大迎,主寒热凄厥,鼓颔,癫,痉,口噤。""丝竹空、通谷,主风痫癫疾,涎沫,狂烦满。""脑户、听会、风府、听宫、翳风,主骨酸,眩,狂,瘛疭,口噤,喉鸣沫出。""曲池、少泽,主瘛疭癫疾。""筋缩、曲骨、阴谷、行间,主惊痫狂走癫疾。""阳溪、天井,主惊瘛。""五处、身柱、委中、委阳、昆仑,主脊强反折,瘛疭癫疾头痛。""络却、听会、身柱,主狂走瘛疭恍惚不乐。"

《备急千金要方》(卷三十·第五):"列缺、曲池,主热病烦心,心闷,先手臂身热,瘛疭,唇口聚。""百会主汗出而呕痉。"

《备急千金要方》(卷三十·第八):"痉脊反折,刺上髎。"

敦煌医书《新集备急灸经》:"患邪气、鬼气、痉、风痫等病,下唇下名承浆穴,灸二七壮,立差。"

《外台秘要》(卷三十九·第二):"[手]五里……风痫。"

《外台秘要》(卷三十九·第五):"三阴交……善瘛,脚下痛。"

《外台秘要》(卷三十九·第六):"下关……痉。"

《外台秘要》(卷三十九·第十一):"[足]通谷……狂疾不呕沫,痉,善啼。""承山……癫疾瘛疭。""合阳……癫疾不呕沫,瘛疭拘急。""瘖门……此以泻诸阳气热……寒热,痉,脊强反折,瘛疭,癫疾头重。""命门……癫瘛。"

[宋、金、元代文献摘录]

《太平圣惠方》(卷九十九):"百会……脱肛风痫,青风心风,角弓反张,羊鸣多哭,言语不择,发时即死,吐沫,心中热闷……针入二分得气,即泻,如[一本作加]灸数至一百五,即停,三五日讫,绕四畔,以三棱针,刺令出血,以井华水淋,淋令气宣通,不得一向火灸，若频灸，恐拔气上，令人眼暗。"〔原出《铜人针灸经》（卷一）〕"前顶……头风热痛，头肿风痫。"〔原出《铜人针灸经》（卷二）〕"神庭……风痫，癫风不识人，羊鸣，角弓反张，披发而上歌下哭，多学人言语，惊悸不得安寝，当灸之，日灸二七壮至百壮，病即止，禁不可针，若针即发其病。"〔原出《铜人针灸经》（卷三）〕"鸠尾……心〔一本有'风'字〕惊痫，发状如鸟鸣，破心吐血……宜针即大良，虽然此处是大难针，非是大好手，方可下针，如其不然，取气多，不幸令人死，针入四分，留三呼，泻五吸。"〔原出《铜人针灸经》（卷三）〕"巨阙……疗心中烦闷，热风，风痫，浪言或作鸟声，不能食，无心力，心痛有数种，冷痛，蛔虫心痛，蛊毒，霍乱不识人。"〔原出《铜人针灸经》（卷三）〕"上管……风痫热病〔一本作痛〕，宜可泻之后补。"〔原出《铜人针灸经》（卷三）〕"神聪四穴……头风目眩，狂乱风痫。""脊俞……一名脊中，在第十一椎中央……治风痫癫邪。"〔原出《铜人针灸经》（卷四）〕"巨虚上廉……刺风瘾风脚冷寒疟。"〔原出《铜人针灸经》（卷六）〕"涌泉……风胗风痫。"〔原出《铜人针灸经》（卷六）〕

《太平圣惠方》（卷一百）："少冲……兼主惊痫，吐舌，沫出也。""并两手大拇指，用软丝绳子急缚之，灸三壮，艾炷著四处，半在甲上，半在肉上，四处尽烧，一处不烧，其疾不愈，神效不可量也，小儿胎痫，奶痫，惊痫，一依此灸一壮，炷如小麦大。""仆参……惊痫。""身柱……主小儿惊痫也。""束骨……惊痫，癫狂病，身寒热。""强间……兼治风痫病。""小儿惊痫者，先惊怖啼叫，后乃发也，灸顶上旋毛中三壮，及耳后青络脉，炷如小麦大。""小儿风痫者，先屈手指如数物，乃发也，灸鼻柱上发际宛宛中。""小儿缓惊风，灸尺泽各一壮。""小儿鸡痫善惊，反折，手掣自摇，灸手少阴三壮，在掌后去腕半寸陷者中。""小儿惊痫，灸鬼禄穴一壮，在上唇内中央结上，炷如小麦大，用钢刀决断更佳。""小儿新生二七日内，若噤不吮奶，多啼……遂使舌强，唇疭，嗍奶不得……灸承浆一穴七壮……次灸颊车二穴各七壮。""小儿急惊风,灸前顶一穴三壮……若不愈,须灸两眉头,及鼻下人中一穴,炷如小麦大。""小儿但是风痫[原作病,据《黄帝明堂灸经》改],诸般医治不差,灸耳上入发际一寸五分,嚼而取之,蟀谷穴也。""小儿睡中惊掣,灸足大指次指之端,去爪甲如韭叶,各一壮,炷如小麦大。""小儿马痫,张口摇头,身反折,马鸣也,灸仆参二穴各三壮。"

《铜人腧穴针灸图经》(卷三·偃伏头):"前顶[原作项,据上下文改]……风痫瘛疭,发即无时。"

《铜人腧穴针灸图经》(卷三·侧头部):"天冲……风痉,牙龈肿,善惊恐。""颅息……风痉……瘛疭,呕吐涎沫……不宜针,即可灸七壮。"

铜人》(卷四·背腧部):"神道……小儿风痫瘛疭。"

《铜人腧穴针灸图经》(卷四·侧胁部):"带脉……里急瘛疭。"

《铜人腧穴针灸图经》(卷五·手太阳):"腕骨……烦闷,惊风瘛疭。"

《铜人腧穴针灸图经》(卷五·足太阳):"金门……小儿发痫,张口摇头,身反折。""昆仑……小儿发痫,瘛疭。"

《苏沈良方》(卷八·治褓中小儿脐风撮口法):"每视小儿上下龈,当口中心处,若有白色如红豆大,此病发之候也,急以指爪正当中掐之,自外达内,令断,微血出亦不妨,又于白处两尽头,亦以此掐,令内外断,只掐令气脉断,不必破肉,指爪勿令太铦,恐伤儿甚。"

《琼瑶神书》(卷三·六十三):"昆仑……惊痫瘛疭深。"

《琼瑶神书》(卷三·六十四):"[足]临泣……手指摽提足跌患。"

《琼瑶神书》(卷三·六十五):"牙关紧急与惊风,内关列缺有神功。"

《圣济总录》(卷一百九十二·治五脏中风法):"头风灸后顶穴……灸五壮,兼治癫疾,并摇头口㖞者。"

《西方子明堂灸经》(卷三·伏人耳后):"浮白……手疭。"

《西方子明堂灸经》(卷六·足太阳):"京骨……脊痉反折。"

《子午流注针经》(卷下·手太阳):"昆仑……小儿痫瘛一齐针。""阳陵泉穴胆合间,腰伸不举臂风痛。"

《子午流注针经》(卷下·手太阴):"然谷……小儿脐风并口噤,神针并灸得安宁。"

《伤寒九十论》(三十九):"城东李氏子,年十八,病伤寒结胸,状如痓,自心至脐,手不可近,短气心烦……予以黄连饼子,灸脐中数十壮,得气下,心腹软。"

《扁鹊心书》(卷上·黄帝灸法):"急慢惊风,灸中脘四百壮。""妇人无故风搐发昏,灸中脘五十壮。"

《扁鹊心书》(卷下·吐泻):"慢惊吐泻,灸中脘五十壮。"

《针灸资生经》(卷一·头部):"百会……北人始生子则灸此穴,盖防他日惊风也。"

《针灸资生经》(卷六·顶肿痛):"沣阳有士人之子惊风,后顶肿,医以半夏、南星为细末,新水调敷而愈,若灸则宜灸前顶等穴云。"

《医说》(卷二·灸脐风):"枢密孙公抃生[一本有'子'字]数日,患脐风已不救,家人乃盛以盘合,将送诸江,道遇老媪曰:儿可活,即与俱归,以艾[一本有'炷'字]灸脐下,遂活。"

《儒门事亲》(卷六·9):"黄如村一叟,两手搐搦,状如曳锯,冬月不能覆被……针其两手大指后中注穴上……或刺后溪。"

《卫生宝鉴》(卷九·惊痫治验):"魏敬甫之子四岁,一长老摩顶授记,众僧念咒,因而大恐,遂惊搐,痰涎壅塞,目多白睛,项背强急,喉中有声,一时许方省。后每见衣皂之人,辄发……取天柱穴……洁古老人云:昼发取阳跷申脉,夜发取阴跷照海,先各灸二七壮。"

《卫生宝鉴》(卷十八·灸妇人崩漏):"承浆……灸五壮,主妇人卒口噤,语音不出,风痫之疾。"

《卫生宝鉴》（卷十九·灸慢惊风）："初生小儿脐风撮口，灸然谷穴三壮……针入三分，不宜见血，立效。""小儿癫痫，惊风目眩，灸神庭一穴七壮。"

《针经指南》（流注八穴）："后溪……破伤风搐（肝）。"

《济生拔粹》（卷三·治病直刺诀）："治风痫热病，心风惊悸，霍乱吐痢，伏梁气状如覆杯，刺任脉上脘一穴，次针足阳明经三里二穴。"

《济生拔粹》（卷十八·风痫之疾）："风痫……洁古云，昼发治阳跷申脉穴……夜发治阴跷照海二穴……先灸两跷各二七壮。"

《世医得效方》（卷十一·急惊）："急惊……涂囟法，不但初生，但有风证即用，右以麝香、蝎梢、薄荷叶、蜈蚣、牛黄、青黛共为末，研匀，用枣膏调，新绵上涂匀贴，火炙暖手，频熨之。"

《世医得效方》（卷十一·慢惊）："治急慢惊风，危极不可救者，先当乳头上，男左女右，灸三壮，次灸发际、眉心、囟会三壮，手足大指当甲角，以物缚两手作一处，以艾骑缝灸，男近左边，女近右边，半甲半肉之间灸三壮，先脚后手亦可，治阴阳诸痫病，艾炷如麦子大。"

《扁鹊神应针灸玉龙经》（磐石金直刺秘传）："天吊风，手足拽牵：曲池、足三里（并泻）。"

［明代文献摘录］（含同时代外国文献）

《神应经》（诸风部）："惊痫：尺泽（一壮）、少冲、前顶、束骨。""风痫：神庭、百会、前顶、涌泉、丝竹空、神阙（一壮）、鸠尾（三壮）。""凡患风痫疾，发则躺［原作僵，据《针灸大成》改］仆在地：灸风池、百会。"

《神应经》（心邪癫狂部）："瘈疭指掣：痖门、阳谷、腕骨、带脉、［《针灸大成》补'劳宫'］。""瘈惊：百会、解溪。"

《神应经》（小儿部）："惊风：腕骨。""瘈疭，五指掣：阳谷、腕骨、昆仑。""摇头张口，反折：金门。""风痫，目戴[原作带，据《针灸大成》改]上：百会、昆仑、丝竹空。"

《针灸大全》（卷一·马丹阳天星十二穴歌）："委中……风痛及筋转，热病不能当。"[原出《扁鹊神应针灸玉龙经》（天星十一穴歌诀）]"太冲……动脉知生死，能除惊痫风。"

《针灸大全》（卷四·八法主治病症）："后溪……破伤风，因他事搐发，浑身发[原有'血'字，据《针灸大成》删]热颠强：大敦二穴、合谷二穴、行间二穴、十宣十穴、太阳紫脉[《针灸大成》补注'宜锋针出血']。""列缺……小儿急惊风，手足搐搦：印堂一穴、百会一穴、人中一穴、中冲二穴、大敦二穴、太冲二穴、合谷二穴。""列缺……小儿慢脾风，目直视，手足搐，口吐沫：百会一穴、上星一穴、人中一穴、大敦二穴、脾俞二穴。"

《针灸集书》（卷上·癫痫瘈疭）："命门、大杼、阳谷、曲泽、少泽、承筋、上关、听会、风府、瘈脉，以上穴并治发痫瘈疭，世谓搐是也。"

《针灸集书》（卷上·惊痫风痫）："囟会、巨骨、鸠尾、少冲、束骨、筋缩、前顶、瘈脉、神道、临泣，以上并治惊痫心惊发，状如鸟鸣，破心吐血，不喜闻人语，吐舌沫出，两目转上，瞻视不明。"

《针灸集书》（卷上·风痉角弓反张）："颅囟、大迎、哑门、天冲、肝俞、脾俞、中膂俞、腰俞，以上穴并主风痉，角弓反张，口噤舌强，脊强反折，瘈疭。"

《针灸集书》（卷上·马丹阳天星十一穴）："曲池穴：治半身不遂，筋挛瘈疭，屈伸艰难。"

《针灸捷径》（卷之下）："风痉之证，其状眼目昏花，如屋旋转：百会、上星、神庭、风池。"

《续医说》（卷九·小儿脐风）："小儿脐风……牙龈当中有小水泡，如黄粟一粒，疼不可忍，故不啼不乳，但以指甲破之，出黄脓一点而愈。"

《续医说》（卷九·摩脊法）："一小儿惊风发搐，两眼反视，药至口即吐出,余遂用竹茹、灯心锉碎,磨成粗末,入生姜自然汁少许,和以芝麻油调匀,按摩小儿,自额上起直至背心,两手足心,数十遍。"

《针灸聚英》(卷一上·足太阴):"隐白……慢惊风。""商丘……小儿慢风。"

《针灸聚英》(卷一上·手太阳):"阳谷……小儿癫疾,舌强不嗍乳。"

《针灸聚英》(卷一上·足太阳):"委阳……癫疾癫疾,小腹坚,伤寒热甚。"

《针灸聚英》(卷一下·手少阳):"和髎……鼻招摇视瞻,癫疾,口僻。"

《针灸聚英》(卷一下·足少阳):"颔厌……惊痫,手卷[原作拳,据《针灸大成》改]。""阳辅……善洁面青。"

《针灸聚英》(卷一下·足厥阴):"行间……小儿急惊风。"

《针灸聚英》(卷一下·督脉):"命门……小儿发痫,张口摇头,身反折角弓。""风痫,惊痫,发狂,恶人与火,灸三椎、九椎。""陶道……癫疾,恍惚不乐。"

《针灸聚英》(卷二·玉机微义):"丹溪治一妇人久积怒与酒,病痫,目上视,扬手踯足,筋挛喉响流涎,定则昏昧,腹胀痛冲心,头至胸大汗,痫与痛间作……乘痛时灸大敦、行间、中脘……又灸太冲、然谷、巨阙,及大指甲肉……又灸鬼哭穴。"

《针灸聚英》(卷四上·玉龙赋):"印堂治其惊搐。"

《针灸聚英》(卷四上·肘后歌):"刚柔二痓[一本作痉]最乖张,口噤眼合面红妆,热血流入心肺腑,须要金针刺少商。"

《针灸聚英》(卷四上·百证赋):"痓[一本作痉]病非颅息而不愈。""脐风须然谷而易醒。""风痫常发,神道须还心俞宁。"

《针灸聚英》(卷四下·八法八穴歌):"手麻足麻破伤牵……后溪。""产后发强不语……列缺。"

《针灸聚英》(卷四下·六十六穴歌):"癫疾兼惊悸,当于天

643

井寻。"

《名医类案》(卷三·痓):"子和治一妇年三十,病风搐目眩,角弓反张,数日不食……以铩针刺百会穴,出血二杯,立愈。"

《名医类案》(卷十二·脐风):"江应宿曰:凡儿脐风,须看牙龈有水泡,点如粟粒,以银针挑破出污血,或黄脓少许而愈。""近来江南脐风之症最多……急用蒜一两,捣捏作饼子,纳于脐上,以艾火灸五七壮,以拔出风邪,仍用艾草,或绵子如钱大一块,贴于脐上,外以膏药封之,兼行前二法为炒。"

《名医类案》(卷十二·惊搐):"钱治李司户孙,生百日发搐三五次……用大青膏如小豆许,作一服发之,复与涂囟法封之,及浴法,三日而愈。"

《名医类案》(卷十二·慢惊):"冯鲸川治廉宪许淮江翁女二岁,患慢脾风……急用附子理中汤,三四服而少安,仍灸百会、三里穴二七壮而愈。"

《古今医统大全》(卷七·诸证针灸经穴):"风痫:神庭、百会、前顶、丝竹空、神阙、鸠尾、风池(并宜灸)。""[小儿]急惊:小溪(针)。""[小儿]慢惊:尺泽(灸)、印堂(灸)。"

《古今医统大全》(卷十·灸法):"神庭:灸三壮,治风痫吐舌,角弓反张。""前顶:灸三壮,治小儿一切惊痫证。""长强:灸七壮,治诸惊痫。""风痫门……灸法:神庭、少冲、前顶、天井、少海、长强、两手大拇指(甲肉四着处)。"

《薛氏医案》(保婴撮要·卷一·噤风撮口脐风):"小儿百日脐风马牙,当作胎毒,泻足阳明火,用针挑破,以桑树白汁涂之。""脐风……口内有水泡,急掐破,去其毒水,以艾灸脐中亦有生者。"

《薛氏医案》(保婴撮要·卷十一·胎毒发丹):"一小儿患此,砭之而愈,翌日发搐作呕,手足并冷……用异功散加藿得、木香。"

《薛氏医案》(保婴撮要·卷十二·疔疮):"一小儿面上患之,寒热以搐,此热极而肝火动也,用荆防败毒散及隔蒜灸,搐止热退。"

《薛氏医案》(钱氏小儿直诀·卷一·伤风兼变症治):"小儿伤风发热,鼻塞,或痰壅发搐,多因乳母鼻吹囟门,但服惺惺膏,或用葱头三茎,细切擂烂,以纸寸余,摊葱在上,两掌合葱,待温,贴于囟门,其邪即解,乃去其葱,却用缎绢寸余,涂以面糊,仍贴囟门,永无伤风之患。"

《薛氏医案》(疠疡机要·上卷·本症治验):"一男子面发紫疙瘩,脓水淋漓,睡中搐搦,遍身麻木……砭刺臂腿腕,各出血。"

《医学入门》(卷一·杂病穴法):"小儿惊风少商穴,人中涌泉泻莫深。"

《医学入门》(卷一·治病要穴):"百会……小儿急慢惊风,痫症,夜啼,百病。""神庭:主风痫羊癫。""脾俞……小儿慢脾风。""合谷……小儿急惊风。""神门……小儿惊痫。""申脉:主昼发痓。""大敦……破伤风,小儿急慢惊风等症。""照海:主夜发痓。""然谷……小儿脐风。"

《医学纲目》(卷十一·癫痫):"癫痫……(桑)天吊:巨阙(三寸)、百会、囟门。""肝痫,面青反视,手足摇动:丘墟(三壮)、中封(三壮)。""猪痫,吐浊沫,口动摇:浮白。""犬痫,手屈拳挛:劳宫(一壮刺一分)、丝竹空、肋戸(各一壮)。""鸡痫,摇头反折,善惊目摇:至阴、窍阴、厉兑(各灸三壮刺一分)。"

《医学纲目》(卷十七·妊孕咳唾血):"妊孕咳唾血……如寒热未解,百节瘈疭,昏[原作皆,据义改]愦,再取绝骨、太溪。"

《医学纲目》(卷二十一·百病皆生于痰):"(心)妇人年高,风痰作楚,脉沉实滑数……发则抽牵,手足皆动:风门(沿皮二寸半)、巨阙(三寸二分)、丰隆(二寸半)、肩井(五分)。"

《医学纲目》(卷二十一·痓):"假令善洁['洁'疑为'瘈'之误],面青,善怒,是少阳经受病,当治金井窍阴是也。"

《医学纲目》(卷二十八·腰痛):"(东)腰脊如痓:涌泉、阴谷、京骨、行间。"

《医学纲目》(卷三十六·惊搐):"急惊:支正、下廉。"

《医学纲目》(卷三十六·惊痫):"(明)惊痫,灸巨阙三壮。"

《医学纲目》(卷三十八·脐风撮口):"小儿初生一七日内,忽患脐风撮口,百无一效,坐视其死,良可悯也,有一法,世罕知者,凡患此证,看儿齿龈上有小泡子如粟米状,以温水蘸熟帛裹指,轻轻擦破,即开口便安,不药神效。"〔原出《医说》(卷十·脐风撮口)〕

《奇经八脉考》(督脉为病):"脊强者,五痓之总名,其证卒口噤、背反张而瘛疭,诸药不已,可灸身柱、大椎、陶道穴。"

《奇经八脉考》(带脉为病):"带脉主病……明堂曰,女人少腹痛,里急瘛疭。"

《经络全书》(奇经篇·督):"脊强者,五痓之总名,其症卒口噤、背反张而瘛疭,诸药不已,可灸身柱穴。"

《杨敬斋针灸全书》(下卷):"风痓证,腰脊强:风府、风门、肝俞。""伤寒发痓,其证身体强直,有汗者柔痓,无汗者刚痓:百会、人中、风门、曲池、合谷、复溜。""小儿惊风:百会、颊车、印堂、人中、中管、神阙、鸠尾、尾闾。"〔上三条均原出《针灸捷径》(卷之下)〕

《针灸大成》(卷三·玉龙歌):"孩子慢惊何可治,印堂刺入艾还加。"〔原出《扁鹊神应针灸玉龙经·玉龙歌》〕

《针灸大成》(卷七·经外奇穴):"印堂:一穴,在两眉中陷中是穴,针一分,灸五壮,治小儿惊风。"

《针灸大成》(卷八·中风瘫痪针灸秘诀):"惊痫,目上视不识人:囟会(灸)。""中风风痫,瘛疭等症:印堂。""中风痰咳,肘挛,寒热惊痫:列缺。"

《针灸大成》(卷九·治症总要):"第一百十六.伤寒发痓,不省人事:曲池、合谷、人中、复溜。""第一百三十三.风痫:神庭、素髎、涌泉。"

《针灸大成》(卷九·医案):"后其女患风痫甚危……乃针内

关而苏。"公子箕川公长爱,忽患惊风,势甚危笃,灸中冲、印堂、合谷等穴,各数十壮,方作声,若依古法而止灸三五壮,岂能得愈?"锦衣张少泉公夫人,患痫症二十余载……故手足牵引,眼目黑瞀,入心则搐叫……取鸠尾、中脘,快其脾胃,取肩髃、曲池等穴,理其经络,疏其痰气。"

《寿世保元》(卷八·初生杂症论):"脐风……视其脐必硬直,定有脐风,必自脐发出青筋一道,行至肚,却生两岔,行至心者必死,于青筋初发,急用灯心蘸香油,用灯于青筋头并岔行尽处燎之,以截住不致攻心,更以艾灸中脘三壮。""治脐风撮口,用田螺捣烂,入麝香一分再捣,涂脐上立效。""小儿犯撮口风、荷包风、鹅口风、脐风等项,并牙龈边生白点,名为马牙,作痛啼哭不乳,即看口内坚硬之处,或牙龈边白点,将针挑破出血。"

《寿世保元》(卷十·灸法):"妇人月家得此[魇死],不时举发,手足挛拳,束如鸡爪,疼痛,取左右膝骨两旁,各有一个小窝,共四穴,俗谓之鬼眼,各灸三壮即愈。""小儿脐风……用线比两口角折中,以墨记之,放脐中四下,灸七壮。又方,新针七个,刺两眉口圆圈一百余下。""小儿惊风,男左乳黑肉上,女右乳黑肉上,周岁灸三壮,二三岁儿灸五七壮,神效。"

《针方六集》(纷署集·第七):"神道……小儿风痫背反。"

《针方六集》(纷署集·第二十四):"曲泽……抽搦。"

《针方六集》(纷署集·第三十):"太冲……惊风癫痫。"

《针方六集》(兼罗集·第四):"印堂……小儿惊风,灸七壮大哭为效。"

《经络汇编》(足厥阴肝经):"足厥阴经肝,其见证也,头痛脱色,善洁['洁'疑为'瘛'之误]……足逆寒,脐善瘛。"

《类经图翼》(卷六·手太阳):"支正……惊风。"

《类经图翼》(卷八·足少阳):"率谷……小儿急慢惊风,灸三壮,炷如小麦。"[原出《神农皇帝针灸图》二十二图]

《类经图翼》(卷八·任脉):"上脘……治风痫热病。"

《类经图翼》(卷八·督脉):"大椎……治小儿急慢惊风。"
[原出《神农皇帝针灸图》二十一图]"前顶……治小儿急慢惊
风,可灸三壮,艾炷如小麦。"[原出《神农皇帝针灸图》二十图]
"囟会……风痫清涕……惊痫戴目,昏不识人,可灸二七壮至七
七壮,初灸即不痛,病去即痛,痛即罢灸。""囟会……小儿急慢惊
风,灸三壮,炷如小麦。"[原出《神农皇帝针灸图》二十图]"水
沟……治小儿急慢惊风,可灸三壮,炷如小麦。"[原出《神农皇帝
针灸图》二十图]

《类经图翼》(卷十·奇俞类集):"前神聪:去前顶五分……
主治中风风痫,灸三壮。""后神聪:去会一寸,主治中风风痫,灸
三壮。""印堂:在两眉中间,神农针经云,治小儿急慢惊风,可灸
三壮[《医学纲目》补'急惊泻,慢惊补'六字]。"[原出《神农皇
帝针灸图》二十图、《医学纲目》(卷三十六·惊搐)]

《类经图翼》(卷十一·狂痫):"风痫:百会、上星、身柱、心
俞、筋缩、章门、神门、天井、阳溪、合谷、足三里、太冲。"

《类经图翼》(卷十一·小儿病):"急慢惊风:百会(五七
壮)、囟会、上星、率谷(三壮)、水沟、尺泽、间使、合谷、太冲(五
壮)。""脐风撮口……承浆、然谷。一法,以小艾炷隔蒜灸脐中,
俟口中觉有艾气,亦得生者。""凡脐风若成,必有青筋一道,自下
上行至腹而生两岔,即灸青筋之头三壮截住,若见两岔,即灸两处
筋头各三壮,十活五六,不则上行攻心而死矣。"[本条原出《名医
类案》(卷十二·脐风)]"马痫:张口摇头,角弓反张,百会、心俞、
命门、神门、仆参、太冲、照海。"

《循经考穴编》(足阳明):"下巨虚……惊痫癫狂。"

《循经考穴编》(手太阳):"后溪……主癫狂痫痓。""颧髎……
主天吊风。"

《循经考穴编》(足太阳):"通天……中风天吊,口眼㖞斜,颈
项强戾。"

《循经考穴编》(手少阳):"耳门……聤脓湿痒,及口喋天吊。"

《循经考穴编》(足少阳)："瞳子髎……一法,刺一分,沿皮向内透鱼腰……天吊抽掣。"

《循经考穴编》(足厥阴)："行间……癫厥惊痫。"

《循经考穴编》(督脉)："风府……眩运癫痫……咸宜刺之,能提下焦之气。"

《循经考穴编》(任脉)："上脘……如风痫热病,宜先泻后补,立愈。"

[外国文献]

《东医宝鉴》(杂病篇十一·针灸法)："癫痫惊风……百会、瘛脉。""慢惊、慢脾、逆恶证候,诸药不效者,如有太冲脉,则取百会穴灸之,神效(《直指》)。"

[清代文献摘录](含同时代外国文献)

《太乙神针》(正面穴道证治)："百会……风痫[一作癫],角弓反张,忘前失后,气绝,脱肛,目泪,耳聋[《育麟益寿万应神针》补:大椎穴、膏肓穴熨六次]。""上脘……风痫等证。"

《太乙神针》(背面穴道证治)："身柱……瘛疭发热[《育麟益寿万应神针》补:环跳穴、膏肓穴]。""命门……里急,瘛疭[《育麟益寿万应神针》补:涌泉穴、复溜穴、环跳穴]。"

《太乙神针》(正面穴道证治)："伤寒余热不尽,举体痛痒如虫啮,皮脱,瘛疭……针曲池穴。""小儿慢惊,痰疟,针尺泽穴。"

《太乙神针》(背面穴道证治)："狂惕烦闷,惊风……针腕骨穴。"

《医宗金鉴》(卷八十五·头部主病)："百会主治卒中风,兼治癫痫儿病惊。""哑门风府只宜刺……颈项强急及瘛疭。""[头]临泣……惊痫反视卒暴厥。""水沟……灸治儿风急慢灾。""听会主治耳聋鸣,兼刺迎香功最灵,中风瘛疭㖞斜病。"

《医宗金鉴》(卷八十五·背部主病)："脾俞主灸……更治婴儿慢脾风。"

《医宗金鉴》（卷八十五·手部主病）："尺泽……兼刺小儿急慢风。""灵道……瘛疭暴喑不出声。""神门……兼治小儿惊痫证,金针补泻疾安宁。""合谷……水肿产难小儿惊。"

　　《医宗金鉴》（卷八十五·足部主病）："照海穴治夜发痓。""然谷……兼治初生儿脐风。""大敦……小儿急慢惊风病,炷如小麦灸之灵。""行间穴治儿惊风。""昼发痓证治若何,金针申脉起沉疴。"

　　《续名医类案》（卷一·伤寒）："《衍义》治伤寒汗不出搐脚法:用海蛤粉、乌头各二两,穿山甲三两,为末,酒糊为丸,大一寸许,捏扁,置患人足心下,擘葱白盖药,以帛缠足,坐于暖室,取热汤浸脚至膝下,久则水温,又添热水,候遍身汗出为度。"

　　《续名医类案》（卷二十八·脐风）："万密斋治斗门子,初生五日不乳,喷嚏昏睡,万视之曰:此脐风病也,一名马牙疳,小儿凡当一月之内尤急,乃视其口中上腭,有白胞如珠大者三四个,用银针挑去之……即视其口中上腭,有白泡子成聚,是其候也,随以手法刮去之,以软帛拭净其血,则脐风不发矣。"

　　《续名医类案》（卷二十九·惊风）："陈自明治一小儿,昏愦六日不省,惊风发搐,诸药不效……又与之灸风池、曲池、三里六穴而安。"

　　《续名医类案》（卷二十九·慢惊）："万密斋治一小儿,二岁,发搐已死……取艾作小炷,灸两手中冲穴,火方及肉而醒,大哭,父母皆喜。""一儿发搐,五日不醒,药石难入,万针其三里、合谷、人中而醒。"

　　《串雅全书》（内篇·卷四）："乌痧惊风:遍身都黑者,急推向下,黄土一碗,捣末入陈醋一盅,炒热包定,熨之引下,至足刺破为妙。"

　　《串雅全书》（外篇·卷二·灸法门）："鸡爪风:妇人月家得此,不时发手足及指拘挛,拳缩如鸡爪,颇疼痛,急于左右膝盖骨下两旁,各有小窝,共四穴,各灸三壮立愈。"

《串雅全书》(外篇·卷二·贴法门):"截惊法:芭蕉油、薄荷汁煎匀,涂头顶,留囟门,涂四肢,留手足心勿涂,甚效。"

《周氏经络大全》(经络分说·五十):"要知痉病专取督。"

《周氏经络大全》(经络分说·五十一):"哑门……治瘈疭、癫疾。"

《针灸易学》(卷下):"乌鸦狗翻,头疼头沉头痒,眼黑拥心发搐,先指甲青,后遍身青,上吐下泄不能言,小腹疼痛。乌鸦狗翻二症治法,如牙关已闭,急用箸别开,令病者卷舌视之,舌根下或有红黄黑紫等泡,用针刺破出血,以雄黄末点之。""猛虎翻,其形搐头,四肢屈而不伸。治法,於涌泉穴针七针,再以雄黄酒饮之,即愈。""脚鱼翻,其人自言搐搐,舌有胡桃大。治法,或曰打破出血稍愈,又曰打脚心,其人即解口。"

《采艾编翼》(卷一·心经综要):"少冲:惊痫。"

《采艾编翼》(卷一·经脉主治要穴诀):"金门痫痉膝腑酸。"

《采艾编翼》(卷二·中风):"瘫痪搐搦:合谷、曲池、太冲、阳陵泉。""风瘈:天井。"

《采艾编翼》(卷二·风痫):"风痫……大人神虚气脱,治在关元、巨阙。""五痫,胃状乱扯:神门。""风痫:率谷。""惊痫:人中。"

《采艾编翼》(卷二·痉痓):"项强,大杼、列缺、京骨、大迎、曲泽。""热,肝俞、脾俞、膀胱俞,三穴择用。""寒,谵语、京门、长强。""寒热并,中膂俞。""昼发,申脉。""夜发,照海。""项强:大杼。"

《采艾编翼》(卷二·幼科·急惊):"神庭、上脘、肓俞、气海、合谷、内关、尺泽、绝骨、太冲、阳陵泉、风门。""神情昏迷,则先神庭,而后四关;若痰壅,则先四关,而后神庭,与大中风似。""若口眼㖞斜:加地仓、颊车。""危急:加人中、中冲。"

《采艾编翼》(卷二·幼科·慢惊):"慢惊……百会、中脘、幽门、天枢、气海、大冲、三阴交、足三里、肺俞、脾俞、合谷、列缺、曲池。""若痰喘:加天突、膻中。""若呕吐不止:扭转手肘向外,近少海穴骨尖,灸二七壮。"

《采艾编翼》(卷二·幼科·三朝):"脐风撮口,并牙跟上生白点,名马牙,作痛啼哭不已,不吃乳,即看口内坚硬之处,或牙跟白点,用指甲或针挑破出血。"

《针灸逢源》(卷四·经外奇穴):"印堂……小儿惊痛。"

《针灸逢源》(卷五·痉病):"痉者,强也……百会、风池、曲池、合谷、复溜、昆仑、太冲。"

《针灸逢源》(卷五·推惊总法):"定惊元宵灯火:囟门、眉心、脐心、脐轮(脐周六燋如∴样),少商、合骨、鞋带,各穴共十五燋(用灯心蘸清油点火,依次焠之)……胎寒者……用元宵灯火十五燋断之……胎惊风……随用元宵灯火定之。"

《针灸逢源》(卷五·幼科杂病):"脐风……即用灯火于囟门、眉心、人中、承浆、两手少商,各穴一燋,脐输六燋,未落带于带口火燃,既落带,于落处一燋,其十三燋,风便止而黄即退矣。""惊痫生死:如惊痰筑不省人事……急灸肺俞穴各三壮。""风痫,先屈食指如数物,乃发:丝竹空(针)、神庭、百会、神阙(灸)。"

《针灸逢源》(卷六·厥症辨):"李惺菴曰,暴死者卒然而倒……如腹痛额黑,手足收引,脉来沉迟,无气以息,中寒也,急灸关元,服理中四逆汤。"

《针灸内篇》(手太阴肺经络):"尺泽……治小儿慢惊风。"

《针灸内篇》(手太阳小肠络):"腕骨……惊风,黄疸,五指拘挛。"

《针灸内篇》(手少阴心经络):"少冲……惊痫,舌吐,肘腋拳疾。"

《针灸内篇》(手少阳三焦经):"丝竹空……兼治风痫颠狂,吐涎沫不止。""瘛脉……治小儿惊痫。"

《针灸内篇》(足太阳膀胱络):"昆仑……风痫,鼻疾,尸厥。"

《针灸内篇》(足少阴肾经络):"涌泉……兼治风痫。"

《针灸内篇》(足少阳胆经络):"天冲……癫风,风痉。""本神……呕吐涎沫,及小儿惊痫。""[足]临泣……小儿惊痫。"

《针灸内篇》(督脉经络):"囟会……灸治……惊痫。""前顶……小儿风痫。""百会……癫痫,鼻疾,脱肛,小儿惊风,夜啼。""[四]神聪……风痫,羊鸣。""长强……惊痫多吐,脊强……泻血俱效。"

《针灸内篇》(任脉经络):"上脘……治霍乱,风痫。"

《太乙离火感应神针》:"百会……小儿急慢惊风,夜啼不乳。""神庭……风痫诸闭,猪头羊颠之类。""上脘……瘈痫风搐咳喘。""涌泉……风痫搐逆……小儿惊风。"

《神灸经纶》(卷三·证治本义):"督脉……大人颠病,小儿风痫,尺寸中央三部皆浮,且直上直下,为强长之象,故主外邪。"[原出《奇经八脉考》(督脉为病)]

《神灸经纶》(卷三·身部证治):"五痉脊强:身柱、大椎、陶道。""癫疾:灵道、少府。"

《神灸经纶》(卷四·小儿证略):"惊风……口内有小泡,急掐破,去其毒水,以艾灸脐中。""急慢惊风……大敦、行间。""慢脾风:脾俞。""惊痫如狂,灸炷如小麦大,三壮:金门、仆参、昆仑、神门、解溪。"

《针灸集成》(卷二·癫痫):"马痫:张口摇头反张,仆参、风府、脐中各三壮,金门、百会、神庭并灸。""鸡痫:善惊反折,手掣自摇,灵道三壮,金门针,足临泣、内庭各三壮。"

《针灸集成》(卷二·小儿):"小儿胎痫、奶痫、惊痫:灸鬼眼四穴各三壮,每次四处,一时吹火尽烧。""惊风:神道……灸七壮至百壮,即效。又危急难救,灸两乳头三壮,男左女右。""睡惊手掣目不合:手大指、次指端各三壮,间使、合谷、太冲、太渊。""惊痫:腕骨、顶中央旋毛中三壮,耳后青络脉三壮,太冲三壮。""风痫目戴上:灸第五椎节上七壮,百会七壮,昆仑三壮。"

《针灸集成》(卷二·五痫):"鸡痫:善惊反折,手掣自摇,绝骨、申脉、内庭、百会、间使、太冲、太渊。""马痫：张口[原作目，据《备急千金要方》改]，摇头反折，马鸣，仆参、风府三壮，神门、金门、脐中三壮。""惊瘛疭痫……昆仑、前顶、长强、神门、百会三壮，神庭七壮，本神。""慢惊风者……百会三壮，神庭七壮，鬼眼三壮，肝俞七壮，两乳头三壮，男左女右，第二椎并五椎各七壮，或脐中百壮，神效。"

《灸法秘传》(惊风)："急惊者……宜灸身柱、曲池。""慢惊者……宜灸腕骨、尺泽。"

《痧惊合璧》："哑瘛疭：刺百会穴，刺顶心，刺眉心，刺印堂，刺两眉梢，刺鼻尖准头穴(须稍偏)，刺两耳坠，刺唇上离口角二分，刺下口角离三分，刺地门中，刺两肩比骨眼中，刺膻中穴，刺膻中穴下三分，刺第二椎骨眼中，又刺后天井骨中，再刺舌两旁并舌尖舌下紫筋……此症脸两颧红，眼突唇厚红，吐舌胀大吃齿，其喉肿大，痰涎壅盛，手足搐捐，头痛如斧劈，痛甚目晕，时时痰壅发厥，妄言谵语，大便不通，此症之谓也。""天吊痧：刺左右口角两针，结后下骨上一针，刺中脘[原作腕，据图改]一针，刺后枕天中骨上，刺两侧胁梢各一针。此症头仰面青，牙关紧急，肚痛者是也。""拍脚痧：刺膻中穴一针，刺两肩比，放两手臂腕[肘部]，刺两手外肘尖，刺大母指甲内左右各一针，放大指尖左右各一针，刺两膝眼，刺两腿弯窝青筋。此症面色有黄痧，牙关紧闭，手直脚拍，不知人事，肚痛而肠缩。""喘膈惊症：小儿喘气似风症，潮热如同火上蒸，饮食受寒风呛乳，脐下三火气和平。""胎毒惊症：儿未满月泣呱呱，两胁膨胀恍似水，心下一指攒脐火，管教灸后起沉疴。""苏厥惊症：今有小儿发热发寒，而且啼哭，一时死去，渐渐醒来，或两手竖起，惊搐不定，或乍时听喊，此因物受吓故也，将两乳上离一指用二火，脚复下离一指用三火，两脚心各用一火(手足脚心分左右)。""痘疹惊症：小儿才出痘痧疹，肚腹膨胀烦渴频，坐卧行走身抖动，心下一指灸和平。""泻痢惊症：小儿泻痢白兼红，饮食不思哭肚疼，即将本人分指寸，鼻顶两门脐下攻(又乳上及脐下各用艾火一炷)。""吐泻惊症:乳食不纳兼恶心,腹胀热还如火熏,乳上心下脐上下,灸治洗浴效如神。""蛇舌惊症:小儿将舌缩又伸,发热烦躁不转睛,莫论男女人中灸,洗浴出汗即安宁。""哑风惊症:今有小儿忽然昏去,不哭不语,遍身发热,手足不动,十分沉重,原因饮食之时惊吓得病……将男左女右顶后一火离三指,人中一火,手足背上大指交骨处俱一火,治迟者不可救。""猛行惊症:夜眠咬牙睡中醒,发热身搐哭又惊,两耳垂下离指半,印堂一炷即安宁。""痴眠惊症:今有小儿发热眼涩,贪眠不醒,及醒又睡……将男左女右耳垂下离一指,用火一炷即安然。""老鸦惊症:今有小儿时当咳嗽啾唧,啼哭不眠,肚腹胞胀,日夜发热不安……将男左女右乳上离一指,用火一炷,如不能转而作眼反变惊悸,心与脐下各离一指,俱用一火。""夜宿老鸦惊症:今有小儿日间安然,夜间啼哭,闻如老鸦宿于树上,被人掷瓦所伤,惊恐不已,此因睡梦中受惊得病,印堂中间灸一火,人中灸一火,如又作猛惊状,当心再灸一火。""兔儿惊症:今有小儿乳食不纳,发寒发热,恶心呕吐,肚腹膨胀,指弹如水响一般……将男左女右乳上、心下、脐上下各一火,手足心及肘俱一火。""脉闭惊症:今有小儿眠睡,身上出冷汗,觉醒不出,饭食少思,此因中风,冷热不匀,先用银器皿煎汤洗浴,乳上离一指一火,脐左右下俱离一指三火。""乳风惊症:今有小儿咳嗽恶心,肚腹膨胀,乳食不纳,啼哭嗽唧不安……将颈堂、顶堂、地角及心脐下离一指处各灸一火。""尪羸惊症:今有小儿饮食如常加倍,身瘦面黄,皮寒内热,[骨蒸]……攒心、攒脐俱离一指,各四火。""摇摆惊症:今有小儿遍身发热,不思乳食,[腹时疼],睡梦中手足惊指,又贪睡不语,此因跌扑受吓所致,将两手足掌边大指高骨处火一炷,心下离一指一火,脐上下左右俱离一指,各一火。""扳春惊症:今有小儿遍身发热,气急咳嗽,头仰在后,唇紫目定,不论男女,两手伸开,对中一火,心上下两火,攒脐四火,俱离一指,背后当心上下各一火。""足摆惊症:今有小儿遍身发热,睡卧中忽然惊哭,叫喊不已,以致手足齐战,此因被吓得病,不论男女,将两手足大指高骨处、两肘、两膝俱用各一火,乳上、脐下俱离一指,各灸一火。""急风惊症:今有小儿忽而唇紫目闭,贪眠不醒,四肢俱冷,十分沉重……将两手足虎口各一火,脐上下离一指二火,治迟不可救。""风寒惊症:今有小儿发热,一时肚腹胀痛,嗽唧不已……将两手足虎口及掌心、脚心、脐上下离一指处,各一火。""肿泻惊症:今有小儿泄泻,多日不止,脚肿肚胀,饮食不思,身体其弱……男左女右,食指二节、中指尖上各一火,心下、脐下俱离一指,各一火治之。""猴厥惊症:今有小儿忽然双目不动,口中不语,十分沉重,[冷热相兼]……将两手足大指高骨处、两手肘、两脚膝俱各灸一火,心下、脐下俱离一指,各一火。""鼻塞惊症:今有小儿鼻孔闭塞,出气如喘,[发热],此因感冒风寒,当顶门一火,鼻孔左右二火,心窝上下二火。""烂风惊症:今有小儿遍身火起浮烂,治用可将黄柏煎水,待温洗刷即消散,忌久油火。""佯颠惊症:今有小儿行走坐立,忽然佯狂跌倒,语不能清,此因被打未哭,郁气在心,当顶门一火,当心一火,手足心各一火,脐下一火。""牛舌惊症:今有小儿遍身发热,舌头伸出口外两边,不时进出,死如牛舌一般,[哭肚疼],此因被打受吓之故,当顶门一火,两腮二火。""尖梦惊症:今有小儿肚痛,啼哭咻唧,发热,睡着手足惊掸……两乳旁、两脚[膝]胯、两手[足]虎口、心下、脐下离一指,各一火。""霍肠惊症:今有小儿肚腹饱胀,疼痛不止,发热啼哭……乳旁一火,心下一火,脐上下左右俱离一指四火。""盘肠惊症:今有小儿啼哭,肚痛难忍,[不思乳食]……前面心脐上下左右俱离一指,各一火[背后当心治法准]。""抽肠惊症:今有小儿遍身发热,叫喊腹痛,肚子郝上郝下,气甚喘急……男左女右,乳旁一火,当心一火,[两肋],脐上下俱离一指,二火。""喉喘惊症:今有小儿咳嗽,咽喉中气喘甚急,此因儿食咸物之时被打喊哭,咸气呛于肺腑,男左女右,小指尖上一火,当心离一指顺下四火,脐下离一指一火。""肿头惊症:今有小儿发热,头肿身不肿,唇紫腹痛,此因被热太过,当顶一火,耳垂、脐下各一火,对心一火[前心一火后三重]。""吐血惊症:今有小儿口中吐血,发热身瘦[乳食少思痛腹中],此因饮食感受风寒,延久成痨,印堂一火,乳旁上居中一火,心上下左右一火[攒脐治]。""蛇窝惊症:小儿发热眼眶青,原因乳食受风惊,两手大指高节处,一灸能令儿病轻。""塞心惊症:今有小儿忽然一时昏去,犹如酒醉,又似痴呆,此因乳食之时被打惊吓,痰气塞于心中,不能送吐,攒心五火,脐上下离一指二火,治迟必死。""鲤鱼惊症:今有小儿忽然昏去,眼目不动,痴迷不语,此因睡梦中惊吓,魂飞魄散所致,将两眉下二火,印堂中间一火,当心一火,脐下离一指一火。""霍乱惊症:今有小儿肚腹疼痛,呕吐恶心,不时泄泻……将心下一火,乳上、脐上下各一火。"

《针法穴道记》:"小儿惊风:风关,此穴在食指根横纹中少少外口,下针见血即可,针毕务必出汗为妙,不见汗不效,见汗时须避风,待至汗消妥当,方可任意街游,不然不第惊病不痊,而惊风更重,再针不效……男先左手,女先右手。"

《小儿烧针法》(脐惊风):"此症多在产后七日发,五脏有寒,肚中作痛,两口角起黄丹成串,满口有泡疮,用银簪挑破出血,以新棉吸尽血,再以灯火烧囟门四点,烧脐四点,胸前平烧三点。"

《小儿烧针法》(预防脐风神方):"枯矾一钱五分,硼砂五分,朱砂三分,冰片三厘,麝香五厘。共研[原作研,据义改]细末,小儿产下洗过,即将此末药敷脐眼上,每日换一次,共用一周,小儿永无脐风之症。"

《小儿烧针法》(呕逆惊):"此症服乳即吐,人事昏迷,肚内痛,用灯火烧两曲池穴各一点,两虎口各一点,心窝中烧七点,即好。"

《小儿烧针法》(肚痛惊):"此症因乳食所伤,兼吃生冷过多,脏腑受其大寒,以致肚痛、身体发颤、肉跳身软、口角白、四肢冰冷,用灯火烧脐四点即愈。"

《小儿烧针法》(胎惊风):"此症因母食荤毒之物,受劳郁之气,小儿生落地来,或硬或软,用灯火烧背上青筋缝上七点,平烧头顶百会穴三点,烧脐四点,两涌泉穴各烧一点,即愈。"

《小儿烧针法》(月家惊):"此症因母当风睡卧,或月内受风,痰涌心口,落地时眼红,撮口捏拳,头偏在左右,哭不出声,肚腹青筋气急,用灯火烧胸前七点,烧脐四点,背上青筋缝上七点,劳宫穴各烧一点。"

《小儿烧针法》(缩纱惊):"此症日轻夜重,人事昏迷,四肢软弱,如坐地上,先用生姜、食盐、香油、宫粉和匀,遍体推挪,再用灯火烧两膝委中穴、两手脉门处,烧尾骨上,即愈。"

《小儿烧针法》(内吊惊):"此症多因食或痛,咬牙寒战,眼向内翻,人事昏迷,抓肤不知痛,用灯火烧囟门四点,心窝一点,两手鱼际穴各一点。"

《小儿烧针法》(天吊惊):"此症因母居风处与之乳食所伤,痰结于胸口,头仰,脚手向后伸,两眼翻白向上,用灯火烧囟门四点、两肩井穴二点、两手阳溪穴两点、解溪穴各一点、烧脐四点,再用鹅一只倒挂在雨伞下,取涎饮之,神效。"

《小儿烧针法》(乌鸦惊):"此症因哺乳被唬,或吃食物致伤脾胃,大叫一声一厥,眼闭,一掣一跳,闻响即惊,此乃心经有热,烧囟门四点,两口角二点,两肘及手掌心各一点,解溪穴各烧一点,鼻梁上印堂烧一点。"

《小儿烧针法》(迷魂惊):"此症昏沉恍惚,人事不知,咬牙一死,先捏眉心、人中,用灯火烧心前一点,解溪穴各一点,两手鱼际穴各一点,即愈。"

《小儿烧针法》(肚胀夜啼惊):"此症肚胀如鼓,青筋现露,哭声大叫,一哭一厥,手足热跳,用生姜、潮粉渣、桃皮、飞盐推之,用灯火烧眉心一点,两太阳穴各一点,囟门四点,平心三点,烧脐四点,即愈。"

《小儿烧针法》(乌缩惊):"此因食生冷太过,或临风哺乳,全身发痧,四肢黑,肚上见青筋,肠胀,口唇黑,内有寒气吐泻,用灯火烧背脊大椎下青筋缝上七点,立效。"

《小儿烧针法》(潮热惊):"此因失饥伤饱,饮食不纳,脾胃虚弱,身体发热,手足向后乱舞,用灯火烧两手鱼际穴各一点,两虎口各一点,烧脐四点,即好。"

《小儿烧针法》(急惊风):"此症两眼翻白,面上青筋,气吼,撮口吐沫即死去,用灯火烧眉心、鼻梁下人中、心前各一点,用生姜研[原作矸,据义改]细、菜油热推之,或葱泡软用之亦好,若推擦良久未醒,将衣裹住小儿,小儿脚跟以口咬定,片时便醒即好。"

《小儿烧针法》(蛇丝惊):"此症因饮食无度,吐舌,四肢冷,衔母乳一口一喷,青烟肚胀起青筋,气喘急,用灯火烧胸前六点,即愈。"

《小儿烧针法》(慢惊风):"此症因饮食不节、受潮、惊恐所致,露眼昏睡,咬牙口歪,心胸迷闷,多于吐泻后得之,若厥去,捏住眉心,治法当用菜油、潮粉于太阳穴、心前、浑身推揶,再用灯火烧眉心、心窝一点,虎口与脚板心各灸一点,即愈。"

《小儿烧针法》(膨胀惊):"此症多由饮食过度,有伤脾胃,食不消化,致气吼,肚胀,腹现青筋,两眼翻白,用灯火灸心前内三点,囟门四点,膝眼、解溪各灸一点,即好。"

《小儿烧针法》(鲫鱼惊):"此症多因感受风寒,其痰涌结吼,气喘不绝,口吐白沫,两眼翻白,四肢乱舞,用灯火烧两虎口各一点,心前、脐下又各灸一点,即愈。"

《小儿烧针法》(水泻惊):"此症因寒热不调而致,肚中响而作痛,哭而大叫,水泻不已,两眼翻白,口唇亦白,身体软弱,用灯火灸眉心一点,心窝一点,两解溪穴各一点,两颊车穴各灸一点,即好。"

《小儿烧针法》(看地惊):"此症因食乳所伤,兼饮食寒热不调,夜昏受唬,两眼看地,一惊便厥,手捏拳头,头抬不起,咬牙口歪,用灯火烧喉下二点,囟门四点,烧脐四点,即愈。"

《小儿烧针法》(挽弓惊):"此症因饮食不调,冷热不均,过食生硬以伤胃,致冷痰涌于肺经,四肢向后仰,哭不出声,双眼密闭,如挽弓之状,用灯火烧背脊青筋缝上七点,喉下三点,烧脐周四点,两脚承山穴各一点,即好。"

《小儿烧针法》(撒手惊):"此症双手挂下一撒,咬牙口歪即死,用灯火烧两手劳宫各一点,心前一点,即好。"

《小儿烧针法》(马蹄惊):"此症因荤腥之物食之太多,聚于胃而伤脾,头仰上,四肢乱舞,如马奔蹄,心前、眉心以口吮之,用灯火烧两手掌心、两肩井穴各一点,喉下三点,脐下各一点,即愈。"

《小儿烧针法》(鹰爪惊):"此症因喂乳受惊,夜眠受嚇,致手爪入衣,头仰上,大哭大叫,捏拳,身上发寒,此乃肺经热也,用灯火烧眉心,两太阳穴各一点,两手掌心各一点,涌泉穴各一点,烧脐四点,大敦后灸一点,即好。"

[外国文献]

《针灸则》(小儿科):"急惊,针:中脘、鸠尾、百会、涌泉;灸:章门。""慢惊,属脾,中气虚损不足之病也,灸:章门、神阙。"

《针灸则》(附录):"小儿慢脾风,目直视,手足瘛,口吐沫,则章门二穴灸五壮,或至十壮,有经验。"

《名家灸选三编》(小儿病·惊痫):"治小儿惊风,每月发作,将成癫痫者法(井上传):灸两足照海五壮,每日灸之,效(即古灸阴跻者是)。"

[民国前期文献摘录]

《西法针灸》(第三章·第七节):"脑充血……不眠谵语,时发抽搐……于下列之部针之:中脘、脑户、哑门、神庭、曲差、临泣、本神、天柱、肩井、风池、完骨之后。"

《针灸秘授全书》(张口摇头角弓反张):"张口摇头,角弓反张:合谷、百劳(一椎上陷中)、百会、命门、行间、曲池,以上诸穴均用灸，十宣。""痉病：灸离发际一寸、大椎下一节间陷中、尾闾骨上由下第一椎节上，各用艾灸三壮。"

《针灸秘授全书》（小儿急惊风）："小儿急惊风（泻法，其病状，手足搐，目直视）：刺印堂、百会、刺中冲、刺攒竹、刺前顶、大敦、太冲、合谷、行间。"

《针灸秘授全书》（小儿慢惊风）："小儿慢惊风（用补法，开口吐沫手足搐）：三阴交、尺泽、刺攒竹、大敦、脾俞、刺人中、百会、上星（不宜多灸）。""凡慢惊将危不能言，先灸三阴交。""眼闭：童子髎。""牙闭：泻颊车。""口眼均闭：泻迎香。"

《针灸秘授全书》（脐风）："脐风：神阙（用姜片名雷公丹灸）、然谷（禁针）。"

《针灸简易》（脐风灸法）："小儿生七日内，面赤喘哑，是为脐风，脐上初起有青筋两条，自脐而上冲心口，若此筋已至心，十难救一二矣；看此筋未至心口时，用艾绒在此青筋头上烧之，此筋即缩下寸许，再从缩下之筋上烧，此筋即消，而病痊矣，屡试屡验，艾圆不过如小黑豆大，或麦子大，或用灯火烧之亦可；又牙龈有小泡，以绵裹指，擦破即活。""又方，鸡蛋白，用指蘸擦背心良久，有毛出刺手，长分许即止，若长至寸许，用绢包紧，俟有转机，再擦两太阳及口角，则口自开矣，神效。""又方，小儿三朝一七，摸儿两乳，乳内有一小核，必轻轻将核挤出白浆，自愈。""小儿脐风……一见眉心、鼻准有黄色，吮乳口松，神情与常有异，即用灯心蘸香油点燃，于囟门一燋，人中、承浆、两手少商各一燋，脐轮绕脐六燋，脐带未脱，于带口烧一燋，既脱，于脱处一燋，其十三燋，风便止，黄即退矣，神效非常，愚按：并治小儿诸风。"

《针灸简易》（审穴歌）："疝瘕脐风找承浆。""中风惊痫人中连。""风痰慢惊针百会。""大敦刺急慢惊风。""风痫发狂针身柱。"

《针灸简易》（穴道诊治歌·头部）："神庭前发下六分，专治风挛并急惊，羊痫均用三状火，此是督脉勿下针。""临泣眉上两寸间,惊痫鼻塞及目眩……三分针入足少阳。""人中……风肿慢惊三分刺,此为督脉七状安。""承浆口下五分中,主治疳瘕及脐风。""听会……瘛疭㖞邪诸风症,针四灸三足少阳(迎香与听会同治)。"

《针灸简易》(穴道诊治歌·后身部):"身柱……针灸风痫亦发狂。""脾俞……并治食积惊风良。"

《针灸简易》(穴道诊治歌·手部):"尺泽……小儿伤寒急慢惊,刺三禁灸太阴间。"

《针灸简易》(穴道诊治歌·足部):"大敦……亦治小儿急慢惊。""然谷……针三少阳勿见血,小儿脐风灸亦灵。"

《针灸治疗实验集》(2·一):"一小孩,年四岁,今夏五月间,被寒壅塞经络,偶患急惊风症,两目上窜,手足摇战,舌舞,浑身烧热,纹色紫赤,透达气关,病势危急,即针百会、人中、承浆、手三里、少商、中脘、气海,立刻奏效。"

《针灸治疗实验集》(13):"本镇王裕庆之小孙……忽患惊风,手足瘛疭,牙关磨磋……刺哑门、百会,随手作声而苏,复刺十指井穴皆出血,灸百会五壮,中冲各五壮,现已调理而愈。"

《针灸治疗实验集》(23·1):"林德良年方四岁,于二十一年十一月间,因感受风温发热,四天不退,邀峰诊治,至其家欲察指纹,而该儿惊搐,遂起手足抽掣,角弓反张,目回视,急投以紫雪丹,勉强灌入,神智稍苏,抽搐仍然,再用三棱针一刺少商、人中、大椎、曲池,其搐立止。"

《针灸治疗实验集》(34):"柳州城内斜阳巷肖君瑞卿,次女年十八岁,尚未出阁,素患痫症……遂针百会、风府、神门、心俞、丰隆、三里、涌泉等穴,未获收效,后其父云,小女每逢月事将至之前,右手先抽缩数次,眼珠转变青色,则发痫矣……次日先拔去其头顶上之红发数条,按前日所针之穴,则加鸠尾、巨阙、上脘、中脘、气海、中极、血海、三里、三阴交等穴,逐一按部针之,四五日愈。"

《针灸治疗实验集》(35)："费幼男九岁,住中行乡,肝阳上扰头颈,头汗手足摇动,伸屈似反张之状,食不纳,便不通,溲短舌焦黄,似外邪入中阳明经所致……先于曲池、合谷、中脘、人中、委中、涌泉等穴,针且灸之,复于百会、肺俞、肝俞灸之……韩以至宝丹加平肝药,至翌晨而死。"

《针灸治疗实验集》(45·一)："痉厥……诸葛锡金之令媛,年十四岁,住诸葛前宅,十二月念八夜,病手足拘挛,牙关紧闭,神志不清,反张直视,针手三里、肩髃、曲池、曲泽、合谷各穴,针至合谷,则口中喊痛,牙关能开。"

《金针百日通》(百病论治·小儿急慢惊风)："中气不调,积滞满腹,急针上中下脘、关元、气海、肓俞等穴……若以火针治病更捷,熟思理自知也,如不用针,或以艾灸,以爪掐之,久久行之,亦可取效,此以爪掐代针之法也。""风寒外客,急针十宣、十二井、间使、内关、风池、风府,及手足各穴治之……若以火针治病更捷,熟思理自知也,如不用针,或以艾灸,以爪掐之,久久行之,亦可取效,此以爪掐代针之法也。"

［现代文献题录］

(限本节引用者,按首位作者首字的汉语拼音排序)

艾宙.残肢抽搐疼痛案.中国针灸,2001,21(7):447.

曹大明,李秀兰,薛愧玲.穴位指压治疗小儿急惊风证100例.辽宁中医杂志,1993,20(11):31.

曹志珍.针刺加按摩治疗婴儿惊风34例.中国针灸,1984,4(6):10.

陈德林.针刺治愈1例8年坐卧抽动症.新中医,1992,24(9):35.

陈巩荪.耳针疗法　退热止惊//胡熙明.针灸临证指南.北京:人民卫生出版社,1991:447.

陈吉生.小儿慢惊风针灸治验.北京中医,1987,6(4):36.

陈家骅.点刺疗法治疗小儿惊厥.福建中医药,1991,22(3):32.

党中勤.针刺涌泉水沟控制肝性脑病惊厥.中国针灸,1999,19(4):211-212.

冯润身.针灸论治时-空结构初探.内蒙古中医药,1987(1):15.

郭华林,郭杰,陈玲.针刺水沟穴干预治疗急诊抽搐休克.中国针灸,2001,21(4):205-206.

郭军和.耳穴轮6针刺兼放血治疗儿童外感高热惊厥248例.中国针灸,1997,17(4):220.

何景贤,陈水星.针刺合谷穴治疗小儿高热惊厥疗效观察.中西医结合实用临床急救,1997,4(8):360.

何有水.针刺大陵治手痉挛.浙江中医杂志,1990,25(3):136.

胡志红.针刺金钟穴治疗小儿高热惊厥.新中医,2007,39(1):18.

蒋彩云.止痉定痫　耳针效佳//胡熙明.针灸临证指南.北京:人民卫生出版社,1991:448.

孔令富.针刺治疗小儿烧伤后惊厥52例.河南中医,2007,27(11):84.

李宏.耳穴治疗习惯性痉挛并相关影响因素分析.中国针灸,2000,20(11):661.

李世珍.辨证分型　审病选穴//胡熙明.针灸临证指南.北京:人民卫生出版社,1991:443.

刘本立.针挑肝俞穴治疗重度抽搐症.湖南中医杂志,2002,18(5):43.

刘累耕,刘岚.全身顽固性剧烈抽搐案.中国针灸,2001,21(11):702-703.

柳于介.灯火灸法治疗惊风.浙江中医杂志,1996,31(11):515.

陆瘦燕.陆瘦燕临证经验//陈佑邦,邓良月.当代中国针灸临证精要.天津:天津科学技术出版社,1987:216.

罗卫平,缪英年,钟福帮.针药结合治疗小儿高热惊厥的疗效观察.上海针灸杂志,2004,23(7):12-13.

罗星照.巧运针法　治疗惊风//胡熙明.针灸临证指南.北京:人民卫生出版社,1991:450.

马素美,张春云.合谷穴注安定配合语言暗示治疗癔病性抽搐42例.中国民间疗法,2003,11(9):16.

聂汉云,聂敏芝.针灸治疗小儿惊风84例.上海针灸杂志,1987,6(2):20.

聂红英.针药合治小儿高热惊厥的临床观察及护理体会.湖南中医杂志,2007,23(1):75.

彭相华.急惊风针刺治验.江西中医药,1983,14(2):9.

钱起瑞.针刺后溪透劳宫治疗惊厥的体会.中医杂志,1982,23(4):76.

乔正中.宁心定志　镇静安神//胡熙明.针灸临证指南.北京:人民卫生出版社,1991:449.

石尚忠.针刺治疗小儿高热惊厥53例.中国针灸,1996,16(10):51.

司徒玲.泄热平肝　熄风苏厥//胡熙明.针灸临证指南.北京:人民卫生出版社,1991:448.

宋淑贤,李军.针刺配合中药外敷治疗小儿惊厥14例.针灸临床杂志,2002,18(6):17.

苏建华.针刺行间穴治疗癔病性抽搐痉挛9例.陕西中医函授,1991,11(3):37.

孙水河.挑刺治疗惊厥.针灸学报,1992,8(4):19.

唐仕勇.穴位敷药及针刺治验高热肢厥.中国针灸,1998,18(1):37.

唐兴华.针刺治疗高热惊厥.上海针灸杂志,1987,6(2):47.

王富平.13例小儿氟乙酰胺中毒抽搐的针刺处理及护理.国医论坛,2003,18(3):19.

王景汉.针刺治疗小儿上感高热惊厥.新中医,1987,19(2):29.

魏进云.耳压配合针刺治疗抽搐症1例.上海针灸杂志,1999,18(3):47.

魏贤芳.家传络刺法救治小儿急惊风证110例.针灸临床杂志,1995,11(8):18.

温木生.内关穴穴位注射治疗抽搐举案.中医外治杂志,2003,12(1):22.

吴家淑.肛灸法治疗小儿慢惊风.吉林中医药,1984,4(5):23.

伍鸿基.针刺治疗小儿高热惊厥的临床观察.浙江中医杂志,1996,31(8):373.

武连仲,李慧敏,康凌.针刺治疗抽动-秽语综合征156例报告.中医杂志,1993,34(7):423-424.

谢国忠.中药穴位敷贴治疗乙脑高热抽搐症40例.国医论坛,1995,10(3):28.

徐永华.多发性全身抽动案.中国针灸,1998,18(10):613.

许国,张立新.针刺治疗小儿习惯性痉挛27例.陕西中医,1994,15(4):173.

许式谦.许式谦临证经验//陈佑邦,邓良月.当代中国针灸临证精要.天津:天津科学技术出版社,1987:137.

杨景柱.百会穴长时间留针治疗发热惊厥40例临床观察.中国针灸,1987,7(2):15.

杨振东.针刺人中、合谷穴对小儿高热惊厥止痉的疗效观察.中级医刊,1990,25(8):60.

曾浩然.掐甲治疗小儿急惊风.新中医,1985,17(5):33.

张瑞文.疏调督脉 清热镇痉//胡熙明.针灸临证指南.北京:人民卫生出版社,1991:447.

张玉璞.急宜泻热 慢宜温中//胡熙明.针灸临证指南.

北京:人民卫生出版社,1991:445.

张智.下颌瘛疭医案.中国针灸,1996,16(9):57.

赵尔康.赵尔康临证经验//陈佑邦,邓良月.当代中国针灸临证精要.天津:天津科学技术出版社,1987:278.

赵明智,吴学武.针药合用治疗手足抽搐1例.中国中医急症,2005,14(5):436.

郑周燕.小儿急惊风的针刺治疗.中西医结合实用临床急救,1996,3(8):363.

钟岳琦.钟岳琦临证经验//陈佑邦,邓良月.当代中国针灸临证精要.天津:天津科学技术出版社,1987:304.

周楣声.火针熏灸法//胡熙明.针灸临证指南.北京:人民卫生出版社,1991:442.

周淑英.针刺抢救小儿急惊风.福建中医药,1989,20(3):39.

朱广运,邱宏.针刺人中穴为主治疗急症784例总结.山东中医杂志,2004,23(4):216.

朱锡康.刺穴放血治疗急惊风.四川中医,1990,8(11):48.

第十五节 肢体震颤

肢体震颤在针灸临床上时可见到。古代文献中凡有颤、战、战掉、战栗、动摇、振等描述字样的内容，本节均予以收录。中医学认为，"风性主动"，故本病病因当以风为多；"诸风掉眩，皆属于肝"，因而本病与肝的关系较为密切。此外，多郁易怒，心肝火旺，阳风内动；年老体衰，脾胃虚弱，肝肾不足，虚风内动；胆主决断，胆腑虚寒，均可引起肢体震颤。可见，除了肝以外，本病与心、肾、脾、胃、胆等脏腑亦相关。临床本病可表现为实证和虚证，实证又包括寒、热、风等证型。西医学中的帕金森病、特发性震颤、甲状腺功能亢进症、肾上腺功能亢进症等均可出现肢体震颤，与本病相关。其中，帕金森病在针灸临床上尤为多见，其病位在脑，为大脑黑质变性所致，其病因包括遗传、环境、老年脑组织退化等；而脑外伤、脑动脉硬化、脑肿瘤、脑炎等则可产生继发性帕金森综合征。在古代文献中，一部分"颤动""战掉""振摇"实际上是精神意识疾病（如痉证、痫证、癫狂、昏厥等）出现的抽搐，此与现代的帕金森病显然不同，阅读时当注意辨析，但这些病证的病位亦多在脑，与帕金森病有相似之处，故本节仍予收录，以便参考。涉及肢体震颤的古代针灸文献共64条，合115穴次；涉及帕金森病的现代针灸文献共53篇，合421穴次。将古今文献的统计结果相对照，可列出表15-1~表15-4（表中数字为文献中出现的次数）。

表 15-1　常用经脉的古今对照表

经脉	古代（穴次）	现代（穴次）
相同	胆经 15、膀胱经 13、大肠经 10、督脉 10、任脉 6	督脉 66、膀胱经 51、胆经 50、大肠经 43、任脉 26
不同	三焦经 10、心包经 9、肺经 6、心经 6	胃经 44、脾经 31、肝经 30

表 15-2　常用部位的古今对照表

部位	古代（穴次）	现代（穴次）
相同	四肢关节部 56、四肢阳面 44、头部 28、四肢阴面 26、四肢非关节部 15	四肢关节部 128、四肢阳面 126、头部 116、四肢阴面 97、四肢非关节部 95
不同		上背 42

表 15-3　常用穴位的古今对照表

穴位		古代（穴次）	现代（穴次）
相同		曲池 3、太冲 3、百会 3	太冲 24、百会 23、曲池 15
相似	上肢	曲泽 7、中渚 4、少商 3、手三里 3、少海 3、后溪 3	合谷 27、外关 10、内关 11
	下肢	足临泣 5	太溪 9、阳陵泉 14
相异	头部		风池 18、风府 10
	肝肾		肾俞 12、肝俞 10、大椎 10
	脾胃		足三里 21、三阴交 17、丰隆 12、阴陵泉 8

表 15-4 治疗方法的古今对照表

方法	古代(条次)	现代(篇次)
相同	灸法 13、刺血 7、针刺 4、推拿 1、火针 1	针刺 29、艾灸 7、刺血 2、推拿 1、火针 1
不同		头针 21、电针 15、穴位注射 6、器械 4、皮肤针 1、拔罐 1、腕踝针 1、眼针 1、舌针 1

【循经取穴比较】

1. 古今均取胆经、膀胱经穴 本病与脑相关,而胆经、膀胱经循行经头部;本病与肝、心、肾、胆等脏腑相关,而膀胱经背俞穴与脏腑相联;本病表现为四肢运动的异常(震颤),而阳主动,故本病临床多取足少阳胆经、足太阳膀胱经穴。统计结果见表 15-5。

表 15-5 胆经、膀胱经穴次及其分占古、今总穴次的百分比和其位次对照表

	古代	现代
胆经	15(13.04%,第一位)	50(11.88%,第三位)
膀胱经	13(11.30%,第二位)	51(12.11%,第二位)

表 15-5 显示,胆经、膀胱经穴次的百分比,古、今分别相近。就穴位而言,表 15-3 显示,**古代取胆经足临泣,现代则取风池、阳陵泉;现代取膀胱经肾俞、肝俞**,古代虽然取膀胱经穴,但诸穴的穴次均不高,没有被纳入常用穴位之列者,这些是古今不同的。

2. 古今均取大肠经穴 前面已述,阳主动,故治疗本病选取上肢手阳明大肠经穴,在古、今文献中,分别为 10、43 穴次,分列诸经的第三(并列)、第五位,分占各自总穴次的 8.70%、10.21%,古今百分比相近。就穴位而言,**古今均取曲池**,这是相同的;古代还取手三里,现代则取合谷,这是相似的。

3. 古今均取督脉、任脉穴 本病与脑相关,而督脉行经头

部正中;本病又与肝、心、肾、胆等脏腑相关,而任脉行于胸腹正中,与上述脏腑相联,因此临床选取督脉、任脉穴。统计结果见表15-6。

表15-6 督脉、任脉穴次及其分占古、今总穴次的百分比和其位次对照表

	古代	现代
督脉	10(8.70%,并列第三位)	66(15.68%,第一位)
任脉	6(5.22%,并列第五位)	26(6.18%,第八位)

表15-6显示,**古代比现代更重视督脉穴**,此当现代认为本病病位在脑的缘故;而古今任脉穴次的百分比相近。就穴位而言,**古今均常取督脉百会,这是相同的;现代还取大椎、风府,古代取之不多,这是不同的**。古今所取任脉穴位的次数均较分散,不够集中,均没有被列入常用穴位之列者。

4. **古代选取三焦经穴** 因治疗本病多取肢体阳面的穴位,因此古代也选用上肢三焦经穴,共计10穴次,列诸经的第三(并列)位,占古代总穴次的8.70%,**常用穴为中渚**。现代虽然也取**外关**等三焦经穴,但现代取三焦经17穴次,列现代诸经的第九位,占现代总穴次的4.04%,未被列入常用经脉,不如古代。

5. **古代选取手三阴经穴** 古人认为,心火旺盛可引起肝阳上亢,心包代心受邪,肺脏受邪可产生高热,因而该三脏功能失调亦可导致震颤,因此古代治疗本病亦选用心包经、心经、肺经穴,分别为9、6、6穴次,分列诸经的第四、第五(并列)、第五(并列)位,分占古代总穴次的7.83%、5.22%、5.22%,**常用穴为曲泽、少海、少商**。在马王堆《阴阳十一脉灸经》中"臂钜阴之脉""是动则病",已有"交两手而战"之症。现代虽然也取心包经**内关**等穴,但现代取上述三经分别为14、5、4穴次,分列现代诸经的第十一、第十三、第十四位,分占现代总穴次的3.33%、1.19%、0.95%,未被列入常用经脉,不如古代。

6. **现代选取胃经、脾经、肝经穴** 现代认为本病与年老体弱相关,又与肝脏相关,因此现代选用胃经、脾经、肝经穴以和胃补虚,健脾益气,疏肝息风,三经分别为44、31、30穴次,分列诸经的第四、第六、第七位,分占现代总穴次的10.45%、7.36%、7.13,**常用穴为足三里、丰隆,三阴交、阴陵泉,太冲。**古代虽然也取太冲穴,但古代取胃经、脾经、肝经穴分别为5、2、4穴次,分列古代诸经的第六(并列)、第八、第七位,分占古代总穴次的4.35%、1.74%、3.48%,均未被列入常用经脉,不如现代。

【分部取穴比较】

1. **古今均取四肢部穴** 本病表现出四肢部的震颤,根据局部取穴的原则,古今均取四肢部穴,古代共71穴次,占总穴次的61.74%;现代共223穴次,占总穴次的52.97%。上述百分比又显示,**古代比现代更重视取四肢部穴**,此当古代对本病与头脑及脏腑的关系认识不够,因此取头部和躯干部穴次相对较少,相应地四肢部穴次百分比升高。在四肢部,古今均多取关节部穴、阳面穴,以下分述之。

(1)古今均多取四肢关节部穴:本病为肢体运动异常,而关节是人体运动的枢纽,因此古、今均多取四肢关节部穴,分别为56、128穴次,分占古、今四肢总穴次的78.87%、57.40%。就穴位而言,表15-3显示,**古今均取曲池、太冲;古代还取曲泽、足临泣、中渚、后溪、少海,现代则取合谷、阳陵泉、太溪、阴陵泉。**

古代取四肢关节部穴者,如《针灸则》曰:曲池主"手振不能书物"。《针灸大全》取后溪,配公孙、太冲等穴治疗"手足俱颤,不能行步握物"。《类经图翼》记:曲泽主治"臂肘摇动掣痛,不可伸"。《针经指南》载:足临泣主"手指战掉";后溪主"手足颤掉"。《医宗金鉴》云:中渚主"战振蜷挛力不加"。《席弘赋》道:"心疼手颤少海间,若要除根觅阴市。"(近代周伯勤提出治疗手颤的处方:曲泽(针且灸)、少海(针)、阴市(针),则是对《席弘赋》

所言的继承和发扬）又如《采艾编翼》言："手颤：灸天井、阳溪。"《儒门事亲》载："黄如村一叟,两手搐搦,状如曳锯,冬月不能覆被","针其两手大指后中注穴上","或刺后溪"。天井、阳溪、中注、后溪也在关节部。

现代取四肢关节部穴者,如蒋达树等治疗帕金森病,取曲池、消颤穴（少海穴下 1.5 寸）、阳陵泉、太冲等穴,用针刺平补平泻;梁凤应等则以合穴为主,取阴陵泉、合谷、曲池、曲泉、阳陵泉、中封、太冲、阴谷、委中、太溪等穴,用电针刺激;秦亮甫认为,针刺四关穴及曲池、阳陵泉,可以缓解肢体震颤;姜揖君治疗帕金森综合征言语不利,取列缺、照海等穴,用针刺。上述穴位均在四肢关节部。

由于非关节部穴的肌肉、肌腱等在肢体运动中亦起相应的作用,而该部若干穴位又与脏腑相关,因此古今亦有取四肢非关节部者,在古、今文献中分别为 15、95 穴次,分占古、今四肢总穴次的 21.13%、42.60%,但穴次不如上述关节部多。就穴位而言,古代取手三里、少商,现代则取足三里、三阴交、丰隆、内关、外关。

古代取四肢非关节部穴者,如《杂病穴法（歌）》道："手三里治舌风舞。"（舌震颤）《针灸治疗实验集》治疗小孩"急惊风症"之"手足摇战",取少商等穴。又如《太平圣惠方》载:飞扬主治"脚腨酸重,战栗不能久立"。《神应经》曰:"浑身战掉,腨酸:承山、金门。"上述《席弘赋》道:"若要除根觅阴市。"其中,飞扬、承山、阴市亦在非关节部。

现代取四肢非关节部穴者,如俞竹青治疗帕金森病,取足三里,灸 2~3 壮;李圣平则在腓骨脑穴（相当于足三里处）的区域找出最低电阻点,予以针刺补泻;庄小兰取外关、足三里、丰隆、三阴交等穴,用针刺;张海波等取内关、足三里、承山、飞扬等穴,用电针疏密波、断续波刺激;梁凤应等取足三里、地机、三阴交、支沟、手三里、飞扬、孔最、内关等穴,用电针治疗。上述穴位均属非关节部。

（2）古今均多取四肢阳面穴：中医学认为"阳主动"，因而古、今治疗本病均多取四肢部阳面穴，分别为44、126穴次，分占古、今四肢总穴次的61.97%、56.50%。就穴位而言，在上述（1）所列穴位中，**古今均取阳面的曲池；古代还取足临泣、中渚、手三里、后溪，现代则取合谷、足三里、阳陵泉、丰隆、外关。**

古代取四肢阳面穴者，除上述（1）中取阳面穴的例子外，又如《针灸集书·八法穴治病歌》曰："先刺临泣后外关"，治"四肢战掉腘胕肿"。《医学入门》载：中渚主"手足麻木，战掉蜷挛"。《针灸聚英》道：后溪主治"手足急挛战掉"。又如《针灸甲乙经》称：阳辅主"髀膝胫骨摇"；《备急千金要方》谓：丘墟主"脚急肿痛，战掉不能久立"。阳辅、丘墟亦属阳面。

现代取四肢阳面穴者，如赵林治疗帕金森病，取曲池、合谷、足三里、阳陵泉等穴，用针刺；朱肇昕则取肩髃、曲池、手三里、外关、合谷透后溪、风市、阳陵泉等，用针刺补法；王玲玲等取合谷、曲池、外关、阳陵泉、足三里、丰隆等，用针刺平补平泻。以上穴均在四肢阳面。

四肢阴面的肌肉、肌腱等在肢体运动中亦起相应作用，而阴面的穴位又与五脏相联，因此古、**今亦有取四肢阴面穴者，**分别为26、97穴次，分占古、今四肢总穴次的36.62%、43.50%，但穴次不如上述阳面多。就穴位而言，在上述（1）所列穴位中，**古今均取阴面的太冲；古代还取曲泽、少海、少商，现代则取三阴交、内关、太溪、阴陵泉。**

古代取四肢阴面穴者，除上述（1）中取阴面穴的例子外，又如《针灸集成》述："手臂善动：曲泽七壮，太冲、肝俞、神门。"《铜人腧穴针灸图经》叙：曲泽主"臂肘手腕善动摇"。《灵光赋》道："心痛手颤针少海。"

现代取四肢阴面穴者，如景宽等治疗颤证，针刺太溪、血海、太冲等穴，用补法；王玲玲等治疗帕金森病，取太冲、三阴交等，用针刺平补平泻；李玉生则取内关透外关，施针刺平补平泻；张海波等取内关、灵道、阴陵泉等穴,用电针疏密波、断续波刺激。以上穴均在四肢阴面。

上述百分比又显示,**古代比现代更重视取关节部和阳面穴**,显示古代更多地考虑治疗运动的症状;而**现代比古代更重视取非关节部和阴面穴**,显示现代更多地考虑调节相关脏腑,这些是古今不同的。

(3)**古今所取上、下肢穴的比较**:对古、今所取上、下肢穴的次数进行比较,可列出表15-7。

表15-7 上、下肢穴次及其分占古、今四肢总穴次的百分比对照表

	古代	现代
上肢	44穴次(61.97%)	135穴次(60.54%)
下肢	27穴次(38.03%)	88穴次(39.46%)

表15-7显示,上、下肢穴次的百分比,**古、今分别相近**,此当是局部取穴的缘故,即对于上肢震颤,多取上肢部穴;下肢震颤,多取下肢部穴;上下肢俱震颤,则上下肢穴同取,在这一点上古今取穴是相似的,因而百分比相近。如《针灸大全》治疗"两手颤掉,不能握物",取曲泽、腕骨、合谷、中渚;治疗"两足颤掉,不能移步",取太冲、昆仑、阳陵泉;治疗"手足俱颤,不能行步握物",取阳溪、曲池、腕骨、阳陵泉、绝骨、公孙、太冲。现代何崇等**治疗帕金森病**,针刺百会使局部出现压迫感,针身柱、孔最用提插捻转法,上肢抖动加曲池,肢体僵硬、步履困难加曲泉、环跳。

2. **古今均取头部穴** 本病与脑相关,又有头部震颤者,因此治疗多取头部穴,在古、今文献中,分别为28、116穴次,分占各自总穴次的24.35%、27.55%,可见**现代比古代更重视头部穴**,此当西医神经学说影响的结果。就穴位而言,**古今均取百会,这是相同的;现代还取风池、风府,古代取之不多,这是不同的**。

古代取头部穴者,如《针灸治疗实验集》载:一小孩"偶患急

惊风症,两目上窜,手足摇战,舌舞,浑身烧热,纹色紫赤,透达气关,病势危急,即针百会、人中、承浆、手三里、少商、中脘、气海,立刻奏效"。其中,百会、人中、承浆均属头部(本案"手足摇战"当属由惊风所致)。又如《千金翼方》曰:"治头风动摇,灸脑后玉枕中间七壮。"《针灸甲乙经》云:"头项摇瘛,牙车急,完骨主之。"该两例取头部穴当是针对头部震颤的症状,属于局部取穴。

现代取头部穴者,如刘百生治疗不典型帕金森病,取四神聪透百会,用电针连续波;李小军治疗帕金森病,取上星、神庭、百会、四神聪、风府等穴,用针刺;陈利国则取"颅底七穴"(哑门、风池、完骨、天柱),用针刺捻转平补平泻手法;秦亮甫认为,针刺四神聪穴后头部有轻松感和清醒感;王顺等用头部针刺透穴疗法(前神聪透悬厘、前顶透悬颅、脑户透风府、玉枕透天柱、脑空透风池、风池透风池),用电针密波强刺激,结果显示肌电图得以改善,SOD 活性升高、LPO 含量降低,对儿茶酚胺神经元起到保护作用,可见王顺还对头部穴进行了实验研究,这在古代是没有的。此外,现代还发明了头皮针,并将其用于本病,详见下面头针段落。

3. **现代选取上背部穴**　本病与肝、心、脾、胃、胆等脏腑相关,因而现代选取相应背俞穴,致使现代上背部达 42 穴次,占现代总穴次的 9.98%,**常用穴为肝俞、大椎**。此外,现代还取下背部**肾俞**,此当本病与肾相关之故。如张乃钲等治疗帕金森病,取大椎、肝俞、脾俞、肾俞等穴,用针刺;李种泰等则取肝俞、脾俞、肾俞,施穴位埋线。而古代取上背部共 4 穴次,占古代总穴次的 3.48%,未被列入常用部位,显示古代对本病与脏腑关系重视不够,不如现代。

【辨证取穴比较】

对于本病之各类型,古人治疗均取四肢关节部穴,这是共同的,与上述本病总体取穴规律相吻合。此外,古人对于各类型的取穴似还有以下特点。

治疗与寒、虚相关者，还取背俞与腹部穴，此当背俞、腹部穴与五脏六腑相联之故，取之则可补虚益气，温阳散寒。如《针灸大全》取内关，配胆俞、通里、足临泣，主"心虚胆寒，四体颤掉"，其中胆俞属背俞。又如《扁鹊心书》载："手足颤摇不能持物者，乃真气虚损也"，"灸关元三百壮，则病根永去矣"。《小儿烧针法》治疗"肚痛惊"："此症因乳食所伤，兼吃生冷过多，脏腑受其大寒，以致肚痛、身体发颤、肉跳身软、口角白、四肢冰冷，用灯火烧脐四点即愈。"上述关元、脐四点均在腹部（后一案属惊风）。

治疗与热相关者，还取末端部穴，此当末端部阳气旺盛之故。如上述取头部穴段落中《针灸治疗实验集》治疗"手足摇战，舌舞，浑身烧热"，"针百会、人中、承浆、手三里、少商、中脘、气海"，其中百会在人体之上端，少商在上肢之末端，人中、承浆在口部，而进化论认为，人由鱼类演变而来，口部为鱼类之上端。

治疗与风相关者，还取头部穴，此当风性轻扬向上之故。如上述取头部穴段落中《千金翼方》"灸脑后玉枕中间七壮"。

现代亦常根据辨证取穴治疗帕金森病。如秦亮甫取四神聪、风池、曲池、合谷、阳陵泉、太冲用捻转泻法，取太溪用补法，阴虚火旺加补复溜，腰脊疼痛强直加补命门、肾俞，便秘苔黄加泻足三里，言语不利加泻聚泉、上廉泉，留针30分钟，每10分钟做捻转手法1次。蒋达树等治疗本病之气血不足，取足三里、合谷；肝肾阴虚，取三阴交、复溜；痰热动风，取阴陵泉、丰隆，用针刺。景宽等治疗颤证，湿热内蕴取脾俞、阴陵泉、地机、丰隆，行补法，取曲池、合谷，行平补平泻；心血不足取脾俞、心俞、三阴交、神门、手三里、百会，用捻转补法；气滞血虚取曲池、合谷、足三里、三阴交、脾俞、膈俞、膻中，施平补平泻。可见由于加入了脏腑辨证，**现代分类更细致，取穴也更明确**，这与古代不同，是否符合临床实际，尚待实践证实。

此外，现代张沛霖等**以病情分期治疗帕金森病**，这在古代是没有的，比古代辨证有了发展，其中第一期为血不养筋，取百会、

头维、完骨、养老、阳池、跗阳、太溪;第二期为阴不敛阳,阴缓阳
急,取前顶、通天、百会、悬颅、支沟、阳交;第三期为阴阳俱急,取
大椎、风府、陶道、络却、列缺、照海;第四期为脑虚脑萎,取百会、
通天、络却、阳池、外关、阳谷、中渚、悬钟、曲泉、太溪;第五期为
经气受阻,气血两虚,取风池、天柱、后顶、通天、列缺、照海,并重
用气海、关元、廉泉、承浆,在上述穴位处采用针灸、激光、微波之
方法。

【针灸方法比较】

1. 古今均用针刺 中医学认为,针刺通过经络可激发体内
潜在的阳气,对机体产生良性调节作用;西医学认为,本病属神经
(精神)系统疾病,而针刺可刺及神经并将信息传导至大脑,从而
取得疗效,故治疗本病多用针刺,在古、今文献中分别为 4 条次、
29 篇次,分列古、今诸法之第三、第一位,分占各自总条(篇)次的
6.25% 和 54.72%,可见**现代比古代更多采用针刺法**,此当现代西
医学影响以及针具进步之故。

古代用针刺者,如前面已述《灵光赋》治"心痛手颤针少
海";《针灸集书·八法穴治病歌》"先刺临泣后外关"治疗"四肢
战掉腘胕肿"。古人亦用针刺治疗惊厥类的肢体抽搐震颤。如
《针灸易学》称:"豆虫翻,摇头摆尾。治法,用针刺天门一针。"
上述取头部穴段落中《针灸治疗实验集》治疗"急惊风"之"手
足摇战","针百会、人中、承浆、手三里、少商、中脘、气海"。对于
舌体的震颤,古人则用针泻手三里的方法。如《杂病穴法(歌)》
道:"舌风左右舞弄不停,泻两手三里立止。"

现代用针刺者,往往**讲究手法的运用**。如张汉梁等治疗帕金
森病,根据病情针刺相应关节部穴,用轻摇和轻弹针尾手法。在
头皮穴处则采用抽动法或快速捻转法,如施孝文取百会、四神聪,
用针刺抽动法;俞竹青选用头针额中线、顶中线、顶颞前斜线,用
抽气法或进气法;张乃钲等刺头针舞蹈震颤控制区,用小幅快速

捻针,速度为 200 次 /min(唐大全则以每分钟 230 次速度捻转,而王洪图每分钟约 250 次)。

现代还根据虚实,**采用补泻手法,其中包括迎随、开合、提插、捻转等方法。**如程永德治疗帕金森病,取风府、大椎、百会、风池、夹脊、次髎、太冲、合谷等穴,用针刺迎随补泻;李玉生取风池、行间、丰隆、阳陵泉,用针刺开合泻法,取足三里,施以开合补法;施孝文介绍施延庆治疗四肢震颤的经验,取后溪,用针刺提插补法;刘百生治疗不典型帕金森病,取中脘、气海、中极等,用针刺捻转补法。

现代重视针刺感应。如张乃铮等治疗帕金森病,针刺大椎,使触电感向四肢或全身放射;王金玲等则深刺风府穴,穿过硬脊膜,用小幅度提插手法,使患者出现肢体麻感,或轻微电击样感,或头胀感;戴若鑫针刺天鼎穴,使气至手指、背部、下肢;郑顺山等针胸锁乳突肌中点向后一横指(臂丛神经通过之处),令患者觉手指触电样麻胀,可使前臂抖动渐止。

现代还对本病的针刺进行了实验研究。如王玲玲等针刺合谷、太冲、三阴交、曲池、外关、阳陵泉、足三里、丰隆等,结果显示,脑干诱发电位 V 波潜伏期、Ⅲ~V 峰间期、Ⅰ~V 峰间期均明显缩短;睢久红等研究表明,针刺能使患者血液中多巴胺(DA)的含量明显升高,其代谢产物 3,4-二羟基苯乙酸(DOPAC)亦有升高趋势;朱文昕等证实,针刺能使帕金森病小鼠脑内 DA、DOPAC 水平得以提高。这样的实验研究在古代是没有的,是现代针灸工作者的贡献。

2. **古今均用艾灸**　艾灸的热性刺激具温阳补气之功,可用于年老体衰、脏腑虚寒所致本病;而强烈的烧灼痛,又有醒脑开窍之效,被古人用于精神意识疾病所致的"震颤""动摇",因此在古、今文献中,灸法分别为 13 条次、7 篇次,分列古、今诸法之第一、第四位,分占各自总条(篇)次的 20.31% 和 13.21%。可见**古代比现代更多地采用灸法**,此与古代多灸、现代多针的状况相合。

古代用灸法者，如上述取四肢关节部穴段落中，《采艾编翼》"灸天井、阳溪"；上述取头部穴段落中，《千金翼方》"灸脑后玉枕中间七壮"。又如《古今医统大全》治疗"颤振"，灸"内关、合谷"。《神灸经纶》治"四肢麻战蜷挛"，灸中渚。这些均为古人灸取四肢部、头部穴之例。此外，值得注意的是，**古人灸小腹部穴**。如上述"辨证取穴比较"中《扁鹊心书》载："手足颤摇不能持物者，乃真气虚损也"，"若灸关元三百壮，则病根永去矣"。可见对于年老肾亏导致的肢体震颤，当灸关元以补"脐下肾间动气"。就西医学而言，艾灸关元可刺激人体的性腺和肾上腺皮质腺，从而调节内分泌，并通过"靶腺-垂体-下丘脑"系统影响大脑，因而可对本病起到治疗作用。

　　古人还用灸法治疗精神意识疾病所致的震颤动摇。如《肘后备急方》"灸鼻下人中，及两手足大指爪甲本"，《医宗金鉴》"灸鬼哭"，均治疗精神错乱所致"振噤"；《备急千金要方》"灸足少阳、厥阴各三壮"，治疗肝痫证所致"手足摇"；《痧惊合璧》灸"心下一指"，治疗"痘疹惊症"之"坐卧行走身抖动"；《小儿烧针法》"用灯火烧脐四点"治疗"肚痛惊"所致"身体发颤"；《名医类案》"灸气海三十壮"，治疗"大热而渴，恣饮泉水"所致"战掉"。另外，《火灸疗法》治疗"下部脏腑下垂"所致"小腿肚发抖"，"于大腿粗大处，火灸九壮"，此处"发抖"与帕金森病似亦不同。

　　现代本病的艾灸临床所用灸法包括**艾条灸、艾盒灸、直接灸、隔物灸、温针灸等**。如承淡安取命门、关元，每日用艾条灸之；何崇等则取关元、腰阳关用艾盒灸；陈兴华取肝俞、肾俞、气海、关元，施直接无瘢痕灸，每穴5壮；张京峰等取神阙，用麝香、乳香、没药、猪苓、荜茇、续断、厚朴、两头尖等药，施隔药灸法，灸后封固使药物敷脐；施孝文取风池、风府、大椎、身柱、合谷、太冲、地机，用温针法。由上可见，现代亦有取关元等补肾之穴者，此与上述《扁鹊心书》灸关元相一致。

此外,古今还有采用火针点烙疗法者,此可看做是对灸法的发展。如《太平圣惠方》治疗"髓黄"所出现的"肌肉战掉","烙下廉二穴、百会穴、肺俞二穴、接脊穴、绝骨二穴"。现代刘百生治疗不典型帕金森病,取百会、足三里,用火针点刺。

3. **古今均用刺血**　在本病的古、今文献中,涉及刺血者分别为7条次、2篇次,分列古、今诸法之第二、第七(并列)位,分占各自总条(篇)次的10.94%和3.77%。古人刺血所治多是精神意识疾病所致颤动。如《续名医类案》治疗"鬼魅所惑"精神错乱所致"手足颤掉","刺其十指端出血";《针灸易学》治疗"七十二翻"(惊厥类疾病)所出现的"战战""头摇""摇头摆手""浑身战战"等症,"刺破舌下紫疗","针咽喉出血","刺破"脐边泡。现代则用刺血治疗帕金森病,如王玲玲等取大椎、曲泽、委中,用刺络拔罐放血法;庄小兰治疗项背强直取大椎刺络放血,下肢强直取委中放血。

4. **古今均用推拿**　推拿是将物理力作用于体表穴位,通过经络或神经的传导,调整患者脏腑肢体的病理状态,古今亦用其治疗本病。如清代《针灸易学》治疗"凤凰展翅翻"所出现的"股肱摇摆","用鞋底打脚心与腰",拍打属推拿范畴。现代吴文刚等治疗帕金森病,施以点穴推拿治疗,滚背腰、四肢5遍,点按肩井、肾俞、肝俞、气海俞、环跳、委中、承山,一指禅推背部膀胱经,点揉桥弓、天柱、风池、大椎、肩髃、曲池、手三里、阳溪、足三里、阳陵泉、太溪,拿揉颈肩、内关、外关,搓揉上肢4遍,以指端点切轻叩头部感觉区、运动区、震颤区,被动活动四肢关节。

5. **现代发展的方法**　现代治疗本病还采用电针、穴位注射、器械、皮肤针、拔罐以及微针系统等疗法。这些在本病古代文献中未见记载,当属现代针灸工作者的发展。

(1)电针:电针可代替手工,持续不断地刺激神经,并将信号传导至大脑,以促使黑质分泌多巴胺,提高治疗效果,因此常被用来治疗本病,达15篇次,列现代诸法之第三位,令人瞩目。如庄小兰治疗帕金森病,取四神聪、本神、风池,用电针 180 次 /min 的连续波;陶怀玉则取足三里、命门、关元,上肢震颤加通里、曲泽、三阴交、肝俞、后溪、合谷,全身症状严重加风池、太溪、肝俞、阴陵泉、百会,用电针 60~80 次 /min 的连续波;李圣平用低频脉冲电刺激厉兑穴(参考电极位于对侧小腿)。现代还对电针进行了实验研究,如王玲玲等取四神聪、本神、风池,用电针 180 次 /min 的连续波,结果脑血流量得以增加;罗明富等治疗大鼠震颤麻痹模型,用电针刺激"阳陵泉""舞蹈震颤控制区",结果大鼠在脱水吗啡诱导下的旋转圈数减少,其他症状也有所改善,这样的研究在古代是没有的。

(2)穴位注射:如陶怀玉治疗帕金森病,取足三里、命门、关元等穴,注入维生素 B_1 和维生素 B_{12},每穴 0.5~1ml;徐斌等则取双侧足三里、阳陵泉,注入脉络宁,结果显示,中枢单胺类神经递质有所升高。徐斌等又进行了动物实验,取实验性震颤麻痹大鼠的双侧阳陵泉,注入注射用水或左旋多巴,结果显示调节了中枢神经递质。

(3)器械:如王勇治疗震颤性麻痹,取双侧风池穴,施以超短波;上述"辨证取穴比较"中,张沛霖等采用激光、微波,亦为例。

(4)皮肤针:如张汉梁等治疗帕金森病,用梅花针叩击手少阳经(伸肌群)、手厥阴经(屈肌群)、足阳明经(伸肌群)、足太阳经(屈肌群)以及背部两侧的足太阳经,轻叩轻刺;唐大全则用梅花针叩刺同侧舞蹈震颤控制区。

(5)拔罐:如施孝文治疗帕金森病,取风池、风府、大椎、身柱、地机等穴,予以拔罐。

(6)微针系统:本病临床所涉及的微针系统包括头针、腕踝针、眼针、舌针等。

1)头针:本病病位在大脑黑质,因此现代常用头针治疗本病,共计21篇次,列诸法第二位,十分瞩目。如焦顺发治疗帕金森病,取头针舞蹈震颤控制区,用针刺,而蒋达树、谢瑶芳、刘家瑛等则根据焦氏经验,亦取舞蹈震颤控制区,但使用电针刺激;苏尔亮取仿舌定位头针的木率旁一线和水强旁一线,用针刺;吴奇针刺头皮针小脑新区(相当于人体头部风府、哑门区域);方云鹏治疗本病,取头皮穴双侧书写穴、运平穴、思维点,治疗脑炎后震颤,则取伏象头部、伏脏上焦头部、说话区,均用针刺。

现代还对头针进行了实验研究,证实了对本病的有效性。如姜雪梅、卓鹰等取病变对侧头皮的顶颞前斜线、额旁3线、顶旁1线、顶旁2线、枕下旁线,用100Hz电针刺激,运用SPECT和PET技术,结果显示,基底节区多巴胺转运体(DAT)得以保存,活性得以改善,而各脑区葡萄糖代谢得到提高;奚桂芳等取头穴舞蹈震颤控制区,施以头排针,并予疏密波电脉冲刺激40分钟,结果显示,震颤肌电位消失,或频率减慢、振幅减小;张莉亦等取舞蹈震颤控制区,用电针刺激,结果患者血清总超氧化物歧化酶(T-SOD)、铜-锌超氧化物歧化酶(Cu-Zn-SOD)、谷胱甘肽过氧化物酶(GSH-Px)、过氧化氢酶(CAT)活性提高,丙二醛(MDA)含量下降;张莉等还进行了动物实验,针刺帕金森病小鼠模型"舞蹈震颤控制区"和"百会",结果尾核和中脑内抗氧化酶活性有所提高,而病理性增高的脂质过氧化反应降至正常水平。

2)**腕踝针**:如梁凤应等治疗帕金森病,取腕踝针上5、下4区,用针刺。

3)**眼针**:如黄文燕治疗帕金森病,取眼针3区上焦、8区下焦,肝肾不足、血瘀风动加2区肾、4区肝,痰瘀交阻型加1区肺、7区脾胃,用针刺。

4)**舌针**:如郑翎等治疗帕金森病,取舌针心、肝、脾、肾、上肢、下肢、聚泉,用点刺法。

【结语】

根据上述对古今文献的统计与分析结果,兹提出治疗肢体震颤的参考处方如下(无下划线者为古今均用穴,下划曲线者为古代所用穴,下划直线者为现代所用穴):①四肢关节部穴<u>曲池</u>、<u>太冲</u>、<u>曲泽</u>、<u>中渚</u>、<u>少海</u>、<u>后溪</u>、<u>足临泣</u>、<u>合谷</u>、<u>太溪</u>、<u>阳陵泉</u>等;②四肢非关节部穴<u>少商</u>、<u>手三里</u>、<u>足三里</u>、<u>三阴交</u>、<u>丰隆</u>、<u>阴陵泉</u>、<u>外关</u>、<u>内关</u>等;③头部穴<u>百会</u>、<u>风池</u>、<u>风府</u>等;④上背部穴<u>肝俞</u>、<u>大椎</u>,以及<u>肾俞</u>等。临床可根据病情,在上述处方中选用若干相关穴位。

治疗与寒、与虚相关者,可取背俞与腹部穴;治疗与热相关者,可取末端部穴;治疗与风相关者,可取头部穴。

临床可用针刺法,包括相关的手法,如抽动法、快速捻转法、补泻法等,当重视针刺的感应;还可用艾灸法,包括艾条灸、艾盒灸、直接灸、隔物灸、温针灸等,可灸小腹部穴;此外,还可采用刺血、推拿,以及电针、穴位注射、器械、皮肤针、拔罐、微针系统(含头针、腕踝针、眼针、舌针)等疗法。

历代文献摘录

［元代及其以前文献摘录］

《阴阳十一脉灸经》:"臂钜阴之脉……是动则病,心彭彭如痛,缺盆痛,甚则交两手而战,此为臂厥。"

《针灸甲乙经》(卷七·第一下):"肘瘛,善摇头……曲泽主之。"

《针灸甲乙经》(卷八·第一下):"四肢暴肿,身湿摇……列缺主之。""髀膝胫［一本作颈］骨摇,酸痹不仁,阳辅主之。"

《针灸甲乙经》(卷十·第二下):"头项摇瘛［一本有'痛'字］,牙车急,完骨主之。""招摇视瞻,瘛疭口僻,巨髎主之。""善摇头,京骨主之。"

《针灸甲乙经》(卷十一·第二):"瘛疭摇头……强间主之。"

《肘后备急方》(卷三·第十八):"治卒中邪魅［一本作鬼］恍惚振噤之方,灸鼻下人中,及两手足大指爪甲本。令艾丸在穴上［一本作'半在爪上,半在肉上'］,各七壮。不止,至十四壮。"

《备急千金要方》(卷五上·第三)："肝痛之为病,面青目反视,手足摇,灸足少阳、厥阴各三壮。""小儿暴痫……若目反上视,眸子动,当灸囟中,次灸当额上入发二分许,次灸其两边,次灸顶上回毛中,次灸客主人穴,次灸两耳门,次灸两耳上,卷耳取之,次灸两耳后完骨上青脉,亦可以针刺,令血出。次灸玉枕,次灸两风池,次灸风府,次灸头两角。"

　　《备急千金要方》(卷三十·第四)："曲池、列缺,主身湿摇时时寒。"

　　《备急千金要方》(卷三十·第五)："丘墟主脚急肿痛,战掉不能久立。"

　　《千金翼方》(卷二十六·第七)："治头风动摇,灸脑后玉枕中间七壮。""阳池上一夫两筋间陷中,主刺……冷风手战。"

　　敦煌医书《火灸疗法》P·T127："小腿肚发抖,脚关节脱臼,肺肝病症,于大腿粗大处,火灸九壮,即可治愈。"

　　《太平圣惠方》(卷五十五·三十六黄点烙方)："髓黄者,身体赤黄,四肢不举,肌肉战掉……烙下廉二穴、百会穴、肺俞二穴、接脊穴、绝骨二穴。"

　　《太平圣惠方》(卷一百)："飞阳……脚腨酸重,战栗不能久立。"

　　《铜人腧穴针灸图经》(卷五·手厥阴)："曲泽……臂肘手腕善动摇。"

　　《铜人腧穴针灸图经》(卷五·足太阳)："金门……膝胻酸,身战不能久立。"

　　《琼瑶神书》(卷三·六十三)："承山……股重颤酸疼。"

　　《扁鹊心书》(卷下·手颤病)："手颤病……若灸关元三百壮,则病根永去矣。"

　　《针经指南》(流注八穴)："[足]临泣……手指战掉(肝心主)。""后溪……手足颤掉(肝三焦)。"

［明代文献摘录］

《神应经》(手足腰胁部)："手腕动摇：曲泽。""浑身战掉［原作抖，据《针灸大成》改］，胻酸：承山、金门。"

《针灸大全》(卷一·灵光赋)："心痛手颤针少海。"

《针灸大全》(卷一·席弘赋)："心疼手颤少海间，若要除根觅阴市。"

《针灸大全》(卷四·八法主治病症)："内关……心虚胆寒，四体颤掉［原作抖，据《针灸大成》改］：胆俞二穴、通里二穴、临泣二穴。""后溪……手足俱颤，不能行步握物：阳溪二穴、曲池二穴、腕骨二穴、阳陵泉二穴、绝骨二穴、公孙二穴、太冲二穴。""足临泣……两足颤掉［原作抖，据《针灸大成》改］，不能移步：太冲二穴、昆仑二穴、阳陵泉二穴。""足临泣……两手颤掉［原作抖，据《针灸大成》改］，不能握物：曲泽二穴、腕骨二穴、合谷二穴、中渚二穴。"

《针灸集书》(卷上·八法穴治病歌)："四肢战掉腘胻肿……先刺临泣后外关。"

《针灸聚英》(卷一下·手少阳)："和髎……招摇视瞻，瘈疭。"

《针灸聚英》(卷四下·八法八穴歌)："手足急挛战掉……后溪。"

《名医类案》(卷二·内伤)："一少年因劳倦，大热而渴，恣饮泉水，次日热退，言视谬妄，自言腹胀，不能转侧，不食，战掉，脉涩而大，右为甚，灸气海三十壮。"

《古今医统大全》(卷三十九·颤振候)："颤振……内关、合谷(灸上穴)。"

《医学入门》(卷一·杂病穴法)："手三里治舌风舞。""舌风左右舞弄不停，泻两手三里立止。""心痛手战少海求，若要除根阴市瞎。"

《医学入门》(卷一·治病要穴)："中渚：主手足麻木，战［一本作戢]掉[《针灸大成》作战]蜷挛。""神门……恍惚振禁。"

《针方六集》(纷署集·第七):"长强……头重颠摇。"

《类经图翼》(卷七·手厥阴):"曲泽……臂肘摇动掣痛,不可伸。"

《循经考穴编》(手厥阴):"曲泽……肘腕掣摇疼痛。"

[清代及民国前期文献摘录](含同时代外国文献)

《医宗金鉴》(卷八十五·手部主病):"中渚主治肢木麻,战振蜷挛力不加。"

《医宗金鉴》(卷八十六·灸鬼哭):"中恶振噤鬼魅病,急灸鬼哭神可定,两手大指相并缚,穴在四处之骑缝。"

《续名医类案》(卷十六·头):"叔权母氏随叔权赴任,为江风所吹,身体、头动摇,如在舟车上,如是半年,乃大吐痰,遍服痰药,并灸头风诸穴方愈。"

《续名医类案》(卷二十一·惊悸):"长山徐姬遘惊痰,初发手足颤掉,褫去衣裳裸而奔,或歌或哭,或牵曳如舞木偶,粗工见之吐舌走,以为鬼魅所惑,周汉卿独刺其十指端出血,已而安。"

《针灸易学》(卷下):"蛇曲驴翻,搐心战战,舌下有紫疔。治法,用针刺破舌下紫疔,烟油点之,即愈。""凤凰展翅翻,其形股肱摇摆。治法,用鞋底打脚心与腰,再以雄黄水饮之,即愈。""豆虫翻,摇头摆尾。治法,用针刺天门一针,使过锄板上生黄连点三次,即愈。""柳皮疔,其症头摇,肚脐边有泡,发狱色。治法,一日用针刺破,以柳疔烧黄为末点之,久则越长越大,难治。""鸭翻,板嘴摇头。针咽喉出血,即愈。""四足蛇翻,搐心战战,舌下有紫疔,亦有口角强硬者。治法,用针挑破紫疔出血,以烟油点之,即愈。""蝎虎翻,摇头摆手,舌下有紫疔。治法,以针刺疔,雄黄点之,即愈。""醋猪翻,四肢厥冷,浑身战战,心疼心热,舌下有紫疔。治法,用针挑破紫疔,以小盐点之。"

《采艾编翼》(卷二·厥病):"手颤……灸天井、阳溪。"

《神灸经纶》(卷四·手足证治):"四肢麻战蜷挛:中渚。"

《针灸集成》(卷二·手臂):"手臂善动:曲泽七壮,太冲、肝俞、神门。"

《痧惊合璧》:"痘疹惊症……坐卧行走身抖动,心下一指灸和平。"

《小儿烧针法》(肚痛惊):"肚痛、身体发颤、肉跳身软、口角白、四肢冰冷,用灯火烧脐四点即愈。"

《针灸治疗实验集》(2·一):"一小孩,年四岁,今夏五月间,被寒壅塞经络,偶患急惊风症,两目上窜,手足摇战,舌舞、浑身烧热,纹色紫赤,透达气关,病势危急,即针百会、人中、承浆、手三里、少商、中脘、气海,立刻奏效。"

[外国文献]

《针灸则》(七十穴·手足部):"曲池……手振不能书物。"

[现代文献题录]

(限本节引用者,按首位作者首字的汉语拼音排序)

陈利国．针灸治疗震颤麻痹40例临床观察．中医杂志,1996,37(4):216．

陈兴华．针刺加直接灸治疗震颤麻痹30例临床观察．中医杂志,1999,40(6):342-343．

承淡安．中国针灸学．北京:人民卫生出版社,1955:315．

程永德．帕金森病的针刺治疗．实用中西医结合杂志,1996,9(2):114．

戴若鑫．天鼎穴的临床应用．针灸临床杂志,1996,2(9):35-36．

方云鹏．方云鹏临证经验//陈佑邦,邓良月．当代中国针灸临证精要．天津:天津科学技术出版社,1987:41．

方云鹏．头皮针．西安:陕西科学技术出版社,1982:113．

何崇．针灸治疗血管性帕金森氏综合征9例临床观察．中国针灸,1998(4):228．

黄文燕.眼针结合中药治疗帕金森病45例.上海针灸杂志,2000,19(4):20-21.

姜雪梅,黄泳,李东江,等.头电针对帕金森病患者纹状体区DAT显像影响.中国针灸,2006,26(6):427-430.

姜揖君.本"八脉交会"辨证法《官针·五刺》疗疾//陈佑邦,邓良月.当代中国针灸临证精要.天津:天津科学技术出版社,1987:290.

蒋达树,刘家英,杨金洪,等.针药并用治疗震颤麻痹113例疗效观察.中医杂志,1990,31(12):29-31.

焦顺发.焦顺发临证经验//陈佑邦,邓良月.当代中国针灸临证精要.天津:天津科学技术出版社,1987:418.

景宽,王富春.颤证的针刺治验四则.中医杂志,1989,30(12):20.

李圣平.帕金森综合征的针灸康复疗法.四川中医,1993,11(8):51.

李小军.督脉穴为主治疗帕金森病临床分析.中国针灸,2003,23(8):445-446.

李玉生.针药结合治疗震颤麻痹52例.中国针灸,1995,15(3):26.

李种泰,杨文波.滋补肝肾填精益髓法治疗帕金森病临床观察.时珍国医国药,2006,17(2):258-259.

梁风英,刘式祺.针刺配合药物治疗中老年帕金森病55例.广西中医药,1997,20(5):34-35.

刘百生.不典型帕金森氏症案.中国针灸,2002,22(11):787.

刘家英,任小群,刘爱华,等.针刺治疗震颤麻痹159例疗效观察.针灸临床杂志,1993,9(5):10-11.

罗明富,王平.电针治疗震颤麻痹的实验研究.中国针灸,1994,14(5):39.

秦亮甫．针刺治疗震颤麻痹症30例．上海针灸杂志,1989,8(3):18.

施孝文．温针治疗帕金森氏症21例．中国针灸,2004,24(1):24.

施孝文．施延庆针刺治疗疑难病三则．浙江中医杂志,1993,28(1):22.

苏尔亮．仿舌定位头针临床应用及体会．辽宁中医杂志,2002,29(5):289-290.

睢久红,奚桂芳,余爱珍．针刺结合复方中药治疗对帕金森病患者血浆中DA含量的影响．针刺研究,1997,22(1,2):106-107.

唐大全．头针配梅花针治疗震颤麻痹12例．黑龙江中医药,1994,23(3):49.

陶怀玉．电针加穴位注射治疗震颤性麻痹42例临床观察．中国针灸,1989,9(5):17.

王洪图．头针配合定振丸治疗震颤麻痹24例临床观察．针灸临床杂志,1997,13(11):14-15.

王金玲,肖飞．深刺风府治疗疑难病症验案．上海针灸杂志,1996,15(2):19-20.

王玲玲,何崇,刘跃光,等．针刺对帕金森病患者脑干诱发电位的影响．南京中医药大学学报,2000,16(4):229-231.

王玲玲,何崇,刘跃光,等．针灸治疗帕金森病29例临床观察．中国针灸,1999(12):709-711.

王玲玲,何崇,赵玫,等．针灸对帕金森病脑部血流状态的影响．中国针灸,1999,19(2):115-117.

王顺,蔡玉颖,尚艳杰,等．头部电针透穴对帕金森病患者SOD及LPO的影响．中国针灸,2006,26(4):240-242.

王顺,周振冲,胡丙成,等．头部电针透穴疗法治疗帕金森氏病的临床研究．中国针灸,2003,23(3):129-131.

王勇．针刺与物理疗法治疗震颤性麻痹疗效探讨．四川中医，2006，24（10）：95.

吴奇．难治性老年病与中医天人太极合一共振扶正．天津中医，2002，19（5）：63-66.

吴文刚，李春波，孙平．点穴为主治疗帕金森氏病．针灸临床杂志，1996，12（4）：39-40.

奚桂芳，蔡德亨，陈国美，等．头部穴位电刺激对帕金森病震颤肌电位的影响．上海针灸杂志，1996，15（3）：5.

谢瑶芳，蒋达树．中医药治疗帕金森氏病56例临床观察．中国中西医结合杂志，1993，13（8）：490.

徐斌，马聘，陈国志．穴位注射对帕金森病中枢单胺类递质的影响．上海针灸杂志，2002，21（2）：1-2.

徐斌，马聘，王玲玲，等．穴位注射治疗实验性震颤麻痹的研究．针刺研究，1998，14（1）：49-51.

俞竹青．头皮针合四关穴为主治帕金森氏症．浙江中医学院学报，1994，18（6）：45.

张海波，张召平，许继平．电针治疗帕金森病50例临床观察．中国中西医结合杂志，1995，15（4）：246-247.

张汉梁，祝维峰．针刺治疗帕金森病运动障碍的临床观察．中国针灸，2003，23（12）：709-711.

张京峰，孙国胜，赵国华．隔药灸神阙穴治疗帕金森病54例疗效观察．中国针灸，2005，25（9）：610-612.

张莉，奚杜芳，余惠贞，等．针刺结合中药对帕金森病血清抗氧化酶含量的影响．上海针灸杂志，1996，15（6）：3-5.

张莉，奚桂芳，贺伯民．头针和中药对帕金森病模型小鼠脑内抗氧化酶的影响．上海针灸杂志，1997，16（6）：32-33.

张乃钲，韩旭华．体针加头针治疗震颤麻痹35例临床观察．中国针灸，1996，16（2）：5-6.

张沛霖，张勤．针刺治疗震颤麻痹的临床观察．云南中医中药杂志,1996,17(5):39.

　　赵林.针药结合治愈震颤麻痹.吉林中医药,1993,13(2):12.

　　郑翎,金宇.针刺治疗震颤麻痹52例临床观察.针灸临床杂志,1997,13(3):13.

　　郑顺山,郑英改.针刺治疗上肢抖动症6例.河北中医,1991,13(6):26.

　　周伯勤.中国针灸科学.上海:上海中医书局,1934:157.

　　朱文昕,奚桂芳,睢久红.针药治疗对帕金森病小鼠脑内多巴胺影响.针刺研究,1997,22(1,2):88-89.

　　朱肇昕.针刺治疗震颤麻痹综合征三例.针灸临床杂志,1993,9(2,3),72.

　　庄小兰.针刺治疗帕金森病29例临床观察.北京中医,1998,17(6):31-33.

　　卓鹰,黄泳,姜雪梅,等.头针对帕金森病患者脑葡萄糖代谢的影响.中国中医基础医学杂志,2006,12(1):33-34.

第十六节　消渴

消渴是以多饮、多食、多尿、身体消瘦为特征的病证。古代针灸文献中凡有消渴、消瘅、消中、上消、中消、三消、食渴、消谷善饥等描述字样的内容，本节均予以收录。中医学认为，本病由素体阴虚，复因饮食不节、情志失调、劳欲过度所致，故与脾、胃、肝、肾关系密切。因为本病的病理基础是阴虚，又常有感染、循环障碍等并发症，这些并发症多属实证，故本病多为本虚标实之证，可表现出热象和/或虚象。西医学中的糖尿病，以及尿崩症等与本病相关。本节将古代消渴与现代糖尿病的针灸治疗进行比较。涉及本病的古代针灸文献共76条，合196穴次；现代针灸文献共73篇，合592穴次。将古今文献的统计结果相对照，可列出表16-1~表16-4（表中数字为文献中出现的次数）。

表 16-1　常用经脉的古今对照表

经脉	古代（穴次）	现代（穴次）
相同	膀胱经39、任脉34、肾经29、胃经12、脾经11	膀胱经172、任脉83、脾经72、胃经69、肾经49
不同	督脉12、肝经11	大肠经30、肺经24

表 16-2　常用部位的古今对照表

部位	古代（穴次）	现代（穴次）
相同	足阴43、下背22、上背16、小腹14、胸脘11、腿阳10	上背148、小腹60、下背57、腿阳56、足阴54、胸脘32
不同	头面38、手背11	腿阴82、臂阳31

表 16-3　常用穴位的古今对照表

穴位		古代	现代
相同		太溪 9、关元 9、肾俞 8、足三里 7、中脘 5	肾俞 43、足三里 39、关元 28、中脘 28、太溪 19
相似	背俞	小肠俞 5、意舍 4、中膂俞 4	脾俞 31、肺俞 25、胃俞 19、肝俞 16、膈俞 15、胰俞 14
	腹部	（关元）	气海 17
	肝肾	然谷 9、照海 6、行间 4	复溜 14、太冲 13
相异	脾经	隐白 4	三阴交 44、阴陵泉 10
	上肢阳	阳池 5、支正 4	曲池 16、合谷 14
	口部	承浆 12、水沟 8、金津玉液 7、海泉 4	

表 16-4　治疗方法的古今对照表

方法	古代（条次）	现代（篇次）
相同	灸法 18、针刺 7、刺血 4	针刺 43、艾灸 16、刺血 2
相异		耳穴 9、埋藏 7、电针 5、穴位注射 4、敷贴 3、器械 3、头针 1、推拿 1、拔罐 1、磁疗 1

　　根据以上各表,可对消渴的古今针灸治疗特点作以下比较分析。

【循经取穴比较】

　　1. 古今均取膀胱经穴　本病与脾、胃、肝、肾等脏腑关系密切,而膀胱经背俞穴与五脏六腑相联,因此本病临床多取膀胱经穴,在古、今文献中,分别为 39、172 穴次,同列诸经的第一位,分占各自总穴次的 19.90%、29.05%,可见**现代比古代更多选取膀胱经穴**,此当现代受神经学说影响的缘故。就穴位而言,

表 16-3 显示, **古今均常取肾俞, 这是相同的**; 古代还取小肠俞、意舍、中膂俞, 现代则取脾俞、肺俞、胃俞、肝俞、膈俞、胰俞, 这些是相似的。

2. **古今均取任脉穴** 脾、胃、肝、肾均在腹腔中, 而任脉循行于人体前正中线上, 并与腹部诸经相交会; 本病主要表现为口渴, 而任脉又循行抵达口部, 故在本病古、今文献中, 任脉穴分别为 34、83 穴次, 同列诸经的第二位, 分占各自总穴次的 17.35%、14.02%, 可见古代似比现代更重视任脉穴。就穴位而言, 古今均**常取关元、中脘, 这是相同的; 现代还取气海, 这是相似的; 古代又取口部承浆, 而现代取之不多, 这是不同的。**

3. **古今均取脾经、胃经、肾经穴** 本病与脾、胃、肾关系密切, 因此治疗亦取相应经穴。统计结果见表 16-5。

表 16-5 脾经、胃经、肾经穴次及其分占古、今总穴次的百分比和其位次对照表

	古代	现代
肾经	29（14.80%, 第三位）	48（8.28%, 第五位）
胃经	12（6.12%, 并列第四位）	69（11.66%, 第四位）
脾经	11（5.61%, 并列第五位）	72（12.16%, 第三位）

表 16-5 显示, **古代比现代更重视肾经穴, 而现代比古代更多地选取脾经、胃经穴**, 显示古代重肾、现代重脾胃的不同倾向。就穴位而言, 古今均**常取太溪、足三里, 这是相同的; 古代还取足部照海、然谷、隐白, 现代则取腿部复溜、三阴交、阴陵泉, 显示古代更重视取肢体末端部穴, 这是古今不同的。**

4. **古代选取督脉、肝经穴** 由于口部督脉穴位可以解渴, 因此古代选用督脉穴共计 12 穴次, 列诸经的第四（并列）位, 占古代总穴次的 6.12%, **常用穴为水沟。**虽然现代取督脉穴大椎、命门、百会以清热、补肾、通阳, 但穴次不高, 督脉共计 18 穴次, 列现

代诸经的第八位,占现代总穴次的 3.04%,未被列入常用经脉,不如古代。

本病与肝相关,因此古代也选用肝经穴,共计 11 穴次,列诸经的第五(并列)位,占古代总穴次的 5.61%,**常用穴为行间**。虽然现代也取肝经**太冲**等穴,但现代取肝经共 17 穴次,列现代诸经的第九位,占现代总穴次的 2.87%,未被列入常用经脉,不如古代。

5. **现代选取大肠经和肺经穴**　本病常表现出热象,而大肠经多气多血,泻之则可清热,因此现代也选用大肠经穴,共计 30 穴次,列诸经的第六位,占现代总穴次的 5.07%,**常用穴为曲池、合谷**。郑蕙田介绍,日本人长谷川汪等证实,针刺曲池、合谷等手阳明大肠经穴,可引起胰岛分泌明显增加。而古代取大肠经为 2 穴次,列古代诸经的第十一位,占古代总穴次的 1.02%,未被列入常用经脉,不如古代。

中医认为,上消与肺相关,因此现代针灸临床也选用肺经穴,共计 24 穴次,列诸经的第七位,占现代总穴次的 4.05%,常用穴为鱼际、太渊等(但穴位的次数均不高,未被列入常用穴)。而古代取肺经 4 穴次,列古代诸经的第九位,占古代总穴次的 2.04%,未被列入常用经脉,不如现代。

【分部取穴比较】

1. **古今均取足阴部穴**　治疗本病多取肾经、脾经、肝经穴,该三经属足阴经,起自足阴部,因此在本病古、今文献中,足阴部分别为 43、54 穴次,分列各部的第一、第六位,分占各自总穴次的 21.94%、9.12%,可见**古代比现代更重视足阴部穴**,即古代更重视取远道穴,这是经络学说的体现。就穴位而言,表 16-3 显示,**古今均常取太溪**,这是相同的;古代还取照海、然谷、隐白、行间,现代则取太冲,这是相似的。这些穴位多数为井、荥、原(输)穴,井穴可泻实,荥穴可清热,而原穴为五脏原气经过溜止之处,主治各脏之病。

古代取足阴部穴者,如《医宗金鉴》云:"太溪主治消渴病,兼治房劳不称情。"《针灸大成》载:照海治疗消渴之"治饮不止渴"。《针灸聚英·六十六穴流注歌》道:"洞泄并消渴,连针然谷荥。"《神应经》曰:太冲、行间、商丘、然谷、隐白等主"消渴"。《针灸集书》言:"承浆穴、然谷、隐白主消渴,嗜食。"《百证赋》道:"行间、涌泉,主消渴之肾竭。"

现代取足阴部穴者,如谭国辉、李雪梅等分别治疗下消,均取太溪、太冲等,用针刺;张智龙等治疗2型糖尿病,取三阴交、太冲等,施以针刺平补平泻;钱肇仁治疗糖尿病并发神经病变,取太溪等,用针刺。

2. 古今均取背部穴　前面已述,治疗本病多取膀胱经背俞穴,故背部(含上背、下背)穴次数较高。统计结果见表16-6。

表16-6　上下背部穴次及其分占古、今总穴次的百分比和其位次对照表

	古代	现代
下背	22(11.22%,第三位)	57(9.63%,第四位)
上背	16(8.16%,第四位)	148(25.00%,第一位)

表16-6显示,古今下背部穴次的百分比相近,而**现代比古代更多地取上背部穴**。就穴位而言,**古今均常取肾俞,这是相同的**;古代还取小肠俞、意舍、中膂俞,现代则取脾俞、胃俞、肝俞、膈俞、胰俞,这是相似的。此外,**现代取肺俞等与上焦相关的背俞穴,而古代选用不多,这是不同的**。

古代取背部穴者,如《针灸集成》语:"肾虚消渴:然谷、肾俞、腰俞、肺俞、中膂俞","灸三壮"。《扁鹊神应针灸玉龙经·针灸歌》道:"意舍消渴诚非虚。"《类经图翼》谓:"消渴:肾俞、小肠俞。"近代有人发明了"胰俞"穴,认为是治疗糖尿病的特效穴,定位在第8胸椎下旁开1.5寸。其实早在唐代,《备急千金要方》

就已记载:"消渴咽喉干,灸胃管下俞三穴百壮,穴在背第八椎下,横三寸间寸灸之。""胃脘下俞"与"胰俞"位置相近。

现代取背部穴者,如谭国辉治疗消渴,取胰俞,上消加肺俞等,中消加脾俞、胃俞等,下消加肝俞、肾俞等,用针刺补泻;小池透等治糖尿病,取胰俞、肺俞、脾俞、肾俞、膈俞、胃俞等,用针刺;钱肇仁针灸治疗糖尿病并发神经病变,取肺俞、胰俞、脾俞、肾俞等,用针刺;杨丹治疗 2 型糖尿病,取脾俞、肾俞、肺俞、胃脘下俞等,用电针刺激,结果不但临床症状改善,而且空腹血糖值下降。此外,郭水池等进行了动物实验,针刺高血糖模型家犬的脾俞、膈俞等穴,结果血糖得以下降,胰岛素和 C 肽得以提高,这在古代是没有的。

3. 古今均取胸腹部穴　与本病相关之脏腑均在胸腹腔内,故治疗多取胸腹(含小腹和胸脘)部穴。统计结果见表 16-7。

表 16-7　胸腹部穴次及其分占古、今总穴次的百分比和其位次对照表

	古代	现代
小腹	14(7.14%,第五位)	60(10.14%,第三位)
胸脘	11(5.61%,并列第六位)	32(5.41%,第七位)

表 16-7 显示,现代似比古代更多地选取小腹部穴,而胸脘部的百分比古今相近。就穴位而言,**古今均常取关元、中脘,这是相同的**;现代还取气海,这是相似的。

古代取胸腹穴者,如《扁鹊心书》载:"一人频饮水而渴不止,余曰君病是消渴也",该病由"凉药复损元气"所致,故"急灸关元、气海各三百壮,服四神丹"。《针灸则》治消渴:"针:中脘、阴都。"

现代取胸腹穴者,如李镇荣治疗糖尿病,取关元、气海、三阴交、中脘等穴,用针刺配合灸法;小池透等则取中脘、关元、复溜、水泉等,用针刺;梁凤霞等治疗糖尿病大鼠模型,取"关元"等穴,

用电针刺激,结果大鼠的血糖下降、胰岛素升高、血浆神经肽Y下降,这样的动物实验研究,比古代进了一步。

4. 古今均取腿阳面穴 前面已述,治疗本病多取胃经穴,而该经行经腿阳面,因此在古、今文献中,腿阳面分别为10、56穴次,分列各部的第七、第五位,分占各自总穴次的5.10%、9.46%,显示**现代比古代更多选取腿阳面穴**。就穴位而言,**古今均常取足三里,这是相同的**。

古今取腿阳面穴者,如《针灸则》治消渴"灸:三里"。现代张智龙等治疗2型糖尿病,取足三里、丰隆等穴,施以平补平泻法,结果显示血糖、尿糖下降,胰岛素敏感指数升高;雷梦楠等治疗实验性高血糖家兔,针刺"足三里",结果显示,对血糖浓度具有双向调节作用。以动物的实验数据证实针刺的疗效,也是今人的发展。

5. 古代选取头面、手背部穴 本病主要症状为口渴,因此古人常取口部穴以治之,致使古代文献中头面部达38穴次,列各部的第二位,占古代总穴次的19.39%,**常用穴为承浆、水沟、金津玉液、海泉等**,显示对口部穴的重视。如《针灸甲乙经》载:"消渴嗜饮,承浆主之。"《太平圣惠方》曰:水沟主"消渴,饮水无多少"。《医学纲目》云:"消渴:金津、玉液、承浆,不已再取海泉、人中、廉泉、肾俞、气海。"《针灸秘授全书》言:"海泉治消渴症极验。"又如《铜人腧穴针灸图经》载:兑端治"舌干消渴"。兑端亦在口部。现代临床也有选用口部穴者,如蔺云桂等治疗上消口渴甚者,针刺金津玉液等。但总的来说,现代选用口部穴的次数不高,致使现代取头面部共16穴次,列现代各部的第十一位,占现代总穴次的2.70%,未被列入常用经脉,不如古代。

本病常表现出热象,因此古代也选用手三阳经以清热,致使手背部穴达11穴次,列各部的第六(并列)位,占古代总穴次的5.61%,**常用穴为阳池等**。如《医宗金鉴》道:"阳池主治消渴病,口干烦闷疟热寒。"虽然现代也取**合谷**等手背部穴,如章逢润等治疗上消、中消均取合谷等,用针刺疗法。但现代文献中手背部共21穴次,列现代各部的第九位,占现代总穴次的3.55%,未被列入常用部位,不如古代。

6. 现代选取腿阴面、臂阳面穴　前面已述,治疗本病常取脾、肾经穴,而脾、肾经行经腿阴面,因此在现代文献中,腿阴面达82穴次,列各部的第二位,占现代总穴次的13.85%,**常用穴为三阴交、复溜、阴陵泉**。如侯安乐治疗糖尿病,取三阴交,用针刺平补平泻手法;周潮等治疗2型糖尿病,取三阴交、复溜等穴,施针刺平补平泻手法;张智龙等则取阴陵泉、三阴交、血海等穴,施以平补平泻法,结果显示血糖、尿糖下降,胰岛素敏感指数升高,对葡萄糖的摄取能力提高,且降低血脂;谌剑飞等介绍,欧美国家亦有人认为,三阴交对许多内分泌腺都有调节作用,故常取三阴交等脾经穴以降糖。此外,王宏才等治疗糖尿病大鼠,针刺"三阴交"等穴,结果前列环素升高,血栓素A_2下降,其以动物的实验数据证实针刺的疗效,这在古代是没有的。而古代取腿阴面共4穴次,列古代各部第九位,占古代总穴次的2.04%,未被列入常用部位,不如现代。

现代本病临床又取大肠经等手阳经穴以清热,致使在现代文献中臂阳面达31穴次,列各部的第八位,占现代总穴次的5.24%,**常用穴为曲池**。如郭桂珍等治疗糖尿病,取曲池等穴,直刺以得气为度;谌剑飞等治疗糖尿病周围神经病变,取曲池、外关、合谷等穴,用针刺法,结果表明,调整了神经内分泌激素和免疫因子的失衡;谌剑飞等又介绍,日本寺泽宗典等报道,刺激曲池、地机,能引起胰岛分泌亢进。而古代虽然也取支正等臂阳面穴,如《医学入门》载支正主"消渴",但古代取臂阳面共6穴次,列古代各部的第八位,占古代总穴次的3.06%,未被列入常用部位,不如现代。

此外,谌剑飞等介绍,日本针灸临床委员会认为,治疗糖尿病的主穴为脾俞、中脘、肝俞、三阴交和地机,此与上述中国古今统计结果大体相合。

【辨证取穴比较】

1. **古代辨证**　中医内科一般将消渴分为上消、中消、下消，分属肺、脾、肾三脏，而在古代针灸文献中，**"上消治肺"的思想似不突出**。如《针灸大全》曰："消渴等证，三消其证不同：消脾、消中、消肾。《素问》云：胃府虚，饮食斗不能充饥；肾脏渴，饮百杯不能止渴，及房劳不称心意。此为三消也，乃土燥承渴不能克化，故成此。"其中并没有"消肺"之证。《景岳全书·三消干渴》亦曰："古云其病在肺，而不知心脾阳明之火皆能熏炙而然。"又《太平圣惠方》曰："三消者，本起肾虚。"因此不但治疗下消证，即使**治疗上消、中消也考虑补肾**，致使在本病的古代文献中，小腹部穴次高于胸脘部，下背部穴次高于上背部。古代针灸文献又显示，**本病与热、虚相关者较多**，而与其他因素相关者较少。以下根据古代文献内容作若干分析。

（1）与胸相关者（含上消）：如《济生拔粹》曰："面赤大燥口干，消渴，胸中疼痛不可忍者，刺足厥阴经期门二穴，次针任脉关元一穴。"《扁鹊心书》载："上消病，日饮水三五升，乃心肺壅热，又吃冷物，伤肺肾之气，灸关元一百壮，可以免死。或春灸气海，秋灸关元三百壮，口生津液。"可见对于本类型，**古人取期门以泻之，取关元以灸之**。

（2）与脾胃相关者（含中消）：如《灵枢经·经脉》云："胃足阳明之脉"，"气盛则身以前皆热，其有余于胃，则消谷善饥"。《针灸甲乙经》记：足三里主"阴气不足，热中，消谷善饥"。《针灸大全》曰："三里二穴治食不充饥。"《针灸秘授全书》称："胃虚食消加三里。"《扁鹊心书》载："中消病，多食而四支羸瘦困倦无力，乃脾胃肾虚也，当灸关元五百壮。"可见对于**脾胃热者，古人取胃经穴以泻之；对于脾胃弱者，则取胃经穴以补之，同时灸取关元以补肾**。

（3）与肾相关者（含下消）：如前面"分部取穴比较"中《针灸集成》取然谷、肾俞、腰俞、肺俞、中膂俞，"灸三壮"治"肾虚消渴"。《百证赋》道："行间、涌泉，主消渴之肾竭。"又如《太平圣惠方》称：中膂俞主"肾虚消渴，汗不出"。《针灸秘授全书》载："肾虚茶消加照海。"《针灸大全》曰：太溪治消渴之"房不称心"。可见对于**肾虚者，古人多取下背部穴及肾肝经穴以补之**；而对于**房劳者，古人则取太溪以补之**。

（4）与身热相关者：如《针灸甲乙经》云："消渴身热，面目黄，意舍主之。"《太平圣惠方》载：阳刚治"消渴身热"。《循经考穴编》称：三焦俞"能生津液，若三焦热壅，气不升降，口苦唇裂，消渴等症，宜单泻之"。可见对于**身热者，古人取相应背俞穴以泻之**。

2. 现代辨证　现代对本病根据三消、脏腑、八纲进行辨证，也有辨病取穴者。

（1）三消辨证：如张玉璞治疗消渴，取三焦俞、梁丘、天枢，上消配肺俞、太渊、金津玉液，中消配滑肉门，下消配肾俞、太溪、大肠俞，均用针刺泻法。秦福兰等治疗 2 型糖尿病，取肺俞、脾俞、胰俞、肾俞、足三里、太溪，上消配少商、膈俞、心俞，中消配中脘、内关、三阴交、胃俞，下消配关元、复溜、水泉、命门，用针刺平补平泻手法，治疗后空腹血糖等指标有了明显下降，血脂水平有很好的改善。可见**现代治疗上消体现了"治肺"的思想**，这与古代不同。

（2）**脏腑辨证**：如刘志诚等治疗 2 型糖尿病，肺胃燥热取肺俞、少商、膈俞、内庭、曲池、鱼际，耳穴肺、胃、外鼻、内分泌；肠燥伤津取脾俞、胃俞、大肠俞、天枢、内庭，耳穴大肠、直肠、便秘点、肺、胰胆、内分泌；湿热中阻取中脘、天枢、内庭、阴陵泉、公孙，耳穴脾、胃、胰胆、内分泌、三焦；肝郁气滞取太冲、肝俞、曲泉、行间、三阴交，耳穴肝、胰胆、内分泌、三焦；脾虚湿阻取足三里、三阴交、阴陵泉、中脘、丰隆，耳穴脾、胃、内分泌、三焦、肾；肝肾阴虚取肝俞、肾俞、三阴交、太溪、百会,耳穴肝、肾、胰胆、内分泌、三焦;脾肾阳虚取肾俞、命门、关元、太溪、足三里、阴陵泉,耳穴脾、肾、胰胆、内分泌、三焦,上述诸穴均据虚实施针刺补泻,耳穴用揿针或王不留行贴压,结果空腹血糖、胰岛素明显回降,胰岛素敏感性指数显著回升,以及胰岛素(INS)拮抗激素和脂质水平出现良性改变。徐放明等亦有类似报道。可见**现代的辨证分型及其取穴往往比古人繁复。**

(3)**八纲辨证:**如郭水池等治疗糖尿病之阴虚热盛型,取膈俞、脾俞、足三里等阳经穴,行提插捻转针刺泻法;气阴两虚型,取尺泽、地机、三阴交、中脘、气海等阴经穴,用平补平泻法;阴阳两虚型,取尺泽、地机、三阴交,用针刺补法,中脘、气海,施隔姜灸各3壮,结果显示,以气阴两虚效果较好,阴阳两虚型较差。张涛清治疗2型糖尿病之阴虚热盛型,刺双侧阳经穴膈俞、脾俞和足三里,施泻法;气阴两虚型,刺双侧阴经穴尺泽、地机、三阴交和中脘、气海,施平补平泻;阴阳两虚型,刺双尺泽、地机、三阴交,用补法,取中脘、气海,施隔姜灸各3壮,结果尿糖、血糖明显下降,全血比黏度、血浆比黏度、血细胞比容及血沉均明显下降,血浆环腺苷酸(cAMP)明显下降、环鸟苷酸(cGMP)则明显上升,血清胰岛素得到调整,血清三碘甲腺原氨酸(T_3)和四碘甲腺原氨酸(T_4)均有所下降。由上可见,现代亦认为本病以虚、热型较多,与古代相吻合;但现代从气、阴、虚、热角度的分型,**比古代更为细致和明确。**

(4)**辨病取穴:**现代治疗本病的并发症则有辨病施治者。如谌剑飞治疗糖尿病性脑神经病变,针刺以膈俞、脾俞、足三里为主穴,配以肺俞、胃俞、肾俞、中脘、地机、三阴交等;面神经麻痹,针刺阳白、丝竹空、地仓、颊车、牵正、下关、风池,配四白、风池;听神经损害,针刺肾俞、脾俞、听宫、听会、耳门、下关、曲池,施平补平泻;动眼神经麻痹,用电针间断波刺激膈俞、肝俞、脾俞、足三里、睛明、阳白、鱼腰、鱼尾,配风池、翳明、曲池、三阴交。**这样的辨病**

施治在古代文献中是没有的。

【针灸方法比较】

西医学认为,糖尿病患者容易并发各种感染,故当慎用针灸,尤其是病情严重者、胰岛素依赖型者,更当注意。而早在唐代,《备急千金要方》卷二十一已明确指出:"凡消渴病,经百日以上者,不得灸刺,灸刺则于疮上漏脓水不歇,遂致痈疽羸瘦而死,亦忌有所误伤,但作针许大疮,所饮之水皆于疮中变成脓水而出,若水出不止者必死,慎之慎之。"《神应经》亦云:"百日以上者,切不可灸。"笔者推测,古人已有针灸导致本病患者死亡的教训,故再三告诫后人"慎之慎之",实为经验之谈。故对于本病严重者,当禁用化脓灸等容易引起感染的疗法。但《备急千金要方》又指出:"初得患者,可如方灸刺之,佳。"可见对于本病病情较轻者,还是可用针灸进行治疗的,且疗效"佳",因此本节所讨论的**治疗对象主要是病情较轻的非胰岛素依赖型糖尿病**(即2型糖尿病)。其针灸方法的特点如下。

1. **古今均用艾灸**　中医学认为,消渴常由脾、胃、肝、肾虚弱所致,西医学认为糖尿病多由胰岛素分泌不足所致,而艾灸可温阳补气,激发体内潜在生理功能,提高内分泌的能力,因此在本病的古、今文献中,涉及艾灸者分别为18条次、16篇次,分列古、今诸法之第一、第二位,分占各自总条(篇)次的23.68%、21.92%,可见古今百分比相近。

(1)**艾灸的取穴**:古人治疗本病的艾灸取穴**以关元穴次数最高**,共6穴次;就分部而言,则**以背部穴、胸腹部穴为多**,分别为16、14穴次,分占艾灸总穴次的26.23%、22.95%,分列全身艾灸诸穴之第一、第二位。古代灸背部穴者,如前面"古今均取背部穴"中《备急千金要方》"灸胃管下俞三穴各百壮";《针灸集成》取"然谷、肾俞、腰俞、肺俞、中膂俞","灸三壮",均为例。又如《针灸则》称"腰眼","常灸,腹痛,消渴有功",亦为例。灸胸腹部穴者,如前面"古今均取胸腹部穴"中《扁鹊心书》"灸关元、气海各三百壮"。又如《备急千金要方》谓:"消渴咽喉干,灸胸堂五十壮。"《医心方》记:"灸消渴法:灸关元一处;又,侠两旁各二寸二处,各灸卅壮,五日一报,至百五十壮","《千金方》灸胃管穴"。现代也有灸取关元等腹部、背部穴的报道,这与古代相吻合。如杜永年治疗糖尿病引起的尿潴留,用艾条熏灸关元、中极各10分钟,继用指压上两穴各3~5分钟;郑蕙田治疗糖尿病性膀胱病变,温灸关元、气海、命门、肾俞等,引起逼尿肌收缩;徐威治疗2型糖尿病患者,取胰俞,用艾条温针灸。

古人治疗本病**还灸取四肢部和口部穴**。如《备急千金要方》言:"消渴咳逆,灸手厥阴随年壮。""消渴口干烦闷,灸足厥阴百壮,又灸阳池五十壮。""消渴咽喉干……又灸足太阳五十壮。"《神农皇帝真传针灸图》语:承浆治"消渴,饮水不休","可灸三壮"。《医宗金鉴》道:承浆治"消渴牙疳灸功深"。现代也有灸取四肢部穴者。如刘金洪治疗糖尿病继发动眼神经麻痹,取足三里、三阴交,用热补手法,针后加温灸30分钟。

唐代《备急千金要方》中有治疗"消渴小便数"的艾灸方,《千金翼方》称之为**"建氏治消渴法"**。经归纳,该法所取穴位包括手足小指头;背部之项椎、肺俞、脊中、肾俞、气海俞、关元俞、膀胱俞;胸腹之中府、水道、关元;大腿部的阴市、肾系(伏兔下1寸);小腿部的曲泉、阴谷、阴陵泉、复溜;足部的太溪、中封、然谷、太白、大都、跗阳、行间、大敦、隐白、涌泉,共计28穴。该方表明,古人治疗本病灸取背俞穴、胸腹部穴,又灸末部穴和大关节部穴。一方取如此多穴施予艾灸,可见本病病深,非用重剂不可。该方又曰:"灸诸阴而不愈宜灸诸阳,诸阳在脚表,并灸肺输募。"亦可供临床参考。

(2)**艾灸方法**:除了常规灸法外,古人治疗本病还采用**"横三间寸灸"**法,即"三灸两间,一寸有三灸,灸有三分,三壮之处即为一寸",也就是说一穴并排放3个艾炷施灸。如前面"古今均取背部穴"中的"胃管下俞",即用"横三间寸"灸法。又《备急千金要方》云:"消渴口干,不可忍者,灸小肠俞百壮,横三间寸灸之。"亦为例。而这一方法的灸灼面积是普通艾炷灸的3倍,刺激面较大,在现代临床上使用不多。

古人还采用多壮灸。如上述"建氏法"各穴的灸量可达"百壮",甚至"一百五十壮";《扁鹊心书》灸量可达"三百壮",甚至"五百壮",这也是本病病根深之故。而现代灸量较小,故对古代的灸量可进一步探讨。

现代灸治本病的方法包括**艾炷灸、艾卷灸、隔附子饼灸、隔姜灸、温针灸等**。如宫军治疗糖尿病,取气海、关元、三阴交、阴陵泉、太溪、肾俞、命门、脾俞、中极、复溜、足三里,用艾炷灸,每穴5~10壮;王海等治疗2型糖尿病,根据子午流注规律,在寅卯和申酉时均取大椎、神阙穴,用艾卷各灸30分钟;徐福等治疗糖尿病神经系统病变,取腰阳关、委中、阳池、太阳、太冲、足三里、三阴交、阳陵泉、曲池、合谷,施隔附子饼灸;蔺云桂等治疗消渴病,取穴分8组(足三里、中脘,命门、身柱、脾俞,气海、关门,脊中、肾俞,华盖、梁门,大椎、肝俞,行间、中极、腹哀,肺俞、膈俞、肾俞),交替施隔姜灸,每穴灸10~30壮;马兆勤等则取液门、阳池、胰俞、三焦俞,用艾段温针隔橘皮灸法;曹少鸣等取肺俞、脾俞、肾俞,分别采用针刺、艾条温和灸法、针刺加艾灸的方法进行治疗,结果显示,针刺加艾灸组的疗效最好。此外,谌剑飞等介绍,日本治疗糖尿病用灸法或针灸并用,予以米粒灸或大灸法,韩国对于慢性患者亦用灸法。

2. **古今均用针刺**　针刺通过经络,或神经、血管、淋巴等组织,亦可激发体内潜在的生理功能,促使胰脏分泌胰岛素,因此在本病的古、今文献中,涉及针刺者分别为7条次、43篇次,分列古、今诸法之第二、第一位,分占各自总条(篇)次的9.21%和58.90%,可见**现代比古代更多地采用针刺法**。因本病容易感染,而现代针具较细,又经过较严格的消毒处理,因此针刺感染的概率较低;而艾灸容易引起感染,因此现代治疗本病比古代更多地采用针刺。

古代针治本病注意运用补泻方法。如《医宗金鉴》道:支正"兼治消渴饮不止,补泻分明自可安"。统计结果显示,古人治疗本病用泻法为 7 穴次,用补法仅 1 穴次,表明**本病以泻法为多**。因为本病多为本虚标实之证,往往表现出热证,呈亢奋状态,故多施泻法。如《针灸集成》云:"食渴:中脘针,三焦俞、胃俞、太渊、列缺针,皆泻。"《医学纲目》曰:"消渴:玉液(一分,泻见血讫,取下穴)、三里(泻讫如前,补玉液一分,再取下穴)、关元(泻讫再取廉泉)。"上述辨证段落中,《循经考穴编》载三焦俞"宜单泻之",亦为例。

但现代临床根据"虚则补之,实则泻之"的原则,辨证施予补泻手法,并未多用泻法,**反而常用补法**,这与古代也有所不同。如赵银龙等治疗糖尿病之单纯性肥胖患者,取上巨虚、丰隆、内庭、曲池、三阴交、阴陵泉等,据虚实施针刺补泻;杨廉德治疗糖尿病,用俞原配穴法,取肺俞、胰俞、脾俞、肾俞、太渊、太溪,据虚实施针刺补泻手法,以补为主;王凤仪治疗尿崩症,取穴分 4 组(气海、三阴交,关元、太溪,肾俞、三焦俞,内关、足三里、照海),轮流选用,均用针刺补法;张跃平等治疗 2 型糖尿病,先取关元(捻转补法)、下巨虚、别浊平(上巨虚下 1 寸,均垂直进针得气后大拇指向前、示指向后捻至最大限度留针);上消加少商(不施手法),中消加中脘(捻转补法),下消加太溪(进针达人部得气后,行九六补法,即拇指向前捻针重,向后捻针轻,捻针 9 次后留针)。

现代更多采用平补平泻法。如熊星火等治疗糖尿病,取肺俞、胰俞、肾俞、内关、足三里,用平补平泻针刺法,治 20 分钟后血糖得到下降;谌剑飞等则取脾俞、膈俞、足三里等,用针刺平补平泻加指压,治后血糖和血液黏度明显下降。

现代还采用傍针刺和择时针刺。如罗红艳等治疗 2 型糖尿病(气阴两虚型),取三阴交、复溜、膈俞、胰俞、胆俞、肝俞、脾俞,用傍针刺;康世英等则在胰岛素分泌高峰时(餐后 0.5~1.5 小时)取膈俞、肾俞、外关、足三里、三阴交、太溪,用平补平泻针刺法,结果表明,空腹血糖、餐后 2 小时血糖、24 小时尿糖定量、糖化血红蛋白均有明显改善,较不择时针刺及胰岛素分泌低谷时(餐前 1 小时以内)针刺为优;张慧岭等治疗糖尿病,于上午 7—9 时取胰俞、肺俞、肾俞、足三里、三阴交,予以针刺。

现代针刺重视放射感。如刘晓峰治疗 2 型糖尿病,以背俞穴为主,取胰俞、肺俞、脾俞、肾俞,用针刺捻转补法,使针感向内脏深处放射;郑蕙田等治疗糖尿病性膀胱病变,针会阳穴,于尾骨旁 0.5 寸进针,针尖向耻骨联合方向斜刺 3~4 寸,针中膂俞,沿骶骨边缘直刺 3 寸左右,使针感直抵小腹及尿道口为度,结果显示,残余尿量减少,膀胱内压、逼尿肌括约肌协同功能、尿流率、膀胱对冰水的感觉接近正常。

现代又对针刺进行了**动物实验研究**。如朱丽霞等治疗糖尿病大鼠,取脾俞、肾俞、足三里、三阴交,用针刺平补平泻手法,结果显示,遏制了神经蛋白非酶性糖基化的异常。

3. 古今均用刺血　本病多为标实之证,呈热象,故可用刺血疗法,在本病的古、今文献中,分别为 4 条次、2 篇次,分列古、今诸法之第三、第八位,分占各自总条(篇)次的 5.26% 和 2.74%,显示**古代比现代更多地采用刺血**。但不论现代还是古代,总的来说用刺血者均不多。

古代用刺血疗法者,如《奇效良方》载:"海泉一穴,在舌下中央脉上,是穴治消渴,用三棱针出血。"《类经图翼》曰:金津玉液"主治消渴口疮,舌肿喉痹,三棱针出血"。《医学纲目》云:"消渴","廉泉(出恶血方已)"。由上可知,古人用**刺血治疗本病多取口部穴**,乃本病常见症状为口渴之故。

现代用刺血疗法者,如杨丹治疗 2 型糖尿病中燥热伤肺型取鱼际、少商点刺出血,胃燥伤津型取胃俞、内庭、厉兑点刺出血,肝肾阴虚型取肝俞、太冲、太溪、大敦点刺出血;周智梁等治疗糖尿病周围神经病变,取患肢井穴,上肢加曲泽,下肢加委中、解溪,用三棱针点刺出血,肘、膝、踝部穴可加拔罐;李佩芳等治疗2型糖尿病周围神经病变,取曲池、委中、三阴交、十二井穴,用三棱针施静脉刺血、孔穴刺血和局部放血。可见现代**刺血多取肢体末端和关节部穴**。

4. 现代发展的方法 现代治疗本病还采用埋藏、电针、穴位注射、敷贴、器械、推拿、拔罐、磁疗、微针系统(含耳穴、头针)等疗法。这些在古代是没有的,当是现代针灸工作者的发展。

(1)**埋藏**:如李巧菊等治疗糖尿病,取足三里、三阴交、曲池、肾俞、气海,施羊肠线埋藏;董卫则取胃脘下俞穴,亦用埋线疗法,结果空腹血糖降低,血脂也得以调整;罗红艳等治疗2型糖尿病中的气阴两虚型,取三阴交、复溜、膈俞、胰俞、胆俞、肝俞、脾俞,用埋针疗法;谌剑飞等治疗2型重度糖尿病,取胰俞、膈俞、肺俞、脾俞、肾俞等穴,埋入人胚胎胰岛组织,结果患者的血糖降低,C肽得以提高,胰岛素的用量得以减少,微血管及神经病变得以改善。

(2)**电针**:如冯胜利等治疗糖尿病,取中脘、足三里、涌泉、气海、太溪等穴,用脉冲低频电刺激;沈中秋等治疗2型糖尿病,取膈俞、肝俞、脾俞、胃俞、三焦俞、关元俞、膀胱俞、魂门、阳纲、肓门、志室,用电针加TDP刺激;俞锦芳等治疗糖尿病周围神经病变,取肩髃、曲池、外关、合谷、环跳、足三里、阳陵泉、解溪、内庭,用电针疏密波刺激;李孝柱等救治糖尿病酮症酸中毒所致昏迷,取百会、人中,用G6805型电针仪,电压2~3V,电流1~2mA,频率2次/s,每次15分钟,隔15分钟1次,至完全苏醒。此外,刘志诚等治疗2型糖尿病大鼠,取"后三里""内庭""胰俞",用电针刺激,结果其空腹血糖和胰岛素含量、渴中枢神经细胞自发放电频率、去甲肾上腺素含量、多巴胺含量均明显回降,胰岛素敏感指数升高,为临床针治本病提供了实验室依据。

（3）**穴位注射**：如李龙宣等治疗 2 型糖尿病，取三阴交，注入黄芪注射液，治疗后空腹血糖、餐后 2 小时血糖、糖化血红蛋白均下降；郑蕙田等治疗糖尿病周围神经病变，取胸 7 夹脊、肾俞、环跳、气海、关元、三阴交，注入雪莲注射液；苏秀海等则取足三里、三阴交、解溪、太溪，注入弥可保；郑庆瑞等治疗糖尿病肠病，取足三里、三阴交，注入山莨菪碱；陈天韵治疗糖尿病肢体麻木，取中脘、太溪、三阴交、足三里、关元，注入维生素 B_1、维生素 B_{12}。此外，张和媛治疗糖尿病，用硝酸士的宁做穴位注射。

（4）**敷贴**：如李忠等治糖尿病，取神阙，敷贴石膏、知母、生地、党参、炙甘草、玄参、天花粉、黄连、粳米制成的粉，并加盐酸二甲双胍；冯明秀等治疗 2 型糖尿病，取气海，敷贴已温热之消渴膏，该膏由阿魏、海龙、海马、人参、鹿茸、珍珠、郁金、沉香、乳香、没药、冰片、黄芪等组成；邵敏等则取肾俞、脾俞、气海，敷贴中药丁香、肉桂、细辛、冰片、姜汁等，结果显示，症状、血糖、尿糖、血脂代谢均得到改善。

（5）**器械**：如于济民等治疗糖尿病，采用 SMS-03 型信息治疗仪，予以相应的动脉、静脉、足三里、胰头尾输入法，配合取公孙、太溪、照海、肾俞等穴，贴以铜片；周潮等治疗 2 型糖尿病，取大椎、合谷、足三里、复溜、三阴交，用北京产多功能电灸仪进行温针补法；梁慧丽则取胰俞、肝俞、脾俞、三焦俞、肺俞、肾俞、足三里、太溪、三阴交等穴，用生命信息仪治疗；韩亚兰等治疗上消取肺俞、照海、胃俞、三阴交，中消取肺俞、照海、胃俞、三阴交、肾俞，下消取肾俞、京门、然谷、三阴交，用电子冷热针灸仪刺激。

（6）**推拿**：如余润明用内功推拿治疗糖尿病，推拿头面颈项、躯干、上肢、下肢等部穴位，上消重推上胸部和两乳间，点揉膻中、中府等，揉肺俞、膈俞、大椎，拿按曲池、手三里、少商；中消重推两胁部和脘腹部，点揉期门、章门、中脘等，推点脾俞、肝俞、胰俞，按揉血海、足三里、三阴交；下消重推腰骶和少腹部，揉按肾俞、命门、志室、八髎等,点揉三阴交、涌泉。郑志坚等治疗2型糖尿病,取风池、肺俞、脾俞、胃俞、胰俞、三焦俞、阳关、膻中、合谷、肩井、太白、公孙、太溪、昆仑、三阴交等,用推拿循经疏导、点穴疗法。杜永年治疗糖尿病引起的尿潴留,取关元、中极,用指压各3~5分钟。

(7) **拔罐**:如刘晓峰治疗2型糖尿病,取胰俞、肺俞、脾俞、肾俞等,用针刺捻转补法,出针后加拔罐;丁淑强治疗糖尿病周围神经病变,取患肢阳明经上3~4个穴位,用三棱针施点刺拔罐法。

(8) **磁疗**:如徐笨人治疗糖尿病,取双侧涌泉、太溪,用磁锤叩打,每穴50下。

(9) **微针疗法**:包括耳穴与头针,如赵永祥治疗糖尿病,取右耳胰胆、缘中、内分泌、肾上腺、三焦、渴点,用毫针刺,取左耳胰胆、内分泌、肾、三焦、肺、脾、胃、神门,用王不留行贴压;周潮等治疗2型糖尿病,取一侧耳穴胰、肝、内分泌、脾、渴点、心、口、肾、下屏尖等,将揿针按在其中6~9个穴位上,用麝香壮骨膏固定,两耳交替;姚玉芳等则取耳穴胰、胆、内分泌、压痛点,用电针疏密波刺激;龙文君等治疗1型与2型糖尿病,均取耳穴胰、胆、肝、肾、缘中、屏间、交感、下屏尖,配三焦、渴点、饥点,用针刺捻转法,留针1~2小时;高彦彬等介绍,吉林白城子区治疗糖尿病,用头皮针刺激百会和胰岛Ⅰ,并加艾灸;空军总医院治疗糖尿病性脑血管病,取头穴健侧运动区、感觉区,用针刺;陈天韵治疗糖尿病肢体麻木,针刺头针感觉区。

【结语】

根据上述对古今文献的统计与分析结果,兹提出治疗消渴的参考处方如下(无下划线者为古今均用穴,下划曲线者为古代所用穴,下划直线者为现代所用穴):①下肢阴面太溪、照海、然谷、行间、隐白、三阴交、阴陵泉、复溜、太冲等穴;②背部肾俞、小肠俞、意舍、中膂俞、脾俞、肺俞、胃俞、肝俞、膈俞、胰俞等穴;③腹部关元、中脘、气海等穴;④腿阳面足三里等穴;⑤上肢阳面阳池、支正、曲池、合谷等穴;⑥口部承浆、水沟、金津玉液、海泉等穴。临床可根据病情,在上述处方中选用若干相关穴位。

治疗与胸相关者,取期门以泻之,取关元穴以灸之;脾胃热者,取胃经穴以泻之,脾胃弱者,取胃经穴以补之,灸关元以补肾;肾虚者,多取下背部穴及肾经穴以补之;房劳者,取太溪以补之;与身热相关者,取相应背俞穴以泻之。亦可根据上中下三消,或不同病症,选取相应穴位。

临床可用灸法,包括艾炷灸、艾卷灸、隔附子饼灸、隔姜灸、温针灸等,可采用多壮灸、"横三间寸灸";也可采用针刺,包括傍针刺、择时针刺,当重视针刺放射感,可运用补泻手法;还可采用刺血疗法,以及埋藏、电针、穴位注射、敷贴、器械、推拿、拔罐、磁疗、微针疗法(含耳穴、头针)等方法。

历代文献摘录

[元代及其以前文献摘录](含同时代外国文献)

《素问·阴阳别论》:"二阳结,谓之消。"

《灵枢经·经脉》:"胃足阳明之脉……气盛则身以前皆热,其有余于胃,则消谷善饥,溺色黄。"

《针灸甲乙经》(卷七·第一下):"消中,小便不利,善哕[一本有'呕'字],三里主之。"

《针灸甲乙经》(卷十一·第六):"消渴身热……意舍主之。""消渴嗜饮,承浆主之。""消渴,腕骨主之。""消瘅,善噫,气走喉咽而不能言……太溪主之。""消渴黄瘅……然谷主之。""阴气不足,热中,消谷善饥……三里主之。"

《备急千金要方》(卷二十一·第一):"消渴咽喉干,灸胃管下俞三穴各百壮,穴在背第八椎下横三寸间寸。""消渴口干,不可忍者,灸小肠俞百壮,横三间寸灸之。""消渴咳逆,灸手厥阴随年壮。""消渴咽喉干,灸胸堂五十壮,又灸足太阳五十壮。""消渴口干烦闷,灸足厥阴百壮,又灸阳池五十壮。""消渴小便数,灸两手小指头及足两小指头,并灸项椎佳,[《千金翼方》:'又灸膀胱俞']又灸当脊梁中央解间一处,与腰目上,灸两处,凡三处;又灸背上脾俞下四寸,当侠脊梁灸之两处,凡诸灸,皆当随年壮;又灸肾俞两处,又灸腰目,在肾俞下三寸……关元一处,又两旁各二寸二处,阴市二处……或三二列灸相去一寸,名曰肾系者,曲泉、阴谷、阴陵泉、复溜,此诸穴断小行最佳,不损阳气,亦云止遗溺也。太溪、中封、然谷、太白、大都、跌阳、行间、大敦、隐白、涌泉,凡此诸穴各一百壮……水道,此可灸三十壮……灸诸阴而不愈,宜灸诸阳,诸阳在脚表,并灸肺输募[《千金翼方》云:此为'建氏法']。"

《备急千金要方》(卷三十·第二):"承浆、意舍、关冲、然谷,主消渴嗜饮。"

《备急千金要方》(卷三十·第五):"大溪主黄疸(《甲乙》云消瘅)。"

《太平圣惠方》(卷九十九):"水沟……消渴,饮水无多少。"[原出《铜人针灸经》(卷三)]"中膂俞……肾虚消渴[原作虚浊]。"[原出《铜人针灸经》(卷四),并据改]

《太平圣惠方》(卷一百):"阳刚……消渴身热。"

《铜人腧穴针灸图经》(卷三·正面部):"兑端……舌干消渴。"

《扁鹊心书》(卷上·窦材灸法):"上消病,日饮水三五升……灸关元一百壮,可以免死,或春灸气海,秋灸关元三百壮。""中消病,多食而四支羸瘦,困倦无力……当灸关元五百壮。"

《扁鹊心书》(卷中·消渴):"一人频饮水而渴不止,余曰君病是消渴也……急灸关元、气海各三百壮,服四神丹。"

《济生拔粹》(卷三·治病直刺诀):"治男子妇人血结胸,面赤大燥口干,消渴,胸中疼痛不可忍者,刺足厥阴经期门二穴,次针任脉关元一穴。"

《扁鹊神应针灸玉龙经》(针灸歌):"意舍消渴诚非虚。"

[外国文献]

《医心方》(卷十二·第一):"灸消渴法:灸关元一处;又,侠两旁各二寸二处,各灸卅壮,五日一报,至百五十壮……《千金方》:灸胃管穴。"

［明代文献摘录］

《神应经》(肿胀部):"消瘅:太溪。"

《神应经》(鼻口部):"消渴:水沟、承浆、金津、玉液、曲池、劳宫、太冲、行间、商丘、然谷、隐白(百日以上者,切不可灸)。"

《针灸大全》(卷四·八法主治病症):"列缺……消渴等症……人中一穴、公孙二穴、脾俞二穴、中脘一穴、照海二穴、三里二穴、太溪二穴、关冲二穴。""太溪:治房不称心[消渴]。""三里:治食不充饥[消渴]。"

《奇效良方》(卷五十五·奇穴):"海泉一穴,在舌下中央脉上,是穴治消渴,用三棱针出血。"

《针灸集书》(卷上·消渴):"商丘穴主烦中消渴。""承浆穴、然谷、隐白主消渴,嗜食。""劳宫主消渴不嗜食。"

《针灸捷径》(卷之下):"消渴有三:金津玉液、肾俞、人中、承浆、关元。"

《针灸聚英》(卷一上·足阳明):"阴市……消渴。"

《针灸聚英》(卷一上·足太阳):"肾俞……消渴。"

《针灸聚英》(卷一下·足厥阴):"行间……消渴嗜饮。""期门……面赤火燥,口干消渴,胸中痛不可忍。"

《针灸聚英》(卷四上·百证赋):"行间、涌泉,主消渴之肾竭。"

《针灸聚英》(卷四下·六十六穴歌):"洞泄并消渴,连针然谷荣。"

《神农皇帝真传针灸图》(图八):"承浆……消渴,饮水不休……

可灸三壮。"

《医学入门》(卷一·治病要穴)："支正……消渴。""照海……大便闭,消渴。""太溪:主消渴,房劳不称心意。"

《医学纲目》(卷二十一·渴而多饮为上消)："(密)消渴:经百日已上者不可刺灸,刺灸则疮口病水不止,玉液(一分,泻见血讫,取下穴)、三里(泻讫如前,补玉液一分,再取下穴)、关元(泻讫再取廉泉)。""消渴……(东)小肠俞、阳池(各灸之)、廉泉(出恶血方已)。""消渴……胃俞、心俞、膻中(各灸之)。""消渴……承浆、然谷、劳宫、曲池、意舍、关元(各灸之)。"

《针灸大成》(卷五·八脉图并治症穴)："照海:治饮不止渴[消渴]。"

《针灸大成》(卷九·治症总要)："第八十五.消渴:金津、玉液、承浆……复刺后穴:海泉、人中、廉泉、气海、肾俞。"[原出《医学纲目》(卷二十一·消瘅门)]

《经络汇编》(手少阴经心)："手少阴经心,其见证也,消渴,两肾内痛。"

《类经图翼》(卷十·奇俞类集)："左金津,右玉液……主治消渴口疮,舌肿喉痹,三棱针出血。"

《类经图翼》(卷十一·消渴)："消渴:肾俞、小肠俞。"

《循经考穴编》(足太阳)："三焦俞……此穴能生津液,若三焦热壅,气不升降,口苦唇裂,消渴等症,宜单泻之。"

[清代及民国前期文献摘录](含同时代外国文献)

《医宗金鉴》(卷七十九·十二经表里原络总歌)："心经原络应刺病,消渴背腹引腰疼。"

《医宗金鉴》(卷八十五·头部主病)："承浆……消渴牙疳灸功深。"

《医宗金鉴》(卷八十五·手部主病)："支正……兼治消渴饮不止,补泻分明自可安。""阳池主治消渴病,口干烦闷疟热寒。"

《医宗金鉴》(卷八十五·足部主病):"照海穴……兼疗消渴便不通。""太溪主治消渴病,兼治房劳不称情。"

《针灸逢源》(卷五·三消):"三消证……承浆、金津、玉液、肾俞。"

《针灸内篇》(足太阳膀胱络):"中膂内俞……肾[此字原无,据《太平圣惠方》补]虚消[此字原无,据《太平圣惠方》补]渴。"

《针灸内篇》(督脉经络):"水沟……治消渴,鼻塞,痫症,水蛊,身面浮肿,口眼歪。"

《神灸经纶》(卷三·身部证治):"消渴:承浆、大溪、支正、阳池、照海、肾俞、小肠俞、手足小指穴(即手足小指尖头)。"

《针灸集成》(卷二·消渴):"消渴饮水:人中、兑端、隐白、承浆、然谷、神门、内关、三焦俞。""肾虚消渴:然谷、肾俞、腰俞、肺俞、中膂俞……灸三壮。""食渴:中脘针,三焦俞、胃俞、太渊、列缺针,皆泻。"

《针灸秘授全书》(噤口不开):"海泉治消渴症极验。"

《针灸秘授全书》(三消症):"三消症:阳池(禁灸)、兑端、人中、中脘、中膂俞、脾俞、公孙、关冲、小肠俞、海泉。""胃虚食消加三里。""肾虚茶消加照海。"

[外国文献]

《针灸则》(七十穴·肩背部):"腰眼……常灸,腹痛,消渴有功。"

《针灸则》(消渴):"针:中脘、阴都;灸:三里。"

[现代文献题录]

(限本节引用者,按首位作者首字的汉语拼音排序)

曹少鸣,孙国杰.针刺、艾灸、针加灸治疗糖尿病的比较研究.中国针灸,1997,17(10):586-587.

陈天韵.头针配合穴位注射治疗糖尿病肢体麻木.中国针灸,2001,21(4):207-208.

谌剑飞,何兴伟,张建华,等.Ⅱ型重度糖尿病穴位内胰岛移植临床疗效研究.中国针灸,1999,19(11):647-650.

谌剑飞,李学武.国外针灸治疗糖尿病的进展.国外医学:中医中药分册,1983,5(3):1.

谌剑飞,魏稼.糖尿病性颅神经病变的针刺治疗探析.针灸学报,1989,5(2):28-31.

谌剑飞,魏稼.针刺治疗糖尿病的初步研究.中国针灸,1983,3(1):1-4.

谌剑飞,魏稼.针灸治疗糖尿病50年重大进展概述.中国针灸,2001,21(5):315-318.

丁淑强.电针刺络拔罐并用治疗糖尿病周围神经病变48例.中国中西医结合杂志,2007,27(9):843.

董卫.胃脘下俞穴埋线法治疗糖尿病临床研究.中国针灸,2002,22(10):653-655.

杜永年.针刺艾灸治愈糖尿病引起尿潴留.新中医,1986,18(12):22.

冯明秀,李英,庞波,等.针灸配合消渴膏穴位贴敷治疗糖尿病309例.中医杂志,1994,35(1):25-26.

冯胜利,史秀英,张明兰.脉冲低频电穴位治疗糖尿病45例临床观察.中国针灸,1997,17(8):459.

高彦彬,王越,冯兴忠.全国首届中医糖尿病学术会议述要.中医杂志,1991,32(5):52-55.

宫军.灸法治疗2型糖尿病156例临床观察.天津中医药,2003,20(4):47.

郭桂珍,许广里,李栋林.针刺对血糖作用的临床研究.吉林中医药,1990,10(3):19.

郭水池,杜福天,王英俊,等.针灸治疗糖尿病60例疗效观察.陕西中医,1992,13(10):460.

郭水池,马坤范,窦世隆,等.针灸对人工高血糖家犬血糖、胰岛素和 C 肽的影响 // 中国针灸学会．针灸论文摘要选编．北京：中国针灸学会，1987：95．

韩亚兰，韩学明，白玲．用电子冷热针灸仪治疗糖尿病 50 例疗效观察．针灸临床杂志，2000，16（2）：33-34．

侯安乐．糖尿病患者针刺三阴交后血糖变化的观察．浙江中医杂志，1993，28（9）：411．

康世英，刘豫树，罗惠平，等．择时针刺治疗糖尿病的临床研究．中国针灸，1995，15（1）：6-8．

雷梦楠，马丽康，张佩珠，等．针刺足三里、三阴交对家兔血糖浓度的影响．云南中医学院学报，1993，16（1）：33-35．

李龙宣，陈可，曾晓玲，等．穴位注射对Ⅱ型糖尿病患者糖代谢的影响．中国针灸，2000，20（8）：493-495．

李佩芳，曹奕，王二争．刺络放血对Ⅱ型糖尿病周围神经病变和血液流变学的影响．针灸临床杂志，2004，20（12）：38．

李巧菊，马繁梅．穴位埋线治疗糖尿病 46 例疗效观察．山西中医，1992，8（2）：41．

李显辉，时海鹰，杨晓宇，等．针灸治疗糖尿病周围神经病变的临床观察．针灸临床杂志，1998，14（2）：16-17．

李孝柱，魏雪莲，张平．针药结合救治糖尿病酮症酸中毒所致昏迷 12 例分析．针灸临床杂志，2000，6（3）：18-19．

李雪梅，李静茁，王晓艳．针药并用治疗糖尿病的临床体会．吉林中医药，2004，24（3）：19．

李镇荣．针灸治疗糖尿病 30 例．中国针灸，2001，21（5）：307．

李忠，张秀云．糖尿病脐疗法．辽宁中医杂志，1986，13（11）：35．

梁凤霞，陈瑞，王华，等．针刺对糖尿病大鼠血浆神经肽 Y 的影响．中国针灸，2004，24（12）：860-862．

梁慧丽．生命信息仪治疗 2 型糖尿病 21 例．中国针灸，1996，16（10）：5．

蔺云桂,徐兰英,卢希玲,等.灸法治疗消渴病的初步观察.中医杂志,1985,26(9):52.

刘金洪.针灸治愈糖尿病继发动眼神经麻痹一例.上海针灸杂志,1991,10(2):44.

刘晓峰.针刺背俞穴为主治疗Ⅱ型糖尿病30例.针灸临床杂志,2001,17(1):37-38.

刘志诚,孙凤崛,马志民,等.针刺对非胰岛素依赖型糖尿病大鼠渴中枢的作用.中国针灸,2002,22(2):121-124.

刘志诚,孙凤岷,朱苗花,等.针灸对非胰导素依赖性糖尿病胰岛素抵抗的影响.上海针灸杂志,2000,19(1):5-7.

龙文君,张全明,张侬,等.耳针治疗糖尿病25例.中西医结合杂志,1989,9(11):665.

罗红艳,王晓红,王岱,等.傍针刺法为主治疗气阴两虚型消渴病50例临床观察.中国针灸,2000,20(1):21-24.

马兆勤,李志新,马建华,等.艾段温针隔橘皮灸治疗糖尿病200例临床观察.中国针灸,1989,9(5):39-40.

钱肇仁,方幼安,钟学礼,等.针灸治疗糖尿病并发神经病变的疗效研究.上海针灸杂志,1984,3(4):17.

秦福兰,贾杰,郭学军.针刺和运动疗法对2型糖尿病的疗效观察.中国针灸,2002,22(9):579-581.

邵敏,王祥珍,吴春欢,等.穴位贴敷为主治疗Ⅱ型糖尿病的临床研究.中国针灸,1999,19(8):453-455.

沈中秋,杨敏,宋梦玉.电针加TDP治疗Ⅱ型糖尿病87例.上海针灸杂志,2004,23(2):17.

谭国辉,郝贤.针灸配合中药辨证治疗Ⅱ型糖尿病120例.针灸临床杂志,2000,16(2):5.

王凤仪.穴分四组　轮流使用//胡熙明.针灸临证指南.北京:人民卫生出版社,1991:369.

王海,王韬.艾灸大椎神阙对糖尿病病人胰岛功能的影响.

中国针灸,1999,19(5):305-306.

王宏才,王听,田德全,等.针刺对糖尿病大鼠前列环素及血栓素A的影响.中国针灸,2001,21(3):174.

小池透,小池丰,小池三良助,等.针药并施治疗16年之糖尿病得显效.安徽中医学院学报,1986,5(2):62.

熊星火,孙国杰.针刺降低高血糖即时效应的临床研究.中国针灸,1994,14(3):9-10.

徐笨人.磁锤叩打涌泉太溪//胡熙明.针灸临证指南.北京:人民卫生出版社,1991:368.

徐放明,刘志诚,宋琬北.针灸治疗肥胖型Ⅱ型糖尿病45例疗效观察.天津中医,2002,19(1):55-57.

徐福,宣丽华.附子饼灸为主治疗糖尿病神经系统病变54例.中国针灸,2002,22(5):318.

徐威.针灸配合药物治疗Ⅱ型糖尿病50例.中国针灸,1998,18(2):100.

杨丹.针刺治疗2型糖尿病100例疗效观察.上海针灸杂志,2003,22(12):3-4.

杨廉德.俞原配穴 以补为主//胡熙明.针灸临证指南.北京:人民卫生出版社,1991:371.

姚玉芳,王茎,黄学勇,等.耳针对2型糖尿病患者糖代谢的影响.安徽中医学院学报,2004,23(1):28-30.

于济民,徐亚栋,施有铨.SMS-03型信息治疗仪治疗糖尿病70例.中西医结合杂志,1989,9(6):363.

余润明,陈忠良,郭滨.内功推拿治疗糖尿病48例临床疗效观察.安徽中医学院学报,1989,8(2):23-25.

俞锦芳,崔之础.针刺治疗糖尿病性周围神经病变临床研究.中国针灸,2000,20(4):203-204.

翟耀,巩殿琴,陈德成,等.针刺治疗糖尿病及心血管并发症的临床研究.中国针灸,1996,16(8):11-13.

张和媛. 张和媛临证经验 // 陈佑邦, 邓良月. 当代中国针灸临证精要. 天津: 天津科学技术出版社, 1987: 203.

张慧岭, 薄丽亚. 逢时针灸治疗糖尿病临床观察. 中国针灸, 2003, 23 (1): 13-14.

张涛清, 杜福天, 郭水池, 等. 针灸治疗糖尿病疗效及实验观察. 中国针灸, 1988, 8 (4): 23-25.

张玉璞. 三穴为主 随症加减 // 胡熙明. 针灸临证指南. 北京: 人民卫生出版社, 1991: 370.

张跃平, 王相瑶, 李翠珍. 针刺治疗Ⅱ型糖尿病 73 例临床观察. 中国针灸, 1997, 17 (11): 673-674.

张智龙, 薛莉, 吉学群, 等. 针刺对 2 型糖尿病胰岛素抵抗影响的临床研究. 中国针灸, 2002, 22 (11): 723-725.

章逢润. 糖尿病的针灸治疗. 陕西中医, 1985, 6 (10): 459.

赵银龙, 杨长森, 刘志诚. 针灸对单纯性肥胖患者糖代谢的影响. 江西中医药, 1992, 23 (6): 44.

赵永祥. 耳穴治疗糖尿病 30 例的疗效观察. 云南中医杂志, 1995, 16 (1): 54.

郑慧田, 李永方, 袁顺兴, 等. 针药结合治疗糖尿病周围神经病变 52 例. 上海针灸杂志, 2000, 19 (1): 8-9.

郑蕙田, 黄美明, 孙吉山, 等. 针灸治疗糖尿病性膀胱病变的临床研究. 上海针灸杂志, 1983, 2 (3): 10.

郑蕙田. 手阳明大肠经和胰岛素分泌. 上海针灸杂志, 1993, 12 (1): 43.

郑庆瑞, 刘德成, 蒋志敬, 等. 针药并施治疗糖尿病肠病 58 例. 中医药学报, 1995, 23 (2): 28.

郑志坚, 王元清. 益气温阳康复法辅治 2 型糖尿病 30 例. 安徽中医学院学报, 2001, 20 (3): 13-15.

周潮, 李晓哲, 常宝中, 等. 揿针及体针并用治疗Ⅱ型糖尿病 178 例. 中国针灸, 1998, 18 (1): 38.

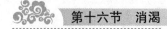

周智梁,杨家荣.刺血疗法结合穴位注射治疗糖尿病周围神经病变疗效观察.辽宁中医杂志,2004,31(5):412.

朱丽霞,田德全,王听,等.针刺对糖尿病大鼠坐骨神经过度非酶性糖基化的调节.上海针灸杂志,2003,22(5):23-25.

第十七节 破伤风

破伤风是风邪从皮肤破损处侵入人体,从而出现痉挛抽搐等症状的病证。古代文献中凡有破伤风、破伤牵、破伤、类破伤等描述字样的内容,本节均予以收录。古代"脐风"即小儿破伤风,古人治疗有其特点,而现代相关报道不多,故另立专节予以介绍,本节不再收录和讨论。本病与瘈疭有交叉,可参阅相关章节。中医学认为,本病多由风邪乘皮肤破损之虚而入,引起筋脉失养所致,临床涉及热、风、瘀、虚等型。西医学认为,本病是由破伤风梭菌侵入人体伤口,在厌氧环境下生长繁殖,并产生外毒素侵袭神经系统的一种特异性感染,其特点为全身肌肉强直性痉挛。涉及本病的古代针灸文献共 21 条,合 35 穴次;现代针灸文献共 12 篇,合 217 穴次。将古今文献的统计结果相对照,可列出表 17-1~表 17-4(表中数字为文献中出现的次数)。

表 17-1 常用经脉的古今对照表

经脉	古代(穴次)	现代(穴次)
相同	大肠经 4、膀胱经 3、任脉 2	膀胱经 34、任脉 19、大肠经 17
不同	经外奇穴 9、小肠经 7、肝经 5、三焦经 4	督脉 69、胃经 29、胆经 18

表 17-2 常用部位的古今对照表

部位	古代(穴次)	现代(穴次)
相同	手背 13、足阴 5、头面 2	头面 67、手背 13、足阴 12
不同	患部 5、臂阳 4、足背 3	上背 35、腿阳 29、下背 19

表 17-3　常用穴位的古今对照表

穴位		古代（穴次）	现代（穴次）
相同		合谷 4、承山 1、太冲 1	合谷 10、承山 6、太冲 5
相似	腹	关元 1	气海 5、中脘 4
	头面	太阳 1、承浆 1	颊车 9、下关 7、风府 6、水沟 6、百会 6、风池 5、后顶 4
不同	手足	后溪 7、大敦 3、申脉 2、足临泣 1、行间 1、八邪 1、十宣 1	涌泉 4
	腿		阳陵泉 6、委中 6、足三里 5、三阴交 5、环跳 4
	臂	外关 4	内关 4、曲池 5
	背		大椎 10、命门 7、身柱 5、筋缩 4、大肠俞 4
	他	患部 5、阿是穴 1	

表 17-4　治疗方法的古今对照表

方法	古代（条次）	现代（篇次）
相同	艾灸 5、针刺 3	针刺 11、灸法 3
不同	刺血 2	电针 1

根据以上各表，可对破伤风的古今针灸治疗特点作以下比较分析。

【循经取穴比较】

1. 古今均取手足阳经穴　本病常表现为四肢痉挛抽动，而中医认为阳主动、阴主静，因此古今治疗本病均多取手足阳经穴，相关数据如表 17-5 所示。

表 17-5　手、足三阳经穴次及其分占古、今总穴次的百分比和其位次对照表

	手太阳	手阳明	手少阳	足太阳	足阳明	足少阳
古代	7	4	4	3	0	1
	（20.00%）	（11.43%）	（11.43%）	（8.57%）	（0.00%）	（2.86%）
	第一位	第三位	第三位	第四位	第七位	第六位
现代	1	17	1	34	29	18
	（0.46%）	（7.83%）	（0.46%）	（15.67%）	（13.36%）	（8.29%）
	第十一位	第六位	第十一位	第二位	第三位	第五位

由表 17-5 中的百分比及位次可知，**古代多取手三阳经，现代多取足三阳经**，其原因待考。**古代也取足太阳经穴**，占古代总穴次的 8.57%，但不如现代；**现代也取手阳明经穴**，占现代总穴次的 7.83%，但不如古代。

就穴位而言，表 17-3 显示，**古今均取合谷、承山**，这是相同的。在手三阳经上，**古代还取后溪、外关，现代则取曲池**；在足太阳经上，**古代还取申脉，现代则取委中、大肠俞**；在足少阳经上，**古代还取足临泣，现代则取风池、阳陵泉、环跳**；在足阳明经上，**现代又取颊车、下关、足三里，而古代取之不多**，这些均是古今不同的。

2. 古今均取任脉穴　本病可引起咬肌、面肌、腹肌和膈肌和肋间肌等痉挛，而任脉行经胸腹中央，抵达下唇，因此古、今治疗本病均取任脉穴，分别为 2、19 穴次，分列各部的第五、第四位，分占各自总穴次的 5.71%、8.76%，可见**现代比古代更多地选取任脉穴**。就穴位而言，**古代选取关元，现代则取气海、中脘**，这是相似的；**古代又取承浆，现代取之不多**，这是不同的。

3. 古代选取肝经穴　中医认为"肝主筋"，而肝的阴血不足，血不养筋，则可出现抽搐，因此古代也选用肝经穴，共计 5 穴次，列诸经的第二位，占古代总穴次的 14.29%，**选用穴为太冲、大敦、行间**。现代虽然也取太冲，但现代取肝经共 7 穴次，列现代诸经的第七位，占现代总穴次的 3.23%，未被列入常用经脉，不如

古代。

4. **现代选取督脉穴**　本病常现角弓反张,现代认为其由外毒素侵袭脊髓与脑干神经元所致,因此常选用督脉穴,共计 69 穴次,列诸经的第一位,占现代总穴次的 31.80%。**常用穴为大椎、命门、风府、百会、水沟、身柱、筋缩、后顶。**而古代取督脉为 0 穴次,列古代诸经的第七(并列)位,未被列入常用经脉,远不如现代。

【分部取穴比较】

1. **古今均取四肢阳面穴**　前面已述,古今治疗本病均多取手足阳经穴,因此四肢阳面穴次较高,相关数据如表 17-6 所示。

表 17-6　四肢阳面各部穴次及其分占古、今总穴次的百分比和其位次对照表

	手阳	臂阳	足阳	腿阳
古代	13(37.14%,第一位)	4(11.43%,第三位)	3(8.57%,第四位)	1(2.86%,第六位)
现代	13(5.99%,第五位)	6(2.76%,第八位)	4(1.84%,第十位)	29(13.36%,第三位)

由表 17-6 中的百分比及位次可知,**古代多取上肢阳面及足阳部穴,现代多取腿阳面穴**;虽然现代也取手阳面穴,占总穴次的 5.99%,但不如古代。这与上述古代多取手三阳经,现代多取足三阳经相吻合。

就穴位而言,表 17-3 显示,在手阳面,**古今均取合谷,这是相同的**;古代又取后溪、八邪、十宣,现代取之不多,这是不同的。如明代《医学入门》载:"合谷:主中风,破伤风,痹风。"金代《针经指南》记:后溪主"破伤风搐(肝)"。明代《针灸大成》称:合谷、八邪、后溪等穴治疗"破伤风症"。《针灸大全》谓:后溪配合谷、

十宣等穴治疗"破伤风,因他事搐发,浑身发热颠强"。现代赵宜群治疗破伤风,针刺合谷透后溪;魏九康亦取合谷等穴,用粗针弹刺。

　　在臂阳面,**古代选取外关,而现代选取曲池,这是不同的**。如《针经指南》言:外关主治"破伤风(胃肝)"。现代黄瑞钟治疗破伤风,针刺曲池、手三里等穴;赵宜群治疗破伤风四肢抽搐,针刺曲池透小海。

　　在足阳部,**古代选取申脉、足临泣,现代选用不多,这也是不同的**。如《针经指南》言:申脉主"破伤风(肝)"。《针灸集书》云:先刺外关,后刺临泣,可治"破伤风疾与心疼"。

　　在腿阳面,**古今均取承山,这是相同的;现代还取阳陵泉、委中、足三里、环跳,古代选取不多,这是不同的**。如明代《肘后歌》道:"打扑伤损破伤风,先于痛处下针攻,后向承山立作效,甄权留下意无穷。"现代黄瑞钟治疗破伤风,针环跳、足三里、阳陵泉、三阴交、委中、承山、昆仑等,施泻法,并通电 30~50 分钟,甚至 1 小时以上,一日针 1~3 次;何止湘亦取环跳、阳陵泉、丰隆等穴,用针刺强刺激,不留针。

　　2. 古今均取足阴部穴　　前面已述,本病临床选取肝经穴,此外,现代还取肾经等穴,致使在古、今文献中,足阴部分别为 5、12 穴次,分列各部的第二(并列)、第六位,分占各自总穴次的 14.29%、5.53%,可见**古代比现代更重视取足阴部穴**,显示古代更重视"肝主筋"的理论。就穴位而言,**古今均取太冲,这是相同的;古代又取肝经大敦、行间,现代则取肾经涌泉,这是不同的**。如《针灸大成》语:四关治疗"破伤风症"(四关包括太冲与合谷)。《针灸大全》述:大敦、行间治"破伤风,因他事搐发,浑身发热颠强"。《医学入门》叙:大敦主"破伤风,小儿急慢惊风等症"。现代姜功巧治疗破伤风,取涌泉、太冲等穴,用针刺捻转法;班旭升等亦针太冲等穴,行提插捻转快速交替强刺激 30 秒,不留针;尤怀琛在破伤风病情危急之时,针刺涌泉等穴,留针 2 小时。

3. 古今均取头面部穴　本病外毒素可侵袭脑干神经元,出现咬肌、面肌、颈项肌的痉挛,因此临床亦取头面部穴,在古、今文献中,分别为 2、67 穴次,分列各部的第五、第一位,分占各自总穴次的 5.71%、30.88%,可见**现代比古代更多地选取头面部穴**,此当现代认识到本病与脑干相关的缘故。就穴位而言,**古代选取面部太阳、承浆,现代则取颊车、下关、水沟,这是相似的;现代又取头部百会、后顶,项部风府、风池,而古代取之不多,这是不同的**。如《针灸大全》刺太阳紫脉,治疗"破伤风,因他事搐发,浑身发热颠强"。《针灸大成》取承浆等穴,治疗"破伤风症"。现代焦国瑞介绍王重九治疗破伤风,针刺地仓、阳白、颊车、百会、后顶、风府、强间、大迎、听会等;高琪瑜治疗破伤风后遗症,针刺风池、上关、下关、颊车等穴,留针 0.5~1 小时;尤怀琛在破伤风病情危急之时,针刺水沟等穴,留针 2 小时。

4. 现代选取背部穴　本病常表现出角弓反张,因此现代也选用背部穴,共计 64 穴次,其中上背、下背部分别为 35、29 穴次,分列各部的第二、第四位,分占现代总穴次的 16.13%、8.76%,**常用穴为大椎、命门、身柱、筋缩、大肠俞**。如何止湘治疗破伤风,取风府、大椎、身柱、至阳、筋缩、命门、腰阳关等穴,用针刺强刺激,不留针;尤怀琛亦针刺身柱、筋缩,配以肝俞、肾俞、大肠俞、大椎、中枢、命门等穴,留针 2 小时。而古代取上、下背部均为 0 穴次,远不如现代。

5. 古代选取患部穴　古人认识到本病与皮肤破损相关,因此治疗亦取伤口局部穴,共计 5 穴次,与足阴部并列为各部的第二位,占古代总穴次的 14.29%。下述隔物灸与刺血排脓段落所列古代记载,即多取伤口局部。而现代西医认为,本病之破伤风梭菌污染组织较深,在厌氧环境下生长繁殖,产生外毒素侵袭运动神经元,而在伤口局部并不引起明显的病理改变,因此现代取患部穴者不多,这是古今不同的。

此外,表 17-3 显示,**古代还取关元,现代则取气海、中脘、三**

阴交、内关,尽管这些穴位所在部位(腹部、腿阴面、臂阴面)的穴次不高。如下面将述及的宋代《扁鹊心书》"灸关元穴百壮";现代焦国瑞介绍孝感人民医院取内关、三阴交、气海、中脘等穴,用针刺,均为例。

【辨证取穴比较】

在本病古代文献中,有若干内容与辨证相关,而其治疗均取**病变局部穴**。如《续名医类案》记:"一人杖后,寒热口干","此脓内燓,类破伤风也,遂砭去之,即安"(其中"燓"乃热,脓由瘀血所化)。《薛氏医案》载:"破伤风","治打扑伤损,或虫兽伤破皮肤,风邪入内,牙关紧急,腰背反张,或遍体麻木,甚至不知人事,用蒜捣烂,涂伤处,将艾壮于蒜上灸之,多灸为善"(其中"风邪"即为风)。该书又载:"流注久不愈因劳兼怒,忽仆地昏愦,殊类破伤风","佐以八珍汤、豆豉饼,半载而痊"(其中"劳"含虚之意)。由上可见,治疗与热、瘀、风、虚相关者均取伤口局部,予以刺血、艾灸等方法。

此外,**治疗与热相关者,古人还选取末端部、关节部穴,以及体表青紫脉**。《针灸大全》谓:"后溪"治"破伤风,因他事搐发,浑身发热颠强:大敦二穴、合谷二穴、行间二穴、十宣十穴、太阳紫脉"。上述大敦、十宣位于末端部,后溪、合谷、行间位于关节部,太阳紫脉乃体表青紫脉。

在现代本病临床报道中,有关辨证选穴的内容不多,但今人常根据患者症状选取相应穴位。如赵宜群治疗破伤风,角弓反张取风府、大椎、天柱、筋缩、长强、承山、昆仑透大钟,四肢抽搐取曲池透小海、外关透内关、合谷透后溪、风市、阳陵泉透阴陵泉、申脉、太冲透涌泉,针刺椎上穴用针刺泻法,四肢穴用提插捻转重泻法。

【针灸方法比较】

1. 古今均用灸法　灸法可提高机体的免疫力,杀菌解毒;

又可激发体内潜在生理功能,增强自身调节机制;还有益气补血的作用,故本病临床常用灸法,在古、今文献中分别为5条次、3篇次,分列古、今诸法之第一、第二位,分占各自总条(篇)次的23.81%和25.00%,古今百分比相近。

古代施灸者,如《扁鹊心书》载:"破伤风,牙关紧急,项背强直,灸关元穴百壮。"该案当有虚弱之候,故灸关元以益气补虚。

除了常规灸法外,**古人还采用隔豆豉灸和隔蒜灸**。如上述"辨证取穴比较"段落中,《薛氏医案》治疗"流注久不愈因劳兼怒"之"类破伤风",施以隔"豆豉饼"灸,此案之"劳"当属虚,致使"流注久不愈",而隔豆豉饼灸具敛疮作用。该段落中治疗"风邪入内"之"破伤风","用蒜捣烂,涂伤处,将艾壮于蒜上灸之,多灸为善",该案当为实证,而大蒜具杀菌解毒作用。

此外,《寿世保元》曰:"破伤风及风犬咬伤,此方最易而效良,用胡桃壳半个,填稠人粪满,仍用槐白皮衬扣伤处,用艾灸之,若遍身汗出,其人大困则愈,远年者,将伤处如前灸之亦效。"《千金宝要》云:"破伤风肿,厚涂杏仁膏,烧麻烛遥灸之。"此两则当为古人经验,姑且录以备考。

现代也有采用灸法的报道。如王岐山等治疗破伤风,取肝俞、三焦俞、曲池、合谷、中脘、气海、足三里、昆仑等,用灸法。**现代还用艾条灸和隔槐皮灸**。如魏九康治疗破伤风,将3根艾条捆在一起,温灸百会、大椎、神阙、命门,使汗出,以求发汗排毒之效;高明灿则取伤口局部,用面团绕其一周围严,将槐皮盖在其上,将艾蛋置槐皮上点燃,一个接着一个燃烧,至患者感到有灼热感时暂停,片刻后再灸,直到伤口周围红润冒汗、全身症状消失为止。这些当是对古代灸法的发展。

2. 古今均用针刺 针刺通过经络,或神经等组织,可对机体产生良性调节作用,使肌肉松弛,因此治疗本病均用针刺,在本病的古、今文献中分别为3条次、11篇次,分列古、今诸法之第二、第一位,分占各自总条(篇)次的14.29%和91.67%,可见**现**

代比古代更多地采用针刺,此当现代针具进步与神经学说影响的结果。

古今用针刺者,如清代《医宗金鉴》言:"合谷主治破伤风,痹痛筋急针止疼。"明代《肘后歌》道:"打扑伤损破伤风,先于痛处下针攻,后向承山立作效,甄权留下意无穷。"现代姜功巧治疗破伤风,针刺下关、颊车、地仓、翳风、合谷、廉泉、大椎、脾俞、委中、承山、十宣、涌泉、太冲、水沟,用捻转手法。

古今治疗本病也**采用补泻手法。**如宋代《琼瑶神书》治疗"破伤风":"先针后溪并申脉,呼吸补泻妙神功。"此乃呼吸补泻法的应用。现代黄瑞钟治疗破伤风,针刺局部痉挛附近穴位,取百会、风府、风池、大椎、新中(5~6颈椎间)、膏肓、命门、肾俞、下关、内关、合谷、环跳、足三里等,均采取泻法。而现代用补法的报道较少。

古代针刺穴位有一定的先后顺序。如《针灸集书》述:先刺外关,后刺足临泣,可治"破伤风疾与心疼"。现代冯润身提出了"针灸时-空结构",认为改变所刺穴位的先后顺序,将会取得不同的效应,因此对于取穴的先后次序问题尚需探讨。

现代治疗本病的针刺特点是**强刺激、久留针、用粗针**。如石亚平等治疗破伤风,取百会、大椎、筋缩、命门、腰俞、阳关、后顶、身柱等,用针刺强刺激,留针4小时;焦国瑞介绍苏北人民医院针灸科的经验,取百会、大椎、风府、筋缩、颊车、风池、曲池、合谷、委中、承山等穴,痉挛强烈持久者加人中、少商、涌泉,用针刺强刺激,每3~5分钟捻针1次,留针2~20小时;魏九康则用粗针弹刺合谷、曲池、气海、足三里、三阴交、行间,捻转弹动针柄,留针20~30分钟;王岐山等用27号粗针,针百会、风府、至阳、肝俞、颊车、合谷、曲池、间使、中脘、气海、足三里、三阴交、承山等穴,必须达至所需要的深度,并产生酸麻沉重闪电感,然后施强震荡术,用食、中指夹针柄,逆其经气之行旋转6~9次,刺激30~50分钟。

为了延长留针的时间,现代还**采用埋针疗法。**如陈序东治破伤风,取然谷、后溪、束骨、合谷、太冲、颊车、地仓、大椎、足三里,埋以自制"肌内置针",留针数十小时之久。

现代还在一天中针刺多次,以增加刺激量。如陈少珍治疗破伤风,每日早晚各行针1次,早针百会、人中、合谷、颊车、耳门、鱼腰,晚针翳风、地仓、阳白、丝竹空、下关,留针20~30分钟;班旭升等亦在每日早晚各针刺1次;黄瑞钟甚至认为一日可针3次。

现代还刺背部督脉穴达硬脊膜外。如田从豁治疗破伤风,取大椎,以40°角将针向上沿第1胸椎棘突上刺入2~2.5寸,达硬脊膜外(不穿透),施小幅度捻转200~500次,每5分钟行针1次,留针1小时或更长。

3. 古代采用刺血　本病由风邪(西医认为是破伤风梭菌)侵入人体所致,古人亦用刺血将风邪逐出体外。如上述"辨证取穴比较"中《续名医类案》载:"一人杖后,寒热口干","此脓内焮,类破伤风也,遂砭去之,即安"。"砭"乃泻血排脓之法。又如《针灸大全》记:治"破伤风,因他事搐发,浑身发热颠强",取"太阳紫脉",《针灸大成》补注"宜锋针出血",亦为例。而现代用刺血治疗本病的报道不多。

4. 现代采用电针　电针是现代电子技术与针灸相结合的产物,可增加刺激量,又节约人工。如焦国瑞介绍孝感专署人民医院治疗破伤风,取风府、风池、大椎、合谷、行间、内关、颊车、下关、天枢等穴,用针刺强刺激,留针20~30分钟,加电针。

【结语】

根据上述对古今文献的统计与分析结果,兹提出治疗破伤风的参考处方如下(无下划线者为古今均用穴,下划曲线者为古代所用穴,下划直线者为现代所用穴):①手阳面穴合谷、后溪、八邪、十宣,足阳部穴申脉、足临泣,足阴部穴太冲、大敦、行间、涌泉等;②臂阳面穴外关、曲池,腿阳面穴承山、阳陵泉、委中、足三里、环跳等;③头面部穴太阳、承浆、颊车、下关、风府、水沟、百会、风池、后顶等；④背部穴<u>大椎</u>、<u>命门</u>、<u>身柱</u>、筋缩、<u>大肠俞</u>等；⑤<u>患部穴</u>。此外，还可选取腹部穴<u>关元</u>、<u>气海</u>、<u>中脘</u>，腿阴面穴<u>三阴交</u>，臂阴面穴<u>内关</u>等。临床可根据病情，在上述处方中选用若干相关穴位。

临床可用灸法，包括艾条灸、隔豆豉灸、隔蒜灸和隔槐皮灸；也可用针刺，以粗针施强刺激，久留针，行补泻手法，施埋针疗法，一天可针刺多次；亦可采用刺血和电针疗法。

历代文献摘录

［古代文献摘录］

《琼瑶神书》(卷三·六十四)："后溪……破伤风发似癫［原作颠，据义改］狂。"

《琼瑶神书》(卷三·六十五)："鼻衄须知破伤风，先针后溪并申脉，呼吸补泻妙神功。"

《扁鹊心书》(卷上·窦材灸法)："破伤风，牙关紧急，项背强直，灸关元穴百壮。"

《千金宝要》(卷三·第十二)："破伤风肿，厚涂杏仁膏，烧麻烛遥灸之。"

《针经指南》(流注八穴)："外关……破伤风(胃肝)。""后溪……破伤风搐(肝)。""申脉……破伤风(肝)。"

《针灸大全》(卷四·八法主治病症)："后溪……破伤风，因他事搐发，浑身发［原有'血'字，据《针灸大成》删］热颠强：大敦二穴、合谷二穴、行间二穴、十宣十穴、太阳紫脉［《针灸大成》补注：'宜锋针出血'］。"

《针灸集书》(卷上·八法穴治病歌)："破伤风疾与心疼［先外关，后临泣］。"

《针灸聚英》(卷四上·肘后歌)："打扑伤损破伤风，先于痛处下针攻，后向承山立作效，甄权留下意无穷。"

《针灸聚英》(卷四下·八法八穴歌):"破伤眼肿睛红……外关。""手麻足麻破伤牵……后溪。"

《薛氏医案》(保婴撮要·卷十六·破伤风):"一小儿十六岁,流注久不愈因劳兼怒,忽仆地昏愦,殊类破伤风……佐以八珍汤、豆豉饼,半载而痊。"

《薛氏医案》(外科经验方·破伤风):"治打扑伤损,或虫兽伤破皮肤,风邪入内,牙关紧急,腰背反张,或遍体麻木,甚至不知人事,用蒜捣烂,涂伤处,将艾壮于蒜上灸之,多灸为善。"

《医学入门》(卷一·治病要穴):"合谷主中风,破伤风,痹风,筋急疼痛。""大敦……破伤风,小儿急慢惊风等症。"

《针灸大成》(卷五·八脉图并治症穴):"后溪……破伤风症:承浆、合谷、八邪、后溪、外关、四关。"

《寿世保元》(卷十·灸法):"破伤风及风犬咬伤,此方最易而效良,用胡桃壳半个,填稠人粪满,仍用槐白皮衬扣伤处,用艾灸之,若遍身汗出,其人大困则愈,远年者,将伤处如前灸之亦效。"

《医宗金鉴》(卷八十五·手部主病):"合谷主治破伤风,痹痛筋急针止疼。"

《医宗金鉴》(卷八十五·足部主病):"大敦……兼治脑衄破伤风。"

《续名医类案》(卷三十六·杖伤):"一人杖后,寒热口干……此脓内焮,类破伤风也,遂砭去之,即安。"

[现代文献题录]

(限本节引用者,按首位作者首字的汉语拼音排序)

班旭升,刘秀兰,李养源.针刺治疗非洲豹咬伤并发破伤风6例.中国针灸,1994,14(增刊):143.

陈少珍.用针刺配合中药治疗一例破伤风.福建中医药,1957,2(5):36.

陈序东.针灸治破伤风15例的经验介绍.中医杂志,1960,6

（1）:34-37.

高明灿.艾灸疗法治疗破伤风.赤脚医生,1975（4）:40.

高琪瑜.针刺治疗62例破伤风后遗症.中国针灸,1985,5（1）:7.

何止湘.针灸治疗破伤风28例.中国针灸,1987,7（4）:2.

黄瑞钟.中药针灸治疗破伤风20例疗效初步观察报告.云南医学杂志,1961（1）:16-18.

姜功巧.针灸配合药物治疗破伤风6例.中国针灸,1999,19（3）:154.

焦国瑞.针灸临床经验辑要.北京:人民卫生出版社,1981:162-164.

石亚平,许继元.运用针刺、中药综合治疗破伤风15例报告.江苏中医,1962（6）:19-21.

田从豁.田从豁临证经验//陈佑邦,邓良月.当代中国针灸临证精要.天津:天津科学技术出版社,1987:62.

魏九康.针灸取汗排毒法治疗破伤风46例疗效观察.中国针灸,2000,20（10）:589.

王岐山,孙世古.针灸配合玉真散治疗破伤风病例介绍.山东医刊,1957（6）:20.

尤怀琛.针灸治疗破伤风验案两则.江苏中医,1960（3）:47-48.

赵宜群.针刺治愈破伤风2例.针灸临床杂志,1998,14（6）:22.

第十八节　脐风

脐风为新生儿断脐不洁,风邪从断口侵入,致使出现痉挛抽搐等症状的病证,属破伤风之一种,与瘛疭亦有交叉,可参阅相关章节。西医学认为,本病是新生儿感染破伤风梭菌所致。统计结果显示,涉及本病的古代针灸文献共38条,穴位28个,总计67穴次。常用经络及其穴次为任脉16、肾经9、督脉7;常用部位及其穴次为头面30、小腹13、足阴10;常用穴位及其次数为然谷9、神阙9、承浆6、囟会3、少商2、水沟2、龈交2;针灸方法的次数为灸法28、刺血14、敷贴4、针灸结合4、针刺3(含泻1)、擦法3。现代由于科学技术的进步,消毒措施的严密,故现代临床发生本病不多,针灸治疗的报道也较少,因此本篇主要对古代相关文献进行统计和分析,同时结合现代报道,作若干比较。

【循经取穴特点】

1. **多取任、督脉穴**　本病可引起面部、腹部、胸部、背部肌肉的痉挛,而任脉行经胸腹中央,抵达下唇;督脉循行经背部,到达头面,因此古代选取任脉、督脉分别为16、7穴次,分列诸经穴次的第一、第三位,常用穴为神阙、承浆,囟会、水沟、龈交。

2. **多取肾经穴**　新生儿肾气未充,精血不足,肝脏失养,致使筋脉抽搐,因此古代取肾经9穴次,列诸经穴次的第二位,常用穴为然谷。

【分部取穴特点】

1. **多取头面部穴**　本病可出现牙关紧闭、面呈苦笑、舌强流涎、颈项强直等症状,因此古人治疗多取头面部穴,共30穴次,列各部穴次之首。**常用穴为承浆、囟会、水沟、龈交。**如《针灸逢源》曰:"脐风","即用灯火于囟门、眉心、人中、承浆、两手少商,各穴一燋"。《续医说》云:"小儿脐风","牙龈当中有小水泡,如黄粟一粒,疼不可忍,故不啼不乳,但以指甲破之,出黄脓一点而愈"。现代治疗本病也有取头面部穴者。如龙万春治疗新生儿破伤风,取百会、囟门、眉心、人中、承浆、地仓、颊车等穴,用灯火灸;张升则点按印堂、百会、水沟等穴,这些是对古代多取头面部穴的继承。

2. **多取小腹部穴**　本病多由断脐不洁所致,根据局部取穴原则,古人多取小腹部穴,共计13穴次,列各部之第二位,**常用穴为神阙。**如《薛氏医案》记:"脐风","以艾灸脐中亦有生者"。《类经图翼》载:"脐风撮口","以小艾炷隔蒜灸脐中,俟口中觉有艾气,亦得生者"。现代治疗本病也有取小腹部穴者,如张升治疗新生儿破伤风,取神阙等穴,用灸法;龙万春则取脐轮六焦等穴,用灯火灸。可见多取小腹部穴,这是古今相合的。

3. **多取足阴部穴**　本病表现为四肢痉挛,因此古人亦取手足部穴。如《针灸集成》言:"儿生一七日内多啼:客风中于脐至心脾,合谷、太冲、神门、列缺七壮,承浆七壮。"前面已述,本病多取肾经穴,因此在手足各部中,足阴部穴次为高,共计10穴次,列各部穴次的第三位,**常用穴为然谷。**如《针灸甲乙经》语:"小儿脐风,口不开,善惊,然谷主之。"《百证赋》道:"脐风须然谷而易醒。"然谷为荥穴。《灵枢经·邪气脏腑病形》曰:"荥输治外经。"故四肢抽搐多取之。现代治疗本病也有取足阴部穴者,其中以涌泉为多,与古代多取然谷大同小异。如龙万春等治疗新生儿破伤风,取涌泉等穴,用灯火灸;张升则点按涌泉、太冲等穴。

【针灸方法特点】

1. **多用灸法**　与治疗成人破伤风一样,古代治疗脐风亦多用灸法,共计14条次、合28穴次,列诸法之第一位。古人**所灸以脐部穴为多**,同时也有灸腹部青筋头,以及手足部特定穴者。如《医说》叙:"患脐风已不救,家人乃盛以盘合,将送诸江,道遇老媪曰,儿可活,即与俱归,以艾灸脐下,遂活。"《寿世保元》述:"小儿脐风","用线比两口角折中,以墨记之,放脐中四下,灸七壮"。《类经图翼》谓:"凡脐风若成,必有青筋一道,自下上行至腹而生两岔,即灸青筋之头三壮截住,若见两岔,即灸两处筋头各三壮,十活五六,不则上行攻心而死矣。"又如上述"多取足阴部穴"中,《针灸集成》灸"合谷、太冲、神门、列缺七壮",亦为例。

治疗脐风古人**常用灯火灸**,对穴位做瞬时的直接点灸,其作用与其他直接灸法相似,但操作迅速,没有痛苦,不留瘢痕,故适用于婴儿。如《小儿烧针法》言:"脐惊风","以灯火烧囟门四点,烧脐四点,胸前平烧三点"。《针灸简易》语:"小儿脐风","用灯心蘸香油点燃,于囟门一燋,人中、承浆、两手少商各一燋,脐轮绕脐六燋,脐带未脱,于带口烧一燋,既脱,于脱处一燋,其十三燋,风便止"。对于腹部青筋头,古人也有用灯火灸者。如《寿世保元》称:"于青筋初发,急用灯心蘸香油,用灯于青筋头并岔行尽处燎之,以截住不致攻心,更以艾灸中脘三壮。"

现代治疗本病也有采用灯火灸者。如林立治疗新生儿破伤风,取囟门、眉心、人中、承浆、少商、脐上、脐轮六焦等穴,用灯火灸。此可谓是对古人经验的继承。

古人治疗脐风也**用隔物灸**,以避免皮肤烫伤,所用灸材包括姜片与大蒜。如《针灸秘授全书》谓:"脐风:神阙(用姜片,名雷公丹灸)、然谷(禁针)。"《名医类案》述:"脐风","急用蒜一两,捣捏作饼子,纳于脐上,以艾火灸五七壮,以拔出风邪"。

现代也有用隔物灸者。如张升治疗新生儿破伤风,取神阙、囟会,用隔姜灸或艾条熏灸,此与古人经验相合。此外,现代肖功熊等还采用"丸灸法",即将艾叶、樟片、麝香研末,以乙醇调匀为丸,以朱砂、雄黄为衣,将上丸以丝绸包裹,近穴位时点燃,距穴位半分时吹灭，速按穴位上（迎），或不吹灭即按穴位上（随），所灸穴位包括百会、人中、印堂、承浆、膻中、合谷、少商、承山、大敦、涌泉、上脘、中脘、下脘、气海、关元、神阙，痉挛不止加期门、章门。"丸灸法"在古代本病文献中未见记载，当是今人的发展。

2. **多用刺血法**　对于小儿脐风，古人也常用刺血法（含刺脓、刺水泡），以逐风排瘀，共计 12 条次，合 14 穴次，列诸法的第二位。所刺穴位，多在口部，包括口中水泡和阳性反应点，此外还刺乳部小核。

古代**刺口中水泡者**，包括齿龈部位，以及口腔其他部位的水泡。前者如《医学纲目》言："看儿齿龈上有小泡子如粟米状，以温水蘸熟帛裹指，轻轻擦破，即开口便安，不药神效。"《名医类案》语："须看牙龈有水泡，点如粟粒，以银针挑破出污血，或黄脓少许而愈。"后者如《小儿烧针法》称："此症多在产后七日发，五脏有寒，肚中作痛，两口角起黄丹成串，满口有泡疮，用银簪挑破出血，以新棉吸尽血。"《续名医类案》谓："此脐风病也"，"即视其口中上腭，有白泡子成聚，是其候也，随以手法刮去之，以软帛拭净其血，则脐风不发矣"。

刺口中阳性反应点者，包括齿龈部位，以及口中其他部位的阳性反应点。如《苏沈良方》载："每视小儿上下龈，当口中心处，若有白色如红豆大，此病发之候也，急以指爪正当中掐之，自外达内，令断，微血出亦不妨，又于白处两尽头，亦以此掐，令内外断，只掐令气脉断，不必破肉，指爪勿令太铦，恐伤儿甚。"《寿世保元》记："脐风等项，并牙龈边生白点，名为马牙，作痛啼哭不乳，即看口内坚硬之处，或牙龈边白点，将针挑破出血。"

刺乳部小核者，如《针灸简易》"脐风灸法"载："小儿三朝一七，摸儿两乳，乳内有一小核，必轻轻将核挤出白浆，自愈。"

而在本病现代临床上，有关刺口部、乳部穴出血、出脓、出水的报道不多。

3. **采用敷涂法**　古代亦用敷涂疗法治疗脐风，通过穴位皮肤吸收药物以发挥疗效。所取穴位多为神阙,所敷药物包括艾蒿、田螺,以及"预防脐风神方"。其中**用艾蒿者**,如《续名医类案》叙:"江某生子,三日啼不住,万视之曰:此必断脐失谨,风冷之气入脐,腹痛而哭也,乃用蕲艾捣如绵,再烘令热,以封其脐,冷则易之,三易而哭止。"艾蒿苦辛温,有抑菌、抗休克的作用。用**田螺者**,如《寿世保元》述:"治脐风撮口,用田螺捣烂,入麝香一分再捣,涂脐上立效。"田螺甘咸寒,有清热功能。用**"预防脐风神方"者**,如《小儿烧针法》"预防脐风神方"下载:"枯矾一钱五分,硼砂五分,朱砂三分,冰片三厘,麝香五厘。共研细末,小儿产下洗过,即将此末药敷脐眼上,每日换一次,共用一周,小儿永无脐风之症。"其中枯矾、硼砂、冰片均为寒性,可清热解毒;朱砂可安神定惊;冰片、麝香可开窍醒神。而在现代本病临床上,敷涂疗法的报道不多。

4. **运用针刺** 针刺通过经络(西医认为通过神经、血管、淋巴等组织),可改善肢体局部肌肉的痉挛状态,并对全身机体产生良性调节作用,因此古代治疗本病亦用针刺。如《寿世保元》曰:"小儿脐风","新针七个,刺两眉口圆圈一百余下"。《薛氏医案》云:"小儿百日脐风马牙,当作胎毒,泻足阳明火。"后者采用泻法。古人还将针刺与灸法结合运用,以提高疗效。如《子午流注针经》言:然谷治疗"小儿脐风并口噤,神针并灸得安宁"。《卫生宝鉴》语:"初生小儿脐风撮口,灸然谷穴三壮","针入三分,不宜见血,立效"。

现代也有用针刺者。如王美等治疗新生儿破伤风,取八鱼穴(分别在气端、涌泉、丝竹空、攒竹、鱼腰、印堂、迎香、地仓、百会、十宣等穴部或其附近),用针刺,可出血。此与古代针刺是吻合的,但古代针刺然谷有"不宜见血"的记载,现代针刺涌泉等穴则曰"可出血",两者似有所不同。

5. **运用按摩** 按摩将力作用于患者穴位,以放松肌肉肌腱,并通过经络或神经的传导,改善患者脏腑的病理状态。如《针灸简易》治疗"脐风":"鸡蛋白,用指蘸擦背心良久,有毛出刺手,长分许即止,若长至寸许,用绢包紧,俟有转机,再擦两太阳及口角,则口自开矣,神效。"其中鸡蛋白性甘凉,有清热解毒作用,故用做按摩擦法的介质。

现代也有采用按摩的报道。如曲宜贻治疗脐风,取夹脊穴、大椎、肺俞、昆仑、太溪、劳宫、涌泉、关元、命门,用刮法,取手腿趾节横纹、眶内缘,用点按法;张升则取印堂、涌泉、百会、水沟、合谷、命门、足三里、太冲,用点按法。古代治疗本病用擦法,现代则用刮法和点按法,此为大同小异。

【结语】

根据上述对文献的统计与分析结果,兹提出治疗脐风的参考处方如下:

取头面部穴承浆、囟会、水沟、龈交等;小腹部穴神阙等;足阴部穴然谷等。临床可用灸法,包括灯火灸、隔姜灸、隔蒜灸,以及"丸灸法";可用刺血法(含刺脓、刺水泡),所刺穴位多在口中水泡等阳性反应点处,以及乳部小核等处;还可采用敷涂法,在神阙部敷以艾蒿、田螺、"预防脐风神方"等药物;又可采用针刺、按摩等法。

历代文献摘录

[古代文献摘录]

《针灸甲乙经》(卷十二·第十一):"小儿脐风,目上插,刺丝竹空主之。""小儿脐风,口不开,善惊,然谷主之。"

《苏沈良方》(卷八·治褓中小儿脐风撮口法):"每视小儿上下龈,当口中心处,若有白色如红豆大,此病发之候也,急以指爪正当中掐之,自外达内,令断,微血出亦不妨,又于白处两尽头,亦以此掐,令内外断,只掐令气脉断,不必破肉,指爪勿令太铦,恐伤儿甚。"

《子午流注针经》(卷下·手太阴):"然谷肾荥内踝寻……小儿脐风并口噤,神针并灸得安宁。"

《医说》(卷二·灸脐风):"枢密孙公抃生[一本有'子'字]数日,患脐风已不救,家人乃盛以盘合,将送诸江,道遇老媪曰儿可活,即与俱归,以艾[一本有'炷'字]灸脐下,遂活。"

《卫生宝鉴》(卷十九·灸慢惊风):"初生小儿脐风撮口,灸然谷穴三壮……针入三分,不宜见血,立效。"

《续医说》(卷九·小儿脐风):"小儿脐风……牙龈当中有小水泡,如黄粟一粒,疼不可忍,故不啼不乳,但以指甲破之,出黄脓一点而愈。"

《针灸聚英》(卷四上·百证赋):"脐风须然谷而易醒。"

《名医类案》(卷十二·脐风):"近来江南脐风之症最多……急用蒜一两,捣捏作饼子,纳于脐上,以艾火灸五七壮,以拔出风邪,仍用艾茸,或绵子如钱大一块,贴于脐上,外以膏药封之,兼行前二法为炒。"

《名医类案》(卷十二·脐风):"江应宿曰:凡儿脐风,须看牙龈有水泡,点如粟粒,以银针挑破出污血,或黄脓少许而愈。"

《薛氏医案》(保婴撮要·卷一·噤风撮口脐风):"《保婴集》云:小儿百日脐风马牙,当作胎毒,泻足阳明火,用针挑破,以桑树白汁涂之。"

《薛氏医案》(保婴撮要·卷一·噤风撮口脐风):"脐风……口内有水泡,急掐破,去其毒水,以艾灸脐中亦有生者。"

《医学入门》(卷一·治病要穴):"然谷……小儿脐风。"

《医学纲目》(卷三十八·脐风撮口):"(无)小儿初生一七日内,忽患脐风撮口,百无一效,坐视其死,良可悯也,有一法,世罕知者,凡患此证,看儿齿龈上有小泡子如粟米状,以温水蘸熟帛裹指,轻轻擦破,即开口便安,不药神效。"[原出《医说》(卷十·脐

风撮口）]

《寿世保元》（卷八·初生杂症论）："脐风……视其脐必硬直,定有脐风,必自脐发出青筋一道,行至肚,却生两岔,行至心者必死,于青筋初发,急用灯心蘸香油,用灯于青筋头并岔行尽处燎之,以截住不致攻心,更以艾灸中脘三壮。""治脐风撮口,用田螺捣烂,入麝香一分再捣,涂脐上立效。""小儿犯撮口风、荷包风、鹅口风、脐风等项,并牙龈边生白点,名为马牙,作痛啼哭不乳,即看口内坚硬之处,或牙龈边白点,将针挑破出血。"

《寿世保元》（卷十·灸法）："小儿脐风……用线比两口角折中,以墨记之,放脐中四下,灸七壮。""小儿脐风……新针七个,刺两眉口圆圈一百余下。"

《类经图翼》（卷十一·小儿病）："脐风撮口……承浆、然谷。一法,以小艾炷隔蒜灸脐中,俟口中觉有艾气,亦得生者。"

《类经图翼》（卷十一·小儿病）："凡脐风若成,必有青筋一道,自下上行至腹而生两岔,即灸青筋之头三壮截住,若见两岔,即灸两处筋头各三壮,十活五六,不则上行攻心而死矣。"[原出《名医类案》（卷十二·脐风）]

《医宗金鉴》（卷八十五·足部主病）："然谷……兼治初生儿脐风。"

《续名医类案》（卷二十八·脐风）："万密斋治斗门子,初生五日不乳,喷嚏昏睡,万视之曰:此脐风病也,一名马牙疳,小儿凡当一月之内尤急,乃视其口中上腭,有白泡[原作胞,据下文改]如珠大者三四个,用银针挑去之……即视其口中上腭,有白泡子成聚,是其候也,随以手法刮去之,以软帛拭净其血,则脐风不发矣。"

《续名医类案》（卷三十·啼哭）："江某生子,三日啼不住,万视之曰:此必断脐失谨,风冷之气入脐,腹痛而哭也,乃用蕲艾捣如绵,再烘令热,以封其脐,冷则易之,三易而哭止。"

《采艾编翼》（卷二·幼科·三朝）："脐风撮口,并牙跟上生白点,名马牙,作痛啼哭不已,不吃乳,即看口内坚硬之处,或牙跟白点,用指甲或针挑破出血。"

《针灸逢源》(卷五·幼科杂病):"脐风……即用灯火于囟门、眉心、人中、承浆、两手少商,各穴一燋,脐输六燋,未落带于带口火燃,既落带,于落处一燋,共十三燋,风便止而黄即退矣。"

《针灸集成》(卷二·小儿):"儿生一七日内多啼:客风中于脐至心脾,合谷、太冲、神门、列缺七壮,承浆七壮。"

《小儿烧针法》(脐惊风):"此症多在产后七日发,五脏有寒,肚中作痛,两口角起黄丹成串,满口有泡疮,用银簪挑破出血,以新棉吸尽血,再以灯火烧囟门四点,烧脐四点,胸前平烧三点。"

《小儿烧针法》(预防脐风神方):"枯矾一钱五分,硼砂五分,朱砂三分,冰片三厘,麝香五厘。共研[原作矸,据义改]细末,小儿产下洗过,即将此末药敷脐眼上,每日换一次,共用一周,小儿永无脐风之症。"

《针灸秘授全书》(脐风):"脐风:神阙(用姜片名雷公丹灸)、然谷(禁针)。"

《针灸简易》(脐风灸法):"小儿生七日内,面赤喘哑,是为脐风,脐上初起有青筋两条,自脐而上冲心口,若此筋已至心,十难救一二矣;看此筋未至心口时,用艾绒在此青筋头上烧之,此筋即缩下寸许,再从缩下之筋上烧,此筋即消,而病痊矣,屡试屡验,艾圆不过如小黑豆大,或麦子大,或用灯火烧之亦可;又牙龈有小泡,以绵裹指,擦破即活。""又方,鸡蛋白,用指蘸擦背心良久,有毛出刺手,长分许即止,若长至寸许,用绢包紧,侯有转机,再擦两太阳及口角,则口自开矣,神效。""又方,小儿三朝一七,摸儿两乳,乳内有一小核,必轻轻将核挤出白浆,自愈。""小儿脐风……一见眉心、鼻准有黄色,吮乳口松,神情与常有异,即用灯心蘸香油点燃,于囟门一燋,人中、承浆、两手少商各一燋,脐轮绕脐六燋,脐带未脱,于带口烧一燋,既脱,于脱处一燋,其十三燋,风便止,黄即退矣,神效非常,愚按:并治小儿诸风。"

《针灸简易》(审穴歌):"疝瘕脐风找承浆。"

《针灸简易》(穴道诊治歌·头部):"承浆口下五分中,主治疝癀及脐风。"

《针灸简易》(穴道诊治歌·足部):"然谷……小儿脐风灸亦灵。"

[现代文献题录]

(限本节引用者,按首位作者首字的汉语拼音排序)

林立.灯火灸法治疗脐风验案举隅.中国民间疗法,2004,12(5):16.

龙万春.灯火灸配服中药治疗新生儿破伤风.四川中医,1987,5(7):52.

曲宜贻.曲宜贻临证经验//陈佑邦,邓良月.当代中国针灸临证精要.天津:天津科学技术出版社,1987:115.

王美,王文怀,张改生.针刺治疗新生儿破伤风1008例临床观察.中国针灸,1996,16(6):15.

肖功熊,肖独青.丸灸法治疗儿科疾病经验介绍.浙江中医杂志,1987,22(10):450.

张升.灸神阙、囟会为主治疗新生儿破伤风疗效观察.中国针灸,1999,19(12):724.

第十九节　蛇咬伤

　　蛇咬伤在古代针灸临床上尚可见到,而在现代则为少见,当多由中西医外科接诊之故,但在缺医少药时仍可遇到。在古代针灸临床文献中,凡有蛇伤、蛇咬伤、蛇螫等描述字样的内容,本节均予收入。西医学认为,蛇毒是含有多种毒蛋白、溶组织酶以及多肽的复合物,可分为神经毒和血液毒两种。其中,神经毒对中枢神经和神经肌肉接点有选择性的毒性作用;而血液毒则对血细胞、血管内皮及组织有破坏作用,可引起出血、溶血、休克、心衰等病理变化。涉及本病的古代针灸文献共 22 条,合 25 穴次;现代针灸文献共 10 篇,合 79 穴次。将古今文献的统计结果相对照,可列出表 19-1~ 表 19-4(表中数字为文献中出现的次数)。

表 19-1　常用经脉的古今对照表

经脉	古代(穴次)	现代(穴次)
相同	经外奇穴 22	经外奇穴 25
不同	督脉 2	大肠经 10、肝经 9、胃经 7、脾经 5、三焦经 5、胆经 5、肾经 4

表 19-2　常用部位的古今对照表

部位	古代(穴次)	现代(穴次)
相同	患部 20、头面 2	患部 13、头面 4
不同		臂阳 11、腿阳 11、足阴 11、手阳 9、腿阴 7、足阳 6

表 19-3　常用穴位的古今对照表

穴位	古代（穴次）	现代（穴次）
相同	患部 20、百会 2	患部 13、百会 2
不同		足三里 7、太冲 7、曲池 6、八风 6、外关 5、八邪 5、合谷 4、三阴交 4、内关 3、阳陵泉 3

表 19-4　治疗方法的古今对照表

方法	古代（条次）	现代（篇次）
相同	艾灸 18、针刺 2、敷贴 2、刺血 1	刺血 7、灸法 5、针刺 5、外敷 4
不同	缪刺 1	熏蒸 1、火针 1、穴位注射 1

　　根据以上各表,可对蛇咬的古今针灸治疗特点作以下比较分析。

【循经取穴比较】

　　表 19-1 显示,**古今均多取经外奇穴**,因本病由蛇毒通过啮口进入人体所致,故当在啮口及其附近立即采取措施,排出毒汁,阻止扩散,因而古今文献中患部（即啮口及其附近,下同）穴次均较高。而在本文中患部穴被归入经外奇穴,致使古今经外奇穴次数十分集中,在古、今文献中分别为 22、25 穴次,均远高于诸经的穴次,并分占各自总穴次的 88.00%、31.65%,此又可见**古代比现代更重视取经外奇穴**,这是古代多取患部穴,而现代还取循经穴的缘故。

　　就循经取穴而言,在本病的现代文献中,涉及的经脉较多,且穴次并不集中在某些经脉上,此乃蛇咬啮的部位不固定的缘故。而现代取足六经共 31 穴次,手六经共 20 穴次,可见**现代取足经穴多于手经穴**,此当下肢比上肢更容易被蛇咬伤的缘故。

【分部取穴比较】

1. 古今均取患部穴　统计结果显示,在古、今本病文献中,患部分别为 20、13 穴次,同列各部的第一位,分占各自总穴次的 80.00%、16.46%,可见古代比现代更多地选取患部穴,如前所述,此当现代还循经取非患部穴的缘故。古今取患部穴者,如元代《扁鹊神应针灸玉龙经·针灸歌》道:"犬咬蛇伤灸痕迹。"宋代《针灸资生经》载:"艾炷当毒蛇啮处灸,引出毒气,差,薄切独头蒜,贴蛇咬处灸,热彻即止。"现代朱伟民治疗毒蛇伤,沿蛇牙上下 0.5~1cm 处,用三棱针挑开皮肤,用火罐吸出伤口内残留物。

2. 现代多取四肢穴　四肢部被蛇咬伤的机会较多,因此现代文献中四肢部循经穴次较高,**多属近道取穴**,共计 63 穴次,占现代总穴次的 79.75%,如足三里、外关、三阴交、筑宾、内关等均被选用。而古代取四肢部仅 2 穴次,占古代总穴次的 8.00%,远不如现代。

在四肢诸穴中,**现代尤其重视取关节部穴**,共计 37 穴次,占现代总穴次的 46.84%,此当邪毒往往集聚在关节隐曲之处的缘故;表 19-3 中太冲、曲池、八风、八邪、合谷、阳陵泉等均为例。**现代又多取末部穴**,共计 25 穴次,占现代总穴次的 31.65%(含上述关节部穴中位于末部者),此当邪毒受人体正气所驱,往往被逐至极顶之处的缘故;表 19-3 中太冲、八风、八邪、合谷、大敦等均为例。此外,古今亦取百会穴,该穴位于头顶,属人体上端,亦可归属末端部。

现代取四肢部穴者,如朱伟民治疗蛇咬伤,针刺曲池、内关、外关、神门、八邪、足三里、阳陵泉、水泉、三阴交、太冲、大敦、八风穴,用泻法,不留针。在上述穴位中,曲池、神门、八邪、阳陵泉、水泉、太冲、八风位于关节部,八邪、太冲、大敦、八风位于末端部,内关、外关、足三里、三阴交则属近道取穴。

【辨证取穴比较】

在本病的古代文献中,与辨证取穴相关的内容较少。而现代潘亚英等则将本病分为火毒、风毒、风火毒3型,对于火毒型,针刺大椎、曲池、内关、委中、筑宾、血海、足三里;风毒型,针刺百会、风池、外关、阳陵泉、太冲、足三里;风火毒型则兼刺上述两组穴位,均用强刺激,不留针。上述3型分别对应于现代西医的血毒型、神经毒型、混合型,这显然是受西医影响的结果,可资临床参考。

【针灸方法比较】

1. 古今均用灸法　灸法既可提高机体免疫力,又可激发体内潜在的其他生理功能,增强自身调节机制,从而抵御蛇毒的伤害,因此治疗本病常采用灸法。早在晋代,《肘后备急方》已记:"一切蛇毒","灸啮处三五壮,则众毒不能行"。明代的《类经图翼》亦载:"凡蛇蝎蜈蚣咬伤,痛极势危者,急用艾火于伤处灸之,拔散毒气即安。"在本病的古、今文献中,涉及灸法者分别为18条次、5篇次,分列古、今诸法之第一、第二(并列)位,分占各自总条(篇)次的81.82%和50.00%,可见**古代比现代更多地采用灸法**,此与古代多灸,现代多针的状况相吻合。

古今治疗本病均用隔蒜灸,此当大蒜具解毒杀菌作用的缘故。如唐代《孙真人海上方》称:"若人苦被毒蛇伤,独蒜原来力甚良,切作片儿遮患处,艾烧七炷便安康。"明代《寿世保元》谓:"用大蒜捣烂成膏,涂四围,留疮顶,以艾炷灸之,以爆为度,如不爆难愈,宜多灸百余壮,无不愈者,又灸痘疔、蛇蝎蜈蚣犬咬、瘰疬,皆效。"现代王万春等治疗蝮蛇咬伤,取伤口局部,施隔蒜艾灸3~5壮,每天3次。

古代还采用隔蛇皮灸、隔盐灸、雄黄灸、炭灸等方法。其中,蛇皮具解毒杀菌、祛风定惊作用,盐有清火解毒作用,雄黄有解毒杀虫作用,而炭则被用来代替艾叶。如《东医宝鉴》曰:"被恶蛇螫,即贴蛇皮于螫处,艾火灸其上,引出毒气即止。"《肘后备急方》云:"蛇毒","嚼盐唾疮上讫,灸三壮,复嚼盐唾之疮上"。《医心方》言:"治蛇虺螫人方:急灸螫处二七粒,燃以雄黄,麝香末敷之,日五六,无药但灸之。"《类经图翼》语:"凡蛇伤中毒者,灸毒上三七壮,若一时无艾,以火炭头称疮孔大小爇之。"此外,古代还用小便洗啮口,再予艾灸。如明代《外科理例》述:"山居人被蛇伤,急用溺洗患处,拭干,以艾灸之,大效。"

现代则还采用艾条灸和火柴直接灸。如章建平等治疗蝮蛇咬伤后肢体功能障碍,取曲池、合谷、外关,或足三里、三阴交、太冲,用艾条熏灸,每穴 15 分钟,以温热潮红为度;喻文球等治疗蝮蛇咬伤,在伤口周围及肿胀青紫处外涂"九味消肿拔毒散"(含七叶一枝花、雄黄、五灵脂、天南星、川芎、黄柏、白芷、明矾、芒硝,用醋调制),然后用艾条从外向内施环形箍毒灸,致拔毒外出,每天 3 次,连灸 3 天;万成林等治疗蝮蛇咬伤,用火柴烧灼伤口。

由上可知,就穴位而言,古代灸法多取患部穴,而现代除了患者部穴外,还循经取穴,这有所不同。

2. 古今均用针刺　针刺通过经络,或神经、血管、淋巴等组织,亦可激发体内潜在的生理功能,对机体产生良性调节作用,因此本病临床亦常用针刺,而对于神经毒型针刺当更有疗效。在本病的古、今文献中,涉及针刺者分别为 2 条次、5 篇次,分列古、今诸法之第二、第二(并列)位,分占各自总条(篇)次的 9.09% 和 50.00%,可见现代比古代更重视采用针刺法。

古代用针刺者,如明代《神应经》曰:"蝎、蜇、蛇、犬、蜈蚣伤,痛不可忍者:各详其经络部分逆顺其气刺之。盖逆顺其气者,使其毒气随经直泻,不欲呼吸,使毒气行经也。"可见治疗当循经取穴,采用迎随补泻中的泻法,但其又曰"不欲呼吸",以防毒气走散,可供参考。又如清代《针灸集成》云:"蛇咬","刺头顶上旋毛中,神效;又:勿论轻重,即针不咬边内太冲及阴陵泉穴,大效"。

该案采用的是交叉针刺法,即针刺患部的对侧相应穴位。

现代用针刺者,如梁德斐治毒蛇咬伤,针刺曲池、合谷、八邪,或足三里、筑宾、太冲、八风等,头昏加百会、风池等;朱伟民则针刺曲池、内关、外关、神门、八邪、足三里、阳陵泉、水泉、三阴交、太冲、大敦、八风穴,用泻法,不留针;万成林等治疗蝮蛇咬伤,针刺四缝或八风。

由上可知,就穴位而言,古今针刺均循经取穴,古代还取健侧相对应部位之穴,而现代则多在四肢啮口附近循经取穴。

3. 古今均用刺血　本病多由蛇毒进入人体血液所致,治疗则当尽快将毒排出体外,故临床常用刺血疗法,在本病的古、今文献中分别为 1 条次、7 篇次,分列古、今诸法之第三(并列)、第一位,分占各自总条(篇)次的 4.55% 和 70.00%,可见**现代比古代更重视采用刺血疗法**,此当现代临床经验积累的缘故。

古代用刺血者,如清代《针灸集成》语:"蛇咬:咬处在左,针刺右边相对处出血。"该文采用的亦是交叉取穴法,即取啮口对侧相应部位予以刺血。

现代用刺血者,如万成林等治疗蝮蛇咬伤,在上一关节上 5~10cm 处用止血带扎束,在咬痕处用刀尖做十字切开,从肿胀处向伤口挤压,排出毒液,在痕上 1~1.5cm 处做刺络拔罐多次,吸出毒液;刘秀兰等治疗毒蛇咬伤,取咬伤局部肿胀瘀血最明显处,用三棱针点刺数十下,拔罐出血,留罐 30 分钟,每天 2 次,3 天为 1 个疗程;梁德斐则用三棱针点刺与伤口直对的肿胀尽处,挤出毒液。

由上可知,就穴位而言,古代刺血取健侧相对应部位之穴,而现代则多取四肢啮口及其附近穴位,这是古今不同的。

4. 古今均用敷贴　古今治疗本病也用敷贴疗法,通过皮肤吸收药物有效成分,以发挥治疗作用,在本病的古、今文献中分别为 2 条次、4 篇次,分列古、今诸法之第二(并列)、第三位,分占各自总条(篇)次的 9.09% 和 40.00%,可见**现代比古代更重视采用**

敷贴疗法,此亦现代临床经验积累之故。

古代用敷贴者,如《五十二病方》载:"蚖"伤,"以芥印其中颠"。其中,"蚖"即蛇,"芥"乃芥子(具发泡拔毒作用),"印"为敷涂,"颠"为头顶正中(当百会)。又如《奇效良方》言:"神仙太乙膏"治"蛇虎伤、蝎螫、犬咬伤、汤火刀斧所伤,皆可内服外贴"。该方由玄参、白芷、当归、赤芍、肉桂、大黄、生地黄等制成,具有凉血祛风、补血活血、温肾养阴、解毒抗炎抑菌等作用。

现代用敷贴者,如潘亚英等治疗毒蛇咬伤,在肿胀尽处外敷捣烂的鱼腥草、鸭跖草、小叶辣蓼、毛茛等草药,但不敷伤口,以防封闭毒液出口;张可宾治疗血循毒蛇咬伤,将黄烟叶、鲜花椒枝、鲜线麻煎汤泡洗咬伤部位,再敷以药渣;万成林等治疗蝮蛇咬伤,在伤口处用蛇药和黄酒混合外敷。上述诸药中,鱼腥草、鸭跖草、线麻均有清热解毒作用,小叶辣蓼可祛风消肿,烟叶可解毒杀虫,花椒叶、蛇药可解蛇毒,毛茛则可发泡拔毒。

由上又可知,就穴位而言,古今敷贴均取患部(上述潘亚英认为不能敷贴在啮口,以防闭门留邪,值得注意),古代还取头顶部百会穴。

5. 现代增加的方法　本病现代临床还采用穴位注射、火针、熏蒸等方法。这些在古代文献中未见记载,当是现代针灸工作者的发展。

(1)**穴位注射**:如朱伟民治疗毒蛇伤,在曲池、内关、外关、神门、八邪、足三里、阳陵泉、水泉、三阴交、太冲、大敦、八风中选取2~8穴,注入黄芪注射液、丹参注射液。

(2)**火针**:如潘亚英等治疗毒蛇咬伤,在伤肢近心端扎止血带,取伤口局部,以及合谷、八邪,或太冲、八风,用火针点刺,然后拔罐出血,起罐后继续任渗出物溢出。

(3)**熏蒸**:如章建平等治疗蝮蛇咬伤后肢体功能障碍,将中药(海桐皮、鸡血藤、透骨草、伸筋草、艾叶、五加皮、威灵仙、冬青叶、当归、红花、川芎、大黄)置于中药熏蒸机中,熏蒸曲池、合谷、外关，或足三里、三阴交、太冲等穴。

【结语】

根据上述对古今文献的统计与分析结果，兹提出治疗蛇咬伤的参考处方如下（无下划线者为古今均用穴，下划曲线者为古代所用穴，下划直线者为现代所用穴）：①患部穴；②患部附近的循经穴，如上肢伤可取曲池、外关、八邪、合谷、内关等，下肢伤可取足三里、太冲、八风、三阴交、阳陵泉等；③百会。

临床可用灸法，包括隔蒜灸、隔蛇皮灸、隔盐灸、雄黄灸、炭灸、艾条灸、火柴直接灸等；也可用针刺，循经取相应穴位，施泻法；还可采用刺血、敷贴，以及穴位注射、火针、熏蒸等方法。

历代文献摘录

［古代文献摘录］（含同时代外国文献）

《五十二病方·十三蚖》："以芥印其中颠。"

《肘后备急方》（卷七·第五十六）："一切蛇毒……灸啮处［一本作疮］三五壮，则［一本有'众'字］毒不能行。""蛇毒……嚼盐唾［一本有'疮'字］上讫，灸三壮，复嚼盐唾［一本有'之疮'二字］上。"

《备急千金要方》（卷二十五·第二）："众蛇螫，灸上三七壮，无艾以火头称疮孔大小燃之。"

《孙真人海上方》（蛇伤）："若人苦被毒蛇伤，独蒜原来力甚良，切作片儿遮患处，艾烧七炷便安康。"

《针灸资生经》（卷七·犬伤蛇伤）："山居人或被蛇伤，即以溺溺之，拭干，以艾灸之效。""朝野佥载记，艾炷当毒蛇啮处灸，引出毒气，差，薄切独头蒜，贴蛇咬处灸，热彻即止。"［本条原出《苏沈良方》（卷七·毒蛇所伤方）］

《扁鹊神应针灸玉龙经》(针灸歌):"犬咬蛇伤灸痕迹。"

《神应经》(杂病部):"蛇伤:灸伤处三壮,仍以蒜片贴咬处,灸蒜上。""蝎、蜇、蛇、犬、蜈蚣伤,痛不可忍者:各详其经络部分逆顺其气刺之。盖逆顺其气者,使其毒气随经直泻,不欲呼吸,使毒气行经也。"

《奇效良方》(卷五十四):"神仙太乙膏[由玄参、白芷、当归、赤芍、肉桂、大黄、生地黄等制成]……蛇虎伤、蝎螫、犬咬伤、汤火刀斧所伤,皆可内服外贴。"

《外科理例》(卷七·一百四十四):"山居人被蛇伤,急用溺洗患处,拭干,以艾灸之,大效。""蛇伤……独头大蒜切片置患处,以艾于蒜上灸之,每三壮换蒜,效。"

《名医类案》(卷十二·中毒):"赵延禧云:遭恶蛇虺所螫处,贴上艾炷,当上灸之立瘥。"

《寿世保元》(卷九·虫兽):"如被蛇咬,食蒜饮酒,更用蒜杵烂涂患处,加火于蒜上灸之,其毒自解,凡毒虫伤并效。"[原出《薛氏医案》(口齿类要)]

《寿世保元》(卷十·灸法):"用大蒜捣烂成膏,涂四围,留疮顶,以艾炷灸之,以爆为度,如不爆难愈,宜多灸百余壮,无不愈者,又灸痘疔、蛇蝎蜈蚣犬咬、瘰疬,皆效。"

《类经图翼》(卷十一·诸毒伤):"凡蛇伤中毒者,灸毒上三七壮,若一时无艾,以火炭头称疮孔大小熁之。""诸虫毒:凡蛇蝎蜈蚣咬伤,痛极势危者,急用艾火于伤处灸之,拔散毒气即安;或用独蒜片隔蒜灸之,二三壮换一片,毒甚者灸五十壮,或内服紫金丹亦妙;或马汗入疮及蚕毒、蜘蛛等毒,灸之皆效。"[本条原出《东医宝鉴》(杂病篇·卷九·诸虫伤)]

《医宗金鉴》(卷八十六·灸蛇蝎蜈蚣):"蛇蝎蜈蚣蜘蛛伤,即时疼痛最难当,急以伤处隔蒜灸,五六十壮效非常。"

《针灸集成》(卷二·杂病):"蛇咬:咬处在左,针刺右边相对处出血;又刺头顶上旋毛中,神效;又:勿论轻重,即针不咬边内太冲及阴陵泉穴,大效。"

[外国文献]

《医心方》(卷十八·第卅五):"《医门方》治蛇虺螫人方:急灸螫处二七粒,燃以雄黄,麝香末敷之,日五、六,无药但灸之。"

《东医宝鉴》(杂病篇九·诸伤):"被恶蛇螫,即贴蛇皮于螫处,艾火灸其上,引出毒气即止(本草)。"

[现代文献题录]

(限本节引用者,按首位作者首字的汉语拼音排序)

梁德斐.草药与针刺内外合治毒蛇咬伤.浙江中医杂志,1993,28(7):321.

刘秀兰,班旭昇,李养源.刺血拔罐法治疗毒蛇咬伤108例临床观察.中国针灸,1991,11(3):13.

潘亚英,李林燕.针刺拔罐结合中草药治疗毒蛇咬伤.浙江中医学院学报,1997,21(2):42.

万成林,万红林,万春林,等.针药并用治疗蝮蛇咬伤36例.上海针灸杂志,2001,20(6):42.

王万春,喻文球,马文军,等.隔蒜艾灸局部破坏蛇毒治疗蝮蛇咬伤50例疗效观察.新中医,2007,39(3):53.

喻文球,王万春,严张仁,等.箍毒拔毒灸治疗蝮蛇咬伤的疗效观察.辽宁中医杂志,2008,35(4):560.

章建平,熊淑英.艾灸结合中药熏蒸治疗蝮蛇咬伤后肢体功能障碍46例疗效观察.新中医,2008,40(5):75.

张可宾.针刺加黄花线麻汤洗敷治疗血循毒蛇咬伤8例.中级医刊,1998,33(2):56.

朱伟民.针药合用抢救毒蛇咬伤416例.上海针灸杂志,1999,18(2):39.

第二十节　肿瘤及相关病证

　　本节对古今针灸文献中与肿瘤相关的内容作一介绍。肿瘤是西医学的概念,在古代中医文献中没有肿瘤这一名词,而古代癥瘕积聚、疣、乳核、瘤核赘突等病证可能涉及肿瘤(包括良性和恶性),但也很可能并非肿瘤(暂称相关病证),因难以区分,故本节暂且一并论之,共计收录上述相关病证的古代文献414条。而本节收入的现代文献则包括良性和恶性肿瘤,共计文献277篇。因本病的取穴依肿瘤所生部位的不同而不同,其共同点不多,故本节对于取穴规律不作讨论。本节主要将本丛书的上述相关章节以及瘤核赘突文献中与针灸方法相关的内容作一归纳和总结,以供临床参考。

　　1. 古今均用艾灸　本病多因机体免疫功能低下,难以抑制邪气(致病因子)的毒害,致使肿瘤细胞增殖,而艾灸可扶助正气,提高免疫力,故治疗本病常用灸法。

　　(1)艾灸的取穴:灸疗的取穴包括肿块局部、肿块附近穴和远道穴3类。

　　1)灸肿块部:艾灸可提高机体在病变局部的免疫功能,其产生的高温又使肿瘤细胞难以生存,故在块物局部施予灸熨当是合理的。如清代《针灸逢源》载,治疗痞块,于"痞之最坚处,或头或尾,或突或动处,但察其脉络所由者,皆当灸之"。《采艾编翼》载,治疗"积聚",取"天应穴",后又注明"随其患处,首尾灸之"。明代《神农皇帝真传针灸图》言:"痞气","痞硬处灸一壮,自瘥"。元代《世医得效方》曰:"凡有赘疵诸痣,但将艾炷於上灸之,三壮即除。"

756

现代灸灼肿块局部者,如羽百诚治疗皮肤淋巴瘤,取患部,用艾灸;罗慕光治疗皮肤蕈样肉芽肿,取皮损部位,用皮肤针叩刺后以艾条灸烤;焦国瑞介绍李树莱等治疗寻常疣的经验,取疣的顶端,用艾炷施直接灸;周海进治疗乳腺增生,取肿块四周及中央5个点,用艾条各灸40分钟。

2)**灸近道穴**:古人又对肿块附近穴位施予灸法(对于内脏肿瘤,灸取其体表之穴亦可归为近道取穴)。如《备急千金要方》云:"积聚坚满,灸脾募百壮。"(脾募当为章门)又云:"妇人癥瘕","灸天枢百壮,三报之,万勿针"。《千金翼方》载:"治瘕癖,患左灸右,患右灸左,第一屈肋头近第二肋下即是灸处,第二肋头近第三肋下,向肉翅前亦是灸处。"《古今医统大全》言:"积聚:灸胃脘百壮。""章门、天枢、气海、通谷、上脘、中脘,上六穴皆灸痞块,可按证选用。"《灸法秘传》云:"癥瘕","倘因气滞而成者,灸气海;因血凝而致者,灸天枢可耳"。《火灸疗法》载:"肚脐左右量一寸五分和阴毛边突出的耻骨上有大皱纹中灸之,则对瘤子","有疗效"。

胸腹部积块与背部相应背俞穴往往在同一神经节段内,故背俞穴亦可视为积块的近道之穴,古人亦灸之。如《采艾编翼》云:"小儿积聚疹癖:脊中旁各去一寸五分,每穴七壮。"《备急千金要方》曰:"藏腑积聚,胀满羸瘦,不能食,灸三焦俞随年壮。"《医学入门》专设"痞根"一穴以治疗痞块,该穴在"十三椎下各开三寸半,多灸左边,左右俱有,左右俱灸"。《火灸疗法》记:"从后颈骨向下数至第十六节脊椎骨,并于其左右各量一寸三分处灸之,则对腹胀、长瘤子","皆有疗效,灸二十一次即可"。《外台秘要》载"崔氏疗癥癖闪癖方",《古今医统大全》"治痞积灸方",《医学入门》治"痞块"方,《名家灸选三编》治"痞积烦痛者法"和"治积聚痞块"法等,所灸者均为背部奇穴。

现代亦有取近道穴位者。如朱汝功等治疗食管上段癌取天突、璇玑、华盖,中段癌取紫宫、玉堂、膻中,下段癌取中庭、鸠尾、巨阙,胃癌取上脘、中脘、下脘,在上述穴上垫"丁桂散",上置药饼,饼上置艾炷,每次灸 3~5 壮;周浣贞等治疗晚期食管癌进食梗阻者,取膻中等穴,用艾条灸 10 分钟;林明花治疗子宫肌瘤,取曲骨、中极、子宫、天枢、肾俞、次髎,用温针灸;翟道荡等治疗多种癌症,取大椎、肺俞、脾俞等穴,以小艾炷施直接灸。这些均可看做是对古代经验的继承。

3)灸远道穴:古今又循经灸取远道穴,通过疏导经络之气,以调整机体内的生化、代谢和免疫功能。如唐代《备急千金要方》云:"瘰疬,灸内踝后宛宛中。"明代《医学入门》谓:"痞块","于足第二趾歧叉处,灸五七壮,左患灸右,右患灸左"。《类经图翼》曰:"乳痈、乳疽、乳岩、乳气、乳毒、侵囊(近膻中者是):肩髃、灵道(二七壮)、温溜(小人七壮,大人二七壮)、足三里、条口、下巨虚(各二七壮)。"《东医宝鉴》治"瘰疬积块",灸足三里;"疣目,支正灸之即差"。清代《针灸集成》治"脐下结块如盆",灸"太冲、太溪、三阴交各三壮","独阴五壮"。

现代周浣贞等治疗晚期食管癌进食梗阻者,取中魁等穴,用艾条灸;周海进治疗乳腺增生,取阳陵泉、足三里、太冲等远道穴,用艾条做温和灸;唐伟球治疗乳癖,取丰隆、足三里等穴,用药线点灸。可见灸取远道穴也是古今相合的。

(2)**艾灸方法**:关于艾灸的操作,除了常规灸法外,古今还采用艾条灸、隔盐(土)灸、隔蒜灸、隔药灸、化脓灸、点灸、温针灸等,对于灸量也有述及。

1)**艾条灸**:现代有采用艾条重灸和药条灸法者。如曹文钟等治疗急性非淋巴细胞白血病,取大椎、关元、足三里、膈俞、脾俞,用 5 根艾条捆在一起施重灸法;冯桥等治疗寻常疣,取养老、外关、丘墟、外踝点、母疣,用药条(含马齿苋、大青叶、板蓝根、白芷、艾绒等)施温和灸。

2)**隔盐(土)灸**:此属间接灸,可避免皮肤烫伤,而盐和土有较大热容量,可维持较长的灸疗时间。如现代欧阳群等治疗肺癌,取神阙穴,隔盐施灸;金哲秀治疗大肠癌,取膻中、中脘、神阙、关元,补虚者隔黄土饼施灸,泻实者隔黄土饼施温针灸。

3)**隔蒜灸**:大蒜性温味辛,具解毒作用,因此古今采用之。如清代《针灸逢源》载:“一人于手臂上生一瘤,渐大如龙眼,其人用小艾于瘤上灸七壮,竟而渐消不长,或隔蒜灸之。”现代高志银治疗寻常疣,取疣体局部,用隔蒜艾条灸,使发泡。

4)**隔药灸**:隔药灸可发挥艾灸与药物的双重作用,古今均用之。如《名家灸选三编》言:“左胁有块,冲心腹痛绝法:用附子末,津调作饼,贴涌泉穴,饼上多艾灸,泄引下势。”明代《寿世保元》云:“腹中有积”,“以巴豆肉捣为饼,填脐中,灸三壮,可至百壮,以效为度”。现代石红乔治疗跖疣,取皮损局部,外贴麝香壮骨膏灸,用艾条施隔膏灸。又如上述“灸近道穴”段落中,朱汝功等治疗食管癌用隔药饼灸,其药饼含白附子、乳香、没药、丁香、细辛、小茴香、苍术、川乌、草乌,共研细粉,加蜂蜜、葱水调制,捏成药饼,上穿数小孔。上述药物多为辛温之品,具助阳化湿、泻积通络的作用。

5)**化脓灸**:化脓灸可大大提高机体免疫力,而其创口又有利于邪毒的排出,故在现代临床上得到应用。如庄芝华治疗多种肿瘤,均取天井、小海、光明等穴,施以化脓灸;雷海燕等治疗胃癌、肺癌、乳腺癌、结肠癌、肝癌等,取足三里,施化脓灸;朱汝功等治疗食管癌、胃癌,取大椎、身柱、神道、灵台、八椎旁夹脊(第8胸椎棘突旁开5分)、脾俞、胃俞、足三里等穴,施化脓灸,每次灸2穴,每穴灸7~9壮,隔日灸1次,每次灸毕,用灸疮膏贴敷;胡展奋介绍胡道华治疗癌症经验,取上臂部奇穴,施隔青萝卜灸,每壮艾炷重约10g,如鸡蛋大,内含麝香3~5分,燃烧约45分钟,共灸4~9壮,总计约3~7小时,直至穴位皮肤炭化后,用手术刀进行切割,待污血流尽后,敷以拔毒托脓药粉,并做包扎,约1周后化脓,每周换药1次,2~3个月后疮口愈合。而在古代本病文献中,未见明确的化脓灸的记载。

6）**点灸法**：即用药线、线香、灯心点灸相应穴位,其作用与其他直接灸法相似,但操作迅速,痛苦较小,故在现代得以采用。如唐伟球治疗乳癖,取患处梅花穴(肿块四周四穴,中心一穴),用药线点灸;冯桥治疗扁平疣,取行间、太冲、养老、外关、丘墟、外踝点,用壮医药线点灸,取母疣,用重法施灸;魏明丰等治疗寻常疣,取疣体顶端,用卫生香施雀啄灸或点灸,灸至有热传入,或按压体有轻浮感;唐喜云治疗疣状表皮发育不良,取疣体顶端,施灯心草灸。而宋代《太平圣惠方》记载:治疗"立黄""心下有气块者",点烙上脘、心俞、关元、下巨虚、"舌下黑脉",此处点烙与点灸有相似之处。

7）**温针灸**：本法兼有针刺和艾灸的作用,故在现代得到应用。如胡振霞等治疗子宫肌瘤,取关元、提托、子宫,用温针灸;新怀等治疗胃癌前期病变,取中脘、足三里,施温针灸。而在古代本病文献中,未见用温针灸者。

关于艾灸剂量,因为本病的致病邪毒根深蒂固,灸量不足则不能除根,因此古今均有人主张灸量宜大。如清代《针灸逢源》云:治疗痞块"宜用灸以拔其结络之根","多灸为妙","火力所到,则其坚聚之气自然以渐解散,第灸痞之法非一次便能必效,须择其要处至三,连次陆续灸之,无有不愈者"。明代《医学入门》灸行间治痞块,并曰"灸一晚夕",方"觉腹中响动是验"。《针灸则》言:"五积、气块、血瘕,当灸膈俞、肝俞、大敦、照海,随病轻重,而自百壮至千壮。"上述化脓灸段落中,现代朱汝功和胡道华的灸量也较大。而现代一般临床上艾灸剂量偏小,故对大剂量灸法似可考虑尝试。

2. 古今均用针刺　针刺通过经络,或神经、血管、淋巴等组织,可激发体内潜在的生理功能,对机体产生良性调节作用,因此古今治疗本病均用针刺。

（1）**针刺取穴**：与艾灸相同,古今针刺也取肿块局部、近道穴与远道穴。

1）**刺肿块局部**：古人常在肿块局部施予针刺疗法，以调整机体局部潜在的生理功能。如《神应经》载："腹中气块：块头上一穴，针二寸半，灸二七壮；块中穴，针三寸，灸三七壮，块尾一穴，针三寸半，灸七壮。"《古今医统大全》云："长桑君针积块癥瘕，先于块上针之，甚者又于块首一针，块尾一针，针讫灸之立应。"《续名医类案》记："生痞块已十年，在脐上"，"忽一日痞做声，上行至心下，则闷痛欲绝，为针上脘，痞下而痛定，然脐旁动气不息，复针天枢穴，动气少止。"《针灸集成》语："腹下股间有结核，以针贯刺，灸针孔三七壮，立效。"

现代也有在肿块局部施针者。如张文仙等治疗良性甲状腺结节，取结节最高处向中心刺入 1 针，再在其四周扎 4~8 针，每针均以穿透结节为度，进针后做提插和捻转各 3 次；沈红等治疗晚期食管癌吞咽困难，针刺天突深达 7 寸，施捻转提插手法；王喜宽治疗乳腺增生，采用围刺法，即取乳房肿块局部为主穴，中心刺 1 针，四周向结节中心针 4 针，施平补平泻手法。可见在肿瘤局部针刺，古今也是一致的。

2）**刺近道穴**：古人还在肿块附近穴位上采用针刺。如《千金翼方》云："心间伏梁，状如复杯，冷结诸气，针中管。"《针灸大成》载："患胸前突起"，"予曰：'此乃痰结肺经'，'必早针俞府、膻中'。后择日针，行六阴之数，更灸五壮，令贴膏，痰出而平"。又载："患结核在臂，大如柿，不红不痛，医云是肿毒。予曰：此是痰核结于皮里膜外，非药可愈，后针手曲池，行六阴数，更灸二七壮。"《针灸实验集》言："小腹右侧患癥瘕之疾"，"为针中脘、天枢、关元、期门、章门、行间、足三里、内关等穴，完全痛止"，"翌日又于右手、小腹右侧带脉、梁门、气冲、腹结、府舍、冲门针之"，"并针关元、气海，针后加灸"。

现代临床亦针刺肿瘤附近穴位（含相应背俞穴）。如赵文生治疗食管癌，针刺膻中、鸠尾、巨阙、上脘、中脘、下脘等穴；周浣贞等治疗晚期食管癌，针刺天鼎、止呕、璇玑、膻中、上脘、中脘，以及内关、膈俞、膈关等；朱汝功治疗食管癌、胃癌，针刺与病变部位相应的华佗夹脊穴，食管上段癌取 $C_6 \sim T_2$，中段癌取 $T_3 \sim T_6$，下段癌取 $T_7 \sim T_{10}$，胃癌取 $T_{11} \sim T_{12}$；王丽等治疗子宫肌瘤，取双侧子宫穴和曲骨等，用针刺平补平泻。

　　3）刺远道穴：古人又循经针刺远道穴位，以调整经络之气。如《琼瑶神书》道：内关主"男子女人并积病，一针取效值千金"；照海主"气块更兼强气痛，一针痊可显名医"。《杂病穴法歌》曰："有块者兼针三里。"又有《医说》所载十分神奇："狄梁公性好医药，尤妙针术"，"有富室儿鼻端生赘如拳石，缀鼻根蒂如筋，痛楚危亟，公为脑后下针，疣赘应手而落"。此处"脑后"当在哑门附近，在头颅与颈项相交的关节部，督脉经气在此转折，故运行欠畅，针刺该穴则可以疏通并激发督脉之气，使生理功能得以发挥，但对本案详情尚待考察。

　　现代肿瘤临床也有循经针刺远道穴者。如胡秉德治疗鼻咽癌，取天突、哑门、膻中，用针刺，留针 30 分钟，配中脘、脾俞、胃俞、三阴交等穴；张文仙等治疗良性甲状腺结节，针刺曲骨、横骨，右病取左、左病取右；朱汝功等治疗食管癌、胃癌，根据不同症状，针刺四肢穴位公孙、丰隆、照海、手足三里、内关、列缺，用提插结合捻转手法；陈毓芬治疗晚期原发性肝癌，取百会、双侧胃区（头皮针）、内关、三阴交等，进针得气后各穴轮流捻转 3 次即退针；金哲秀治疗大肠癌，针刺二间、阳溪，用迎随补泻法以调寒热；Sternfeld M 治疗子宫肌瘤，针刺足三里、三阴交、太溪、太冲、阳陵泉等穴；王亚范等治疗面部扁平疣，循经取阳明经合谷、阳白、四白、足三里穴，用针刺平补平泻法。

　　（2）**针刺方法**：对于针刺的数量、押手、补泻、手法、感应、强度、次序、时机、针具、禁忌等方面，古今文献均有论及。

　　1）**针数**：在肿块局部古今均用多针刺法。如清代《续名医类案》记："脐下有一痞，周围径七寸，坚硬如石，乃以梅花针法，重重针之，又针其三脘，又针其百劳、百会，皆二十一针，针毕，令饮醇酒一杯。"此处"梅花针"法为取一穴而用五针的"扬刺法"，而非现代临床所用的皮肤针。又如现代远慧茹等治疗甲状腺腺瘤，亦从肿物边缘向肿物中心部施围刺、扬刺，施针刺捻转手法；王世彪等治疗顽固性寻常疣，用三棱针自疣顶部刺至基底部，再沿四周挑刺3~7针，大幅度捻转后拔出，搽以苦菜汁。

2）**押手**：古人在针刺时重视押手的运用。如《针灸捷径》曰："气块、痞块及积块"，"就气上是穴，用手按住，使气不动，即针之二寸半，各灸五十壮"。即在针刺气块时，要求用押手按住，"使气不动"。

3）**补泻**：古今针刺亦讲究补泻手法。如晋代《针灸甲乙经》言："胞中有大疝瘕积聚，与阴相引而痛"，"补尺泽、太溪、手阳明寸口，皆补之"。唐代《千金翼方》语："腹中积聚，皆针胞门入一寸，先补后泻。"宋代《太平圣惠方》载：上管主"伏梁气状如覆杯，针入八分，得气，先补而后泻之"。现代曹新怀等治疗胃癌前期病变，取关元、内关、阴陵泉施针刺补法，取太冲施针刺泻法；曹文钟等治疗急性非淋巴细胞白血病，取肝俞、脾俞、肾俞、膈俞、心俞、肺俞、中脘、足三里、大椎、关元、内关、合谷、天枢、气海、阴陵泉、三阴交，均施针刺补法。

4）**手法**：除了补泻以外，古今针刺还有采用其他手法者，包括盘法、龙虎交战法、苍龟探穴法等。如宋代《琼瑶神书》道："有积内关痛甚泻，左盘中脘艾加详。"民国初期《针灸实验集》述："小腹右侧患癥瘕之疾"，"于右小腹侧各软硬有形之块上，行龙虎交战手法"；"患肠覃症，状似怀孕，小腹块大如碗，积有年余，余治以针灸，将块中、头、尾各一针，施以盘施龙虎升腾之法，针后施灸，三次即愈"。现代宋丽娟治疗子宫肌瘤，取关元、中极、归来、血海、地机、子宫等穴，用苍龟探穴针刺法，配合温灸。

5）**感应**：古今临床亦有讲究针刺感应者。如明代《医学纲目》言："石瘕之状，生于胞中，恶血不通，日以益大如孕：阴陵泉、复溜（顺骨刺下，待腹温方可去）。"此处要求腹部有温热感应方可起针。现代崔开贤治疗食管癌、胃癌,取中脘、章门与相应背俞等穴,用针刺提插捻转补泻,令针感沿经络上下传导。

6) **强度**:关于针刺强度,现代有人主张强刺激。如王玉慧治疗乳腺增生,取肺俞、厥阴俞、心俞,采用针刺强刺激。但是有人认为,对于实证当用强刺激,而虚证宜用轻刺激。如郭诚杰等治疗乳腺增生,取屋翳、膻中、合谷、肩井、天宗、肝俞,用针刺,虚者用小幅度低频率提插捻转补法,实者用大幅度高频率提插捻转泻法。

7) **次序**:古人重视针刺穴位的次序。如元代《济生拔粹》曰:“伏梁气状如覆杯,刺任脉上脘一穴,次针足阳明经三里二穴。”明代《针灸集书》“八法穴治病歌”治疗“气块血风并泻痢,酒癖气积及血风”,先刺外关,后刺足临泣;治疗“面肿酒癥并气块”,“内关先刺后公孙”。而现代冯润身认为改变所刺激穴位的先后顺序,将会取得不同的效应,因此对于取穴的先后次序问题尚可探讨。

8) **时机**:中医认为,针刺当选择合适的时机。如《儒门事亲》载:一妇人“块病也,非孕也”,“俟晴明,当未食时,以针泻三阴交穴,不再旬,块已没矣”。此案要求在天气晴朗,而患者空腹之时施针。疾病的变化又与时辰相关,故有人采用子午流注针法。如现代卢光甫治疗子宫肌瘤,根据灵龟八法,选用照海、列缺、公孙、内关四穴,按时开穴。

9) **针具**:除了常规毫针外,现代还采用圆利针等其他针具。如孙治东等治疗乳腺增生,使用圆利针,取灵台透至阳,行皮下透刺,做扇形摆动;取天宗,用“合谷刺”法,深至肩胛骨;取乳根穴,以快速垂直进针至皮下浅筋膜层,将针体与皮肤成 15°~30° 角推进入皮下,针尖朝向增生部位,做 90°~180° 左右扇形摆动 2~3 个回合;取三阴交,施直刺。

10) **禁忌**:古人认为在胸胁部不可针刺,以防伤及心肺。如《针灸捷径》曰:“气块、痞块及积块”,“其痞在心坎下及两胁下,切忌不可针之"。

3. 古今均用刺血 本病常由邪气积聚所致,而刺血疗法可以逐邪外出,故亦用之。如清代《针灸逢源》曰:"瘤赘","大都筋病宜灸,血病宜刺"。意即对于病邪入血之瘤赘当用砭刺之法。该书又载:"向一人于眼皮下沿生一小瘤,初如米粒,渐大如豆,用钻针三四枚,翻转眼皮刺其膜,少少出血,如此二三次,其瘤日缩,竟得渐消。"此处是在眼睑结膜上刺血,以治疗眼皮上的赘生物。又如《儒门事亲》载:"一夫病一瘤,正当目之上纲内眦,色如灰李,下垂,覆目之睛,不能视物","以绳束其胕,刺乳中大出血,先令以手揉其目,瘤上亦刺出雀粪,立平"。此处是以刺乳中出血来治疗眼内眦上的赘生物,就经络而言,目内眦与乳中穴皆属足阳明经,故能取得疗效。

现代采用刺血疗法者,如梁清湖治疗乳癖,取肿块局部,用扬刺法,即中心1针,四周各1针刺入肿块基底部,施捻转提插,有热感受即止,疾进疾出,刺出其血或内容物;苏敬译等治疣,用针刺入母疣,施予重力捻转提插泻法,出针时扩大针孔,放血1~2滴;蔡方春等治疗寻常疣和扁平疣,用三棱针刺破疣的基底部,对母疣则用刀片削过表面角质,点破出血。下面"挑割"段落中,亦有挑割出血之例。

清代《针灸集成》云:"腹中积聚,气行上下","痛气随往随针,敷缸灸必以三棱针"。其中"敷缸灸必以三棱针"当为现代的"刺络拔罐",是刺血疗法之一种。现代也有人将其应用于治疗肿瘤。如曹文钟等治疗肺癌,在患部体表用刺络拔罐出血4ml,然后用艾条重灸;李梦楠治疗乳腺增生,取天宗穴,用刺络拔罐法。

此外,古代还有针刺瘤核排出虫子者。宋代《医说》载:"临川有人瘤生颊间,痒不可忍","取油纸围顶上,然后施砭,瘤才破,小虱涌出无数,最后一白一黑两大虱,皆如豆"。清代《续名医类案》记:"前后胸背渐长数十瘤,如核桃大,其皮甚薄,以针挑破,每瘤出虱数千。"明代《外科理例》述:"一儿项结一核,坚硬如疬""此无辜疳毒也""内有虫如粉,急针出之"。上述瘤核内有虫子,显示其似非现代意义上的肿瘤。

4. 古今均用敷贴 古代治疗本病也用药物敷贴,通过穴位皮肤吸收其有效成分。如对于腹部痞块,《古今医统大全》即在患部敷贴药物,所用药物有二仙膏(明矾、雄黄)、三圣膏(石灰、大黄、桂心)、四圣膏(菁叶、独蒜、盐、穿山甲)、琥珀膏(大黄、朴硝)、水红花或子熬膏等。又如《串雅外篇》载:"痞块:红芥菜子不拘多少,生姜汁浸一宿,大约芥菜子一酒杯,加麝香一钱,阿魏三钱,捣烂如膏,摊布上贴患处,汗巾扎紧,一宵贴过,断无不消。"

对于皮肤上的肿瘤,《针灸逢源》曰:"瘤赘","或有以萝蔔子、南星、相硝之类敷而治之"。《卫生宝鉴》治疗"瘤子":"用醋磨雄黄涂纸上,剪如螺蛳靥大,贴灸处,用膏药重贴,二日一易,候痒挤出脓如绿豆粉,即愈。"《针灸资生经》云:"大智禅师云:皮肤头面生瘤,大如拳,小如栗,或软或硬,不痛,不可辄针灸,天南星(生干皆得)滴少醋研膏,先将小针刺病处令透气,以药膏摊纸上贴,三五易差,此亦一说也,故并存之。"《续名医类案》载:"予兄奇峰生两瘤,大如拳,僧传一方,用竹刺将瘤顶上稍稍拨开油皮,勿令见血,细研铜绿少许,放于拨开处,以膏药贴之,数日即溃出粉而愈。"

现代也有用药物外敷以治疗肿瘤者。如翟范治疗乳癌,取病变局部,外敷蟾皮及其制剂;孙国胜等治疗肺癌,取肺俞及肿瘤对应之体表部位,敷贴抗癌膏(含西洋参、黄芪、鹿角膏、急性子、水蛭、山慈菇、白花蛇舌草、蚤休、冰片、雄黄等);庞宝珍等治疗子宫肌瘤,取脐中,贴以癥消宫春丹(含穿山甲、桃仁、香附、夏枯草等);金肖青等治疗乳腺增生,取乳根、阿是穴,贴敷中药药饼(含三棱、莪术、冰片、急性子、蒲公英、皂角刺、乳香、没药、瓜蒌、阿魏);蔡方春等治疗寻常疣和扁平疣,用三棱针刺破疣的基底部,点破出血,再涂抹矾香膏(含明矾、降香、墨旱莲);阎宝山治疗扁平疣,取疣的顶端,用针刺破后敷涂半斑膏(含生半夏、斑蝥、稀盐酸等)。

上述古今所敷的药物中,有**散结消癥**的芒硝、芥菜子(即白芥子)、阿魏、急性子、水蛭、山慈菇、三棱、莪术、半夏、蒲公英、夏枯草、瓜蒌、半夏;**以毒攻毒**的雄黄、石灰、水红花、天南星、蟾蜍皮、蚤休、皂角刺、斑蝥、铜绿;**活血破瘀**的大黄、穿山甲、莱菔子、桃仁、麝香;**活血理气的**水红花、香附、乳香、没药、降香;**化痰燥湿**的明矾、莱菔子、天南星、皂角刺、瓜蒌、白芥子、半夏、山慈菇;**清热解毒**的大黄、芒硝、白花蛇舌草、龙脑香(即冰片)、蚤休、蒲公英、夏枯草;**壮阳**的桂心、鹿角膏;**补气的**黄芪;**养阴**的西洋参、墨旱莲。

此外,明代《古今医统大全》还将药物置肚兜中以治疗"寒积",所用药物有檀香、排草、沉香、丁香、丁皮、零陵香、马蹄辛、白芷、甘松、附子、乳香、麝香等,和艾铺入肚兜中,这些药物多为行气活血之品。

5. 古今均用火针　火针乃针刺与灸灼相结合,能提高机体免疫力,其高温亦能杀伤肿瘤细胞。如民国初期《金针百日通》载:"乳岩当在数年之前,便有结核","余用火针,针入结核,以杀病根,庶乎可愈"。现代曹文钟等治疗急性非淋巴细胞白血病,取肝俞、脾俞、肾俞、膈俞、中脘、关元、足三里,用火针点刺;徐德厚等治疗乳腺增生,用中粗火针在肿块中央直刺,从肿块四周向中央斜刺;盛丽等治疗子宫肌瘤,取中极、关元、水道、归来、痞根、肾俞,用火针刺入 1.5~3cm;朱士涛治疗尖锐湿疣,取湿疣顶端,用火针焠刺至基底部;贾云等治疗皮肤乳头状瘤,取病变局部,用火针点刺烙割熨灼;王文贵治疗赘疣,将赘疣向外提拉,用烧红的铍针将其根基烙割,再用火针点刺剩余的根基;师怀堂治疗甲状腺冷结节、脂肪瘤、疣、赘、痣、瘊等,以火针刺入肿瘤局部。

此外,现代还有人采用烧针法,此与火针相类似,即将圆利针用脱脂棉裹起,蘸麻籽油点燃,以烧红为度,速去针上火棉,对准穴位,快速刺入,留针 20 分钟。如于志慧治疗子宫体癌,取石门、关元、中极穴，即采用烧针法。

6. 古代采用熨法　熨法与艾灸同属热疗范畴，但熨法的加热面积比艾灸大，古人亦用之，所用熨材有石块、香附饼、木香饼、韭饼、葱豉、川椒、芒硝等。如敦煌医书《吐番医疗术》记："因长肉瘤或咽喉疼痛者"，"用砌坟之石块，烧热后置于患处"。《外科理例》治疗"流注，肿块"，"用香附为末，酒和，量疮大小，作饼覆患处，以熨斗熨之"。《名医类案》载："一妇人右乳内结三核，年余不消，朝寒暮热，饮食不甘，此乳岩"，"以木香饼熨之"。该书治疗食积癥瘕，"以韭饼置痛处熨之"。《续名医类案》云："一妇人小腹块痛"，"用葱豉熨法。"《千金宝要》曰："患癥结病及瓜病，似瓜形，日月形，或在脐左右，或在脐上下，若鳖在左右肋下，或当心如合子大，先针其足，以椒熨之。"《串雅外篇》言："痞积：艾绵四两，捏如患大，川椒四两，拌艾中，粗草纸包安痞积上，以汤壶熨，内有响声即消。"《寿世保元》治疗"腹内有痞者"："先以烫热好醋，将痞上洗净，量所患大小，用面圈圈定，用皮硝一升，放入面圈内铺定，用纸盖硝上，熨斗盛火，不住手熨，俟硝化尽，再用热醋洗去，用红绢摊膏（千金贴痞膏），贴于患处，用旧鞋底炙热，熨两三次，每七日一换贴药，重者不过三七，肿血化去。"该书还记载，在熨疗介质中可加入鸽粪、大蒜、木鳖子肉等；而"千金贴痞膏"则含黄丹、阿魏、乳香、没药、两头尖、当归、白芷、穿山甲、木鳖子、麝香等。但在现代癌症临床上，用熨法的报道较少。

7. 现代发展的方法　现代治疗本病还采用穴位注射、拔罐、挑割、埋藏、器械、耳穴等方法。这些在本病古代文献中未见记载，当是现代针灸工作者的发展。

（1）穴位注射：本病的治疗较为困难，因此现代临床常将针刺与药物治疗相结合，采用穴位注射疗法，所注药物有当归、丹参、维生素 B_{12}、板蓝根、聚肌胞、转移因子、α-干扰素、肿节风、胎盘、维生素 K_3 等，此外还有注入三氧气体者。如谈坚明等治疗乳腺增生，取肾俞、乳根、足三里、膻中，注入当归注射液；刘忠等治疗乳腺增生,选诸经的双侧合穴,即足三里、曲泉、阴谷、阴陵泉、少海、曲泽,注入丹参与维生素 B_{12} 混合液;胡育元治疗扁平疣,取肺俞、曲池、肝俞、足三里,注入板蓝根注射液,另寻找母疣,在其基底部注射聚肌胞注射液;吴菊卿则取合谷穴,注射转移因子 4ml;黄高敏等治疗寻常疣,取母疣,注入 α-干扰素;周浣贞等治疗晚期食管癌,取膻中、膈俞、胸椎 4~9 夹脊穴,注入肿节风注射液;陈毓芬治疗晚期原发性肝癌,取足三里、大椎、阿是穴,注入 20%~50% 胎盘注射液,每穴 2~4ml;刘鲁明治疗肝癌上消化道出血,按照子午流注纳子法,于上午 6—9 点取单侧曲池和下巨虚,注入维生素 K_3,每次每穴 4mg;储永良等治疗中晚期肺癌,取肺俞、中府、太渊、膏肓、气海、神门、脾俞、肾俞,注入三氧气体。

(2)**拔罐**:拔罐是在皮肤上人为造成一个负压,对机体产生物理刺激,激发体内潜在的调整机制,又能使皮肤及其下毛细血管内微血栓被排出,改善微循环。如浦鲁言治疗食管癌胸背痛,取背部痛点上拔罐;陈作霖治疗乳癣,取背俞穴予拔罐;马新平等治疗乳腺增生,取病灶局部,用火针快速点刺,然后拔火罐。而前面刺血段落中的刺络拔罐亦为是例。

(3)**挑割**:挑治割治是在皮肤和皮下造成一个人为创伤,而临床显示其有时会取得疗效,故被采用。如景维廉等治疗乳腺增生,取膻中穴,用割脂疗法;韩国刚治疗乳癣,取肩井穴和至阳附近红色反应点,用手术刀片纵向切开 2~3mm 的切口,用三棱针深入穴内,挑起白色皮下纤维,用手术刀片切断,挑尽为止,于穴上加罐拔吸,至恶血流尽为止;柳典花等治疗丝状疣,取督脉大椎、陶道、身柱、神道、灵台、肩外俞、肾俞、三阴交、外关及病变局部,用三棱针施挑治法;李造坤等治疗乳腺增生,则取肩井、大椎、肝俞,施"截根法",此与挑治法类似。

(4)**埋藏**:本法可对穴位产生长期的生理及生化刺激,弥补了针刺时间短、疗效难巩固等缺陷。其中,**常用的是埋针、埋线**,如郭英民治疗乳腺增生,取患侧屋翳,埋入环型皮内针;卢文等则取膻中、气海、肩井、气户等穴,用埋线治疗。此外,**现代还有埋入药物者**,则可发挥埋藏和药物的双重作用。如刘绍亮等治疗乳腺增生,取膻中、足三里、丰隆、乳根,埋植药线(含全虫、蜈蚣、水蛭、壁虎、生草乌、穿山甲、川芎、三棱、莪术、夏枯草、通草);王云龙等治疗卵巢癌,取足三里、三阴交、关元等穴,交替埋入麝香0.1~0.3g。**现代还埋藏切割下的疣体**。如刘桂荣等治疗面部扁平疣,取臂臑穴,埋入被切下的单发成熟的扁平疣。

(5)**器械**:现代临床还引入了多种器械,如电针、直流电针、电热针、电磁波、激光、电脑仿生治疗仪、经络导平仪、电子冷冻仪器等。

1)**电针**:电针可代替人工进行刺激,并提高疗效,故在现代得以广泛应用。如崔开贤治疗食管癌、胃癌,选中脘、章门及相应背俞穴等,施针刺提插捻转补泻,并通电20分钟;苏万胜治疗子宫肌瘤,取子宫穴,用电针刺激;郭英民等治乳腺增生,取屋翳、膻中、合谷等穴,用针刺得气后接电针连续波;卢文等则取膻中、气海、肩井、气户等穴,用电针和埋线治疗,结果发现,第1个疗程时电针者的疗效较好,而第2疗程后埋线者的疗效较好。

2)**直流电针**:现代也有用直流电针者。如刘良杰治疗寻常疣、跖疣,取"母疣"为主穴,接电针正极,循经取邻近一穴为配穴,接负极;李珲则取最初出现的第2个疣的顶端,用针刺入穿透基底部后捻转30次,接直流感应电疗仪的阳极,取大椎或腰阳关,接阴极。而辛育龄认为**直流电能杀伤生物组织**,因此在治疗颌面部以及各类体表肿瘤时,均将特制的铂金针直接插入肿瘤内,并连接直流电治疗仪。

3)**电热针**:电热针与火针相似,但能准确控制温度,故亦被用于本病临床。如唐学正等治疗浅表肿瘤,将电热针刺入瘤体,依肿瘤大小,每1cm进针1支,然后接通DRZ-1型电热针仪,温度控制在42~50℃,每次20~30分钟;李汉友等治疗菜花样增殖型皮肤癌,取病变局部,用单针刺、傍针刺、齐刺、扬刺或丛刺,施以电热针；夏玉卿治疗皮肤癌，取瘤体局部，施以电热针；王广等治疗乳腺增殖症，取增生局部，施以射频温控电热针。

4）**电磁波治疗仪**：包括超短波、微波、毫米波等，均属能量输出，与艾灸有相似的作用。如李成芳等治疗寻常疣，取疣体局部，用超短波治疗机刺激；何成江等治疗多种癌瘤，均取双侧足三里、三阴交，用微波针灸仪刺激，每次20分钟；周荣耀等治疗中晚期胃癌，取中脘、足三里、内关等穴，用毫米波进行照射。

5）**激光**：激光也是一种能量输出，亦被用于临床。如乔玉珍等治疗食管癌，取膻中、巨阙、膈俞、中脘、足三里等穴，用激光血卟啉治癌机照射，每穴5分钟。

6）**其他器械**：包括电脑仿生治疗仪、经络导平仪、电子针灸冷冻仪器等。如陈锐深等治疗晚期癌症，其中肺癌取内关、尺泽、手三里，胃肠癌取外关、曲池、手三里，肝癌取足三里、中都、胆囊穴，乳腺癌取极泉、乳根、膺窗，用DF-A型电脑仿生治疗仪治疗；唐克雄等治疗乳腺增生，取阿是穴、足三里、内关、乳根、太冲、太溪等穴，用经络导平仪治疗；侯魁等则取膻中、乳根、增生局部中央，用LRI-3型电子针灸治疗仪予冷冻疗法。

（6）**耳穴**：现代发现耳与人的整体相对应，因此采用耳穴疗法。如周浣贞等治疗晚期食管癌，取耳穴咽喉、食管、贲门、胃、胸、膈等，用针刺；张和媛治疗乳癖，取耳穴肝、胃、乳腺、内分泌，用毫针刺或丸压法；林依平治疗扁平疣，取耳穴肺、脾、内分泌、皮质下、神门及相应部位，埋入揿针；赵庆孚等治疗多发性寻常疣，取耳穴肺、枕、内分泌和肾上腺，用王不留行贴压；林明花治疗子宫肌瘤，取耳穴内生殖器、肾、耳中、内分泌、皮质下、肾上腺、耳轮4等，用埋籽贴压法。

由上所述又可知，本病取穴一般分为局部取穴、邻近取穴与远道取穴3种，而远道取穴一般以循经取穴为多。此外，古人又取手足末部一些奇穴来治疗本病。如《针灸集成》取足第2趾下横纹中的经外奇穴"独阴"来治疗"伏梁、奔豚、积聚"；《东医宝鉴》载："赘疣诸痣灸奇穴，更灸紫白二癜风，手之左右中指节，屈节尖上宛宛中"。而焦国瑞介绍，有人认为足底部的几个穴点治疗肿瘤有效，并命名其为"癌根"；陈汉章治疗扁平疣，针刺拇指、踇趾大骨空。古今这些奇穴部位相近，均在手足末部，其中是否有内在联系，似可探索。

【结语】

治疗本病可采用艾灸法，包括艾条灸、隔盐（土）灸、隔蒜灸、隔药灸、化脓灸、点灸、温针灸等，灸量宜大；也可采用针刺法，包括多针刺、补泻、盘法、龙虎交战、苍龟探穴等方法，重视押手作用，讲究针刺感应，考虑穴的次序和时机；还可采用刺血法，包括刺络拔罐；又可采用敷贴疗法，敷以有散结消癥、以毒攻毒、活血破瘀、活血理气、化痰燥湿、清热解毒、壮阳补气养阴等作用的药物；还可采用火针、熨法，以及穴位注射、拔罐、挑割、埋藏、器械（含电针、直流电针、电热针、电磁波、激光、电脑仿生治疗仪、经络导平仪、电子冷冻仪器等）、耳穴等方法。

治疗可取肿块局部穴、肿块附近穴和循经远道穴，也可选用临床上的经验穴（含手足末部的奇穴）。

历代文献摘录

［古代文献摘录］（含同时代外国文献）

（本处只摘录瘤核赘突的古代文献，而癥瘕积聚、疣、乳核的古代文献请参阅本丛书相应章节，本节不再重复）

《伤寒论·辨太阳病脉证并治中》："烧针令其汗，针处被寒，核起而赤者，必发奔豚。气从少腹上冲心者，灸其核上各一壮，与桂枝加桂汤。"

敦煌医书《火灸疗法》P·T1044："从后颈骨向下数至第十六

节脊椎骨,并于其左右各量一寸三分处灸之,则对腹胀、长瘤子、受寒得病、幼儿及童婴小便不畅、妇女月经不调,皆有疗效,灸二十一次即可。""肚脐左右量一寸五分和阴毛边突出的耻骨上有大皱纹中灸之,则对瘤子、小便不通、腹胀,均有疗效。"

敦煌医书《吐番医疗术》P·T1057:"因长肉瘤或咽喉疼痛者[此句一本译作"瘰病,喉部下巴长瘤疼痛"]……用砌坎之石块,烧热后置于患处,也能治愈;如果以上方法无效,而致溃脓扩散,应切开肿物,挤出脓血,伤口用熊胆、白卤、羌花、溪岸银莲花、肉桂、绣球藤诸药混在一起,敷于伤口,脓必可排出;如仍不愈,可用刺血疗法。"

《外台秘要》(卷十三·无辜方):"又疗无辜,脑后两畔有小缭者方……以火针针结子中央,作两下,去针讫,乃涂少许膏药……更经一两日,当脓水自出,若不出,复如前针,候脓溃尽,结便自散。"

《针灸资生经》(卷七·瘿瘤):"大智禅师云:皮肤头面生瘤,大如拳,小如栗,或软或硬,不痛,不可辄针灸,天南星(生干皆得)滴少醋研膏,先将小针刺病处,令透气,以药膏摊纸上贴,三五易差,此亦一说也,故并存之。"

《医说》(卷二·针瘤巨虱):"临川有人瘤生颇间,痒不可忍……取油纸围顶上,然后施砭,瘤才[一本作方]破,小虱涌出无数,最后一白一黑两大虱,皆如豆,壳中空空无血,与颊了不相干,略无斑痕,但瘤所障处正白耳。"

《儒门事亲》(卷四·三十六):"雷头者,是头上赤肿结[原无'结'字,据《儒门事亲》(卷十一·风门)补]核,或如生姜片、酸枣之状,可用铍针刺而出血,永除根本也。"

《儒门事亲》(卷五·九十九):"夫小儿有赤瘤丹肿……则可用铍针砭刺出血而愈矣。"

《儒门事亲》(卷八·一百三十六):"一夫病一瘤,正当目之上纲内眦,色如灰李,下垂,覆目之睛,不能视物……刺乳中大出血,先令以手揉其目,瘤上亦刺出雀粪,立平。"

《儒门事亲》(卷八·一百三十七):"在手背为胶瘤,在面者为粉瘤,此胶瘤也,以铍针十字刺破,按出黄胶脓三两匙,立平。"

《世医得效方》(卷十三·瘤风):"凡有赘疣诸痣,但将艾炷於上灸之,三壮即除。"

《外科理例》(卷一·四十八):"黄君腿痛,脓清脉弱,一妇臂结一块,溃不收敛,各灸以豆豉饼,更饮托里药而愈。"

《外科理例》(卷一·五十一):"若丹瘤及痈疽,四畔赤焮,疼痛如灼,宜砭石砭之,去血以泄其毒,重者减,轻者消。"

《外科理例》(卷三·一百一):"一儿项结一核,坚硬如疬,面色痿黄,饮食不甘,服托里药不应,此无辜疳毒也……内有虫如粉,急针出之。"

《外科理例》(卷三·一百四):"囊痈……一弱人茎根结核如大豆许,劳则肿痛……脓未成,以葱炒热敷上,冷易之,隔蒜灸。"

《外科理例》(卷五·一百十五):"臂疽……一媪左臂结核,年余方溃,脓清不敛……外用附子饼灸,及贴补药膏。"

《外科理例》(卷七·一百三十一):"杨梅疮……一人愈后,腿肿一块,久而溃烂不敛,以蒜捣烂敷患处,以艾灸其上。"

《外科理例》(附方·五十一):"香附饼:治瘰疬,流注,肿块,或风寒袭于经络,结肿或痛,用香附为末,酒和,量疮大小,作饼覆患处,以熨斗熨之。"

《名医类案》(卷九·四肢病):"一人左手无名指爪角生一小疮,初起麻粒大,用小刀挑开疮头,血出如溺不止,一日长出肉瘤,如菌裹指,顶内开一孔,如眼目转动,此疔毒也,以艾灸四十壮,不知疼痛痒,复烙之,翦去肉瘤,敷拔疔散,外以膏药贴之,内服解毒,七日全愈。"

《名医类案》(卷九·庞赘):"薛己治一老儒,眉间患此,二年后其状如紫桃,下坠盖目,按之如水囊,刺出脓血,目即开张。"

《薛氏医案》(外科心法·卷三·敷贴寒凉药):"施二守项右

患一核,用凉药敷贴,颈项皆肿……请余治,敷药处热气如雾,急令去药,良久疮色变赤,刺出脓,用托里药而愈。"

《薛氏医案》(外科枢要·卷四):"神效葱熨法:治流注、结核、骨痛、鹤膝等症肿硬,或先以隔蒜灸,而余肿未消,最宜用熨,以助气血,而行壅滞,其功甚大,又为跌仆伤损,止痛散血消肿之良法,用葱白头捣烂炒热,频熨患处,冷再换。"

《针灸大成》(卷九·医案):"鸿胪吕小山,患结核在臂,大如柿,不红不痛,医云是肿毒,予曰:此是痰核结于皮里膜外,非药可愈,后针手曲池,行六阴数,更灸二七壮。""四川陈相公长孙,患胸前突起……此乃痰结肺经……针俞府、膻中,后择日针,行六阴之数,更灸五壮,令贴[一本作帖]膏,痰出而平。""尚书王西翁乃爱,颈项患核肿痛,药不愈,召予问其故? 曰:项颈之疾,自有各经原络并俞会合之处,取其原穴以刺之,后果刺,随针而愈,更灸数壮,永不见发。"

《寿世保元》(卷九·瘰疬):"一妇人项核肿痛……灸肘尖、肩髃二穴。"

《针灸逢源》(卷五·瘤赘):"又一人于手臂上生一瘤,渐大如龙眼,其人用小艾于瘤上灸七壮,竟而渐消不长,或隔蒜灸之。""向一人于眼皮下沿生一小瘤,初如米粒,渐大如豆,用钻针三四枚,翻转眼皮,刺其膜,少少出血,如此二三次,其瘤日缩,竟得渐消。""大都筋病,宜灸,血病宜刺。""或有以萝菔子、南星、相硝之类敷而治之,亦可暂消,若欲拔根,无如前法[灸刺]。"

《续名医类案》(卷三十四·疣):"予兄奇峰生两瘤,大如拳,僧传一方,用竹刺将瘤顶上稍稍拨开油皮,勿令见血,细研铜绿少许,放于拨开处,以膏药贴之,数日即溃出粉而愈。""前后胸背渐长数十瘤,如核桃大,其皮甚薄,以针挑破,每瘤出虱数千,遍抓四处,人人寒禁,莫敢近视,瘤破虱出调服,后人仿此俱愈。"

《重楼玉钥》(卷上·喉风三十六症):"合架风……此症生在上下牙床两根头勾合之处,起一红核肿痛,牙关紧闭不能开口,先用角药调噙,次用破皮刀切红肿处。""穿颌风……两腮下红肿生核,或在一边……俟肿甚,用铍针刺肿头出血,仍敷前药。""肥株子风……两耳坠上浮肿如核,或一边生者……可用针,针核上即效。""瘰疬风……是症自面生起红肿如小疖毒,渐至满头俱浮肿生核,可用破皮针逐个针出微血。""边头风……此症一边头痛如破,或左右红肿如核,须针风池二穴。"

《串雅全书》(外篇·卷二·针法门):"百发神针……痰核初起不破烂,俱可用针,按穴针之,真神妙,百中,乳香、没药、生川附子、血竭、川乌、草乌、檀香末、降香末、大贝母、麝香、母丁香、净蕲艾绵,作针[另有消癖神火针、阴症散毒针]。"

《串雅全书》(外篇·卷二·杂法门):"劫肿法:治水肿及肿核肿毒,凡水肿胀,药未全消者,甘遂末涂腹,绕脐令满,内服甘草水,其肿渐去。"

《针灸内篇》(手太阴肺经络):"天府……中恶,疟瘤。"

《针灸集成》(卷二·脚膝):"腹下股间有结核,以针贯刺,灸针孔三七壮,立效。"

[外国文献]

《医心方》(卷五·第卅九):"《葛氏方》治唇紧重忽生九核稍大方:以刀锋决去其脓血,即愈。"

[现代文献题录]

(限本节引用者,按首位作者首字的汉语拼音排序)

蔡方春,周富明.矾香膏治疗寻常疣和扁平疣68例.浙江中医杂志,1995,30(6):259.

曹文钟,徐慧卿.针灸治癌拾零.中国针灸,1997,17(11):695.

曹新怀,陶国栋.胃癌前期病变案.中国针灸,1999,19(6):360.

陈汉章.临床解惑.中医杂志,1991,32(1):57.

陈锐深,周岱翰,陈玉琨,等.DF-A型电脑仿生治疗仪治疗晚期癌瘤20例临床观察.新中医,1990,22(9):55.

陈毓芬.针刺及穴位注射治疗晚期原发性肝癌.中国针灸,1989,9(3):27.

陈作霖.陈作霖临证经验//陈佑邦,邓良月.当代中国针灸临证精要.天津:天津科学技术出版社,1987:236.

储永良,陈鹏飞,张欣婷.三氧穴位注射治疗中晚期肺癌的临床观察及对免疫功能的影响.新中医,2013,45(9):104-106.

崔开贤.针刺治疗食道癌、胃癌30例的临床观察.中国针灸,1987,7(2):7.

冯桥,刘佐文.药条灸治疗寻常疣临床观察.河北中医,2000,22(5):375.

冯桥.壮医药线点灸配合西药治疗扁平疣疗效观察.上海针灸杂志,2000,19(5):17.

冯润身.针灸论治时-空结构初探.内蒙古中医药,1987,6(1):15.

高志银.发泡灸治疗寻常疣.中国针灸,1999,19(3):190.

郭诚杰.针刺治疗乳腺增生病500例疗效观察.中国针灸,1986,6(4):2.

郭英民,郭诚杰.电针治疗乳腺增生260例疗效观察.中国针灸,1992,12(6):13.

郭英民,郭诚杰.皮内针治疗乳腺增生40例临床疗效观察.针灸临床杂志,1993,9(2,3):14.

韩国刚.肩井穴挑刺为主治疗乳癖31例.中国针灸,2009,29(1):28.

何成江,龚克慧,徐群珠,等.微波针灸对肿瘤患者免疫功能的影响.上海针灸杂志,1985,4(4):3.

侯魁,董治良.冷冻针治疗妇女乳腺增生90例疗效观察.中国针灸,1984,4(5):15.

胡秉德．中医药疗法配合针灸治疗鼻咽癌．吉林中医药，2004，24（10）：39.

胡育元．穴位注射为主治疗扁平疣30例．中国针灸，2000，20（4）：236.

胡展奋．灸割秘术攻绝症．康复，1990（1）：38.

胡振霞，陈作霖．针灸为主治疗子宫肌瘤30例．上海针灸杂志，1995，14（6）：255-256.

黄高敏，胡灿，刘宁．针刺加α-干扰素局部封闭治疗寻常疣32例．中国民间疗法，2006，14（8）：59.

贾云，杨一中，顾美玲．火针治疗皮肤乳头状瘤30例．云南中医学院学报，1999，22（3）：41.

焦国瑞．针灸临床经验辑要．北京：人民卫生出版社，1981：358，361.

金肖青，杨丹红．穴位注射加贴敷治疗乳腺增生的临床研究．中国针灸，1998，18（5）：265-266.

金哲秀．针灸两步法治疗大肠癌27例临床分析．上海中医药杂志，2003，37（5）：48.

景维廉，谭金国，陆金亮．膻中穴割脂治疗乳癖150例．中国针灸，1999，19（11）：676.

雷海燕．足三里化脓灸对恶性肿瘤患者血象的影响．辽宁中医药大学学报，2010，12（1）：156-157.

李成芳，王喜宽．自制针结合超短波治疗机治疗寻常疣367例．针灸临床杂志，2007，23（3）：31.

李汉友，夏玉卿．电热针治疗菜花样增殖型皮肤癌10例报告．中医杂志，1988，29（3）：52.

李珲．针刺配合直流电治疗寻常疣．湖北中医杂志，2003，25（12）：44.

李梦楠．天宗穴刺络拔罐治疗乳腺增生20例．针灸临床杂志，2011，27（2）：45-46.

李淑萍.功能性和结构性子宫疾病的针刺效果:继发性不孕和子宫肌瘤.国外医学:中医中药分册,1994,16(2):43.

李造坤,李俊伟.截根治疗乳腺增生症64例临床体会.中国针灸,2000,20(9):536.

梁清湖.多针重刺 消肿散结 // 胡熙明.针灸临证指南.北京:人民卫生出版社,1991:436.

林明花,王照浩.耳穴贴压配合温针灸治疗子宫肌瘤52例临床观察.中国针灸,1998,18(9):543-544.

林依平.耳针治疗扁平疣21例.云南中医药杂志,1997,18(2):26.

刘桂荣,黄淑侠.中药及穴位埋藏治疗面部扁平疣48例.中国民间疗法,1999,7(12):27.

刘良杰.电针治疗寻常疣、跖疣38例.中国针灸,1985,5(1):27.

刘鲁明.维生素K_3穴位注射在肝癌上消化道出血治疗中的应用.中国针灸,1989,9(1):9.

刘绍亮,冀法欣,刘国光.穴位埋线治疗乳腺小叶增生120例.中国针灸,1999,19(4):216.

刘忠,赵丽云,冀晓丽.合穴治疗乳腺囊性增生108例.中国针灸,1996,16(10):47.

柳典花,林云虎.督脉挑治治疗丝状疣30例.中医外治杂志,1998,7(3):34.

卢光甫.子宫肌瘤治验体会.中国针灸,1995,15(4):56.

卢文,房忠女.穴位埋线与电针治疗乳腺增生病对照观察.中国针灸,2010,30(3):203.

罗慕光.针灸治疗蕈样肉芽肿一例报告.新中医,1983,15(11):35.

马新平,由福山.火针治疗乳腺增生25例疗效观察.针灸临床杂志,1994,10(3):39.

欧阳群.隔盐壮灸神阙穴对机体免疫功能的影响.上海针灸

杂志,1992,11(3):27.

庞宝珍,赵焕云,胥庆华.癥消宫春丹贴脐治疗子宫肌瘤的临床研究.黑龙江中医药,1996,25(3):25.

浦鲁言.拔火罐治疗食管癌胸背痛.辽宁中医杂志,1988,15(7):40.

乔玉珍,郭志刚,葛淑惠.穴位照射治疗食道癌近期疗效观察.天津中医,1990,7(4):30.

沈红,沈长兴.针刺天突治疗晚期食管癌吞咽困难120例.浙江中医杂志,1996,31(12):561.

盛丽,曲延华,王京喜,等.火针治疗子宫肌瘤50例临床观察.中国针灸,1998,18(3):172-174.

师怀堂.师怀堂临证经验//陈佑邦,邓良月.当代中国针灸临证精要.天津:天津科学技术出版社,1987:87.

石红乔.艾条隔麝香壮骨膏灸治疗跖疣48例.山西中医,2002,18(4):41.

宋丽娟.针刺治疗子宫肌瘤疗效观察.江西中医药,1995,26(1):44.

苏敬译,涂均成.针刺治疣90例临床观察.中国针灸,1986,6(4):13.

苏万胜.电针子宫穴为主治疗子宫肌瘤112例临床观察.针灸临床杂志,1996,12(1):16.

孙国胜,张京峰.抗癌膏穴位贴敷治疗肺癌64例.辽宁中医杂志,2005,32(8):794.

孙治东,王娟娟.圆利针治疗乳腺增生症56例.中国针灸,2010,30(3):217.

谈坚明,冯燕萍.穴位注射治疗乳腺增生96例分析.中国针灸,1996,16(7):27-28.

唐克雄,郑燕娜.导平治疗乳腺增生病30例.上海针灸杂志,1997,16(4):15.

唐伟球. 药线点灸疗法治疗乳癖100例. 广西中医药, 1997, 20(2): 37.

唐喜云. 灯火灸法治疗疣状表皮发育不良1例. 中医外治杂志, 2008, 17(5): 26.

唐学正. 电热针仪治疗浅表肿瘤26例. 内蒙古中医药, 1987, 6(1): 1.

王广, 滕占庆, 李乃卿. 射频温控电热针治疗乳腺增殖症40例临床观察. 中西医结合杂志, 1988, 8(6): 359.

王世彪, 何继红. 针刺结合苦菜汁搓搽治疗顽固性寻常疣50例. 浙江中医杂志, 1990, 25(11): 502.

王文贵. 火针治疗赘疣. 中国针灸, 1988, 8(6): 55.

王喜宽. 围刺法治疗乳腺增生病133例. 中国针灸, 1997, 17(11): 697.

王亚范, 于智杰. 针刺治疗扁平疣1例. 吉林中医药, 1995, 15(2): 28.

王玉慧, 于己和. 针刺背俞穴治疗乳腺囊性增生病36例. 针灸临床杂志, 1996, 12(9): 40.

王云龙, 曾真理. 穴位埋藏麝香治疗卵巢癌健存八年1例. 陕西中医, 1986, 7(3): 121.

魏明丰, 王秀馥, 赵焕琴. "香"灸治疗寻常疣临床观察. 针刺研究, 1992, 17(4): 256.

吴菊卿. 合谷穴注射转移因子治疗面部扁平疣30例. 中国针灸, 2003, 23(5): 281.

夏玉卿, 李汉友, 李宝顺. 电热针治疗皮肤癌疗效及机理研究. 中国针灸, 1994, 14(2): 5.

辛育龄, 刘德若, 孟新, 等. 电针治疗体表恶性肿瘤的临床观察. 中国中西医结合杂志, 2001, 21(3): 174.

辛育龄. 电针治疗颌面部肿瘤的临床效果. 针刺研究, 1997, 22(4): 255.

徐德厚．火针加中药穴位贴敷治疗乳腺增生 65 例．中国民间疗法,2009,17(1):21.

阎宝山．半斑膏治疗扁平疣．河南中医,1983,3(6):29.

于志慧．烧针加中药治疗宫体癌三例．新中医,1989,21(3):31.

羽百诚．灸法治疗皮肤 T 细胞性淋巴瘤 1 例:探讨灸法作为一种温热疗法的可能性．国外医学:中医中药分册,1994,16(2):49.

远慧茹,卞金玲,郑健刚,等．针刺治疗甲状腺腺瘤 35 例临床观察．中国针灸,2000,20(8):453.

翟道荡．直接灸调节癌症患者细胞免疫功能的观察．针灸临床杂志,1994,10(1):25.

翟范．蟾皮及其制剂治疗乳癌、胃癌的疗效观察．浙江中医学院学报,1982,6(增刊):246.

张和媛．张和媛临证经验 // 陈佑邦,邓良月．当代中国针灸临证精要．天津:天津科学技术出版社,1987:204.

张文仙,郭效宗．56 例单发良性甲状腺结节的针刺治疗．中医杂志,1991,32(9):41.

赵庆孚,裴巧如．耳压疗法治疗多发性寻常疣 130 例．中国中西医结合杂志,1993,13(9):565.

赵文生．针刺治疗食道癌 303 例临床报道．中国针灸,1988,8(1):23.

周海进．灸疗乳腺增生 52 例．北京中医,1993,12(3):37.

周浣贞,彭惠婷．针灸为主治疗晚期食道癌的临床观察．上海针灸杂志,1994,13(6):255.

周浣贞．针刺治疗食道癌梗阻．上海针灸杂志,1984,3(3):42.

朱汝功,居贤水,王玲芳．针灸结合中药治疗食道、胃癌临床及免疫指标初步观察．中国针灸,1982,2(4):22.

朱士涛．焠刺法治疗尖锐湿疣．云南中医杂志,1990,11(2):22.

庄芝华．化脓灸对恶性肿瘤患者淋巴细胞转换率的影响．上海针灸杂志,1994,13(2):91.

附1：肿瘤疼痛

疼痛是恶性肿瘤的主要症状之一，给患者造成极大痛苦，而治疗较为困难。本文试图在针灸范畴内寻找治疗线索，以供临床参考。对古代针灸文献进行检索，获得治疗癥瘕积聚疼痛者82条，其治疗方法包括艾灸、针刺、穴位敷贴、刺血等，但"癥瘕积聚"不一定是现代意义上的癌症，故阅读本文时当注意辨析。对现代针灸文献进行检索，获得治疗癌症疼痛报道85篇，其治疗方法包括穴位敷贴、针刺、穴位注射、艾灸、电针等。以下对上述检得文献作一概要介绍。

（一）穴位敷贴

针灸治疗本病常配合药物，以期提高疗效，包括穴位敷贴、穴位注射，以及隔物灸等，其中尤以穴位敷贴为多见，通过皮肤吸收药物有效成分而发挥治疗作用。早在古代已有用穴位敷贴者。如明代《薛氏医案》载："忽一妇月经不行，腹结块作痛"，敷贴"太乙神仙膏"，"经行痛止"。该膏含玄参、白芷、当归、肉桂、大黄、赤芍、生地和黄丹等药物。又如敦煌医书《吐番医疗术》记："因长肉瘤或咽喉疼痛者"，"溃脓扩散，应切开肿物，挤出脓血，伤口用熊胆、白卤、羌花、溪岸银莲花、肉桂、绣球藤诸药混在一起，敷于伤口，脓必可排出"。上述前者"经行痛止"，后者"挤出脓血"，均显示未必是现代的肿瘤。

在现代文献中，本文收入相关内容共34方，列现代诸法之首。以下作一简单介绍。

1. 单味或单方　现代穴位敷贴最常用的药物是**蟾蜍**（包括蟾皮、蟾酥），配合运用的药物有**雄黄、冰片、麝香**等。如傅丹治疗肝癌疼痛，用活癞蛤蟆1只，去内脏，将雄黄30g放入其腹中，打烂加温水调成糊状，外敷肝区；裘钦豪介绍，治疗癌症疼痛，用活癞蛤蟆 1 只,取皮,刺破皮上突起组织,将正面外敷于疼痛处,每日 1 换,或将蟾酥和凡士林按 1∶10 比例加温调制成油膏,外敷痛处;苏宝根治疗直肠癌肝转移的胁痛,用蟾蜍 3 只,剥取其皮,将大蒜 1 枚研细,涂在蟾蜍上,外敷于痛处;谢远明治疗中晚期肝癌疼痛,将蟾酥、冰片各 10g,麝香 3g,浸入 60% 乙醇溶液中 48 小时后,外擦肝区疼痛处。上述蟾皮、蟾酥、雄黄皆为有毒之品,当为以毒攻毒;冰片可清热止痛;麝香能辟秽通络,提高疗效。

现代治疗癌痛的其他单方中使用的药物有**冰片、蒲公英、灰苋菜、喜树叶、鳖头等**。如马安宁治疗肝癌疼痛,用冰片 15g 溶于适量白酒中,用药棉蘸药液涂擦肝区疼痛处;裴钦豪介绍,治疗癌症疼痛,将鲜蒲公英捣碎,外敷痛处,并外用凡士林纱布覆盖以缓解药汁蒸发,或将鲜喜树叶捣烂外敷痛处;王必发治疗肝癌剧痛,活杀鳖头 2 个剁成碎块,再加入鲜灰苋菜 150g(或干 90g)、水红花籽 90g,共捶烂如泥,制成敷剂摊于纱布上,再向药面浇洒 1 杯炖温的陈醋,敷于患处,12 小时换药 1 次。上面已述,冰片可清热止痛;其他诸药中,蒲公英可清热解毒散结,喜树可抗癌清热,灰苋菜可祛湿解毒,水红花可活血止痛,鳖头则为临床经验所得。

2. 配方 除了上述单味与单方外,现代临床更多的是采用配方,所用药物除了以毒攻毒之品外,还配以清热解毒、理气止痛、活血通络、化痰散结等多类中药。本文收入其中的 20 方,按发表时间先后罗列于下,供临床参考。

(1)**加减黄金散**:方松韵治疗肝癌疼痛,取肝区,外敷该散(含天花粉 100g,大黄、姜黄、黄柏、皮硝、芙蓉叶各 50g,雄黄 30g,冰片、生南星、乳香、没药各 20g,研末拌匀,加水调成糊状摊于油纸上)。

(2)**消肿止痛膏**:周岱翰治疗肝癌疼痛,取肝区局部,外敷该膏(含马钱子、天南星、樟脑、丁香、乳香、没药、黄连、蟾酥、斑蝥等药)。

（3）**肝外 1 号方**:段凤舞治疗晚期肝癌疼痛,取痛处,外敷该方(含雄黄、明矾、青黛、皮硝、乳香、没药各60g,血竭30g,冰片10g,研末)30~60g,用醋和猪胆汁各半,调成糊状,每日 1 次。

（4）**镇痛消肿膏**:裘钦豪介绍,治疗癌痛,取痛处,外敷该膏(含蟾酥、马钱子、生川乌、天南星、生白芷、姜黄、冰片等)。

（5）**消积止痛膏**:孙忠义治疗癌症疼痛,取患处,外敷该膏(含樟脑、阿魏、丁香、山柰、白蛋休、藤黄,研粉),每天用 60℃毛巾热敷 3 次,每次 30 分钟,5~7 天换药 1 次。

（6）**蟾酥膏**:刘嘉湘治疗癌性疼痛,取疼痛部位,敷贴该膏(含蟾酥、生川乌、七叶一枝花、红花、莪术、冰片等 20 余味中药),每日 1 次。

（7）**阿魏镇痛膏**:陈友芝等治疗肝癌疼痛,在癌痛的体表部位贴敷该膏(含生大黄、白芷、川草乌、当归、细辛、玉桂、穿山甲、全蝎、冰片、乳香、没药、麝香、莪术、雄黄、木鳖子、血竭、青黛、公丁香、生南星等)。

（8）**普陀膏**:王德龙治疗原发性肝癌,取疼痛部位,外敷该膏(含血竭、地龙、无名异、全虫、蜈蚣、水红花子、僵蚕、木鳖子、大枫子、土元、虻虫、冰片等 10 余味药,经芝麻油熬炼加工而成)。

（9）**癌痛散**:柯联才介绍,盛国荣治疗肝癌、肺癌疼痛,取疼痛局部,外敷该散(含山柰、乳香、没药、大黄、姜黄、栀子、白芷、黄芩各20g,小茴香、公丁香、赤芍、木香、黄柏各15g,蓖麻仁 20拉,上药研末,取鸡蛋清适量混合,搅拌成糊状),用纱布或蜡纸覆盖,胶布固定,6 小时换药 1 次。

（10）**镇痛灵**:王劲等治疗肝癌等各种癌痛,将该方(含生草乌、蟾酥、生半夏、生南星等,研末和匀)2.5g 撒于癌痛部位,外用阿魏消痞膏敷贴,隔日换药。

（11）**癌症镇痛散**:杨更录等治疗癌症疼痛,取疼痛部位,外敷该散(含生南星、生附子、生川乌、白胶香、五灵脂、麝香、冰片、蚤休、黄药子、芦根、穿山甲、皂角刺等 20 余味中药,共研成散剂),盖上纱布并用胶布固定。

(12)蟾雄膏:王庆才等治疗晚期癌痛,取患处,敷贴该膏(含大黄 100g,乳香、没药、血竭各 50g,蟾酥、雄黄、冰片、铅丹、皮硝各 30g,硇砂 10g,麝香 1g,研末,用米醋或温开水调成糊状),每日 1 换。

(13)921 镇痛膏:邱祖萍治疗肝癌疼痛,取痛点局部,外敷该膏(由大黄、姜黄、山慈菇等 18 味药制成)。

(14)肝癌止痛膏:于秀琴治疗晚期肝癌痛,取痛处,贴敷该膏(将乳香、没药各 30g,白芷 20g,麝香 5g,研细末;将生鳖甲 150g,柴胡、生白芍各 100g,青皮 50g,干蟾皮、川芎、莪术、炙山甲、光慈菇、半枝莲、白花蛇舌草各 30g,三棱 20g,用麻油浸泡,然后用慢火将药物炸至焦黄捞出,再将药油过滤加热至 300~320℃,直到熬至滴水成珠,尔后加樟丹搅拌至不粘手,软硬合适,置凉水中去火毒;使用时将膏药化开加入药末拌匀),7 日1 换。

(15)神效止痛膏:李智等治疗肝癌疼痛,取期门或痛点为中心,敷以该膏(含独角莲 60g,丹参、鳖甲、姜黄、马钱子各 30g,郁金、白芍各 18g,苏木 10g,甘遂、乳香、没药各 9g,蜈蚣 2 条,蝎子 1g。上药研末,加松节油调成糊状,用时加入冰片 3g,麝香 0.5g 拌匀),3 日 1 换。

(16)癌痛定液:高瞻等治疗恶性肿瘤的中晚期疼痛,于疼痛处的体表部位及脐部外搽该液(含蟾皮、生姜、乳没、冰片、麝香等)。

(17)镇痛膏:吴健等治疗癌症疼痛,取疼痛部位,外敷该膏(含生南星、生附子、生川乌、马钱子、黄药子、穿山甲、乳香、没药、蟾酥、冰片,研粉,以凡士林为基质调成软膏)。

(18)肝舒贴:孙浩等治疗肝癌疼痛,取疼痛部位,敷贴该膏(含虎杖、姜黄、川芎、乳香等)。

（19）乌芎止痛酊：王凡星等治疗肝癌疼痛，取疼痛部位，外涂该酊（含生川草乌、川芎、乳香、没药、土鳖虫和冰片各20g，浸入75% 乙醇溶液500ml 1周）。

（20）消肿止痛散结膏：张照兰等治疗肝癌疼痛，取期门、肝俞，敷贴该膏（含三棱、莪术、天花粉、土贝母、夏枯草、山慈菇、半夏、芒硝、冰片、蟾酥、青黛，研末，加月桂氮草酮），3~5天换贴1次。

3. 用敷贴法治疗与癌症相关的其他症状　如周素芳治疗癌症患者的放射性皮炎，取患部，敷涂二黄煎（黄柏、黄连）或龟甲散（龟甲粉）或生肌玉红膏；周素芳治疗盐酸羟考酮缓释片止癌痛所引起的不良反应，取脐部，外敷中药（生大黄、生白术、枳壳、黄芪、姜竹茹、玄明粉颗粒剂，用醋调成糊状）；周岱翰治疗肝癌腹水，取脐部，外敷"田螺膏"（田螺10枚取肉，鲜七叶一枝花30g，捣烂如泥，作饼状，加冰片1g撒其表面）；周岱翰治疗肝癌纳呆，取中脘、足三里，外敷"香砂大蒜膏"（大蒜8枚，丁香、砂仁、高良姜各10g，生姜15g，食盐5g，共捣如泥作饼）。

（二）针刺

针刺通过经络，或神经、血管、淋巴等组织，可激发体内产生吗啡样物质，从而起到止痛作用，因此癌痛临床常用针刺疗法。在古代已有针刺治疗癥瘕积聚疼痛者，检得文献共6条，列古代诸法之第二位。如宋代《琼瑶神书》道：照海治疗"气块更兼强气痛，一针痊可显名医"。清代《续名医类案》叙："蒋仲芳治陈氏妇，年廿六，生痞块已十年，在脐上，月事先期，夜则五心发热，火嘈膨闷，忽一日痞做声，上行至心下，则闷痛欲绝，为针上脘，痞下而痛定，然脐旁动气不息，复针天枢穴，动气少止。"民国初期《针灸治疗实验集》述："海盐吴锡章之如夫人浦氏，年二十余，小腹右侧患癥瘕之疾"，"为针中脘、天枢、关元、期门、章门、行间、足三里、内关等穴，完全痛止"，"翌日又于右手、小腹右侧带脉、梁门、气冲、腹结、府舍、冲门针之,并于右小腹侧各软硬有形之块上,行龙虎交战手法,并针关元、气海,针后加灸,助以散聚汤,此日竟完全不痛而去"。上述"气块""痞块""癥瘕""有形之块"未必是现代的癌症。

在现代文献中,本文检得相关报道共22篇,列诸法之第二位,以下从取穴和针刺方法两个角度作一介绍。

1. 针刺的取穴　现代对于癌症疼痛的取穴,可分为通用方与辨位取穴两类。

通用方对于各部位的癌症均可选用,所选穴位为针灸临床上的普通常用穴。如解楠治疗癌症疼痛,取内关、合谷、足三里、太冲,用针刺平补平泻;刘洪波治疗癌性骨痛,取肾俞、关元、阿是穴,深刺留针,痛剧加隔姜灸;刘胜等治疗癌痛,针刺百会、内关、足三里等穴,并认为其止痛的长远效果较好。

辨位取穴则根据癌症部位的不同,选取相应经络、部位的穴位,且各部位癌症的取穴有所不同。如党文等治疗胃癌疼痛,取与胃相关的穴位足三里、三阴交、梁丘、内关、曲池、合谷、阿是穴,用毫针刺,行平补平泻;熊家裕治疗肝癌疼痛,选与肝相关的穴位肝炎点(右锁骨中线直下肋弓缘下2寸处)、足三里,配阳陵泉、期门、章门、三阴交,针刺缓慢进针,每隔5~10分钟震刮针柄1次,每日针刺1~2次,亦可长期留针;左秀玲治疗晚期肺癌胸痛和上肢痛,选取与肺相关的穴位孔最和阿是穴,针尖迎着经脉循行的方向刺入,行快速强刺激,留针30~60分钟,并配合取肺经循行部位和根据虚实补泻取穴,如肺实泻尺泽,肺虚补太渊。

现代临床也有在通用方基础上,再配以辨位取穴。如陈毓芬治疗各种恶性肿瘤所致疼痛,取百会、内关,肺癌配风门、肺俞、定喘、丰隆,肝癌、胃癌、胰腺癌配阴陵泉、阳陵泉、阿是穴,用针刺;章梅等治疗癌症疼痛,取合谷、内关,再根据原发病位和疼痛部位,取相应背俞穴等相配,施以针刺及其手法,留针0.5~1小时;高瞻等治疗恶性肿瘤的中晚期疼痛,取合谷、内关、足三里、阿是穴,并根据病位配相应俞募与五输穴,施以针刺。

2. **针刺方法** 现代针刺方法包括提插捻转、补泻、刮柄、阻滞针、齐刺、埋针、子午流注,临床讲究针刺的感传和方向。

(1) **提插捻转**:如徐淑英等治疗胃癌疼痛,针刺足三里,施提插捻转手法,以得气为宜;丹宇等治疗癌症疼痛,选取合谷、内关、支沟,配合相应的背俞穴及五输穴,予以针刺提插泻法,留针0.5~1.5 小时,每日 1~2 次。

(2) **补泻**:古代已有治疗癥瘕积聚疼痛而用补泻手法者。如晋代《脉经》曰:"尺脉伏,小腹痛,癥疝","针关元补之"。《针灸甲乙经》云:"胞中有大疝瘕积聚,与阴相引而痛","补尺泽、太溪、手阳明寸口,皆补之"。宋代《琼瑶神书》道:"有积内关痛甚泻,左盘中脘艾加详。"但上述记载中"癥疝""疝瘕积聚""有积"未必是现代的癌症。现代用补泻者,如王凡星等治疗肝癌疼痛,用针刺提插捻转开阖补泻法,补足三里、三阴交,泻合谷、行间,平补平泻血海、阴陵泉;王洪喜等治疗恶性肿瘤疼痛,取合谷,用针刺泻法,三阴交,用补法,留针 40 分钟,每天 1 次。上述"提插捻转"段落中,丹宇等予提插泻法,亦为例。

(3) **刮柄**:如上述"辨位取穴"段落中,熊家裕用针刺治疗肝癌疼痛,每隔 5~10 分钟震刮针柄 1 次。

(4) **阻滞针**:如刘秀艳等治疗肝癌疼痛,取曲泉、肝俞、心俞、大椎,行阻滞针刺法。

(5) **齐刺、埋针**:如孙亚林等治疗肝癌疼痛,选用疼痛点,将毫针与皮肤成 15° 夹角进针于皮下,用齐刺法并排埋入 3 根针,用胶布将针柄固定于皮肤上,每晚针刺 1 次,留针 12 小时。

(6) **子午流注**:如黄秋贤等治疗癌痛,根据子午流注纳甲法取穴,要求针感传至病所;李秀莲等治疗各种癌痛,根据年、月、日、时的干支以及子午流注法取穴,予以针刺。

(7) **讲究感传**:如荆淑文等治疗口腔颌面部晚期癌痛患者,取主穴下关,用"气至病所"感传针刺法;王旭治疗癌性疼痛,循经取穴,用针刺平补平泻,使产生循经感传,认为久留针或按时间取穴,效果更好。

（8）**重视针刺方向**:如上述"辨位取穴"段落中左秀玲治疗晚期肺癌胸痛和上肢痛,取孔最和阿是穴,针尖迎着经脉循行的方向,行针刺快速强刺激。

（三）穴位注射

前面已述,现代治疗癌痛常采用穴位注射疗法,本文收入相关报道共13篇,列诸法之第三位。所注入的药水有杜冷丁（盐酸哌替啶）、普鲁卡因、吗啡、盐酸奈福泮、罗通定、地塞米松、维生素、胎盘、转移因子、丹参、华蟾素,以及生理盐水等。

如钭志萍等治疗胃癌疼痛,取足三里,注射杜冷丁;陆孝夫等治疗癌症后期剧痛,取合谷、三阴交、阿是穴,注入普鲁卡因,穴注总量不超过10ml;卞镝等治疗癌痛患者,取足三里、中脘、期门、合谷、阿是穴中2~3穴,注入盐酸吗啡注射液,每穴2~4mg;白云凤治疗癌性疼痛,取双侧足三里,注入盐酸奈福泮共20mg;陈斌等治疗癌性腹痛,取双侧足三里,注入维生素K_3共2ml;陈毓芬治疗各种恶性肿瘤所致疼痛,取足三里、大椎,注入20%~50%胎盘注射液共14~16ml;党文等治疗胃癌疼痛,取天泉、不容、冲门、血海,注入转移因子水溶液,每穴0.5ml,左右穴位交替选用;刘秀艳等治疗肝癌疼痛,取曲泉、肝俞、心俞,分别注入丹参注射液各2ml;施俊等治疗肿瘤疼痛,取双侧足三里,每穴注入华蟾素注射液1ml。

临床还有几种药物联合使用者,如陶敏等治疗晚期癌症疼痛,根据病种和疼痛部位不同选取不同穴位,注入罗通定30mg、地塞米松0.5mg、维生素B_{12} 0.25g,每个穴位注射0.5~1ml;谢玉兰治疗各种癌性疼痛,取大椎、足三里、三阴交,注入胎盘注射液,每穴2ml,取癌瘤上缘或外围阿是穴,注入普鲁卡因注射液,总量不超过10ml,取耳根,用生理盐水10~20ml沿耳根注射1圈;周建宜治疗原发性肝癌疼痛,选取腹部阿是穴中心及四周 2cm 处四点,注入 1% 普鲁卡因溶液共 5ml,半小时后用同样方法注入注射用水共 5ml。

(四) 艾灸

艾灸具温阳补气之功,可激发体内潜在生理功能,增强自身调节机制,故本病临床亦用之。古代文献中涉及艾灸治疗癥瘕积聚疼痛者共计 18 条,列古代诸法之首。古人所灸穴位包括背俞穴和腹部穴。如唐代《备急千金要方》曰:"心腹积聚痞痛,灸肝俞百壮,三报。"《名家灸选三编》云:"心腹诸病,痞积烦痛者法(试验):即崔氏四花穴,除骨上二穴,惟灸两旁二穴,与初编所载梅花五灸并用,殊效。"明代《类经图翼》称:天枢主"治夹脐疼痛,腹中气块","可灸二十一壮";幽门主"积聚疼痛,可灸十四壮"。《神农皇帝真传针灸图》谓:梁门主"气块疼痛","可灸七壮至二十一壮"。上述"积聚""痞积""气块"未必是现代癌症,仅供参考。古代艾灸除了常规方法外,还采用隔物灸,另外古代还采用熨法。

在现代癌痛文献中,本文检得有关灸法报道共计 9 篇,列诸法第四位。采用的方法有艾条灸、按灸、隔物灸、火针、电热针等,以下作一概述。

1. 艾条灸　高瞻等治疗恶性肿瘤的中晚期疼痛,取风府、大椎、尾闾穴,以艾条熏灸;卞镝等治疗癌痛患者,取大椎、关元、足三里、阿是穴,用艾条施温和灸,每穴 5~10 分钟,每天 2~3 次。

2. 按灸　秦飞虎等治疗原发性肝癌疼痛,运用按灸疗法,取胁下最痛点灸 45 分钟,章门 10 分钟,丘墟 5 分钟,上述诸穴在灸前先各顺逆按摩 81 次,每日治疗 3 次。

3. 隔物灸　早在明代已有隔物灸治疗积聚疼痛的记载。如《寿世保元》言:"腹中有积,及大便闭结,心腹诸痛,或肠鸣泄泻,以巴豆肉捣为饼,填脐中,灸三壮,可至百壮,以效为度。"但上述"腹中有积"也可能并非现代的恶性肿瘤。现代用隔物灸者，如刘胜等治疗癌痛，取足三里，施隔姜灸 8 壮，并认为其止痛的长远疗效果较好；瓮恒等治疗晚期肝癌疼痛，取脐部，填以"佛手散"（含麝香、冰片、生川乌、白芷、蟾酥、生马钱子、威灵仙等），施以隔姜灸 15 分钟，然后弃姜，用麝香风湿膏封脐；蔡圣朝等治疗癌性疼痛，用舒痛灵药膏涂抹在疼痛区皮肤上，并用清艾条熏灸。

4. 火针与电热针 火针的机制和疗效与艾灸相似，但比艾灸快速、方便，比直接灸的痛苦少；而电热针则是现代电子技术对火针的发展，现代临床亦运用。如米建平等治疗胃癌疼痛，取胃俞、肝俞、膈俞，用火针点刺；夏玉卿治疗皮肤癌疼痛患者，取瘤体局部，将针刺入，接电热针仪，使温度在 43~45℃，以患者能够耐受为度，1~2 日 1 次。

此外，古人还采用熨法，其作用与灸法亦相似，但作用面积比灸法大。如清代《续名医类案》述："一妇人小腹块痛""用葱豉熨法"。

（五）电针

电针是现代电子技术对针刺的发展，可代替人工手法操作，并提高治疗效果，本文收入相关报道共 5 篇，列现代诸法的第五位，所用波形有连续波，也有疏密波，所用频率有中频，也有高频。如肖建华等治疗各种恶性肿瘤所致疼痛，根据疼痛所在或病变的脏腑，取相应的背俞穴，以 1.5 寸毫针，刺入穴位得气后，连接 G6805 电针治疗仪，予中频连续波，以能耐受为度，每日 1~2 次；李艳春等治疗晚期癌痛，根据原发灶选取相应背俞、腹募、五输穴，予电针中等强度连续波刺激，每日 2 次；徐进华等治疗癌性疼痛，取合谷、内关、血海、足三里、三阴交，针刺得气后接电针仪，予中强度高频刺激；彭杰等治疗中重度癌性疼痛，取合谷、内关、足三里、三阴交，配相应的俞募郄穴，用电针疏密波（20/40Hz，周期

6 秒）刺激,每天 1 次。

（六）其他方法

包括现代磁疗、器材、拔罐、微针系统,以及古代的刺血疗法。

1. **磁疗** 如王季秀治疗晚期肺癌疼痛,取痛点附近,以异名磁极对置法贴敷磁铁片,然后用橡皮膏固定;陈代纯等治疗癌痛,取疼痛部位,贴以超高强（3.9T）磁块;侯升魁等则以局部敏感点与远端循经穴相结合,取 1~3 穴,将磁提针针尖置于穴位并予按压,以出现酸、麻、胀或冷感为度,每穴每次按压 2~10 分钟,每日1 次。

2. **器材** 如曾金雄等治疗癌性疼痛,取背俞穴,配足三里、三阴交,用毫米波传导治疗;王中和等治疗癌性疼痛,取阿是穴配循经取穴,用 SKM-1 毫米波治疗仪,每次辐射 30 分钟;陈捷等治疗晚期癌痛,取病变部位相应的局部和四肢五输穴,针刺后连接电脑仿生治疗仪;郭仁旭等治疗各类晚期癌痛患者,选取相关循经穴位和局部天应穴,用经穴康复仪,将低频脉冲信号输入经穴,每天 1~3 次。

3. **拔罐** 如浦鲁言治疗食管癌胸背痛,取背部相应穴位,用闪火法拔罐 2~6 个,留罐 10~15 分钟;黄智芬等治疗癌性疼痛,肝癌取足三里、三阴交、期门、肝俞,肺癌取肺俞、膻中、心俞,大肠癌取神阙、大肠俞、足三里,骨转移取肾俞、足三里、三阴交、阿是穴,胃癌取神阙、胃俞,施闪罐法或留罐 5 分钟。

4. **微针系统** 包括耳穴、腕踝针、头针、手足针。

（1）**耳穴**:在相关耳穴上,现代临床以电针、穴位注射、贴压王不留行或磁珠进行刺激。如廉南等治疗肝癌疼痛,取耳穴肝区、神门,用电针夹通电刺激 30~60 分钟;管钟洁治疗胰腺癌晚期疼痛,取耳穴神门,左右交替注入杜冷丁 0.1ml;解楠治疗癌症疼痛,取耳穴神门、皮质下、脑点、枕、交感、三焦、压痛点,用王不留行贴压;蔡亚红治疗晚期癌症疼痛,取耳穴神门、交感、皮质下、枕、压痛点,用磁珠贴压。

（2）**腕踝针**:如沈素娥治疗癌症疼痛,依患者疼痛部位,选取与疼痛部位相应的腕踝针区,将针向疼痛部位平行刺入,用胶布固定,留针 1~3 天,其中背部疼痛取上 5、6 和下 5、6,腹部疼痛取上 1、2 和下 1、2,胁肋部疼痛取上 3、4 和下 3、4;周庆辉等治疗中重度肝癌疼痛,根据疼痛部位结合原发病灶取穴,将针刺入皮下浅层组织,以胶布固定 10~12 小时,其中肝痛伴剑突下痛取右上 1、双上 2,右胁肋痛取右上 3、右上 4,放射右肩背痛取右上 2、右上 5,引起腰背痛者,痛在带脉以上者取上 6、上 5,带脉以下者取下 6、下 5。

（3）**头针**:如沈平治疗晚期癌痛,根据病变部位取头皮针相应线带,针刺得气后接电针疏密波。

（4）**手足针**:如罗正辉等治疗癌症晚期剧痛,针刺第 2 掌骨全息穴位;刘胜等治疗癌痛,取食指桡侧第 1~2 指节间压痛点,针刺持续捻转 5 分钟,并认为止痛的即刻效果较好。

此外,在古代针灸文献中,还有用刺血疗法者。如清代《针灸集成》载:"腹中积聚,气行上下","痛气随往随针,敷缸灸必以三棱针"。敦煌医书《吐番医疗术》记:"因长肉瘤或咽喉疼痛者","溃脓扩散,应切开肿物,挤出脓血","如仍不愈,可用刺血疗法"。上述"积聚""肉瘤"未必是现代意义上的癌症,姑且录以备考。

综上所述,治疗癌症疼痛可用穴位敷贴疗法,敷以蟾蜍、雄黄、冰片、麝香、冰片、蒲公英、灰苋菜、喜树叶、鳖头等中药;也可用针刺法,采用提插捻转、补泻、刮柄、阻滞针、齐刺、埋针、子午流注等法,讲究针刺的感传和方向;还可采用穴位注射,注入杜冷丁、普鲁卡因、吗啡、盐酸奈福泮、罗通定、地塞米松、维生素、胎盘、转移因子、丹参、华蟾素,以及生理盐水等药品;又可采用灸法,包括艾条灸、按灸、隔物灸、火针、电热针等;还可采用电针,以及磁疗、器材、拔罐、微针系统等方法。

（古代参考文献参阅前面"肿瘤及相关病证"的"历代文献摘录"）

[现代文献题录]

（限本节引用者，按首位作者首字的汉语拼音排序）

白云凤．盐酸奈福泮穴位注射治疗癌性疼痛效果观察．内蒙古中医药,2003,22(5):33.

卞镐,成泽东,张宁苏,等．穴位注射加灸对癌痛患者外周血中 IL-2/IL-2R 表达的影响．中国针灸,2004,24(9):641.

蔡圣朝,肖伟,曹奕,等．隔药灸治疗癌性疼痛31例疗效观察．安徽中医学院学报,1999,18(5):56-57.

蔡亚红．耳穴压豆治疗晚期癌症疼痛50例临床观察．浙江中医杂志,2009,44(11):840.

陈斌,孙纪萍．维生素 K_3 穴位注射治疗癌性腹痛56例．中西医结合杂志,1990,10(6):378.

陈代纯,杨儒畅,陈正中,等．超高强磁治疗癌症疼痛108例．中国中西医结合杂志,1992,12(4):249.

陈捷,苗文红．电脑仿生治疗仪治疗晚期癌痛62例．陕西中医,1994,15(12):554.

陈友芝,谭萍,姜初明．晚期肝癌的中药治疗．浙江中医学院学报,1990,14(1):14.

陈毓芬．针刺和穴位注射止癌痛的临床观察．中国针灸,1988,8(5):30.

丹宇,梁亚兵,陶冶．针刺对癌症疼痛镇痛作用的临床研究．中国针灸,1998,18(1):17.

党文,杨介宾．针刺治疗胃癌痛的临床研究．中医杂志,1995,36(5):277.

钭志萍,雷永海,郑桂爱,等．足三里穴穴位注射对胃癌终末期镇痛作用观察．浙江中西医结合杂志,2004,14(9):538-539.

段凤舞.几种肿瘤外治法简介及临床应用体会.黑龙江中医药,1984(4):19.

方松韵,方继立.金黄散加减外敷止肝癌疼痛.浙江中医杂志,1983,18(3):99.

傅丹.肝癌外敷镇痛方.新中医,1980(3):36.

高瞻,郑建玲.针灸加癌痛定液外用治疗癌性疼痛疗效观察.实用中西医结合杂志,1998,11(7):628.

管钟洁.耳穴注射治疗胰腺癌疼痛案.中国针灸,2001,21(1):40.

郭仁旭.癌痛汤及经穴康复仪治疗肿瘤骨转移疼痛286例.江西中医药,1995,26(6):29.

侯升魁,孟玫村,曹海.磁提针治疗226例疼痛症的疗效观察.中国针灸,1987,7(3):9.

黄秋贤.子午流注取穴法治疗癌痛30例体会.哈尔滨医药,1996,16(1):65.

黄智芬,黎汉忠,张作军.拔罐治疗癌性疼痛30例疗效观察.上海针灸杂志,2006,25(8):14.

荆淑文,毕绍臣,毕丹."气至病所"感传针刺法治疗口腔晚期癌肿疼痛.广东牙病防治,1997,5(4):46-47.

柯联才.盛国荣应用癌痛散外敷穴位治疗肝癌肺癌疼痛经验.浙江中医杂志,1991,26(1):34.

李秀莲,贾崇岭.子午流注针法治疗癌性疼痛118人次疗效观察.中国乡村医药,1994,1(3):32-33.

李艳春,姜赛林,李飞跃,等.针刺对晚期肿瘤患者的止痛研究.长春中医学院学报,1998,14(3):29.

李智,季茂林,路志正,等.神效止痛膏治疗肝癌疼痛68例.中国中西医结合杂志,1994,14(2):76.

廉南,曾晓蓉,曹均告,等.耳穴肝区电刺激对肝癌镇痛作用的临床观察.四川中医,1994,12(2):54.

刘洪波,肖跃红．中医治疗癌性骨痛32例．广西中医药,2002,25(1):35.

刘嘉湘．蟾酥膏用于恶性肿瘤止痛的临床观察——附332例随机双盲治疗观察．中医杂志,1988,29(3):30.

刘胜,王玲,牛京权．针灸止癌痛．上海针灸杂志,1996,15(6):42.

刘秀艳,董瑞萍．针灸与穴位注射药物治疗肝癌疼痛51例．陕西中医,2008,29(3):347.

陆孝失．普鲁卡因穴位封闭治疗癌症后期疼痛．中国针灸,1985,5(2):43.

罗正辉．针刺第二掌骨全息穴位治疗晚期癌剧痛疗效分析．广东医学,1992,13(2):94.

马安宁．肝癌后期止痛方．山东中医药,1982(2):82.

米建平,邓特伟,周达君．火针为主配合三阶梯止痛法治疗胃癌疼痛临床疗效观察．辽宁中医杂志,2010,37(10):2018.

彭杰,王文海,周荣耀,等．针药并用治疗中重度癌性疼痛的临床研究．上海针灸杂志,2012,31(4):236-238.

浦鲁言．拔火罐治疗食管癌胸背痛．辽宁中医杂志,1988,12(7):40.

秦飞虎,秦宇航．按灸疗法治疗原发性肝癌疼痛36例．中国针灸,2001,21(9):540.

邱祖萍,张明华,季光,等．921镇痛膏治疗癌痛的临床观察．江苏中医,1993,14(7):8.

裘钦豪．肿瘤疼痛的外治法．浙江中医杂志,1986,21(11):516.

沈平．头皮针治疗晚期癌性疼痛．中国针灸,1995,15(增刊下):81-82.

沈素娥．腕踝针加药物对癌症患者止痛效果临床观察．中国针灸,2000,20(3):143.

施俊，许玲，魏品康．华蟾素注射液穴位注射治疗肿瘤疼痛17例临床观察．中国中西医结合杂志，2002，22（2）：121.

苏宝根．蟾蒜外敷止癌痛．四川中医，1987，5（5）：31.

孙浩，龚婕宁．肝舒贴穴位敷贴治疗肝癌肝区疼痛的临床观察．湖北中医杂志，2008，30（2）：32.

孙亚林，于连荣．齐刺留针法治疗肝癌疼痛80例疗效观察．中国针灸，2000，20（4）：211-212.

孙忠义．消积止痛膏在肿瘤中的应用．湖北中医杂志，1987（4）：25.

陶敏，鲁汉英，陈南珠，等．水针治疗晚期癌症疼痛的临床观察．中华护理杂志，1998，33（10）：615.

王必发．鳖莧敷剂治肝癌剧痛．江苏中医杂志，1986，7（4）：4.

王德龙．普陀膏并中药治疗原发性肝癌70例疗效分析．中西医结合杂志，1990，10（12）：723.

王凡星，朱宏锦，姜翠花．以痛为腧中药外涂结合针刺治疗肝癌疼痛42例．中国针灸，2010，30（7）：589.

王洪喜，王立华．针刺并耳穴注射缓解恶性肿瘤疼痛80例．上海针灸杂志，2007，26（7）：30.

王季秀．磁铁片贴敷对肺癌患者止痛作用疗效观察．北京中医，1985，4（5）：55.

王劲，史奎钧，程兆明，等．镇痛灵外用治疗癌症疼痛32例疗效观察．浙江中医杂志，1991，26（5）：201.

王庆才，陈爱平，李苏，等．蟾雄膏外敷治疗癌性疼痛103例．陕西中医，1993，14（5）：195.

王旭．针刺治疗癌性疼痛体会．针灸临床杂志，1995，11（6）：42.

王中和，胡海生．毫米波穴位辐射治疗癌性疼痛疗效观察．中华理疗杂志，2000，23（3）：133-135.

瓮恒，郭合新，曲中平，等．药物敷脐治疗晚期肝癌疼痛59例．中医外治杂志，2009，18（2）：39.

吴健,朱学明,方卫东.中药内服外敷治疗癌症疼痛42例.湖北中医杂志,1999,21(12):543.

夏玉卿,李汉友,李宝顺,等.电热针治疗皮肤癌疗效及机理研究.中国针灸,1994(2):5.

肖建华,李力军.针刺缓解癌痛50例观察.针刺研究,1994,19(3,4):139-140.

谢玉兰.不同给药途径用于治疗癌性疼痛疗效观察.辽宁中医杂志,2006,33(1):47-48.

谢远明.健脾化痰法治疗中晚期肝癌25例.陕西中医,1990,11(10):448.

解楠.针刺加耳穴贴压治疗癌症疼痛63例.针灸临床杂志,1998,14(12):25.

熊裕家.针刺对肝癌止痛作用的观察.湖北中医杂志,1986,8(6):43.

徐进华,李创鹏.电针配合三阶梯止痛法治疗癌性疼痛15例.上海针灸杂志,1999,18(5):21.

徐淑英,李慧,孟雪凤.针刺足三里穴治疗胃癌痛42例临床观察.针刺研究,1994,19(3,4):131.

杨更录,柳景才,解健,等.癌症镇痛散治疗癌性疼痛临床研究.中医杂志,1992,33(7):30.

于秀琴.肝痛止痛膏治肝癌疼痛.山东中医杂志,1994,13(1):43.

曾金雄,戴西湖.毫米波循经传导治疗癌症疼痛患者51例临床观察.中西医结合肿瘤学杂志,1996(1):43.

张照兰,时峰,孙新蕾.消肿止痛散结膏穴位贴敷对缓解肝癌疼痛的临床观察.四川中医,2012,30(9):91-93.

章梅,夏天,吴少华,等.针刺和中药对癌症疼痛镇痛作用的临床研究.针刺研究,2000,25(1):64.

周岱翰.肝癌外治法简介.浙江中医杂志,1984,19(10):

462.

　　周建宜.阿是穴水针疗法治疗上腹部疼痛100例.中西医结合杂志,1988,8(9):562.

　　周庆辉,胡侠,顾伟,等.腕踝针对中重度肝癌疼痛的镇痛疗效观察.浙江中医学院学报,2005,29(1):53.

　　周素芳.中药敷脐防治盐酸羟考酮缓释片不良反应疗效观察.新中医,2013,45(5):112-114.

　　左秀玲,白金尚.孔最穴在肺癌止痛中的应用.河北中医,1991,18(3):4.

附2:肿瘤呃逆

　　晚期肿瘤患者往往会出现呃逆,而采用放化疗等治疗手段后也可能出现呃逆。针灸临床时可见到此类患者。中医学认为,呃逆的病位在胃与膈,多与正气亏虚等因素相关;西医学认为,本病为膈肌的阵发性痉挛,可由膈肌、膈神经、迷走神经或中枢神经等受刺激所致,而肿瘤导致的代谢障碍,或放化疗对机体的损伤,则可能是其诱发因素。检索显示,古代针灸文献中涉及本病者仅2条;而现代针灸临床相关报道达23篇,合82穴次,故本文主要讨论现代针灸临床治疗本病的特点,对于古代文献不做统计处理,其中个别记载则结合在现代文献中予以介绍。现代治疗本病的常用经脉及其穴次为胃经22、心包经17、任脉16、膀胱经13、脾经7;常用部位及其穴次为腿阳21、臂阴17、胸脘15、头面7、上背7、足阴6、腿阴5;常用穴位及其次数为足三里20、内关17、膻中6、攒竹4、中脘4、天突4、膈俞3、太冲3;治疗方法及其条目数为针刺15、穴位注射11、耳穴5、电针3、灸法2、热敷1、拔罐1。现代针灸治疗肿瘤呃逆的特点如下(并可参阅本丛书《心肺肝脾分册》中"呃逆"一节)。

【循经取穴特点】

1. **常取脾胃经穴**　本病病位在胃和膈,而胃经"下膈,属胃,络脾",脾经"属脾,络胃,上膈",因此现代临床多取脾胃经穴。其中胃经、脾经分别为22、7穴次,分列诸经的第一、第五位,分占总穴次的26.83%、8.54%,常用穴为足三里,以及三阴交、阴陵泉等。

2. **常取心包经和任脉穴**　心包经"起于胸中,出属心包络,下膈";任脉循行于人体前正中线,亦与胃、膈相联,因此本病临床取该二经分别为17、16穴次,分列诸经的第二、第三位,分占总穴次的20.73%、19.51%,常用穴为内关、膻中、中脘、天突等。

3. **常取膀胱经穴**　中医学认为,胃膈之气输注于膀胱经背俞穴;西医学认为,控制胃的交感神经多从背部脊髓胸5~10节发出,而膀胱经在头面部的若干穴位与迷走神经的兴奋相关,因此膀胱经达13穴次,列诸经的第四位,占总穴次的8.54%,常用穴为攒竹、膈俞,以及睛明、胃俞等。

【分部取穴特点】

1. **常取下肢部穴**　前面已述本病临床多取脾胃经穴,此外,临床又取肝经太冲穴,致使下肢部穴次较高,其中腿阳、足阴、腿阴面分别为21、6、5穴次,分列各部的第一、第五、第六位,分占总穴次的25.61%、7.32%、6.10%,常用穴为足三里、太冲,以及三阴交、阴陵泉等。如张连生等治疗癌症患者化疗后顽固性呃逆,取双侧足三里,注入山莨菪碱(654-2)注射液各5mg(0.5ml),每天1次;王晓瑜等治疗肝癌介入术后顽固性呃逆,针刺太冲用泻法,足三里用补法,公孙用平补平泻法,每天2次;付强等治疗胃癌术后呃逆之湿胜者针丰隆、阴陵泉,血瘀者刺膈俞、三阴交。

2. **常取臂阴面穴**　由于本病多取心包经穴,致使臂阴面达17穴次,列各部的第二位,占总穴次的20.73%。该17穴次均属内关,此当该穴为心包经的络穴,又通阴维脉之故。如韩照予等治疗肝癌介入术后呃逆,取双侧内关,注入氯丙嗪共 25mg(1ml),每天 1 次;邓力治疗肝癌介入化疗后呃逆,取双侧内关、足三里,施针刺提插捻转,留针 45 分钟。

3. **常取胸脘、上背部穴**　本病病位在胸脘,而与其相关的若干神经从上背部发出,因此临床多取胸脘部、上背部穴,此属局部与近道取穴,两者分别为 15、7 穴次,分列各部的第三、第四(并列)位,分占总穴次的 18.29%、8.54%,常用穴为膻中、中脘、天突,膈俞,以及胃俞等。如万里新等治疗化疗后呃逆,取膻中等穴,用针刺平补平泻手法;王芳等治疗癌症患者顽固性呃逆,针刺天突、中脘、膈俞等穴,据虚实施补泻;吴薏婷治疗肝癌介入术后呃逆,取双侧胃俞,共注入普鲁卡因 4ml、维生素 B_6 50mg。

此外,在古代文献中,《备急千金要方》称:鸠尾主“息贲,唾血,厥心痛,善哕”;《太平圣惠方》谓:上脘主“心中闷,发哕,伏梁气,状如覆杯,针入八分,得气先补而后泻之”。上述“息贲”“伏梁”分别为肺积、心积,“哕”或为呃逆,因此该两则记载可能与本病相关,所取穴位皆在胸脘部。

4. **选取头面部穴**　统计结果显示,现代治疗本病取头面部穴共 7 穴次,列各部的第四(并列)位,占总穴次的 8.54%,常用穴为攒竹、睛明。如胡广银治疗肝癌介入术后呃逆,取攒竹,针刺透向睛明,行捻转手法,200 转 /min,使有酸胀麻木感,留针 20 分钟。西医学认为,攒竹、睛明及其附近有滑车神经、三叉神经、鼻睫神经、展神经等,十分敏感,刺激之对中枢神经有强烈的刺激作用,可抑制膈神经等的兴奋,还可通过三叉-迷走神经的反射,抑制呃呃的产生。

此外,现代也有取翳风穴者。如王孝平等治疗放化疗后顽固性呃逆,针刺翳风等穴,据虚实施补泻。西医学认为,呃逆的反射中枢位于第 3、4 颈髓;管理膈肌运动的膈神经出自颈丛(C_{3-5}),并接受星状神经节发出的交感纤维,而刺激翳风穴或可直接或间接影响呃逆反射中枢和膈神经,故而选取之。

【辨证取穴特点】

现代本病临床也有采用辨证取穴者。如何扬子治疗肝癌插管化疗后呃逆,针刺足三里、内关,肝郁脾虚加太冲、脾俞,气滞血瘀加膻中、膈俞,夹湿热加阴陵泉,夹阴虚加气海、太溪;付强等治疗胃癌术后呃逆,针刺攒竹、内关、足三里,气虚加气海、中脘,血虚加肝俞、血海,湿胜加丰隆、阴陵泉,血瘀加膈俞、三阴交。

【针灸方法特点】

1. **针刺** 针刺可通过经络,或神经激发人体的自身调节功能,从而制止呃逆,相关文献共计15篇次,合58穴次,列诸法之首。针刺临床往往采用**提插捻转手法,据虚实施补泻,强调要有针刺感应**。如陈红涛等治疗肝癌呃逆,针刺内关、足三里行提插捻转手法,膻中行捻转手法,攒竹向睛明透刺,行小幅度捻转,留针30分钟,每10分钟行针1次,每天1次;张载义治疗肿瘤患者顽固性呃逆,针刺内关、太冲用泻法,足三里用补法,留针20~40分钟;代志毅等治疗胃、结肠癌术后顽固性呃逆,针刺足三里、膻中、内关,行平补平泻,足三里针感要求放射到足趾或上窜过膝,留针45分钟;付强等治疗胃癌术后呃逆,取攒竹、内关、足三里,据虚实施针刺补泻,要求必须产生针感。

2. **穴位注射** 本病的治疗比较困难,故常采用针刺与药物相结合的方法——穴位注射,以求提高疗效,相关文献共计11篇次,合11穴次,列诸法第二位,所注入的药物以西药为主,包括**氯丙嗪(冬眠灵)、山莨菪碱(654-2)、胃复安(甲氧氯普胺)、普鲁卡因、维生素 B_1、维生素 B_6、维生素 B_{12}** 等。如李雁平等治疗晚期肿瘤患者顽固性呃逆,取双侧内关穴,共注入冬眠灵(氯丙嗪)25mg,每天1次;陈闯等治疗化疗所致呃逆,取天突与双侧足三里,各注入654-2(山莨菪碱)注射液5ml;付强等治疗胃癌术后呃逆,取双侧足三里,各注入胃复安 1ml;杨有芳治疗肝癌介入后呃逆,取双侧胃俞穴,共注入 2% 普鲁卡因溶液 2ml、维生素 B_6 50mg,注入后无效,可在 4~6 小时后再行注射,注射一般不超过 4 次;宋爱玲治疗肝癌介入术后顽固性呃逆,取内关、太冲,行针刺,取双侧足三里,共注入维生素 B_1 100mg、维生素 B_{12} 0.5mg、山莨菪碱 5mg。由上可见,治疗本病的穴位注射**多取足三里**,其次为**胃俞、内关**等。

3. **耳穴** 耳穴疗法对神经性疾病疗效较好,因此本病临床也采用之,共涉及文献 5 篇,列诸法第三位。临床**多采用针刺或压籽法**。如林汶治疗食管癌术后呃逆,针刺耳穴"膈",施平补平泻,每 5 分钟捻转刺激 1 次,直到呃止;张连生等治疗癌症患者化疗后顽固性呃逆,取耳穴肝点、胃透膈,用针刺快速捻转,以耳部发红热胀为宜;张载义治疗肿瘤患者顽固性呃逆,取耳穴膈、脑、交感、神门、耳迷根,以及与肿瘤所在部位相应或相关的穴位,行压籽法,每 0.5~1 小时按压 1 次,直至呃止;何扬子治疗肝癌插管化疗后顽固性呃逆,取耳穴肝、脾、神门、胃,用白芥子贴压,每天按压 4 次,在呃逆时亦予按压。

4. **电针** 电针可加强对神经的刺激,故亦被用于治疗本病,相关文献共 3 篇,合 7 穴次,所涉穴位为足三里、内关、内庭等。如万里新等治疗化疗后呃逆,取内关、足三里,同侧上下两穴通电 30 分钟,用连续波中等频率;邵霞萍治疗晚期癌症患者呃逆,取双侧内关、足三里、内庭,针刺得气后接电 1 小时;何扬子治疗肝癌插管化疗后呃逆,取足三里、内关,接电针疏密波 20~30 分钟。

5. **灸法** 艾灸可以温阳补虚,又可增强自身调节功能,祛邪排毒,故也被用于治疗本病,涉及文献共计 2 篇次,合 2 穴次,所涉穴位为足三里、膻中。如麦泽锋治疗癌症顽固性呃逆,取足三里施温针灸 3 壮;万里新等治疗化疗后呃逆,取膻中施温和灸,以局部潮红为度,每天 1 次。

6. **热敷和拔罐** 临床还采用热敷和拔罐疗法。如王芳等治疗癌症患者顽固性呃逆,热敷双侧涌泉、大包20分钟,每天1次;邵霞萍治疗晚期癌症患者呃逆,取膻中、中脘,行拔罐,每天1次。

【结语】

根据上述对现代文献的统计与分析结果,兹提出治疗肿瘤呃逆的参考处方如下:①下肢部穴足三里、太冲、三阴交、阴陵泉等;②臂阴面穴内关等;③胸脘部穴膻中、中脘、天突等;④上背部穴膈俞、胃俞等;⑤头面部穴攒竹、睛明、翳风等。临床可根据病情,在上述处方中选用若干相关穴位。

临床可采用针刺法,包括提插捻转手法,据虚实施补泻,强调要有针刺感应;亦可采用穴位注射、耳穴疗法,以及电针、灸法、热敷和拔罐等方法。

(古代参考文献参阅前面"肿瘤及相关病证"的"历代文献摘录")

[现代文献题录]

(限本节引用者,按首位作者首字的汉语拼音排序)

陈闯,欧盛秋,谭晓虹.穴位注射法治疗化疗所致呃逆30例.浙江中医杂志,2003,38(10):437.

陈红涛,刘波.针刺治疗肝癌呃逆的临床观察.针灸临床杂志,2006,22(5):18-19.

代志毅,马秀萍.针刺治疗胃、结肠癌术后顽固性呃逆40例.陕西中医,2006,27(8):990-991.

邓力.针刺治疗肝癌介入化疗后呃逆27例.山西中医,1997,13(2):42.

付强,崔晓平,王建华.辨证针刺配合足三里穴位注射治疗胃癌术后呃逆33例.陕西中医学院学报,2007,30(5):62.

韩照予,马显振,张耀勇.穴位注射治疗肝癌介入术后呃逆33例.中国中西医结合杂志,2001,21(1):50.

何扬子.针刺治疗肝癌插管化疗后呃逆16例.针灸学报,1992,8(4):8-9.

胡广银,江瑾.攒竹穴透刺合中药治疗放化疗后呃逆25例.江西中医药,2009,40(5):56-57.

李雁平,罗凤荣.冬眠灵内关穴注射治疗晚期肿瘤患者顽固性呃逆14例.中国民间疗法,1996,4(5):42.

林汶.针刺耳穴"膈"平息食管癌术后呃逆的护理体会.福建中医药,1995,26(5):41.

麦泽锋.针灸治疗癌症顽固性呃逆36例.陕西中医,2007,28(12):1669-1670.

邵霞萍.针灸治疗晚期癌症患者呃逆30例.上海针灸杂志,2007,26(6):28.

宋爱玲.针刺结合穴位注射治疗肝癌介入术后顽固性呃逆的疗效观察.山东中医杂志,2009,28(10):708-709.

万里新,王旸.针灸疗法治疗化疗后呃逆20例.中国民间疗法,2007,15(2):16.

王芳,郜启全.针灸治疗癌症患者顽固性呃逆56例.上海针灸杂志,2004,23(1):22.

王晓瑜,石跃.柴胡莪术汤配合针刺治疗肝癌介入术后顽固性呃逆31例.中医研究,2006,19(5):41.

王孝平,刘永敏,郝颖.针灸治疗放化疗后顽固性呃逆35例.针灸临床杂志,2006,22(6):20.

吴蕙婷.穴位注射治疗肝癌介入术后呃逆36例.江西中医学院学报,1998,10(2):60.

杨有芳.穴位注射治疗肝癌"介入"后呃逆.新中医,1997,29(6):24.

张连生,徐杨.耳针加穴位注射治疗癌症患者化疗后顽固性呃逆86例.河北中医,2003,25(12):936.

张载义.耳穴压籽为主治疗肿瘤患者顽固性呃逆.针灸临床

杂志,1997,13(12):24.

附3:放化疗后白细胞减少

在现代肿瘤临床上,放化疗后白细胞减少是常见的,但在古代文献中是没有的,故本篇仅对现代文献进行讨论。近年来,针灸工作者对此进行了不少临床探索,统计结果显示,涉及的相关文献共计99篇,穴位30个,总计300穴次。常用穴位及其次数为足三里87、大椎31、脾俞28、三阴交25、膈俞21、肾俞21、血海11、胃俞11、合谷10、关元6、曲池5、肝俞5、内关5、阴陵泉4、悬钟4、神阙4;常用经络及其穴次为膀胱经89、胃经88、脾经40、督脉37、任脉16、大肠经15;常用部位及其穴次为上背101、腿阳91、腿阴40、下背22、小腹14;各种治疗方法的篇次为穴位注射50、艾灸30、针刺16、耳穴4、敷贴3、仪器2、推拿2、埋线1。对文献及其统计结果进行分析,可知本病在中医范畴内多属虚证,针灸治疗特点如下。

【循经取穴特点】

1. **多取膀胱经与督脉穴** 本病是由放化疗损伤机体所致,而膀胱经背俞穴及相应督脉穴与五脏六腑相联,取之则可调整脏腑功能的平衡,因此上述统计结果显示膀胱经与督脉穴次较高,分别为89、37穴次,分列诸经的第一、第四位,分占本病总穴次的29.67%、12.33%,此又显示更重视膀胱经穴。膀胱经的常用穴为脾俞、膈俞、肾俞、胃俞、肝俞;督脉的常用穴为大椎等。

2. **多取脾胃经穴** 中医认为脾、胃为人体后天之本,治疗本病当多调节脾、胃,因此胃经、脾经分别为88、40穴次,分列诸经的第二、第三位,分占本病总穴次的29.33%、13.33%,此又显示临床更重视胃经穴。胃经常用穴为足三里;脾经常用穴为三阴交、血海、阴陵泉等。

3. **选取任脉穴** 本病多属虚证,而任脉为生气之原、聚气之会、阴脉之海、妊养之本,拥有"脐下肾间动气",是"人之生命也,十二经之根本也",故治疗本病亦取任脉穴,共计 16 穴次,列诸经的第五位,占本病总穴次的 5.33%,常用穴为关元、神阙等。

4. **选取大肠经穴** 大肠经乃手阳明,与胃经为手足同名经,两经相接于鼻旁,故大肠经亦有健脾和胃的作用,本病临床取之共 15 穴次,列诸经第六位,占本病总穴次的 5.00%,常用穴为合谷、曲池等。

【分部取穴特点】

1. **多取背部穴** 前面已述,膀胱经与督脉的背部穴皆和五脏六腑相连,故本病统计结果显示,背部穴共计 123 穴次,占本病总穴次的 41.00%。其中上、下背部分别为 101、22 穴次,分列各部之第一、第四位,分占本病总穴次的 33.67%、7.33%,此又可见临床更多地选取上背部穴,盖当上背部穴所连脏腑多于下背部之故。上背部常用穴为大椎、脾俞、膈俞、胃俞、肝俞;下背部常用穴为肾俞等。如郁美娟等取脾俞、肝俞、大椎等穴,行针刺平补平泻,留针 30 分钟;黄喜梅等取大椎、膈俞、脾俞、胃俞、肾俞,施隔姜灸,每穴 3 壮。又如钮海同等治疗环磷酰胺导致白细胞减少的大耳兔,取大椎、哑门、脾俞等穴,用"穴位电泳刺激仪"刺激,每日 1 次,隔日左右穴位更换,每次 10 分钟,间隔 1 分钟电极极性换向,结果显示,对白细胞总数及分类数的恢复明显优于对照组,其中淋巴细胞数的恢复效果更加显著。

2. **多取腿部穴** 前面已述,治疗本病多取脾经、胃经穴,而脾经、胃经循行于下肢,因此腿部穴次较高,共计达 131 穴次,占本病总穴次的 43.66%。其中腿阳面、阴面分别为 91、40 穴次,分列各部的第二、第三位,分占本病总穴次的 30.33%、13.33%。腿阳面常用穴为足三里、悬钟等,腿阴面常用穴为三阴交、血海、阴陵泉等。如杨秋敏等取足三里、三阴交,注入山莨菪碱(654-2)

10mg、地塞米松 5mg, 每日 1 次, 两侧穴位交替注射; 隋胜莲等取足三里、三阴交、血海等, 用针刺提插捻转加艾条灸; 韩予飞等取血海、阴陵泉、足三里、三阴交等, 施针刺提插捻转平补平泻。

3. 选取小腹部穴　前面已述, 本病临床常取任脉穴, 尤其是"脐下肾间动气"部穴, 故小腹部共计 14 穴次, 列各部的第五位, 占本病总穴次的 4.67%, 常用穴为关元、神阙等。如姚俊青取天枢、关元等穴, 施隔姜灸, 每穴 3 壮; 曹大明等取神阙、关元等穴, 敷贴扶正升白膏。又如郑雪峰等治疗化疗后白细胞计数降低的模型大鼠, 取"关元"穴, 用艾条熏灸, 结果显示白细胞计数显著升高, 优于药物组。

【针灸方法特点】

1. 穴位注射　治疗本病采用穴位注射的文献共计 50 篇, 合 61 穴次, 占诸法之首, 这在针灸临床的其他病种中是不多见的。盖本病的治疗较为困难, 若单纯用针刺, 疗效可能不够满意, 故往往采用针药结合的方法。

注射的药物**以地塞米松为最多**, 共计达 31 篇次, 占穴位注射总篇目数的 62%。因人们认为本病常显肾阳虚, 而肾上腺皮质激素可"补肾阳虚衰", 地塞米松则属肾上腺皮质素类, 其又可激发造血功能, 故临床多用之。如孙晓峰等取双侧足三里, 注入地塞米松 2.5mg, 每日 1 次; 周浣贞取双侧曲池、足三里, 施温针灸 2 壮, 或施化脓灸, 或注入地塞米松各 2.5ml, 结果显示, 3 种疗法都有显效, 但穴位注射疗效优于其他两法。

在注射地塞米松的同时, 临床还**结合注入阿托品、肌苷、三磷酸腺苷 (ATP)、山莨菪碱等药物**。如谷丰取双侧足三里, 注入地塞米松 10mg、阿托品 0.5mg、生理盐水 2ml, 每日 1 次; 杨莉等取足三里, 注入地塞米松 5mg, 取三阴交, 注入肌苷 100mg, 每日 1 次; 陈惠玲等取双侧足三里, 共注入 ATP 40mg、肌苷 100mg、地塞米松 5mg、山莨菪碱 10mg, 每日 1 次; 谢玲等取双侧足三里, 共注入山莨菪碱 10mg、肌苷 0.2g、ATP 20mg、地塞米松 5mg,每穴注入药物 3ml,每日 1 次。

除了地塞米松外,临床注射的其他药物还有丙酸睾酮、升白欣、亚叶酸钙(甲酰四氢叶酸钙)、地塞美松(氟美松)等。如张丽荣等取双侧足三里,注入丙酸睾丸酮各 25mg,每日 1 次;高碧霄等取双侧足三里,注入升白欣共 50μg,每日 1 次;尹岩伟等取足三里,注入甲酰四氢叶酸钙6mg,每日 1 次;高良等取双侧足三里,注入氟美松共 5~10mg,每日 1 次。

临床还注射中药制剂,包括黄芪、当归、丹参、参麦、醒脑静等注射液,以及产妇脐血等。如马建军等取足三里、大椎,注入黄芪注射液共 2ml;刘萍等取双侧足三里、血海,注入黄芪注射液各 2ml,结果患者外周血 T 细胞亚群 CD3[+]、CD4[+] 含量得到提高;姜鹤群等选取足三里、肾俞,注入当归注射液 4ml,每日 1 次,左右轮换;彭世敏等取双侧足三里,注入丹参注射液各 5ml,每日 1 次;程纬民取双侧足三里,注入参麦注射液共 2ml;宋文革等取大椎、脾俞、膈俞、肾俞、足三里等,注入醒脑静注射液(含黄芩、黄连、栀子、郁金、麝香、牛黄等),每次选 2 穴,每穴 2ml,隔日 1 次;贾振和等取双侧足三里,注入产妇脐血共 4ml,每日 1 次。

就穴位而言,注射所取穴位以足三里为多,统计达 50 穴次之多,即每篇文献均涉及之;所取其他穴位还有大椎、三阴交、肾俞等。

2. 艾灸　因本病多属虚证,而艾灸的热性刺激具温阳补气之功,可激发体内潜在生理功能,增强自身调节机制,故临床常用灸法,涉及文献共计 30 篇,合 128 穴次,列诸法第二位。

艾灸的方法包括直接灸、艾条灸、隔姜灸、隔药灸、铺灸、温针灸、雷火灸、太乙雷火神针灸等。如俞芳等取大椎、膏肓俞、膈俞、脾俞,配肾俞、足三里、三阴交,用新型贴敷艾炷直接灸,每穴 3 壮,每日 1 次;黎治平取大椎、足三里、三阴交,配肾俞、脾俞、膈俞、血海,用艾条温和灸,每穴 10 分钟;张淑君等取大椎、膈俞、脾俞、胃俞、肝俞、肾俞,施隔姜灸,当患者感到烫时换第 2 壮,每穴灸 5 壮,以皮肤红润为度,每日 1 次;王世彪等取神阙,配大椎、三阴交、脾俞、胃俞、肾俞、膈俞,敷贴自制“升白膏”(含附子、黄芪、穿山甲、当归、鸡血藤,研末,加黄酒、姜汁煎熬成膏,加冰片),上置艾炷施灸,每穴 7~14 壮,灸毕保留药膏,并以麝香膏封固,每日 1 次;武华清等取神阙,先放入麝香 0.1g,再将适量中药末(含柴胡、川芎、党参、麦冬、五味子、当归、黄芪)填满,上置面碗,内置钢丝网,上置两端点燃的 2.5cm 长艾条,外覆锡箔纸,共灸 2 壮,然后用胶布将药末封贴在脐内,隔日 1 次;何天有取背部 T_{10}~L_5 段的督脉与夹脊穴,施铺灸疗法,每次灸 2 壮,2 周灸 1 次,6 次为 1 个疗程;陈惠玲等取足三里、三阴交,配内关、血海、阴陵泉、气海、关元等,施温针灸,留针 30 分钟,或取脾俞、胃俞、膈俞、肾俞和大椎,施隔姜灸,每穴 3 壮,每日 1 次;李扬帆取督脉 C_7~T_{12},施以雷火灸,每日 1 次;马泽云等取大椎、身柱、至阳、命门,用太乙雷火神针灸,以皮肤发红为度,每日 1 次。

　　还有人对本病的灸法进行了临床与动物实验研究。如刘萍等取患者大椎、足三里、三阴交,用艾条施温和灸,结果外周血 T 细胞亚群 $CD3^+$、$CD4^+$ 含量得到提高;赵喜新等取患者大椎、膈俞、脾俞、胃俞、肾俞,又取化疗模型小鼠“大椎”“膈俞”,均用艾炷灸法,结果显示,患者和小鼠的白细胞计数均得以提高;崔瑾等治疗用环磷酰胺造成白细胞减少的大鼠模型,取“膈俞”,用直接灸,结果显示白细胞、CD45、白细胞介素-2(IL-2)水平上升。

　　统计结果显示,艾灸的常用穴位及其次数为大椎 19、足三里 17、三阴交 11、脾俞 16、膈俞 13、肾俞 13、胃俞 10、血海 4、合谷 5、关元 3。就取穴部位而言,选用最多的是上背部,共 64 穴次,占艾灸总穴次的 50.00%,十分突出;其次为足三里等腿阳面穴,三阴交等腿阴面穴,肾俞等下背部穴,以及小腹部关元等穴。

　　3. 针刺　针刺通过经络,或神经、血管、淋巴等组织,亦可激发体内潜在的生理功能,补益机体的不足,因此现代治疗本病亦用针刺,涉及相关文献共 16 篇,合 77 穴次,列本病诸法第三位。如高良等取双侧足三里,针入后用提插加强刺激,每日 1 次;孙德斌等取膈俞、胆俞、足三里、悬钟,用针刺,隔日 1 次;任建军取足三里、三阴交、大椎、脾俞、膈俞、血海,施以针刺轻提插慢捻转补法,每日 1 次。现代还对针刺进行了临床和动物实验研究,如夏玉卿等取内关、曲池、足三里,以及脾俞、三阴交、大椎等穴,施以针刺提插捻转,每日 1 次,结果外周血象得到改善,且细胞免疫功能得以加强,E-RFC 均值得到提高;赵喜新等治疗化疗所致白细胞减少的模型小鼠,针刺"足三里"和"三阴交",结果显示白细胞计数得以提高。

现代又有人用针刺预防本病。如黄喜梅等取内关、三阴交、血海、阴陵泉,施针刺提插捻转补法,每日 1 次;杜煦电等则取足三里、脾俞、大椎、三阴交,用针刺补法,每日 1 次,结果显示,化疗前 5 天起针刺,较化疗同时针刺为优,显示针刺具有预防白细胞计数下降的作用。

统计显示,针刺的常用穴位及其次数为足三里 14、三阴交10、大椎 7、合谷 5、血海 5、脾俞 5、曲池 4、膈俞 4、内关 4;常用部位及其穴次为上背 21、腿阴 18、腿阳 17。

4. **穴位敷贴**　敷贴疗法通过穴位皮肤吸收药物的有效成分,以发挥治疗作用,涉及相关文献共 3 篇,合 14 穴次,所敷贴的药物多属温阳益气之品。如王慧杰等取神阙,外敷"脐疗升白散"(含肉桂、血竭、干姜、冰片等)0.5g,6 天更换 1 次;曹大明等取神阙、关元、大椎、膈俞、脾俞、肾俞,敷贴"扶正升白膏"(含红参、当归、肉桂、丁香、细辛、冰片等),敷贴24 小时后休息12 小时,再予敷贴;郭文灿等取脾俞、胃俞、肾俞、肝俞、足三里、中脘、血海,外敷中药(含人参 15g,补骨脂、当归、红花各 10g,附子、干姜、血竭各 6g,共为细末,用生理盐水伴成泥膏状),每 3 日换药 1 次。现代还有人对敷贴疗法进行了动物实验研究,如孙德利等治疗用环磷酰胺制造的白细胞减少模型小鼠,取"大椎""肾俞""足三里",用斑蝥酊搽敷,施天灸疗法,结果显示有核细胞和白细胞计数大幅度增加,脾指数增加,腹腔巨噬细胞产生粒细胞-巨噬细胞集落刺激因子(GM-CSF)的能力显著增强。由上又可知,敷贴的取穴以背俞穴为多,其次为小腹部神阙等穴。

5. 耳穴　现代有人认为,人体耳朵上含有全身各部的反应点,因此亦有人用耳穴治疗本病,所采用的方法有针刺、埋籽等。如江泓取耳穴肾上腺、神门、肾、脾,用针刺;李晓军等取耳穴敏感点或反应点,用王不留行贴压,每日按压 3 次,每次每穴 1 分钟;杨秀文取耳穴心、肝、脾、肾,配内分泌、肾上腺,贴以磁珠,每穴每日顺时针按压揉摩 27 次,3 日后换贴对侧耳穴。

6. 仪器　本病临床还采用现代电、磁、光等科技手段激发机体的生理功能,包括电针、微波等仪器。如郁美娟等取双侧足三里、三阴交,予电针连续波,电流强度以患者耐受为度,留针 30 分钟,每日 1 次;何成江等取足三里、三阴交,用微波针灸仪进行治疗,每次 20 分钟,每日 1 次。

7. 推拿　推拿是医者将肢体之力作用于患者穴位上,通过经络或神经的传导,以调整患者脏腑肢体的病理状态。如孙德斌等取膈俞、胆俞、足三里、悬钟,指压上述穴位各 2 分钟,加捏脊 20 遍,小鱼际擦督脉 30 次,以透热为度,隔日 1 次;王晓等取大椎、合谷、三阴交、足三里,用艾条施温和灸,每穴 10~15 分钟,然后每穴按摩 3~5 分钟,每日 1 次。

8. 埋线　埋线疗法使线较长时间地停留体内,延长了对机体的刺激时间,而该线被逐渐液化、吸收的过程,又有增强免疫功能的效应,因此治疗本病也有采用该法者。如李扬帆取气海、关元、足三里、肾俞、脾俞、膈俞,施穴位埋线。

[**现代文献题录**]

(限本节引用者,按首位作者首字的汉语拼音排序)

曹大明,路玫,蔡志军. 扶正升白膏穴位敷贴治疗化疗后白细胞减少症 60 例临床观察．中华中医药杂志，2008，23（10）：941-942.

陈惠玲，邵梦杨，黄喜梅，等．针灸治疗化疗所致白细胞减少的临床观察．中国针灸，1990，10（6）：(8)1-3.

陈惠玲，周浩本，杨树军，等．药物足三里穴位封闭治疗白细胞减少症 61 例．中国中西医结合杂志，1992，12（3）：307.

程纬民．足三里注射参麦注射液防治化疗后白细胞减少症 40 例．辽宁中医药大学学报，2008，10（10）：111.

崔瑾，申定珠，熊芳丽，等．针灸膈俞对白细胞共同抗原及免疫功能的影响．四川中医，2006，24（2）：100-102.

杜煦电，郭勇，陈汛，等．不同时机针刺对缓解化疗药物所致血象损害作用的比较研究．中国针灸，1994，14（3）：1-3.

高碧霄，何剑莉，孙瑜．足三里小剂量注射升白欣抗放化疗致白细胞减少临床观察．江西中医药，1998，29（3）：35.

高良，刘士干，张增民，等．足三里穴注氟美松治疗化疗所致白细胞减少症 56 例．中国针灸，1991，11（1）：22.

高良，张忠绪，魏文同．足三里穴注地塞米松治疗化疗所致白细胞减少症 60 例．河北中医，1991，13（2）：41.

谷丰．穴位注射治疗肿瘤化疗后白细胞减少 55 例．安徽中医学院学报，1997，16（3）：52.

郭文灿，都修波．中药穴位敷贴治疗白细胞减少症 40 例．浙江中医杂志，1991，26（4）：158.

韩予飞，龚正，黄利青，等．针刺治疗化疗后白细胞减少辅助作用观察．中国针灸，2010，30（10）：802-804.

何成江，龚克慧，徐群珠．微波针灸对肿瘤患者免疫功能的影响．上海针灸杂志，1985，4（4）：3.

何天有．铺灸治疗白细胞减少症 66 例．上海针灸杂志，2004，23（1）：19.

黄喜梅，陈惠玲，马玉梅，等．针灸对化疗中白细胞下降的影响．河南中医，1991，11（5）：32.

贾振和，薛芙蕖，吕晔，等．脐血足三里穴注射治疗化疗所致白细胞减少46例疗效观察．中国针灸，2000，20（10）：585.

江泓．耳体针结合治疗化疗所致白细胞减少症45例．广西中医药，2002，25（1）：44.

姜鹤群，王少龙，何依群，等．穴位注射治疗放疗致白细胞减少症30例临床观察．湖南中医药大学学报，2006，26（6）：53-54.

黎治平．艾灸防治化疗后骨髓抑制的疗效观察．江西中医药，1995，26（2）：46.

李晓军，李秀华，刘亚书．灸法配合耳穴贴压治疗放化疗所致不良反应32例．中国针灸，2001，21（9）：523.

李扬帆．穴位埋线配合雷火灸治疗放化疗后白细胞减少症疗效观察．上海针灸杂志，2012，31（8）：579-580.

刘萍，刘艳，唐强．穴位注射配合艾灸治疗化疗后白细胞减少症的临床研究．辽宁中医杂志，2003，30（3）：213-214.

马建军，葛淑晶．针灸及穴注治疗放化疗后白细胞减少30例．辽宁中医杂志，1998，25（8）：373.

马泽云，张舒雁，许文波．太乙雷火神针治疗白细胞减少症的临床研究．中国针灸，1997，17（4）：207.

钮海同，卢湘岳，章森福．穴位电刺激缓解抗癌药物对血象损害的研究．中国针灸，1990，10（2）：28.

彭世敏，刘桂，金布和．穴位注射法治疗化疗所致白细胞减少症．山西中医，2004，20（6）：35.

任建军．针药并用治疗化疗后白细胞减少疗效观察．上海针灸杂志，2013，32（4）：272-273.

宋文革，滕松茂．穴位注射治疗放疗后白细胞减少症．上海针灸杂志，1995，14（1）：13-14.

隋胜莲，刘秀珍．针灸治疗白细胞减少症84例．中医外治杂志，2004，13（1）：20-21.

孙德斌, 吴耀持, 彭永军. 针刺推拿治疗白细胞减少症 128 例. 上海针灸杂志, 1999, 18 (5): 15-16.

孙德利, 皇甫宏, 郑东升, 等. 天灸调节环磷酰胺小鼠造血功能的研究. 浙江中医学院学报, 2002, 26 (3): 55-57.

孙晓峰, 祝浩强, 江伟. 足三里穴注射地塞米松治疗化疗后外周血白细胞降低 30 例. 南京中医学院学报, 1993, 9 (3): 32-33.

王慧杰, 王朝霞, 雷正科, 等. 脐疗升白散治疗放疗致白细胞减少症 183 例. 新中医, 2004, 36 (6): 38-39.

王世彪, 何继红, 李生福, 等. 升白膏灸脐为主治疗化疗所致白细胞减少初步观察. 中级医刊, 1993, 28 (11): 53-54.

王晓, 黎治平, 竺家珊. 艾条治疗化疗所致白细胞减少症 30 例疗效观察. 江西中医药, 1995, 26 (3): 48.

武华清, 苏秀贞, 苏全德, 等. 隔药灸脐法治疗乳腺癌术后化疗白细胞减少 50 例. 光明中医, 2013, 28 (10): 2107-2108.

夏玉卿, 张栋, 杨春秀, 等. 针刺对恶性肿瘤病人放疗反应的疗效观察. 中国针灸, 1984, 4 (8): 6.

谢玲, 赵遴, 李明众. 足三里穴位注射治疗放、化疗所致白细胞减少症 90 例. 陕西中医, 2002, 23 (1): 59-60.

杨莉, 李晚轻. 肿瘤放化疗后白细胞减少症的穴位注射治疗及中医护理. 云南中医中药杂志, 1999, 20 (5): 14.

杨秋敏, 朱瑞雪. 穴位注射治疗化疗骨髓抑制的疗效观察. 中国中医基础医学杂志, 2002, 8 (8): 56.

杨秀文. 中药并耳穴贴磁对化疗后白细胞减少症的疗效观察. 中医药学报, 2003, 31 (2): 5.

姚俊青. 隔姜灸治疗化疗所致白细胞减少症的临床观察. 针刺研究, 1997, 22 (3): 209.

尹岩伟, 李青兰, 刘连花. 甲酰四氢叶酸钙足三里穴位注射治白细胞减少症疗效观察. 江西中医药, 1999, 30 (5): 41.

俞芳, 刘炎. 艾炷灸治疗化疗所致白细胞减少症的临床观察．针灸临床杂志,1995,11(6):35-37.

郁美娟,杨金洪,陈桂萍．针刺治疗放化疗所致造血功能损害的临床观察．中国针灸,1994,14(5):4-6.

张丽荣,赵玉华,刘春华．丙酸睾丸酮足三里穴位注射治疗化疗后白细胞下降．长春中医学院学报,1997,13(2):50.

张淑君,冯福海．隔姜灸治疗化疗后白细胞减少症38例．上海针灸杂志,2001,20(3):28.

赵喜新,黄喜梅,王和平,等．针灸抗化疗骨髓抑制提升白细胞机制．上海针灸杂志,2003,22(1):29-33.

郑雪峰,聂焱,王志强,等．艾灸关元穴对化疗后低白细胞模型大鼠外周血象影响的研究．湖北中医杂志,2009.31(5):5-6.

周浣贞．不同针灸疗法对化疗所致白细胞减少症的临床观察．上海针灸杂志,1996,15(4):29.

附4:放化疗后的胃肠反应

肿瘤患者在接受放化疗后往往会出现胃肠道反应,包括恶心、呕吐、泄泻、便秘、腹痛等,现代针灸临床时可遇到此类患者,而在古代当是没有的,故本文仅对现代相关文献作一讨论。涉及的针灸文献共58篇,穴位44个,合194穴次。常用经脉及其穴次为胃经64、任脉38、膀胱经25、心包经22、脾经16、肝经10;常用部位及其穴次为腿阳57、小腹27、胸脘22、臂阴21、上背21、足阴17、腿阴9;常用穴位及其次数为足三里46、内关21、中脘17、天枢9、关元9、脾俞8、公孙7、三阴交7、太冲7、膈俞5、胃俞5、神阙5、合谷4、上巨虚4、气海4(其中足三里、内关、中脘穴次远高于其他诸穴,令人瞩目);治疗方法及其条数为针刺22、耳穴13、穴位注射11、灸法10、电针8、推拿3、敷贴2、拔罐2、埋线1、激光1、磁贴1。本病的针灸治疗特点如下。

【循经取穴特点】

1. **常取胃经、脾经、肝经穴** 本病为胃肠道反应,因此临床多取胃经、脾经穴;而肝经"抵小腹,挟胃,属肝,络胆",与胃、脾、肠亦密切联系,故而本病选取胃经、脾经、肝经分别为64、16、10穴次,分列诸经的第一、第五、第六位,分占现代总穴次的32.99%、8.25%、5.15%,**常用穴为足三里、天枢、上巨虚,公孙、三阴交,太冲等**。其中,足三里共46穴次,列全身诸穴之首,十分醒目,此当该穴为胃经合穴的缘故。

2. **常取任脉与心包经穴** 任脉循行于胸腹正中,而心包经"起于胸中,出属心包络,下膈,历络三焦",因此该两经与胃、脾、肠亦密切相联,致使现代选用任脉、心包经分别为38、22穴次,分列诸经的第二、第四位,分占现代总穴次的19.59%、11.34%,**常用穴为中脘、关元、神阙、气海,内关等**。其中,内关、中脘分别为21、17穴次,分列全身诸穴之第二、第三位,亦为突出,此当内关为心包经络穴、通于阴维脉,中脘为胃之募穴、又为腑会之故。

3. **常取膀胱经穴** 由于胃、脾、肠等脏腑之气输注于膀胱经背俞穴,因此现代选用膀胱经达25穴次,列诸经的第三位,占现代总穴次的12.89%,**常用穴为脾俞、膈俞、胃俞等**。

【分部取穴特点】

1. **常取下肢部穴** 前面已述,本病多取胃、脾、肝等经穴,因此下肢部穴次较高,其中腿阳面、足阴部、腿阴面分别为57、17、9穴次,分列各部的第一、第五、第六位,分占现代总穴次的29.38%、8.76%、4.64%,**常用穴为足三里、上巨虚,公孙、太冲,三阴交等**。如王兵等治疗甲氨蝶呤所致胃肠道反应,在静脉推注前半小时,取双侧足三里,共注入山莨菪碱(654-2)10mg(2ml),加0.9%氯化钠溶液3ml;杨金洪等治疗放射性直肠炎,取足三里、三阴交、上巨虚、承山等穴,用针刺;韩建红治疗化疗后消化道副反应,取公孙、足三里、太冲等穴,用针刺,每日 1 次,留针 40 分钟。此外,黄喜梅还对足三里进行动物实验研究,以环磷酰胺大鼠模型作为观察对象,结果表明,电针足三里后,环磷酰胺的毒性得以减轻,胃肠组织得到保护。

2. **常取胸腹部穴** 本病病位在胃、脾、肠等,根据局部取穴原则,临床多取胸腹部穴,致使小腹、胸脘分别为 27、22 穴次,分列各部的第二、第三位,分占现代总穴次的 13.92%、11.34%,**常用穴为天枢、关元、神阙、气海、中脘等**。如黄喜梅治疗化疗引起的泄泻,取中脘、神阙、天枢等穴,施艾炷隔姜灸,每穴 3~4 壮,每日 1 次;唐玲治疗化疗后胃肠道反应,取中脘、关元、天枢等穴,施隔姜熏灸,每穴 2~3 炷,每日 2 次;杨金洪等治疗放射性直肠炎,取天枢、气海、中脘等穴,用针刺。

3. **常取臂阴面穴** 由于本病选取心包经穴,因此臂阴面达 21 穴次,与上背部并列为各部的第四位,占现代总穴次的 10.28%,且该 21 穴次**均属内关穴**,十分醒目。如黄智芬等防治顺铂等化疗所致消化道反应,针刺双侧内关、足三里,施提插捻转平补平泻手法,留针 30 分钟,每日 1 次;韩建红治疗化疗后消化道副反应,针刺内关、公孙等穴,每日 1 次,留针 40 分钟。

4. **常取上背部穴** 前面已述,本病多取上背部背俞穴,因此上背部达 21 穴次,与臂阴面并列为各部的第四位,占现代总穴次的 10.82%,**常用穴则为脾俞、膈俞、胃俞等**。如张波等治疗化疗所致胃肠道反应,取膈俞、脾俞等穴,用针刺提插补泻,留针 20 分钟,每次化疗前 15 分钟和化疗后 20 分钟各针刺 1 次;周俊青等则取胃俞、脾俞、膈俞等穴,用针刺捻转提插,施平补平泻法,每日 1 次。

【辨证取穴特点】

现代本病临床也有辨证候取穴位的报道。如韩建红治疗化疗后消化道副反应,针刺内关,施提插捻转泻法,公孙、中脘、足三里,施平补平泻法,肝胃不和加太冲,用泻法,胃气虚弱加关元,用补法并加灸各穴。但现代治疗本病更多的是采用**辨症状取穴位的方法**。如张早华治疗子宫颈癌放射性直肠炎,针刺双侧合谷、天枢、上巨虚、足三里,施平补平泻法,里急后重甚者加气海,黏液便者加阳陵泉、三阴交,血便者加下巨虚;陈桂平等治疗放化疗胃肠道反应,针刺曲池、合谷、内关、脾俞、胃俞、中脘、足三里、三阴交,呕吐频繁加行间、膈俞,腹泻或便秘加上巨虚、天枢,留针 30 分钟;李叶枚等治疗放射性肠炎,针刺天枢、关元、足三里、上巨虚、脾俞、胃俞,腹痛甚加梁丘,面色差加血海、神阙。

【针灸方法特点】

1. **针刺** 针刺可刺及经络,或神经等组织,在腹部则可直接刺及肠胃,进而对肠胃等相关组织器官产生良性调节作用,因此现代治疗本病常用针刺,相关文献达 22 篇,列诸法之首,合 114 穴次。其特点如下。

(1) **采用手法**:针刺临床常采用手法操作,包括**提插**、**捻转**等。如沐榕等治疗肝癌肝动脉化疗栓塞后综合征(恶心、呕吐、腹痛、腹胀等),针刺内关,用雀啄术提插手法,配合深呼吸 2~3 次,针刺足三里,施平补平泻,刺"止呕穴"(位于手掌面,腕横纹直下 0.5 寸)针尖向中指端,大幅度提插捻转,留针 30~60 分钟。

在手法操作中,医者往往**结合补泻之运用**。如周鹏天等治疗动脉化疗后胃肠道反应,针刺足三里、内关、丰隆、中脘,多用泻法,即施大幅度捻转提插 1~2 分钟,留针 15 分钟;刘龙彪等治疗化疗后胃肠道反应,取足三里,施针刺烧山火手法,配合艾炷灸,每日 1 次,左右交替进行。但在本病的补泻报道中,**以平补平泻为多**,共计 14 条之多,显示多数医者对本病追求的是脏腑功能的平衡。如龙田等治疗化疗后胃肠道反应,取内关、足三里,施针刺平补平泻法,留针 15 分钟,即为其例。

(2) **重视针感**:在针刺时医者往往强调要有针刺感应,且要求传导到一定的部位,即所谓"气速至而速效,气迟至而不治"(《标幽赋》)。如李叶枚等治疗放射性肠炎,针刺关元用平补平泻,要求针感放射到阴部,足三里、上巨虚施提插补泻,要求针感放射到足背或膝部;郭芙蓉等治疗化疗所致胃肠道反应,用平衡针疗法,针刺健侧"腹痛穴"(足三里下 2 寸),以远距离传导为宜,配刺"胃痛穴"(下颌骨下正中),针感达面部为宜,均不留针。

(3)**讲究时间**:为了提高疗效,临床往往要求在化疗前、后一定时间予以施针。如王守章等治疗本病,在每次化疗前 15 分钟和化疗后 2 小时各针刺 1 次,取足三里、内关、公孙,配中脘、关元、太冲、膻中、胃俞等,用平补平泻手法,留针 30 分钟。本病的症状在放化疗之后可持续较长时间,因此要连续针刺一段时间。如高雍康取足三里、内关、公孙、太冲、中脘、三阴交,用针刺平补平泻手法,留针 30 分钟,每日针 2 次。

(4)**采用"腹针"**:因本病主要表现为腹部症状,因此现代还有人采用"腹针"疗法。如邢金云等防治顺铂化疗所致恶心、呕吐,选取"腹针"的"引气归元"穴中脘、下脘、气海、关元,各穴直刺 0.5 寸,留针 30 分钟。

2. **耳穴** 放化疗后的胃肠道反应时间较长,需要持续治疗,而**耳穴贴压**可由患者自行操作,比较简单可行,故而相关报道达 13 篇之多,列诸法之第二位。如黄喜梅等治疗癌症化疗中胃肠道反应,在化疗前 30 分钟,取耳穴胃、脾、耳中、神门、下屏尖,用王不留行贴压,每穴按 1 分钟,滴注化疗药时每隔 1 小时按压 1 次,以后每日按压 3~4 次;赵丽华等则取耳穴神门、胃、皮质下,配肝、胆、脑点,用王不留行贴压,每穴按 50~100 下,每日 3~5 次,左右耳 3 天交换 1 次。此外,现代也有**在耳穴处采用针刺者**。如司马蕾等治疗顺铂所致恶心呕吐,取耳穴胃,施针刺,留针 30 分钟,每日 1 次。

3. **穴位注射** 本病的治疗有一定难度,因此现代常将针刺与药物相结合,即采用穴位注射疗法,相关报道共计 11 篇,列诸法之第三位,合 16 穴次。注射所取穴位以足三里为多,此外还有背俞穴和内关等;所注药物包括胃复安、山莨菪碱(654-2)、异丙嗪、维生素 B_1、维生素 B_6 和维生素 B_{12},以及中药黄芪注射液、当归注射液、胎盘注射液等。如闫继勤等治疗化疗所致恶心呕吐,在化疗前半小时取单侧足三里,注入胃复安 10mg,每日 1 次,两侧交替;常瑛等亦于化疗前半小时,取双侧足三里,共注入山莨菪碱 20mg、异丙嗪 50mg;刘凯治疗化疗所致胃肠道反应,每次化疗前 5 分钟取双侧足三里、内关,注入维生素 B_1 和维生素 B_6 各 100mg,每穴 1ml;周俊青等则取大椎、命门、肝俞、脾俞、足三里,共注入黄芪注射液 10ml、当归注射液 4ml、胎盘注射液 2ml、维生素 B_{12} 注射液 0.5mg(1ml),每周 3 次。

4. 灸法 灸法具温阳补气之功,可激发体内潜在生理功能,增强自身调节机制,故亦用于本病临床,相关文献共 10 篇,列诸法第四位,合 29 穴次。治疗方法包括**艾炷灸、艾条灸、隔姜灸、隔盐灸、木罐熏灸、温针灸、灸疗仪器灸**等。如刘龙彪等治疗化疗后胃肠功能紊乱,取单侧足三里,施艾炷灸,感烫即换炷,根据患者情况而定壮数,每日 1 次,两侧交替施治;林洪等治疗放射性肠炎,取中脘、气海、关元、大肠俞、小肠俞,用艾条温灸 20 分钟;李叶枚等则取关元、天枢,施隔姜或隔盐灸 20~30 分钟;羊馥华等治疗化疗后便秘,取脐部,以木罐施熏灸法,每日 3 次;周俊青等治疗化疗后消化道反应,取足三里,施温针灸,每日 1 次;姜长利等则取神阙、关元、足三里、中脘、天枢、大肠俞,用多功能艾灸仪灸治,温度控制在 40~45℃,每次 30~40 分钟。

5. 电针 现代治疗本病还用**电针刺激**代替人工的针刺手法操作,既节省人力,又增加刺激量,涉及文献共 7 篇,列诸法之第五位,合 11 穴次。如王莹等防治肿瘤化疗中胃肠道反应,于化疗前 30 分钟,用电针刺激双侧足三里、合谷、内关 30 分钟;黄喜梅等则用电针疏密波刺激足三里 30 分钟;杨金洪等治疗放射性直肠炎,用电针连续波刺激双侧足三里 30 分钟。此外,现代还有采用**电极敷贴**者,如傅洁等预防顺铂所致恶心呕吐,在介入开始前,取双侧涌泉穴,用电极敷贴,用 4Hz 的连续波刺激 20 分钟。

6. 推拿　推拿可通过经络或神经的传导,调整患者病理状态;若推拿腹部,则可使胃肠直接受到力的刺激,调整其功能,因此临床亦用推拿疗法,所取穴位涉及背部、腹部,以及四肢部。如林培红等治疗化疗后胃肠道反应,按揉膀胱经背俞穴 3 遍,重点按压脾俞、胃俞、膈俞、肝俞、肾俞,每日 1 次;羊馥华等治疗化疗后便秘,顺时针按摩腹部,以脐为中心,每次 10 分钟,每日 3 次;顾水琴等治疗乳腺癌化疗后恶心、呕吐,取双侧足三里、内关,每穴用手指按压 3~5 分钟,每日 3~5 次。

7. 敷贴　现代还有采用敷贴疗法者,通过穴位皮肤吸收药物的有效成分,以发挥治疗作用。如王玲治疗儿童白血病化疗所致胃肠道反应,取中脘及双侧脾俞,敷涂中药(吴茱萸、肉桂、干姜,用醋调成糊状),用橡皮膏封贴;黄喜梅治疗化疗后胃肠道反应,将和胃散(姜半夏、白术、砂仁、陈皮、云苓、木香、甘草,均为末)填脐,用麝香止痛膏封贴。

8. 拔罐　本病临床又有采用拔罐者,通过在穴位上施加负压,以调整人体的功能状态。如郭芙蓉等治疗化疗所致胃肠道反应,取背部脊椎两侧旁开 2 寸,行闪罐、走罐、旋罐、飞罐、提罐等法;韩建红治疗化疗后消化道反应呃逆,取膈俞,施刺络拔罐法,每日 1 次,留针 40 分钟。后者用刺络拔罐,当有血出。

9. 埋线　埋线可产生较长久的治疗效应,因此本病临床也有采用者。如高瞻等治疗化疗所致胃肠道反应,取双侧足三里、内关,埋入羊肠线,每周 1 次。

10. 激光　激光能产生较高能量,本病临床亦应用之,此当是对古代灸法的发展。如柳霞等治疗化疗后胃肠道反应,取内关、三阴交、章门,或血海、足三里、脾俞,用氦-氖激光照射,每次每穴 3 分钟。

11. 磁疗　现代还有采用磁疗者,通过外加磁场对人体本身磁场产生干预,以调整人体的病理状态。如刘少翔等防治顺铂引起的恶心呕吐,取不输液一侧的前臂内关,贴敷磁片 N 极,磁场强度为 6mT。

【结语】

根据上述对现代文献的统计与分析结果,兹提出治疗放化疗后胃肠道反应的参考处方如下:①下肢部穴足三里、上巨虚、公孙、太冲、三阴交等;②胸腹部穴天枢、关元、神阙、气海、中脘等;③臂阴面穴内关等;④上背部穴脾俞、膈俞、胃俞等。临床可根据病情,在上述处方中选用若干相关穴位,其中足三里、内关、中脘3穴值得推荐。

临床可用针刺法(含“腹针”),当施予补泻等手法,重视针感,讲究时间;还可采用耳穴、穴位注射、灸法、电针,以及推拿、敷贴、拔罐、埋线、激光、磁贴等疗法。

［现代文献题录］

(限本节引用者,按首位作者首字的汉语拼音排序)

常瑛,崔华,王润华,等. 654-2、异丙嗪双足三里穴位注射对抗化疗呕吐的临床观察. 北京中医,1991,(4):36.

陈桂平,杨金洪,郁美娟. 针刺治疗放化疗胃肠反应 44 例. 中国针灸,1996,16(7):9-10.

傅洁,孟志强,陈震. 涌泉穴电刺激预防顺铂所致恶心呕吐临床观察. 中国针灸,2006,26(4):250-252.

高瞻,戴西湖,陈樟树. 穴位埋线治疗化疗所致胃肠反应临床观察. 上海针灸杂志,1999,18(2):5.

顾水琴,冯静英,顾丽英. 穴位辅助疗法对乳腺癌化疗患者恶心、呕吐的影响. 中国中医急症,2009,18(5):838.

郭芙蓉,王钵,夏楠. 针罐结合控制化疗所致胃肠反应 54 例. 中国针灸,1998,18(6):328.

韩建红.针灸治疗化疗后消化道副反应.山西中医,2005,21(4):49.

黄喜梅,李英,冯明秀.针刺治疗癌症化疗中胃肠反应的疗效观察.中国中西医结合杂志,1994,14(10):618.

黄喜梅,苗典中,王绍霞.电针足三里穴治疗化疗引起胃肠反应108例报告.河南中医,1994,14(2):113-114.

黄喜梅.电针足三里穴对癌症化疗中胃肠功能影响的临床及实验研究.上海针灸杂志,1996,15(3):11-13.

黄喜梅.针刺配合艾炷灸治疗化疗引起的泄泻70例.河南中医,1996,16(3):174.

黄喜梅.中药压耳穴加贴脐法治疗化疗胃肠反应148例报告.中医杂志,1989,30(1):40-41.

黄智芬,施智严,黎汉忠.针刺内关足三里穴防治顺铂等化疗所致消化道反应疗效观察.辽宁中医杂志,2008,35(6):917-918.

姜长利,刘力拂,张爱英.多功能艾灸仪治疗肿瘤化疗胃肠反应100例.中国针灸,1996,16(7):16.

李叶枚,马春成.针灸配合易蒙停治疗放射性肠炎30例疗效观察.河北中医,2007,29(2):149.

林培红,蔡进,何竞.针刺按压控制化疗后胃肠道反应30例.四川中医,1999,17(9):52-53.

刘凯.穴位注射治疗化疗所致胃肠道反应.湖北中医杂志,2001,23(7):44.

刘龙彪,冯祯钰,葛晓东.烧山火手法配合艾炷灸足三里治疗化疗后胃肠反应临床研究.四川中医,2009,27(9):114-115.

刘龙彪,乐进,徐景毅.艾炷灸足三里治疗化疗后胃肠功能影响的临床观察.吉林中医药,2006,26(8):47.

刘少翔,陈志峰,侯浚,等.磁片贴敷内关防治顺铂引起的恶心呕吐.中医杂志,1990,31(7):42.

柳霞,张腊梅,谢东.氦-氖激光穴位照射治疗化疗反应.中华理疗杂志,1991,14(1):24.

龙田,杨秀云.试用针灸抗化疗胃肠道反应.中国针灸,1990,10(3):50.

沐榕,郑曲彬.针刺治疗肝癌肝动脉化疗栓塞后综合征的疗效观察.中国针灸,2002,22(1):21-22.

司马蕾,王旭.针刺治疗顺铂所致恶心呕吐疗效观察.中国针灸,2009,29(1):3-6.

唐玲.艾灸治疗化疗后胃肠道反应.中医外治杂志,2001,10(5):48.

王兵,郭密,曹铁梅.穴位注射治疗甲氨蝶呤所致胃肠反应.中国针灸,2002,22(11):731.

王玲.中药穴位贴敷减轻儿童白血病化疗所致胃肠道反应20例.国医论坛,2000,15(5):41.

王守章,杨学峰.针刺控制化疗所致胃肠反应临床研究.中国针灸,1997,17(1):17-18.

王莹,李湘奇,孙国权.针刺防治肿瘤化疗中胃肠反应48例.中国民间疗法,2003,11(2):14-15.

邢金云,李学,任秀梅.腹针防治含顺铂方案化疗所致恶心、呕吐疗效观察.上海针灸杂志,2013,32(12):1046-1048.

闫继勤,张继凤,刘振杰.足三里穴位注射治疗化疗时的恶心呕吐33例.上海针灸杂志,1996,15(3):14.

羊馥华,王文文.腹部按摩配合罐灸疗法干预癌症化疗后便秘100例.浙江中医杂志,2010,45(4):271.

杨金洪,陈桂平,郁美娟.针刺治疗放射性直肠炎及放射性膀胱炎的临床研究.中国针灸,1994,14(4):9-10.

张波,刘恩龙.针刺对化疗所致胃肠反应的疗效观察.贵阳中医学院学报,1999,21(3):44-45.

张早华.针刺治疗子宫颈癌放射性直肠炎44例疗效观察.

中国针灸,1986,6(3):18-19.

赵丽华,黄克江,孙德娟.耳穴贴敷法治疗化疗中胃肠反应的临床观察.中医药信息,2002,19(6):47.

周俊青,徐天舒,钱雷.针灸对肿瘤患者化疗后血细胞和消化道反应的影响.中国针灸,2004,24(11):741-743.

周鹏天,毕仕佐.针刺动脉化疗后胃肠反应75例.中国针灸,2000,20(11):696.

附录 主要引用书目

1. 马继兴.马王堆古医书考释.长沙:湖南科学技术出版社,1992.
2. 南京中医学院医经教研组.黄帝内经素问译释.2版.上海:上海科学技术出版社,1981.
3. 河北医学院.灵枢经校释.北京:人民卫生出版社,1982.
4. 凌耀星.难经语译.北京:人民卫生出版社,1990.
5. 汉·张机.伤寒论(校注本).上海:上海人民出版社,1976.
6. 汉·张仲景.金匮要略.上海:上海科学技术出版社,1985.
7. 晋·王叔和.脉经(影印本).北京:人民卫生出版社,1956.
8. 山东中医学院.针灸甲乙经校释.北京:人民卫生出版社,1980.
9. 晋·葛洪.葛洪肘后备急方(排印本).北京:人民卫生出版社,1963.
10. 晋·刘涓子.刘涓子鬼遗方(点校本).北京:人民卫生出版社,1986.
11. 北齐·师道兴.龙门石刻药方(校注本).济南:山东科学技术出版社,1993.
12. 隋·巢元方.诸病源候论(影印本).北京:人民卫生出版社,1955.
13. 隋·杨上善.黄帝内经太素(排印本).北京:人民卫生出版社,1965.
14. 唐·孙思邈.备急千金要方(影印本).北京:人民卫生出版社,1955.
15. 唐·孙思邈.千金翼方(影印本).北京:人民卫生出版社,1955.
16. 唐·孙思邈.孙真人海上方(点校本).北京:人民卫生出版社,1986.
17. 丛春雨.敦煌中医药全书.北京:中医古籍出版社,1994.(含《火灸疗法》《吐番医疗术》《灸法图》《新集备急灸经》《杂证方书》等)
18. 唐·王焘.外台秘要(影印本).北京:人民卫生出版社,1955.
19. 宋·佚名.铜人针灸经(影印本).当归草堂本,1884.(上海中医药大学馆藏)
20. 宋·王怀隐,等.太平圣惠方(排印本).北京:人民卫生出版社,1958.
21. [日]丹波康赖.医心方(点校本).北京:华夏出版社,1993.
22. 宋·王惟一.新刊补注铜人腧穴针灸图经(影印本).北京:人民卫生出版社,1955.

23. 宋·沈括,苏轼.苏沈良方(点校本).上海:上海科学技术出版社,2003.

24. 宋·琼瑶真人.针灸神书(点校本).北京:中医古籍出版社,1987.

25. 宋·赵佶.圣济总录(排印本).北京:人民卫生出版社,1962.

26. 宋·庄绰.灸膏肓俞穴法(校注本).上海:上海中医学院出版社,1989.

27. 宋·佚名.西方子明堂灸经(校注本).上海:上海中医学院出版社,1989.

28. 金·阎明广.子午流注针经(校订本).上海:上海中医学院出版社,1986.

29. 宋·许叔微.普济本事方(排印本).上海:上海科学技术出版社,1959.

30. 宋·许叔微.许叔微伤寒论著三种(排印本).上海:商务印书馆,1956.

31. 宋·窦材.扁鹊心书(点校本).北京:中医古籍出版社,1992.

32. 宋·王执中.针灸资生经(排印本).上海:上海科学技术出版社,1959.

33. 宋·郭思.千金宝要(点校本).北京:人民卫生出版社,1986.

34. 金·刘完素.素问病机气宜保命集(排印本).北京:人民卫生出版社,
    1959.

35. 宋·张杲.医说(影印本).上海:上海科学技术出版社,1984.

36. 宋·闻人耆年.备急灸方(影印本).北京:中国书店,1987.

37. 金·张子和.儒门事亲(排印本).上海:上海科学技术出版社,1959.

38. 金·李杲.兰室秘藏(排印本).北京:中医古籍出版社,1986.

39. 金·李杲.内外伤辨(校注本).南京:江苏科学技术出版社,1982.

40. 湖南省中医药研究所.《脾胃论》注释.北京:人民卫生出版社,1976.

41. 元·罗天益.卫生宝鉴(排印本).北京:人民卫生出版社,1963.

42. 元·窦桂芳.针灸四书(排印本).北京:人民卫生出版社,1983.

43. 元·杜思敬.济生拔粹(影印本).长沙:商务印书馆,1938.

44. 元·危亦林.世医得效方(排印本).上海:上海科学技术出版社,1964.

45. 元·朱丹溪.丹溪手镜(校点本).北京:人民卫生出版社,1982.

46. 元·朱震亨.丹溪心法(排印本).北京:中国书店,1986.

47. 茹古香,薛凤奎,李德新.十四经发挥校注.上海:上海科学技术出版社,
    1986.

48. 元·王国瑞.扁鹊神应针灸玉龙经(点校本).北京:中医古籍出版社,
    1990.

49. 明·刘纯.医经小学(排印本)//裘吉生.珍本医书集成.上海:上海科
    学技术出版社,1985.

50. 明·陈会.神应经(点校本).北京:中医古籍出版社,1990.

51. 明·徐凤.针灸大全(点校本).北京:人民卫生出版社,1987.

52. 明·方贤.奇效良方(排印本).北京:商务印书馆,1959.

53. 明·夏英. 灵枢经脉翼(影印本). 北京:中医古籍出版社,1984.

54. 明·杨珣. 针灸集书(排印本)//黄龙祥. 针灸名著集成. 北京:华夏出版社,1996.

55. 明·佚名. 针灸捷径(点校本)//郑金生. 海外回归中医善本古籍丛书. 北京:人民卫生出版社,2003.

56. 明·俞弁. 续医说(影印本). 上海:上海科学技术出版社,1984.

57. 明·高武. 针灸节要(影印本). 上海:上海书店,1986.

58. 明·高武. 针灸聚英(排印本). 上海:上海科学技术出版社,1961.

59. 明·汪机. 外科理例(排印本). 北京:人民卫生出版社,1963.

60. 明·汪机. 针灸问对(点注本). 南京:江苏科学技术出版社,1985.

61. 明·佚名. 神农皇帝真传针灸图(点校本)//郑金生. 海外回归中医善本古籍丛书. 北京:人民卫生出版社,2003.

62. 明·江瓘. 名医类案(影印本). 北京:人民卫生出版社,1957.

63. 明·徐春甫. 古今医统大全(点校本). 北京:人民卫生出版社,1991.

64. 明·薛己. 薛氏医案(排印本). 北京:中国中医药出版社,1997.(含《保婴撮要》《钱氏小儿直诀》《女科撮要》《外科发挥》《外科心法》《外科枢要》《外科精要》《痈疽神秘验方》《外科经验方》《正体类要》《疠疡机要》)

65. 明·李梴. 医学入门(校注本). 南昌:江西科学技术出版社,1988.

66. 明·楼英. 医学纲目(点校本). 北京:人民卫生出版社,1987.

67. 王罗珍. 奇经八脉考校注. 上海:上海科学技术出版社,1990.

68. 明·葆光道人,等. 秘传眼科龙木论(排印本). 北京:人民卫生出版社,1958.

69. 明·徐师曾,等. 经络全书(点校本). 北京:中医古籍出版社,1992.

70. 明·陈言. 杨敬斋针灸全书(影印本). 上海:上海卫生出版社,1957.

71. 黑龙江省祖国医药研究所. 针灸大成校释. 北京:人民卫生出版社,1984.

72. 明·张三锡. 经络考(点校本). 北京:中医古籍出版社,1992.

73. [朝]许浚,等. 东医宝鉴(影印本). 北京:人民卫生出版社,1982.

74. 明·龚廷贤. 寿世保元(排印本). 上海:上海科学技术出版社,1959.

75. 施土生. 针方六集校释. 北京:中国医药科技出版社,1991.

76. 明·翟良. 经络汇编(点校本). 北京:中医古籍出版社,1992.

77. 明·施沛. 经穴指掌图书(点校本)//郑金生. 海外回归中医善本古籍丛书. 北京:人民卫生出版社,2003.

78. 明·张介宾. 类经图翼(排印本). 北京:人民卫生出版社,1965.

79. 明·佚名. 循经考穴编(排印本). 上海:上海科学技术出版社,1959.

80. 明·佚名. 针灸六赋(影印本). 北京:中医古籍出版社,1988.

81. 明·佚名. 明抄本十四经络歌诀图(排印本). 西安:西北大学出版社, 1985.

82. 清·佚名. 凌门传授铜人指穴(影印本). 北京:中医古籍出版社,1985.

83. 清·李潆. 身经通考(点校本). 北京:中医古籍出版社,1993.

84. 清·陈士铎. 石室秘录(点校本). 北京:中国中医药出版社,1991.

85. 清·邱时敏. 太乙神针(排印本). 上海:国光印书局,1932.

86. 清·吴谦,等. 医宗金鉴(排印本). 北京:人民卫生出版社,1963.

87. [日]菅沼周圭. 针灸则(排印本). 宁波:东方针灸书局,1936.

88. 清·陈廷铨. 罗遗编(影印本). 北京:中医古籍出版社,1984.

89. 清·魏之琇. 续名医类案(点校本). 北京:人民卫生出版社,1997.

90. 清·郑梅涧. 重楼玉钥(影印本). 北京:人民卫生出版社,1956.

91. 清·赵学敏. 串雅全书(校注本). 北京:中国中医药出版社,1998.

92. 清·李守先. 绘图针灸易学(影印本). 北京:中国书店,1985.

93. 清·叶茶山. 采艾编翼(影印本). 北京:中医古籍出版社,1985.

94. 清·李学川. 针灸逢源(影印本). 上海:上海科学技术出版社,1987.

95. 清·林屋江上外史. 针灸内篇(影印本). 北京:中医古籍出版社,1984.

96. [日]平井庸信. 名家灸选三编(刻印本). 东京:医道的日本社,1943(昭和十八年).

97. 清·萧晓亭. 疯门全书(排印本). 上海:科技卫生出版社,1959.

98. 清·虚白子. 太乙离火感应神针(木刻本,太极轩). 1892.(上海中医药大学馆藏)

99. 清·吴亦鼎. 神灸经纶(影印本). 北京:中医古籍出版社,1983.

100. 清·苏元篇. 针灸便用(木刻本,永怡堂藏版). 1914.(上海中医药大学馆藏)

101. 清·孔广培. 太乙神针集解(木刻本). 1872.(上海中医药大学馆藏)

102. 清·夏春农. 疫喉浅论(影印本). 耕心山房,1912.(上海中医药大学馆藏)

103. 清·廖润鸿. 勉学堂针灸集成(点校本). 北京:人民卫生出版社,1994.

104. 清·张镜. 刺疔捷法(石印本). 1914.(上海中医药大学馆藏)

105. 清·雷少逸. 灸法秘传(排印本)//陆拯. 近代中医珍本集:针灸按摩分册. 杭州:浙江科学技术出版社,1994.

106. 清·佚名. 针灸摘要(点校本). 北京:中医古籍出版社,1993.

107. 清·佚名. 绘图痧惊合璧（石印本）. 上海：鸿文书局，1917.

108. 清·王崇一. 针法穴道记（石印本）. 上海：上海中医书局，1936.

109. 清·佚名. 育麟益寿万应神针（排印本）.（上海中医药大学馆藏）

110. 清·王君萃. 小儿烧针法（排印本）// 新安医籍丛刊：针灸类. 合肥：安徽科学技术出版社，1992.

111. 民国·顾鸣盛. 西法针灸（排印本）. 上海：中华书局，1915.

112. 民国·项耐安. 项氏耐安延寿针灸图（排印本）. 1930.（上海中医药大学馆藏）

113. 民国·周复初. 针灸秘授全书（排印本）. 宁波：东方针灸学社，1930.（上海中医药大学馆藏）

114. 民国·承淡安. 针灸治疗实验集（排印本）. 苏州：中国针灸学研究社，1931.

115. 民国·温主卿. 中国简明针灸治疗学（原名针灸简易）（石印本）. 上海：万有书局，1931.

116. 民国·王可贤. 金针百日通（排印本）. 宁波：东方针灸学社，1934.

117. 民国·方慎庵. 金针秘传（排印本）. 北京：人民卫生出版社，2008.

118. 盛燮荪，李栋森，李锄. 校注经学会宗. 北京：人民卫生出版社，1995.

119. 余茂基. 周氏经络大全注释. 上海：上海科学技术出版社，1998.